U0325179

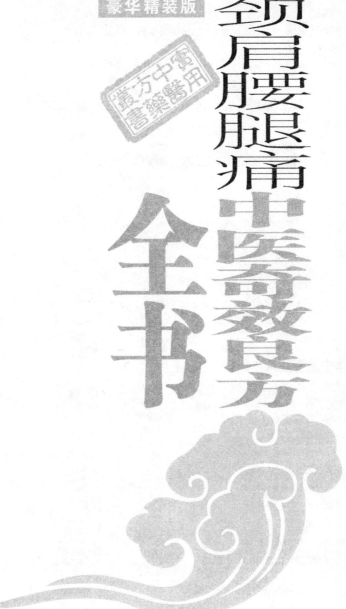

豪华精装版

【珍藏本】

实用中医方药丛书

颈肩腰腿痛中医奇效良方全书

SHIYONG ZHONGYI FANGYAO CONGSHU
JINGJIANYAOTUITONG
ZHONGYI QIXIAO LIANGFANG QUANSHU

瞿岳云 / 编著

湖南科学技术出版社

图书在版编目（ＣＩＰ）数据

颈肩腰腿痛中医奇效良方全书：珍藏本 / 瞿岳云编著. — 长沙 ： 湖南科学技术出版社， 2020.11
　　ISBN 978-7-5710-0544-3

Ⅰ．①颈… Ⅱ．①瞿… Ⅲ．①颈肩痛－验方－汇编②腰腿痛－验方－汇编
Ⅳ．①R289.5

中国版本图书馆 CIP 数据核字(2020)第 051230 号

实用中医方药丛书
颈肩腰腿痛中医奇效良方全书　（珍藏本）

编　　著：瞿岳云
责任编辑：李　忠　杨　颖
出版发行：湖南科学技术出版社
社　　址：长沙市湘雅路 276 号
　　　　　http://www.hnstp.com
湖南科学技术出版社天猫旗舰店网址：
　　　　　http://hnkjcbs.tmall.com
邮购联系：本社直销科 0731-84375808
印　　刷：湖南凌宇纸品有限公司
　　　　　（印装质量问题请直接与本厂联系）
厂　　址：长沙市长沙县黄花镇黄花印刷工业园
邮　　编：410013
版　　次：2020 年 11 月第 1 版
印　　次：2020 年 11 月第 1 次印刷
开　　本：710mm×1020mm　1/16
印　　张：41.25
字　　数：1000 千字
书　　号：ISBN 978-7-5710-0544-3
定　　价：98.00 元

前　言

　　疼痛是临床常见之症，人体几乎任何部位皆可发生疼痛，而以颈、肩、腰、腿痛最为常见。其多由于慢性软组织劳损、风湿寒、软组织急性损伤等所致。临床主要表现为发病位置疼痛、肿胀、麻木、肢体活动障碍、间歇性跛行等，起病隐蔽且症状不稳定，仅以疼痛较为明显。疼痛时重时轻，有时可短暂自行缓解，而大部分患者由于缺乏相关知识的了解，重视不足，导致耽误临床治疗的最佳时间，给患者的生活质量造成严重影响。常见引起颈肩腰腿痛的疾病包括颈椎病、颈椎骨质增生、肩关节周围炎、类风湿关节炎、腰椎间盘突出、腰椎骨质增生、强直性脊柱炎、膝骨关节炎及痛风性关节炎等。

　　颈肩腰腿痛属于中医学"痛证""痹证"范畴，中医学认为，不同原因导致的疼痛，常呈现出不同性质的疼痛特征。

　　胀痛，指疼痛且有胀的感觉，是气滞作痛的特点。如胸、胁、脘、腹胀痛，多是气滞为患。但头目胀痛，则多因肝火上炎或肝阳上亢所致。刺痛，指疼痛如针刺之状，是瘀血致痛的特点。如胸、胁、脘、腹等部位刺痛，多是瘀血阻滞，血行不畅所致。冷痛，指疼痛且有冷凉之感，是寒证疼痛的特点，常见于腰脊、脘腹、四肢关节等处。因寒邪阻滞经络所致者，多属实寒证；因阳气亏虚，脏腑、经脉失于温煦所致者，多属虚寒证。灼痛，指疼痛且有灼热之感，是热证疼痛的特点。因火邪窜络，阳热熏灼所致者，多属实热证；因阴虚火旺，组织被灼所致者，多属虚热证。重痛，指疼痛且有沉重之感，多因湿邪困阻气机所致。由于湿性重浊黏滞，故湿邪阻滞经脉，气机不畅，使人有沉重而痛的感觉。重痛常见于头部、四肢、腰部以及全身。但头重痛亦可因肝阳上亢，气血上壅所致。酸痛，指疼痛且有酸软的感觉，多因湿邪侵袭肌肉关节，气血运行不畅所致。亦可因肾虚骨髓失养引起。绞痛，指痛势剧烈，如刀绞割，多因有形实邪阻闭气机，或寒邪凝滞气机所致。如心脉痹阻所引起的"真心痛"，结石阻滞胆管所引起的上腹痛，寒邪犯胃所引起的胃脘痛等，皆具有绞痛的特点。空痛，指疼痛且有空虚之感，多因气血亏虚，阴精不足，脏腑经脉失养所致。常见于头部或小腹部等处。隐痛，指疼痛不剧烈，尚可忍耐，但绵绵不休，多因阳气精血亏虚，脏腑经脉失养所致。常见于头、胸、脘、腹等部位。掣痛，指抽掣牵引作痛，由一处连及它处。亦称引痛、彻痛。多因筋脉失养，或筋脉阻滞不通所致。一般而言，新病疼痛，痛势剧烈，持续不解，或痛而拒按，多属实证；久病疼痛，痛势较轻，时痛时止，或痛而喜按，多属虚证。走窜痛，指疼痛部位游走不定，或走窜攻痛。其中胸胁脘腹疼痛而走窜不定，称之为窜痛，多因气滞所致；四肢关节疼痛而游走不定，多见于痹病，因风邪偏盛所致。固定痛，指疼痛部位固定不移。若胸胁脘腹等处固定作痛，多是瘀血为患；若四肢关节固定作痛，多因寒湿、湿热阻滞，或热壅血瘀所致。临床上，颈肩腰腿痛则以胀痛、刺痛、冷痛、重痛、酸痛、灼痛、走窜痛、固定痛最为常见。

中医学关于颈肩腰腿痛的辨治，古今奇效良方，琳琅满目，却又散见于各家医籍和各期刊杂志，难以一览无余。有鉴于是，笔者博采众长，披沙拣金，精心筛选，择其精华，汇集撰成《颈肩腰腿痛中医奇效良方》是著。

本书取材广泛，内容丰富，便于查阅，实为中医、西医、中西医结合、杏林后学及中医爱好者选读之佳作。

瞿岳云

于湖南中医药大学

目 录

1

颈肩腰腿痛中医奇效良方全书（珍藏本）

《颈肩腰腿痛中医奇效良方全书（珍藏本）

颈肩腰腿痛中医奇效良方全书（珍藏本）

颈肩腰腿痛中医奇效良方全书（珍藏本）

颈肩腰腿痛中医奇效良方全书（珍藏本）

《颈肩腰腿痛中医奇效良方全书》（珍藏本）

《颈肩腰腿痛中医奇效良方全书》（珍藏本）

颈肩腰腿痛中医奇效良方全书（珍藏本）

颈肩腰腿痛中医奇效良方全书（珍藏本）

颈肩腰腿痛中医奇效良方全书（珍藏本）

19

颈肩腰腿痛中医奇效良方全书（珍藏本）

颈肩腰腿痛中医奇效良方全书（珍藏本）

第一章　颈椎病

颈椎病是因颈椎间盘变性，颈椎骨质增生所引起的综合征。本病以颈肩疼痛，上肢麻木，肌肉无力，眩晕猝倒，汗出异常，步履蹒跚，甚者四肢瘫痪为特征。临床症状复杂，依病变位置，受压组织及压迫轻重和损伤程度及其临床症状和体征，可分为神经根型、脊髓型、椎动脉型及交感型颈椎病，然而在临床上亦可见到各型症状和体征彼此掺杂的混合型。多见于中年人，发病率随着年龄的增长而明显增高。

根据本病的临床特征，其属于中医学"项痹"范畴。中医学认为，本病多是由于长期伏案低头工作，颈部劳损，经气不利，督脉受损；或因风寒湿邪入侵，阻痹于太阳经脉，经遂不通；或年老正虚，气血不足，筋脉失养，肾虚精亏，髓不养骨所致。

1. 颈舒汤

【组成】黄芪30 g，茯苓30 g，葛根20 g，狗脊20 g，白芍15 g，当归15 g，炒白术15 g，桂枝12 g，羌活12 g，甘草10 g，生姜10 g，全蝎（研末装胶囊吞服）5 g。

【功效】祛风寒化痰湿，补气血益肝肾，化瘀血通经络。

【主治】颈型、神经根型、椎动脉型颈椎病属肝肾、气血亏虚，风寒痰湿瘀血阻痹经脉骨节者。

【用法】每日1剂，水煎分服3次。药渣加水适量煎煮后，用棉毛巾浸湿拧干热敷颈肩部。

【方解】方中葛根、当归为君药，以活血通络、生津润筋；桂枝、白术、黄芪、茯苓、白芍共为臣药，以益气通阳、活血通脉、燥湿利水；狗脊补益肝肾、强筋壮骨，全蝎搜

剔经络、活血祛瘀，共为佐药；甘草调和诸药为使药。诸药合用，共奏祛风寒化痰湿，补气血益肝肾，化瘀血通经络之功。

【药理】现代药理学研究发现，方中黄芪、当归、全蝎、狗脊可改善微循环、降低血液黏度、抑制血小板聚集；桂枝、茯苓、炒白术可降血脂、增加动脉弹性；葛根、白芍、甘草可缓解血管及肌肉痉挛、改善血液循环等。在活血化瘀通络药中加入祛风散寒、除湿化痰药，对炎症反应表现的毛细血管渗透性亢进、组织液渗出、局部肿胀均有显著的效果；对物理和化学刺激致痛的动物模块均有较好的镇痛抗炎作用，可以解除对神经、血管、肌肉等的不良刺激，达到消炎止痛的目的。

2. 颈舒通汤

【组成】葛根20 g，黄芪15 g，淫羊藿12 g，川芎12 g，骨碎补12 g，狗脊12 g，牛膝10 g，甘草5 g。

【功效】行气活血，通络止痛。

【主治】神经根型颈椎病属血瘀气滞，脉络痹阻者。

【用法】将诸药以水500 mL浸泡30分钟，武火烧开，文火煎20分钟滤渣，取药250～300 mL，药渣中续水300 mL，煎30分钟，滤渣取药200 mL。将两次药液混合均匀，分2次温服，每日1剂。15日为1个疗程。

【方解】方中黄芪补气，川芎活血，共用补气行血，气行则血运，瘀阻既通，通则不痛，痹病自除；痹通则筋脉得养，气血以和，麻木疼痛诸症自消；淫羊藿、骨碎补、狗脊温肾补气之品，以达补益正气之目的；配以

牛膝兼祛风湿邪外出，解除肌肉痉挛，所谓正气存内，邪不可干。用甘草以调和诸药，使攻之不太过、补不过腻。

3. 颈舒通痹汤

【组成】葛根20 g，黄芪20 g，桂枝15 g，淫羊藿15 g，木瓜15 g，当归15 g，川芎15 g，延胡索12 g，白芍12 g，桃仁12 g，牡丹皮12 g，羌活12 g，独活12 g，全蝎10 g，僵蚕10 g，甘草5 g。

【功效】祛风除湿，益气活血，解肌通络，散寒止痛。

【主治】神经根型颈椎病属气虚血瘀，风寒湿痹者。

【用法】每日1剂，水煎分服2次。30日为1个疗程。服药期间不使用其他药物及牵引、理疗等治疗方法。

【方解】方中重用葛根升阳解肌，宣通督脉之气，善治项背经腧不利，并引药上行达病所，对改善头痛、眩晕、肢体麻木等症状有良效；桂枝助葛根解肌舒筋，滑利关节；当归补血活血止痛，化瘀不伤血；川芎活血行气，祛风止痛；延胡索活血行气止痛；桃仁活血祛瘀；牡丹皮活血散瘀；全蝎、僵蚕熄风止痉通络；羌活、独活解表散寒，祛风胜湿止痛，尤长于止头痛、身痛，肢体疼痛，肩背酸痛；木瓜舒筋活络；黄芪补脾胃之气，令气旺血行，瘀去络通；淫羊藿补肾壮阳，祛风除湿，长于解肢体麻木；白芍、甘草柔肝缓急止痛。诸药合用，共奏祛风除湿，益气活血，解肌通络，散寒止痛之功。

4. 颈舒康汤

【组成】鸡血藤30 g，党参15 g，山药15 g，天麻15 g，熟地黄12 g，炙黄芪12 g，白术12 g，当归12 g，白芍12 g，茯苓12 g，川芎12 g，桑枝12 g，牛膝12 g，陈皮12 g，红花10 g，山茱萸10 g，砂仁10 g，炙甘草10 g，生姜3片，大枣5枚。

【功效】滋补肝肾，益气养血，活血通络。

【主治】颈椎病属肝肾亏虚，气血不足，瘀血阻络者。

【用法】每日1剂，水煎分服2次。15日为1个疗程。

【方解】方中熟地黄、山茱萸、山药滋补肝肾；炙黄芪、炙甘草、党参、白术、白芍、当归补气养血；天麻、川芎、鸡血藤、红花安神健脑、活血通络；茯苓、砂仁、陈皮理气和胃导滞、健脾益气；牛膝、桑枝舒筋通络。诸药共用，共奏滋补肝肾、益气养血、活血通络之功。

5. 颈舒透骨汤

【组成】透骨消25 g，当归15 g，红花15 g，川芎15 g，延胡索15 g，葛根15 g，威灵仙12 g，桂枝12 g，羌活12 g，独活12 g，全蝎10 g，土鳖10 g，蜈蚣1条。

【功效】行气血，化瘀滞，通络止痛。

【主治】神经根型颈椎病属气滞血瘀，脉络痹阻者。

【用法】每日1剂，水煎分服2次。20日为1个疗程。

【方解】方中用透骨消为君药，活血化瘀，行气止痛；当归、红花、川芎、延胡索为臣药，当归补血活血，红花破瘀生新，川芎血之气药、行气活血，延胡索活血行气止痛；葛根、威灵仙、桂枝、羌活、独活为佐药，威灵仙、桂枝、羌活、独活能祛风湿、通经络、止痹痛，葛根解肌舒筋；全蝎、土鳖、蜈蚣为使药活血熄风，通络止痛。全方诸药合用，内外上下均通，气血共行，共奏行气血，化瘀滞，通络止痛之功效，达到消除神经根及周围组织水肿和炎症、缓解神经根局部的压迫症状、阻止骨质增生等。

6. 颈舒活血汤

【组成】葛根30 g，生黄芪30 g，丹参20 g，炒白芍20 g，狗脊15 g，桑寄生15 g，桂枝10 g。

【功效】补肝益肾，活血化瘀，理气止痛。

【主治】神经根型颈椎病属肝肾亏虚，气滞血瘀者。

【用法】每日1剂，水煎分服2次。7日为1个疗程。

【加减】疼痛剧烈者，加制乳香10 g，制没药10 g，以活血镇痛；气血亏虚者，加炒党参15 g，当归12 g，以补气养血；肝肾亏虚者，加制首乌12 g，枸杞子15 g，以补肝益肾；肾阳虚者，加炒杜仲12 g，淫羊藿15 g，以温补肾阳；失眠多梦者，加首乌藤15 g，炒酸枣仁12 g，以养心安神；头项筋脉拘挛明显者，加天麻12 g，钩藤15 g，以缓急止痉；头晕、恶心呕吐严重者，加法半夏10 g，炒白术12 g，以健脾止呕；久病入络者，加全蝎5 g，蜈蚣5 g，以入络剔经、搜邪祛风。

【方解】本方由葛根汤、桂枝汤、黄芪桂枝五物汤加减化裁而成。其中葛根解肌发表；桂枝温经通阳、通达营卫、祛风散寒解肌，为上肢的引经药；生黄芪补中益气，升阳固表；丹参活血化瘀，养血通络，改善微循环；炒白芍补血养阴，柔肝缓急止痛；狗脊、桑寄生补肝肾，祛风湿，强腰脊，壮筋骨。诸药合用，共奏活血化瘀，改善局部血液循环，消除颈神经根部的水肿，缓解颈肌痉挛之功，而使颈神经根部受压得到解除，症状、体征得到改善。

7. 颈舒散

【组成】三棱25 g，川芎25 g，威灵仙25 g，苍耳子25 g，独活25 g，制乳香15 g，蔓荆子25 g，制川乌10 g，细辛5 g。

【功效】祛风除湿，滋补肝肾，行气活血，散寒止痛。

【主治】神经根型颈椎病属肝肾不足，风寒湿邪侵袭，气血不畅，筋脉阻滞者。

【用法】将诸药共研为细末酒炒，装入纱布袋中于颈后热敷。每次1小时，每日2次，10日为1个疗程。本方含乌头碱，如局部皮肤破损，严禁外敷，以免引起中毒反应。

【方解】方中三棱破气散结，制乳香、川芎辛香走散、行气止痛、通气化滞；威灵仙祛风除湿，通络止痛；独活专治风寒湿痹，酸痛不仁，头项难伸，合威灵仙则祛风除湿，通络止痛，治疗风湿痹痛，肢体麻木，筋脉拘挛，屈伸不利等症；制川乌祛风除湿，温经止痛，细辛与独活相配治疗风湿痹痛。诸药合用，共奏祛风除湿，滋补肝肾，舒筋通络，行气活血，散寒止痛之功。

全方以酒炒热，《景岳全书》："痹者闭也，闭者道路闭塞，则贵于开通也。"中药热敷药力直达患部，使局部血管充分扩张，减轻局部组织的充血及炎性水肿，改善局部肌肉血液循环，从而缓解症状。

8. 颈舒康散

【组成】威灵仙60 g，白芍60 g，赤芍60 g，透骨草60 g，姜黄50 g，白花蛇30 g，葛根30 g，川芎30 g，鸡血藤30 g，当归30 g，刘寄奴30 g，土鳖30 g，羌活30 g，骨碎补30 g，白芥子15 g。

【功效】祛风舒筋通络，活血祛瘀止痛。

【主治】神经根型颈椎病属瘀血内闭，风寒湿邪痹阻经络者。

【用法】将诸药共研为细末，每次10 g，温开水送服，1日2次。15日为1个疗程。

【方解】方中威灵仙善于祛上肢风寒湿邪，能消骨软刺；白花蛇外彻皮肤，透骨搜风，解除痹阻经脉的骨节疼痛，肢体麻木；葛根滋润筋脉，缓解颈背部肌肉紧张挛缩，增加脑血流量，改善头痛、头晕；姜黄行气、散风、活血镇痛，尤治风痹臂痛；以此四味为主药。佐以川芎、鸡血藤、赤芍、当归、刘寄奴、土鳖舒筋活血行气，祛瘀散结止痛；配白芥子以增消肿散结之力；羌活引诸药上行，以解脊背筋骨之挛痛；透骨草消深痼风湿痹痛，筋骨拘挛，屈伸不利；白芍养肝柔肝，缓急解痉止痛；骨碎补补肾壮筋，活血镇痛。诸药合用，共奏祛风舒筋通络，活血祛瘀止痛之良效。

9. 颈病汤

【组成】黄芪30 g，当归20 g，鹿角胶（烊化冲服）20 g，羌活20 g，秦艽20 g，川芎10 g，姜黄15 g，桂枝15 g，地龙15 g，葛根20 g，细辛5 g。

【功效】益气养血，疏风散寒除湿，活血通络止痛。

【主治】颈椎病属气血亏虚，风寒湿邪瘀阻经络者。

【用法】每日1剂，水煎分服2次。

【加减】风寒湿肩臂疼痛较剧者，加制乳香10 g，制没药10 g，以增加活血止痛之效；气虚血瘀头痛头晕较重者，加太子参15 g，丹参15 g，全蝎5 g，以加强补气活血通络之功；肝肾亏虚下肢无力、行走困难者，加防风12 g，相得益彰，功效倍增。

【方解】方中鹿角胶、黄芪、当归、川芎以滋补肝肾，补气活血为主药；羌活、秦艽、姜黄、桂枝祛风除湿，温经散寒为辅药；地龙、细辛通络止痛为佐药；葛根升阳发散而解项背之强急，又能引诸药上达于颈项为使药。诸药合用，共奏益气养血，疏风散寒除湿，活血通络止痛之效，恰中病机。

10. 颈痹汤

【组成】葛根30 g，羌活10 g，防风10 g，防己10 g，木香10 g，川芎10 g，赤芍10 g，姜黄10 g，当归10 g，炙甘草5 g。

【功效】祛风散寒除湿，活血通络止痛。

【主治】颈型、神经根型颈椎病属风寒湿痹，气滞血瘀者。

【用法】每日1剂，水煎分服2次。12日为1个疗程。

【方解】方中羌活、防风祛风散寒、除湿宣痹，共为君药；当归、赤芍养血活血，葛根解肌发表、解痉止痛，防己祛风除湿止痛，共为臣药；木香行气，川芎、姜黄活血行气止痛用为佐药；甘草益气，调和诸药，为使药。诸药合用，共奏祛风散寒除湿，活血通络止痛之功。

【药理】现代药理学研究发现，本方能消除局部炎症介质、致痛物质，提高痛阈，改善微循环、消除水肿、解除组织受压，从而达到解除病痛，恢复功能之目的。同时能改善椎间盘营养功能，调节椎间盘细胞外基质的结构和功能，抑制椎间盘炎性介质，以及调控椎间盘细胞因子，减少其免疫反应，延缓椎间盘退变的进一步发展。

11. 颈痹葛根汤

【组成】葛根40 g，桑寄生30 g，茯苓20 g，黄芪20 g，鸡血藤15 g，桂枝15 g，赤芍15 g，威灵仙12 g，制附子（先煎）10 g，

全蝎5 g，生姜5 g，炙甘草5 g。

【功效】解痉散结，化瘀止痛，益气养血，补肝肾。

【主治】颈椎病属肝肾气血亏虚，瘀血阻络不舒者。

【用法】每日1剂，水煎分服2次。

【加减】病久者，加当归12 g，地龙10 g；气虚者，加党参15 g，白术12 g；眩晕者，加天麻10 g，钩藤12 g，龙骨（先煎）15 g，牡蛎（先煎）15 g；血瘀者，加桃仁12 g，红花10 g；伴烦躁失眠者，加酸枣仁12 g，远志10 g，合欢花10 g；痛甚者，加制川乌（先煎）10 g，乌梢蛇12 g，露蜂房10 g。

【方解】方中葛根轻扬升散，解颈项之拘急为主药；以威灵仙祛风除湿，通经活络为臣药；再辅以桂枝通阳，赤芍化瘀，血肉有情之全蝎搜风止痉、化痰止痛。配合黄芪益气，鸡血藤养血，桑寄生平补肝肾、强筋壮骨。诸药配伍，共奏解痉散结，化瘀止痛，益气养血，补肝肾之效，因而切中病机而获良效。

12. 颈痹血藤汤

【组成】葛根20 g，鸡血藤20 g，白芍20 g，桑枝18 g，威灵仙15 g，羌活15 g，党参12 g，黄芪12 g，当归12 g，枳壳10 g，法半夏10 g，防风10 g，僵蚕10 g，生姜汁5 g。

【功效】益气活血，温阳祛湿，通络止痛。

【主治】神经根型颈椎病属风寒湿邪，肌筋受累，经络不通，气血运行受阻者。

【用法】每日1剂，水煎取汁400mL，分早、晚2次温服。

【方解】方中黄芪、党参益气固表补虚，防邪外侵；白芍柔肝止痛；葛根轻扬升散，解肌止痛；生姜汁散风祛湿，活血化瘀，以促进气血循环，疏通经络，强壮筋骨，化瘀止痛；鸡血藤活血通络止痛；当归补血活血，治疗肌肤麻木；威灵仙祛风湿，通经络；法半夏燥湿化痰；羌活、桑枝散寒，祛风湿，利关节，且除头项肩背之痛；防风、僵蚕祛风湿、通络，可用于肢体麻木；枳壳破气行痰，通利关节。诸药配伍，共奏益气活血，

《颈肩腰腿痛中医奇效良方全书》（珍藏本）

通络止痛，祛湿之功。

13. 颈复汤

【组成】葛根30 g，杜仲15 g，牛膝12 g，炮穿山甲（先煎）10 g，红花10 g，当归10 g，天麻10 g，防风10 g，甘草5 g。

【功效】滋养肝肾，平肝潜阳，活血祛瘀，祛风止痛。

【主治】椎动脉型颈椎病属肝肾亏虚，筋骨失养，风阳上扰，瘀阻经络者。

【用法】每日1剂，水煎取汁300 mL，早、晚饭后温服。

【方解】方中天麻具有平肝潜阳、熄风之功，杜仲补肝肾、强筋骨，二者共为主药；葛根升清解痉以止痛，炮穿山甲活血化瘀消积，通经脉共为臣药；牛膝补肝肾、强筋骨；当归、红花活血化瘀止痛，防风祛风通络止痛，共为佐药；甘草调和诸药，为使药。全方具有滋养肝肾，平肝潜阳，活血祛瘀，强筋壮骨，祛风止痛之功效。

14. 颈复舒筋汤

【组成】钩藤30 g，赤芍30 g，葛根20 g，生地黄15 g，泽泻15 g，车前子（包煎）15 g，天麻10 g，僵蚕10 g，川芎10 g，白芷10 g，木香10 g。

【功效】活血祛瘀，祛风除湿，舒张筋络。

【主治】椎动脉型颈椎病属气滞湿阻，痰瘀互结，经络不通者。

【用法】每日1剂，水煎分服2次。7日为1个疗程。

【方解】方中川芎活血行气，祛风止痛；赤芍养血柔肝，缓急止痛；天麻祛风除湿；葛根、钩藤是调畅筋脉，解除痉挛的重要药材；泽泻、车前子祛湿利尿；辅以僵蚕、白芷、生地黄、木香活血祛瘀，行气止痛。以上诸药合用，缓解肌紧张，舒张筋络，活血止痛。

【药理】现代药理学研究发现，方中川芎能够抑制血管平滑肌收缩，并扩张冠状动脉，增加脑组织及肢体血流量，降低外周血管阻力；泽泻、车前子具有解除急性期组织水肿

的作用。本方能改善脑组织缺氧，促进外周的血液循环、增加血流量，并有镇静镇痛和抑制骨骼肌和神经兴奋的功效。

15. 颈复通络汤

【组成】白芍30 g，葛根30 g，丹参20 g，鸡血藤20 g，威灵仙20 g，羌活20 g，狗脊15 g，骨碎补15 g，川芎15 g，木瓜15 g，地龙15 g，姜黄10 g，桂枝10 g，制乳香10 g，制没药10 g，甘草10 g，全蝎5 g，土鳖5 g，蜈蚣2条。

【功效】补益肝肾，舒筋通络，缓痉止痛。

【主治】颈椎病属肝肾亏虚，瘀血阻络者。

【用法】每日1剂，水煎分服2次。10日为1个疗程。

【方解】方中狗脊、骨碎补益肾壮骨；白芍、甘草养血柔肝，缓急止痛；葛根为调畅筋脉，解痉除强之要品；木瓜、鸡血藤舒筋活络，缓筋解痉；丹参、川芎、姜黄活血化瘀，通经止痛；威灵仙、桂枝、羌活温经通脉，引药入经；制乳香、制没药祛瘀止痛；地龙、全蝎、土鳖、蜈蚣通络除痹。诸药合用，共奏补益肝肾，舒筋通络，缓痉止痛之功，故收良效。

16. 颈痛汤

【组成】威灵仙15 g，桑寄生15 g，川牛膝15 g，丹参15 g，白芍15 g，葛根15 g，当归12 g，三七10 g，川芎10 g，制乳香10 g，姜黄10 g，甘草5 g。

【功效】活血化瘀，祛邪除痹，通络止痛。

【主治】神经根型颈椎病属风寒湿邪侵袭，气血不畅，脉络瘀阻者。

【用法】每日1剂，水煎分服2次。

【加减】遇寒甚者，加桂枝10 g，细辛5 g；热甚者，加忍冬藤20 g，桑枝15 g；痛甚者，加制川乌（先煎）10 g，制没药10 g；湿重者，加苍术12 g，防己10 g；肾虚者，加骨碎补12 g，菟丝子15 g；气虚者，加黄芪15 g，党参12 g；阴虚者，加麦冬15 g，太子

参 12 g。

【方解】方中三七、制乳香活血散瘀，消肿止痛；当归、丹参、川芎养血活血，通络除痹；姜黄、威灵仙、川牛膝活血祛湿通痹；白芍、甘草补益肝肾，缓急止痛通顺血脉；葛根升阳解肌以解项背之急，是治疗颈腰背痛的有效药物；桑寄生补肝肾，祛风湿，治痹痛。诸药合用，共奏活血通络，除湿止痹之功。

【药理】现代药理学研究发现，方中葛根具有扩张血管作用，能缓解肌肉痉挛，治疗颈背僵硬疼痛；丹参、三七、川芎、制乳香活血化瘀药能改善微循环、抗炎、抑制胶原产生和促进增生性疾病的转化和吸收作用，且能增强吞噬细胞功能；川芎、丹参内服具有扩张血管和改善微循环作用。

17. 颈痛灵汤

【组成】葛根 30 g，丹参 30 g，威灵仙 30 g，鸡血藤 30 g，透骨草 15 g，赤芍 12 g，延胡索 10 g，香附 10 g，红花 10 g，制乳香 10 g，制没药 10 g，甘草 5 g。

【功效】活血化瘀，祛风通络，解痉止痛。

【主治】颈椎病属气滞血瘀，风寒湿痹者。

【用法】每日 1 剂，水煎分服 2 次。

【加减】眩晕者，加天麻 12 g，钩藤 15 g；头闷者，加石菖蒲 12 g，郁金 10 g；烦热者，加栀子 12 g，黄芩 10 g，龙胆 10 g；肩背强痛者，加羌活 12 g，独活 10 g；上肢麻木者，加蜈蚣 5 g；耳鸣者，加磁石（先煎）20 g，五味子 10 g。

【方解】方中葛根解肌除痉为主药；丹参、赤芍、红花、延胡索、制乳香、制没药活血止痛；威灵仙、透骨草、鸡血藤祛风除湿通经络；香附行气以助活血；甘草调和诸药。上药合为一体共奏活血化瘀，祛风通络，解痉止痛之功。

18. 颈痛康汤

【组成】葛根 60 g，桑寄生 30 g，丹参 30 g，龟甲（先煎）30 g，骨碎补 30 g，山茱

萸 30 g，制何首乌 30 g，当归 25 g，红花 20 g，羌活 20 g，桃仁 15 g，川芎 15 g，赤芍 15 g，白芍 15 g，炙甘草 15 g，白芥子 15 g，桂枝 10 g，蒺藜 10 g，麻黄 8 g，细辛 5 g，鹿茸（研末冲服）5 g，生姜 5 片。

【功效】活血化瘀，通经活络，祛风胜湿，补益肝肾。

【主治】神经根型颈椎病属肝肾亏虚，风寒湿痹，气血瘀滞者。

【用法】每日 1 剂，水煎分服 3 次。

【方解】方中桃仁、红花、川芎、赤芍、当归、丹参养血，活血，逐瘀；鹿茸、龟甲填精补髓，强壮筋骨，藉血肉有情之品以养血；山茱萸、骨碎补温补肾阳，鼓舞肾气而治本；制何首乌、蒺藜、桑寄生补肝肾，益精血，活血祛风；细辛解表温阳，祛风散寒，止痛；葛根升阳，解肌；羌活解表散寒，祛风胜湿，止痛；麻黄、桂枝、生姜祛风散寒，通达经气，调营和卫止痛；白芥子祛皮里肉外之痰，与温补药共用，使补而不腻；白芍养血敛阴，平抑肝阳；炙甘草补脾和胃，益气复脉。诸药合用，共奏活血化瘀，通经活络，调营和卫，祛风胜湿，补益肝肾之功。

19. 颈痛消汤

【组成】桑枝 30 g，忍冬藤 30 g，丹参 20 g，独活 15 g，木瓜 15 g，秦艽 15 g，羌活 12 g，葛根 15 g，当归 12 g，姜黄 10 g，延胡索 10 g，桂枝 10 g，甘草 5 g，细辛 3 g。

【功效】散寒湿，止痹痛，活血络，利关节。

【主治】颈型颈椎病属风寒湿邪久留，经脉气血瘀滞不通者。

【用法】每日 1 剂，水煎分服 2 次。12 日为 1 个疗程。

【方解】方中君药羌活、独活二药皆性辛、苦而温，入膀胱、肾经，均可散风寒而胜湿邪。"独活入足少阴肾经而治伏风，羌活入足太阳膀胱经而治游风"，此为邪在表在里在上在下均可祛之。羌活、独活伍用，《本草求真》："羌之气清，行气而发散营卫之邪。独之气浊，行血而温养营卫之气。羌有发表之功。独有助表之力。羌行上焦而上理，则

游风头痛风湿骨节疼痛可治。独行下焦而下理。则伏风头痛两足湿痹可治。"两药合用，直通督脉，疏调太阳之经气，用于治疗各种原因引起的项背拘急、疼痛等症。臣药姜黄为首，姜黄辛苦而温，辛温相合，能外散风寒，内行气血；苦温相合，能外胜寒湿，内破瘀血，故有破血行气、通经止痛、驱风疗痹之效。桂枝性温，色赤入营，解肌以和营，温经散寒通血脉。葛根性微寒，发表解肌升阳，《伤寒论》："太阳病，项背强几几，桂枝加葛根汤主之。"项背乃太阳经脉循行之处，太阳经脉通利，气血流畅，筋肉得其濡养，则项背活动自如，一旦风寒之邪侵犯太阳经脉，束闭卫表，太阳经气不利，则营卫失和，诱发本病，表现为"项背强几几"等症。桂枝与葛根合用，可治项背强痛者，亦防诸药过温而伤阴；细辛辛温性烈，可外散风寒，内化寒饮；三药合用共奏发表解肌通经散寒之功，并有引药上行之效。佐以木瓜酸收止痛，兼入肝以养筋，舒筋活络；延胡索其性温，宜于瘀滞夹寒者，用其活血利气，通经止痛；桑枝其味苦、性平，入肝经，本品长于祛风活络、通利关节、利水消肿，用于治疗风湿痹症、经络瘀滞所致的关节疼痛、筋脉拘挛、四肢麻木等症。丹参苦寒，入血分，有清热凉血，祛瘀通经之效。"一味丹参饮，功同四物汤。"其实补血之义，实为"瘀血祛则新血生"。羌活辛温燥烈，易于伤阴动血，丹参之苦寒可制羌活之燥烈，与当归配伍，活血行气止痹痛，与秦艽、桑枝携手祛风除寒湿之功加倍。一味忍冬藤与其他联合，利关节，除痹症。甘草性和而缓，调和诸药，缓急止痛。全方有散寒湿，止痹痛，活血络，利关节之效。

20. 颈痛消止汤

【组成】鸡血藤30 g，细辛（先煎40分钟）20 g，鹿角霜（包煎）15 g，制附子（先煎）15 g，威灵仙15 g，续断15 g，炒杜仲15 g，红花12 g，当归12 g，川芎12 g，淫羊藿12 g，巴戟天12 g，桃仁10 g，制乳香5 g，制没药5 g。

【功效】化瘀通络，和畅督阳，止痹消痛。

【主治】颈椎病属风寒湿邪侵袭，督阳痹阻，气血瘀滞者。

【用法】每日1剂，水煎分服2次。

【方解】方中重用细辛、川芎以温阳止痛；制附子、淫羊藿、杜仲、续断、鹿角霜、巴戟天温通督阳；桃仁、红花、当归、制乳香、制没药、鸡血藤活血化瘀，通络止痛；威灵仙走窜力强，辛散而温通经络，是止痹痛，治颈椎病要药。诸药合用，共奏化瘀通络，和畅督阳，止痹消痛之功。

【药理】现代药理学研究发现，方中细辛、制附子、川芎、当归、制附子、红花、制乳香、制没药、鸡血藤均有不同程度的扩血管作用，其中细辛、制附子、制没药、当归尚有镇痛作用。

21. 颈痛消止解肌汤

【组成】葛根30 g，当归12 g，赤芍12 g，桃仁12 g，牡丹皮12 g，丹参12 g，威灵仙12 g，陈皮12 g，泽兰12 g，枳壳12 g，红花10 g，青皮10 g，桂枝10 g，炮穿山甲（研末分2次冲服）5 g，生甘草5 g。

【功效】祛风散寒除湿，解痉舒筋止痛。

【主治】颈椎病属风寒湿痹，瘀血阻络者。

【用法】每日1剂，以水500 mL，浸泡60分钟后，煎药25分钟，取汁3000 mL；二煎加水300 mL，煎药25分钟，取汁250 mL，两汁混合，每日早、晚各服1次，每次约250 mL。10日为1个疗程。

【方解】方中葛根升阳解肌，祛风散寒止痛为君。当归、赤芍、牡丹皮、桃仁、红花凉血活血、通络止痛；桂枝、威灵仙、泽兰温经散寒、理气活血止痛，共为臣药，以助君药。青皮、陈皮、枳壳理气和胃，以促进药物吸收和利用。炮穿山甲引药直达病所。甘草为使，调和诸药。诸药合用能改善颈部血液循环，缓解肌肉痉挛，消除肿胀，舒筋止痛，散风祛湿，整复错位，疏通经络，标本兼治，故获较好疗效。

22. 颈痛舒通汤

【组成】葛根30 g，当归30 g，白芍20 g，

党参15 g、黄芪15 g、茯苓15 g、川芎15 g、延胡索15 g、羌活10 g、白术10 g、白芷10 g、甘草10 g、细辛5 g。

【功效】补气养血，祛风散寒除湿，舒经通络。

【主治】颈型、神经根型颈椎病属气血亏虚，风寒湿邪痹阻经脉者。

【用法】每日1剂，水煎分服2次。

【方解】方中重用葛根解肌舒筋；羌活、白芷、细辛祛风散寒除湿；党参、黄芪、茯苓、白术补气；当归、白芍、川芎、延胡索补血活血。全方共奏补气养血，舒经通络之功。颈型、神经根型颈椎病临床主要表现为颈项及上肢痹痛、麻木，多因久劳伤气耗血，风寒湿邪乘虚入侵，致颈项、上肢经络痹阻，气滞血瘀。本方重在补气养血，扶助正气，并加入祛风散寒除湿之品，祛邪外出。气血足则正气胜，邪气得解则经脉畅通，疼痛、麻木诸症可除。

23. 颈痛黄芪汤

【组成】黄芪40 g，独活15 g，葛根15 g，当归15 g，秦艽15 g，地龙10 g，红花10 g，伸筋草10 g，水蛭10 g，羌活10 g，防风10 g，甘草5 g。

【功效】通经活络，祛风胜湿，散寒止痛。

【主治】颈椎病属风寒湿痹，瘀血阻络者。

【用法】每日1剂，水煎分服2次。

【加减】头痛较剧者，加川芎10 g，僵蚕12 g；上肢及肩部疼痛较剧者，加桂枝10 g；视物不清、畏光流泪者，加菊花15 g。

【方解】方中水蛭通经活血，行瘀止痛；秦艽、地龙、红花、伸筋草通经活络，散寒止痛；独活、羌活、葛根、防风祛风胜湿，且引药直达病所；当归活血；黄芪补气，气行则血行；甘草调和诸药。诸药合用，共奏通经活络、祛风胜湿、散寒止痛之功效，从而治疗收效满意。

24. 颈痛Ⅱ号汤

【组成】熟地黄30 g，杜仲20 g，菟丝子

20 g，鹿角胶（烊化冲服）20 g，枸杞子20 g，山药20 g，当归15 g，红花15 g，川芎15 g，葛根15 g，白芍15 g，威灵仙12 g，桃仁12 g，甘草10 g，地龙5 g。

【功效】补益肝肾，活血化瘀，通经止痛。

【主治】椎动脉型颈椎病属肝肾亏虚，气滞血瘀，清阳不升者。

【用法】每日1剂，水煎分服2次。

【方解】方中以杜仲、熟地黄、菟丝子补益肝肾，强壮筋骨；鹿角胶益精填髓，使髓海得充，脑窍得荣；威灵仙性急善走，能宣通五脏、十二经络，配合地龙共奏通经止痛之功；当归、川芎、桃仁、红花活血化瘀，使气血得行，清阳得升；葛根引诸药入经，使药物直达病所。全方以补益肝肾为主，兼以活血化瘀、通经止痛。符合中医标本兼治的原则，且药到病所，达到改善椎动脉供血之目的，令清阳升、气血充、脑窍荣而眩晕等症渐止，故临床疗效满意。

25. 颈痛散

【组成】地龙375 g，苏木300 g，黄柏300 g，葛根300 g，当归250 g，桂枝250 g，胆南星125 g，延胡索125 g，甘草125 g，桃仁100 g，地龙75 g，麻黄75 g，肉桂75 g。

【功效】活血化瘀，行气通络，温经散寒，除湿涤痰。

【主治】颈椎病属感受风寒湿，血脉凝滞不行，痰饮流注经络者。

【用法】将上药共研为细末制成散剂，过100目筛，每次服3 g，分别于早、中、晚饭后半小时白开水送下，10日为1个疗程。服药期间忌辛辣食物和防止过度劳累。

【方解】方中苏木咸能入血分，辛可走散，功能活血去瘀消肿止痛；桃仁苦甘性平，破瘀血常用之品，用治血瘀积滞跌打损伤之瘀痛，又能润燥滑肠；延胡索辛温，既能走血分又能入气分，既能行血中之气又能活气中之血，盖有气郁则痛，血滞亦痛，气行血通则不痛，故为活血止痛之良药；地龙咸寒体滑，下行降泄，功能清热止痉，通络平喘，利尿通淋，治疗肢体麻木不仁、半身不遂、

8

关节肿痛、头胀眩晕、烦躁不寐等症；当归苦泄温通，既能补血又能活血，有推陈出新之功；肉桂助阳散寒，温通经络，治疗阳虚寒盛；麻黄散太阳经肌表风寒，助阳化气治风寒湿痹，又能化痰平喘，利水消肿；葛根、桂枝均为解表之品，专治项背发紧，桂枝辛甘温，入肺、心、膀胱经，发汗解肌，温经止痛，助阳化气，调和营卫之功，且桂枝能振奋气血，透达营卫，可外行于表散肌腠风寒，横走四肢温通经脉寒滞，且能散寒止痛，活血通经，故为风寒感冒、寒湿痹痛、血寒经闭等症的常用要药；葛根甘辛入脾胃经，具有解肌退热、生津止渴、升阳止泻的作用；葛根气质轻扬，具有升散之性，入脾胃二经，以阳明为主，阳明主肌肉故能解肌退热，透发斑疹，又善鼓舞胃中清气上行以输津液，使肌解热退，清阳得升，津液得以上承，筋脉得以濡润，故能生津止渴、止泻及缓解项背肌肉挛急；胆南星苦温辛烈，走窜燥湿作用很强，对痰壅眩晕或风痰引起的麻痹项强口噤有一定的作用；黄柏苦寒之品，清热燥湿，入肾入骨，用以引经，同时防止温燥之品伤其阴津；甘草味甘入十二经，能缓急止痛，止咳化痰，又可调和诸药。诸药合用，共奏活血化瘀，行气通络，温经散寒，除湿涤痰之功。

26. 颈痛舒合剂

【组成】黄芪15 g，当归15 g，葛根15 g，威灵仙15 g，赤芍12 g，鹿角霜（包煎）10 g，党参10 g，泽泻10 g，川芎10 g，红花10 g，地龙10 g，法半夏10 g，白芷10 g，苍术10 g，甘草5 g。

【功效】温补肝肾，益气活血止痛，去湿除寒。

【主治】颈椎病属肝肾不足，风寒外袭，气滞血瘀，经络闭阻者。

【用法】每日1剂，水煎分服2次。15日为1个疗程。孕妇禁用。治疗期间停用其他药物。

【方解】方中鹿角霜温补肝肾，黄芪、党参益气，当归、川芎、红花、赤芍、地龙活血化瘀，威灵仙、苍术、白芷、法半夏、泽泻祛风散寒除湿，葛根解肌止痛，甘草调和诸药。全方共同起温补肝肾，益气活血止痛，去湿除寒之作用，临床效果确切稳定。

27. 颈骨康汤

【组成】葛根30 g，丹参15 g，威灵仙15 g，白芍15 g，黄芪15 g，鸡血藤15 g，当归12 g，杜仲12 g，川芎10 g，红花10 g，桂枝10 g，甘草5 g。

【功效】活血化瘀，散风除湿，通络止痛，补益肝肾。

【主治】颈椎病属肝肾亏损，风寒湿邪侵入太阳经，气血运行不畅，经脉瘀滞者。

【用法】每日1剂，水煎分服2次。

【方解】方中重用葛根能升阳解肌、宣通督脉经之气，善治项背经腧不利，并引药上行达病所，对改善头痛、眩晕、项强、肢体麻木等症状功效甚佳。丹参性微寒，味苦，能活血散瘀、消肿止痛、补益肝脏。丹参既活血又养血，入血分，化瘀生新；葛根入气分，升发轻扬，能解肌，濡润筋脉，二药合用，气血同治，疏经通脉，共为君药。当归补血活血，川芎辛香走窜，上行头目，下达血海，活血行气，祛风止痛，有通达气血之功，每与当归配伍，可增强活血祛瘀、行气止痛之功效；红花活血通经，散瘀止痛；鸡血藤补血养血，舒筋活络，活血散瘀，补肾壮骨，通经止痛；杜仲可补肝肾，强筋骨。五药合用助君药加强活血化瘀，行气止痛，缓解上肢肩臂痛。白芍养血柔肝、缓急止痛；黄芪补气养血、益卫固表，是补气药物之代表，临床常用于气虚血瘀所致的肩臂痹痛、肢体麻木；与葛根相伍，以达解肌活血止痛、补气养血、益卫固表之效；与当归配伍，以达到补气生血，化瘀行滞的作用；三者经常用于颈椎病治疗中，使气血充足，则肌表得以固护，筋脉得以濡养，能抵御风寒湿邪之侵袭，以上四药为佐药。诸药合用佐助君臣补气养血，祛风胜湿，散寒止痛。甘草性平、味甘，调和诸药，为使药。该方以活血化瘀、通络止痛为主，活血而不伤血，寓补于通，攻补兼施，具有祛邪而不伤正的组方特点。以散风除湿去其内因，以活血化瘀，补益肝肾治其本，以舒筋止痛治其标，从而达到治疗之目的。

28. 颈肩痛汤

【组成】葛根20 g，延胡索15 g，桑枝15 g，羌活10 g，地龙10 g，桑寄生10 g，茯苓10 g，续断10 g，全蝎5 g，生白术10 g，鸡内金10 g，炒杜仲10 g。

【功效】补益肝肾，祛风除湿，散寒止痛，活血行气。

【主治】颈椎病属肝肾亏虚，寒湿瘀阻经脉者。

【用法】每日1剂，水煎分服2次。

【加减】气血不足者，加当归15 g，人参10 g；肝肾不足甚者，加狗脊15 g；颈痛酸软无力者，加黄芪20 g，党参15 g。

【方解】方中羌活能祛风寒湿邪，葛根能解肌退热、散寒止痛，桑枝和全蝎均能通络祛风，延胡索能活血行气止痛，桑寄生、续断补益肝肾，鸡内金、茯苓和生白术健胃消脾益气。诸药合用，共奏补益肝肾，祛风除湿，散寒止痛，活血行气之功。

29. 颈腰痛汤

【组成】熟地黄30 g，山药20 g，杜仲20 g，枸杞子20 g，菟丝子20 g，鹿角胶（烊化冲服）20 g，牛膝15 g，当归15 g，山茱萸15 g，制附子（先煎）10 g，威灵仙10 g，桂枝10 g。

【功效】温补肝肾，益髓填精，透骨止痛。

【主治】颈椎病属肝肾精髓亏虚，筋骨经脉失养者。

【用法】每日1剂，水煎分服2次。

【方解】方中熟地黄补血滋阴，益精填髓；山药补肾涩精；山茱萸补益肝肾，涩精敛汗；枸杞子滋补肝肾，益精明目；杜仲补肝肾，强筋骨；牛膝逐瘀通经，补肝肾，强筋骨；鹿角胶温补肝肾，益精养血；菟丝子补益肝肾，明目止泻；当归补血活血；威灵仙、制附子透骨搜风，通络止痛；桂枝调和营卫。诸药合用，具有温补肝肾，益髓填精，透骨止痛的功效。

30. 颈椎汤

【组成】葛根30 g，桑枝15 g，黄芪15 g，鸡血藤15 g，威灵仙15 g，海风藤15 g，当归12 g，白芍12 g，天麻10 g，地龙10 g，桂枝10 g，羌活10 g，细辛5 g。

【功效】益气活血，祛风除湿，温经通络。

【主治】神经根型颈椎病属气血亏虚，风寒湿邪闭阻经脉，气血运行受阻，筋脉失于温养者。

【用法】每日1剂，水煎分服2次。10日为1个疗程。

【方解】方中葛根、桂枝、羌活解肌透阳，通经活络，善解项背肢节疼痛，引药直达病所，为肩臂痛之要药；黄芪、当归益气养血治其本；天麻入肝经，善治肢体麻木，手足拘挛，与白芍为伍可调和血脉、缓急止痛；鸡血藤、威灵仙、桑枝、海风藤祛风除湿，舒筋活络；细辛温阳以除少阴之寒，合地龙能通血脉、利关节、消瘀滞、疗痹痛。全方共奏益气活血，祛风除湿，温经通络之功效。

【药理】方中葛根、当归、鸡血藤、桂枝均有改善外周循环及微循环，抑制血小板聚集，降低血浆中儿茶酚胺含量等作用，具有抗感染镇痛的功效；桂枝、白芍所含的有效成分还具有解痉、镇痛、镇静的作用。

31. 颈椎灵汤

【组成】桑枝40 g，制何首乌30 g，鸡血藤30 g，牛大力20 g，千斤拔20 g，丹参15 g，川芎15 g，天麻12 g，法半夏12 g，制川乌（先煎）5 g，制草乌（先煎）5 g，细辛5 g。

【功效】调补脾肾，化痰祛湿，温通经络。

【主治】颈椎病属脾肾亏虚，痰湿阻络者。

【用法】每日1剂，水煎分服2次。10日为1个疗程。

【加减】伴肝阳上亢，头目眩晕，肢体麻木疼痛，恶心纳差，乏力腹胀者，加石决明（先煎）20 g，钩藤15 g；伴脾肾亏虚，眩晕头痛耳鸣，视物不清者，加山茱萸12 g，枸杞子12 g，山药15 g；寒邪痹阻，经脉不通者，颈部疼痛僵硬，活动受限，上臂麻木疼痛，疲乏无力，怕冷者，加桂枝12 g，葛根30 g；湿重阻滞经脉，眩晕，肢麻疼痛，恶心乏力，纳差腹胀者，加苍术12 g，薏苡仁20 g。

【方解】方中牛大力、千斤拔、桑枝舒经活络，补肾强筋骨；制川乌、制草乌、细辛温经化湿；丹参活血止痛；鸡血藤、制何首乌补脾益肾，以治本虚扶正气；天麻、法半夏化痰熄风；川芎取其善走窜头面之性，以泄标实，正本清源。诸药合用，共奏痰湿除、脉道通，正气充，眩晕平之效。

32. 颈椎宁汤

【组成】黄芪40 g，熟地黄30 g，白芍30 g，川芎20 g，当归15 g，白芷12 g，地龙10 g，红花10 g，桂枝10 g，甘草10 g，细辛5 g，蜈蚣2条。

【功效】益气活血，温阳通络，祛寒除湿。

【主治】颈椎病属阳气亏虚，寒湿瘀血阻络者。

【用法】每日1剂，水煎分服2次。

【方解】方中黄芪大补元气，使气旺血行，且能消水肿，起痿废；桂枝、细辛、白芷味辛性温，芳香走窜，宣通络脉，疏风散寒止痛，且能引药上行直达清窍，切中病机；熟地黄、当归、川芎、白芍、红花养血活血，祛瘀通络；地龙、蜈蚣搜剔走窜，既熄风止痉，又活血通络，善治项痹、肢体麻木、筋脉挛急；白芍、甘草柔肝解痉，并可制桂枝、细辛、白芷之辛散。全方通补兼施，共奏益气活血，温阳通络，祛寒除湿之功，临证用之每每应手。

33. 颈椎舒筋汤

【组成】葛根20 g，威灵仙15 g，当归12 g，羌活10 g，川芎10 g，木瓜10 g，白芍10 g，姜黄10 g，桂枝10 g，秦艽10 g，甘草5 g。

【功效】祛风通络，养血舒筋，活血通络。

【主治】颈椎病属风寒侵袭，血瘀阻络者。

【用法】每日1剂，水煎分服2次。

【加减】头痛眩晕者，加天麻10 g，钩藤15 g；痛剧者，加全蝎5 g，蜈蚣1条；肝肾不足者，加狗脊12 g，续断15 g。

【方解】方中葛根解肌去项背疼痛；当归、川芎、姜黄养血活血；白芍缓急止痛；桂枝、羌活、木瓜、秦艽、威灵仙祛风通络止痛。诸药相伍，共奏祛风通络，养血舒筋，活血通络之功。随症加减，力求从机体内部来调整气血通络，从而达到治疗的目的。

34. 颈椎补肾汤

【组成】熟地黄30 g，豨莶草30 g，鸡血藤30 g，肉苁蓉30 g，骨碎补15 g，续断15 g，杜仲15 g，威灵仙15 g，延胡索15 g。

【功效】补肾强骨，活血止痛。

【主治】颈椎病属肾虚血瘀阻络者。

【用法】每日1剂，水煎分服2次。

【加减】虚寒者，加制川乌（先煎）10 g，桂枝12 g；兼热者，加桑枝30 g；脾气虚弱者，加党参15 g，白术12 g；失眠多梦者，加酸枣仁20 g，珍珠母（先煎）30 g。

【方解】方中以大剂量熟地黄、肉苁蓉、续断、杜仲、骨碎补补肾充髓；鸡血藤、豨莶草通畅经络，行气活血；威灵仙走窜通络，引药上行；延胡索理气止痛。全方补肾气，强筋骨，活气血，止痹痛，药证相符，量大力宏。

35. 颈椎灵胶囊

【组成】熟地黄1500 g，枸杞子1500 g，肉苁蓉1500 g，菟丝子1500 g，淫羊藿1500 g，制何首乌1000 g，山茱萸1000 g，杜仲1000 g，川芎1000 g，制附子500 g，鹿角胶500 g，三七500 g，胆南星500 g，羌活500 g，独活500 g，肉桂250 g。

【功效】温肾壮阳，驱风散寒除湿，蠲痰化瘀。

【主治】椎动脉型颈椎病属肾阳衰惫，风寒湿邪痰瘀乘虚客踞者。

颈肩腰腿痛中医奇效良方全书（珍藏本）

【用法】将诸药共研为细末，过 100 目筛，装入胶囊，每粒胶囊 0.5 g。每日 3 次，每次 8 粒，饭前 30 分钟温开水送服。

【方解】方中制附子、肉桂、淫羊藿温肾壮阳，强筋坚骨，更驱风寒淫邪；鹿角胶补火煦阳，益髓添精，健骨强筋，善治头旋眼黑之羸；肉苁蓉、熟地黄、枸杞子、制何首乌、山茱萸育肾精培髓，强阴养五脏，更医虚损劳乏之恙；菟丝子、杜仲滋肾精，濡阴血，续绝伤，益气力，壮骨髓，能起丹元虚冷而阳道久沉之痛；羌活、独活驱风除湿，温经通络，乃"风寒湿痹，酸痛不仁，头眩目晕，颈项难伸"之圣品；胆南星蠲痰降浊，专驱经络间风痰；三七、川芎活血行气，旁通脉络，祛风止痛。全方能使肾阳振奋，精髓充盈，骨骼强健，经脉舒展，风寒湿痰瘀潜消，因药中病所，故获效甚佳。

【药理】现代药理学研究发现，方中杜仲、熟地黄、枸杞子、肉苁蓉、山茱萸、菟丝子具有增强营养，补体虚，抗衰老，抑退化，调节免疫，扩张血管，促进血液循环，促进骨的形成的生长之功；制附子、肉桂、胆南星具有抗风湿，抗寒冷，扩张血管，改善微循环，促进血液循环，增强免疫和局部麻醉之能；肉苁蓉、制何首乌具有抗炎、抗衰老，抗动脉硬化，增强免疫，强壮神经，健脑益智之效；三七、川芎具有扩张血管，抗血管痉挛，增加脑及肢体血流量，抗脑缺血，抗动脉硬化，抗风湿痹痛和抗炎之力；羌活、独活具有抗关节炎、镇静镇痛、催眠和扩张血管之功；淫羊藿能促进阳虚动物的核酸、蛋白质合成，并具有雄性激素样作用，有提高免疫、扩张血管、改善微循环、增加血流量、抗缺氧和镇静镇痛之妙；鹿角胶含蛋白质、磷酸钙、碳酸钙等，能促进生长，提高机体的工作能力，减轻疲劳，增强骨的再生和修复过程，促进骨的形成，较好地治疗和预防骨质疏松（增生）症。诸药合用，从而改善颈部对椎体病理的牵拉，使颈椎恢复正常生理状态，解除对血管神经的压迫，达到改善症状、体征之目的。

36. 颈椎骨增汤

【组成】乌梢蛇30 g，威灵仙 25 g，秦艽20 g，丹参20 g，苏木20 g，葛根20 g，狗脊20 g，补骨脂20 g，木瓜15 g，当归15 g。

【功效】益肝肾，散寒凝，祛风湿，化瘀血。

【主治】颈椎骨质增生属肝肾亏虚，风寒湿侵袭，气滞血瘀者。

【用法】每日 1 剂，水煎分服 2 次。7 日为 1 个疗程。

【方解】方中以补骨脂、当归、狗脊益肝肾，滋阴血，生髓填精以补督脉而治本；威灵仙、乌梢蛇、木瓜、苏木、秦艽、丹参散寒凝，祛风湿，止痛，活血化瘀以治标；葛根清气升举，引药养筋缓急，治诸痹而佐使。诸药共同配合使用，活血化瘀，祛风除湿，止痛消痹。

37. 颈椎鹿灵汤

【组成】珍珠母（先煎）40 g，鹿衔草20 g，葛根20 g，丹参 18 g，威灵仙15 g，天麻15 g，白芍15 g，川芎12 g，桃仁12 g，红花12 g，蕲蛇10 g，桂枝10 g，菊花10 g，水蛭（研末冲服）5 g。

【功效】祛风散寒，除湿止痛，行气活血，通经活络。

【主治】颈椎病属风寒湿痹，气滞血瘀，肝阳上亢者。

【用法】每日 1 剂，水煎分服 2 次。

【方解】方中鹿衔草能祛风除湿，补肾强骨，活血调经；威灵仙能祛风除湿，通经止痛，常用于治疗风湿痹痛；葛根能舒经活络，祛风解表；桂枝能散寒止痛，疏通经络；白芍能滋阴止痛；川芎、丹参、桃仁、红花均能行气活血化瘀；蕲蛇能祛风除湿，舒筋活络；水蛭能破血逐瘀；天麻能平肝熄风，止头眩；菊花能清热散风，平肝明目；珍珠母能平肝潜阳，清肝明目。全方合用，共奏祛风散寒，除湿止痛，行气活血，通经活络之效。

38. 颈椎通络汤

【组成】黄芪30 g，鸡血藤15 g，骨碎补10 g，当归10 g，丹参10 g，红花10 g，桃仁10 g，羌活10 g，秦艽10 g，威灵仙10 g，葛根10 g，天麻10 g，地龙10 g，乌梢蛇10 g，桂枝10 g，白芷10 g，枳实10 g，细辛3 g，木香5 g。

【功效】补益肝肾气血，祛风寒湿邪，化瘀祛痰，通络止痛。

【主治】颈椎病属肝肾气血亏虚，风寒湿邪，痰瘀阻络者。

【用法】每日1剂，水煎分服2次。10日为1个疗程。

【加减】痛甚者，加延胡索15 g。

【方解】方中骨碎补补益肝肾，黄芪、当归补气血以治其本，为君药。丹参、红花、桃仁、鸡血藤活血通脉，祛瘀止痛。其中鸡血藤既能助当归活血补血，温经通脉，又能通络止痛。羌活、秦艽、威灵仙、葛根祛风除湿，通络止痛，与诸药合用共为臣药。又以天麻、地龙、乌梢蛇祛风通络止痛。桂枝、白芷、细辛祛风散寒，温经止痛。枳实、木香行气止痛，共为佐药。葛根轻扬升散，既能发表解肌，而治头晕，项背强痛，肢体麻木，又能引导诸药直达病所兼为使药。综观全方，扶正与祛邪并用，标本兼治。能使气血充足，风寒湿痹得除，诸症得愈。

39. 颈椎消痛汤

【组成】葛根30 g，鹿衔草30 g，鸡血藤15 g，骨碎补15 g，枸杞子15 g，地龙15 g，羌活15 g，防风15 g，当归12 g，桂枝12 g，甘草5 g。

【功效】滋补肝肾，祛风散寒除湿，活血化瘀，通络止痛。

【主治】颈椎病属肝肾亏虚，外感风寒湿邪，经络闭阻者。

【用法】每日1剂，水煎分服2次。同时，用伸筋草30 g，透骨草30 g，苏木15 g，红花15 g，五加皮15 g，海桐皮15 g，防风15 g，黄柏15 g，土鳖15 g，秦艽15 g，桂枝15 g，煎水外洗，每日1次，1剂服用3日。

【加减】麻木重者，加全蝎5 g，蜈蚣10 g；头晕重者，加天麻12 g，夏枯草30 g。

【方解】方中当归、鸡血藤活血养血；枸杞子、骨碎补、鹿衔草补肝肾壮筋骨（延缓关节退行性改变）；防风、羌活祛风除湿；地

龙剔骨搜风，通达经络；葛根柔颈舒筋；桂枝温经通阳，与当归、甘草相伍调和营卫。上药配伍共奏滋补肝肾，调和营卫，舒通经脉之功，加之辅以中药外洗，辨证施治，切中病机，自收桴鼓之效。

40. 颈椎祛痰汤

【组成】天麻15 g，钩藤15 g，姜半夏15 g，丹参12 g，白芍10 g，胆南星10 g，炒白术10 g，熟地黄10 g，川芎10 g，茯苓10 g，陈皮10 g，竹茹10 g，僵蚕10 g，全蝎10 g。

【功效】祛痰化湿，行气通络。

【主治】椎动脉型颈椎病属痰湿阻滞经络者。

【用法】每日1剂，水煎分服2次。20日为1个疗程。

【加减】脾气虚弱者，加黄芪20 g，党参15 g；肝阳上亢者，加石决明（先煎）30 g。

【方解】方中姜半夏味辛性温，燥湿化痰，降逆止呕，意在治痰；天麻味甘性平，入厥阴经，平肝熄风，又祛风通络止痛，旨在治风；两者合用共奏祛痰、熄风通络之功，为君药。钩藤平肝潜阳熄风；白芍苦酸甘，微寒，归肝、脾经，功能养血柔肝，缓中止痛；胆南星味苦辛凉，化痰清热，凉肝熄风，三者合用助姜半夏祛痰、天麻熄风之力，为臣药。炒白术苦甘温，健脾益气，燥湿除痰；熟地黄甘微温，滋补肾阴，填精益髓，二药相伍，补脾益肾，健运中土，从根本上消除痰湿生成之源。川芎、丹参皆能祛瘀生新、行气活血；僵蚕、全蝎熄肝风，兼可化痰，搜风通络；茯苓利水渗湿以治痰，合白术可增健脾之力，亦为臣药。陈皮行气燥湿以消痰；竹茹清热化痰，合陈皮有橘皮竹茹汤之义，即加强降逆止呕之功；二者共助姜半夏、胆南星祛除痰湿，共为佐药。诸药共用，共奏祛痰化湿，行气通络之功。

41. 颈椎消晕饮

【组成】生龙骨（先煎）30 g，生牡蛎（先煎）30 g，桑寄生12 g，红花12 g，天麻10 g，川芎10 g，法半夏10 g，地龙10 g，赤芍10 g，牛膝10 g，栀子10 g，炙甘草5 g。

【功效】潜阳敛阴，活血祛瘀，清火化痰。

【主治】椎动脉型颈椎病属阴阳失和，气滞血瘀，痰火上扰者。

【用法】每日1剂，水煎分服2次。

【加减】颈项僵硬明显者，加葛根30 g；兼恶心、呕吐者，加姜竹茹10 g，赭石（先煎）20 g；兼上肢发麻者，加鸡血藤15 g，木瓜12 g；兼偏头痛者，加钩藤12 g；兼烦躁失眠者，加首乌藤15 g。

【方解】方中生龙骨、生牡蛎潜阳敛阴，调和阴阳；川芎、红花、赤芍、牛膝、桑寄生活血祛瘀；以天麻、法半夏、地龙、栀子清火化痰、熄风通络。并适当随证加减，调和脏腑气血，修复椎间关节的稳定性，缓解肌肉痉挛，消除或减轻对椎动脉或交感神经的刺激和压迫，改善椎基底动脉的供血和脑循环，从而缓解症状，达到营卫调和、精神乃治的目的，故而收到良好临床效果。

42. 颈椎蒸敷散

【组成】伸筋草30 g，海桐皮30 g，络石藤30 g，透骨草30 g，接骨木15 g，羌活15 g，独活15 g，全当归15 g，川红花15 g，川牛膝15 g，白芷15 g。

【功效】祛风除湿，舒筋活络。

【主治】颈椎病属风寒湿滞留肢体筋脉，经脉气血不通者。

【用法】将诸药共研为粗末，过30～50目筛，隔水蒸10分钟后，局部热敷。药袋变凉后再隔水蒸5分钟，继续热敷。每日1次，每次热敷30分钟，连续热敷14日为1个疗程。

【加减】寒重、眩晕明显者，加大茴香12 g；痛甚者，加木香10 g；湿重、肢体麻木者，加威灵仙15 g。

【方解】方中伸筋草、海桐皮、络石藤、透骨草祛风除湿、舒筋活络；接骨木、羌活、独活祛风散寒、胜湿止痛；全当归、川牛膝活血祛瘀止痛；白芷散寒止痛。诸药共用，共奏祛风除湿、舒筋活络之效。药物研为粗末后隔水蒸热，置于颈项部热敷，可直接作用于病灶局部及穴位，通过透皮吸收，借助经络传导，发挥温通经络、调和气血，散寒止痛的作用。同时热敷可放松颈部肌肉、扩张局部血管、改善微循环，进而达到祛除病邪的目的。

【药理】现代药理学研究发现，方中海桐皮含海桐皮生物碱，具有镇痛作用。羌活具有明显的镇痛、抗炎、增强免疫等作用。独活挥发油是独活的主要成分，具有抗炎和镇痛作用，其镇痛作用更接近于非甾体抗炎药而非麻醉性镇痛药。

43. 颈椎化瘀通络汤

【组成】葛根30 g，鸡血藤20 g，首乌藤15 g，丹参15 g，赤芍12 g，桂枝10 g，姜黄10 g，川芎10 g，蜈蚣2条。

【功效】活血化瘀，祛风通络。

【主治】颈椎病属瘀血阻络者。

【用法】每日1剂，水煎分服2次。

【加减】寒湿痹阻者，酌加细辛5 g，制川乌（先煎）10 g，白芷10 g，淫羊藿12 g；气滞血瘀者，加柴胡12 g，当归12 g，枳壳10 g；痰湿交阻者，酌加白术12 g，法半夏10 g，天麻10 g，白芥子10 g；肝肾亏虚者，加山药15 g，熟地黄15 g，山茱萸12 g，菟丝子12 g；痛甚者，酌加威灵仙15 g，白芍12 g，甘草5 g，细辛5 g；麻木甚者，加生黄芪15 g，当归12 g，全蝎5 g；眩晕甚者，酌加草决明12 g，石决明（先煎）15 g，生龙骨（先煎）15 g，生牡蛎（先煎）15 g；呕吐者，加生姜5 g，法半夏10 g，竹茹10 g；头摇手抖者，加钩藤15 g，僵蚕10 g，地龙10 g；纳呆者，加石菖蒲15 g，鸡内金12 g。

【方解】方中葛根升阳解肌，止痛散寒，对头痛项强、耳鸣、肢麻疗效好；桂枝温经通络散寒，加强葛根解肌止痛作用；姜黄活血行气止痛，善治肩臂之痹痛；蜈蚣通络止痛，熄风止痉，对顽固性头部抽掣疼痛有特效；鸡血藤补血行血舒筋活络，治气血虚弱、手足麻木、血不养筋而经络不通者尤宜；丹参、川芎、赤芍活血行气，祛瘀止痛，除烦安神；首乌藤养心安神、通络祛风。

44. 颈脉通汤

【组成】黄芪35 g，川芎30 g，葛根25 g，

丹参20g，钩藤20g，当归15g，地龙15g，白芍15g，五灵脂（包煎）15g，泽兰15g，天麻10g，防风10g，蜈蚣2条。

【功效】补气养血，祛风散寒，温通经络，活血化瘀。

【主治】神经根型颈椎病属气血亏虚，风寒湿痹，瘀血阻络者。

【用法】每日1剂，水煎分服2次。7日为1个疗程。

【加减】手指麻木者，加羌活10g，鸡血藤20g，首乌藤30g；恶心、呕吐者，加法半夏10g，胆南星10g，竹茹15g，炒白术15g，生姜5g；痛甚者，葛根用量加至35g，加秦艽15g；肝肾亏损者，加续断15g，炒杜仲12g；风寒痹阻者，防风用量加至15g，加荆芥12g，独活15g，羌活15g；血瘀重者，加水蛭5g。

【方解】方中白芍酸甘化阴、舒缓挛急、柔肝止痛，主治筋脉失养诸症；天麻入肝经，善治肢体麻木、手足拘挛，与白芍为伍能调和血脉、缓急止痛；钩藤解痉止痛、熄风定惊；葛根发表、解肌、止痉，专治项背强痛，能引药上行直达病所；当归益气养血、通痹止痛；黄芪益气补中固表；蜈蚣具有熄风、通络止痛的作用；地龙通血脉、利关节、消瘀滞、疗痹痛；川芎祛风、通经络、止痛；五灵脂苦泄温通，善于活血化瘀止痛；泽兰活血调经、利水消肿；丹参活血祛瘀止痛。诸药配合，共奏补气养血，祛风散寒，温通经络，活血化瘀之效。

【药理】现代药理学研究发现，方中白芍含有芍药总苷，具有抗炎、镇痛和消除神经根周围组织水肿的作用，且对中枢性、末梢性横纹肌痉挛具有显著的镇静作用，能够明显缓解颈椎病的疼痛及颈部不适诸症；天麻能使脑血流量增加，血管阻力下降，具有镇静的作用；葛根含有葛根素，具有扩张血管、调节前庭自主神经功能、改善椎基底动脉供血、消除神经根水肿、缓解肌肉痉挛和改善小关节紊乱的作用；当归含有挥发油，具有促进血液循环的作用；黄芪具有扩张血管、改善血液循环和增加血流量的作用；蜈蚣含有溶血性蛋白质、多种肽及氨基酸，具有止

痛的作用；地龙含有地龙素，具有溶解血栓作用；川芎含有生物碱（川芎嗪），具有扩张脑血管、降低血管阻力、增加脑血流量和改善微循环的作用；五灵脂含有维生素A类物质，可抑制血小板聚集，降低血液黏稠度；泽兰具有消除神经根水肿的作用；丹参含有脂溶性和水溶性成分，能扩张血管，降低血液黏稠度。

45. 颈康散

【组成】狗脊90g，葛根60g，制乳香60g，制没药60g，伸筋草60g，红花60g，木瓜60g，甘草40g，桃仁40g，白芍25g。

【功效】滋肝补肾，活血祛瘀，祛风除湿，温经止痛。

【主治】颈椎病、颈椎骨质增生属肝肾亏损，气滞血瘀，经脉闭阻者。

【用法】将诸药共研为细末制成散剂，分为30包，每日服1包，温开水冲服。30日为1个疗程。

【加减】气滞血瘀者，加黄芪45g，川芎20g，以益气活血；肝肾两虚者，加杜仲45g，牛膝50g，以补肝肾；气血亏虚者，加白术30g，当归50g，以补气养血；风寒湿痹者，加羌活30g，独活45g，以散寒祛湿。

【方解】方中桃仁、红花活血祛瘀，止痛消肿；制乳香、制没药活血止痛，散瘀生肌；葛根通经解痉、生津；赤芍祛瘀行滞，活血通络，缓急止痛；狗脊补肝肾，强腰膝，祛风湿；木瓜舒筋活络，和胃化湿；伸筋草祛风除湿，舒筋活络；甘草缓急止痛，补中益气，调和诸药。全方共奏滋肝补肾，强筋健骨，活血祛瘀，祛风除湿，温经止痛之功。

【药理】现代药理学研究发现，本方具有改善微循环、提高人体抗病能力、调节自主神经和多种体液因子的功用，从而增进关节周围组织的供血，保护细胞膜，减少关节液炎性渗出，促进液体吸收，减少致痛物质，以解除僵痛，缓解压迫，从而达到治愈目的。

46. 颈康止痛汤

【组成】九节风40g，黄芪20g，白芍15g，当归12g，川芎10g，羌活10g，姜黄

10 g，麻黄 5 g，肉桂 5 g，甘草 5 g。

【功效】祛寒化瘀，消风利湿，通经止痛。

【主治】颈椎病属寒凝血瘀，风湿阻痹经络者。

【用法】每日 1 剂，水煎分服 3 次。10 日为 1 个疗程。

【方解】方中九节风既可祛风除湿，又能活血止痛，用量稍重，为本方之主药；川芎、羌活祛风胜湿，宣通气机；姜黄、当归活血通络，温通经脉；少佐麻黄善开皮毛之痹，协助主药祛风湿散寒邪；黄芪益气固表，肉桂活血调营；白芍、甘草缓急止痛。诸药合用，共奏祛寒化瘀，消风利湿，通经止痛之功。

【药理】现代药理学研究发现，方中九节风富含阿托品碱，解痉镇痛；川芎内含内酯类、生物碱等多种内活性成分，不仅可保护受损的肌肉细胞，以抑制炎症因子的吸收，还具有明显镇静解痉的作用；羌活可促进类组胺样物质的吸收，改善组织细胞营养状况。本方能使颈肩部血管扩张，血液循环加速，促进炎症因子的吸收；配以川芎、羌活行气止痛药，能提高人体耐痛阈，减少疼痛带来的不良情绪反应，最终改善病变肌肉紧张程度；黄芪、姜黄能提高机体抗病能力；佐以白芍、甘草能促其他药物的吸收。

47. 颈康灵汤

【组成】生黄芪 120 g，葛根 60 g，当归 30 g，制何首乌 30 g，白蒺藜 30 g，枸杞子 20 g，杜仲 20 g，白芍 20 g，桂枝 15 g，炙甘草 15 g，桃仁 10 g，红花 10 g，全蝎 10 g，白芥子 10 g，生姜 10 片，大枣 10 枚，蜈蚣（研末冲服）2 条。

【功效】通络止痛，活血化瘀，祛风除湿。

【主治】颈椎病属气虚血瘀，风寒湿痹者。

【用法】每日 1 剂，水煎分服 2 次。10 日为 1 个疗程。

【加减】风寒湿痹者，加防风 10 g，苍术 12 g，细辛 3 g；气滞血瘀者，加三七 5 g，丹

参 15 g；痰湿阻络者，加茯苓 15 g，陈皮 10 g，法半夏 10 g，竹茹 10 g；肝肾不足者，加独活 15 g，桑寄生 15 g，山茱萸 12 g；气血亏虚者，加党参 15 g，熟地黄 20 g。

【方解】方中葛根发表解肌，生津舒筋，专理头项；桂枝发汗解肌，温经通阳；二者共为君药。加当归、制何首乌、桃仁、红花、生姜、大枣养血和营，活血通络。加白芥子能祛经络之痰，并能利气散结，通络止痛。重用黄芪峻补其气以运血。加白芍酸甘化阴，缓急止痛。白蒺藜平肝祛风。以枸杞子、杜仲、制何首乌养肾精，强筋骨，更加全蝎、蜈蚣虫类药入络祛风。诸药合用，使药达病所，共奏通络止痛，活血化瘀，祛风除湿之功，改善局部及全身血液循环，从而达到治疗目的。

【药理】现代药理学研究发现，方中葛根中的多种异黄酮有舒张平滑肌作用，能舒张血管，降低阻力，增加局部血流量。桂枝抗炎镇痛，亦能增加局部血流量。加当归、制何首乌、桃仁、红花能改善血液微循环。

48. 颈眩汤

【组成】黄芪 30 g，桑寄生 30 g，杜仲 30 g，葛根 30 g，鸡血藤 30 g，淫羊藿 12 g，当归 12 g，天麻 12 g，羌活 10 g，桂枝 10 g，水蛭 5 g。

【功效】益肾养血，舒筋通络，强筋壮骨。

【主治】椎动脉型颈椎病属肝肾精血亏虚，气血不足，络脉瘀阻失养者。

【用法】每日 1 剂，水煎 2 次取汁 300 mL，分上、下午各 150 mL 温服。20 日为 1 个疗程。

【加减】伴上肢麻木较甚者，加乌梢蛇 10 g，豨莶草 15 g；伴头痛者，加白芷 10 g，川芎 5 g；伴失眠者，加珍珠母（先煎）30 g，合欢皮 20 g。

【方解】方中桑寄生、杜仲调补肝肾，强筋健骨，柔筋通脉；淫羊藿补肾阳，益肾精，祛风湿，内能壮肾阳，外能散风寒而通痹，与桑寄生、杜仲相合其效益增为"君"；黄芪、当归、鸡血藤补气养血通络，当归既补

血又行气，与黄芪、鸡血藤配伍，既能补气活血，通经，亦不离养血补肾，三者共为"臣"；佐以羌活、葛根、天麻升阳解肌，葛根轻扬升散、解肌退热，解痉止痛，善治项背强痛，又为太阳引经药，能使药力直达病所；羌活祛风散寒通痹，引药上达项背巅顶；天麻熄风止痉，平抑肝阳，祛风通络，据《本草纲目》载："天麻为治风之神"，善治肝风内动的眩晕。在补肾养血的同时，适当加入通阳之品桂枝，温经通阳、散寒除湿，使补中有通；水蛭除具有活血通脉，祛瘀生新的作用外，更具有补肾作用。诸药合用，共奏益肾养血，舒筋通络，强筋壮骨之效。

【药理】现代药理学研究发现，方中淫羊藿具抑制破骨细胞活性，同时又促进成骨细胞生成，预防骨质疏松、增加关节软骨厚度，及骨质的硬度。近年研究发现，血液黏稠度增高是导致椎基底动脉缺血的危险因素，从而引致脑血流量减少、缺血、缺氧。而水蛭更具抑制血小板的黏附与聚集，降低血黏度，增加大脑血流量和供氧量的作用。

49. 颈眩通络汤

【组成】葛根30 g，当归30 g，茯苓15 g，党参15 g，黄芪15 g，钩藤15 g，白芷10 g，藁本10 g，川芎10 g，法半夏10 g，白术10 g，桂枝10 g，细辛5 g，三七（研末冲服）5 g。

【功效】补气养血，化瘀通络，祛湿定眩。

【主治】椎动脉型颈椎病属气血亏虚，风寒湿痹，瘀血阻络者。

【用法】每日1剂，水煎分服2次。

【方解】方中重用葛根解肌舒筋；桂枝、藁本、白芷、细辛温经散寒除湿；党参、黄芪、茯苓、白术补气；当归、白芍、川芎、三七补血活血；法半夏化痰定眩；钩藤定风止眩。全方共奏补气养血，通络定眩之功。椎动脉型颈椎病临床主症为眩晕，其主要病机为气血不足，风寒湿邪痹阻经脉，致气滞血瘀，痰湿瘀血阻于经络，致脑络供血不足，髓海失养，出现眩晕。治以补气养血，化瘀通络，祛湿定眩为法，恰中病机。

50. 颈眩消停汤

【组成】熟地黄25 g，鸡血藤25 g，杜仲20 g，葛根20 g，柴胡15 g，黄芩12 g，法半夏12 g，桂枝12 g，白芍12 g，当归12 g，鹿角片（先煎）12 g，羌活10 g，炒白芥子10 g，甘草5 g。

【功效】祛湿散寒，化痰通络，养血活血，通督补肾。

【主治】颈椎病属风寒痰湿阻络，肾亏血虚血瘀者。

【用法】每日1剂，水煎分服2次。15日为1个疗程。

【加减】上肢麻木、颈肩疼痛者，加骨碎补15 g，姜黄10 g；合并颈脑综合征，出现眩晕、耳鸣、头痛、恶心等症者，加天麻12 g，川芎10 g，白蒺藜15 g；合并颈心综合征，出现肩胛区及心前区疼痛、心慌等症状者，加丹参15 g，黄精15 g，红花10 g，甘松15 g，三七5 g；病程长者，加红花10 g，桃仁12 g，地龙12 g；素体虚弱者，加黄芪15 g，茯苓12 g，山茱萸12 g。

【方解】颈椎病的临床表现主要是颈、肩及手指麻木、疼痛，常伴有头晕、耳鸣、心慌，中医认为其主要病机为气血不足，肝肾亏损，风寒痰湿之邪痹阻颈肩经络，使气血瘀阻、经脉失养所致。颈肩部为太阳经、少阳经及督脉之循行线。肩背病当抓住太阳、少阳、督脉三经。肩部为少阳经，肩痛多用小柴胡汤和解；背部为太阳经，背痛可用桂枝汤治疗；久病入络者，其血必结，故以柴胡汤、桂枝汤为主的方药进行治疗。

本方正是以此为基本方，以治疗太阳、少阳两经，疏通肩背经气，祛邪通络，调和气血为主；加熟地黄、当归、鹿角片、杜仲、鸡血藤等养血活血，补肾通督；葛根、羌活、白芥子等祛邪化痰，通络疏筋。全方共奏祛湿散寒，化痰通络，养血活血，通督补肾之功。

51. 颈眩定汤

【组成】葛根60 g，生白芍30 g，川芎20 g，丹参20 g，威灵仙20 g，蜈蚣2条。

【功效】解肌缓急，熄风止痉，活血通络。

【主治】椎动脉型颈椎病眩晕属清阳不升，瘀血阻络，风邪上扰者。

【用法】每日1剂，水煎分服2次。

【加减】耳鸣者，加磁石（先煎）30 g；头痛者，加白芷10 g，延胡索15 g；恶心呕吐者，加法半夏12 g，竹茹10 g；眼睑下垂者，加黄芪20 g，升麻10 g。

【方解】方中以蜈蚣为主药，取其辛温走窜、熄风止痉、通络止痛之功；重用治疗项背强痛之要药葛根，散肌腠经络之邪气，又善鼓舞脾胃清阳之气上行，气行则血行，气上则血上，故葛根具有行气血上行到髓海之功；川芎辛香行散，温通血脉，上行头巅，活血行气；丹参专入血分，活血通经；威灵仙辛散温通，走窜力强，善通经络；生白芍缓急解痉，通利血脉。诸药合用，共奏解肌缓急，熄风止痉，活血通络之功，使颈部经脉气血畅行，瘀络疏通，髓海得养，改善血浆内皮素，改善血液循环，故眩晕可除。

52. 颈眩Ⅱ号汤

【组成】葛根30 g，当归30 g，茯苓15 g，党参15 g，黄芪15 g，白芍15 g，钩藤15 g，白术12 g，川芎12 g，白芷10 g，藁本10 g，桂枝10 g，法半夏10 g，细辛5 g，三七（研末冲服）3 g。

【功效】补气养血，通络定眩。

【主治】椎动脉型颈椎病属气血亏虚，风寒痰湿瘀血阻经脉者。

【用法】每日1剂，水煎分服2次。15日为1个疗程。

【方解】方中以葛根解肌舒筋；桂枝、白芷、藁本、细辛温经散寒除湿；党参、黄芪、茯苓、白术补益气血；当归、白芍、三七补血活血止痛；钩藤定风止眩；法半夏化痰定眩。该方以补养气血治本，化瘀祛痰治标，兼以温经散寒除湿，舒经通络。全方共奏补气养血，通络定眩之功。

53. 通督汤

【组成】鹿角片（先煎）20 g，威灵仙

20 g，骨碎补20 g，补骨脂20 g，当归20 g，生地黄20 g，姜黄10 g，红花10 g，川芎10 g，羌活10 g，独活10 g，细辛5 g。

【功效】补肾填精，驱风散寒，化湿活血通络。

【主治】颈腰椎病属肾精亏虚，风寒湿痹，瘀血阻络者。

【用法】每日1剂，水煎分服2次。30日为1个疗程。

【加减】颈椎病者，加葛根20 g，桂枝10 g，藁本10 g；腰椎病者，加杜仲12 g，续断15 g，全蝎5 g；寒甚者，加制川乌（先煎）5 g，制草乌（先煎）5 g，制附子（先煎）10 g；湿甚者，加薏苡仁15 g，木瓜12 g，茯苓12 g；阴虚者，去鹿角片，加龟甲（先煎）12 g，鳖甲（先煎）15 g；骨质增生严重者，加炮穿山甲（先煎）12 g，土鳖10 g。

【方解】方中重用鹿角片、威灵仙、骨碎补、补骨脂补肾填精，强精壮骨；川芎、羌活、独活、细辛驱风散寒，化湿通络止痛；当归、姜黄、红花活血通经；生地黄逐血痹，填骨髓，又有"阳得阴助而生化无穷"之意，用之可免大热之品灼伤阴津。诸药合用，共奏补肾填精，驱风散寒，化湿活血通络之功。

54. 通督活络汤

【组成】当归30 g，延胡索15 g，桑寄生15 g，牛膝15 g，赤芍15 g，杜仲15 g，狗脊15 g，山茱萸15 g，制乳香10 g，桃仁10 g，红花10 g，川芎10 g，制没药10 g，土鳖10 g，三七（研末冲服）3 g。

【功效】补益肝肾，通督活络。

【主治】脊髓型颈椎病属肝肾亏虚，瘀阻督脉者。

【用法】每日1剂，水煎分服2次。

【方解】方中杜仲、牛膝、桑寄生、狗脊、山茱萸补肝肾，强筋骨；延胡索、桃仁、红花、川芎、赤芍、当归、制乳香、制没药、土鳖、三七活血通络。全方共奏补益肝肾，通督活络之功。脊髓型颈椎病多见于老年人，其肝肾渐衰，筋骨懈惰，督脉受损，出现椎间盘退变，并常合并颈椎管发育性狭窄，因而出现四肢萎弱无力和（或）麻木。应用本方补益肝肾，培补本元，则督脉得充，骨髓得养，筋骨得以强壮，诸症得以康复。

55. 通经活血汤

【组成】葛根30 g，党参30 g，黄芪30 g，桑寄生30 g，白术20 g，白芥子15 g，羌活15 g，独活15 g，枳实15 g，杜仲12 g，制乳香10 g，制没药10 g，桂枝10 g。

【功效】补中益气，祛风除湿化痰，活血祛瘀通络。

【主治】颈椎病属风湿痹阻，痰瘀阻痹经脉骨节者。

【用法】每日1剂，水煎分服2次。

【方解】方中葛根通经活络，有改善微循环作用；黄芪、党参、白术补中益气，生津养血，健脾燥湿升阳；羌活、独活祛风湿，止头痛，引药物直达病所；制乳香、制没药活血祛瘀，行气止痛；桂枝、杜仲通阳强筋；白芥子、枳实、桑寄生祛痰除湿，培补肝肾，强壮筋骨。诸药合用，补中益气，祛风除湿化痰，活血祛瘀通络，以达"通则不痛"之功。

56. 通经柔筋汤

【组成】补骨脂15 g，肉苁蓉15 g，丹参15 g，当归15 g，萆薢15 g，熟地黄12 g，巴戟天12 g，鸡血藤12 g，威灵仙12 g，白芍12 g，仙茅12 g，川芎12 g，黄芪12 g，制附子（先煎）10 g，炮穿山甲（先煎）10 g。

【功效】补益肝肾，益气活血，通经止痛。

【主治】脊髓型颈椎病属肝肾亏损，气虚血瘀，瘀血阻痹经脉骨节者。

【用法】每日1剂，水煎分服2次。

【方解】方中补骨脂、肉苁蓉、仙茅、巴戟天、熟地黄、制附子补益肝肾，散寒止痛；丹参、当归、鸡血藤、川芎、白芍养血活血；萆薢、威灵仙清热利湿，通经活络；黄芪健脾益气；炮穿山甲搜风活络。全方共奏补益肝肾，益气活血，通经止痛之功。

【药理】现代药理学研究发现，方中丹参、当归活血化瘀药物能改善血液流变学指标、调节微循环；补骨脂、肉苁蓉补肾壮骨

类药物能调节免疫系统和内分泌系统；巴戟天则能够扩张微循环和扩张血管，在抗炎、应激过程中有重要的作用；熟地黄能够增加白细胞的数量，调节免疫系统的功能，并且对蛋白质的代谢有一定的调节效果；威灵仙有镇痛、降低血压、抗菌作用。

57. 通络汤

【组成】葛根30 g，鸡血藤20 g，丹参20 g，当归15 g，白芍15 g，杜仲15 g，威灵仙15 g，姜黄15 g，桑枝12 g，地龙10 g，制乳香10 g，制没药10 g，桂枝10 g，甘草5 g，全蝎5 g，蜈蚣2条。

【功效】补肝益肾，活血化瘀，通经活络。

【主治】神经根型颈椎病属肝肾亏虚，气滞血瘀者。

【用法】每日1剂，水煎分服2次。

【方解】方中以当归、制乳香、制没药、鸡血藤、丹参活血化瘀；桑枝、地龙、蜈蚣、全蝎、桂枝、姜黄通经活络止痛；威灵仙祛风除湿；葛根、白芍解肌止痛；杜仲补肝益肾；甘草调和药性。以上药物组合，共奏补肝益肾，活血化瘀，通经活络之功。

【药理】现代药理学研究发现，方中姜黄、丹参、当归、鸡血藤活血化瘀药物有抑制血管增生，增强纤维蛋白溶解的作用；全蝎、蜈蚣动物类血肉有情之品主要成分是胶原蛋白，有诱导免疫耐受及清除关节内自由基的作用。

58. 通络止痛汤

【组成】丹参30 g，黄芪30 g，骨碎补30 g，白芍30 g，葛根30 g，当归15 g，三七15 g，威灵仙15 g，白芥子15 g，桂枝12 g，羌活10 g，僵蚕10 g，制川乌（先煎）10 g，甘草10 g，全蝎5 g，麻黄5 g，蜈蚣2条。

【功效】补益肝肾气血，祛风寒湿邪，化瘀祛痰，通络止痛。

【主治】颈椎病属肝肾亏虚，气血不足，筋脉失养，风寒湿邪，痰浊瘀血阻痹者。

【用法】每日1剂，水煎分服2次。

【加减】痛甚者，加延胡索15 g；寒湿甚

者，加细辛 5 g，制附子（先煎）10 g，干姜 10 g；湿热甚者，加苍术 15 g，黄柏 10 g；气虚甚者，加党参 20 g；肾虚甚者，加杜仲 10 g，菟丝子 15 g。

【方解】方中骨碎补补益肝肾，黄芪、当归补益气血，合以治其本；葛根生津舒筋解痉，白芍柔肝止痛，与甘草合用缓急止痛；三七、丹参、白芥子、僵蚕化瘀祛痰，白芥子善祛经络之痰，具有推墙倒壁之功；威灵仙通十二经络，祛风湿止痛；全蝎、蜈蚣、僵蚕通络止痛，具有走窜搜剔之功；麻黄、羌活、制川乌善祛风寒湿邪而止痛。诸药合用，补益肝肾气血以固其本，祛风寒湿邪，化瘀祛痰，通络止痛以治其标。标本兼治，邪祛正扶，络通而痛止，故有殊功。

【药理】现代药理学研究发现，方中骨碎补含骨碎补双氢黄酮苷、骨碎补酸，能促进骨对钙的吸收，有一定程度改善软骨细胞，推迟细胞退行性变的作用；白芍有较好的解痉镇痛，扩张血管作用，与甘草同用能治中枢性或末梢性肌痉挛；葛根能扩张脑血管，增加脑血流量，能较好缓解高血压患者的"项紧"症状，葛根素能抑制血小板凝集；威灵仙有镇痛作用，并使局部肌肉松弛；三七有显著抗凝、抗炎、镇痛、镇静、抗衰老和抗肿瘤作用。

59. 通络舒筋汤

【组成】鸡血藤 30 g，葛根 25 g，淫羊藿 25 g，伸筋草 15 g，当归 15 g，酒白芍 15 g，续断 10 g，姜黄 10 g，桂枝 10 g，川芎 10 g，细辛 3 g，生姜 3 片。

【功效】活血通络，补肾助阳，祛风止痛，舒筋壮骨。

【主治】交感型颈椎病属肾阳亏虚，风寒湿痹，瘀血阻络者。

【用法】每日 1 剂，水煎分服 2 次。15 日为 1 个疗程。

【方解】方中淫羊藿、葛根、续断为君；淫羊藿补肾阳，强筋骨，祛风湿；葛根解表退热，生津透疹，升阳止泻；续断补肝肾，强筋骨，续折伤；此三味补肾益肝，助阳生津，强筋壮骨。当归、鸡血藤、酒白芍为臣，

鸡血藤补血活血，祛瘀通络；当归行气活血，祛瘀通络；酒白芍敛阴养血，通络止痛；此三味配伍可使经络通畅，气血调和，疼痛缓解。外加桂枝温通经脉，助阳化气；川芎、细辛祛风湿，通络止痛，温肺化饮；姜黄增加行气止痛之功效。全方共奏活血通络，补肾助阳，祛风止痛，舒筋活血，强筋壮骨之功效。

【药理】现代药理学研究发现，方中淫羊藿能改善退变颈椎骨组织钙磷代谢及血清中炎性因子水平，并具有改善局部血液循环，解除肌肉痉挛的作用。葛根中含多种异黄酮，能舒张平滑肌和血管，降低阻力，增加局部血流量。当归、川芎能改善微循环与降低血液黏度，提高动脉血流速度。

60. 通颈汤

【组成】葛根 30 g，桑枝 30 g，威灵仙 12 g，熟地黄 30 g，当归 15 g，淫羊藿 12 g，肉苁蓉 15 g，杜仲 15 g，生黄芪 15 g，川芎 15 g，姜黄 15 g。

【功效】补肾益气，养血活血柔筋，祛风散寒燥湿。

【主治】颈椎病属肾虚气血不足，风寒湿痹者。

【用法】每日 1 剂，水煎分服 2 次。7 日为 1 个疗程。

【加减】风寒湿者，加桂枝 10 g，羌活 12 g；气滞血瘀者，加鸡血藤 12～15 g；痰湿阻络者，加法半夏 10 g，天麻 15 g，白术 15 g；肝肾不足者，加牛膝 15～30 g；气血亏虚者，加炙黄芪 30 g。

【方解】方中熟地黄、当归、杜仲、肉苁蓉、淫羊藿、黄芪补其脏虚，使机体气血阴阳得以提升，补阳气以温养筋脉，益阴血以滋润关节骨骼。处方遵《内经》"阳气者，精则养神，柔则养筋"之旨以治其本。葛根、桑枝、威灵仙、川芎、姜黄在于升清阳，使七窍得养，祛风寒湿之阻滞而通经络，使气血活，痹痛止，筋骨肌肉得以舒展而屈伸自如，标本兼治，切中病机。重用葛根，一则升阳解肌，一则引众药达诸阳所会、督脉入脑之处。因此，本病的头痛、眩晕、肢麻等

经络"不通"、气血"不荣"的系列症状得以改善，疗效满意。

61. 通阳宣痹汤

【组成】葛根30 g，熟地黄20 g，生地黄20 g，赤芍20 g，白芍20 g，淫羊藿20 g，肉苁蓉20 g，川芎18 g，徐长卿18 g，桂枝15 g，羌活15 g，独活15 g，牛膝15 g，山茱萸15 g，石菖蒲15 g，制川乌（先煎）12 g，全蝎10 g，鹿角胶（烊化冲服）10 g，甘草10 g，细辛5 g，羚羊角粉（冲服）0.5 g。

【功效】通阳宣痹，滋阴补阳，活血定痛，舒挛解肌。

【主治】颈椎病属肝肾阴虚，气滞血瘀者。

【用法】将诸药文火水煎3次，取药液1000 mL，分2次服，每日1剂。20日为1个疗程。其间禁用激素、消炎镇痛药。

【方解】方中桂枝、细辛、制川乌温通助阳；羌活、独活、徐长卿温散宣痹；川芎、赤芍、全蝎活血定痛，引领诸药；白芍、甘草、葛根解肌舒挛；熟地黄、生地黄、鹿角胶、淫羊藿、山茱萸、肉苁蓉等滋阴补阳，滋肝补肾，温养元气，温润经筋；加石菖蒲、牛膝上行下达；羚羊角粉熄风定痉。全方共奏通阳宣痹，滋阴补阳，活血定痛，舒挛解肌之功。

62. 通脉止眩汤

【组成】丹参30 g，鸡血藤20 g，葛根20 g，生地黄20 g，赤芍15 g，白芍15 g，威灵仙15 g，当归尾12 g，川芎12 g，柴胡12 g，天麻10 g，桃仁10 g，炙甘草5 g。

【功效】养血活血，疏肝柔肝止眩。

【主治】椎动脉型颈椎病属阴血亏虚，气滞血瘀者。

【用法】每日1剂，水煎分服2次。25日为1个疗程。服药期间忌生冷、辛辣食品。

【加减】气滞血瘀者，加炙黄芪25 g，党参20 g，白术18 g；痰湿中阻者，去生地黄，加陈皮10 g，法半夏12 g，白术15 g，茯苓18 g；肝肾阴虚、瘀血阻滞者，加钩藤15 g，石决明（先煎）20 g，熟地黄20 g，泽泻12 g，

全蝎10 g。

【方解】方中当归尾、川芎、生地黄、鸡血藤养血活血而行气滞；桃仁、赤芍行血活血以通血滞，使之瘀去新生而经络自通，气血和顺；白芍、丹参养血柔肝，"肝者，体阴而用阳者也"；加之柴胡、天麻专行肝经，疏肝理气平肝柔肝，使其肝气条达，藏泄有度；葛根引药物直达病所，从而使其养血活血，行气化瘀而止眩。结合病情，随症加减，辨证施治，使之药到病减而治法成也。

63. 通窍活血汤

【组成】赤芍20 g，川芎10 g，桃仁10 g，红花10 g，生姜（切碎）10 g，麝香（研末冲服）1 g，老葱（切碎）3根，大枣5枚，黄酒100 mL。

【功效】祛瘀生新，通窍活血。

【主治】椎动脉型颈椎病属气滞血瘀者。

【用法】每日1剂，水煎分服2次。

【加减】气虚甚者，加黄芪30 g，党参20 g；血虚甚者，加当归10 g，白芍15 g；眩晕甚者，加天麻15 g，钩藤10 g；呕吐甚者，加法半夏10 g，砂仁12 g。

【方解】方中赤芍、川芎、桃仁、红花活血化瘀，祛瘀通络；麝香开窍散结止痛，老葱散结通阳，两者具有开窍通阳之功；黄酒辛窜以助血行；大枣甘温益气，缓和药性，同时配合活血化瘀、通阳散结开窍之品，以防耗伤气血；生姜温中止呕。诸药合用，共奏祛瘀生新，通窍活血之功。

【药理】现代药理学研究发现，方中川芎中含有川芎嗪，可扩张脑血管，降低血管阻力，显著增加脑及肢体血流量，改善微循环；红花苷能显著提高患者耐缺氧能力，对缺血乏氧性脑病有保护作用；桃仁提取液能明显增加脑血流量，降低血管阻力，改善血流动力学状况；麝香能增强耐缺氧能力，改善脑循环。

64. 通窍活血通络汤

【组成】黄芪30 g，生牡蛎（先煎）30 g，葛根20 g，丹参15 g，鸡血藤15 g，当归12 g，白芍12 g，桃仁12 g，赤芍10 g，川芎10 g，

红花 10 g，姜黄 10 g，羌活 10 g，白芷 10 g，牛膝 10 g，地龙 10 g，白蒺藜 10 g，桂枝 5 g。

【功效】补气养血，平肝潜阳，活血通络。

【主治】椎动脉型颈椎病属气血亏虚，肝阳偏亢，气滞血瘀者。

【用法】每日 1 剂，水煎分服 2 次。

【加减】痰湿中阻，恶心、呕吐者，加竹茹 10 g，法半夏 12 g，炙旋覆花（包煎）12 g；兼脘闷、纳差、苔腻者，加砂仁（后下）10 g，佩兰 12 g；痰郁化火，心烦口苦、渴不欲饮者，加法半夏 12 g，黄连 5 g，栀子 10 g，黄芩 10 g；肝阳上亢，面赤口苦、急躁脉弦者，加石决明（先煎）30 g，生龙骨（先煎）30 g，钩藤（后下）15 g；阴虚火旺，五心烦热者，酌加地骨皮 15 g，牡丹皮 12 g，菊花 12 g，黄柏 10 g，知母 10 g。

【方解】明代《仁斋直指方》："瘀滞不行，皆能眩晕。"方中赤芍清热凉血，祛瘀止痛；桃仁、红花活血祛瘀；姜黄辛散温通，既入血分活血祛瘀，又入气分行散滞气，外散风寒，内行气血，善于祛肢臂风寒湿邪而活血利痹止痛；桂枝温经通阳，羌活、白芷祛风除湿止痛；地龙熄风通络；生牡蛎、白蒺藜平肝潜阳；白蒺藜又可疏肝解郁、祛风明目；牛膝引血下行，与川芎配伍，一升一降，使血脉通畅。诸药与当归、黄芪、丹参、白芍、葛根、鸡血藤补气养血，活血通络之品合用疗效甚佳。

65. 通窍活血升清汤

【组成】葛根 30 g，丹参 30 g，赤芍 15 g，当归 15 g，川芎 15 g，牛膝 15 g，桃仁 10 g，红花 10 g，生姜 10 g，黄酒 60 g，老葱 3 根，大枣 5 枚。

【功效】活血化瘀，升清通络。

【主治】椎动脉型颈椎病属气滞血瘀，清阳不升者。

【用法】每日 1 剂，水煎分服 2 次。15 日为 1 个疗程。

【加减】头晕目眩剧者，加天麻 10 g，钩藤 15 g，泽泻 12 g；头痛者，加蔓荆子 10 g，白芷 12 g；耳鸣者，加石菖蒲 12 g，蝉蜕

10 g；上肢麻木者，加姜黄 10 g，制川乌（先煎）5 g，制草乌（先煎）5 g；呕吐者，加法半夏 12 g，竹茹 10 g。

【方解】方中葛根升清通络；赤芍、当归、川芎、桃仁、红花、牛膝、丹参活血化瘀；生姜、大枣调和营卫；黄酒、老葱通络开窍。诸药相伍，使气血畅通，清阳得升。

【药理】方中葛根、当归、川芎、桃仁、红花、丹参等可降低全血黏度、纤维蛋白原，改善微循环，消除局部充血、水肿。

66. 痛安汤

【组成】丹参 30 g，龙骨（先煎）30 g，白芍 15 g，两面针 12 g，降香 12 g，三七 10 g，甘草 5 g。

【功效】活血祛瘀，解痉止痛。

【主治】混合型颈椎病属瘀血阻滞经脉者。

【用法】每日 1 剂，水煎分服 2 次。

【加减】瘀肿甚者，加红花 10 g，白花蛇舌草 20 g；眩晕甚者，加钩藤 15 g，天麻 12 g；血压偏高者，加牛膝 15 g，泽泻 12 g；血压偏低者，加升麻 12 g，黄芪 15 g；四肢痿软无力者，加鹿角胶（烊化冲服）12 g。

【方解】方中两面针始以蔓椒之名始于《神农本草经》，在我国运用历史悠久。《本草纲目》称其主治"风寒湿痹，历节疼，除四肢厥气，膝痛"，有消肿止痛，解痉祛瘀之功效。临床证明两面针对于各种痛证有立竿见影的效果。龙骨属于矿物药，主要成分为无机化合物，有镇静安神、收敛固精之功，也善于利痰。清代名医陈修园《神农本草经读》："龙骨能引逆上之火，泛滥之水，下归其宅。若与牡蛎同用，为治痰之神品，今人只知其涩以脱，何其浅也。"《医学衷中参西录》："龙骨既能入气海以固元气，更能入肝经以防其疏泄元气。"对于颈椎病此等虚而兼实者，需既要开痰又要活血，方对其证。一味丹参，功兼四物，其性专于走窜。如《本草正义》："丹参专入血分，其功在于活血行血。"全方有活血祛瘀，解痉止痛功效。

【药理】现代药理学研究发现，方中龙骨能提高免疫力，增强单核巨噬细胞的吞噬能

力，促进神经损伤后恢复。丹参具有改善血流动力学状态、血液流变性及微循环作用，能改善血细胞的性能，改善局部缺血、缺氧，有钙离子拮抗药作用及抗炎作用，能改善血液流变性，决定它能够延缓和抑制颈椎间盘的退变，促进组织的修复，从而对颈椎病的防治起着重大作用。

67. 参藤汤加味

【组成】鸡血藤15 g，丹参15 g，陈皮12 g，当归12 g，制乳香10 g，制没药10 g，茯苓10 g，苍术10 g，蜈蚣8 g，甘草5 g。

【功效】活血祛瘀，除湿消肿，通络止痛。

【主治】颈椎病属瘀血水湿阻痹经脉骨节络者。

【用法】每日1剂，水煎分服2次。20日为1个疗程。

【加减】风寒夹瘀者，加防风10 g，羌活12 g，细辛5 g；气滞血瘀者，加乌药12 g，川楝子12 g，香附10 g；气虚血瘀者，加黄芪15 g，党参12 g，升麻10 g；肾虚血瘀偏肾阳虚者，加菟丝子15 g，肉苁蓉12 g，淫羊藿12 g；肾虚血瘀偏肾阴虚者，加枸杞子15 g，女贞子12 g，牛膝12 g。

【方解】方中丹参、鸡血藤、当归活血行血，破瘀通络为君，且配蜈蚣搜剔攻冲，豁痰散结以助君之力；茯苓、苍术、陈皮健脾除湿消肿为臣；佐以制乳香、制没药通络散结；甘草调和诸药为使。诸药合用，共奏活血祛瘀，除湿消肿，通络止痛之功效。

【药理】现代药理学研究发现，方中应用活血化瘀药物可显著改善局部微循环，加速炎性渗出物的吸收消散，解除颈项肌肉痉挛，解除项后肌腱、韧带的牵拉反应，改善病变组织周围缺血状态，增加椎间稳定性，加速炎症的恢复过程。

68. 参芪地黄汤

【组成】黄芪15 g，熟地黄15 g，山药15 g，茯苓12 g，山茱萸12 g，人参10 g，泽泻10 g，牡丹皮10 g。

【功效】益气养阴，滋补肝肾。

【主治】颈椎病属气阴亏虚，肝肾不足者。

【用法】每日1剂，水煎分服2次。

【加减】呕吐甚者，加法半夏12 g，砂仁10 g；头痛甚者，加川芎10 g，白芷12 g；虚烦不眠者，加酸枣仁12 g，柏子仁10 g。

【方解】方中熟地黄滋肾填精；山茱萸益肝肾而涩精；山药补脾肾之阴；茯苓、牡丹皮、泽泻养阴而益脾；加人参、黄芪补气而养阴，使气行则血行，血行则精足。诸药配伍，共奏气阴双补，肝肾同治之功。

69. 止眩汤

【组成】葛根20 g，威灵仙15 g，天麻15 g，钩藤12 g，茯苓12 g，当归12 g，法半夏10 g，川芎10 g，赤芍10 g，丹参10 g。

【功效】熄风化痰，活血化瘀通络，健脾祛湿。

【主治】椎动脉型颈椎病属风痰瘀血互结阻痹经脉关节者。

【用法】每日1剂，水煎分服2次。10日为1个疗程。

【加减】失眠者，加首乌藤30 g；耳鸣者，加磁石（先煎）30 g；视物模糊者，加菊花12 g，石决明（先煎）15 g。

【方解】方中天麻、钩藤化痰平肝熄风而止眩；法半夏燥湿化痰，茯苓健脾祛湿，使痰无所生；川芎、当归、赤芍、丹参活血化瘀，和营通络；威灵仙祛风除湿，通络止痛，软化骨刺；葛根发表解肌止痛，专治项背强痛，且能引药直达病所。诸药合用，共奏熄风化痰，活血化瘀通络，健脾祛湿之功效。

70. 止晕汤

【组成】葛根30 g，丹参30 g，当归15 g，茯苓15 g，远志15 g，地龙12 g，川芎12 g，石菖蒲12 g，法半夏12 g，陈皮12 g，天麻（先煎）10 g，白芍10 g，红花10 g，炙甘草5 g。

【功效】化瘀祛痰，升清止眩。

【主治】颈椎病眩晕属痰瘀互结，清阳不升者。

【用法】每日1剂，水煎分服2次。15日

颈肩腰腿痛中医奇效良方全书（珍藏本）

为 1 个疗程。

【加减】血压高者，加钩藤 15 g，菊花 12 g；上肢麻木者，加桑枝 15 g，桂枝 10 g，威灵仙 12 g；恶心、呕吐者，加旋覆花（包煎）12 g，竹茹 10 g；耳鸣如蝉者，加蝉蜕 10 g，生龙骨（先煎）15 g，生牡蛎（先煎）15 g；气虚者，加党参 12 g，黄芪 15 g；肝肾亏虚者，加山茱萸 12 g，枸杞子 15 g；瘀血重者，加桃仁 10 g，水蛭 5 g；形体肥胖者，加焦山楂 20 g，泽泻 10 g，决明子 12 g。

【方解】方中以葛根升清阳，解肌止痛；天麻平肝熄风，解痉镇痛，为治眩晕要药；当归、丹参、川芎、红花活血化瘀；地龙通络，白芍柔肝；石菖蒲、远志化痰开窍；法半夏、茯苓、陈皮健脾燥湿；炙甘草调和诸药。诸药合用，具有升清止眩、化瘀祛痰之功效。

【药理】现代药理学研究发现，方中葛根中提取的葛根素能明显扩张脑微血管，增加脑血流量；丹参、当归、红花具有增加血流量，改善脑血供功能；天麻具有显著的镇静作用。

71. 止痉白芍木瓜汤

【组成】白芍 20 g，鸡血藤 20 g，木瓜 15 g，川芎 15 g，鹿衔草 15 g，葛根 12 g；羌活 12 g，杜仲 10 g，全蝎（研末分 2 次冲服）5 g，甘草 5 g，蜈蚣（研末分 2 次冲服）2 条。

【功效】活血止痛，祛风通络，温经散寒。

【主治】颈椎病属风湿寒瘀阻痹经脉骨节者。

【用法】每日 1 剂，水煎分服 2 次。

【加减】风寒阻络者，加白芷 12 g，蔓荆子 10 g；气滞血瘀者，加制乳香 10 g，制没药 10 g；气血不足者，加黄芪 15 g，党参 12 g；肝阳上亢者，加天麻 12 g，钩藤 15 g。

【方解】方中蜈蚣、全蝎具有祛风散瘀，通络止痛之功；白芍、甘草舒经通络，缓急止痛，荣养经脉，同时调和蜈蚣、全蝎的燥烈之性；川芎、鸡血藤活血化瘀，通络止痛；葛根入脾胃经，鼓舞胃中清气上行，濡润筋

脉，缓解项背肌肉挛急；羌活、木瓜、鹿衔草祛风除湿，通络止痛；杜仲补肝肾，强筋骨。诸药合用，具有活血止痛，祛风通络，温经散寒之效，切中病机。

72. 定痛和血汤

【组成】当归 15 g，秦艽 15 g，续断 15 g，桑枝 15 g，丹参 15 g，鸡血藤 15 g，蒲黄（包煎）10 g，桃仁 10 g，制乳香 10 g，制没药 10 g。

【功效】活血化瘀，通络止痛，调和气血。

【主治】颈椎病属血瘀络阻，气血运行不畅者。

【用法】每日 1 剂，水煎分服 2 次。15 日为 1 个疗程。

【方解】方中桃仁、制乳香、制没药、当归、蒲黄、丹参活血化瘀，通络止痛，消除颈部（督脉所经之处）瘀阻，能改善气血运行和上肢的麻木以及肩背部的疼痛；桑枝、秦艽辛咸性温走窜，能通行十二经，散风祛湿、行气通络；当归、续断、鸡血藤补血养血，祛瘀而不伤正。诸药相伍，功能活血舒筋、通络止痛，瘀祛络通，诸症自可渐愈。

【药理】现代药理学研究发现，方中桃仁、当归、丹参能改善血液流变学、抑制血小板凝聚、防止血栓形成、扩张微血管、加快血液流速；制乳香、制没药、秦艽能解除中枢性及末梢性肌肉痉挛引起的疼痛，消除病变组织及神经水肿，增强组织新陈代谢功能，从而达到舒筋活络、行气止痛之目的。

73. 定眩汤

【组成】首乌藤 20 g，白术 18 g，党参 15 g，天麻 15 g，川芎 15 g，法半夏 12 g，茯苓 12 g，当归 12 g，甘草 10 g。

【功效】补益祛湿，安神通窍，止晕定眩。

【主治】颈椎病眩晕属脾气亏虚，湿浊上扰阻痹经脉骨节者。

【用法】每日 1 剂，水煎分服 2 次。同时将药渣装入布袋内，外涂少许黄酒，放入锅内蒸约 10 分钟，然后热熨颈部。10～15 日为

1个疗程。

【加减】风寒湿者，加独活12 g，羌活12 g，防风15 g，泽泻15 g；气滞血瘀者，加红花15 g，赤芍15 g，牛膝12 g；痰湿阻络者，加黄柏15 g，木通12 g，郁金15 g；肝肾不足者，加熟地黄18 g，黄芪18 g，枸杞子15 g；气血不足者，加山药20 g，熟地黄15 g。

【方解】方中天麻熄风止头晕痛；法半夏祛湿；白术补气健脾利水；党参补中益气养血；茯苓渗湿健脾安神；当归、川芎、首乌藤活血通络安神；甘草调和诸药。药渣热熨颈部，温热的效应引起皮肤毛细血管扩张，增强血流，增加新陈代谢，改善组织营养，增加细胞的通透性，促进水肿和炎性产物的吸收，同时，温热又能降低神经和肌肉的张力，有缓解痉挛和镇痛作用。诸药合用，共具补益祛湿，安神通窍，止晕定眩的功效，使眩晕得止，清窍得通，气血调和而病愈。

74. 定眩 I 号汤

【组成】葛根30 g，黄芪30 g，丹参30 g，乌梢蛇30 g，鸡血藤30 g，生赭石（先煎）20 g，生龙骨（先煎）20 g，生牡蛎（先煎）20 g，威灵仙20 g，桑寄生20 g，茯苓15 g，天麻15 g，决明子15 g，川芎15 g，石菖蒲15 g，陈皮15 g，当归12 g，桃仁12 g，桂枝10 g，枳壳10 g，水蛭10 g，竹茹10 g，红花10 g，炙甘草10 g。

【功效】祛风化痰止眩，活血化瘀通络。

【主治】颈椎病属风湿痹阻，痰瘀阻络，清气不能上荣者。

【用法】每日1剂，水煎分服2次。

【方解】方中以葛根升清阳、解肌止痛、活血通络；乌梢蛇、天麻、生龙骨、生牡蛎、生赭石、决明子熄风，解痉镇静，为治眩晕要药；当归、丹参、川芎、水蛭、桃仁、红花活血化瘀；竹茹、石菖蒲化痰开窍；黄芪、枳壳、茯苓、陈皮补气理气健脾；威灵仙、桑寄生等祛风除湿；桂枝温经散寒通阳。诸药合用，具有祛风化痰止眩，活血化瘀通络之功效，用治颈性眩晕疗效满意。

【药理】现代药理学研究发现，方中葛根中的有效成分葛根素能明显扩张脑微血管，增加脑血流量；乌梢蛇、天麻、生龙骨、生牡蛎、生赭石、决明子解痉镇静；当归、丹参、川芎、水蛭、桃仁、红花具有增加血流量，改善脑血供功能。

75. 定眩化痰汤

【组成】当归20 g，白术15 g，茯苓15 g，姜半夏12 g，天麻12 g，川芎10 g，泽泻10 g，陈皮10 g，甘草5 g。

【功效】健脾祛湿化痰，活血通络定眩。

【主治】颈椎病属痰瘀互结阻痹经脉骨节者。

【用法】每日1剂，水煎分服2次。

【方解】方中姜半夏燥湿化痰，配合天麻平肝熄风，为治眩晕之要药，正如《医学心悟》所言"头眩眼花，非天麻、半夏不除是也"；当归、川芎活血祛风，通络止痛定眩；以上4味药共为君药。白术、茯苓健脾以祛湿，治生痰之源，为臣药。陈皮理气化痰，泽泻利湿祛除湿化痰，为佐药。甘草调和脾胃，为佐使药。诸药合用，共奏健脾祛湿化痰，活血通络定眩之功。

76. 定眩熄风汤

【组成】钩藤18 g，秦艽18 g，磁石（先煎）18 g，葛根15 g，首乌藤15 g，茯苓12 g，天麻12 g，法半夏10 g，僵蚕10 g，菊花12 g，全蝎5 g，甘草5 g。

【功效】平肝熄风，燥湿化痰。

【主治】椎动脉型颈椎病属肝阳上亢，风痰上扰阻痹经脉骨节者。

【用法】每日1剂，水煎分服2次。

【加减】痰浊为主者，法半夏用量加至12 g，茯苓用量加至15 g。

【方解】本方是由天麻钩藤饮和半夏白术天麻汤加减化裁而成。主要治疗肝阳上亢和痰浊上扰所致的眩晕。方中天麻性甘平，归肝经，熄风止痉，平抑肝阳，祛风通络；法半夏性味辛温，归脾、胃、肺经，具有燥湿化痰降逆止呕之功。《本草纲目》："天麻为治风之神药。"李杲在《脾胃论》中言："足太阴痰厥头痛，非半夏不能疗，眼黑头眩，虚风内作，非天麻不能除。"故法半夏与天麻，为治风痰眩晕头痛之要药，二者共用为君药。钩藤熄风止痉，清热平肝；僵蚕熄风止痉，祛风止痛；全蝎熄风止痉，通络止痛；首乌藤祛风通络；磁石平肝潜阳；秦艽祛风湿，止痹痛；葛根、菊花清热舒筋，共为臣药。甘草调和诸药为使药。诸药合用共奏平肝熄风，燥湿化痰之功。

【药理】现代药理学研究发现，本方能扩张血管，消除椎动脉及交感神经周围的水肿，改善血液循环，降低血液黏稠度，增加大脑血流量和供氧量。

77. 芪归定眩汤

【组成】黄芪50 g，当归30 g，天麻15 g，钩藤15 g，川芎15 g，桑寄生15 g，杜仲15 g，枸杞子15 g，地龙15 g，丹参15 g，红花10 g，甘草10 g。

【功效】补气活血，平肝益肾。

【主治】椎动脉型颈椎病属肝肾亏虚，气虚血瘀阻痹经脉骨节者。

【用法】每日1剂，水煎分服3次。

【加减】眩晕较重者，加石决明（先煎）15 g，珍珠母（先煎）20 g；恶心呕吐者，加法半夏15 g，竹茹10 g；视物昏花者，加珍珠母（先煎）15 g，菊花12 g。

【方解】方中以黄芪、当归为君，性温善动，补气升阳，直达巅顶，遵《灵枢·卫气》"上虚则眩"之要旨；天麻、钩藤为臣，平肝潜阳；川芎、地龙、红花、丹参活血通络，改善循环，与黄芪相伍，执"气为血帅，血为气母"之精要；桑寄生、杜仲、枸杞子补肾之阴阳，水足则木旺；甘草调和诸药。诸药合用，共奏补气活血，平肝益肾之功。

【药理】现代医学研究表明，椎动脉型颈椎病是由于椎动脉内径偏细、走形异常等解剖原因引起的，最终导致椎动脉血供不足、阻力增高等血流动力学改变，研究还表明，炎症反应可能是椎动脉血管受到损伤的机制之一，骨髓间充质干细胞能有效抑制椎动脉血管炎症反应，修复受损椎动脉血管。现代药理学研究发现，黄芪与当归合用不但具有抗凋亡、炎症的作用，还具有抑制血管再狭

窄和大鼠内膜增生、增加血浆一氧化氮合成的作用，其中黄芪的主要成分黄芪甲苷通过抑制炎症、氧化应激、神经细胞凋亡等途径，从而发挥神经保护作用。地龙灵动走窜之性甚强，所含蚓激酶具有较强的改善血液循环的作用。

78. 芪归理筋汤

【组成】黄芪30 g，薏苡仁30 g，桑寄生20 g，鸡血藤20 g，木瓜15 g，当归15 g，蚕沙（包煎）15 g，威灵仙15 g，牛膝15 g，防己12 g，防风10 g，生甘草10 g。

【功效】益气养血，健脾祛湿，补肝滋肾。

【主治】颈椎病属气血亏虚，肝肾不足，风寒湿痹，经络闭阻者。

【用法】每日1剂，水煎分服2次。

【加减】疼痛甚者，加白芷12 g，延胡索15 g，行气止痛，其中白芷解表散寒、祛风止痛，疗风湿痹痛，延胡索活血行气止痛，专治一身上下诸痛；血瘀重者，加桃仁12 g，红花10 g，活血化瘀，常相须为用，治疗各种血瘀所致疼痛；颈项僵硬者，加葛根30 g，舒筋活络，善于缓解外邪郁阻、经气不利、筋脉失养所致的项背强痛；四肢疼痛者，加钩藤12 g，海风藤15 g，舒筋通络，二者均为藤类药，具有舒筋通络之功效；麻木者，加地龙12 g，全蝎5 g，通脉除痹，此二药治疗风湿顽痹疗效显著。

【方解】方中黄芪补气行血，"气为血之帅"，气足能生血、活血、行瘀；当归养血活血，为活血行气之要药，清代张德裕在《本草正义》中言："黄芪，蜜炙性温，能补虚损。因其味轻，故专于气分而达表，所以补元阳，充腠理，治劳伤。""当归……补气生精，安五脏，强形体，益神志，凡有形虚损之病，无所不宜。"二者共为君药，以调养正气。薏苡仁渗湿、健脾、除痹，明代李时珍在《本草纲目》中言："薏苡仁属土……筋骨之病，以治阳明为本，故拘挛筋急风痹者用之。"桑寄生，桑之余气所生，似藤像筋，入肝肾，养肝柔筋，补肾健骨，对痹证日久、伤及肝肾、筋骨无力者尤宜，为治疗筋骨痿

痹之良药，二者合为臣药，健脾胃、补肝肾之时又兼以舒筋活络、祛湿除痹。佐以木瓜、蚕沙、防风、防己舒经活络、化湿和中、胜湿止痛、止痉，其中木瓜味酸入肝，益精和血，长于舒筋活络，又能祛湿除痹；蚕沙祛风湿，可治疗各种风湿痹证；防风辛温发散，气味俱升，虽不善散寒，却能胜湿、止痛；防己苦寒降泄，既能祛风湿止痛，又能清热，对于风湿痹证偏于湿热者疗效显著；威灵仙、鸡血藤舒筋通络，牛膝补肝肾、强筋骨，均为使药；甘草调和诸药。诸药合用，共奏益气养血，健脾祛湿，补肝滋肾之功。

79. 芪丹血藤麻木汤

【组成】炙黄芪30 g，丹参30 g，鸡血藤30 g，党参15 g，红花15 g，桂枝15 g，桑枝15 g，当归12 g，赤芍10 g，川芎15 g，乌梢蛇15 g，桃仁10 g，地龙10 g，全蝎（研末冲服）3 g，醋乳香（后下）5 g，醋没药（后下）5 g，甘草5 g，蜈蚣（研末冲服）2条。

【功效】益气活血化瘀，行气舒筋活络。

【主治】颈椎病属瘀血阻于经络，气血运行不畅，肢体肌肉失于濡养者。

【用法】每日1剂，水煎分服2次。

【方解】方中以炙黄芪、党参扶正益气，桃仁、红花、赤芍活血化瘀，川芎、当归、鸡血藤活血行血、舒筋活络，醋乳香、醋没药活血行气通络。行气药与活血药合用，气行则血行，瘀血去则气血通，营血行于脉内，濡养周身肢体，则麻木去。加入走窜性强的虫类药及通络之桑枝、桂枝，使全身气血调和，经络通畅。诸药合用，共奏益气活血化瘀，行气舒筋活络之功效。

80. 白芍木瓜灵仙汤

【组成】白芍20 g，木瓜20 g，威灵仙15 g，熟地黄12 g，鸡血藤12 g，葛根12 g，丹参12 g，川芎10 g，甘草5 g。

【功效】通络止痛，活血化瘀，强健筋骨。

【主治】神经根型颈椎病属风寒湿邪入侵筋骨，阻滞经络，气血运行不畅者。

【用法】每日1剂，水煎分服2次。15日为1个疗程。

【方解】方中白芍解痉止痛，补肝益肾；木瓜舒经活络，治疗风湿痛；威灵仙具有坚筋骨、通经络和祛风湿的作用；熟地黄性甘微温，归肝肾经，填精益髓，补血养阴；川芎味辛性温，行气开郁，祛风燥湿，活血止痛；鸡血藤补血行血，通经活络；葛根甘辛，具有解肌退热，生津止渴，升阳止泻作用；丹参活血祛瘀，通经止痛，清心除烦，凉血消痈。诸药合用具有通络止痛，活血化瘀，强健筋骨以及补肝益肾之功。

81. 白芍木瓜止痉汤

【组成】白芍20 g，鸡血藤20 g，木瓜15 g，川芎15 g，鹿衔草15 g，羌活12 g，葛根12 g，杜仲10 g，甘草5 g，全蝎（研末分次冲服）5 g，蜈蚣2条。

【功效】舒筋解肌，祛风散瘀，通络止痛。

【主治】颈椎病属风寒湿邪入侵，瘀血阻滞经络者。

【用法】每日1剂，水煎分服2次。15日为1个疗程。

【加减】风寒阻塞者，加白芷12 g，蔓荆子10 g；气阻血瘀者，加制乳香10 g，制没药10 g；血气不足者，加黄芪15 g，党参12 g；肝阳上亢者，加天麻10 g，钩藤15 g。

【方解】方中白芍、甘草具有疏经通络、止痛缓急功效，同时还能缓解蜈蚣、全蝎、羌活的燥热之性；川芎、鸡血藤活血止痛、通络化瘀；羌活、木瓜、鹿衔草祛风除湿；葛根润筋通脉、健脾养胃。诸药合用，具有活血止痛、祛风散寒、舒经通络功效，正切中病机，有效达到理想治疗目标。

82. 解肌祛风通络汤

【组成】白芍20 g，羌活20 g，赤芍20 g，豨莶草20 g，葛根20 g，独活15 g，川芎15 g，桂枝15 g，地龙15 g，蝉蜕10 g，甘草10 g。

【功效】解肌祛风，舒经通络。

【主治】颈椎病属风寒瘀血，痹阻经络者。

【用法】每日1剂，水煎分服2次。

颈肩腰腿痛中医奇效良方全书（珍藏本）

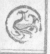

【加减】痰湿重者，酌加白术20 g，泽泻15 g，法半夏12 g，天麻10 g；肝肾不足者，加桑寄生25 g，菟丝子20 g，杜仲15 g，菊花12 g；气血不足者，加黄芪50 g，当归15 g，生地黄20 g。

【方解】方中桂枝、白芍调和营卫以通太阳经脉，且白芍酸甘化阴，养血肉以充肾阴；桂枝化阳助膀胱气化，行太阳之表通经脉气血；白芍配甘草缓急止痛；葛根升阳解肌，以解肩背之急；羌活、独活能畅通督脉膀胱之气，有祛风散寒止痛之功；督脉之阳气，为诸阳之主气，敷布太阳，通行少阴，润通脊颈经脉气血，颈椎之病，肾督气化功能受阻，使上下不交，气血不贯，经血不畅，日久气血瘀滞脉络之中，故用赤芍、川芎行气活血之品，以推动气血运行。太阳膀胱之气不利，气不布津，水精不布，水液不能滋养经脉，而结为痰湿，痰湿中阻，则清阳不升，浊阴不降，而出现头晕、恶心、呕吐等症，故用泽泻、白术以健脾化湿，法半夏、天麻燥湿化痰、降逆止呕。肝藏血，肾藏精，肝肾同源，少阴精血不足，肝失濡养以致肝肾精血不足而出现头晕、头痛、耳鸣、视物不清等症，故用杜仲、桑寄生以滋补肝肾，菊花以养肝明目。气血不足头晕乏力，加黄芪、当归补气益血之品。诸药相伍，共奏解肌祛风，舒经通络之功。

83. 解肌舒颈汤

【组成】葛根20 g，木瓜15 g，威灵仙15 g，白芍12 g，羌活12 g，桂枝10 g，柴胡10 g，防风10 g，白芷10 g，川芎10 g，细辛3 g，甘草5 g。

【功效】解肌通络，祛寒除痹。

【主治】颈型颈椎病属风寒湿邪侵袭，经脉痹阻者。

【用法】每日1剂，水煎分服2次。7日为1个疗程。药渣趁热装入布袋内，熨敷患处，每次热敷30～40分钟。

【方解】方中葛根主治头项强痛，配柴胡升举阳气，解肌发表，引导诸药直达颈部；桂枝解肌发表，散外感风寒，配白芍益阴敛阳，调和营卫；羌活、防风上行发散，除在

表之风寒湿邪；细辛、川芎、白芷散风寒，宣湿痹，行气血，除头颈部疼痛；木瓜、威灵仙祛风除湿，通络止痛。局部熨敷，使药物的有效成分通过开泄的腠理直达病所，内外合用增强疗效，共奏解肌通络，祛寒除痹之功。

84. 葛根汤

【组成】葛根15 g，白芍12 g，麻黄10 g，桂枝10 g，生姜10 g，大枣10 g，炙甘草5 g。

【功效】解肌透邪，调和营卫，解痉止痛，升发清阳。

【主治】颈椎病属风寒侵袭经脉者。

【用法】每日1剂，水煎分服2次。7日为1个疗程。

【加减】偏寒者，酌加制川乌（先煎）10 g，制附子（先煎）10 g，威灵仙15 g，仙茅10 g；偏热者，酌加桑枝15 g，防己10 g，秦艽12 g；湿邪重者，酌加苍术12 g，羌活10 g，薏苡仁20 g；偏风者，酌加防风10 g，荆芥10 g，海风藤15 g；兼脾气虚者，酌加黄芪15 g，党参12 g，白术12 g；久病入络麻木疼痛较甚者，酌加全蝎5 g，蜈蚣1条；兼肝肾不足者，酌加杜仲12 g，桑寄生15 g，制龟甲（先煎）15 g，狗脊15 g；兼血瘀者，酌加鸡血藤20 g，丹参15 g，红花10 g，川芎10 g。

【方解】方中葛根，具有解肌退热、生津舒筋、升阳举陷，且能促使胃中清气上行以输津液，津液得以上承，则筋脉得以濡润，使颈项肩背强硬疼痛等症明显缓解，是治疗颈肩背痛的常用药，《名医别录》："疗伤寒中风头痛，解肌发表，开腠理，止痛。"麻黄发汗解表，可疏散太阳经肌表风寒，风寒得散，经输通利，津液得以上乘，宗筋得以濡养，同时还可化痰平喘和利水消肿；桂枝辛甘温，具有解肌发表、助阳化气、调和营卫的作用；生姜散寒解表；白芍具有缓急止痛，补血敛阴柔肝之功效，且可制辛温药的燥烈之性；炙甘草可补脾健胃，调补正气；大枣可甘温补气，和营益血，调和诸药。诸药相伍，共奏解肌透邪，调和营卫，解痉止痛，升发清阳之功。

【药理】现代药理学研究发现，方中葛根

的有效成分主要是黄酮类化合物葛根素、大豆素、大豆苷等。葛根具有抑制炎症介质活性、保护神经细胞、改善微循环、扩张血管、改善心肌缺血缺氧状态、降压、抗血栓形成、抗氧化的作用。葛根汤可以用于高血压导致的颈项强痛；从葛根中提取的有效成分葛根素浸膏粉，能够明显缓解高血压颈项强痛。葛根素能够改善因内耳循环障碍导致的突发性耳聋，其作用机制是通过扩张血管、改善微循环达到治疗目的。葛根素能减慢心率、降低血压、减少心肌耗氧量。

85. 葛根汤加味

【组成】白芍 40 g，葛根 30 g，桂枝 15 g，威灵仙 15 g，羌活 12 g，桃仁 12 g，延胡索 12 g，麻黄 10 g，独活 10 g，木瓜 10 g，黄柏 10 g，生姜 10 g，甘草 5 g，大枣 5 枚。

【功效】活血化瘀，行气通络，温经散寒，除湿涤痰。

【主治】颈椎病属寒湿凝滞，瘀痰阻痹经脉骨节者。

【用法】将诸药以水 800 mL，浸泡 2 小时，煮沸后文火煎 30 分钟，取汁 200 mL；再加水 300 mL，文火煎 30 分钟，取汁 200 mL，两次药汁混合，分 2 次服，每日 1 剂。20 日为 1 个疗程。

【方解】方中葛根、桂枝均为解表之品，专治项背发紧，项背强几几。桂枝辛甘温，入肺、心、具膀胱经，具发汗解肌，温经止痛，助阳化气，调和营卫之功。葛根甘辛，归脾、胃经，解肌退热，生津止渴，升阳止泻。葛根鼓舞胃中清气上行以输津液，使肌解热退，清阳得升，津液得以上承，筋脉得以濡润，故能生津止渴，缓解项背肌肉挛急。羌活、独活、威灵仙祛风除湿止痛之要药，都是辛温之品，既能去寒解表又能胜湿祛风止痛，羌活多用于头颈及上肢，独活多用于下肢，威灵仙温通十二经，治风湿痹痛之力较强。白芍缓急止痛补血敛阴平肝，用于诸痛之良药，又能治肝阳上亢头痛，并能调和辛温药之烈性。桃仁、延胡索活血化瘀，行气止痛。桃仁苦甘性平，破瘀血常用之品，用治血瘀积滞跌打损伤之瘀痛，又能润燥滑

肠。延胡索辛温，既能走血分又能入气分，既能行血中之气又能活气中之血，盖有气郁则痛，血滞亦痛，气行血活通则不痛，故为活血止痛之良药。麻黄散太阳经肌表风寒，助阳化气治风寒湿痹，又能化痰平喘，利水消肿。生姜散寒解表，化痰行水温胃止呕。大枣甘温补气和营，益血止血养心安神，缓和辛温之药的烈性。甘草味甘入十二经，能缓急止痛，止咳化痰，又可调和诸药。诸药合用，共奏活血化瘀，行气通络，温经散寒，除湿涤痰之功。

86. 葛根黄芪血藤汤

【组成】炒白芍 30～60 g，葛根 30 g，黄芪 30 g，鸡血藤 30 g，当归 20 g，桂枝 12 g，炙甘草 10 g，知母 10 g，生姜 10 g，大枣 10 g，炙麻黄 5 g，蜈蚣 3 g。

【功效】益气养血，化瘀通络，缓急止痛。

【主治】神经根型颈颈椎病属气血亏虚，瘀血阻络者。

【用法】每日 1 剂，水煎分服 2 次。同时，另用葛根 15 g，防风 15 g，艾叶 15 g，威灵仙 15 g，伸筋草根 15 g，透骨草 15 g，桂枝 15 g，羌活 15 g，红花 15 g，生黄芪 15 g，赤芍 15 g，生甘草 15 g，将上药共为细末，装入棉布袋内，放入锅中隔水蒸 20～30 分钟。取出待放温后（40 ℃～45 ℃）热敷颈肩部，每早、晚各 1 次，每次 30～60 分钟，1 剂药可用 3～5 日，注意皮肤保护，防止皮肤过敏及烫伤。内服、外敷均以 10 日为 1 个疗程。

【加减】阳虚怕冷者，加制附子（先煎）10 g，细辛 3 g；脾胃虚弱者，加白术 10 g，茯苓 12 g，党参 15 g；血虚阴亏者，加生地黄 30 g，阿胶（烊化冲服）10 g；痰湿偏盛者，加姜半夏 12 g，茯苓 20 g，僵蚕 10 g；血瘀者，加制乳香 10 g，制没药 5 g；肌力减弱者，加仙鹤草 30 g，天麻 15 g；头晕者，加荆芥 10 g，川芎 10 g，钩藤 12 g。

【方解】方中桂枝、炒白芍、炙甘草、生姜、大枣能调和阴阳表里，气血营卫，脏腑经络；黄芪、当归、鸡血藤能益气生血，扶正固本；蜈蚣辛温走窜，经脉脏腑无所不至，

善于熄风止痉，解毒散结，通络止痛；葛根、麻黄合用，升阳解肌，祛风散寒除湿；知母甘寒，用之以抑制方中辛温之品，同时与炒白芍、甘草合用，加强滋阴生津舒筋功效。诸药合用，达到调和阴阳气血，益气养血，化瘀通络，缓急止痛的治疗作用。

热敷药中葛根、防风、艾叶、威灵仙、伸筋草、羌活、透骨草能祛风除湿，温经散寒，通络止痛；红花、赤芍、生黄芪、甘草能益气固表，活血化瘀，缓急止痛。采用热敷方法使药力从皮肉到筋骨，直达病所，松解患处肌肉、肌腱及韧带的痉挛与粘连，改善血液循环，增加局部血流量，给受压组织提高血氧的供给，使组织的伸展性得到提高，从而产生活血化瘀，舒筋活络，缓急止痛的治疗作用。

87. 葛根灵仙地龙汤

【组成】葛根30 g，白芍30 g，威灵仙30 g，黄芪20 g，地龙15 g，羌活12 g，桑枝12 g，桂枝10 g，木瓜10 g，防风10 g，麻黄5 g，甘草5 g，全蝎5 g。

【功效】祛风散寒祛湿，益气化瘀通络。

【主治】颈椎病属风寒湿痹，气虚血瘀阻络者。

【用法】每日1剂，水煎分服2次。7日为1个疗程。

【方解】方中葛根解肌治项背强痛，舒筋解痉以利关节，能改善头痛、头昏及肢麻的症状；麻黄与桂枝相伍，发散风寒，温经通络；白芍入肝经，有柔肝舒筋止痛之用，合甘草缓解颈肩背部及上肢的疼痛、麻木诸症；黄芪、桂枝、白芍兼黄芪桂枝五物汤之效，益气通阳，疏通颈肩背及上肢的血痹之症；配合祛风散寒之防风、威灵仙，除湿解痉之木瓜，搜风活血之地龙、全蝎，擅走上肢之羌活、桑枝，发挥祛风除湿、活血通络之效。诸药合用，祛风散寒祛湿，益气化瘀通络，则病症消失。

88. 葛根当归补肾活血汤

【组成】葛根20 g，骨碎补20 g，杜仲15 g，桑寄生15 g，当归15 g，牛膝15 g，丹参15 g，鸡血藤15 g，白芍12 g，川芎10 g，全蝎5 g，甘草5 g。

【功效】补益肝肾，活血通络止痛。

【主治】神经根型颈椎病属肝肾亏损，气血瘀滞者。

【用法】每日1剂，水煎分服3次。14日为1个疗程。

【加减】寒凝血滞，颈椎不能转侧，肩背酸痛者，酌加细辛5 g，桂枝10 g，羌活12 g，重者酌加制川乌（先煎）10 g，制附子（先煎）12 g，以散寒行滞，温肾通阳；疼痛剧烈，日轻夜重，舌有瘀斑者，酌加三七10 g，炮穿山甲（研末冲服）5 g，制乳香（研末冲服）5 g，制没药（研末冲服）5 g，以通络散瘀；气短不续，面色淡白者，酌加党参20 g，黄芪20 g，白术15 g，以补中阳而运气血；伴有眩晕或呕吐者，酌加赭石（先煎）30 g，生姜10 g，法半夏12 g，柿蒂12 g，以降逆祛风止呕。

【方解】方中骨碎补、杜仲、桑寄生滋补肝肾，强壮筋骨，壮阳补阴；葛根解肌治项背强痛，舒筋解痉以利关节，能改善头痛、头昏及肢麻症状；白芍入肝经，有柔肝止痛作用，柔肝使筋有所生，肝有所养，以通脉络、缓挛急、止疼痛；白芍配甘草能解除中枢性及末梢性肌肉痉挛及因痉挛引起的疼痛；当归补血、活血、止痛；川芎行气活血，祛风止痛，为血中之气药，有通达气血之功，每与当归配伍，可增强活血祛瘀、行气止痛之功；牛膝既能补肝肾、强筋骨，又能通血脉而利关节；丹参、鸡血藤行血补血，舒筋活络；全蝎通络止痛。诸药配伍，共奏补益肝肾以固本，活血通络止痛以治标之功效。

【药理】现代药理学研究发现，方中骨碎补含骨碎补双氢黄酮苷、骨碎补酸，能促进骨对钙的吸收，有一定改善软骨细胞、推迟细胞退行性变的作用；白芍有较好的解痉镇痛、扩张血管的作用，与甘草同用能治中枢性或末梢性肌痉挛；葛根所含葛根素和葛根总黄酮具有扩张血管增加脑血流量，并有肾上腺受体阻滞作用；而川芎、当归具有改善微循环的作用。

89．葛根地黄补肾通络汤

【组成】葛根30 g，熟地黄20 g，骨碎补20 g，淫羊藿20 g，桂枝15 g，桃仁12 g，红花10 g，广木香10 g。

【功效】温补肾阳壮骨，活血通络止痛。

【主治】颈椎病属肾阳亏虚，瘀血阻痹经脉骨节者。

【用法】每日1剂，水煎分服2次。7日为1个疗程。

【加减】伴肢冷者，加制附子（先煎）15 g，干姜10 g；呕吐痰涎者，加旋覆花10 g，赭石（先煎）30 g；兼气虚者，加太子参20 g，生黄芪30 g；骨刺明显者，加肉苁蓉12 g，狗脊15 g；疼痛明显者，加徐长卿12 g，威灵仙15 g，细辛5 g。

【方解】方中熟地黄、淫羊藿、桂枝温补肾阳；骨碎补补肾壮骨；桃仁、红花活血化瘀通络；葛根味甘辛性平，入胃、脾经，轻扬升发，发表解肌，疏通足太阳膀胱经脉之气；广木香行气止痛，并助血行以化瘀。诸药配伍，共奏温补肾阳壮骨，活血通络止痛之效。

90．葛根二藤汤

【组成】葛根20 g，鸡血藤15 g，当归15 g，桑枝15 g，丹参15 g，威灵仙15 g，白芍15 g，钩藤12 g，黄芪12 g，川芎10 g，全蝎10 g，地龙10 g，制没药10 g，甘草5 g，蜈蚣2条。

【功效】解肌舒筋，通行经络，柔痉止痛。

【主治】神经根型颈椎病属气血亏虚，瘀血内阻，经脉失养者。

【用法】每日1剂，水煎分服2次。连服5日，休息2日为1个疗程。再继续下1个疗程。药渣装入方形布袋，再拌入食醋，加热蒸透，趁热外敷颈部，每次1小时，每日2次，疗程中间不间歇。

【加减】脊髓型麻木牵及下肢者，加牛膝12 g，制附子（先煎）10 g，鹿角胶（烊化冲服）10 g；椎动脉型者，加天麻12 g，荆芥12 g，薄荷10 g；交感型者，加鹿角胶（烊化

冲服）10 g，骨碎补15 g；颈型者，加桂枝10 g，白芥子12 g；混合型者，黄芪用量加至30 g，加熟地黄12 g，土鳖10 g，桑寄生15 g。

【方解】方中葛根、钩藤、鸡血藤解肌柔痉，养血舒筋，通络止痛为主药；黄芪甘温，补中益气，补气行血，使气旺助血运行，善治气虚而致血滞，筋脉失养痹证；丹参功善活血祛瘀，性微寒而缓，能祛瘀生新而不伤正；川芎活血祛风止痛，善治头痛，能上达巅顶，下达血海，外彻皮毛，旁达四肢；当归既能补血又能止血，有推陈出新之功，能改善全身的微循环；全蝎、地龙、蜈蚣活血破血，化瘀通络，能改善微循环和血液流变状态而发挥镇痛作用；制没药活血止痛，治疗一切瘀滞痛证，偏于散血化瘀；威灵仙辛散温通，性猛善走，通行十二经；桑枝祛风湿善达四肢经络，尤宜于风湿热痹，肩臂关节酸痛麻木者，有较强的抗炎活性；白芍、甘草合用，寓意仲景芍药甘草汤，酸甘化阴，缓急解痉，和营泄热，能抑制炎性疼痛因子。中药渣热敷法能温通经络，养血荣筋，滑润筋膜，舒筋定痛，对颈项僵硬、肌肉过于紧张、颈部活动受限者，能改善粘连状态、减轻神经丛刺激、增加椎动脉的血流量。

91．葛根二鹿汤

【组成】葛根30 g，鹿衔草30 g，丹参30 g，黄芪30 g，当归15 g，制何首乌15 g，钩藤15 g，白芍12 g，鹿角胶（烊化冲服）10 g，川芎10 g，桂枝10 g。

【功效】祛风除湿，通络止痛，补益肝肾。

【主治】颈椎病属气血不足，肝肾虚损，气滞血瘀阻痹经脉骨节者。

【用法】每日1剂，水煎分服2次。10日为1个疗程。

【加减】头痛、头晕甚者，加天麻12 g，白芷10 g；肩臂至上肢麻重者，加制川乌（先煎）12 g，桑枝15 g，姜黄10 g；眩晕、耳鸣者，酌加桑寄生15 g，菊花10 g，女贞子12 g，牛膝12 g；兼恶心呕吐者，加法半夏10 g，生姜10 g，泽泻12 g；风甚者，加防风10 g，羌活12 g；寒甚者，加麻黄10 g，细辛

5 g；湿甚者，加薏苡仁30 g，苍术15 g。

【方解】方中葛根甘辛性平，辛甘发散，"轻扬升举"，为阳明经药，善走督脉，解肌和营，与川芎配伍，对椎基底动脉供血不足所致的头晕、头痛有奇效；鹿角胶、鹿衔草、黄芪补养精血培其本；桂枝、白芍相伍，调和营卫，解肌祛风，适用于颈椎病骨质增生压迫神经、血管所致的肌体麻木；钩藤解痉止痛；黄芪、当归、川芎、丹参益气活血化瘀；黄芪、当归、制何首乌补血和血生血，滋养肝肾，柔润筋脉。诸药合用，祛风除湿，通络止痛，补益肝肾。

92. 葛根解颈汤

【组成】葛根30 g，骨碎补30 g，鸡血藤20 g，杜仲15 g，狗脊15 g，续断15 g，川芎12 g，地龙10 g，香附10 g，五加皮10 g。

【功效】补益肝肾，理气活血，通络止痛。

【主治】颈椎病属肾不足，气血痹阻者。

【用法】每剂头煎加水400 mL，煎30分钟，取汁200 mL，2煎加水300 mL，煎25分钟，取汁100 mL，2煎混合，每日1剂，分上午、下午服。3煎加水1000 mL，煎50分钟，用纱布滤出药液，湿温敷颈部，每日1次，每次30分钟。15日为1个疗程。使用本汤药期间停用其他治疗方法。

【方解】本方一是以杜仲、狗脊、续断、骨碎补、五加皮补肝肾，强筋骨；二是以地龙、川芎、香附、鸡血藤理气活血，通利脊柱及肢体关节，以利病损之恢复；三是重用葛根以舒筋解痉，并引药上行达病所。诸药相配，共奏补益肝肾，理气活血，通络止痛之功。

93. 黄芪汤

【组成】黄芪45 g，葛根18 g，桂枝18 g，白芍15 g，当归15 g，生姜15 g，羌活12 g，川芎10 g，大枣10 g，甘草10 g，全蝎5 g。

【功效】补气活血，通阳行痹，解痉止痛。

【主治】神经根型颈椎病属气虚血瘀，寒凝经络者。

【用法】每日1剂，水煎分服2次。10日为1个疗程。

【加减】风寒湿者，加防风12 g，独活10 g，藁本10 g；痰湿阻络者，酌加陈皮10 g，天麻10 g，法半夏12 g，白术12 g；肝肾不足者，加山茱萸12 g，熟地黄15 g，山药15 g。

【方解】本方在葛根汤的基础上去麻黄，并重用黄芪大补元气，气旺血行，周行全身，具有较强的推动力，从而增加活血药的效用；葛根解痉止痛，对颈项酸痛、僵硬有明显的缓解作用；桂枝、白芍通阳行痹；加当归、川芎活血化瘀、通络止痛；加全蝎通经络；加羌活用于上半身疼痛及引药上行；生姜、大枣调和营卫，甘草调和诸药。诸药合用则有改善微循环及减轻局部炎症反应，而达到瘀血得行，痹阻可通，所以获得满意疗效。

94. 葛根舒颈汤

【组成】葛根20 g，白芍15 g，羌活12 g，桂枝10 g，麻黄3 g，炙甘草5 g。

【功效】祛风散寒，解痉舒颈。

【主治】颈椎病属风寒侵袭经络者。

【用法】每日1剂，水煎分服2次。

【方解】方中重用葛根，其秉性轻清，赋体厚重，轻而去实，重而镇动，能解肌通络开腠，升阳举陷，鼓舞正气；白芍缓急，疏络止痛，养血敛阴；桂枝、麻黄辛温，能表能里，外可解肌散寒透达营卫，内能温经通阳而兼入血分，从而温通经脉，祛风散寒以除痹症；羌活祛风散寒止痛，引诸药上行颈肩。诸药合用，共奏祛风散寒，解痉舒颈之功。

【药理】现代药理学研究发现，方中葛根、羌活具有抑制炎症介质活性、保护神经细胞、改善微循环、扩张血管、改善骨代谢等药理作用；麻黄中伪麻黄碱抗炎作用强，可降低毛细血管通透性；桂枝、白芍可提高疼痛阈值，具有镇痛作用。

95. 葛根舒颈活血汤

【组成】葛根20 g，白芍 20，鸡内金20 g，桑寄生15 g，延胡索15 g，鸡血藤15 g，淫羊藿15 g，安痛藤15 g，伸筋草15 g，杜仲15 g，萆薢15 g，土鳖10 g，川芎10 g，制乳香10 g，制没药10 g，全蝎5 g，甘草5 g。

【功效】滋补肝肾，行气活血。

【主治】颈椎病属肝肾不足，气滞血瘀阻痹经脉骨节者。

【用法】每日1剂，水煎分服2次。

【加减】头晕甚者，加天麻10 g；胃不和者，加砂仁10 g；心烦甚者，加炙远志10 g，首乌藤12 g；足痿者，加锁阳10 g，熟地黄15 g，牛膝12 g；口干者，加石斛10 g，玄参12 g；口苦者，加栀子12 g，黄芩10 g；水肿甚者，加金钱草15 g。

【方解】方中葛根解肌退热升阳，引药上颈项，是引经药；桑寄生、淫羊藿、杜仲补肝肾，祛风湿，重用以扶正；延胡索、鸡血藤、伸筋草、土鳖、川芎、制乳香、制没药活血行气，合用以祛邪；鸡内金和胃，因本方多为行气耗血之药，用之以护胃；白芍柔肝敛阴，缓解头晕头痛；安痛藤、全蝎用于止痛；萆薢利湿祛浊；甘草缓和诸药。诸药合用，标本兼顾，共奏滋补肝肾，行气活血之功。

【药理】现代药理学研究发现，方中葛根能延缓颈椎间盘的退变，缓解临床症状；伸筋草具有抗炎镇痛、调节免疫及抑制乙酰胆碱酯酶活性等作用，能够有效缓解颈椎病的症状；延胡索、制乳香、制没药、安痛藤具有抗炎、止痛、抗肿瘤作用；桑寄生、淫羊藿、杜仲有改善骨密度、防治骨质疏松等作用；全蝎、鸡血藤、土鳖、川芎、鸡内金、白芍、萆薢、甘草均能起到缓解疼痛、局部消炎、放松肌肉的作用，从而改善症状。

96. 葛根芪灵舒颈汤

【组成】葛根45 g，黄芪30 g，威灵仙30 g，鸡血藤30 g，乌梢蛇15 g，当归15 g，赤芍15 g，红花10 g，桂枝10 g，全蝎10 g。

【功效】温经散寒，舒筋通络，补气养血，活血化瘀。

【主治】颈椎病属邪气阻痹经络，气血运行不畅者。

【用法】每日1剂，煎熬3次取药汁约

600 mL，每次200 mL，每日3次，饭后服用。10日为1个疗程。

【加减】寒凝者，加细辛5 g，制川乌（先煎）10 g；血瘀者，加桃仁15 g，三七10 g；气虚者，加党参30 g，白术15 g；眩晕者，加钩藤30 g，天麻10 g；久病者，加蜈蚣1条，炮穿山甲（先煎）10 g。

【方解】方中葛根、桂枝、威灵仙、鸡血藤解肌发表，温经散寒，舒筋通络，祛邪除痹，扩张血管，调畅血行，解除筋肉痉挛，改善营养代谢。而葛根善治头颈强痛，桂枝长于横通肢节，引诸药上至头颈、肩臂、手指，针对病因病机，药力直达病所。黄芪、当归、赤芍、红花补气养血，活血化瘀，改善血液循环，祛除血脉瘀滞。且黄芪大补元气，扶正以祛邪，又固表而避邪，使气旺以促血行，助诸药活血通络而不伤正。全蝎虫类之品，透骨通络，搜风剔邪。全方合用，重在舒筋通络，畅利血行，使颈椎及邻近组织经脉通利，血行流畅，肌肉筋骨获得濡养，营养与代谢得以改善，而达颈舒病除之效。

97. 葛根四虫汤

【组成】葛根30 g，丹参30 g，川芎15 g，白芍15 g，鸡血藤15 g，牛膝12 g，羌活12 g，桂枝10 g，全蝎10 g，僵蚕10 g，地龙10 g，独活10 g，蜈蚣5 g。

【功效】通络止痛，活血化瘀，补肝益肾。

【主治】颈椎病属瘀血阻络，肝肾亏虚者。

【用法】将诸药以水500 mL，浸泡1小时，煮沸后文火煎煮30分钟，取汁200 mL；再加水300 mL，煮沸后文火煎煮30分钟，取汁200 mL，两汁混合。分早、晚2次温服，每日1剂，连续服30日为1个疗程。

【方解】方中以川芎、丹参入药，有活血化瘀、行气通脉之功，川芎为血中气药，丹参既能活血又能补血；葛根具解肌止痛之效，为治颈椎病之良药，辅以鸡血藤更能养血补血，活血而不伤血；全蝎、地龙、僵蚕、蜈蚣善祛经脉之瘀；牛膝善补肝肾、强筋骨，且可活血化瘀，引败血下行；桂枝为上肢的引经药，温经通络，以助活血之功；羌活、独活皆能祛风止痛。纵观全方，诸药合用，具有通络止痛，活血化瘀，补肝益肾之效。

【药理】颈椎病是由颈椎间盘退行性病变、慢性劳损、椎骨增生引起，颈椎间盘退变本身及其继发性改变压迫、刺激邻近血管、神经及脊髓，引起相应的眩晕、视物模糊、呕吐等缺血性及神经性症状。现代药理学研究发现，方中川芎中的川芎嗪具有抗血小板聚积、抗氧化应激、增加脑血流量的作用；丹参具有抗凝、抑制血小板聚积及降低血脂的功效；葛根含有大豆黄酮，具有对抗乙酰胆碱及组胺的作用，能解痉、改善微循环；鸡血藤具有扩张血管外周，改善血液微循环的作用；全蝎、地龙、僵蚕、蜈蚣能通过提高机体痛阈达到镇痛的效果；桂枝皮中的桂皮醛有镇痛作用，桂皮油能使血管扩张，调整血管微循环；羌活、独活有显著的镇痛作用。

98. 葛根八珍汤

【组成】川芎15 g，熟地黄15 g，白芍15 g，茯苓15 g，党参12 g，当归12 g，白术10 g，桂枝10 g，炙甘草5 g。

【功效】补益气血，强壮筋骨，解肌止痛。

【主治】颈椎病属瘀血阻络，肝肾亏虚者。

【用法】每日1剂，水煎分服2次。10日为1个疗程。

【加减】纳呆，舌苔白腻者，加陈皮10 g，法半夏12 g；头痛剧者，加桃仁12 g，红花10 g；眩晕重者，加天麻12 g，钩藤15 g。

【方解】本方为葛根汤与八珍汤合方。葛根汤中的葛根具有生津舒筋与解肌止痉作用；白芍具有酸甘化阴、柔肝止痛之用；桂枝能助阳化气、温经止痛、发汗解表，能促进筋膜循环，降低肩颈部疼痛感，因此有利于治疗筋脉失养所致病症。八珍汤具有通、补、活、消等功效，能补益气血、强壮筋骨，消除头痛、失眠等症。"损者益之，虚者补之"，颈椎病以气血亏虚为根本，因此采用八珍汤合葛根汤治疗颈椎病，具有较高的临床疗效。

99. 葛根斑龙汤

【组成】葛根30 g，白芍15 g，桂枝12 g，赤芍12 g，鹿角片（先煎）12 g，桃仁12 g，红花10 g，川芎10 g，地龙10 g，水蛭10 g，土鳖10 g，甘草5 g。

【功效】益肾补虚壮骨，活血化瘀通络。

【主治】颈椎病属肾虚血瘀阻痹经脉骨节者。

【用法】每日1剂，水煎分服2次。

【加减】以颈肩肢体疼痛、酸困重着、麻木走窜、受凉加重为主者，属风寒湿痹，酌加威灵仙15 g，海风藤15 g，徐长卿12 g，通草10 g，荜茇10 g，细辛5 g，吴茱萸5 g，以祛风散寒、通络止痛；以头晕、头闷、头痛、耳鸣为主者，属于肝阳上亢，肝风内动，酌加钩藤12 g，天麻10 g，僵蚕10 g，珍珠母（先煎）15 g，石决明（先煎）15 g，以平肝熄风；伴见年老体虚、腰腿酸困疼痛者，属于肝肾亏虚，加骨碎补15 g，补骨脂12 g，胡桃肉12 g，以补益肝肾，强壮筋骨；伴心悸、失眠者，属于心神失养，酌加龙眼肉12 g，炒酸枣仁12 g，首乌藤15 g，石菖蒲15 g，远志10 g，以养血安神定志；疼痛日久者，加全蝎5 g，蜈蚣5 g，以增强止痛之功。

【方解】方中葛根辛甘而散，主诸痹，擅解肌肉之邪以舒经脉拘挛、项背强痛，且通太阳经气引药直达颈项；桂枝辛温祛风，又擅温经通脉；二药合用针对颈项脊背强痛效果显著。白芍配桂枝则调和营卫，祛风解肌；白芍合甘草则酸甘化阴，缓急止痛。上四味药合用共奏祛邪解肌、调和营卫、舒筋缓急、疏通颈项经络之功。督脉起于胞中，隶属于肾，循行经过颈椎，鹿角片取其温通督脉，大补精髓，最能补精生血而益元阳，用以扶正补益督脉精血以固本。赤芍配白芍，一散一补，既活血散瘀止痛，又补血养筋。脉络瘀阻是颈椎病的病机关键，选用桃仁、红花、川芎活血化瘀，虫类药地龙、水蛭、土鳖加强活血化瘀、搜风通络、理气止痛之效，以改善颈部血液循环、改善颈椎退行性病变。

100. 葛根骨碎补汤

【组成】葛根50 g，延胡索50 g，骨碎补

30 g，杜仲30 g，狗脊30 g，郁金30 g，白芍20 g，秦艽20 g，甘草10 g。

【功效】舒经活血，强筋壮骨，缓急止痛。

【主治】混合型颈椎病属肾虚血瘀，筋脉不舒者。

【用法】每日1剂，水煎分服2次。

【方解】方中葛根能缓解颈背强痛，具有扩张心脑血管作用；骨碎补、杜仲、狗脊补肾、强筋骨；延胡索、郁金、白芍均能缓急止痛、舒筋活血；秦艽加强止痛；甘草调和诸药。诸药共奏舒经活血，强筋壮骨，缓急止痛的标本兼治之效果。

101. 葛根三灵汤

【组成】葛根 30～60 g，威灵仙 30～45 g，五灵脂（包煎）15～30 g，淫羊藿12～15 g。

【功效】补肾壮骨益督，祛风湿散寒止痛。

【主治】颈椎病属肾督亏虚，风寒湿邪阻痹经脉骨节者。

【用法】每日1剂，水煎分服2次。药渣再煎取汁约400 mL，以大块纱布蘸药汁颈部热敷，每日2～3次。15日为1个疗程。

【加减】颈项痛重者，加僵蚕10 g，羌活12 g；手臂痛麻甚者，加桑枝15 g，桂枝10 g，伸筋草15～30 g；骨质增生者，加炮穿山甲（先煎）10～15 g；上肢力弱者，加黄芪15 g，当归12 g；眩晕明显伴泛恶欲呕者，加天麻12 g，法半夏10 g，竹茹10 g；病程日久或有外伤者，加全蝎10 g，蜈蚣1～2 条；阴虚火旺者，淫羊藿用量减至10 g，加知母10 g，黄柏10 g；胸背疼痛者，加丹参15 g，瓜蒌20 g。

【方解】方中葛根升举阳气而通督脉，并能扩张血管，解除肌肉痉挛，故善治项强；淫羊藿补肾壮骨，又能祛风湿散寒止痛，标本兼治；威灵仙祛风湿，其性善走无处不到，引药直达病所，消除风寒湿邪对筋骨之损害而解除疼痛；五灵脂活血化瘀止痛；改善骨内血液循环。全方合用既能祛邪活血通络，又能补肾壮骨益督，从而标本兼治而取效。

【药理】现代药理学研究发现，方中葛根、五灵脂、威灵仙能消除肌肉痉挛，改善骨质周围血液运行，解除或缓解对神经根及颈部周围血管的牵引、激压，促使椎间孔周围关节囊滑膜之充血水肿消退。

102. 葛根血府逐瘀汤

【组成】葛根30 g，白芍30 g，生地黄12 g，牛膝12 g，桃仁12 g，当归12 g，桂枝10 g，红花10 g，川芎10 g，枳壳10 g，柴胡10 g，桔梗10 g，甘草5 g，生姜3 片，大枣12 枚。

【功效】活血调气，缓急舒筋。

【主治】颈椎病属气滞血瘀，阴血亏虚，经筋失养者。

【用法】每日1剂，水煎分服2次。7日为1个疗程。

【加减】疼痛较甚者，加全蝎5 g，延胡索15 g；气血亏虚者，加鸡血藤20 g，黄芪15 g；气滞血瘀者，加炒穿山甲（先煎）10 g，丹参15 g；风寒湿痹者，加络石藤15 g；痰湿阻络者，加法半夏12 g，丝瓜络10 g。

【方解】本方为葛根汤与血府逐瘀汤合方。葛根汤即桂枝汤加葛根、麻黄。《伤寒论》："太阳病，项背强几几，无汗恶风，葛根汤主之。"葛根汤取调和营卫的桂枝汤为安内之计，重用擅长起阴气、生津液、散邪解肌的葛根，白芍补血、养阴、柔肝、缓急止痛；生姜、大枣有温通、调理脾胃作用；大枣与甘草合用还有轻微的安神镇静作用。血府逐瘀汤方中桃仁、红花、当归、川芎活血祛瘀；当归、生地黄养血化瘀；柴胡、枳壳疏肝理气；牛膝破瘀通经，引瘀血下行；桔梗开肺气，引药上行。诸药合用共奏活血调气，缓急舒筋之功。

103. 葛根芍药汤

【组成】葛根60 g，黄芪30 g，白芍30 g，鸡血藤30 g，木瓜15 g，白芥子15 g，羌活15 g，桂枝15 g，当归15 g，川芎15 g，桑枝15 g，姜黄15 g，全蝎5 g，蜈蚣2条。

【功效】益气养血，生津舒筋，祛风除

湿，活血通络。

【主治】神经根型颈椎病属气血不足，风寒湿邪侵袭，经络闭阻，气滞血瘀者。

【用法】每日 1 剂，水煎分服 3 次。

【加减】伴头晕者，加天麻 12 g，钩藤 15 g；伴偏头痛者，加柴胡 12 g，香附子 15 g，川芎用量加至 20 g。

【方解】方中以葛根为主药，《神农本草经》谓葛根主"骨痹"，骨痹以颈椎骨质增生较为常见，颈椎骨质增生古人称为骨赘，明代张景岳认为："骨赘之形成，多肾气不足……，治宜补肾、益精、兼益气血。"葛根具生津解痉濡筋，善治颈椎病，同时可引药达颈部。白芍、木瓜、当归养血滋阴，助葛根柔筋舒筋解痉。羌活祛风除湿止痛。黄芪、桂枝、当归、川芎、桑枝、姜黄、全蝎、蜈蚣、鸡血藤益气养血，活血通络。白芥子化痰通络。诸药合用，共奏益气养血，生津舒筋，祛风除湿，活血通络之功。

104. 葛根祛风补肾汤

【组成】葛根 20 g，川芎 20 g，威灵仙 20 g，白芍 15 g，全蝎 5 g，天麻 10 g。

【功效】祛风散寒，养血活血，补益肝肾通痹。

【主治】颈椎病属风寒湿邪阻滞经络，气滞血瘀，筋脉失养者。

【用法】每日 1 剂，水煎分服 2 次。

【加减】恶心、呕吐者，加法半夏 12 g，竹茹 10 g；耳鸣者，加石菖蒲 15 g，磁石（先煎）20 g；上肢麻木者，加地龙 10 g，桂枝 12 g，蜈蚣 1 条。

【方解】方中以葛根祛风寒之邪，同时取其引经、舒筋之效；全蝎祛风通络；佐以川芎、白芍养血活血祛风；天麻平肝熄风，又能祛风湿，止痹痛；威灵仙辛散善行，能通十二经，既可祛在表之风，又可化在里之湿，通经达络，为治痹证之要药。诸药共奏祛风散寒，养血活血，补益肝肾通痹之功。

105. 葛根天麻川芎汤

【组成】葛根 30 g，川芎 25 g，炙黄芪 20 g，宽筋藤 20 g，鸡血藤 20 g，杜仲 20 g，

天麻 10 g，防风 10 g，蜈蚣 2 条。

【功效】祛风除湿，补血活血，解肌止痛，补益肝肾，健脾补气。

【主治】颈椎病属气血不足，肝肾亏虚，风寒湿邪阻痹经脉骨节者。

【用法】每日 1 剂，水煎分服 2 次。7 日为 1 个疗程。

【加减】寒湿偏重者，加桂枝 10 g，细辛 5 g；湿热偏重者，加桑枝 20 g，忍冬藤 25 g；脾肾阳虚者，加巴戟天 12 g，淫羊藿 15 g；血瘀偏重者，加三七 10 g，延胡索 15 g。

【方解】方中以葛根解肌止痛；天麻熄风镇静消眩晕、除湿痹；川芎行气活血、祛风寒湿痹；而天麻、川芎为临床常用治疗头痛、眩晕有效要药，杜仲、宽筋藤补肝肾、舒筋活络；鸡血藤增强补血活血为辅药；防风祛风并引药上行；蜈蚣搜风止痉；炙黄芪健脾补气并防他药太过，诸药合用，共奏祛风除湿，补血活血，解肌止痛，补益肝肾，健脾补气之功。

【药理】现代药理学研究发现，方中葛根能解除肌肉痉挛、降血压；天麻镇痛、止痉、消炎抗衰老；川芎能改善脑血液循环，止痛，从而使局部肌肉痉挛疼痛、炎症充血、水肿消除，脑缺血缺氧改善而达到治疗目的。

106. 葛根天麻饮

【组成】葛根 15 g，石菖蒲 15 g，白芍 15 g，茯苓 12 g，天麻 12 g，川芎 10 g，地龙 10 g，陈皮 10 g，法半夏 10 g，远志 10 g，炙甘草 10 g。

【功效】升清止眩，化痰祛瘀。

【主治】椎动脉型颈椎病属痰瘀阻痹经脉骨节者。

【用法】每日 1 剂，水煎分服 2 次。10 日为 1 个疗程。

【加减】血压高者，加钩藤 15 g，菊花 10 g；上肢麻者，加桑枝 15 g，桂枝 10 g；恶心、呕吐者，加竹茹 10 g；耳鸣如蝉者，加蝉蜕 10 g，生龙骨（先煎）15 g，生牡蛎（先煎）15 g；气虚者，加党参 12 g，黄芪 15 g；肝肾亏虚者，加枸杞子 15 g，泽泻 10 g。

【方解】方中以葛根升清阳，解肌止痛；

天麻平肝熄风，解痉镇静，为治眩晕的要药；白芍养血活血祛风；川芎、地龙化瘀通络；石菖蒲、远志化痰开窍；法半夏、陈皮、茯苓健脾燥湿；炙甘草调和诸药。诸药合用具有升清止眩，化痰祛瘀之功。

107. 葛根通督汤

【组成】葛根30 g，骨碎补30 g，鸡血藤30 g，丹参20 g，白芍20 g，牛膝15 g，杜仲15 g，狗脊15 g，续断15 g，桂枝12 g，威灵仙12 g，地龙10 g，川芎10 g，香附10 g，五加皮10 g，甘草5 g，全蝎3 g，蜈蚣2条。

【功效】补益肝肾，理气活血，通络止痛。

【主治】颈椎病属肝肾不足，气血痹阻者。

【用法】每日1剂，头煎加水500 mL，煎30分钟，取汁250 mL；2煎加水300 mL，煎25分钟，取汁100 mL，2煎混合，分上午、下午服。药渣趁热以布包之，热敷项部，每日1次，每次30分钟。15日为1个疗程。服用本汤药期间停用其他治疗方法。

【方解】本方一是重用葛根能升阳解肌、宣通督脉经之气，善治项背经腧不利，并引药上行达病所；二是以杜仲、狗脊、续断、骨碎补、五加皮、牛膝补肝肾、强筋骨，牛膝尚能引血下行、通督脉，与葛根相伍则升降相济，增强通络舒经之功；三是威灵仙、蜈蚣、全蝎、地龙、川芎、香附、鸡血藤、丹参理气活血、搜风通络、通利脊柱及肢体关节，以利病损之恢复；四是桂枝、白芍、甘草能温阳通阳、缓急舒筋止痛，白芍与甘草配伍，酸甘化阴，养血柔肝舒筋。诸药相配则升降并举，阴阳共调，补散相兼，标本同治，共奏补益肝肾，理气活血，通络止痛之功。

108. 葛根威灵仙汤

【组成】葛根30 g，威灵仙15 g，鸡血藤30 g。

【功效】活血化瘀，宣痹通络，解痉止痛。

【主治】颈椎病属瘀血寒湿阻痹经脉骨节者。

【用法】每日1剂，水煎分服2次。15日为1个疗程。

【加减】眩晕泛恶，舌苔白腻者，酌加白术12 g，茯苓12 g，天麻10 g，法半夏10 g；舌苔黄腻者，加竹茹10 g，橘红12 g；枕部头痛者，加川芎10 g，羌活12 g；头昏不清者，加石菖蒲12 g，菊花10 g；双侧头痛者，加川芎12 g，蔓荆子10 g；额痛连目者，加白芷10 g；颈肩挛急疼痛者，加白芍30 g，姜黄10 g；胸痛背胀痛者，加丹参15 g，全瓜蒌20 g，薤白10 g；手臂痛麻者，加桑枝30 g，伸筋草15 g；臂痛不举者，加土鳖10 g；颈椎骨质增生者，加炮穿山甲（先煎）10 g；肢冷畏寒背凉者，加淫羊藿12 g，桂枝10 g，肉苁蓉10 g。

【方解】方中葛根升阳发表，解肌透疹，生津止渴，具有活血与治疗颈项强痛的显著功效；威灵仙性温通利，能通十二经，有祛风湿、通经络、止痹痛之效，善治风湿痹痛及瘫痪麻木等症；二药合用效力更专。诸药合用，共奏活血化瘀，宣痹通络，解痉止痛之功。

【药理】现代药理学研究发现，本方治疗颈椎病，能促使椎间孔周围关节囊滑膜充血水肿消退，解除神经根的压迫，消除肌肉痉挛，改善脑部血供，效果显著。

109. 葛根蜈蚣汤

【组成】黄芪30 g，葛根20 g，当归15 g，伸筋草15 g，羌活12 g，炒白芍12 g，炮穿山甲（先煎）10 g，桂枝10 g，蜈蚣2条。

【功效】祛风通络，行血舒筋。

【主治】颈椎病属风淫筋脉，痹阻不通者。

【用法】每日1剂，水煎分服2次。

【加减】颈椎病酸痛大多局限于一定部位，以重着不移为特征者，此为经络闭阻，气血运行不畅所致，属气滞血瘀，常见于颈型颈椎病的，加防风10 g，丝瓜络10 g。

临床表现为颈项僵硬，并放射至上肢，引起手臂拘痛或麻木，且痛无定处者，此为经络受阻，气血痹阻，风淫筋脉所致，属经络痹阻，常见于神经根型颈椎病，酌加地龙10 g，木瓜12 g，威灵仙15 g，络石藤15 g。

临床表现为头晕头痛，恶心呕吐，耳鸣目眩，甚至晕仆等症状者，此为血络痹阻，气血运行不畅，脑失奉养所致，常见于椎动脉型颈椎病，去黄芪、伸筋草、炮穿山甲，酌加生牡蛎（先煎）15 g，丹参12 g，天麻10 g，地龙10 g，僵蚕10 g。

临床表现为头痛，或偏头痛，平衡失调，行动不稳，且伴有心悸不宁、心律不齐、心前区隐痛，或血压时高时低，或伴有失眠多梦、气短多汗等症者，常见于交感神经型颈椎病，则去羌活、伸筋草，酌加丹参15 g，炒酸枣仁12 g，天麻10 g，地龙10 g，炙甘草10 g。

临床表现为上肢麻木酸胀、疼痛灼热，病程缠绵，上肢颤抖无力，下肢痿弱笨拙，甚至偏瘫等症者，常见于脊髓型颈椎病，酌加续断15 g，熟地黄15 g，木瓜12 g，独活12 g，补骨脂12 g，鹿角胶（烊化冲服）10 g。

【方解】方中以蜈蚣、炮穿山甲搜风剔络；葛根、羌活解肌通痹；黄芪、当归益气行血；桂枝温经、炒白芍敛阴，伸筋草通络。诸药相配，共奏祛风通络，行血舒筋之功。

110. 葛根鹿角补肾活血汤

【组成】葛根30 g，熟地黄18 g，山药18 g，枸杞子18 g，山茱萸18 g，菟丝子18 g，当归12 g，杜仲12 g，鹿角胶（烊化冲服）12 g，土鳖10 g，红花10 g。

【功效】补肾益精，疏通督脉。

【主治】颈椎病属肾虚精亏，督脉阻滞者。

【用法】每日1剂，水煎分服3次。7日为1个疗程。

【方解】方中熟地黄、山药、枸杞子、杜仲、菟丝子、鹿角胶补肾生精、益髓壮骨，使督脉气旺血足，颈椎与附近软组织的营养与代谢得以改善；佐以当归、红花、土鳖、葛根疏通经络，扩张血管，使邪去正复，经络畅通，增强神经功能，松弛痉挛肌肉，改善骨代谢，调整椎间力平衡。诸药相配，共

奏补肾益精，疏通督脉之功。

颈椎病补肾为主必须因势利导，补中有通，补肾活血同时尚可据症适当加入通阳之品如干姜、细辛、桂枝、制附子、制川乌，病程较长或病情较重者加虫类动物药，如蕲蛇、全蝎、蜈蚣、白花蛇、乌梢蛇、地龙、炮穿山甲、蛴螬等搜剔经络之品，可取事半功倍之效。

111. 葛根狗脊补肾活血汤

【组成】葛根30 g，狗脊25 g，骨碎补25 g，丹参20 g，白芍20 g，川芎15 g，熟地黄15 g，苏木15 g，炙甘草10 g，桂枝10 g，全蝎5 g。

【功效】解肌舒筋，搜风通络，活血止痛。

【主治】颈椎病属肝肾精血亏虚，瘀血阻痹经脉骨节者。

【用法】每日1剂，水煎分服2次。10日为1个疗程。

【加减】上肢疼痛、重着、麻木者，加蜈蚣1条；失眠或精神紧张者，加合欢皮15 g，石菖蒲12 g；舌质嫩红或淡嫩边属虚寒者，加白术15 g，杜仲25 g；舌质红、舌苔黄、口咽干燥有热者，加黄柏15 g，忍冬藤30 g；舌苔厚腻湿重者，加苍术15 g，泽泻15 g，升麻5 g。

【方解】方中葛根、桂枝祛阳明、太阳风寒之邪，葛根解肌舒筋而治疗颈项强痛；川芎活血行气，祛风止痛；全蝎长于搜风止痉通络止痛；狗脊祛风湿、强关节、利俯仰；骨碎补补肾壮骨；熟地黄滋阴降火；苏木活络通经祛瘀止痛；桂枝、白芍调和营卫。诸药合用，共奏解肌舒筋，搜风通络，活血止痛之功。

【药理】现代药理学研究发现，方中葛根能扩张脑血管，增加脑血流量，改善脑循环，具有双向性扩张脑血管增加血流量作用以改善头痛项强；川芎能抑制血管平滑肌收缩，扩张冠状动脉，增加脑及肢体血流量，降低外周血管阻力，降低血小板表面活性，抑制血小板聚集，预防血栓形成；全蝎有明显镇静抗惊厥作用；苏木有镇静抗惊厥作用；丹

参能增加冠脉流量，促进侧支循环，改善微循环。诸药合用，能改善脑及外周血液循环、增加脑及肢体血流量、镇静、镇痛、抑制骨骼肌和神经兴奋。

112. 葛桂芍甘汤

【组成】白芍30 g，葛根25 g，威灵仙（醋炒）20 g，延胡索18 g，木瓜18 g，桂枝15 g，骨碎补15 g，甘草10 g。

【功效】补肝肾，强筋骨，活血止痛，祛风逐痹。

【主治】颈椎病属肝肾亏虚，气血不足，风寒湿邪侵犯筋骨，阻滞经络气血运行者。

【用法】每日1剂，水煎分服2次。15日为1个疗程。

【加减】颈项强硬、肩臂疼痛、上肢麻木者，加全蝎、g，羌活15 g，姜黄15 g，桑枝30 g；痛剧者，加制乳香10 g，制没药10 g；头痛者，加川芎30 g，蔓荆子18 g；眩晕、转项时加剧者，葛根用量加至50 g，加黄芪30 g，当归10 g，天麻15 g；腰膝酸软、四肢麻木无力或僵硬笨拙者，加杜仲15 g，牛膝15 g，狗脊30 g，熟地黄30 g。

【方解】方中以葛根解肌、发表、升阳；白芍养血柔肝，甘草缓急和中，木瓜平肝舒筋；桂枝、威灵仙祛风湿、通经络；骨碎补补肾活血、强筋壮骨；延胡索活血行气止痛。全方具有补肝肾，强筋骨，活血止痛，祛风逐痹之功。

113. 葛桂通督汤

【组成】葛根30 g，黄芪30 g，鸡血藤30 g，白芍20 g，桂枝15 g，羌活12 g，威灵仙12 g，川芎10 g，天麻10 g，僵蚕10 g。

【功效】通络止痛，活血化瘀，祛风除湿。

【主治】颈椎病属肝肾亏虚，经脉痹阻，经气不利者。

【用法】每日1剂，水煎分服2次。7日为1个疗程。

【加减】风寒湿痹者，加苍术12 g，防风10 g，细辛3 g；气滞血瘀者，加当归尾15 g，桃仁12 g，红花10 g，三七5 g；痰湿阻络者，

酌加茯苓12 g，陈皮10 g，法半夏10 g，竹茹10 g；肝肾不足者，酌加桑寄生15 g，杜仲15 g，独活10 g，山茱萸12 g；气血亏虚者，加党参15 g，当归12 g，熟地黄20 g。

【方解】方中以葛根发表解肌、生津舒筋，桂枝发汗解肌、温经通阳，二者共为君药；黄芪补气，威灵仙祛风湿、通经络，白芍酸甘化阴、缓急止痛，川芎、鸡血藤活血化瘀，天麻平肝熄风止痉，临床用治风寒湿痹、肢体麻木有良效；僵蚕祛风解痉；羌活助膀胱气化，行太阳之表，通经脉气血，畅督脉经气，故以其作为颈部伤疾的引经要药。诸药合用，共奏通络止痛，活血化瘀，祛风除湿之功，收到满意疗效。

【药理】现代药理学研究发现，方中葛根中的多种异黄酮有舒张平滑肌作用，能舒张血管，降低阻力，增加局部血流量；桂枝抗炎镇痛，亦能增加局部血流量；川芎、鸡血藤能改善血液微循环；天麻有抗炎作用；僵蚕能降低全血黏度。

114. 葛桂颈椎康汤

【组成】葛根60 g，桂枝20 g，白芍20 g，威灵仙15 g，鸡血藤15 g，巴戟天15 g，赤芍12 g，桃仁12 g，天麻10 g，川芎10 g，羌活10 g，炙甘草10 g。

【功效】补益肝肾，益气活血，祛风胜湿，散寒止痛。

【主治】颈椎病属肝肾亏虚，气滞血瘀，风寒湿邪阻痹经脉骨节者。

【用法】每日1剂，水煎分服2次。10日为1个疗程。

【方解】方中重用葛根、桂枝以解肌透阳，通经活络善解项背肢节疼痛，舒筋解痉以利关节，引药直达病所；川芎辛香行散，通达气血，上行头目而祛风止痛；羌活、鸡血藤有活血化瘀，祛风胜湿功效；赤芍、甘草、天麻调和血脉，缓急止痛，且能平抑肝阳；威灵仙外散风寒、内行气血、温经散寒，行肢臂而活血利痹止痛，且善通行十二经络，祛风除湿止痛，善于软化诸骨，故用于解除颈部肌肉痉挛，软化骨赘；巴戟天、白芍补肝肾，强筋骨，柔肝止痛。诸药合用，标本

颈肩腰腿痛中医奇效良方全书（珍藏本）

兼顾，共奏补肝肾，强筋骨，益气活血，祛风胜湿，散寒通络，除痹止痛之效。

【药理】现代药理学研究发现，方中葛根、桂枝有扩张血管、降低血黏稠度、改善微循环之功效；川芎能改善脑膜和外周的微循环，增加脑血流量。全方能通过改善微循环、扩张毛细血管，消除神经根炎症、水肿、扩张椎动脉，降低其血流阻力，增加血流量，从而达到解除肌肉痉挛，镇静止痛的治疗目的。

115. 葛芪二仙汤

【组成】葛根30 g，黄芪30 g，当归15 g，威灵仙15 g，淫羊藿15 g，牛膝15 g，鸡血藤15 g，川芎12 g，杜仲12 g，白芍10 g，全蝎5 g，甘草5 g。

【功效】补益肝肾，舒经活络，活血化瘀。

【主治】神经根型颈椎病属肝肾亏虚，气虚血瘀，风寒湿邪阻痹经脉骨节者。

【用法】每日1剂，水煎分服2次。

【方解】方中以葛根及黄芪为君药，葛根解肌止痛，黄芪达卫固表。同时，以当归、川芎、威灵仙及淫羊藿为臣药，当归善补血活血，川芎善行气活血止痛，威灵仙及淫羊藿均善祛风湿、止痹痛，四药合用可达舒经活血、祛湿止痛之效。以牛膝、白芍、鸡血藤、全蝎及杜仲为佐药，牛膝及杜仲可补肝肾强筋骨，白芍可缓急止痛，鸡血藤可舒筋活络，全蝎可通络止痛，五药合用可助君臣之药力。最后以使药甘草调和诸药。全方合用，共奏舒经活络，活血化瘀之效。

【药理】现代药理学研究发现，方中葛根所含有效成分不仅具有解痉止痛的效果，同时还能改善微循环。黄芪中所含的多种氨基酸不仅对心血管系统具有双向调节的作用，同时也能改善末梢血液的循环。白芍、当归、川芎、威灵仙及淫羊藿的有效成分中均具有抗炎、镇痛及提高免疫力的效果。甘草虽为使药，但其有效成分则具有类肾上腺皮质激素样作用，具有抗炎及抗变态反应的作用。

116. 葛芪止眩汤

【组成】葛根50 g，鸡血藤25 g，泽泻25 g，黄芪15 g，丹参15 g，白术15 g，石菖蒲15 g，当归12 g，法半夏12 g，红花10 g，川芎10 g，土鳖5 g，甘草5 g。

【功效】补气燥湿化痰，养血活血化瘀。

【主治】颈椎病眩晕属气血亏虚，痰湿闭阻，瘀滞经络者。

【用法】每日1剂，水煎分服2次。10日为1个疗程。

【加减】肝阳上亢者，加天麻12 g，钩藤15 g；肾精不足者，加山茱萸12 g，菟丝子20 g，牛膝15 g。

【方解】方中黄芪补气；白术健脾化湿；泽泻渗湿利水，祛其水湿，以消除痰饮之源；石菖蒲通阳开窍，化湿祛痰；法半夏燥湿化痰；当归、丹参、鸡血藤、红花、川芎养血活血化瘀；土鳖能增强通经活络之力；重用葛根，能扩张脑血管，增加脑血流量，改善椎基底动脉的供血情况，与黄芪配伍，能增强黄芪益气升阳之功。全方合用，共奏补气燥湿化痰，养血活血化瘀之效。

117. 葛羌活络效灵汤

【组成】葛根30 g，黄芪20 g，羌活15 g，当归15 g，丹参15 g，制乳香15 g，制没药15 g，僵蚕10 g。

【功效】舒筋活络，祛风散寒，活血化瘀。

【主治】神经根型颈椎病属风寒痹阻，气滞血瘀者。

【用法】每日1剂，水煎分服2次。10日为1个疗程。

【加减】风寒内盛症，颈肩、上肢窜痛者，加桂枝10 g，防风12 g；上肢麻木甚者，加黄芪30 g，僵蚕10 g；肾虚者，加续断20 g，菟丝子30 g；气血亏虚者，加黄芪30 g。

【方解】方中葛根引众味药入项背，羌活辛温，入膀胱、肾经，可祛风湿、散寒止痛；活络效灵丹源于《医学衷中参西录》："治气血凝滞，疯癖癥瘕，心腹疼痛，腿疼臂疼，内外疮疡，一切脏腑积聚，经络湮淤。"当归补血活血止痛，丹参活血祛瘀，行血之力大于补血，制乳香、制没药活血止痛，《本草纲目》："乳香活血，没药散血，皆能止痛、消肿、生肌，故两药每每相兼而用。"黄芪大补元气，以助血行，僵蚕祛风止痛，化痰软坚，《本草求真》："治中风失音，头风齿痛，喉痹咽肿，是皆风寒内入，结而为痰。"诸药合用，共奏舒筋活络，祛风散寒，活血化瘀之功。

118. 葛羌芍药汤

【组成】白芍 30 g，鸡血藤 30 g，葛根 20 g，甘草 20 g，丹参 15 g，威灵仙 15 g，骨碎补 12 g，延胡索 12 g，羌活 10 g，皂角刺 10 g，蝉蜕 5 g。

【功效】祛风化湿，通络止痛，补肾活血。

【主治】颈椎病属肾虚精亏，风湿瘀血阻痹经脉骨节者。

【用法】每日 1 剂，水煎分服 2 次。10 日为 1 个疗程。

【加减】风寒痹阻者，加桂枝 10 g，制附子 5 g；血瘀阻络者，加红花 10 g，土鳖 5 g；痰湿中阻者，加法半夏 10 g，茯苓 15 g；肾虚者，加续断 15 g，山茱萸 10 g；上肢麻木疼痛者，加姜黄 10 g，桂枝 5 g；下肢无力麻木者，加牛膝 15 g，续断 15 g；头痛者，加川芎 15 g；头晕者，加天麻 10 g；久治不愈者，加炮穿山甲（先煎）10 g，僵蚕 12 g。

【方解】方中葛根、羌活、白芍、甘草缓肌止痛；威灵仙祛风除湿；鸡血藤、丹参通行血脉，行血补血，舒筋活络，祛瘀止痛，为血虚血瘀及痹证常用药；皂角刺搜风透络，辛散温通，药效锐力直达病所，祛痰化瘀；骨碎补补肾壮骨，活血续筋。诸药合用，共奏祛风化湿，通络止痛，补肾活血之效。

【药理】现代药理学研究发现，方中葛根、羌活、白芍、蝉蜕、甘草具有明显的缓解肌肉紧张，改善血液循环的作用；骨碎补能促进骨对钙的吸收，提高血钙水平，改善软骨细胞功能，延缓骨质退行性变，降低骨关节的发病率。

119. 葛卿羌黄汤

【组成】葛根 20 g，秦艽 20 g，路路通 20 g，徐长卿 15 g，川芎 15 g，桂枝 15 g，白芍 15 g，羌活 15 g，姜黄 15 g，露蜂房 15 g，制南星 15 g，土鳖 10 g，甘草 5 g。

【功效】活血通络，祛风除湿，化痰散寒，舒筋止痛。

【主治】颈椎病属风寒湿痰，瘀阻筋脉骨节者。

【用法】每日 1 剂，水煎分服 3 次。

【加减】瘀滞显著疼痛甚者，加制乳香 10 g，制没药 10 g；寒湿明显者，加制川乌（先煎）5 g，制草乌（先煎）5 g，细辛 3 g；热象明显者，去桂枝、羌活，加豨莶草 15 g，忍冬藤 20 g；麻木突出者，加木瓜 12 g，千年健 15 g，地龙 10 g；头重着、苔白腻厚者，加苍术 12 g，藁本 10 g；头晕明显者，加天麻 12 g，蔓荆子 10 g，磁石（先煎）20 g；伴耳鸣者，加石菖蒲 15 g，郁金 12 g，磁石（先煎）20 g；伴疲倦乏力、舌淡者，去川芎、土鳖，加黄芪 15 g，五加皮 12 g。

【方解】方中以姜黄、川芎、土鳖活血祛瘀、通络止痛；桂枝、羌活、露蜂房祛风散寒、除湿止痛；桂枝、葛根、白芍、甘草解肌通阳、缓急止痛；秦艽、制南星、路路通化痰除湿、舒筋活络；甘草调和诸药。诸药合用，共奏活血通络，祛风除湿，化痰散寒，舒筋止痛之功。

120. 葛芍艽仙四虫汤

【组成】葛根 20 g，白芍 20 g，威灵仙 15 g，豨莶草 15 g，骨碎补 15 g，补骨脂 15 g，枸杞子 12 g，当归 12 g，秦艽 12 g，延胡索 12 g，黄芪 12 g，炮穿山甲（先煎）10 g，鳖甲（先煎）10 g，僵蚕 10 g，牛膝 10 g，甘草 5 g，制川乌（先煎）5 g，蜈蚣 2 条。

【功效】补益肝肾，活血化瘀，搜风化痰通络。

【主治】颈椎病属肝肾精血亏虚，风痰瘀血阻痹经脉骨节者。

【用法】每日 1 剂，水煎分服 3 次。药渣趁热以布包之，热敷颈项部 15～30 分钟。10 日为 1 个疗程。

【加减】风寒袭督脉者，去枸杞子、骨碎补、补骨脂，加羌活 12 g，川芎 10 g，防风

10 g；寒凝项督者，加川芎12 g，桂枝10 g，细辛3 g；痰湿阻项者，酌加石菖蒲12 g，茯苓12 g，地龙10 g，白芥子10 g，川贝母10 g；督项瘀滞者，酌加水蛭5 g，川芎12 g，地龙10 g，苏木10 g；督脉虚弱偏阳虚者，酌加鹿角胶（烊化冲服）10 g，锁阳10 g，制附子（先煎）10 g，巴戟天12 g；督脉虚弱偏阴虚者，去制川乌，酌加龟甲（先煎）12 g，熟地黄15 g，制何首乌15 g，黄精15 g，鸡血藤20 g。

【方解】方中葛根能升阳解肌、宣通督脉经之气，善治项背经腧不利，蜈蚣搜风通络，僵蚕化痰通络，此二味乃擅长解痉；白芍、甘草能缓急舒筋止痛；鳖甲、补骨脂、骨碎补、枸杞子补肝肾益精、生髓充骨；黄芪、当归补益气血；当归、牛膝、延胡索、炮穿山甲、豨莶草活血化瘀，与软坚散结药合用可加强软坚散结作用，与补血药相伍则祛瘀生新，与祛风湿药合用又加强祛风湿作用；黄芪补气升阳，与葛根相合，可加强宣通督脉之功；白芍与甘草配伍，酸甘化阴，养血柔肝舒筋；延胡索尚能止痛，制川乌温经止痛，合用则加强止痛作用；牛膝引血下行、通督脉，与葛根、黄芪相伍则升降相济，增强通络舒经之功。诸药合用则升降并举，阴阳共调，补散相兼，标本同治，因而取得较好疗效。

【药理】现代药理学研究发现，方中白芍、延胡索、甘草、蜈蚣有缓解肌肉痉挛作用；制川乌有麻醉止痛作用，当归、牛膝、延胡索、炮穿山甲、活血化瘀药能促进水肿消失与组织渗出的吸收，改善血液循环、松解粘连，抑制异常细胞增殖、组织增生、钙化、纤维化等，能有效地控制局部炎症性病变，解除压迫。

121. 葛芍灵仙续断汤

【组成】葛根30 g，白芍20 g，续断15 g，秦艽12 g，威灵仙12 g，补骨脂12 g，枸杞子12 g，当归12 g，黄芪12 g，牛膝10 g，延胡索10 g，乌药10 g，香附10 g，甘草5 g。

【功效】补益肝肾、养血柔经、祛风除湿通络。

【主治】颈椎病属肝肾亏虚，经脉痹阻，经气不利者。

【用法】每日1剂，水煎分服2次。

【加减】寒凝者，酌加羌活12 g，防风12 g，川芎10 g，桂枝10 g，细辛3 g；痰湿者，酌加地龙10 g，白芥子10 g，石菖蒲12 g，茯苓12 g，川贝母10 g；瘀滞者，酌加水蛭5 g，川芎10 g，地龙10 g，苏木12 g；肝肾亏虚甚者，枸杞子用量加至20 g，酌加龟甲（先煎）15 g，熟地黄15 g，制何首乌12 g，鸡血藤20 g。

【方解】方中葛根升阳解肌、宣通督脉经气，善治项背经腧不利。威灵仙、秦艽祛风湿通经络，威灵仙尚有软坚散结、软化骨质作用。白芍、甘草缓急舒筋止痛，调和营卫，酸甘化阴，养血柔肝舒筋。补骨脂、续断、枸杞子补肝肾、益精、生髓、充骨。黄芪、当归补益气血。当归、牛膝、延胡索活血化瘀，与软坚散结药合用能加强软坚散结作用，与补血药相伍则祛瘀生新，与祛风湿药合用又加强祛风湿作用。黄芪补气升阳，与葛根相合，能加强宣通督脉之功，延胡索尚能止痛。香附、乌药理气止痛，合用则加强止痛作用。牛膝引血下行、通督脉，与葛根、黄芪相伍则升降相济，增强通络舒经之功。诸药合用，升降并举，阴阳共调，补散相兼，标本同治，共奏补益肝肾，养血柔经，祛风除湿通络之功。

【药理】现代药理学研究发现，方中白芍、延胡索、甘草有缓解肌肉痉挛作用；当归、牛膝、延胡索活血化瘀药能促进水肿消失与组织渗出的吸收，改善血液循环，松解粘连，抑制异常细胞增殖、组织增生、钙化、纤维化，能有效地控制局部炎症性病变，解除压迫。诸药合用，能消除和减轻骨刺部位的炎症性变化、解除压迫、改善血液循环、改善骨与关节营养、促进骨与关节新陈代谢，从而促进骨关节病损组织修复等。

122. 活络效灵汤

【组成】当归15 g，丹参12 g，赤芍12 g，制乳香12 g，制没药12 g，葛根15 g，羌活10 g，红花10 g，川芎10 g，石菖蒲10 g，姜黄10 g，三七（研末冲服）5 g，蜈蚣3 g。

【功效】活血祛瘀，通络止痛，舒缓筋脉。

【主治】颈型颈椎病属气血瘀滞者。

【用法】每日1剂，水煎分服2次。

【方解】方中当归活血养血，丹参、红花、川芎活血化瘀，补血通络，助当归加强活血化瘀之功；三七、制乳香、制没药活血祛瘀，行气止痛，善开血痹，合则使瘀去络通，疼痛自止；葛根解肌达筋，舒缓痉挛；蜈蚣活血通络，熄风止痛。全方合用具有活血祛瘀，通络止痛，舒缓筋脉之功。能促进局部血液循环，消除组织及与神经水肿，并能增强新陈代谢之功能，从而达到治疗之目的。

123. 活络效灵姜黄汤

【组成】丹参15 g，葛根20 g，赤芍12 g，当归12 g，川芎12 g，红花12 g，姜黄12 g，白芍12 g，石菖蒲10 g，桂枝10 g，羌活10 g，制没药10 g，制乳香10 g，三七5 g，甘草5 g，蜈蚣3 g，大枣5枚。

【功效】舒缓筋脉，通络止痛，活血祛瘀。

【主治】颈型颈椎病属瘀血阻络，筋脉痉挛者。

【用法】每日1剂，水煎分服2次。15日为1个疗程。

【加减】手臂、肩膀胀麻、疼痛者，加制草乌（先煎）10 g，制川乌（先煎）10 g；头晕者，加钩藤15 g，泽泻12 g，天麻12 g。

【方解】方中蜈蚣具有熄风止痛，活血通络之功效；葛根舒缓痉挛，解肌达筋；制没药、制乳香以及三七具有善开血痹，行气止痛，活血祛瘀之功效，联合使用则有除瘀通络的效用；当归养血活血；川芎、红花、丹参具有补血通络、活血化瘀之功，同时还增强了当归的活血化瘀效用。诸药合用，共奏舒缓筋脉，通络止痛，活血祛瘀之功用。

124. 活血消痹汤

【组成】独活12 g，当归12 g，赤芍12 g，桃仁12 g，红花10 g，川芎10 g，土鳖10 g，

桂枝10 g，荆芥10 g，防风10 g，制川乌（先煎）5 g，制草乌（先煎）5 g。

【功效】活血化瘀，温经散寒，通络止痛。

【主治】颈椎病属瘀血阻滞，寒湿阻痹经脉骨节者。

【用法】每日1剂，水煎分服2次。15日为1个疗程。

【加减】以颈活动受限，颈肌僵硬为主症者，加秦艽15 g，羌活12 g；以颈部疼痛及放射到前臂和手指为主症者，加全蝎5 g，三七10 g；以头昏、耳鸣、记忆力减退为主症者，加丹参15 g，杜仲12 g，牛膝12 g，党参12 g。

【方解】方中红花、川芎、当归、桃仁、赤芍、土鳖活血化瘀，疏通微循环瘀滞，以改善微循环，消肿止痛为君药；气血运行不畅，久而久之，邪气留连，风寒湿着于肌骨，故用制川乌、制草乌、桂枝、独活、荆芥、防风以温经散寒通络为臣，散经寒，阳气复，气血活，经络通，筋骨得养；秦艽、羌活能祛风湿，舒筋络，用于周身或关节拘挛故颈活动受限，颈肌僵硬加用之；颈部疼痛及放射到前臂和手指为瘀血内阻较甚故加全蝎、三七；以头昏、耳鸣、记忆力减退为主要症状加用杜仲、牛膝、丹参、党参，杜仲、牛膝、党参补肝肾养气血，丹参能改善微循环血流速度，增加耳蜗血流量，促进细胞有氧代谢及能量供应。诸药合用，共奏活血化瘀，温经散寒，通络止痛之功效。

125. 活血除痹汤

【组成】当归12 g，白芍15 g，威灵仙15 g，狗脊15 g，续断15 g，杜仲15 g，桂枝10 g，秦艽10 g，制乳香10 g，制没药10 g。

【功效】活血除痹，舒筋活络，养血祛风。

【主治】神经根型颈椎病属肝肾亏虚，筋骨失养，瘀血阻痹经脉骨节者。

【用法】每日1剂，水煎分服2次。

【方解】方中当归、桂枝通达上肢肩颈，活血通络，桂枝温经通脉，祛风寒，活血通络，横通肢节的特点，引诸药横行至肩、臂、手指，故为上肢病的引经药；白芍养血荣筋，

缓急止痛；杜仲补肝肾，强筋骨；续断补肝肾，强筋骨，通血脉，利关节；狗脊补肝肾，强腰膝，兼除风湿；制乳香行气活血，温通经脉，伸筋舒络；制没药散瘀血，通结滞，消肿定痛；制乳香、制没药活血止痛，乳香行气以活血兼伸筋，通经疏络而止痛，没药散瘀而活血，消肿定痛，二药一偏于气，一偏于血，合用则相得益彰；威灵仙祛风湿，通络止痛，辛散温通，善行十二经，既能祛风湿，又能通经络而止痛，为治风湿痹痛要药；秦艽祛风湿，舒筋络。凡风湿痹痛，肢体麻木，筋脉拘挛，屈伸不利，病位在上、在下皆可应用。诸药合用，共奏活血除痹，舒筋活络，养血祛风之功效。

126. 活血舒筋汤

【组成】熟地黄12 g，白芍12 g，当归12 g，伸筋草12 g，杜仲10 g，牛膝10 g，姜黄10 g，海桐皮10 g，羌活10 g，寻骨风10 g，苏木10 g，红花10 g，松节10 g，甘草5 g。

【功效】活血通络，补肝养血，祛风止痛。

【主治】颈椎病属外邪浸淫，气血瘀滞，经络痹阻者。

【用法】每日1剂，水煎分服2次。10日为1个疗程。

【方解】方中牛膝活血祛瘀，补肝肾，强筋骨；姜黄破血行气，通经止痛；苏木活血通经；红花活血祛瘀，当归活血止痛；伸筋草、松节、海桐皮、羌活、寻骨风等祛风胜湿，通络止痛；熟地黄、白芍养血滋阴；杜仲补肝肾，强筋骨。诸药共奏活血通络，补肝养血，祛风止痛，扶正祛邪，标本兼治之功效。

127. 活血通络汤

【组成】党参30 g，鸡血藤30 g，当归15 g，秦艽15 g，威灵仙15 g，羌活15 g，花椒15 g，杜仲15 g，延胡索15 g，白芍12 g，桃仁12 g，防风10 g，桂枝10 g，红花10 g，牛膝10 g，地龙10 g，细辛5 g。

【功效】活血益气，通络除痹。

【主治】神经根型颈椎病属气血亏虚，风

寒湿邪侵袭，经络痹阻，日久瘀血入络者。

【用法】每日1剂，水煎分服2次。

【方解】方中党参益气健脾，当归养血活血，鸡血藤舒筋活络，秦艽祛风利湿，威灵仙祛湿通络，羌活散寒祛风，防风胜湿止痛，桃仁活血化瘀，红花祛瘀散结，细辛解表散寒，桂枝温经通络，白芍养血止痛，牛膝散瘀消肿，延胡索行气活血，地龙止痉通络，杜仲补肾强筋，而诸药合用则共奏活气血，通痹络之功效。

【药理】现代药理学研究发现，方中白芍有效扩张局部组织血管，加速病变区域血液循环，并有助于缓解神经根缺氧缺血状态；花椒酰胺则能维持椎间盘细胞外基质合成和降解平衡，进而达到延缓椎间盘退变的作用；而威灵仙则具有促进椎间盘突出吸收的作用，在刺激血管内皮细胞增殖和再生神经血管生长方面效果确切。

128. 活血通络消肿汤

【组成】丹参30 g，海藻20 g，土鳖20 g，黄芪18 g，昆布18 g，蒲公英18 g，紫花地丁18 g，野菊花15 g，三七15 g，威灵仙15 g，当归15 g，川芎15 g，乌药15 g，忍冬藤15 g，羌活15 g，葛根12 g，桃仁10 g，蜈蚣3 g。

【功效】活血通络，解毒消肿，祛瘀舒筋。

【主治】颈椎病属气虚血瘀，热毒内盛，经脉壅滞者。

【用法】每日1剂，水煎分服2次。20日为1个疗程。

【方解】方中当归、川芎、桃仁、丹参、三七活血祛瘀；蜈蚣、忍冬藤、乌药通络；葛根引经，舒筋善治项强；昆布、海藻、土鳖软坚散结，消散瘀滞，续筋接骨；羌活、威灵仙、乌药散瘀止痛；蒲公英、紫花地丁、野菊花清热解毒消肿；黄芪大补元气，使气行血行。诸药合用，共奏活血通络，祛瘀舒筋之功。

129. 活血温经汤

【组成】黄芪30 g，白芍30 g，威灵仙

20 g，党参 20 g，葛根 15 g，炮穿山甲（先煎）15 g，当归 12 g，生地黄 12 g，桃仁 12 g，香附 10 g，土鳖 10 g，红花 10 g，秦艽 10 g，川芎 10 g，地龙 10 g。

【功效】活血祛风，益气利湿，温经通络。

【主治】颈椎病属气虚血瘀，风湿痹阻，筋络不舒者。

【用法】每日 1 剂，水煎分服 2 次。

【方解】方中以黄芪、党参补气；桃仁、红花、生地黄、当归、白芍、川芎养血、活血、通络；土鳖、炮穿山甲、地龙破瘀通脉；香附、葛根理气舒筋止痛；威灵仙、秦艽散风湿，利关节。诸药合用，共奏活血祛风，益气利湿，温经通络之功效。

130. 活血愈颈散

【组成】乌梢蛇 5 g，白花蛇 5 g，土鳖 5 g，全蝎 5 g，蜈蚣 5 g，壁虎 5 g，炮穿山甲 5 g，制乳香 5 g，制没药 5 g，红花 5 g，甘草 5 g，血竭 5 g。

【功效】活血祛瘀，搜风通络，解肌疏风。

【主治】颈椎病属瘀血阻滞，风寒侵袭，气血运行不畅者。

【用法】将诸药共研为细末，分为 20 包，每次 1 包，白开水冲服，1 日 2 次，连服 10 日为 1 个疗程。

【方解】方中土鳖、炮穿山甲、制乳香、制没药、血竭、红花活血通经，扩张血管，改善大脑供血不足；乌梢蛇、白花蛇、全蝎、蜈蚣、壁虎疏风通络，祛湿止痛；甘草调和诸药。诸药共奏活血祛瘀，搜风通络，解肌疏风之效，故临床效果显著。

131. 活血化瘀止痛汤

【组成】当归 15 g，丹参 15 g，秦艽 15 g，防风 15 g，川芎 15 g，三七 15 g，红花 12 g，姜黄 12 g，桃仁 12 g，制乳香 10 g，制没药 10 g，土鳖 10 g，甘草 10 g。

【功效】活血化瘀，祛风除湿，散寒止痛。

【主治】颈椎病属瘀血风寒湿邪阻痹经脉

骨节者。

【用法】每日 1 剂，水煎分服 2 次。10 日为 1 个疗程。

【加减】气虚者，加黄芪 15 g，党参 12 g；痛甚者，加制川乌（先煎）10 g，制草乌（先煎）10 g；上肢麻木者，加桑枝 15 g；下肢步态不稳者，加牛膝 12 g，独活 10 g，葛根 15 g；头昏者，加天麻 12 g，法半夏 10 g；胸闷、心悸者，加檀香 3 g，麦冬 12 g。

【方解】方中红花、桃仁、制乳香、制没药活血化瘀，舒筋止痛；三七、川芎、丹参、当归养血和血，消肿止痛；秦艽、防风祛风除湿止痛；川芎、姜黄活血化瘀，引药归经，使药直达病所。总体配方以祛风除湿，活血化瘀，止痛为特点。

【药理】现代药理学研究发现，方中秦艽、防风祛风除湿药具有抗炎、消肿、镇痛作用；红花、桃仁、制乳香、制没药、三七、川芎、丹参活血化瘀药能促进病变部位软化和吸收，改善微循环，修复颈椎损伤，使颈肩部疼痛、麻木、发凉、下肢不稳、头昏、头痛消除。

132. 活血消肿止痛散

【组成】威灵仙 20 g，羌活 15 g，独活 15 g，桂枝 15 g，川芎 15 g，当归 15 g，桃仁 15 g，红花 15 g，制乳香 10 g，制没药 10 g，防风 10 g，制川乌 10 g，制草乌 10 g。

【功效】活血祛瘀，祛风胜湿，温经通络，消肿止痛。

【主治】颈椎病属风寒湿痹，瘀血阻滞经络者。

【用法】将上药共研细末，加食用醋拌湿后装入纱布袋中，放锅内蒸 10～15 分钟，待放温后热敷颈肩患部，每日 2 次，每次 30～45 分钟。

【方解】方中羌活、独活、防风、威灵仙祛风湿、通经络、止痹痛；当归、川芎、桃仁、红花活血祛瘀通络；桂枝、制川乌、制草乌温经散寒止痛；制乳香、制没药活血理气。通过热敷，使药物直接作用于患部，借助热力经肌肤、经络直达病所。诸药共奏活血祛瘀，祛风胜湿，温经通络，消肿止痛之功。

133. 活血定眩汤

【组成】葛根20 g，丹参15 g，白芍15 g，炙黄芪15 g，生石决明15 g，钩藤15 g，白蒺藜15 g，当归12 g，天麻12 g，桑寄生12 g，白芷10 g，地龙10 g，僵蚕10 g，甘草5 g。

【功效】活血通络，定眩止痛，补益肝肾。

【主治】椎动脉型颈椎病属肝肾亏虚，气滞血瘀，阻遏脑窍，脉络不畅者。

【用法】每日1剂，水煎分服2次。

【方解】方中黄芪为补气之圣药，且祛瘀散结，为君药；丹参、白芷、葛根活血化瘀，舒筋通络，解肌止痛，为臣药；天麻、钩藤、白蒺藜、地龙熄风止痉，平肝潜阳，定眩明目，桑寄生补益肝肾、强筋骨，共为佐药；甘草调和诸药为使药。诸药共奏活血通络，定眩止痛，补益肝肾之效。

【药理】现代药理学研究发现，方中黄芪的主要成分为黄芪多糖、黄芪皂苷及黄芪黄酮，具有免疫调节、抗炎、扩张血管、改善血液流变学、改善血管内皮功能及抗氧化功能。葛根有较强的扩张颈脑血管，缓解肌肉疼痛和痉挛的作用。白芍主要活性成分白芍总苷有免疫调节作用。天麻具有较好的镇痛、扩张血管、改善微循环等作用。甘草主要含甘草酸，具有镇静、抗炎、抗变态反应、抗凝、降血脂、抗氧化等作用。本方能有效改善椎动脉型颈椎病动物模型的血液流变学，明显降低毛细血管通透性，减轻早期炎性渗出和炎性细胞水肿，提高疼痛阈值，减少疼痛反应，具有明显的抗炎、镇痛作用。此外，其还具有良好的抗氧化能力，对椎动脉型颈椎病患者的缺血缺氧及脑组织受损有良好的缓解和治疗作用。

134. 补肝除痹汤

【组成】黄芪30 g，巴戟天20 g，牡蛎（先煎）15 g，龙骨（先煎）15 g，葛根12 g，桑枝12 g，覆盆子10 g，桑椹10 g，桂枝10 g，柴胡10 g，姜黄10 g，五味子5 g。

【功效】补肝益肾，温经通阳，疏肝解郁。

【主治】颈椎病属肝肾不足，气血亏虚，风寒湿邪阻痹经脉骨者。

【用法】每日1剂，水煎分服2次。服药期间忌生冷、油腻食物。

【方解】方中巴戟天为君，补肝之阳精，温养经络；臣以黄芪补肝气，益气固表，桑椹、覆盆子补肝益肾，温养肝经；佐以柴胡、桂枝疏肝解郁，温阳升阳，龙骨、牡蛎、五味子平肝潜阳，敛及阳气，镇惊固涩，软坚散结，保肝护肝；桑枝、姜黄、葛根疏通经络，驱风疗痹，通经止痛。诸药合用，共奏补肝益肾，温经通阳，疏肝解郁之功。

【药理】现代药理学研究发现，方中黄芪能有效增强心肌收缩力，降低血液黏度，扩张外周血管，利于改善体内微循环，缓解颈椎周围肌肉紧张状态，进而起到增加脑血流量的效果；葛根中富含多种异黄酮，不仅可增加脑血流量，还可降低血管阻力，缓解肌肉痉挛；桑椹能有效提高患者机体免疫力，利于改善皮肤血液供应；覆盆子内含有抗氧化剂，能有效防止自由基对患者大脑造成损伤，利于改善氧气及血液供应，能促使皮肤细胞再生；柴胡能抗病毒、抗肝损伤，具有镇静、镇痛、抑制结核杆菌的效果；桂枝能有效抑制血小板聚集，促使药物在短时间内渗透到病变组织中，进而提高药物浓度；龙骨中富含氯、钠、钾、铁等元素，能有效降低血管壁通透性，利于抑制骨骼肌的兴奋；牡蛎能促进新陈代谢；五味子可提高肝脏解毒能力；桑枝可缓解上肢麻木；姜黄可抗炎镇痛；降低胆固醇，均对患者病情转归具有至关重要的作用。

135. 补肝益气活血汤

【组成】鸡血藤30 g，黄芪20 g，葛根20 g，桂枝15 g，白芍15 g，当归15 g，桃仁15 g，川芎15 g，狗脊15 g，木瓜15 g，红花10 g，甘草10 g。

【功效】补肝益肾，益气活血，化瘀通络。

【主治】神经根型颈椎病属肝肾亏损，气虚血瘀阻痹经脉骨节者。

【用法】每日1剂,水煎分服2次。20日为1个疗程。

【加减】头晕明显者,加天麻15 g,钩藤20 g,白蒺藜30 g;手臂疼痛较重者,加制乳香10 g,制没药10 g;上肢麻木明显者,加桑枝30 g;下肢麻木明显者,加牛膝15 g;麻木日久不愈者,加全蝎5 g;局部怕风明显者,加防风12 g,羌活15 g。

【方解】方中重用黄芪补肝气以行气血;狗脊补肾壮骨;桂枝、鸡血藤温经通络;白芍、甘草、木瓜酸甘柔肝,和营疏筋;当归补肝养血;桃仁、红花、川芎活血化瘀;葛根生津解肌。全方共奏补肝益肾、益气活血、化瘀通络之功,一方面补骨壮骨,补充局部筋骨营养;另一方面活血化瘀,使局部气血运行通畅。如此标本兼治,疗效显著。

136. 补肾地黄汤

【组成】熟地黄20 g,桑枝15 g,丹参15 g,牛膝15 g,山药15 g,当归12 g,山茱萸12 g,牡丹皮10 g,茯苓10 g,全蝎10 g。

【功效】补益肝肾,舒筋活血,通络止痛。

【主治】颈型颈椎病属肝肾亏虚,气血运行不畅者。

【用法】每日1剂,水煎分服2次。15日为1个疗程。

【方解】方中熟地黄甘,微温,能补益肝肾,生精补髓为君药;山茱萸、牛膝、山药、茯苓补肾益气,强筋壮骨,共为臣药;当归、丹参、全蝎活血化瘀、补血通络为佐药,三药能消除颈部(督脉所经之处)瘀阻,能改善气血运行和上肢的麻木以及肩背部的疼痛;桑枝辛咸走窜,性温通,能通行十二经,有散风祛湿、行气通络之效为之使。诸药相伍,共奏补益肝肾,舒筋活血,通络止痛之功。

137. 补肾活血汤

【组成】牛膝30 g,鸡血藤20 g,桑寄生15 g,骨碎补12 g,丹参12 g,当归12 g,白芍12 g,川芎10 g,三棱10 g,莪术10 g,乌药10 g,炙甘草5g。

【功效】补肾养血通脉,活血行气止痛。

【主治】颈椎病属肝肾亏虚,瘀血阻痹经脉骨节者。

【用法】每日1剂,水煎分服2次。同时用上药颈椎局部外敷,使用前将所有药物放于锅中烘炒10分钟,放于纱布中,适当冷却,以不灼伤皮肤为度,每次20分钟,每日1次。

【方解】方中牛膝、骨碎补、桑寄生补肝肾,强筋骨,兼有活血之功;鸡血藤、当归、白芍养血和血,柔肝缓急止痛,以上诸药以治本为主;川芎行气活血,且引药上行,三棱、莪术活血行气之力较强,丹参活血,乌药温经通脉,以上诸药以治标为主;炙甘草调和诸药。诸药配伍,标本兼顾,共奏补肾养血通脉、活血行气止痛之效。

中药外敷,"外治之理,即内治之理,外治之药,亦即内治之药,所异者法耳",使用补肾活血中药外敷具有温经通络、散寒除湿、祛瘀止痛之效。本方用于颈部外敷能改善椎间组织血液循环,恢复椎间隙,加快颈部及患处局部充血及水肿的消退,减轻或解除各种原因引起的对神经根的刺激,增强局部血液循环,从而促进病变组织的修复,改善局部及全身症状。

138. 补肾活血强筋汤

【组成】熟地黄15 g,山茱萸15 g,枸杞子15 g,补骨脂15 g,菟丝子15 g,杜仲12 g,当归12 g,独活12 g,肉苁蓉12 g,制没药10 g,红花10 g。

【功效】益肝补肾,活血化瘀,消肿止痛,强筋壮骨。

【主治】椎动脉型颈椎病属肝肾亏虚,气滞血瘀阻痹经脉骨节者。

【用法】每日1剂,水煎分服2次。15日为1个疗程。

【方解】方中熟地黄、独活、枸杞子补血气,滋肾水,填骨髓,健筋骨,祛风湿。其中熟地黄补血滋阴,益精填髓;独活祛风通络止痛;枸杞子滋补肝肾明目;山茱萸补益肝肾;红花活血祛瘀通经;杜仲补肝肾,强筋骨;制没药活血止痛;菟丝子补肾益精,养肝明目;肉苁蓉补肾益精。诸药合用,共奏益肝补肾，活血化瘀，舒筋通络，消肿止痛，强筋壮骨之功。

139. 补肾活血舒筋汤

【组成】续断15 g，黄芪15 g，鸡血藤15 g，制没药10 g。

【功效】补益肝肾，益气生血，活血舒筋。

【主治】颈椎病属肝肾亏损，气虚血瘀阻痹经脉骨节者。

【用法】每日1剂，水煎分服2次。15日为1个疗程。

【加减】头晕耳鸣、恶心呕吐者，加法半夏10 g，天麻12 g，钩藤15 g；上肢疼痛、麻木者，加桑枝15 g，延胡索12 g，威灵仙10 g。

【方解】方中续断甘温入肝肾经，有温补肾阳，强筋骨，益虚损之功，同时续断味兼苦辛，有行血脉，消肿止痛之效，为君药；黄芪补气升阳，鸡血藤能活血补血而舒筋活络，治风湿痹痛，和黄芪配伍，达到益气生血的功效，为臣药；制没药辛散温通，入肝经，能活血行气止痛，又能化瘀伸筋蠲痹活血化瘀，为佐药。诸药合用，共奏益气活血，补益肝肾之功。

140. 补肾活血通络汤

【组成】熟地黄15 g，淫羊藿15 g，丹参15 g，络石藤15 g，葛根15 g，狗脊12 g，杜仲12 g，当归12 g，威灵仙12 g，羌活12 g，川芎10 g，土鳖10 g，红花10 g，炮穿山甲（先煎）5 g，生甘草3 g。

【功效】补肝肾，壮筋骨，行气血，通经络。

【主治】颈椎病属肝肾亏虚，气血瘀滞，经络痹阻者。

【用法】每日1剂，水煎分服2次。7日为1个疗程。

【加减】气虚者，加黄芪30 g，党参15 g；寒重者，加制附子（先煎）10 g，制川乌（先煎）5 g；痛甚者，加制乳香10 g，制没药10 g；热重者，加忍冬藤30 g，桑枝20 g；湿重者，加炒苍术12 g，防己15 g。

【方解】方中熟地黄、淫羊藿为主药，熟地黄取其补肾中之阴，填充物质基础；淫羊藿兴肾中之阳，助生化动力；合狗脊、杜仲入肾充髓壮骨；丹参、当归、川芎、红花活血行气化瘀；更入土鳖、炮穿山甲善能行瘀，功专走窜经络，且直达病所，可改善骨内血液循环，对增进骨质的营养，解除疼痛有实效；更以威灵仙、络石藤、葛根、羌活祛风解肌，引药上行，疏通经络，扩张血管使邪去正复，经络畅通，增强神经功能，松弛痉挛肌肉，改善骨代谢，调整椎间力平衡；甘草调和诸药。诸药合用，共奏补肝肾，壮筋骨，行气血，通经络之效。

141. 补肾活血止眩汤

【组成】黄芪15 g，泽泻15 g，柴胡12 g，杜仲12 g，葛根12 g，桑寄生12 g，当归12 g，法半夏12 g，白术12 g，枳壳12 g，川芎10 g，天麻10 g，黄芩10 g。

【功效】补益肝肾，益气活血，健脾祛湿，疏肝祛风。

【主治】椎动脉型颈椎病属肝肾亏虚，气虚血瘀，风痰内扰者。

【用法】每日1剂，水煎分服2次。

【加减】肝阳上亢者，加煅龙骨（先煎）30 g，煅牡蛎（先煎）30 g；肝肾阴虚者，加女贞子15 g，墨旱莲30 g；瘀血内阻者，加地龙10 g，全蝎5 g；痰热内阻者，加竹茹12 g，黄连5 g。

【方解】本方融天麻白术半夏汤及柴陈泽泻汤之方义，兼顾风火痰虚瘀，标本同治。方中杜仲、桑寄生补益肝肾；黄芪、当归、川芎益气活血；葛根、白术、枳壳、泽泻健脾祛湿；柴胡、黄芩、天麻、法半夏疏肝祛风。诸药合用，共奏补益肝肾，益气活血，健脾祛湿，疏肝祛风之功。

142. 补肾通络汤

【组成】熟地黄30 g，肉苁蓉30 g，鸡血藤30 g，玟瑰30 g，豨莶草30 g，威灵仙18 g，骨碎补18 g，淫羊藿12 g。

【功效】滋补肝肾，祛风除湿，活血通络。

【主治】颈椎病属肝肾亏虚,风湿瘀血阻痹经脉骨节者。

【用法】每日1剂,水煎分服2次。7日为1个疗程。

【加减】虚寒者,加制川乌(先煎)5 g,桂枝10 g;灼热者,加羚羊角(先煎)10 g,桑枝15 g;兼脾虚气弱者,加党参15 g,白术12 g;兼失眠梦多者,加酸枣仁15 g,珍珠母(先煎)30 g。

【方解】方中熟地黄补肾中之阴、淫羊藿兴肾中之阳,合肉苁蓉入肾充髓、骨碎补补肾镇痛、玳瑁养阴镇痛,再加入鸡血藤、豨莶草配合骨碎补等诸药在补肾益精髓的基础上,进一步通畅经络行气活血,不仅能增强健骨舒筋的作用,而且可以收到"通则不痛"的功能,更以威灵仙走窜通络、引药上行。诸药配合具有滋补肝肾,祛风除湿,活血通络的功效。

143. 补肾通督汤

【组成】威灵仙20 g,鹿衔草20 g,穿山龙20 g,骨碎补15 g,急性子15 g,川芎15 g,土鳖10 g。

【功效】补肾益髓,缓急止痛,舒筋宣痹。

【主治】颈椎病属肾虚精髓不足,筋脉挛急不舒者。

【用法】每日1剂,水煎分服2次。15日为1个疗程。

【加减】颈背僵硬、颈痛者,加葛根15 g,羌活20 g,蜷螂虫10 g;手指麻木者,加姜黄10 g,桑枝15 g,桂枝12 g;手指胀痛者,加络石藤15 g,防己12 g,泽兰10 g;头痛者,加僵蚕10 g,地龙15 g,白芷12 g;头晕者,加天麻15 g,刺蒺藜25 g;恶心者,加竹茹20 g,白蔻仁15 g,法半夏10 g;胃胀者,加九香虫10 g,莱菔子40 g;心悸者,加生紫石英(先煎)20 g,龙齿(先煎)20 g,苦参12 g;耳鸣耳胀者,加柴胡12 g,磁石(先煎)15 g,赤芍15 g;失眠者,加黄连10 g,肉桂10 g,远志15 g,首乌藤50 g,百合20 g;血虚者,加熟地黄25 g,制何首乌15 g;气虚者,加黄芪25 g;阳虚寒显者,加淫羊藿15 g,桂枝20 g;阴虚者,加生地黄20 g,生龟甲(先煎)15 g,玄参12 g;阴虚热显者,加知母15 g,黄柏10 g,忍冬藤20 g。

【方解】方中骨碎补为补肾主药,其是治疗骨质增生的要药,《本草纲目》:"谓此药入肾治骨,并专治骨痹骨瘘。"同时配伍鹿衔草,补虚益肾祛风湿,《植物名实图考》:"通经、强筋、健骨、补腰肾",《陕西中草药》:"补肾壮阳,治筋骨酸软,风湿关节痛",《得配本草》:"补督脉之精血",二药相伍共奏补肾强督,填精益髓,强筋壮骨以治其本。威灵仙为必用之品,因为其不仅能治鱼骨鲠喉,还能治风湿骨痛;同时配伍具有活血舒筋、利水祛痰之功效的穿山龙,二药相伍共奏缓急止痛、祛风除湿之功。选用能软化骨刺的急性子,增强软坚化骨之功。选用性善走窜,善逐瘀血的土鳖,配伍川芎,活血化瘀,引药上行,直达病变部位,二药相伍活血化瘀,消肿止痛。诸药相互协调,互相作用,共奏补肾益髓,强督壮骨,缓急止痛,舒筋宣痹之功。

【药理】现代药理学研究发现,方中骨碎补能促进骨钙吸收,同时提高血钙和血磷水平,有利于骨钙化和骨质的形成;威灵仙能使病变关节周围紧张挛缩的肌肉松弛;穿山龙能明显增强成骨细胞活跃性;土鳖对软组织损伤有消肿止痛作用,对骨变性有抑制作用;川芎能改善骨内高压时血液流变学,骨内微循环及造血组织的病理状态。

144. 补肾壮骨活血汤

【组成】葛根30 g,黄芪20 g,紫河车20 g,当归18 g,三七18 g,鸡血藤18 g,骨碎补18 g,制乳香18 g,制没药18 g,桃仁18 g,红花18 g,杜仲15 g,桑寄生15 g,续断15 g,鳖甲(先煎)15 g,龟甲(先煎)15 g,枸杞子15 g,肉苁蓉15 g,炮穿山甲(先煎)12 g,地龙12 g,土鳖12 g,苏木10 g,桂枝10 g。

【功效】补益肝肾,强筋壮骨,舒筋通络,消肿止痛。

【主治】神经根型颈椎病属肝肾亏损,风

寒湿邪凝聚，气血运行不畅，气滞血瘀者。

【用法】每日1剂，水煎分服2次。10日为1个疗程。

【加减】头痛者，加川芎15 g；湿重者，加薏苡仁20 g；麻木较重者，加木瓜20 g。

【方解】方中葛根味甘辛，性平，入胃、脾经，轻扬升发，既能发表解肌，又能疏通足太阳膀胱经的经气；杜仲、桑寄生、续断、龟甲、枸杞子、肉苁蓉补肝肾，软坚散结；土鳖、桃仁、红花、三七、制乳香、制没药活血化瘀消肿；骨碎补补益肝肾，强筋壮骨；黄芪、当归、紫河车补益气血；炮穿山甲、地龙理气通络舒筋。诸药合用，共奏补益肝肾，强筋壮骨，舒筋通络，消肿止痛之功效，使肝肾之精充足，骨髓生化有源，气血旺盛，瘀滞得散，从而达到治疗目的。

145. 补肾舒筋活血汤

【组成】葛根30 g，桑寄生20 g，牛膝20 g，鸡血藤20 g，桃仁18 g，红花18 g，骨碎补18 g，杜仲15 g，山茱萸15 g，地龙15 g，当归15 g，制乳香12 g，制没药12 g，土鳖10 g。

【功效】补肝肾，强筋骨，祛寒逐湿，活血温经。

【主治】颈椎病属肝肾亏虚，气滞血瘀，肌筋不舒者。

【用法】每日1剂，水煎分服2次。10日为1个疗程。

【加减】风寒湿者，加独活10 g，秦艽12 g，威灵仙20 g；气滞血瘀者，加黄芪30 g，川芎12 g；痰湿阻络者，加苍术12 g，法半夏10 g，陈皮5 g；肝肾亏损甚者，加续断12 g，枸杞子15 g，木瓜20 g。

【方解】方中葛根轻扬升发，既能发表解肌，又能疏通足太阳膀胱经的经气，治疗项背强几几，能舒缓颈部肌肉、韧带；杜仲、桑寄生、山茱萸、骨碎补补肝肾，强筋骨；桃仁、红花、当归、牛膝、鸡血藤活血化瘀消肿。诸药合用，共奏补肝肾，强筋骨，祛寒逐湿，活血温经之功，使肝肾之精充足，骨髓生化有源，瘀滞消散，疗效倍增。

146. 补肾化瘀汤

【组成】丹参30 g，葛根30 g，茯苓30 g，枸杞子15 g，菟丝子15 g，钩藤15 g，五味子15 g，当归15 g，鸡血藤15 g，天麻12 g。

【功效】补肾祛湿，活血化瘀。

【主治】颈椎病属肾虚夹湿，瘀血阻痹经脉骨节者。

【用法】每日1剂，水煎分服2次。

【加减】心烦、失眠、多梦者，加酸枣仁30 g，远志10 g；血虚者，加制何首乌12 g，熟地黄15 g；气虚疲乏无力，肢体软弱者，去枸杞子、五味子，加黄芪15 g，赤芍12 g，川芎12 g，桃仁10 g，红花10 g；疼痛剧烈，骨质增生明显者，加威灵仙15 g，桑枝12 g，桂枝10 g；肢体麻木，沉重甚者，加防己18 g；瘀血甚者，加川芎12 g，桃仁12 g，红花10 g。

【方解】方中枸杞子、菟丝子、五味子补肾益精；丹参活血化瘀通经，祛瘀血，生新血；葛根升阳生津解肌，润养筋脉；当归、鸡血藤补血活血，和营通络；天麻、钩藤平肝熄风；茯苓健脾除湿。诸药合用，共奏补肾、化瘀、通络之效。本方特点：除用补肾、活血、祛湿化瘀外，重用葛根，取其生津液、润筋脉之效，治其颈项强直，其有较强的缓解肌肉疼痛和痉挛的作用。

【药理】现代药理学研究发现，方中丹参具有改善血流动力学状态及微循环作用，其能改善局部缺血缺氧，延缓和抑制颈椎间盘的退变，促进组织修复。

147. 补肾化瘀通络汤

【组成】葛根30 g，茯苓30 g，丹参15 g，枸杞子15 g，淫羊藿15 g，天麻15 g，五味子15 g，菟丝子15 g，白芍15 g，钩藤15 g，桂枝10 g，地龙10 g，甘草5 g。

【功效】益肾养精，强筋壮骨，活血化瘀。

【主治】颈椎病属肾精亏虚，气滞血瘀，筋骨失养者。

【用法】每日1剂，水煎分服2次。

【方解】方中葛根有解肌退热，生津止

渴, 升阳止泻之功, 主治项背强痛; 丹参凉血消痈, 通经止痛, 活血祛瘀; 茯苓药性平和, 具安神宁心之功效; 枸杞子滋补肝肾, 主治虚劳精亏, 眩晕耳鸣, 腰膝酸痛; 淫羊藿祛风湿, 强筋骨, 补肾阳; 天麻祛风止痛, 平肝熄风, 治肢体麻木, 头晕目眩; 五味子敛肺滋肾, 生津收汗; 菟丝子补肾益精, 养肝明目; 白芍养血补血, 平抑肝阳; 钩藤熄风定惊, 清热平肝; 桂枝发汗解肌, 温经通脉, 散寒止痛; 地龙清热, 平肝, 通络; 甘草清热解毒, 兼具调和诸药。全方标本兼顾, 共奏强筋壮骨, 益肾养精, 活血化瘀之功效, 在颈椎病治疗中取得理想治疗效果。

148. 补肾化瘀解肌汤

【组成】丹参30 g, 葛根30 g, 茯苓30 g, 枸杞子15 g, 淫羊藿15 g, 菟丝子15 g, 天麻15 g, 钩藤15 g, 白芍15 g, 五味子12 g, 地龙10 g, 桂枝10 g, 甘草5 g。

【功效】补肾益精, 化瘀通络, 解肌润筋。

【主治】椎动脉型颈椎病属肾虚精亏, 肌筋失养, 瘀血阻痹经脉骨节者。

【用法】每日1剂, 水煎分服2次。20日为1个疗程。

【方解】方中枸杞子、菟丝子、五味子补肾益精; 茯苓健脾除湿; 丹参活血化瘀通经; 均为君药。葛根升阳生津, 解肌润养筋脉; 桂枝温通经脉而解肌痉, 白芍养阴和营, 二者一阴一阳, 解肌和里; 甘草与白芍又能酸甘化阴以养筋脉; 共为臣药。天麻、钩藤平肝熄风; 地龙通络利湿; 为佐使药。诸药合用, 共奏补肾, 化瘀, 通络之效。重用葛根, 葛根在《神农本草经》列为中品, 其味甘性平, 入脾胃经, 有解肌退热、透发麻疹、生津止渴、升阳止泻及透痉退热之功, 以治脾虚泄泻和疹透不畅之症。近代又常用治高血压、头痛、冠心病。用此药治疗颈椎病, 该药既能解肌, 又能透疹, 说明其有表里双解的作用。椎动脉型颈椎病虽非外邪侵犯于表, 但多有颈背强痛之筋脉不通之症, 故取其生津液, 润筋脉之效, 治疗此病, 用药量宜大, 方可有效。

【药理】现代药理学研究发现, 方中葛根提取物总黄酮及葛根素有增加冠状动脉、脑血流量的作用, 对解除颈背强痛效果颇好, 对头痛、头晕、耳鸣及肢麻的症状也有改善作用。

149. 补气活血强肾汤

【组成】黄芪30 g, 白芍20 g, 桂枝15 g, 鸡血藤15 g, 当归12 g, 川芎12 g, 牛膝12 g, 桑寄生12 g, 杜仲12 g, 秦艽12 g, 防风12 g, 甘草5 g。

【功效】补气活血强肾, 祛风胜湿止痛。

【主治】颈椎病属气虚血瘀肾亏, 风寒湿邪阻痹经脉骨节者。

【用法】每日1剂, 水煎2次, 混合约500 mL, 每晚睡前1次服用。

【加减】风寒盛者, 加葛根30 g, 荆芥12 g, 细辛5 g; 湿盛者, 加羌活12 g, 独活12 g, 木瓜15 g; 血瘀甚者, 加红花10 g, 桃仁12 g, 丹参15 g; 肾阳虚者, 加巴戟天15 g, 淫羊藿12 g, 肉桂5 g; 气血不足者, 加人参10 g, 熟地黄15 g, 阿胶(烊化冲服)12 g; 痰浊眩晕者, 加法半夏10 g, 天麻10 g, 胆南星12 g; 病久入络者, 加全蝎5 g, 蜈蚣1条。

【方解】方中黄芪补益中气; 当归、川芎、白芍、桂枝、鸡血藤活血通络止痛; 桑寄生、杜仲强腰壮肾, 散寒止痛; 秦艽、防风、桂枝疏散风邪。全方共奏补气活血强肾, 通络利脉定眩, 祛风胜湿止痛之功, 切中病机, 故获良效。

150. 补气活血舒筋汤

【组成】黄芪35 g, 威灵仙30 g, 葛根30 g, 当归15 g, 川芎15 g, 赤芍15 g, 地龙15 g, 鸡血藤15 g, 活血藤15 g, 炒白芍15 g, 桂枝10 g, 姜黄10 g。

【功效】补气活血, 舒筋通络, 祛风除湿, 散寒止痛。

【主治】颈椎病属气血亏虚, 风寒湿邪客居经脉, 导致气滞血瘀, 经络痹阻者。

【用法】每日1剂, 水煎分服2次。15日为1个疗程。

【加减】畏寒肢冷较甚者，加制附子（先煎）12 g，肉苁蓉10 g，仙茅10 g；疼痛肢麻较剧者，加制延胡索30 g，全蝎5 g，蜈蚣1条；头重如裹、咳吐痰涎者，加陈皮10 g，法半夏12 g，炒白术15 g；头痛晕眩、目赤烦热明显者，加钩藤15 g，天麻12 g，菊花10 g；腰背酸痛、膝软乏力者，加狗脊15 g，杜仲10 g，牛膝12 g。

【方解】方中黄芪、当归、川芎、赤芍、鸡血藤、活血藤、地龙等补气活血通络，使血行瘀散，祛邪而不伤正。其中黄芪、当归相伍，气血同调，固本培元；鸡血藤偏于养血，而活血藤偏于活血，二者联用以冀补血而不滋腻、活血而不伤气，并与黄芪、当归和赤芍协同作用；地龙通经活络、祛风止痉，与益气活血之品配伍以增药效；川芎则可引领诸药到达病所。威灵仙、葛根、姜黄、桂枝、白芍等相配，既温经通络，又散寒止痛。其中威灵仙性温而通利，性猛善走，能通行十二经络，为治痹痛要药；葛根发表解肌、舒筋止痉，善治头项强痛，与威灵仙合用药效更佳；姜黄辛温而苦，能外散风寒湿邪，内行气血，通经止痛，与桂枝同为上肢引经药；桂枝既能温散血中之寒凝，又可宣导活血药物，与温通药合用以增强化瘀通络，且与白芍相须为用调和营卫。诸药合用，共奏补气活血，舒筋通络，祛风除湿，散寒止痛之功效。

151. 补阳还五汤加减

【组成】黄芪40 g，葛根30 g，鹿衔草30 g，白芍20 g，川芎15 g，当归15 g，地龙15 g，法半夏12 g，桃仁10 g，红花10 g。

【功效】补益肝肾，调和气血，熄风化痰。

【主治】椎动脉型颈椎病属肝肾亏虚，气血瘀滞，经络痹阻不畅者。

【用法】每日1剂，水煎分服3次。同时将药渣盛入布袋内，加入酒糟蒸热后敷颈部。15日为1个疗程。

【加减】血瘀明显者，加三七（研末冲服）5 g；头昏明显者，加天麻15 g。

【方解】方中重用黄芪有补气，升举阳气的作用；白芍柔肝止痛；桃仁、红花活血化瘀；地龙熄风、通络；葛根轻扬升散，解肌止痛；鹿衔草补益肝肾，祛风除湿；法半夏燥湿化痰。诸药相伍，共奏补益肝肾，调和气血，熄风化痰之功。

【药理】现代药理学研究发现，方中黄芪有扩张血管的作用，能改善血液循环的功能；白芍含芍药总苷，有抗炎、镇痛、扩张血管、增加血流量之功效；桃仁、红花能改善血液循环；地龙能提高红细胞变形能力，从而改善血液流变性和微循环障碍；葛根能增强微血管运动的振幅，提高局部微血管流量，使毛细血管网开放明显、血流加速，其总黄酮能较好地增加脑及冠状血管流量，具有改善微循环作用；鹿衔草具有甾体抗炎药作用，能减少炎性介质的释放；法半夏具有中枢镇静作用。

152. 补阳还五通络汤

【组成】生黄芪30 g，党参18 g，丹参18 g，葛根15 g，炙甘草15 g，防己15 g，全当归12 g，赤芍12 g，白芍12 g，川芎12 g，桃仁12 g，生地黄12 g，熟地黄12 g，红花10 g，桂枝10 g，地龙10 g。

【功效】补益气血，活血通络。

【主治】神经根型颈椎病属气虚血瘀，筋脉失养者。

【用法】每日1剂，水煎分服2次。

【方解】方中黄芪、党参益气；当归、赤芍、川芎、丹参、熟地黄活血祛瘀；地龙、防己、桂枝祛风通络；生地黄养阴；白芍、葛根解肌止痛；甘草调和诸药。诸药相伍，共奏益气活血通络之功。

153. 补中益气汤

【组成】黄芪15 g，党参15 g，炙甘草15 g，柴胡12 g，当归12 g，白术10 g，陈皮5 g，升麻5 g，生姜5片，大枣5枚。

【功效】调补脾胃，升阳益气。

【主治】颈椎病属气血亏虚者。

【用法】每日1剂，水煎分服2次。

【加减】痰浊内蕴者，加石菖蒲15 g，法半夏10 g，胆南星12 g；肾阴虚者，加牛膝

12 g，黄精12 g，枸杞子15 g；呕吐者，加天麻10 g；麻木者，加木瓜12 g，全蝎5 g；颈部疼痛明显者，加葛根30 g，羌活12 g。

【方解】方中黄芪补中益气，升阳固表，配伍党参、炙甘草、白术补气健脾，与黄芪合用，以增强其补中益气之功；血为气之母，气虚时久，营血亏虚，故用当归养血和营，协党参、黄芪以补气养血；陈皮理气和胃，使诸药补而不滞；并以少量升麻、柴胡升阳举陷，协助黄芪升提下陷之中气。诸药合用，共奏调补脾胃，升阳益气之功。使气虚者补之，气陷者升之，气虚发热者，得此甘温益气而除之，元气内充，清阳得升，则诸症自愈。

154. 补中四物汤

【组成】炙黄芪15 g，制何首乌15 g，当归12 g，白芍12 g，熟地黄12 g，党参12 g，白术12 g，川芎10 g，蔓荆子10 g，柴胡10 g，升麻10 g，陈皮10 g，炙甘草5 g。

【功效】气血双补，升阳举陷。

【主治】椎动脉型颈椎病属气血亏虚者。

【用法】每日1剂，水煎分服2次。

【加减】血不养心，心悸失眠者，加炒酸枣仁15 g，龙眼10 g。

【方解】方中党参、炙黄芪、白术、柴胡、升麻、陈皮、炙甘草补中益气，升阳举陷，使气虚者补之，气陷者升之。元气内充，清阳得升，则诸症自除。当归、川芎、白芍、熟地黄补血和血，血虚则易滞，在补血的同时配以和血之药，既可生新，又可防瘀。诸药合用，补血而不滞血，和血而不伤血，共收气血双补之功。加蔓荆子疏散风热，清利头目，制何首乌补益精血则效力更著。

155. 补中十全汤

【组成】炙黄芪30 g，党参15 g，防己15 g，川芎12 g，生地黄12 g，熟地黄12 g，赤芍12 g，白芍12 g，炒白术12 g，鹿角片（先煎）12 g，茯苓12 g，炙龟甲（先煎）12 g，柴胡10 g，全当归10 g，升麻10 g，炙甘草5 g。

【功效】补益气血，涵养脾肾。

【主治】神经根型颈椎病属脾肾亏虚，气血不和者。

【用法】每日1剂，水煎分服2次。

【方解】方中黄芪、党参、白术、茯苓、甘草补气益脾胃；柴胡、当归、川芎、熟地黄、赤芍补血活血；升麻升提阳气；生地黄、龟甲、鹿角片补益肾气；防己、白芍祛风解肌止痛。诸药合用，共奏补益气血，涵养脾肾之功。

156. 骨痹汤

【组成】葛根30 g，秦艽20 g，威灵仙20 g，白芍20 g，当归12 g，羌活12 g，制川乌（先煎）10 g，延胡索10 g，天麻10 g，白芥子10 g，川芎10 g，蜈蚣2条。

【功效】养血散瘀，祛风除湿，通络止痛。

【主治】颈椎病属血虚风寒湿邪阻痹经脉骨节者。

【用法】每日1剂，水煎分服2次。

【加减】偏寒者，酌加细辛5 g，桂枝10 g，白芥子10 g，制附子（先煎）10 g，淫羊藿12 g；偏热者，加连翘10 g，金银花15 g，板蓝根15 g；偏湿者，加茯苓15 g，薏苡仁20 g，苍术12 g；气虚血滞者，加党参15 g，丹参12 g；肾虚者，加巴戟天12 g，枸杞子15 g，补骨脂15 g。

【方解】方中白芍、当归、延胡索有养血散瘀，解痉止痛，补益虚损等作用；葛根、蜈蚣、天麻有搜风止痛，通络散结，疗肢体不遂之功；威灵仙、秦艽、川芎、羌活能祛风除湿通络；白芥子可温化寒痰，利气散结。诸药合用，共奏养血散瘀，祛风除湿，通络止痛之功，标本兼治，故收佳效。

157. 骨康散

【组成】威灵仙40 g，丹参30 g，当归30 g，生白芍30 g，葛根30 g，川芎30 g，木瓜30 g，白芷30 g，赤芍30 g，土鳖30 g，血竭30 g，生地黄15 g，骨碎补12 g，制乳香10 g，制没药10 g，姜黄10 g，甘草10 g。

【功效】益气养血，舒筋活血，通络止痛。

【主治】神经根型颈椎病属气血亏虚，风湿瘀血阻痹经脉骨节者。

【用法】将诸药共研为细末制成散剂，每次服 3 g，1 日 2 次，早、晚饭后温开水冲服。30 日为 1 个疗程。

【方解】方中以生地黄、当归、川芎、赤芍、白芍养血活血、祛瘀止痛、益精填髓疗虚损；川芎、丹参、白芷、木瓜、威灵仙等祛风湿、通经络、舒筋止痛；姜黄、葛根性味甘辛，舒筋解痉，善疗项背强痛，尤适合于肩臂疼痛之证；土鳖、血竭镇痛消肿、活血化瘀；制乳香、制没药行气活血，化络中瘀血，使气血流畅；甘草调和诸药，与白芍配伍组成芍甘汤，有镇痛、解痉、抗炎作用。全方合用，共奏益气养血，舒筋活血，通络止痛之功效，方证相符，故收效亦佳。

158. 桂枝芍药归葛汤

【组成】当归30 g，葛根20 g，白芍20 g，姜黄15 g，苍术15 g，知母12 g，羌活12 g，独活12 g，桂枝10 g，麻黄10 g，防风10 g，制附子（先煎）10 g，细辛3 g，干姜5 g，炙甘草5 g。

【功效】祛风除湿，温经散寒，滋阴清热。

【主治】颈椎病属寒邪兼夹风湿，留滞经脉，闭阻气血者。

【用法】每日 1 剂，水煎分服 2 次。

【方解】方中桂枝与制附子通阳宣痹，温经散寒；桂枝配麻黄、防风祛风而温散表湿；苍术、制附子、干姜、细辛助阳除湿。痹证日久，易伤阴化热，正如《临证指南医案》："初受风寒，已从热化……医者但执风寒湿三邪合成为痹，不晓病随时变之理。"因此应酌加滋阴清热药物，诸如知母、白芍可和阴行痹于里，行益阴清热之功。当归、姜黄活血止痛；羌活、独活合而行上下以祛全身风湿；葛根尤通颈项部经络以缓解颈项部酸痛。甘草和胃调中。诸药相合，表里兼顾，治以祛邪为首务，兼顾养阴，俾风湿去，则痹宣经通，热去阴复。

本方为麻黄汤、桂枝汤、甘草附子汤诸方化裁而成，诸药合而用之，表里兼顾，阴阳并调，气血同治，共行祛风除湿，温经散寒，滋阴清热之功，为治疗久痹之良方，以之加减治疗颈椎病卓有成效。

159. 桂枝加葛根汤

【组成】葛根20 g，桂枝10 g，白芍10 g，生姜10 g，大枣10 g，炙甘草10 g。

【功效】补肝化瘀，解肌祛风，疏经止痛。

【主治】颈椎病属风寒湿邪客于经络，阻滞血气运行者。

【用法】每日 1 剂，取水 700 mL 将诸药浸泡 30 分钟，武火煮沸后文火慢煮 30 分钟，取汁 200 mL，分早、晚两次温服。

【加减】寒湿闭阻者，加威仙灵15 g，羌活15 g，独活12 g，防风12 g；气滞血瘀者，加丹参15 g，当归12 g，川芎10 g；肝肾不足者，加牛膝15 g，女贞子15 g，山茱萸10 g；气血亏虚者，加黄芪30 g，山药15 g。

【方解】方中葛根味甘辛凉，有生津舒筋，升阳解痉之效；桂枝味甘性温，具调和营卫，振奋血气及解肌回阳之效，为治疗风湿痹痛之要药；桂枝与葛根合用，有舒挛通络解肌缓急之效；白芍味酸性甘，重在柔肝止痛，配以炙甘草滋阴化津；辅以生姜、大枣健脾养胃；炙甘草性味甘平，能清热解毒，益气补肾。诸药合用，共奏补肝益肾，化瘀通络，解肌祛风，疏经止痛之效。

【药理】现代药理学研究发现，葛根中的黄酮类化合物具有舒张血管平滑肌、降低外周阻力及改善局部血流的作用；桂枝中的桂皮醛具有扩张血管、解热镇痛消炎作用；白芍中的有效成分白芍总苷能消炎镇痛、增加冠状动脉血流量、扩张血管、降低血液黏稠度的作用；生姜中的萜类挥发油及姜辣素等均有抗氧化、抗炎等作用。

160. 桂枝加葛根苍术汤

【组成】葛根20 g，桂枝10 g，赤芍10 g，白芍10 g，苍术10 g，川芎10 g，生姜10 g，炙甘草5 g，大黄3 g，大枣5 枚。

【功效】疏风散寒，活血通络，化瘀止痛。

【主治】神经根型颈椎病属风寒湿瘀阻痹经脉骨节者。

【用法】每日1剂，水煎分服2次。

【方解】方中葛根解肌祛风、生津舒筋，善于治疗项背部肌肉强急所致疼痛；桂枝温通经脉，散寒止痛；赤芍、白芍滋阴敛液，缓急止痛；生姜、大枣健脾补中，调和营卫，协助桂枝、白芍解肌发表，祛邪外出；苍术祛风散寒，燥湿健脾，对寒湿痹痛尤为适宜，与桂枝相配则祛风散寒，通络止痛之功更著；川芎活血行气，祛风止痛，对于瘀血阻滞引起的疼痛效果甚佳，《本草新编》："川芎……血闭者能通，外感者能散……若单用一味止痛，则痛止"；少量大黄活血通络，对一侧疼痛有实效；炙甘草调和诸药。诸药配伍，有疏风散寒，活血通络，化瘀止痛之力。

161. 桂枝加葛根二乌汤

【组成】葛根15g，鸡血藤12g，川芎12g，当归12g，桂枝10g，地龙10g，淫羊藿10g，丹参10g，生甘草10g，制川乌（先煎）5g，制草乌（先煎）5g，蜈蚣2条。

【功效】宣通寒痹，温经止痛。

【主治】颈椎病属寒凝血瘀阻痹经脉骨节者。

【用法】每日1剂，水煎分服2次。

【方解】方中桂枝温通血脉，祛散风寒，且具横通肢节的特点，引诸药横行至肩、臂、手指，故为上肢病的引经药；葛根味甘微辛，功擅发表解肌，且兼具生津功效，制约方中辛热药物的燥性；制川乌、制草乌辛热，祛风散寒，温经止痛；当归、川芎养血活血，通脉止痛；鸡血藤、蜈蚣、地龙走窜通达，熄风镇痉；丹参、淫羊藿祛瘀止痛，祛风除湿。诸药合用，共奏宣通寒痹，温经止痛之功效。

162. 桂枝血藤葛根汤

【组成】鸡血藤20g，葛根15g，炒桑枝12g，醋延胡索12g，羌活12g，桂枝10g，防风10g，姜黄10g，川芎10g，茯苓10g，炒白术10g，炒白芍10g，炙甘草10g。

【功效】行气活血，温通经络。

【主治】颈椎病属肝肾亏虚，风寒湿邪侵袭，气血运行不畅者。

【用法】每日1剂，水煎分服2次。

【加减】患肢麻较剧者，加全蝎5g，蜈蚣1条；病程迁延，上肢运动功能减退者，加桃仁12g，红花10g；疼痛明显，病情较急者，加制乳香10g，制没药10g；头痛者，加天麻10g，地龙10g；失眠多梦者，加酸枣仁12g，茯神15g。

【方解】方中桂枝的作用主要为营卫调和，温通太阳经脉。桑枝性平味苦，归肝经，有调肝化湿、祛风活络功效，善解上肢痹痛，太阳经循行于颈部，桂枝、桑枝配伍，以增温阳通络之功。葛根之功在于升阳解肌，尤宜于因气血阻滞引起的颈项疼痛，配伍桂枝、桑枝以解肌缓急、舒挛通络。羌活味辛、苦，性温入太阳经脉，祛风化湿止痛，《珍珠囊》谓羌活：太阳经头痛，去诸骨节疼痛。防风味辛、甘，性温有祛风、止痛、通络之功，尤适用于风寒湿邪所致肩背酸疼。羌活与防风配伍有加强祛风通络、燥湿化痰之功。茯苓药性平和，利水而不伤正气，常为利水渗湿要药，用于治痰湿痹阻、肩背酸疼。川芎味辛性温，入肝经，具有行气活血、祛风止痛作用，谓为"血中之气药"，川芎配伍茯苓以行气血而化水湿。鸡血藤性温味甘，主入肝肾经，其作用主要为滋阴养血、行气活络。对于风湿痹阻所致肩臂疼痛，主要取姜黄能破血理气，祛湿通经止痛的功效。如戴原礼《证治要诀》谓："姜黄能入手臂治痛，其兼理血中之气可知。"鸡血藤与姜黄配伍，气行则血活，血活则气行。炒白术味甘苦性温，取其健脾之功，气血生化有源，以助活血化瘀。延胡索，取其理气、活血、止痛作用，为理气止痛之常用药。白芍配伍炙甘草，两者同用，调和诸药，增强滋阴功效，柔筋止痛。诸药相伍，共奏行气活血，温通经络之功。

【药理】现代药理学研究发现，从桂枝中提取的桂皮酸和桂皮醛与从桑枝中提取的异戊烯基黄酮类化合物，两者均有扩张血管、消炎的作用。增加脑供血量的同时不增加外周供血量是羌活在心脑血管方面的主要作用，这种增加脑供血的同时不增加心脏负荷，不影响血压的机制是羌活解上焦疼痛的原因所在。防风中的提取物能有效增加红细胞和纤维蛋白原的含量，并改善其功能，且防风能提高痛阈值。葛根的活性成分葛根黄酮苷有松弛紧张肌肉、扩张血管及增加脑和冠状动脉供血的作用，从而改善局部血运。鸡血藤中的儿茶素，能刺激早期红系祖细胞和晚期造血红系祖细胞的增殖，激活机体造血功能，缩短造血细胞进入增殖周期时间。川芎中含有的川芎挥发油能有效缓解毛细血管痉挛，增加微血管循环数目，具有增加脑供血，改善局部微循环作用。姜黄中提取出来的姜黄素可以通过下调机体的免疫应答水平从而抑制炎症递质的分泌，起到消炎的作用。白芍、炙甘草能减少炎症介质的产生而起到抑制疼痛的作用，又能抑制外周神经末梢引起的疼痛。天麻的活性成分天麻素可以增加血管中血液的容量，促使血管恢复弹性，具有改善局部血运作用。从延胡索中分离出来的延胡甲素、乙素等能提高患者痛阈值，从而达到止痛作用。

163. 化湿通络汤

【组成】薏苡仁30 g，桑枝30 g，葛根30 g，苍术15 g，茯苓15 g，羌活12 g，独活12 g，藁本10 g，川芎10 g，蔓荆子10 g，黄芩10 g，香附10 g。

【功效】祛风散寒燥湿，解肌通络止痛。

【主治】颈椎病属风湿阻滞经络，气血运行不畅者。

【用法】每日1剂，水煎分服2次。

【加减】头昏头痛明显者，酌加丹参15 g，天麻10 g，法半夏10 g，白芷12 g；头重、两肢酸胀麻木者，加丝瓜络10 g，萆薢12 g；面部肌肉僵直，口眼㖞斜，语言不利者，加地龙12 g，全蝎10 g，蜈蚣1条；神疲乏力、肢重便溏者，加太子参15 g，白术12 g，扁豆衣10 g。

【方解】方中羌活辛温，气味雄烈，善散寒湿并祛风，利关节以止痛，为治上焦风湿，祛手足太阳经风邪之要药；独活辛香走窜，升中有降，具有祛风胜湿散寒止痛之功；川芎、藁本、蔓荆子皆入太阳，行肌表，发散风湿，通络止痛；苍术、薏苡仁、茯苓以燥湿健脾培土助运以除湿浊之源；葛根以升举清气，鼓舞胃气上行以生津液，除湿浊，并解肌散邪，养筋缓急；桑枝味苦性平，通行善走，能祛风湿，通经络，达四肢，利关节，行水气，止疼痛，有祛风除湿通络之功，且善行上肢肩背；香附则理一身之血，通全身之脉络，以直达病所。诸药合用，以治颈椎痛，其功非小。诸药相伍，共奏祛风散寒燥湿，解肌通络止痛之功。

164. 化痰通络定眩汤

【组成】葛根30 g，白芍15 g，白术15 g，法半夏15 g，桂枝12 g，水蛭10 g，三七10 g，麻黄10 g，天麻10 g，甘草5 g。

【功效】通经活络，化痰定眩，调和营卫。

【主治】椎动脉型颈椎病属痰浊阻络，营卫不和者。

【用法】每日1剂，水煎分服2次。20日为1个疗程。

【加减】伴肢冷者，加制附子（先煎）15 g，干姜10 g；呕吐痰涎者，加旋覆花（包煎）10 g，赭石（先煎）30 g；兼气虚者，加太子参20 g，生黄芪30 g；骨刺明显者，加肉苁蓉12 g，狗脊15 g；疼痛明显者，加徐长卿15 g，威灵仙12 g，细辛3 g。

【方解】方中水蛭、三七活血化瘀通络，水蛭破血逐瘀，《医学衷中参西录》谓其"但破瘀血不伤新血"。三七养血止血，化瘀而不伤新血；辅以葛根甘寒生津，起阴气，鼓舞阳明津液布达，从而缓解经脉之拘挛，引药直达颈项；麻黄升阳散邪，桂枝调和营卫气血，同时芍药与甘草酸甘化阴，缓急止痛，可使拘挛的项背经脉舒展通畅。伍用法半夏、白术、天麻化痰浊，平冲降逆。诸药合用，共奏通经活络，化痰定眩，调和营卫之功。

165. 化瘀止痛汤

【组成】丹参15 g，延胡索12 g，白芍12 g，牛膝12 g，地龙10 g，桃仁10 g，红花10 g，川芎10 g，天麻10 g，钩藤10 g，杜仲10 g，制川乌（先煎）5 g，制草乌（先煎）

5 g，细辛 5 g，甘草 5 g。

【功效】祛风散寒，活血通络，消肿止痛。

【主治】颈椎病属风寒湿邪凝集经脉，气滞血瘀者。

【用法】每日 1 剂，水煎分服 2 次。

【方解】方中丹参、地龙、桃仁、红花活血化瘀，消肿止痛；川芎、延胡索行气，乃气行则血行之意，通则不痛，是治疗诸痛的常用药物；天麻、钩藤镇肝熄风；配合细辛、制川乌、制草乌温经散寒，祛风止痛；白芍、甘草酸甘敛阴，缓急止痛；杜仲、牛膝壮腰膝，强筋骨。全方以活血通络为主，行气、祛风、散寒为辅，血活、气行、风祛、寒散，诸症自除。

166. 化瘀宣痹汤

【组成】丹参 20 g，葛根 15 g，鸡血藤 15 g，羌活 15 g，川芎 12 g，红花 10 g。

【功效】活血化瘀，宣痹通经，解痉除痛。

【主治】颈椎病属气滞血瘀，经络不舒者。

【用法】每日 1 剂，水煎分服 2 次。15 日为 1 个疗程。同时，另用葛根 60 g，川牛膝 20 g，羌活 20 g，透骨草 20 g，苍术 20 g，丹参 20 g，细辛 20 g，生草乌 20 g，生川乌 20 g，艾叶 20 g，冰片 10 g，米醋 250 g。将诸药用纱布包裹，放入药锅内，凉水浸泡 25～30 分钟，煮沸（30～35 分钟）后将药液倒入盆内，加入冰片和米醋。先用两块小毛巾蘸药液交替热敷痛处，待药液温度降至 40 ℃左右时，再用毛巾蘸药液反复不停地揉搓患处。每剂药可用 2～3 次。

【加减】眩晕泛恶者，酌加白术 12 g，茯苓 12 g，天麻 10 g，法半夏 10 g，竹茹 10 g；颈肩痛重者，加白芍 12 g，姜黄 10 g，僵蚕 10 g；头痛者，加藁本 10 g，蔓荆子 10 g，白芷 12 g；头部久痛或外伤史者，加全蝎 5 g，蜈蚣 5 g；背胀痛者，加姜黄 10 g，白术 12 g；胸痛及背痛者，加瓜蒌 15 g，薤白 12 g；肢体痛麻者，酌加桑枝 15 g，木瓜 12 g，牛膝 12 g，桂枝 10 g，土鳖 10 g；骨质增生者，加

炮穿山甲（先煎）10 g，威灵仙 12 g；肢冷畏寒背凉者，酌加淫羊藿 12 g，肉苁蓉 12 g，桂枝 10 g，制附子（先煎）10 g，鹿角霜（包煎）10 g；耳聋耳鸣者，加生磁石（先煎）15 g，路路通 12 g；手足震颤者，加珍珠母（先煎）15 g，制龟甲（先煎）12 g；眼花者，加益母草 12 g，菊花 10 g。

【方解】方中红花活血通络，祛瘀止痛；丹参活血祛瘀，消肿止痛；葛根升阳、解肌、生津，具有活血与治疗颈项强痛的显著功效；鸡血藤补血行血、通经络、强筋骨、除麻木、疗痿痹，还可引经达肩背；羌活善治项强筋急，脊背胀痛；川芎理气活血止痛。诸药配伍随症加味，具有显著的活血、祛瘀、解痉、宣痹、除痛功效。

外用热敷药物既有散寒祛湿之功，又有活血理气祛风通络止痛之效。药物直接渗透作用于病变部位，气血通畅，寒湿得散，风邪得解，达解肌缓急之功而止痛，与口服药配合综合治疗，起到事半功倍之疗效。

167. 半夏白术天麻汤

【组成】白术 15 g，茯苓 15 g，法半夏 12 g，天麻 10 g，陈皮 10 g，生姜 10 g，大枣 10 g，甘草 3 g。

【功效】燥湿化痰，平肝熄风。

【主治】椎动脉型颈椎病属风痰上扰者。

【用法】每日 1 剂，水煎分服 2 次。20 日为 1 个疗程。

【加减】伴枕部疼痛者，加藁本 10 g；伴偏头痛者，加川芎 10 g；头昏沉明显者，加黄芩 10 g。

【方解】方中以法半夏燥湿化痰，降逆和胃，为治痰要药；天麻平肝潜阳，以熄肝风，为治风要药，两者合用共为君药。因脾为生痰之源，故用白术健脾燥湿，茯苓健脾利湿，使脾旺健运，湿去痰消；陈皮理气化痰，与法半夏相伍又可降逆和胃，使痰消浊降，故 3 味共为臣药。生姜、大枣和胃益脾，调和营卫；甘草健脾和药并为佐使。诸药合用，共奏化痰熄风之效，使风熄痰消，眩晕自愈。

【药理】现代药理学研究发现，方中天麻能使体内血管、脑血管、冠脉的阻力明显降

低，增加血流量和抗炎；茯苓对于炎症有较强的抑制作用；陈皮有抗炎作用。

168. 半夏白术天麻指迷汤

【组成】茯苓20 g，法半夏15 g，天麻15 g，白术10 g，橘红10 g，制附子（先煎）10 g，枳实10 g，胆南星10 g，甘草10 g。

【功效】化痰熄风，健脾补肾，祛湿通络。

【主治】椎动脉型颈椎病属风痰阻痹经脉骨节者。

【用法】每日1剂，水煎分服2次。10日为1个疗程。

【加减】颈肩部疼痛者，加葛根30 g，姜黄10 g；上肢疼痛麻木者，加全蝎10 g，桑枝15 g；恶心呕吐者，加竹茹10 g，赭石（先煎）30 g。

【方解】方中法半夏燥湿化痰，天麻熄风止眩晕，二者合用，为治风痰眩晕之要药；白术、茯苓健脾祛湿，以除生痰之源；胆南星、枳实燥湿豁痰，以助半夏之力；制附子补脾肾阳气，以补虚固本，共为辅药；橘红理气化痰，甘草调和脾胃，均为佐使药。诸药相伍，共奏化痰熄风，健脾补肾，祛湿通络之功效，从而达到标本兼治，消除眩晕之目的。

169. 半夏白术天麻藤芍汤

【组成】白芍30～60 g，鸡血藤20～30 g，茯苓20 g，陈皮18 g，白术15 g，天麻15 g，法半夏10 g，续断10 g，甘草10 g，生姜3片。

【功效】熄风化痰，祛瘀通络，健脾除湿，补益肝肾。

【主治】椎动脉型颈椎病眩晕属肝郁脾虚，痰浊中阻，风痰瘀蒙闭清窍者。

【用法】每日1剂，水煎分服2次。

【加减】痰湿重者，加木瓜10 g，威灵仙15 g，泽泻12 g；气虚体弱者，加黄芪20～30 g；头痛者，加菊花12 g，延胡索15 g。

【方解】方中天麻、白芍柔肝熄风；陈皮、法半夏、茯苓健脾化痰；续断、鸡血藤补肝肾，强筋骨，通血脉。诸药共奏熄风化

痰，活血通脉，健脾除湿，补益肝肾，强壮筋骨之功。风熄痰化，瘀除脉通，血行调畅，脑有所养，则眩晕自除。

170. 半夏白术天麻芪葛汤

【组成】黄芪30 g，葛根30 g，珍珠母（先煎）30 g，川芎30 g，法半夏12 g，白术12 g，当归12 g，钩藤12 g，天麻10 g，陈皮10 g。

【功效】益气健脾，燥湿化痰，平肝熄风。

【主治】椎动脉型颈椎病属气虚风痰上扰阻痹经脉骨节者。

【用法】每日1剂，水煎分服2次。7日为1个疗程。

【加减】失眠者，加酸枣仁30 g，远志10 g；恶心者，加紫苏梗15 g；头痛者，加白芷15 g；肩臂痛者，加姜黄15 g。

【方解】方中法半夏燥湿化痰，和胃止呕；天麻平肝熄风而止眩晕；白术健脾益气，燥湿利水；三者共为君药。黄芪、川芎、钩藤、葛根、陈皮等理气化痰，调和脾胃，健脾渗湿，共为臣药。诸药相伍，共奏益气健脾，燥湿化痰，平肝熄风之功。

171. 柴胡桂枝汤加减

【组成】柴胡15 g，法半夏10 g，党参10 g，黄芩10 g，桂枝10 g，白芍10 g，生姜10 g，炙甘草5 g，大枣5枚。

【功效】宣畅经络，和畅气机。

【主治】颈椎病属经络阻滞，气血阻闭者。

【用法】每日1剂，水煎分服2次。7日为1个疗程。

【加减】颈肩臂疼痛严重者，加葛根15 g，姜黄12 g，三棱10 g，莪术10 g；颈肩臂麻木无力者，加鸡血藤15 g，天麻12 g，地龙10 g，水蛭10 g。

【方解】本方由小柴胡汤、桂枝汤加减而成。从经络上来讲，小柴胡汤和解少阳，桂枝汤治疗太阳中风，柴胡桂枝汤治疗太少合病，所以柴胡桂枝汤能治疗病位主要在太阳、少阳经之颈椎病。从病因病机讲，颈椎病以

气血阻闭不通，病理特点为本虚标实，主要病机为"经络阻滞，气血阻闭"。方中柴胡轻清开散，使邪透表；黄芩苦寒，善清少阳之火；桂枝走行上部肩臂，能引药至痛处，以除肢节痰凝血滞；白芍、甘草养阴柔筋，缓急止痛；党参补气以助血运；法半夏、黄芩清少阳之热；生姜辛开少阳阳明；大枣以助和解。诸药合用，共奏宣畅经络，和畅气机之功，以达治愈目的。

172. 柴胡加龙骨牡蛎汤

【组成】党参20 g，牡蛎（先煎）20 g，龙骨（先煎）20 g，葛根15 g，茯苓20 g，川芎15 g，天麻15 g，桃仁12 g，柴胡12 g，黄芩10 g，法半夏10 g，桂枝10 g。

【功效】疏肝解郁，温经通络，化痰祛瘀，平肝定眩。

【主治】颈椎病属肝郁气滞，风阳上扰，痰瘀互结阻痹经脉骨节者。

【用法】每日1剂，水煎分服2次。

【加减】肝火上炎，口苦目赤，烦躁易怒者，加龙胆12 g，夏枯草15 g；肝肾阴虚较甚，目涩耳鸣，腰膝酸软者，加枸杞子12 g，制何首乌15 g，生地黄20 g；眩晕剧烈，兼手足麻木或震颤者，加石决明（先煎）20 g，钩藤15 g，全蝎5 g；眩晕较甚，伴头重昏蒙，视物旋转者，加竹茹10 g，赭石（先煎）20 g。

【方解】方中柴胡、黄芩疏肝解郁；桂枝温经通络；法半夏、茯苓化痰；天麻、龙骨、牡蛎平肝定眩；葛根、党参益气升清；桃仁、川芎活血祛瘀。全方共奏疏肝解郁，温经通络，化痰祛瘀，平肝定眩之功。

173. 柴葛解肌汤

【组成】葛根20 g，黄芩15 g，白芷15 g，羌活15 g，白芍15 g，桃仁15 g，柴胡12 g，当归12 g，牛膝12 g，红花10 g，地龙10 g，枳壳10 g，桔梗10 g，甘草10 g。

【功效】理气活血，舒筋通络，祛湿解肌。

【主治】神经根型颈椎病属气滞血瘀，湿郁肌筋，经脉不舒者。

【用法】每日1剂，水煎分服2次。7日为1个疗程。

【方解】方中重用葛根以解肌、开腠理、疗诸痹，加强利水渗湿作用。因肝主筋，颈项为诸筋通路，诸筋病不通、不荣、不松，故配以柴胡、白芍、桃仁、红花、当归、牛膝等入肝经之品，肝经和则诸经和，和则通、则荣、则松；枳壳行气宽中除胀；桔梗补气血、除寒热风痹、破血、去积气、消积聚痰涎；牛膝疗寒湿痿痹、四肢拘挛；羌活疗颈背强、后头痛连项、湿盛。诸药合用，共奏理气活血，益气行血，舒筋通络，祛湿解肌之功。

174. 柴葛解肌黄芪汤

【组成】葛根15 g，白芍12 g，黄芪12 g，柴胡12 g，羌活10 g，白芷10 g，桂枝10 g，桔梗5 g，甘草5 g。

【功效】疏肝解肌，益气升阳。

【主治】颈椎病属肝郁经气不舒，气虚清阳不升者。

【用法】每日1剂，水煎分服2次。

【加减】血虚者，加当归12 g，鸡血藤15 g；气虚者，黄芪用量加至20 g，加党参15 g；筋骨痿软者，加木瓜12 g，牛膝15 g，杜仲15 g；久病麻痹甚者，加地龙10 g，生蒲黄（包煎）12 g；麻痹挟瘀疼痛者，加红花10 g，桃仁12 g，丹参15 g。

【方解】方中葛根发表清热，生津解肌，为"治项背强痛之要药"；柴胡解表退热，疏肝解郁，升举阳气，为"解肌要药"，柴胡、葛根二药合用解肌止痛为君药；羌活、白芷助柴、葛解肌，除诸痛，共为臣药；黄芪合桂枝、白芍益气通阳，养血和营，为佐药，羌活入太阳经，葛根、白芷入阳明经，柴胡入少阳经，桔梗载诸药上行三阳经，合甘草为使药。诸药合用，君臣佐使，各司其职，互相协助，其效必显。

【病理】现代药理学研究发现，方中葛根有解热、抗过敏，扩张冠状动脉，改善心功能，改善血循环，抗缺氧作用；柴胡有解热、镇静、镇痛、抗炎等作用。

175. 复方葛根桂枝汤

【组成】葛根30 g，羌活15 g，威灵仙15 g，桂枝10 g，白芍10 g，川芎10 g，白芷10 g，防风10 g，炙甘草10 g，细辛5 g。

【功效】通络止痛，活血化瘀，祛风除湿。

【主治】颈型颈椎病属风寒湿邪内侵，气血经络阻滞者。

【用法】每日1剂，水煎分服2次。

【方解】方中以葛根为君药，发张仲景葛根汤善治"项背强几几"之意，葛根升阳解肌，疏利太阳经气，能明显改善头痛眩晕、项强、肢体酸胀麻木等症状。桂枝温通经脉，配伍白芍，能调和营卫，活血通脉，共为臣药。川芎性味辛散温通，为血中气药，功善行气活血，祛风止痛，威灵仙、羌活、细辛、白芷、防风辛温散寒，祛风止痛，皆为佐药；炙甘草缓和止痛，调和诸药，为使药。诸药合用使药达病所，共奏通络止痛，活血化瘀，祛风除湿之功，从而达到治疗目的。

【药理】现代药理学研究发现，方中葛根中的主要有效成分葛根素，具有扩张血管、降低血压、改善微循环、降低心肌耗氧量以及抗氧化的作用，临床主要用于治疗心血管疾病、改善微循环、解痉以治疗颈痛。桂枝中的主要有效成分桂皮酸，具有抗细菌、升白细胞、利胆、抗癌作用，临床用于治疗结核病，还可合成氯苯氨丁酸和肉桂苯哌嗪用作脊柱骨骼肌松弛药和镇痉药。

176. 当归四逆葛根汤

【组成】白芍20 g，当归15 g，鸡血藤15 g，桑枝15 g，葛根15 g，姜黄15 g，桂枝10 g，通草10 g，细辛5 g，甘草5 g。

【功效】益气养血，温经散寒，祛瘀通络。

【主治】神经根型颈椎病属肝肾亏损，血不养筋，气血瘀滞，经络痹阻者。

【用法】每日1剂，水煎分服2次。15日为1个疗程。

【加减】偏风湿者，加羌活12 g，防风10 g，威灵仙15 g；偏寒湿者，加制川乌（先煎）10 g，制草乌（先煎）10 g；偏气血瘀滞者，酌加制乳香10 g，制没药10 g，姜黄12 g，红花12 g；偏气血不足者，加黄芪15 g，熟地黄12 g；偏肝肾不足者，加骨碎补12 g，续断15 g；肩臂麻木不仁者，加全蝎5 g，僵蚕5 g，乌梢蛇10 g。

【方解】该方实为桂枝汤去生姜，加当归、细辛、通草而成。桂枝汤解肌和营卫。细辛温阳以除少阴之寒，合桂枝汤用可除内外之寒。加当归、通草以养血活血扶正祛邪。另加桑枝、姜黄以祛风除湿通络，尤为治疗肩臂痹痛的要药；葛根治头痛项强，肢体麻木疗效甚佳；鸡血藤养血活血，除湿通痹。再据症加羌活、防风、威灵仙，以祛风胜湿止痛；加制川乌、制草乌，以温经除湿止痛；加制乳香、制没药、姜黄、红花以活血祛瘀止痛；加黄芪、熟地黄，以益气补血和营；加骨碎补、续断，以补肝肾，强筋骨，除痹痛；加全蝎、僵蚕、乌梢蛇，以搜风通络，舒筋宣痹，为治麻木不仁者不可缺少之品。如此加减变通，药证相应，共奏益气养血，温经散寒，祛瘀通络之效。对正虚邪实之颈椎病，用之每获良效。

177. 人参独活汤

【组成】独活15 g，白芍15 g，熟地黄12 g，当归12 g，人参10 g，桑寄生10 g，杜仲10 g，牛膝10 g，秦艽10 g，茯苓10 g，肉桂10 g，防风10 g，川芎10 g，甘草10 g，细辛5 g。

【功效】搜风祛湿止痛，补益肝肾气血。

【主治】颈椎病属肝肾亏虚，气血不足者。

【用法】每日1剂，以上诸药共为粗末，以水1500 mL，浸泡30分钟，武火煮沸10分钟，文火再煎20分钟，取汁500 mL。再加水600 mL，文火煎20分钟，取汁300 mL。两次药汁混合后，早、晚各400 mL温服。

【加减】偏行痹者，加寻骨风12 g，伸筋草12 g，海风藤15 g；偏痛痹者，加延胡索15 g，制川乌（先煎）3 g，制附子（先煎）5 g；偏着痹者，加五加皮12 g，苍术15 g，防己10 g。

【方解】方中独活，取其理伏风，善祛下焦及筋骨间风寒湿邪之功；伍以细辛发散肝肾经脉之风寒，搜剔筋骨风湿而止痛；防风祛风邪而胜湿；秦艽除风湿而舒筋；桑寄生、杜仲、牛膝祛风湿又兼补肝肾；当归、川芎、熟地黄、白芍养血又能活血；人参、茯苓、甘草补气健脾；肉桂温通血脉；甘草兼调诸药。全方合用，共奏搜风祛湿止痛，补益肝肾气血之功，祛邪扶正，标本兼治，气血足而风湿除，肝肾强而痹症愈。风气胜者为行痹，加寻骨风、海风藤、伸筋草等，以增强祛风之力；寒气胜者为痛痹，加制附子、制川乌，以增强散寒作用；湿气胜者为着痹，加五加皮、防己、苍术，以增加除湿功效。

178. 人参养荣汤

【组成】黄芪30 g，白芍20 g，五味子20 g，白术15 g，熟地黄15 g，当归15 g，陈皮15 g，党参12 g，茯苓10 g，远志10 g，炙甘草10 g，生姜3片，大枣5枚。

【功效】补益气血，滋养肝肾。

【主治】椎动脉型颈椎病属气血亏虚，肝肾不足者。

【用法】每日1剂，水煎分服2次。10日为1个疗程。

【加减】头痛者，加细辛5 g，川芎10 g，白芷12 g；颈、肩、背、上肢疼痛、麻木者，加姜黄10 g，川芎12 g，威灵仙15 g；脘闷纳呆、恶心呕吐者，加法半夏10 g，厚朴12 g，木香5 g；失眠者，加茯神12 g，酸枣仁12 g，龙眼15 g；耳鸣、虚烦者，加黄精15 g，制何首乌12 g，枸杞子12 g。

【方解】方中党参、黄芪、白术、茯苓、炙甘草补脾益气；当归、白芍、熟地黄滋养肝肾；陈皮理气调中；远志、五味子宁心安神；生姜、大枣调和脾胃。诸药配合，共奏补益气血，滋养肝肾之功。

【药理】现代药理学研究发现，方中党参、黄芪、白术、茯苓、当归、白芍、熟地黄补益气血类药物既可扩张局部血管，降低周围血管阻力，又能改善局部血液循环和脑内血液供应。

179. 黄芪桂枝葛根汤

【组成】黄芪60 g，白芍30 g，葛根30 g，泽泻30 g，当归15 g，川芎15 g，白术15 g，桂枝10 g，生姜10 g，细辛5 g，甘草5 g，蜈蚣2条。

【功效】疏经通络，活血化瘀，祛风散寒，调和气血，缓解肌肉痉挛。

【主治】颈椎病属气虚血瘀，寒凝阻痹经脉骨节者。

【用法】每日1剂，水煎分服3次。

【加减】颈肩上肢窜痛麻木，头有沉重感，颈部僵硬，活动不利，恶寒畏风，疼痛随天气变化加重者，酌加制附子（先煎）12 g，制川乌（先煎）10 g，制草乌（先煎）10 g，伸筋草15 g；眩晕头痛，耳鸣耳聋，失眠多梦，肢体麻木，面红耳赤者，酌加旋覆花（包煎）15 g，牛膝15 g，赭石（先煎）30 g，生龙骨（先煎）30 g，生牡蛎（先煎）30 g，钩藤30 g；头晕目眩，面色苍白，心悸气短，四肢麻木，倦怠乏力者，加柴胡12 g，升麻10 g，五味子10 g；头晕目眩，头重如裹，四肢麻木不仁，纳呆舌苔厚腻者，酌加陈皮10 g，竹茹10 g，法半夏12 g，茯苓20 g，枳实30 g；下肢发紧，行走不稳，发病以间歇性缓慢为特征，舌质暗，脉弦者，加红花10 g，桃仁12 g，牛膝15 g，黄酒20 g。

【方解】方中重用黄芪益气，推动血运，增加供血；细辛、桂枝、甘草，辛甘化阳，温经通络；白芍和甘草酸甘化阴，缓急止痛，解除肌肉、血管的痉挛；葛根专治项背强急不利，辅以当归、川芎、蜈蚣活血解痉；白术、泽泻健脾化湿，改善局部水肿压迫。诸药合用，疏经通络，活血化瘀，祛风散寒，调和气血，缓解肌肉痉挛，改善机体代谢。

180. 黄芪桂枝姜黄汤

【组成】黄芪30 g，桂枝15 g，丹参15 g，当归12 g，威灵仙12 g，制何首乌10 g，防风12 g，菟丝子12 g，全蝎5 g，牛膝12 g，姜黄12 g，延胡索10 g，炙甘草10 g。

【功效】补气养血，活血化瘀，祛风散寒除湿。

【主治】颈椎病属气血亏虚，风寒湿痹，瘀血阻络者。

【用法】每日1剂，水煎分服2次。

【加减】一侧或两侧颈肩部酸痛，伴前臂尺侧或桡侧麻木，肌力减退，夜间加重者，酌加党参30 g，熟地黄15 g，白芍12 g，天麻12 g；头痛头晕、恶心耳鸣，伴视物不清者，加柴胡15 g，山茱萸12 g，菊花10 g；四肢运动障碍，下肢沉重无力，走路不稳者，酌加钩藤15 g，茯神12 g，桑寄生12 g，琥珀（研末冲服）5 g。

【方解】方中黄芪、桂枝补气养血，温经通阳，祛风寒湿邪；丹参、当归、牛膝活血祛瘀；威灵仙、防风、全蝎、姜黄、延胡索活血行气，通经止痛，解痉止痹；制何首乌、菟丝子补益精血，固精明目。诸药合用，共奏补气养血，活血化瘀，祛风散寒除湿之功。

181. 黄芪血藤丹参汤

【组成】黄芪30 g，白芍30 g，鸡血藤30 g，葛根30 g，丹参30 g，桂枝15 g，杜仲15 g，牛膝15 g，桑枝15 g，生姜12 g，威灵仙12 g，炮穿山甲（先煎）10 g，全蝎5 g，大枣12枚。

【功效】温经通阳，祛风散寒，滋补肝肾，益气活血。

【主治】颈椎病属阳气不足，寒湿留滞，气滞血瘀阻痹经脉骨节者。

【用法】每日1剂，水煎分服3次。20日为1个疗程。

【方解】方中黄芪合桂枝，以益气通阳；白芍养血和营，滋补肝阴；生姜、大枣调和营卫，以上几味旨在温通阳气，调和营卫，阳气通、营血调则痹自消；炮穿山甲善于走窜，性专行散，能通经络而达病所，风湿痹痛，肢体拘挛或强直用之效佳；鸡血藤苦甘性温，既能活血，又能补血，且又舒筋活络；葛根解肌止痉，濡润筋脉；丹参祛瘀行血，除风邪留热；威灵仙善行，通经络，祛风湿，止痹痛，风湿痹痛、肢体麻木、筋脉拘挛、关节不利等均可用之；全蝎有良好的通络止痛功效；桑枝祛风通络，利关节，尤宜于上肢痹痛；牛膝既能补肝肾，强筋骨，又能通

血脉而利关节，性善下走，用治下半身关节酸痛，为其专长；杜仲为补肝肾，强筋骨之要药。诸药合用，共奏温经通阳，祛风散寒，滋补肝肾，益气活血，疏利关节功效。

182. 黄芪当归葛根汤

【组成】黄芪30 g，葛根20 g，鸡血藤15 g，丹参15 g，路路通15 g，羌活12 g，当归12 g，桂枝10 g，白芍10 g，姜黄10 g，丝瓜络5 g，甘草3 g，生姜3片，大枣5枚。

【功效】益气和营，温阳散寒，通脉利痹。

【主治】颈椎病属营卫失和，感受风寒湿邪，气机受阻者。

【用法】每日1剂，水煎分服3次。10日为1个疗程。

【加减】风寒湿盛以疼痛为主者，酌加细辛3 g，麻黄5 g，制草乌（先煎）10 g，制川乌（先煎）10 g，防风10 g，独活12 g，五加皮15 g；痰湿阻络者，去甘草、大枣，酌加茯苓15 g，白术12 g，法半夏10 g，藿香10 g，陈皮10 g；气滞血瘀者，酌加桃仁10 g，红花10 g，延胡索12 g，川芎15 g，细辛3 g；肝肾不足者，加桑寄生15 g，杜仲12 g，枸杞子10 g；气血亏虚者，加党参15 g，熟地黄12 g；眩晕、头痛为主者，酌加钩藤15 g，天麻12 g，白蒺藜10 g，藁本10 g；四肢麻木为主者，酌加威灵仙15 g，木瓜12 g，平地木10 g，全蝎5 g，蜈蚣1条；关节活动不利者，加薏苡仁30 g，土茯苓15 g；夜不能寐者，加酸枣仁12 g，远志10 g，淡竹叶5 g。

【方解】方中黄芪甘温，补虚益损，并通营卫二气；桂枝性温，味辛甘，能祛风散寒，通血脉，利关节，走经络而止痛楚，为治痹痛要药；黄芪合桂枝益气通阳，白芍合甘草酸甘养血荣筋，缓急止痛，治疗气血亏虚，筋脉失养所出现的肢体拘挛；生姜、大枣调和营卫。诸药合用，共奏益气和营，温阳散寒，通脉利痹之功。

183. 黄芪山甲汤

【组成】生黄芪20 g，延胡索20 g，葛根20 g，地龙15 g，当归12 g，炮穿山甲（先

煎）10 g，赤芍10 g，红花10 g，桂枝10 g，川芎5 g。

【功效】理气活血，解痉止痛。

【主治】颈椎病属气虚血瘀，经络阻滞者。

【用法】每日1剂，水煎分服2次。10日为1个疗程。

【加减】痛甚者，加细辛5 g，制没药10 g；上肢麻木者，加全蝎5 g，鸡血藤15 g；头晕头昏者，加天麻10 g，钩藤15 g；恶风者，加防风10 g，威灵仙15 g，豨莶草15 g；肝肾亏虚者，酌加狗脊12 g，制何首乌15 g，杜仲15 g，续断15 g；气虚者，加党参15 g，白术12 g；血虚者，加枸杞子12 g，熟地黄15 g，炒白芍15 g。

【方解】方中重用生黄芪，与当归、赤芍配伍起益气活血之效；延胡索、川芎则行气止痛，使黄芪补而不滞；红花、炮穿山甲、地龙具有化瘀通络之功；桂枝温经通阳，葛根升阳解肌，为颈项部引经药。诸药合用，共奏理气活血，解痉止痛之功。

184. 黄芪桑枝汤

【组成】桑枝30 g，远志15 g，黄芪15 g，葛根12 g，当归10 g，防风10 g，姜黄10 g，桂枝10 g，合欢花10 g，牛膝10 g。

【功效】扶正补气，祛风活血，通络止痛。

【主治】颈椎病属气血亏虚，风寒瘀血阻痹经脉骨节者。

【用法】每日1剂，水煎分服2次。

【方解】方中重用桑枝，取其善祛四末之风，佐以桂枝，其效益彰。手足关节均为筋脉交接之处，气血弱者，最易受风邪侵袭而羁留不去，以当归、黄芪养血补气和中，姜黄、防风祛风止痛。全方合用，共奏扶正补气，祛风活血，通络止痛之功。

185. 加味黄芪五物汤

【组成】黄芪30 g，白芍30 g，秦艽15 g，姜黄15 g，五加皮15 g，独活15 g，当归12 g，桂枝10 g，红花10 g，桃仁10 g，甘草5 g。

【功效】温经散寒，益气养血，活血化瘀

通痹。

【主治】颈椎病属气虚寒凝，瘀血阻痹经脉骨节者。

【用法】每日1剂，水煎分服2次。5日为1个疗程。

【加减】上肢麻木疼痛重者，加桑枝15～30 g；颈项强痛者，加葛根15～30 g；恶心呕吐者，加赭石（先煎）30 g；眩晕昏仆者，加地龙15 g，钩藤20 g，泽泻20 g。

【方解】方中黄芪益气而专固肌表；桂枝温经散寒，温通血脉；当归养血活血；白芍养血和营，助当归补益营血；甘草调和诸药，与白芍相合能舒筋缓急；加入桃仁、红花活血化瘀；姜黄长于行肢臂而除痹痛，且与独活、秦艽、五加皮相须能除久痹，舒经络而利关节。全方共奏温经散寒，益气养血，活血化瘀通痹之效。

186. 加味虎潜汤

【组成】狗骨（先煎）30 g，龟甲（先煎）15 g，熟地黄15 g，鸡血藤15 g，白芍12 g，当归12 g，桑寄生12 g，锁阳10 g，骨碎补10 g，独活10 g，刘寄奴10 g。

【功效】补益肝肾，强筋健骨，活血祛瘀，除痹止痛。

【主治】神经根型颈椎病属肝肾不足，风寒湿邪深伏经络，湿阻寒凝，气滞血瘀者。

【用法】每日1剂，水煎分服2次。

【方解】方中龟甲、熟地黄滋阴养血，为君药；骨碎补、锁阳、桑寄生、独活补益肝肾，强筋壮骨，除痹止痛为臣药；白芍滋阴养血，以补肝肾之阴；当归补血活血；鸡血藤、刘寄奴等活血祛瘀，通络止痛共为使药。诸药合用，共奏补益肝肾，强筋健骨，活血祛瘀，除痹止痛之功效。方药对证，故效如桴鼓。

187. 加味蠲痹汤

【组成】白芍30 g，黄芪25 g，鸡血藤20 g，虎杖15 g，淫羊藿15 g，当归12 g，羌活12 g，防风10 g，防己10 g，姜黄10 g，桂枝10 g，木瓜10 g，炙甘草10 g。

【功效】补益气血，温经散寒，疏风

除湿。

【主治】颈椎病属气血亏虚，风湿寒阻痹经脉骨节者。

【用法】每日1剂，水煎分服2次。10日为1个疗程。药渣入铁锅内炒，加温去水气，拌入米醋、白酒各50 mL，用布袋将其装入趁热熨烫颈、肩痛处。每日2～3次，每次约30分钟。

【方解】方中黄芪、炙甘草补气固卫；当归、白芍、鸡血藤补气和营；羌活、防风善解上部风湿；桂枝、姜黄入血分，横达肢臂，温经散寒；虎杖、木瓜舒筋止痛，利关节；淫羊藿疗风寒之痹，且补阴虚而助阳。诸药合用，共奏补益气血，温经散寒，疏风除湿之功效。

188. 加味龙川菊香汤

【组成】炒山药30 g，地龙20 g，川芎15 g，香附15 g，菊花15 g，熟地黄15 g，茯苓15 g，山茱萸15 g，泽泻10 g，牡丹皮10 g。

【功效】补养肝肾，活血化痰，通络蠲痹。

【主治】混合型颈椎病属肝肾亏损，气滞血瘀，风痰上扰阻痹经脉骨节者。

【用法】每日1剂，水煎取汁600 mL，每次服200 mL，每日3次。15日为1个疗程。

【方解】方中地龙、川芎、菊花、香附活血通络化痰止眩。熟地黄、山茱萸、山药、茯苓、泽泻、牡丹皮滋阴补肝肾，运用"壮水之主以制阳光"的原理，从而达到滋阴潜阳，定眩，平熄肝风的功用。由于久病入络，用地龙、川芎、香附通络中之瘀，祛络中之痰，络脉中瘀化痰消，则痹证解，颈强痛则逐渐减轻。阴液充，则阳自潜，气血调和，载运顺畅，阴阳平衡，清阳则升，眩晕自定。全方能解除痹证和眩晕，临床取得满意疗效。

189. 加味芎葛汤

【组成】川芎20 g，葛根20 g，白芷20 g，龙骨（先煎）20 g，牡蛎（先煎）20 g，羌活12 g，全蝎5 g。

【功效】解肌舒筋，搜风通络，活血止痛。

【主治】颈椎病属风寒湿邪瘀阻痹经脉关节者。

【用法】每日1剂，水煎分服2次。15日为1个疗程。

【加减】舌质嫩红或淡嫩、边有齿痕属虚寒者，加仙茅15 g，淫羊藿15 g，巴戟天12 g，当归10 g；舌质红、舌苔黄或口咽干燥有热者，加忍冬藤30 g，黄柏15 g，天花粉12 g；舌苔厚或腻湿重者，加升麻12 g，苍术15 g，荷叶10 g；上肢疼痛、重着、麻木者，加桂枝15 g，白芍15 g，桑枝15 g，姜黄15 g，蜈蚣2条；肩背部疼痛拘急者，加威灵仙15 g，秦艽12 g；失眠或精神紧张者，加合欢皮15 g，石菖蒲10 g；无头部症状者，去龙骨、牡蛎。

【方解】方中川芎活血行气，祛风止痛；葛根解肌舒筋而治疗颈项强痛；全蝎长于搜风止痉、通络止痛；羌活、白芷散寒祛风，胜湿止痛；桂枝、白芍解肌调和营卫；龙骨、牡蛎平肝潜阳。诸药合用，共奏解肌舒筋，搜风通络，活血止痛之功。

【药理】现代药理学研究发现，方中川芎能抑制血管平滑肌收缩，扩张冠状动脉，增加脑及肢体血流量，降低外周血管阻力，降低血小板表面活性，抑制血小板聚集，预防血栓形成；葛根能扩张脑血管，增加脑血流量，改善脑循环，具双向性扩张脑血管增加血流量作用以改善头痛、项强；全蝎有明显镇静抗惊厥作用；羌活、白芷能增加心肌营养性血流量，兴奋和抑制中枢神经作用；桂枝、白芍、葛根能增强心肌营养性血流量，镇静、镇痛、扩张血管等；龙骨、牡蛎能抑制骨骼肌兴奋。诸药合用，能改善脑和外周血液循环，增加脑及肢体血流量，镇静镇痛，抑制骨骼肌和神经兴奋。

190. 归脾汤

【组成】黄芪20 g，鸡血藤20 g，红参15 g，当归15 g，木香（后下）12 g，远志12 g，白术10 g，茯苓10 g，龙眼肉10 g，酸枣仁10 g，甘草10 g，大枣5枚。

【功效】益气补血，健运脾胃。

【主治】颈椎病属气血亏虚不足者。

【用法】每日1剂，水煎分服2次。15日为1个疗程。服药期间，忌生冷、辛辣食物，避免过劳。

【加减】形寒肢冷者，加制附子（先煎）10 g，干姜10 g，肉桂5 g；血虚甚者，加阿胶（烊化冲服）10 g；腰膝软者，加杜仲15 g，山茱萸12 g；大便溏薄者，加神曲10 g，山药15 g；失眠多梦者，加首乌藤15 g。

【方解】方中黄芪、红参为主，补气健脾；以当归、龙眼肉、鸡血藤养血和营；用白术、木香以健脾理气，使补而不滞；茯苓、远志、酸枣仁以宁心安神；甘草、大枣和胃健脾，以资生化，则气旺而血充。诸药合用，共奏益气补血，健运脾胃之效。

191. 散风除湿祛痰汤

【组成】葛根30 g，萆薢20 g，法半夏12 g，骨碎补12 g，狗脊12 g，川芎10 g，僵蚕10 g，姜黄10 g，威灵仙10 g。

【功效】散风除湿祛痰，补肾壮骨活络。

【主治】颈椎病属肝肾亏虚，风湿痰浊阻痹经脉骨节者。

【用法】每日1剂，水煎分服2次。

【加减】肾虚者，酌加枸杞子12 g，女贞子12 g，桑寄生12 g，鹿衔草12 g，熟地黄15 g，续断15 g，淫羊藿15 g；气虚者，加黄芪15 g，党参12 g，白术12 g；血虚者，加当归12 g，白芍15 g；痰湿者，酌加天麻10 g，佩兰12 g，泽泻12 g，薏苡仁15 g；感受风寒者，酌加羌活12 g，桂枝12 g，白芷10 g，防风10 g；感受风热者，加白蒺藜12 g，钩藤15 g，夏枯草15 g；瘀血严重者，酌加红花10 g，制乳香10 g，制没药10 g，赤芍12 g，鸡血藤15 g，丹参15 g；心绞痛者，加瓜蒌20 g，薤白12 g，郁金10 g；心悸者，加远志10 g，石菖蒲15 g；有外伤史者，加刘寄奴12 g，延胡索15 g；高血压者，加杜仲12 g，地龙10 g。

【方解】方中葛根甘辛凉，归脾胃经，走太阳经，能舒缓经脉，除颈项挛痛，为治颈椎病要药；川芎能升能散，通十二经，活血行气，散风止痛；上述两者为君，以解痉挛、活气血、通经脉，从而改善颈项局部渗出、水肿、瘀阻不通。配伍僵蚕、法半夏能祛风痰，和胃降逆。配伍萆薢、威灵仙能祛风除湿，舒筋活络。配伍狗脊、骨碎补入肾入骨，补肝肾，强筋骨，通经络。配伍姜黄助君药行气活血，引药上行。诸药共收散风除湿，祛痰和胃，补肾壮骨，通经活络之功。

192. 散寒活血通络汤

【组成】木瓜20 g，独活15 g，羌活15 g，白芷15 g，海风藤15 g，青风藤15 g，秦艽15 g，当归15 g，熟地黄15 g，川芎15 g，砂仁15 g，葛根15 g，三棱10 g，莪术10 g，制乳香10 g，制没药10 g，白术10 g，全蝎5 g，炙甘草5 g。

【功效】疏风散寒，补血活血，通络止痛。

【主治】神经根型颈椎病属风寒痹阻，气滞血瘀者。

【用法】每日1剂，水煎分服2次。

【方解】方中独活、羌活、白芷解表散寒，祛风、胜湿、止痛；秦艽、海风藤、青风藤祛风湿，通络止痛；葛根解肌退热，生津、止渴、止眩；当归、川芎、熟地黄补血活血，行气止痛；三棱、莪术破血行气，止痛；制乳香、制没药活血行气止痛，消肿；全蝎搜风通络、止痛；白术健脾补气；木瓜舒筋活络，和胃化湿；砂仁化湿行气，温中止泻；甘草解毒和中，调和诸药。诸药合用，共奏疏风散寒，补血活血，通络止痛之效。

193. 祛痰化瘀通络汤

【组成】葛根50 g，泽泻30 g，鸡血藤20 g，陈皮20 g，当归15 g，天麻15 g，蔓荆子15 g，法半夏10 g，川芎10 g，桃仁10 g，红花10 g，白芷10 g，全蝎5 g，炙甘草5 g，蜈蚣2条。

【功效】祛痰化瘀，补血行气，通络止眩。

【主治】椎动脉型颈椎病属痰瘀互结阻痹经脉骨节者。

【用法】每日1剂，水煎分服2次。

【方解】方中葛根解肌退热，生津、止渴、止眩；天麻熄风止痉，平抑肝阳，祛风通络，为治眩晕、头痛之要药；泽泻利水、消肿、渗湿；法半夏、陈皮化痰；当归、川芎补血活血，行气止痛；桃仁、红花活血化瘀；鸡血藤补血行血，舒筋活络；蜈蚣、全蝎攻毒散结，通络止痛；蔓荆子疏散风热，清利头目；白芷解表散寒，祛风、胜湿、止痛；甘草解毒和中，调和诸药。诸药合用，共奏祛痰化瘀，补血行气，通络止眩之效。

194. 祛痹颈复汤

【组成】黄芪20 g，当归15 g，牛膝15 g，独活12 g，羌活12 g，葛根12 g，白芍10 g，制乳香10 g，制没药10 g，桂枝10 g，白僵蚕10 g，地龙10 g，杜仲10 g。

【功效】祛风除湿，疏通经络。

【主治】颈椎病属风寒湿痹，气滞血瘀，经脉阻滞者。

【用法】每日1剂，水煎分服2次。

【加减】麻木明显者，加天麻12 g，钩藤15 g；疼痛剧烈者，加制草乌（先煎）10 g，制川乌（先煎）10 g。

【方解】方中葛根入阳明经，有改善微循环作用；羌活、独活善治太阳经头痛，引药物直达病所；制乳香、制没药行气活血，化络中瘀血，使气血流畅；地龙、白僵蚕搜风通络；桂枝、杜仲通阳强筋；黄芪、当归、牛膝、白芍益气养血，柔筋止痛。诸药合用，祛风除湿，疏通经络，达到"通则不痛"之目的。

195. 二五通痹汤

【组成】红花15 g，当归12 g，五加皮10 g，五味子10 g，独活10 g，羌活10 g，威灵仙10 g，桂枝10 g，川芎10 g，桑枝10 g。

【功效】补肝益肾，疏通筋脉。

【主治】神经根型颈椎病属肝肾亏虚，经脉阻滞者。

【用法】诸药装布袋，加水1500 mL、陈醋500 mL，煮沸后文火煎至药液浓缩约500 mL。从火上取下，先用蒸气熏颈项部，待水温降至不烫皮肤时，用毛巾浸湿后托敷

颈项肩背部15分钟，水凉或下次再洗时可再次温热。

【方解】根据"中医外治之理即内治之理，外用之药亦内治之药，所异者法耳"的原理，采用中药熏洗的方法，在全身起到补肝益肾、疏通筋脉的作用，同时通过药物的直接作用和水蒸气及水的温热效应，能增强局部组织的血液循环，促进肌肉、肌腱、骨组织的恢复，药力从皮到内，从筋到骨，层层渗透，温通关节，松解局部肌肉、肌腱及韧带挛缩，增大活动度，软坚散结，延缓韧带钙化和骨质退变过程，能促进肌力和关节功能的恢复。熏洗可使小动脉扩张毛细血管通透性，增加代谢，加快血流黏滞度减小，血液增快，淋巴回流加快，从而促进局部的血液循环及血肿和炎性渗出液的吸收。

196. 三归舒筋汤

【组成】三七20 g，威灵仙15 g，当归12 g，红花12 g，川芎12 g，白芍10 g，羌活10 g，肉桂10 g，桂枝10 g，制川乌（先煎）10 g，制草乌（先煎）10 g，甘草10 g。

【功效】补血活血化瘀，祛风散寒止痛。

【主治】神经根型颈椎病属气滞血虚血瘀，风寒凝滞经筋者。

【用法】每日1剂，水煎分服3次。药渣布包趁热敷颈肩部。

【方解】方中三七为君，活血化瘀止痛为骨伤要药，能化骨缝中之瘀血，托骨中之邪外出；当归、川芎、红花为臣，当归补血活血，红花破瘀生新，川芎为血中之气药，行气活血，三药协同增强三七活血化瘀之功能；白芍、甘草缓急止痛；威灵仙能消骨刺；肉桂、桂枝温阳通脉、化瘀散痹；制川乌、制草乌及羌活祛风散寒止痛。诸药合用，共奏补血活血化瘀，祛风散寒止痛之功。

197. 四白汤

【组成】炒白术20 g，白芷15 g，白僵蚕15 g，白蒺藜15 g，鹿角霜（包煎）15 g，羌活15 g，葛根12 g，川芎12 g，桑寄生12 g，淫羊藿12 g，防风10 g，天麻10 g，杜仲10 g，牛膝10 g，香附10 g，丹参10 g，甘草10 g，

全蝎 5 g。

【功效】补益肝肾，祛风除湿化痰，活血化瘀。

【主治】颈椎病属肝肾亏虚，风湿痰浊，瘀血阻痹经脉骨节者。

【用法】每日 1 剂，水煎分服 2 次。

【加减】颈项僵硬者，葛根用量加至 20 g，加威灵仙 15 g；头痛者，加当归 12 g，红花 10 g；恶心、呕吐者，加法半夏 12 g，竹茹 10 g，陈皮 10 g；心悸、失眠者，加酸枣仁 15 g，柏子仁 12 g。

【方解】方中用天麻、杜仲、桑寄生、牛膝、淫羊藿、鹿角霜补益肝肾，填精益髓充脑；炒白术、白芷健脾、除湿、祛痰；白僵蚕、白蒺藜、防风祛风、通络、定脑；羌活、葛根、白芷祛风、止晕；丹参、川芎活血化瘀；香附理中行气、止痛，甘草调和诸药。诸药协同，共奏补益肝肾，祛风除湿化痰，活血化瘀之功。

【药理】现代药理学研究发现，全方能解除肌肉痉挛，降低毛细血管通透性，减轻水肿，消除炎症，改善局部微循环，促进致痛物质排出，并能使静脉瘀血消退，缓解神经根受压状态，从而使疼痛等症状消失。

198. 四物灵仙汤

【组成】当归 15 g，川芎 15 g，熟地黄 15 g，白芍 15 g，威灵仙 15 g。

【功效】补血活血化瘀。

【主治】颈椎病属血虚血瘀阻痹经脉骨节者。

【用法】每日 1 剂，水煎分服 2 次。15 日为 1 个疗程。

【加减】神经根型颈椎病者，酌加黄芪 15 g，桂枝 15 g，伸筋草 12 g，茯苓皮 10 g，以温阳行痹，消除根性水肿；椎动脉型颈椎病者，酌加水蛭 5 g，土鳖 10 g，丹参 15 g，葛根 20 g，疏通颈部经脉隧道；交感神经型颈椎病者，酌加法半夏 10 g，天麻 12 g，白术 12 g，茯神 12 g，钩藤 15 g，以升清降浊，调整机能状态；脊髓型颈椎病者，酌加党参 15 g，黄芪 15 g，桑寄生 12 g，杜仲 12 g，牛膝 12 g，以补益气血，强筋壮骨。头目眩晕，

偶有猝倒，且有耳鸣、耳痛者，加水蛭 5 g，葛根 15 g，土鳖 10 g；头晕、心悸、汗出、胸闷、恶心、视物不清者，酌加钩藤 15 g，茯苓 15 g，石决明（先煎）15 g，法半夏 10 g，天麻 10 g，菊花 10 g；下肢软弱无力，有麻木感者，酌加党参 12 g，黄芪 15 g，杜仲 15 g，牛膝 15 g。

【方解】方中熟地黄养血填精，当归补血活血，白芍敛阴益血，川芎活血行滞，其中当归、川芎走窜行散之力最强，能养血而行血中之气，使经脉隧道滑利通畅。另加威灵仙性温味辛咸，性猛善走，通行十二经脉，功能去湿除痹通经络。诸药共用，共奏补血活血化瘀之功。

199. 六味地黄灵藤汤

【组成】熟地黄 15 g，鸡血藤 15 g，山药 12 g，山茱萸 12 g，茯苓 12 g，白芍 12 g，牡丹皮 10 g，泽泻 10 g，木瓜 10 g，骨碎补 10 g，威灵仙 10 g。

【功效】培补肝肾，疏通筋脉。

【主治】颈椎病属肝肾阴虚，筋脉拘急者。

【用法】每日 1 剂，水煎分服 3 次。

【加减】头晕目眩、视物昏花者，加枸杞子 15 g，菊花 10 g；口苦咽干、五心烦热、夜间为甚者，加知母 10 g，黄柏 12 g。

【方解】方中熟地黄滋肾阳益精髓；山茱萸滋肾益肝；山药滋肾补脾；牡丹皮清热凉血、活血散瘀；茯苓、泽泻利水渗湿；白芍养血敛阴、柔肝止痛；木瓜舒筋活血；鸡血藤、骨碎补补肾强筋骨，舒筋活络；威灵仙通筋络、止痹痛。全方攻补兼施，阴中求阳，共同达到培补肝肾，疏通筋脉的目的。

200. 六味地黄丹葛汤

【组成】丹参 30 g，葛根 30 g，泽泻 30 g，黄芪 15 g，茯苓 15 g，鸡血藤 15 g，地龙 15 g，熟地黄 12 g，山茱萸 12 g，山药 12 g，当归 12 g，牡丹皮 10 g，红花 10 g，桃仁 10 g，桂枝 10 g，炙甘草 10 g。

【功效】滋补肝肾，填精益髓，益气养血，活血通络。

【主治】颈椎病属肝肾亏虚，瘀阻经络，脑髓失养者。

【用法】每日1剂，水煎分服2次。10日为1个疗程。服药期间忌食生冷刺激饮食。

【方解】方中六味地黄汤（熟地黄、山茱萸、山药、牡丹皮、茯苓、泽泻）补肝肾，填精髓以治其本；加丹参、鸡血藤、红花、桃仁、地龙、葛根活血化瘀通经络解肌；加黄芪、当归、桂枝益气养营，温阳通脉，促进经脉通畅，甘草通十二经、调和诸药。全方共奏补肝肾，填精髓，益气血，化瘀滞，通经络功效，从而达到治疗目的。

201. 九味羌活汤

【组成】葛根15 g，羌活12 g，防风10 g，苍术10 g，川芎10 g，白芷10 g，黄芩10 g，生地黄10 g，桂枝10 g，白芍10 g，伸筋草10 g，桑枝10 g，姜黄10 g，细辛5 g，炙甘草5 g。

【功效】疏风散寒，通络止痛，舒筋柔脉。

【主治】颈椎病属风寒侵袭，阻遏络道，气血瘀滞，筋脉失养者。

【用法】每日1剂，水煎分服2次。

【方解】方中葛根发表解肌，主治头痛项强甚佳。白芍和营益阴，酸涩性收，能敛阴液，缓急止痛；桂枝和营解肌，气薄升浮，通阳发表；两药合用，一气一血，一寒一热，开合相济，桂枝辛散而不致伤阴，白芍酸寒而不致恋邪，共奏调营卫、和气血、益阴止汗、和中缓急之功。桂枝能温经通络，散寒止痛，尤其善行肩臂；羌活、姜黄祛风散寒，胜湿止痛，亦以祛头面上身或上肢之风寒湿为特长；三者每常合用，治上肢痹痛等属风湿、寒湿之证者。伸筋草，长于祛风除湿，舒筋活络，《草木便方》："伸筋草温性舒筋，筋急拘挛骨能伸，消瘀活血肢节痛，风寒湿痹酒服珍"；桑枝祛风通络，舒利关节，治疗风湿痹痛，四肢麻木拘挛，而尤以上肢疼痛者。诸药合用，疏风活血，散寒通络，行气止痛，改善颈项及肢体血液循环，从而获得理想的治疗效果。

202. 九味羌活天麻汤

【组成】葛根20 g，鸡血藤15 g，丹参15 g，桑枝12 g，天麻12 g，川芎12 g，羌活10 g，防风10 g，苍术10 g，桂枝10 g，当归10 g，地龙10 g，生甘草5 g，蜈蚣2条。

【功效】祛风除湿散寒，养血活血，通络止痛。

【主治】颈椎病属风寒湿邪阻痹经脉骨节者。

【用法】每日1剂，水煎分服2次。

【方解】方中羌活辛苦温，散表寒、祛风湿、利关节、止痹痛，为君药。防风辛甘性温，为风药中之润剂，祛风除湿，散寒止痛；苍术辛苦而温，功可发汗祛湿，为祛太阴寒湿的主要药物；两药相合，协助羌活祛风散寒，除湿止痛，是为臣药。桂枝、桑枝、鸡血藤温通血脉，祛散风寒；当归、川芎、丹参养血活血，宣痹止痛；蜈蚣、地龙走窜通达，熄风镇痉；天麻、葛根熄风止痉，解肌退热。诸药合用，共同发挥祛风除湿散寒，养血活血，通络止痛之功效。

203. 十全大补汤

【组成】炙黄芪30 g，丹参15 g，白芍12 g，党参10 g，白术10 g，茯苓10 g，川芎10 g，熟地黄12 g，当归10 g，葛根10 g，石菖蒲10 g，柴胡10 g，陈皮10 g，续断10 g，杜仲10 g，鸡血藤10 g，肉桂（后下）3 g，炙甘草5 g。

【功效】补气养血滋阴，温阳活血通脉。

【主治】椎动脉型颈椎病属气血亏虚者。

【用法】每日1剂，水煎分服2次。

【加减】心悸者，加麦冬15 g，五味子10 g；失眠者，加石菖蒲10 g，炒酸枣仁15 g；肝肾精血亏耗，耳目失其荣养，耳鸣、耳聋者，加石菖蒲12 g，郁金10 g，五味子10 g；视物成双或视物模糊者，加枸杞子15 g，决明子12 g。

【方解】方中黄芪大补元气，气行则血行。以党参易原方之人参，因其药性平和，以防助火壅滞，党参补气养血。川芎味辛性温，善于行散开郁，功擅行通血脉，既可活血，又可行气，为血中气药，其气芳香走窜，具能升能降之双向性，金代张元素谓其"上行头目，下行血海"。当归养血活血。白术、茯苓健脾渗湿，助党参健脾益气。白芍养血柔肝，助熟地黄滋阴补血。肉桂温通血脉，与补气养血之品同用，温通阳气，鼓舞气血生长，正如张秉成所云"各药得温养之力，则补性愈足，见效愈多，非唯阳虚可温，即阴虚者亦可温，以无阳则阴无以生"。然肉桂辛温而燥，不宜久服，常服可改用巴戟天、淫羊藿等温润之品。炙甘草益气和中。葛根发表解肌。丹参活血祛瘀。鸡血藤行血补血，又能舒筋活血以利经脉，对于血虚或瘀滞所致痹痛均适用。杜仲、续断补肝肾、强筋骨。柴胡善升清阳之气。为防诸多补气之品碍气作胀，故配陈皮理气消胀。石菖蒲既可益心智，宁心安神，治失眠健忘，又可聪耳目，治耳鸣、耳聋。以上诸药配伍，补气之中有升阳之力，养血之中有温通之功。

【药理】现代药理学研究发现，方中黄芪对两侧颈动脉结扎所致的脑缺氧有显著对抗作用；党参对组织细胞缺氧、循环障碍缺氧有不同程度的对抗和耐受作用；川芎可扩血管、改善微循环，增加脑血流量；葛根能扩张脑血管及外周血管，可使异常的脑循环正常化；丹参可改善外周循环障碍，抗凝血；五味子对中枢神经有显著兴奋作用，并能促进代谢，提高视、听觉等感受器之作用。

204. 钩藤温胆汤

【组成】宽筋藤30 g，钩藤15 g，延胡索15 g，蒺藜15 g，郁金12 g，法半夏10 g，菊花10 g，黄芩10 g。

【功效】清利湿热，活血通络。

【主治】颈椎病属肝郁风湿热与瘀血互结，阻痹经脉骨节者。

【用法】每日1剂，水煎分服2次。

【加减】肝肾不足者，加桑寄生15 g，牛大力12 g，以补肝肾；湿热明显者，加千斤拔15 g，茵陈12 g，以清利湿热；瘀血明显者，加川芎10 g，丹参15 g，以活血化瘀；头晕者，加蔓荆子10 g，藿香12 g，以清热祛湿；头痛者，加蔓荆子12 g，川芎10 g，以清

热疏风；失眠者，加首乌藤15 g，远志10 g，以安神；大便秘结者，加火麻仁12 g，枳实10 g，以通便；颈项僵硬明显者，加葛根30 g，桑枝15 g，以舒筋通络。

【方解】方中钩藤、菊花、蒺藜清热祛风；黄芩、法半夏清热祛湿；郁金、延胡索疏肝理气活血。诸药合用，共奏疏肝祛风，清利湿热，活血通络之功。

205. 钩藤蒺藜汤

【组成】葛根20 g，丹参20 g，威灵仙15 g，钩藤（后下）15 g，白蒺藜15 g，秦艽12 g，当归12 g，天麻10 g，生甘草10 g，全蝎（研末冲服）5 g，细辛3 g，蜈蚣2条。

【功效】平肝熄风，活血养血，通经活络。

【主治】神经根型颈椎病属阴血亏虚生风，瘀血寒湿阻痹经络者。

【用法】每日1剂，加水1000 mL，浸泡60分钟，用武火煮沸后，文火煮30分钟，水煎2次，取汁500 mL，分3次饭后温服。药渣再加水2000 mL，煮15分钟，待水温稍降，再用毛巾蘸药水，热敷颈部。应谨防烫伤。15日为1个疗程。

【加减】头痛头晕者，加菊花10 g，川芎12 g；手指及上肢麻木者，加桑枝15 g，豨莶草12 g；腰膝酸痛者，加桑寄生15 g，续断12 g；形寒肢冷及倦怠乏力者，加黄芪15 g，熟地黄12 g；阴虚口干者，加五味子10 g，麦冬12 g；伴耳鸣、视物不清者，加枸杞子15 g，女贞子12 g；伴握力减弱及肌肉萎缩者，加白芍10 g。

【方解】方中钩藤、白蒺藜平肝熄风，舒筋活络为君药。臣以全蝎能引风药直达病所；"蜈蚣走窜之力最速，内而脏腑，外而经络。凡气血凝聚之处皆能开之。"（张锡纯《衷中参西录》）"秦艽长于养血，故能退热舒筋。治风先治血，血行风自灭，故疗风无问新久。"（李中梓的《本草徵要》）天麻不独能治风，亦补肝肾之药也，血虚生风者宜之；葛根有疏通项背经脉之效；威灵仙为治疗痹证筋脉拘挛之要药。佐用丹参和当归活血养血，通经活络；细辛祛风，散寒止痛。使以

生甘草缓急止痛，调和诸药。本方用甘柔熄风、虫蚁搜剔之品，直达经髓深部，以宣痹通络，活血化瘀。经络通，血行畅，则肢体痛麻得解。药渣煎汤热敷患处，以直接温通经络，能迅速有效地改善局部微循环，加速局部新陈代谢，达到活血蠲痹之功。如此内服外敷相结合，临床效果更佳。

【药理】现代药理学研究发现，方中天麻能扩血管、抗缺血缺氧、降低血浆黏度；丹参、当归对周边血管有扩张作用，能抑制血小板凝集和降低红细胞黏稠度。

206. 蠲痹汤

【组成】黄芪30 g，白芍30 g，姜黄15 g，防风15 g，羌活15 g，当归12 g，炙甘草10 g。

【功效】祛风除湿，活血化瘀，益气通络。

【主治】颈型颈椎病属风寒湿痹，气虚血行不畅者。

【用法】每日1剂，水煎分服3次。

【加减】神经根型颈椎病者，酌加桂枝10 g，王不留行10 g，赤芍12 g，桑枝15 g，威灵仙15 g，蜈蚣1条；椎动脉型颈椎病者，酌加葛根30 g，赤芍12 g，川芎10 g，制川乌（先煎）10 g，制草乌（先煎）10 g；交感型颈椎病者，加法半夏10 g，天麻10 g，白芥子12 g，茯苓15 g。

【方解】方中黄芪补益人体正气；羌活、防风、姜黄祛风胜湿、活血化瘀；当归、白芍、炙甘草柔肝缓急，以制疼痛。神经根型者加桑枝、桂枝、王不留行、赤芍、蜈蚣、威灵仙祛风胜湿、疏经通络，以缓解病变组织对神经根的侧压力。椎动脉型者多由椎动脉受压迫致血不上奉清空而致头痛眩晕，故重用川芎、葛根、赤芍活血化瘀，升举清阳。现代医学也常用川芎嗪、葛根素治疗脑部血管供血不足，能显著地扩张脑血管而改善头痛头晕的症状。交感型者加天麻、法半夏、茯苓、白芥子以化痰散结除湿。诸药合用，共奏祛风除湿，活血化瘀，益气通络之功。

207. 蠲痹柔筋汤

【组成】羌活20 g，防风20 g，五加皮

15 g，黄芪10 g，当归12 g，延胡索10 g，鸡血藤10 g，制乳香10 g，制没药10 g，木瓜10 g，白芍10 g，葛根10 g，炙甘草5 g。

【功效】祛风散寒除湿，益气养血，行气活血，化瘀止痛。

【主治】颈型颈椎病属风寒湿痹，气血亏虚，瘀血阻络者。

【用法】每日1剂，水煎分服2次。

【方解】方中羌活、防风、五加皮辛苦温，三者为伍，共奏祛风散寒除湿之功。黄芪配伍当归能益气养血，调和营卫，固密腠理。延胡索、鸡血藤、制乳香、制没药能行气活血，化瘀止痛。木瓜酸温养肝以益筋，白芍养血柔肝以敛阴，配伍炙甘草能柔筋通络，缓急止痛，解除筋脉拘挛所致的项强不可转侧者。木瓜温香醒脾，和胃化湿，葛根运脾生津，升发脾胃清阳之气，滋养肌肤，二者入脾经，能运脾升阳，散濡满之湿，通肌肉之滞，解除肌肤湿痹所致的肩背沉重僵硬不舒。诸药合用，共奏祛风散寒除湿，益气养血，行气活血，化瘀止痛之功。

208. 蠲痹通络汤

【组成】葛根30 g，黄芪30 g，狗脊20 g，威灵仙15 g，天麻15 g，白芍15 g，羌活12 g，姜黄12 g，川芎12 g，当归12 g，甘草10 g，蜈蚣5 g。

【功效】补肝肾，强筋骨，祛寒湿，通经络，蠲痹痛。

【主治】颈椎病属肝肾亏虚，阳气不足，寒湿闭阻，气血运行不畅者。

【用法】每日1剂，水煎分服2次。10日为1个疗程。

【方解】方中葛根解肌表开腠理；狗脊补肝肾，强筋骨为君药。羌活、威灵仙祛风散寒化湿；天麻、蜈蚣祛风通络止痛共为臣药。川芎、姜黄活血祛风，黄芪、当归、白芍补气活血共为佐药。甘草一是助黄芪健脾益气，二是与白芍缓急止痛，调和诸药。全方共奏滋肾养肝，祛风除湿，温经散寒，活血通络，蠲痹止痛之功效。使肝肾调和，正气充盛，寒消湿化，经气通利，气血和合，而诸症皆除。

【药理】现代药理学研究发现，方中葛根具有较强的扩张心、脑及外周血管，改善心脑循环、降血压、解痉及抗心律失常等作用。天麻有镇痛作用，能调整脑血管功能，有抗炎、抗免疫作用。蜈蚣、威灵仙、川芎有不同程度镇痛、降血压、改善微循环作用。

209. 蠲痹活血汤

【组成】桑寄生30 g，伸筋草30 g，木瓜30 g，鸡血藤30 g，石决明（先煎）30 g，独活15 g，白芍15 g，姜黄15 g，天麻15 g，钩藤15 g，土鳖10 g，蜈蚣3条。

【功效】祛风除湿，活血通络，散寒止痛。

【主治】神经根型颈椎病属风寒湿邪侵袭，气血瘀滞不行，阻滞不通者。

【用法】每日1剂，水煎分服2次。10日为1个疗程。

【方解】方中独活为辛温之品，辛行温散，故其功善下行筋骨间，为除风寒湿邪之良药；桑寄生为补肾补血要药，其性专祛风除湿，通调血脉，有益肾舒筋、祛风除湿、养血和营、活络通痹之功；蜈蚣为辛温之药，主归肝经，善走能散，功可熄风镇痉，通络止痛，攻毒散结；伸筋草其性走而不守，其用沉而不浮，功可祛风除湿，舒筋活络，善治风痹之证；白芍养血柔肝，敛阴和营；木瓜乃入肝益筋之品，专走血，有舒筋活络之功；鸡血藤主入血分，功可活血补血，养血止痛，舒筋活络；土鳖有破血逐瘀，续筋接骨之效；姜黄功可破血行气，通经止痛，善治风痹臂痛；天麻、钩藤、石决明为平肝之要药，主清热平肝、熄风定惊，善治风虚眩晕头痛。全方组方严谨、谨守病机，合用之重在祛风湿、养筋骨、利关节、消痹痛，共奏祛风除湿，活血通络，散寒止痛之效。

210. 平肝通络汤

【组成】葛根30 g，川芎30 g，地龙30 g，钩藤20 g，制僵蚕15 g，威灵仙12 g，天麻10 g，桑叶10 g，羌活10 g，防风10 g。

【功效】调补肝肾，祛风胜湿止痛，平肝熄风通络。

【主治】混合型颈椎病属肝肾不足，风寒湿邪阻痹经脉骨节者。

【用法】每日1剂，水煎分服2次。药渣趁热灌入毛巾袋，外敷颈部。

【加减】肢体麻木者，酌加桑枝30 g，丝瓜络10 g，姜黄5 g，海桐皮15 g；咽干者，加玄参15 g；咽痛者，加板蓝根15 g；前额痛者，加白芷12 g；后脑痛者，加细辛5 g；巅顶痛者，加吴茱萸5 g；太阳穴痛者，加柴胡12 g。

【方解】方中天麻、钩藤、桑叶、制僵蚕平肝熄风；川芎活血祛瘀，祛风止痛，善于走散，兼有行气作用，"上行头目，下行血海"为血中之气药，用于活血方中行血散瘀，补血方中通达气血，补而不滞。但阴虚火旺、肝阳上亢头痛不宜多用。葛根气平味甘，气味俱薄，发伤寒之表邪，为解肌之主药；配合祛风解表的羌活，加强祛风胜湿止痛，对头痛、项背牵强、肢体酸痛显著者较为适合。防风为治风通用，祛湿亦宜；羌活祛风除湿散寒。葛根、羌活、防风均归属解表类药，其气味接近，功效相似，三药合用共奏祛风解肌通络之功。宗《内经》诸痛皆寒之义，以温药而通气血。威灵仙祛风化湿，地龙熄风解痉通络利痹，络通气血运行通畅，痛则自消。诸药合用，共奏调补肝肾，祛风胜湿止痛，平肝熄风通络之功。

【药理】现代药理学研究发现，方中葛根中的黄酮有扩张血管、增加脑血流量作用，可缓解肌肉痉挛；防风有良好的镇痛和抗炎作用。本方具有消除颈椎关节周围软组织炎症，纠正颈肌痉挛，改善椎动脉口径，增加椎动脉收缩期、舒张期血液流速和流量，恢复颈椎代偿性内外平衡，保持颈椎稳定，而使症状减轻或消失。

211. 平衡舒胸汤

【组成】生地黄30 g，地骨皮30 g，杜仲30 g，狗脊20 g，牛膝20 g，楮实子20 g，灵芝20 g，白术20 g，威灵仙20 g，丹参20 g，合欢皮20 g，白芍20 g，桑椹10 g，黄柏10 g，路路通10 g。

【功效】补益肝肾，养心健脾，活血

通络。

【主治】混合型颈椎病属肝肾不足，气滞血瘀阻痹经脉骨节者。

【用法】每日 1 剂，水煎分服 3 次。

【方解】方中杜仲、狗脊、牛膝补肝肾，强筋骨；楮实子补肾滋阴；黄柏坚阴固肾；地骨皮坚筋强骨；白术益气补脾；灵芝滋肝健脾；生地黄、白芍、桑椹养阴补血；丹参、合欢皮活血散瘀；路路通、威灵仙通络行气舒筋。诸药合用，共奏补益肝肾，养心健脾，活血通络之功。

212. 平眩汤

【组成】天麻20 g，僵蚕15 g，法半夏15 g，钩藤12 g，全蝎12 g，白芍12 g，茯苓10 g，川芎10 g，杜仲10 g，当归10 g，黄芪10 g，丹参10 g，甘草 5 g。

【功效】化痰熄风解痉，活血化瘀止痛。

【主治】神经根型颈椎病属痰湿内阻，气滞血瘀阻痹经脉骨节者。

【用法】每日 1 剂，水煎分服 2 次。15 日为 1 个疗程。

【方解】方中天麻化痰熄风，能缓解肢体麻木；僵蚕化痰解痉，祛风散结；法半夏祛湿化痰；钩藤清热平肝；全蝎通络止痛、攻毒散结；白芍补血养血；茯苓健脾燥湿；丹参活血化瘀；甘草清热解毒。诸药合用，共奏化痰熄风解痉，活血化瘀止痛之功，以发挥改善颈部血液循环、消除炎性病变、阻断疼痛传导的作用。

213. 羌葛活血汤

【组成】葛根30 g，丹参30 g，川芎30 g，黄芪20 g，当归20 g，羌活15 g，红花12 g，制乳香12 g，桃仁10 g。

【功效】补气活血祛瘀，行气通络止痛。

【主治】颈椎病属气滞血瘀阻痹经脉骨节者。

【用法】每日 1 剂，水煎分服 2 次。

【加减】上肢麻木者，加桂枝12 g，地龙12 g，鸡血藤30 g；头闷晕者，加天麻12 g，菊花15 g，泽泻20 g。

【方解】方中羌活、葛根为主药，羌活善入足太阳膀胱经，以除头、颈、肩、背痛见长；佐以制乳香、川芎、桃仁、红花、丹参，活血祛瘀，行气止痛；黄芪补气，活血祛瘀止痛；当归补气活血止痛。诸药合用共奏补气，活血祛瘀，行气止痛功效，使气行、瘀祛、络通，诸症消失。

214. 羌葛舒筋汤

【组成】葛根30 g，羌活 18 g，黄芪 18 g，当归 18 g，白芷15 g，姜黄12 g，制附子（先煎）10 g，巴戟天10 g，杜仲10 g，土鳖10 g，川芎10 g，白花蛇（研末冲服）5 g，甘草5 g。

【功效】祛寒除湿，活血化瘀，通经止痛。

【主治】颈椎病属气虚风寒湿痹，血行瘀滞不畅者。

【用法】每日 1 剂，水煎分服 2 次。

【加减】偏风寒湿者，加桂枝10 g，威灵仙30 g，海风藤15 g；偏气滞血瘀者，加制乳香10 g，制没药10 g，延胡索15 g。

【方解】方中重用羌活、葛根祛风湿以治项强筋急、脊背胀痛，羌活祛风胜湿善治上半身疼痛，葛根升阳解肌、缓急止痛，治疗颈项强痛作用显著；白芷助羌活、葛根祛风燥湿止痛；制附子辛热祛寒除湿，温经止痛，为治疗寒湿偏盛，周身骨节疼痛之要药，正如《医宗必读·痹》"治痛痹者，散寒为主……非大辛大温，不能释其寒凝之害也"；杜仲、巴戟天补肝肾、强筋骨、祛风湿；姜黄破血行气，温经止痛善治肩臂疼痛；白花蛇、土鳖透骨搜络，破血开结、通络止痛，以治寒湿瘀凝经络骨骱、缠绵难愈之顽症；黄芪益气升阳固表；当归、川芎补血活血。诸药合用，全方共奏祛寒除湿，活血化瘀，通经止痛，兼以扶正之功效。

215. 羌独通气汤

【组成】羌活12 g，独活10 g，藁本10 g，川芎10 g，防风10 g，蔓荆子10 g，甘草 5 g。

【功效】除寒湿通脉络，畅气血止疼痛。

【主治】颈椎病属寒湿阻痹经脉骨节，气血运行不畅者。

【用法】每日1剂,水煎分服2次。

【加减】疼痛明显者,加木瓜10 g,葛根15 g;血瘀明显者,加红花10 g,赤芍10 g;阳虚恶风者,加桑枝15 g,桂枝10 g;寒盛者,加制附子(先煎)10 g;风盛者,加蜈蚣2条,全蝎10 g;肝肾虚者,加杜仲12 g,桑寄生15 g。

【方解】方中羌活解表散寒,祛风胜湿止痛。《汤液本草》:"羌活气雄,治足太阳风湿相搏,头痛、肢体痛、一身尽痛者,非此不能除。"可见在古代,羌活就作为一种镇痛良药,在临床也得到广泛的应用。独活始载于《神农本草经》,其味辛苦性温燥,入肝肾二经,主散在里之伏风,且可去湿而止疼痛,善治少阴经伏风头痛,又治风寒湿痹。二药相伍,一治少阴伏风,一治足太阳游风,相须相助,上下兼治,既增强了祛风胜湿,通痹止痛作用,又照顾到表里上下病位,配伍甚妙。蔓荆子、藁本、防风均为祛风胜湿,止痛止痉的良药。川芎既能活血又能行气,为血中之气药,疗风湿痹痛。诸药合用,共奏除寒湿通脉络,畅气血止疼痛之功效,可使寒湿除、脉络通、气血畅、疼痛止。

216. 羌桂煎

【组成】羌活12 g,川芎10 g,桂枝10 g,葛根10 g,香附5 g。

【功效】祛风除湿散寒,行气通络止痛。

【主治】颈椎病属风寒湿邪阻痹经脉骨节者。

【用法】每日1剂,水煎分服2次。

【加减】风寒阻络者,酌加桑枝15 g,姜黄12 g,白芥子10 g,制川乌(先煎)10 g,制草乌(先煎)10 g;气滞血瘀者,加延胡索胡12 g,丹参15 g,鸡血藤30 g;气血不足者,酌加茯苓15 g,熟地黄12 g,当归10 g,党参10 g;肝阳上亢者,酌加杜仲12 g,女贞子12 g,天麻12 g,白芍10 g,龟甲(先煎)10 g;病久入络者,加僵蚕10 g,蜈蚣3~5 g。

【方解】方中羌活辛苦温,入膀胱、肾经,具有通痹止痛、解表散寒之功,其性烈,祛风湿能直上巅顶,横行肢臂;桂枝辛甘温,入肺、心、膀胱经,为太阳经药,具有解表、温经通络、通阳化气之功用;川芎辛温升散,入肝、胆、心包经,为血中气药,可引血上行,有活血行气、祛瘀通脉、祛风止痛之效;葛根辛甘凉,入脾、胃经,为阳明经药,具有解肌升阳之功用;香附辛微苦温,入肝,通行经络,行十二经气血,为少阳经药。诸药合用,共奏祛风除湿散寒,行气通络止痛之功。

217. 羌活胜湿汤

【组成】羌活20 g,独活20 g,川芎12 g,藁本10 g,防风10 g,蔓荆子10 g,甘草10 g。

【功效】祛风散寒,活血止痛。

【主治】颈椎病属风寒湿痹经脉骨节者。

【用法】每日1剂,水煎分服2次。20日为1个疗程。

【加减】上肢麻木、酸楚甚者,加苍术12 g,威灵仙15 g,细辛3 g;颈项强痛,活动不利甚者,加葛根20 g,秦艽12 g,青风藤15 g;下肢无力,肌肉萎弱甚者,加桑寄生15 g,杜仲12 g;头痛、头晕、欲呕者,加天麻12 g,白术12 g,姜半夏10 g。

【方解】羌活胜湿汤出自《脾胃论》,主治风湿在表之痹病。《脾胃论》:"如肩背痛,不可回顾,此手太阳气郁而不行,以风药散之。如背痛项强,腰似折,项似拔,上冲头痛者,乃足太阳经之不行也,以羌活胜湿汤主之。"方中君药羌活、独活皆为辛苦温燥之品,其辛散祛风,味苦燥湿,性温散寒,故皆可祛风除湿、通利关节,羌活主要入太阳经,善祛风湿止痛,止痛力量强;独活入少阴经,补肝肾通络,作用层次较深,主要治疗下半身风湿痹痛,二者联用以补肝肾祛除一身风寒湿邪。臣以防风、藁本,防风走十二经,是祛风药中之润剂,祛风胜湿止痛而不燥,和羌活联用以制约羌活辛燥之性;藁本祛风寒湿止痛入太阳经,且善治头痛,君臣四药联用散风祛湿止痛力量加强。佐以川芎辛散,祛风止痛,活血行气,也是治疗头痛的要药,在本方中既增强止痛作用,又体现了治风先治血,血行风自灭的协同作用;蔓荆子祛风止痛,以甘草调和诸药,缓诸药辛散之性。全方以辛苦温散之品为主组方，共奏祛风散寒，活血止痛之效。

218. 羌活胜湿葛根汤

【组成】独活15 g，葛根15 g，羌活12 g，藁本10 g，防风10 g，川芎10 g，蔓荆子10 g，甘草5 g。

【功效】祛风散寒，燥湿通痹。

【主治】颈型颈椎病属痰湿阻痹经脉骨节者。

【用法】每日1剂，水煎分服2次。

【加减】上肢麻木者，加苍术10 g，威灵仙12 g，细辛3 g；颈项活动不利者，加青风藤15 g，秦艽10 g；头晕头痛者，加天麻10 g，姜半夏10 g，白术15 g。

【方解】方中羌活与独活为君药，具有祛风散寒，燥湿通痹之效；防风为本方臣药，祛风胜湿，具有助君之效；藁本、川芎与蔓荆子为本方佐药，祛邪行气、活血止痛；甘草为本方使药，具有调和诸药之效。诸药合用，共奏祛风散寒，燥湿通痹之功。

219. 羌活胜湿芪苍汤

【组成】独活15 g，藁本15 g，川芎15 g，升麻15 g，苍术15 g，葛根15 g，黄芪12 g，羌活12 g，蔓荆子10 g，防风10 g，炙甘草5 g，姜黄5 g，三七（研末冲服）5 g。

【功效】散寒祛湿，疏通经络。

【主治】神经根型颈椎病属寒湿瘀血阻痹经脉骨节者。

【用法】每日1剂，水煎分服2次。

【加减】疼痛甚者，加延胡索15 g，威灵仙12 g；恶寒无汗者，加荆芥12 g。

【方解】方中羌活与独活为君药，羌活在祛除上部风湿上具有优势，独活则在下部风湿的祛除上具有优势，两者结合可将上下风湿祛除，发挥通利关节作用；防风与藁本为臣药，属太阳经，胜湿祛风，且治疗头痛效果明显；川芎、姜黄、升麻、三七能行气活血；蔓荆子则有止痛祛风功效；甘草能调和诸药。诸药联合，共奏散寒祛湿，疏通经络之功。

220. 舒颈汤

【组成】桑枝25 g，忍冬藤15 g，威灵仙15 g，葛根12 g，防风10 g，川芎10 g，地龙10 g，白芷10 g，甘草5 g。

【功效】祛风解肌燥湿，通络除痹止痛。

【主治】颈椎骨质增生属风寒湿邪阻痹经脉骨节者。

【用法】每日1剂，水煎分服2次。

【加减】兼表证者，加薄荷10 g，羌活10 g；里实便秘者，加大黄10 g，玄明粉（冲服）10 g；热重者，加石膏15 g，黄芩10 g；血瘀者，加红花10 g，桃仁12 g，当归尾12 g；寒重者，去桑枝、忍冬藤，加羌活12 g，细辛5 g；气血虚者，去防风、地龙、威灵仙，酌加党参12 g，当归12 g，黄芪15 g，鸡血藤15 g；肾虚者，去忍冬藤、地龙、白芷，加补骨脂12 g，肉苁蓉12 g，桑寄生15 g。

【方解】方中防风、葛根、川芎、白芷祛风解肌止痛；桑枝、忍冬藤、威灵仙、地龙祛风湿通络除痹；甘草调和诸药，协助上药共奏祛风解肌、祛湿通络止痛之效。再加之临床辨证，灵活加减，能使偏寒偏热、里实肾虚、气血不足、血瘀等迎刃而解。

221. 舒颈止痛汤

【组成】葛根30 g，威灵仙15 g，杜仲15 g，淫羊藿15 g，川芎15 g，当归12 g，肉苁蓉12 g，白芷12 g，红花12 g，伸筋草12 g，秦艽12 g，泽泻10 g。

【功效】祛风舒筋通络，活血祛瘀止痛。

【主治】神经根型颈椎病属肾虚血瘀，风寒湿阻痹经脉骨节者。

【用法】每日1剂，水煎分服2次。7日为1个疗程。

【加减】气滞血瘀者，加制乳香12 g，制没药15 g；痰湿阻络者，加法半夏12 g，茯苓12 g，白术15 g；风寒湿者，酌加桂枝15 g，羌活12 g，防风12 g，细辛3 g；肝肾亏虚者，加牛膝15 g，狗脊12 g；气血不足者，加黄芪15 g，熟地黄12 g，人参10 g；麻木明显者，加全蝎5 g；眩晕明显者，加丹参15 g；太阳头痛者，加蔓荆子12 g；阳明头痛者，知母10 g；少阳头痛者，加柴胡12 g，黄芩10 g；厥阴头痛者，加吴茱萸5 g，藁本10 g。

【方解】方中威灵仙善于祛上肢风寒湿邪，消骨软刺，通络止痛；杜仲补肝肾、强筋骨；川芎、红花活血行气通经、散瘀祛风止痛，能上行头目，祛风止痛；加入药中羌活祛风胜湿止痛，引诸药上行以解脊背筋骨之挛痛；甘草缓急止痛，与黄芪为伍，加强健脾益气之功；当归、肉苁蓉、淫羊藿、杜仲补益气血脏腑，温养筋脉，滋润筋骨；葛根甘辛性凉，轻扬升散，引众药达诸阳之会、督脉入脑之处，滋润筋脉气血，以改善因筋络不通，气血不荣导致的头痛、眩晕、肢麻等。全方刚柔相济，动静有序，标本兼治，共奏祛风舒筋通络，活血祛瘀止痛之良效。

222. 舒颈活血汤

【组成】丹参30 g，络石藤25 g，葛根18 g，当归18 g，生地黄18 g，威灵仙15 g，防风15 g，鸡血藤15 g，白芍15 g，香附15 g，秦艽12 g，羌活12 g。

【功效】祛邪通络，活血养血。

【主治】颈型颈椎病属血虚风寒湿瘀阻痹经脉骨节者。

【用法】每日1剂，水煎分服2次。

【加减】气虚者，加黄芪30 g；痛剧者，加制乳香10 g，制没药10 g；寒甚者，加桂枝12 g；兼热者，加忍冬藤30 g。

【方解】方中葛根、威灵仙、防风、秦艽、羌活、络石藤祛邪通络；鸡血藤、丹参、当归、生地黄、白芍、香附活血养血，舒筋止痛。诸药合用，共奏祛邪通络，活血养血之功。全方标本兼顾，相得益彰，故效果显著。

223. 舒颈定眩汤

【组成】葛根20 g，白芍20 g，枸杞子15 g，熟地黄15 g，桑寄生15 g，山茱萸15 g，女贞子15 g，当归12 g，菊花10 g，川芎10 g，地龙10 g，水蛭5 g，甘草5 g。

【功效】滋养肝肾，破血逐瘀，解肌通络。

【主治】颈椎病眩晕属肝肾亏虚，脑窍失养，瘀血阻痹经脉骨节者。

【用法】每日1剂，水煎分服2次。

【加减】乏力懒言，气血亏虚者，加黄芪15 g，党参12 g；恶心或呕吐者，加紫苏10 g，法半夏10 g，白术12 g；手臂麻木，颈痛活动不利者，加羌活12 g，桂枝10 g；头痛且胀者，加天麻12 g，夏枯草15 g。

【方解】方中熟地黄、山茱萸、枸杞子、女贞子、桑寄生以补肝益肾，填精益髓；菊花清利头目；葛根解肌止痉，祛除项背强急；当归养血活血，配川芎增通窍活血之效；水蛭、地龙破血逐瘀，通络之力更著；白芍养肝柔肝，通利脉络，配甘草缓急止痛。诸药联合，共奏滋养肝肾，破血逐瘀，解肌通络之功。再随症加减益气和中、健脾利湿、温经通络、平肝之品，使得清窍通泰，络脉畅通而眩晕可解。

224. 舒颈止晕汤

【组成】葛根30～60 g，黄芪30 g，丹参25 g，钩藤20 g，杜仲18 g，熟地黄15 g，白芍15 g，白术15 g，当归15 g，制何首乌15 g，川芎12 g，茯苓12 g，天麻10 g。

【功效】舒颈解肌，舒筋活血，通络止晕。

【主治】颈椎病属气血亏虚，肝肾亏损，瘀血阻痹经脉骨节者。

【用法】每日1剂，水煎分服2次。

【加减】舌苔厚腻者，加法半夏12 g，炒薏苡仁30 g，草果15 g；失眠心烦者，酌加黄连5 g，栀子12 g，炒酸枣仁30 g，生龙骨（先煎）30 g，生牡蛎（先煎）30 g；阴虚者，加鳖甲（先煎）15 g，地骨皮15 g；阳虚者，加淫羊藿10 g，巴戟天12 g。

【方解】方中黄芪、熟地黄、当归、川芎、白芍益气养血和血；葛根、天麻、钩藤解肌舒颈升发清阳；丹参活血化瘀，舒筋活络；制何首乌补肾，益精填髓充脑。诸药联合，共奏舒颈解肌，舒筋活血，通络止晕之功。

【药理】现代药理学研究发现，方中黄芪能扩张外周血管促进血液循环，改善脑膜微循环，增加脑组织代谢；葛根中的多种异黄酮对舒张平滑肌功能，直接扩张血管，增加冠脉血流量和脑血流量，并能解除颈项肌肉痉挛，消除神经性水肿，改善小关节紊乱有明显作用；制何首乌可通过改善脂质代谢抑制动脉粥样斑块的形成，从而阻止动脉硬化的发生与发展，因而对颈椎引起的颈椎基底动脉供血不足及老年性动脉硬化引发的脑供血不足均有良好的缓解和改善作用。

225. 舒筋汤

【组成】桑寄生15 g，伸筋草15 g，当归12 g，木瓜10 g，羌活10 g，骨碎补10 g，五加皮10 g，陈皮10 g。

【功效】祛风燥湿，舒筋活血，补肾强骨。

【主治】颈椎病属风湿血脉凝滞，筋脉挛急，气血运行不畅者。

【用法】每日1剂，水煎分服2次。

【加减】头晕者，加石菖蒲12 g，丹参15 g，钩藤15 g；伴呕吐者，加法半夏12 g；头痛者，加白芷10 g，蜈蚣5 g，全蝎5 g；上肢疼痛麻木者，酌加鸡血藤15 g，姜黄10 g，蜈蚣5 g，全蝎5 g。

【方解】方中木瓜、伸筋草舒筋活络；桑寄生、五加皮祛风湿，补肝肾，强筋骨；羌活祛风湿止痛；当归活血止痛；骨碎补补肾活血；陈皮理气。诸药合用，共奏祛风燥湿，舒筋活血，补肾强骨之功。

226. 舒筋通络汤

【组成】葛根30 g，首乌藤30 g，珍珠母（先煎）30 g，白芍12 g，延胡索12 g，川芎10 g，木瓜10 g。

【功效】舒筋通脉，活血化瘀，定惊安神。

【主治】颈椎病并发心律失常属阴血亏虚，心神失养，瘀血阻痹经脉骨节者。

【用法】每日1剂，水煎分服2次。

【加减】兼肝肾亏虚、筋脉失养者，加枸杞子12 g，女贞子12 g，磁石（先煎）20 g，以补肾养肝，镇心安神；兼心火扰神，肾水不济，加莲子心2 g，远志10 g，酸枣仁12 g，

以清心除烦，交通心肾，养心安神；兼痰湿阻滞，络脉不通者，加茯苓15 g，法半夏12 g，陈皮10 g，以燥湿化痰，理气通络；兼肝胆湿热者，酌加龙胆12 g，栀子10 g，黄芩10 g，通草5 g，以清热利湿。

【方解】方中以葛根为君药，因为颈椎病虽非外邪侵犯于表，但多有项背强痛之筋脉不通之症，取其既能解肌，又能生津液、润筋脉，善治项强，并有较强的缓解肌肉痉挛的作用。以首乌藤、珍珠母为臣，其中首乌藤具有养血安神、清肝柔肝、通络祛风之功效，络脉不通，经气不利则痛，治疗中应以通、利而止痛，使气血流通，经络得养，终而疼痛得止，重用首乌藤配合葛根，取其祛风通络、柔肝安神之效。珍珠母具有平肝潜阳，安神定惊，清肝明目的功效，善于治疗头眩、耳鸣、心悸、失眠等症。木瓜、白芍、延胡索为佐药，木瓜缓解痉挛疼痛；白芍敛阴补血、养肝柔肝、缓急止痛；延胡索能行血中气滞，气中血滞，专治一身上下诸痛，故共为佐药。川芎专治头脑诸疾，可载药上行，直达头脑而为方中使药。如此君臣佐使相配，理法方药兼通，共奏舒筋通脉，活血化瘀，定惊安神之功效。

【药理】现代药理学研究发现，方中葛根提取物总黄酮及葛根素有改善心脑供血之效；首乌藤配合葛根有很好的消炎、减轻水肿的功能，能显著缓解各种颈椎病所致的机械压迫与循环障碍；木瓜果肉中含有的番木瓜碱具有缓解痉挛疼痛的作用。

227. 舒筋通络止痛汤

【组成】葛根30 g，当归12 g，桂枝10 g，羌活10 g，赤芍10 g，威灵仙10 g，川芎10 g，制草乌（先煎）5 g。

【功效】温经散寒，祛风胜湿，通络止痛。

【主治】颈椎病属风寒湿邪阻痹经脉骨节者。

【用法】每日1剂，水煎分服2次。

【加减】头晕者，加天麻10 g，钩藤15 g；上肢麻木者，加蜈蚣5 g，全蝎5 g。

【方解】方中重用《本草纲目》所载主治

"诸痹伤寒中风头痛"之葛根，协以桂枝、羌活温经散寒，祛风胜湿；佐之赤芍、制草乌、威灵仙、当归等温经通络，止痛之品，以川芎引药上行颈项，并甘草调和诸药。诸药合用，共奏温经散寒，祛风胜湿，通络止痛之功。

228. 舒筋通痹汤

【组成】葛根30 g，丹参20 g，威灵仙15 g，白芍15 g，桂枝12 g，川芎12 g，羌活12 g，桑枝12 g，姜黄12 g，制乳香12 g，制没药12 g，炮穿山甲（先煎）10 g，地龙10 g，甘草5 g，全蝎3 g，蜈蚣2条。

【功效】舒筋活血，通络止痛。

【主治】神经根型颈椎病属瘀血阻痹经脉骨节者。

【用法】每日1剂，水煎分服2次。20日为1个疗程。

【方解】方中葛根善治项强，消除项背强几几；丹参活血止痛，尚有"丹参一味，功同四物"之说，共为君药。威灵仙善治风湿臂痛，肢体麻木，关节屈伸不利者；羌活、桂枝解肌透阳，通经活络，善解项背肢节疼痛，引药直达病所，治上肢肩臂痛最宜；川芎辛香行散，通达气血，上行头目而祛风止痛；白芍养血柔肝，缓急止痛，与甘草同用止痛效果更佳，共为臣药。虫类药物炮穿山甲、蜈蚣、全蝎、地龙性善走窜，能通经络而直达病所，不仅活血通经，更能搜剔通络逐痹，疏透病根，《本草从新》："善窜，专能行散，通经络，达病所"；制乳香、制没药、姜黄均能活血行气止痛；姜黄还长于治肩臂疼痛；桑枝善止上肢肩臂风湿疼痛；共为佐药。甘草调和诸药，为使药。诸药合用，共奏舒筋活血，通筋止痛之功。

【药理】现代药理学研究发现，方中葛根能改善外周循环及微循环，抑制血小板聚集，降低血浆中儿茶酚胺的含量；丹参有扩张冠状动脉及外周血管，抑制血小板聚集，抑制中枢神经，增强免疫作用；威灵仙含有白头翁素，有镇痛作用；桂枝有镇静、镇痛，扩张中枢及外周血管，抑制血小板聚集作用；地龙有镇静、降压作用；全蝎有明显镇静及显著持久的降血压作用；蜈蚣有抗惊厥，增强网状细胞功能作用；制乳香、制没药具有镇痛和抗炎作用；姜黄有与考的松相近的抗炎作用；甘草有抗炎、抗过敏及解毒作用。诸药合用确有改善神经根的血液循环、消除水肿，使神经根周围局部炎症介质、致痛物质得以消散以及促进神经根功能的恢复作用。

229. 舒筋养血通络汤

【组成】宽筋藤15 g，海桐皮12 g，当归12 g，白芍12 g，防风10 g，羌活10 g，续断10 g，姜黄5 g，松节5 g，甘草5 g。

【功效】补益肝肾，祛风养血，舒筋通络。

【主治】颈椎病属肝肾不足，气血亏虚，风寒痰湿阻痹经脉骨节者。

【用法】每日1剂，水煎分服2次。

【加减】疼痛较重者，加葛根30 g，威灵仙12 g，细辛5 g；气血虚弱者，加何制首乌30 g，黄芪15 g；肝肾亏损者，加鹿角霜（包煎）15 g，杜仲12 g；手指麻木者，加威灵仙12 g，全蝎5 g。

【方解】方中当归具有行气活血、祛瘀通络功效，能使经络通畅，气血调和；白芍敛阴养血、缓解止痛，当归与白芍配合可养血柔肝舒筋止痛；羌活温经散寒；姜黄行气止痛；海桐皮祛风湿、通经络；防风补中益气、除湿止痛；续断补肝肾、强筋骨、续折伤；松节祛风止痛；甘草调和诸药。诸药合用，共奏补益肝肾，祛风养血，舒筋通络之功。

230. 舒筋养血壮骨汤

【组成】葛根20 g，当归12 g，羌活12 g，牛膝12 g，骨碎补12 g，补骨脂12 g，菟丝子12 g，鸡血藤12 g，白芍12 g，熟地黄12 g，独活12 g，川芎10 g，红花10 g，桃仁10 g，防风10 g，白芷10 g，升麻5 g，甘草5 g。

【功效】舒筋活络，补气养血，补肝益肾，强壮筋骨，祛除风湿。

【主治】颈椎病属肝肾亏虚，气血不足，风寒湿痹，筋脉不舒者。

【用法】每日1剂，水煎分服2次。10日为1个疗程。

【加减】眩晕者，加天麻10g，钩藤12g；病程缠绵难愈者，加全蝎5g。

【方解】方中葛根解肌止痛，善治项强，能起津液而生阴气，濡润筋骨而舒其拘挛，是治疗项痛之要药，为主药。当归、川芎、白芍、熟地黄以补气养血助止痛之功；补骨脂补肾壮阳；骨碎补、菟丝子补肝肾行血脉；鸡血藤补气养血，舒筋活络，为治疗风湿痹痛、关节酸痛、肢体麻木、筋脉萎软之要药；牛膝活血化瘀，补益肝肾，强筋骨又能通血脉而利关节；以上诸药相配，以达补气血、益肝肾、强筋骨、祛风湿、止痹痛之功，均为臣药。桃仁、红花活血化瘀；羌活、防风、独活、白芷四药均能祛风湿，止痹痛，且防风、白芷善治风性头痛，羌活、独活善利关节之痹痛，羌活又为治疗上肢疼痛之要药；升麻升举阳气，引药上行，均为佐药。甘草调和诸药，为使药。眩晕加天麻以平肝潜阳，祛风湿，止痹痛，熄风止痉；加钩藤平肝潜阳；二药配伍为治疗眩晕之要药。日久缠绵难愈者，加全蝎以熄风止痉，散结通络止痛，且为治疗顽痛之良药。综观全方具有舒筋活络，补气养血，补肝益肾，强壮筋骨，祛除风湿，控制痹痛之功。

231. 舒筋活血通络汤

【组成】葛根30~50g，鸡血藤30g，威灵仙30g，川芎20g，络石藤20g，钩藤20g，首乌藤20g，牛膝20g，赤芍15g，白芍10g，丹参10g，羌活10g，僵蚕10g，甘草10g。

【功效】活血通络，平肝潜阳。

【主治】颈椎病属阴亏阳亢，瘀血阻痹经脉关节者。

【用法】每日1剂，水煎分服2次。

【加减】椎动脉型者，加法半夏10g，白术12g，天麻10g，生石决明（先煎）20g；神经根型者，加地龙10g，制川乌（先煎）5g，制草乌（先煎）5g；脊髓型者，加熟地黄12g，杜仲10g，巴戟天15g。

【方解】方中葛根具有解肌清热，生津止渴作用，以治疗头痛、项强等症，重用为主药；川芎味辛善行，通达周身，善治各种头痛；赤芍祛瘀止痛，清热凉血；白芍补血敛

阴，平肝潜阳；丹参祛瘀止痛，凉血清心；羌活祛寒除温，通络止痛；络石藤祛风通络，凉血消痈；威灵仙软坚散结，善消骨刺；钩藤熄风止痉；首乌藤祛风通络，养心安神；鸡血藤、牛膝补血活血；僵蚕祛风通络，善治风热上攻所引起的头痛。诸药配伍，共奏活血通络，平肝潜阳之功效，与颈椎病病因病证丝丝入扣，验之临床，疗效显著。

232. 强颈汤

【组成】葛根15g，威灵仙15g，鸡血藤15g，熟地黄15g，煅龙骨（先煎）15g，煅牡蛎（先煎）15g，当归12g，骨碎补12g，杜仲10g，淫羊藿10g，龟甲（先煎）10g，鹿角霜（包煎）10g，防风10g，川芎10g，制川乌（先煎）10g，土鳖10g，桂枝10g，细辛3g。

【功效】滋补肝肾，益精填髓，活血化瘀，祛风通络。

【主治】颈椎病属肝肾亏虚，风寒湿邪，痹着经络，气滞血瘀者。

【用法】每日1剂，水煎分服2次。

【加减】疼痛较剧者，加制川乌（先煎）10g。

【方解】方中当归、川芎活血行血祛瘀；骨碎补、杜仲、淫羊藿、龟甲、鹿角霜、熟地黄滋补肝肾，益精填髓；葛根、桂枝、鸡血藤、威灵仙、防风、制川乌温经散寒，除痹止痛。诸药合用，共奏滋补肝肾，益精填髓，活血化瘀，祛风通络之功效。体现了标本兼治，扶正祛邪治则。

233. 强颈止痛汤

【组成】白芍20g，杜仲15g，骨碎补15g，桑寄生15g，制何首乌15g，秦艽15g，葛根15g，鸡血藤15g，淫羊藿12g，白芷12g，五加皮10g，桂枝10g，姜黄10g，甘草5g。

【功效】补肾强筋，通络止痛。

【主治】神经根型颈椎病属肝肾不足，风寒湿痹，痰瘀阻络者。

【用法】每日1剂，水煎分服2次。

【方解】方中杜仲、骨碎补、桑寄生、淫

羊藿、制何首乌补肾强筋；鸡血藤活血舒筋通络；白芷化痰通络，秦艽祛风湿，舒筋络；五加皮既能祛风湿，又能补肝肾，强筋骨；葛根解肌散寒；姜黄活血止痛，白芍柔筋止痛，桂枝温经通络，甘草调和诸药。全方共奏补肾强筋，通络止痛之功。

234. 清阳通脉汤

【组成】丹参20 g，白芍15 g，葛根15 g，茯苓15 g，益母草15 g，川芎15 g，伸筋草15 g，羌活15 g，白术12 g，苍术12 g，桂枝10 g，三七（研末冲服）5 g。

【功效】清阳通脉，舒筋活血。

【主治】神经根型颈椎病属脏腑阴阳失衡，气血运行不畅者。

【用法】每日1剂，水煎分服2次。10日为1个疗程。

【加减】风盛者，加防风12 g；寒盛者，加淫羊藿15 g；湿盛者，加法半夏12 g，薏苡仁30 g；气血虚者，加黄芪15 g，当归12 g，熟地黄12 g；肝肾亏虚者，酌加独活12 g，杜仲12 g，桑寄生15 g，山茱萸15 g；情志不舒，气机不畅者，酌加木香10 g，砂仁10 g，柴胡12 g，陈皮12 g；夜寐不安者，酌加茯神15 g，酸枣仁15 g，远志12 g，合欢皮12 g。

【方解】方中桂枝辛甘温，走表辛温发越阳气，起清阳通脉之功；白芍苦酸微寒，酸甘敛阴，有养血活血，缓急止痛之效；两者配伍，一阳一阴，一散一收，解肌以和营卫，化气以和阴阳。葛根舒筋解肌，调和营卫；脾胃虚弱则清阳之气不能升发，故用白术、苍术、茯苓，健脾化湿，与桂枝配伍扶脾阳以助清阳之气升发；丹参、益母草活血通经；三七、川芎行气活血止痛；伸筋草、羌活，祛风除湿，通经活络。诸药合用，共施清阳通脉，舒筋活血，祛邪外出之功用。

235. 清眩舒颈汤

【组成】石决明（先煎）25 g，白芍20 g，钩藤20 g，茯苓20 g，葛根20 g，天麻15 g，陈皮15 g，旋覆花（包煎）15 g，竹茹15 g，黄芩15 g，丹参15 g，泽兰15 g，法半夏12 g，全蝎10 g，白僵蚕10 g，甘草5 g。

【功效】平肝熄风，化痰解痉，通经活血。

【主治】颈椎病眩晕属阳亢动风，痰瘀互结阻痹经脉骨节者。

【用法】每日1剂，水煎分服2次。10日为1个疗程。

【方解】方中天麻、钩藤、石决明平肝熄风为主药，配丹参、泽兰以通经活血；葛根、法半夏、茯苓、白僵蚕、全蝎化痰解痉；合陈皮、竹茹以和胃降逆止呕，用黄芩以清热；白芍、甘草之滋阴制亢，解痛。诸药相互配伍，共奏平肝熄风，化痰解痉，通经活血之功效。肝风熄，髓海充，阴阳和，晕止头清。

236. 健颈汤

【组成】黄芪30 g，白芍30 g，葛根30 g，鹿角霜（包煎）15 g，熟地黄15 g，枸杞子15 g，杜仲12 g，桂枝10 g。

【功效】补肾壮骨，通络止痛。

【主治】颈椎病属肝肾亏虚，经络阻滞者。

【用法】每日1剂，水煎分服2次。15日为1个疗程。

【加减】头痛头晕者，加川芎10～15 g，天麻12 g；颈、肩、臂痛、麻痹重者，加木瓜12 g，牛膝15 g，威灵仙15 g。

【方解】方中熟地黄、鹿角霜、枸杞子、杜仲补肾壮骨；重用黄芪补气健颈，白芍酸甘缓急止痛，葛根入太阳经、通颈络，配合桂枝温阳通络止痛，全方重在补虚为主，辅以通络祛痹止痛。加天麻、川芎加强通络化瘀止痛，增加血流量的作用。牛膝、木瓜、威灵仙补肾化瘀，通络祛痹。诸药相伍，共奏补肾壮骨，通络止痛之功效。

237. 培补肝肾舒通汤

【组成】白芍20 g，鸡血藤15 g，桑枝15 g，威灵仙15 g，木瓜15 g，葛根15 g，当归12 g，骨碎补12 g，黄芪12 g，淫羊藿10 g，姜黄10 g，防风10 g，羌活10 g，胆南星10 g，甘草5 g。

【功效】培补肝肾，祛风利湿散寒，活血舒通筋骨。

【主治】颈椎病属肝肾亏虚,气血不足,风寒湿瘀阻痹经脉骨节者。

【用法】每日1剂,水煎分服2次。

【加减】上肢麻木者,加桂枝15g;颈臂疼痛者,加苍术12g,桑寄生15g;痛甚者,加制乳香5g,制没药5g;头目眩晕、视物模糊者,加杜仲12g,枸杞子15g;肩胛疼痛者,加玉竹30g;心悸心烦者,加石菖蒲10g,远志10g;伴恶心呕吐者,加旋覆花(包煎)10g,生姜5g,竹茹10g。

【方解】方中以当归、鸡血藤,补血活血,通经络;骨碎补补肾固气;淫羊藿温补肝肾;黄芪补气升提;白芍补血平肝止痛,共奏补益肝肾,强筋壮骨,填精益髓之功。肝主血荣筋,肾主骨生髓,肝肾充则筋骨健旺。木瓜舒筋活络;羌活祛风散寒,胜湿止痛;威灵仙祛风除湿,通络止痛;防风祛风胜湿止痛;桑枝祛风湿,通经络,利关节,行水气;葛根发表解肌,祛风胜湿;胆南星行瘀软坚散结;甘草缓急止痛,调和诸药。全方共奏培补肝肾,祛风利湿散寒,活血舒通筋骨之功,标本兼顾。用此方加减治疗本病,对颈椎病颈型、神经根型、椎动脉型往往应手而愈。

238. 培补肝肾解痉汤

【组成】熟地黄30g,鹿衔草30g,葛根30g,山楂30g,骨碎补15g,狗脊15g,牛膝15g,当归15g,白芍15g,川芎12g,甘草5g。

【功效】滋补肝肾,活血化瘀,解痉止痛。

【主治】颈椎病属肝肾亏虚,筋骨失养,气滞血瘀阻痹经脉骨节者。

【用法】每日1剂,水煎分服2次。

【加减】项强明显,夹外感者,加羌活12g,以祛风止痛;血行不畅,头昏明显者,加姜黄10g,丹参12g,以活血化瘀止痛;头晕明显者,加天麻10g,钩藤12g,以平肝熄风;痰滞经脉者,加白芥子10g,威灵仙12g,以祛入络之痰;气虚明显者,加党参2g,黄芪15g,以益气养血。

【方解】方中当归、川芎、白芍、熟地黄补肝养血;狗脊、牛膝、骨碎补滋补肝肾;山楂活血通络;鹿衔草补肾活血,除痹止痛;葛根升阳解肌,活血化瘀;甘草调和诸药缓急止痛。全方共奏滋补肝肾,活血化瘀,解痉止痛之效。

239. 柔筋止眩汤

【组成】葛根30g,黄芪30g,丹参30g,钩藤15g,当归12g,白芍12g,桂枝10g,赤芍10g,川芎10g,天麻10g,甘草10g。

【功效】益气活血化瘀,通行经络,舒颈通窍止眩。

【主治】椎动脉型颈椎病属气虚血瘀,肝风内动者。

【用法】每日1剂,水煎分服2次。15日为1个疗程。

【加减】舌质淡、苔白腻者,加白术30g,泽泻45g;伴上肢麻木者,加桑枝45g;伴高血压者,加珍珠母(先煎)30g,石决明(先煎)25g;睡眠差者,酌加酸枣仁30g,远志10g,龙骨(先煎)45g,牡蛎(先煎)45g;伴目干模糊者,加枸杞子15g,菊花10g;伴腰困痛者,加续断30g,桑寄生15g,菟丝子25g;伴恶心、呕吐、头痛者,加吴茱萸10g,红参12g;肢冷恶寒者,加仙茅10g,巴戟天12g,淫羊藿30g。

【方解】方中丹参、当归、川芎、赤芍、白芍益气养血;钩藤、天麻平肝定眩;葛根升清降浊,引诸药上行且有扩张血管作用。全方合用,共奏上行巅顶,旁通四海,活血化瘀,通行经络,舒颈通窍止眩之功效。

240. 柔筋补肾通络汤

【组成】桑寄生30g,葛根20~40g,白芍15~30g,桂枝15~30g,延胡索15g,羌活12g,山茱萸10g,炙甘草10g。

【功效】补肾柔筋强督,活血通络止痛。

【主治】颈型颈椎病属肾虚筋督失养,瘀血阻滞经脉骨节者。

【用法】每日1剂,水煎分服2次。7日为1个疗程。

【加减】头痛者,加川芎15g,藁本10g;头晕者,加川芎15g,蔓荆子10g,天麻

10 g；后背沉重感明显者，加制没药10 g，续断15 g，狗脊30 g；疼痛明显者，加丹参15 g，制没药10 g；上肢痛者，加姜黄10 g，鸡血藤15 g；麻木者，加黄芪15 g；外感者，加薄荷10 g，荆芥12 g；怕冷明显者，加细辛5 g；舌红有热或面红头胀者，桂枝用量减至10 g，加龙胆12 g，栀子10 g；纳差或有胃病史者，加砂仁10 g。

【方解】方中桂枝、白芍、葛根、炙甘草，取自《伤寒论》"其人项背强几几，桂枝加葛根汤主之"。方中白芍、甘草柔筋通络；羌活为太阳经药，治太阳经病；桑寄生、山茱萸、续断，补肾强督脉；延胡索、川芎，活血通络止痛。诸药合用，共奏补肾柔筋强督，活血通络止痛之功。

241. 柔肝补肾活血汤

【组成】生地黄30 g，白芍30 g，葛根30 g，鸡血藤30 g，制何首乌20 g，当归15 g，枸杞子15 g，木瓜15 g，川芎10 g。

【功效】补益肝肾精血，柔肝润养经脉。

【主治】颈椎病属肝肾精血不足，风寒湿邪闭阻经络，气血运行不畅者。

【用法】每日1剂，水煎分服2次。15日为1个疗程。

【加减】风邪侵袭者，加防风12 g，天麻10 g；偏寒者，加制川乌（先煎）10 g，制草乌（先煎）10 g；偏湿者，加薏苡仁30 g，威灵仙12 g；偏热者，加忍冬藤30 g，络石藤15 g；兼气虚者，加生黄芪30 g；疼痛日久不愈者，加全蝎10 g，蜈蚣2条。

【方解】方中生地黄、白芍是养血柔肝要药，据"精血互生"之论，以枸杞子、制何首乌补肝肾、益精血，以加强生地黄、白芍养血柔肝之效。又以当归、鸡血藤补血活血，川芎行气活血，以荣养筋脉，木瓜味酸入肝经，以舒筋活络，葛根能解肌治项背强痛，又能引诸药直达病所。全方配伍，共奏补益肝肾精血，柔肝润养经脉之功。切中病机，故获良效。

【药理】现代药理学研究发现，方中生地黄能扩张血管、减低毛细血管的通透性，具有抗炎镇静作用；白芍具有明显镇痛、解痉、

扩张血管作用；川芎、当归具有改善微循环的药理作用。

242. 身痛逐瘀汤

【组成】葛根18 g，山药15 g，全当归12 g，川芎12 g，赤芍12 g，白芍12 g，桃仁12 g，红花12 g，羌活12 g，独活12 g，制没药12 g，五灵脂（包煎）12 g，秦艽12 g，制香附12 g，牛膝12 g，地龙10 g，炙甘草5 g。

【功效】活血化瘀，蠲痹止痛。

【主治】神经根型颈椎病属气血瘀阻，经络不遂者。

【用法】每日1剂，水煎分服2次。

【方解】方中当归、川芎、赤芍、桃仁、红花为桃红四物汤，活血祛瘀止痛；配秦艽、羌活、独活、地龙通络蠲痹止痛；以白芍、葛根解肌止痛；山药、五灵脂破血逐瘀；制香附利气止痛，牛膝、甘草调和诸药协同而作，活血化瘀，蠲痹止痛。

243. 痰瘀止痛汤

【组成】葛根15 g，丹参12 g，牛蒡子10 g，僵蚕10 g，羌活10 g，白芷10 g，白芥子10 g，泽漆10 g，制川乌（先煎）10 g，制草乌（先煎）10 g，制乳香5 g，制没药5 g。

【功效】逐痰祛瘀，通络止痛。

【主治】神经根型颈椎病属气滞血瘀，痰凝经脉骨节者。

【用法】每日1剂，水煎分服2次。

【方解】方中牛蒡子祛痰除风、消肿化毒，通行十二经络，《药品化义》谓其"能升能降，主治上部风痰"；僵蚕祛风解痉、化痰散结，为厥阴肝经之药，《本草求真》谓其为"祛风散寒，燥湿化痰，温利血脉之品"。两味合用，宣滞破结，善搜筋络顽痰浊邪。丹参养血活血，祛瘀止痛；制乳香、制没药调气活血，消肿止痛，《医学衷中参西录》认为二药并用"为宣通脏腑、流通经络之要药，故凡心胃胁腹肢体关节诸疼痛皆能治之"。制川乌、制草乌温畅背部足太阳膀胱经与督脉之阳气，祛风散寒而止痛。葛根升阳解肌，以解"项背强"之苦。羌活、白芷祛风湿，消肿止痛；泽漆利水消肿，化痰散结；白芥

子利气豁痰，通络止痛。诸药合用，共奏逐痰祛瘀，通络止痛之功。

244. 痰瘀通络汤

【组成】葛根50 g，薏苡仁30 g，骨碎补30 g，白芍30 g，鸡血藤30 g，川芎15 g，板蓝根15 g，牡蛎（先煎）15 g，桃仁15 g，羌活15 g，威灵仙15 g，血竭3 g。

【功效】祛痰通络，活血化瘀，解毒利湿。

【主治】颈椎病属痰浊瘀血阻痹经脉骨节者。

【用法】每日1剂，水煎分服2次。

【方解】方中葛根功擅解肌，仲景以葛根汤、桂枝加葛根汤方治项背强。牡蛎软坚散结，化痰通络，专治颈椎病痰瘀阻络、颈臂不通，眩晕之症。薏苡仁甘淡微寒，利湿解毒，《神农本草经》谓"薏苡仁，味甘微寒，主筋急拘挛，不可屈伸，风湿痹"，可治疗颈椎病之肢体拘急、麻木、疼痛等症。牡蛎软坚散结。川芎辛温香窜，走而不守，尤能上行头目，活血通络。羌活宣发风邪，引诸药上行脑络，头晕目眩。白芍养血柔筋而缓急止痛。桃仁活血化瘀。血竭、鸡血藤祛瘀生新，开通经络。骨碎补补肾强骨，续伤止痛。威灵仙祛风湿，通经络，消骨鲠，专治风湿痹痛，《本草纲目》谓其"威言其性猛，灵仙言其功神也"。颈椎病多病程长久，湿、痰、瘀阻日久，必生热毒，而热毒一成，与湿瘀相搏结，又生痰浊，加重瘀阻。板蓝根功善清热解毒。诸药合用，共奏祛痰通络，活血化瘀，解毒利湿之功。全方恰合病机，故效果尤佳。

245. 桃红四物汤

【组成】熟地黄15 g，当归12 g，桃仁12 g，红花10 g，川芎10 g，赤芍10 g。

【功效】行气活血散瘀。

【主治】椎动脉型颈椎病属气滞血瘀阻痹经脉骨节者。

【用法】每日1剂，水煎分服2次。服药期间忌食肥腻酒食、辛辣，戒躁怒。

【加减】肝阳上亢者，加天麻10 g，钩藤

15 g，石决明（先煎）20 g，以平肝潜阳；气血亏虚者，加党参12 g，黄芪15 g，鸡血藤15 g，以补益气血；肾精不足偏阴虚者，加菟丝子15 g，牛膝15 g，龟板胶（烊化冲服）12 g，以补肾滋阴；肾精不足偏阳虚者，加制附子（先煎）10 g，巴戟天12 g，肉桂5 g，以补肾助阳；痰浊中阻者，酌加石菖蒲12 g，白术12 g，茯苓12 g，法半夏10 g，制南星10 g，以燥湿祛痰。

【方解】方中桃仁、红花、当归活血散瘀，补血养肝；熟地黄滋阴补血，凉血散瘀；赤芍养血活血；川芎活血行气，畅通气血。全方具行气活血散瘀的功效。张景岳《质疑录》："若云无痰不作眩，似以痰为眩晕之本矣。岂知眩晕之来也，有气虚而眩，有血虚而眩，有肾虚而眩。"为此，根据中医辨证论治的原则，肝阳上亢者加天麻、钩藤、石决明平肝潜阳药；气血亏虚者加党参、黄芪、鸡血藤补益气血药；肾精不足者加菟丝子、牛膝、龟板胶、制附子、肉桂、巴戟天补肾药；痰浊中阻者加石菖蒲、法半夏、白术、茯苓、制南星燥湿祛痰药。

246. 天麻葛根汤

【组成】葛根20 g，泽泻20 g，白芍20 g，菊花15 g，沙苑子15 g，刺蒺藜15 g，杜仲15 g，钩藤15 g，制何首乌15 g，桑叶15 g，天麻10 g，川芎10 g。

【功效】平肝潜阳，清火熄风，滋养肝肾。

【主治】颈椎病属肝肾阴亏，水不涵木，阳亢上扰者。

【用法】每日1剂，水煎分服2次。

【加减】烦躁易怒，口苦目赤者，加龙胆15 g，夏枯草15 g，牡丹皮12 g；气血亏虚者，加黄芪15 g，党参12 g；痰湿中阻者，加生薏苡仁20 g，炒白术12 g；恶心呕吐者，加竹茹10 g，法半夏12 g；瘀血阻滞者，加桃仁12 g，红花10 g。

【方解】方中天麻、刺蒺藜、钩藤、川芎平肝熄风；菊花、桑叶清肝泻火；杜仲、沙苑子、制何首乌补益肝肾；白芍柔肝滋阴。纵观全方，平肝潜阳，清火熄风，滋养肝肾。

诸药配伍，相得益彰，共奏平肝潜阳，清火熄风，滋养肝肾之功。用之临床，效果显著。

247. 天麻葛根地黄汤

【组成】熟地黄30 g，葛根30 g，淫羊藿30 g，丹参20 g，天麻12 g，白芍12 g，地龙12 g，白术12 g，黄芪12 g，姜半夏10 g，川芎10 g，细辛3 g。

【功效】补益气血，活血化瘀，平肝定眩，导痰安神。

【主治】椎动脉型颈椎病属气血虚损，痰瘀阻络，肝风内扰者。

【用法】每日1剂，水煎分服2次。10日为1个疗程。

【加减】肝阳上亢者，加石决明（先煎）30 g，钩藤12 g；肝肾阴虚者，加山茱萸15 g，女贞子12 g；气滞血瘀者，加三七（研末冲服）5 g，鸡血藤30 g；肾阳亏虚者，加鹿角片（先煎）12 g；气虚者，黄芪加重至30 g，加党参15 g，陈皮10 g。

【方解】方中以葛根之善治颈项强痛；黄芪、白术益气健脾；淫羊藿温补元阳；白芍、熟地黄滋补肝肾；天麻、葛根、细辛、地龙祛风湿、通经络、解表邪、舒项背；姜半夏化痰止呕；丹参活血化瘀。天麻、白芍还能平肝熄风安神。诸药共用，共奏补益气血，活血化瘀，平肝定眩，导痰安神之功。

248. 天麻蜈蚣汤

【组成】川芎15 g，威灵仙15 g，秦艽15 g，白芍15 g，独活15 g，当归12 g，制何首乌12 g，天麻10 g，制川乌（先煎）10 g，蜈蚣2条。

【功效】养血化瘀，散寒除湿，搜风解痉。

【主治】颈椎骨质增生症属风寒湿痹，血虚血瘀阻痹经脉骨节者。

【用法】每日1剂，水煎分服2次。

【加减】偏寒者，酌加桂枝15 g，淫羊藿12 g，制附子（先煎）10 g，白芥子10 g；气滞血瘀者，加丹参15 g，桃仁12 g，红花10 g。

【方解】方中天麻、蜈蚣有搜风止疼，通络散结，疗肢体不遂之功；当归、白芍、制何首乌有养血散瘀，解痉止疼之作用；秦艽、威灵仙、川芎、独活能祛风散寒除湿通络；桂枝、制附子能温通散寒。全方组合有养血化瘀，散寒除湿，搜风解痉功效。

249. 天麻止眩汤

【组成】茯苓15 g，法半夏12 g，天麻12 g，当归12 g，白术12 g，胆南星12 g，川芎10 g，陈皮10 g，枳实10 g，全蝎（研末冲服）5 g，甘草5 g。

【功效】健脾化痰，行气活血，熄风通络。

【主治】颈椎病眩晕属风痰上扰，气滞血瘀阻痹经脉骨节者。

【用法】每日1剂，水煎分服2次。

【方解】方中法半夏燥湿化痰、降逆止呕，天麻平肝熄风而止眩晕，两者合用，为治风痰眩晕头痛之要药，而为君药。川芎辛温，走而不守，行气祛风通络；当归既能养血补血，又能活血化瘀；川芎、当归相配伍，共奏养血祛风，活血化瘀之效；白术、茯苓健脾化痰，脾运则湿除而痰无由可生；此四药为臣，理气化痰，活血化瘀以使气顺则痰消，血活则络通。陈皮、枳实有燥湿消痰，理气通滞之功，痰消气畅则血难以壅塞；胆南星既可清热化痰、熄风定惊，又可行血祛瘀、通络开窍，痰瘀同治；全蝎具有熄风止痉通络之功效，研末冲服疗效更佳，并引药入经，平肝熄风、化痰通络，改善脑部供血；甘草补脾益气，缓急解毒，调和诸药。诸药合用，共奏健脾化痰，行气活血，熄风通络之功。

250. 天麻葛根藿地汤

【组成】葛根30 g，淫羊藿30 g，熟地黄30 g，姜半夏10 g，白芍10 g，天麻10 g，地龙10 g，白术10 g，川芎10 g。

【功效】平肝熄风，健脾化痰，升清降浊。

【主治】颈椎病属肝肾亏虚，风痰上扰阻痹经脉骨节者。

【用法】每日1剂，水煎分服2次。

【加减】肝肾阴虚者，加山茱萸10 g；肝阳上亢者，加钩藤（后下）15 g，石决明（先煎）20 g；肾阳亏虚者，加鹿角胶（烊化冲服）12 g，锁阳15 g；血瘀者，加三七5 g。

【方解】方中川芎、天麻平肝熄风；姜半夏、白芍、地龙以健脾化痰；葛根、淫羊藿、熟地黄以升清降浊。随症加入石决明、钩藤、山茱萸、三七、锁阳、鹿角胶，具有补肾活血熄风之功。

251. 天麻钩藤饮加减

【组成】葛根30 g，石决明（先煎）18 g，杜仲15 g，益母草15 g，首乌藤15 g，茯神15 g，钩藤（后下）12 g，牛膝12 g，桑寄生12 g，栀子10 g，黄芩10 g，天麻10 g，川芎10 g。

【功效】平肝潜阳，清热熄风。

【主治】椎动脉型颈椎病属肝阳上亢者。

【用法】每日1剂，水煎分服2次。

【加减】气虚者，加黄芪15 g，党参12 g；肝郁者，加柴胡12 g；痰阻者，加胆南星12 g，法半夏10 g。

【方解】方中天麻、钩藤平肝熄风，共为君药。石决明平肝潜阳，与君药合用，以增平肝熄风之功；牛膝活血利水，与石决明同为臣药。杜仲、桑寄生补肝肾；栀子、黄芩清肝火；益母草配牛膝更利于平潜肝阳；茯神、首乌藤养心安神；均为佐药。诸药共用，共奏平肝潜阳，清热熄风之功。

252. 温经散寒汤

【组成】葛根30 g，黄芪20 g，白芍15 g，延胡索12 g，羌活12 g，独活10 g，桂枝10 g，制附子（先煎）10 g，白芷10 g，红花10 g，甘草10 g。

【功效】温经散寒，行气活血，解肌通络。

【主治】颈椎病属阳气亏虚，寒凝血瘀阻痹经脉骨节者。

【用法】每日1剂，水煎分服2次。15日为1个疗程。

【方解】方中羌活、独活、白芷、制附子散寒祛风，除湿止痛；桂枝、黄芪、白芍益气温经，补气养血，祛瘀散结；葛根、延胡索、红花活血通络，行气止痛；甘草调和诸药。诸药合用，共奏温经散寒，行气活血，解肌通络之功效。

253. 温经通络汤

【组成】黄芪30 g，桃仁15 g，红花15 g，当归12 g，羌活12 g，赤芍10 g，独活10 g，秦艽10 g，川芎10 g，桂枝10 g，乌梢蛇10 g，全蝎5 g，制草乌（先煎）5 g。

【功效】温经散寒，祛风除湿，养血活血，通络止痛。

【主治】颈椎病属风寒湿痹，血虚血瘀阻痹经脉骨节者。

【用法】每日1剂，水煎分服2次。

【加减】疼痛明显者，加制乳香10 g，制没药10 g；阳虚明显者，加淫羊藿12 g；阴虚明显者，加知母12 g，黄柏10 g；颈椎僵硬者，加葛根30 g，柴胡12 g。

【方解】方中全蝎、乌梢蛇、黄芪为君药；制草乌、桃仁、红花、赤芍、羌活、独活、秦艽、川芎为臣药；当归、桂枝为佐使药。全蝎、乌梢蛇温经通络；黄芪益气健脾；制草乌祛风除痹；桃仁、红花、赤芍活血止痛，消肿止痛生肌；羌活、独活祛风湿止痹痛；秦艽祛风湿除痹痛，清湿热，舒筋骨；川芎理气活血止痛；当归活血养血；桂枝温经通脉，助阳化气，散寒止痛，能加强温经通络作用。诸药配合，相互为用，共奏温经散寒，祛风除湿，养血活血，通络止痛之效。

【药理】现代药理学研究发现，方中全蝎、乌梢蛇虫类药物能激发和调节机体反应功能，增强颈肌、韧带支撑力，能改善局部血液循环，增大颈椎小关节活动范围；当归、川芎、桃仁、红花、赤芍活血类药物能改善血瘀状态，稀释血液黏稠度，抑制血小板聚集，降低血脂水平、血液凝固性、细胞堆积和变形能力，防止血栓形成，从而改善不通则痛、不荣则痛的疼痛症状；羌活、独活、秦艽祛风湿类药物能降低炎性反应，抑制氧自由基通透性。

254. 温经通络和血汤

【组成】秦艽15 g，白芍15 g，当归12 g，

姜黄12 g，制川乌（先煎）10 g，独活10 g，
制乳香10 g，制没药10 g，细辛5 g，甘草
5 g。

【功效】疏通经络，调和气血，活血
祛风。

【主治】颈椎病属风寒湿痹，气滞血瘀阻
痹经脉骨节者。

【用法】每日1剂，水煎分服2次。

【方解】方中秦艽能祛风湿除痹痛，清湿
热，舒筋骨；制川乌善于祛风除痹；白芍能
平肝潜阳，柔肝止痛，养血补血；独活能祛
风湿止痹痛；姜黄能通经活络，破血行气；
制乳香能活血止痛，消肿生肌；制没药能散
瘀止痛，消肿生肌；细辛能解表散寒，祛风
止痛；当归能补血，活血；甘草能调和诸药。
全方合用，共奏疏经通络，祛风止痛，活血
行气之功。

255. 温经通络止痛汤

【组成】黄芪20 g，当归15 g，羌活12 g，
独活12 g，秦艽12 g，川芎12 g，赤芍12 g，
桂枝10 g，桃仁10 g，红花10 g，全蝎5 g，
乌梢蛇5 g，制草乌（先煎）5 g，甘草5 g。

【功效】温经通络，祛风除湿，活血
止痛。

【主治】颈椎病属风寒湿邪痹阻，阳亏气
虚血瘀者。

【用法】每日1剂，水煎分服2次。15日
为1个疗程。

【加减】阳虚寒象明显者，加淫羊藿
15 g；阴虚热象明显者，加知母12 g，黄
柏10 g。

【方解】方中桂枝、制草乌、全蝎、乌梢
蛇温经通络；羌活、独活、秦艽祛风散寒除
湿；当归、川芎理气活血；黄芪、赤芍、桃
仁、红花益气养血；甘草调和诸药。诸药合
用，共达温经通络，祛风除湿，活血止痛的
目的。

256. 温经通络舒筋汤

【组成】桂枝15 g，威灵仙15 g，防风
15 g，五加皮15 g，细辛10 g，荆芥10 g，制
没药10 g。

【功效】行气活血，舒筋通络。

【主治】颈椎病属寒凝血瘀，风湿阻痹经
脉骨节者。

【用法】将诸药加水1000～1500 mL，煮
沸15～20分钟，外洗患处，每日1～2次。

【方解】方中桂枝解热镇痛；威灵仙祛风
除湿，通络止痛，消痰水，散癥积；防风祛
风，胜湿，止痛；五加皮祛风湿，补肝肾，强
筋骨，活血脉；细辛祛风，散寒，行水，开
窍；荆芥凉血，祛风；制没药活血化瘀止痛。
诸药合用，共奏行气活血，舒筋通络之功。

药液外洗使患者颈肩部位肌肤产生温热
感，改善血液循环，消除痉挛，缓解疼痛，
促进肌张力恢复至正常水平，改善颈椎生理
功能。还能促进血液循环，控制局部感觉神
经兴奋，提高酶活性，强化代谢，扩张血管，
最终促进机体康复，提高生存质量。

257. 温经养荣汤

【组成】生地黄15 g，鸡血藤15 g，熟地
黄12 g，生地黄12 g，白芍12 g，当归12 g，
枸杞子12 g，续断12 g，党参12 g，肉苁蓉
10 g，三七10 g，红花10 g，川芎10 g，桂枝
10 g，陈皮5 g，鹿角粉（冲服）5 g，砂仁
5 g。

【功效】补益肝肾，温通督脉，益气活
血，祛风通络。

【主治】脊髓型颈椎病术后属肝肾亏损，
阳虚寒凝，瘀血阻痹经脉骨节者。

【用法】每日1剂，水煎分服2次。

【加减】腰部有束带状感觉者，加川楝子
12 g，小茴香10 g；肢体麻木不仁者，酌加炮
穿山甲（先煎）10 g，土鳖10 g，北刘寄奴
12 g，防风12 g；颈项酸痛者，加羌活10 g，
威灵仙15 g。

【方解】方中鹿角粉配肉苁蓉，益肾壮
阳，温通督脉，为主药；续断、枸杞子温养
肝肾，强壮筋骨；桂枝温通疏风；白芍养肝
血；红花活血，生地黄养血补肝，两药相伍，
红花可去生地黄之滋腻；砂仁理气和胃，熟
地黄补血益肝肾，两药相配，则使熟地黄补
肝肾而不滞胃；党参补气扶正；当归、川芎
活血消肿；鸡血藤补血行血，舒筋活络；三

七活血化瘀止痛；陈皮理气和中。诸药相伍，共奏补益肝肾，温通督脉，益气活血，祛风通络之功。

258. 温肾通阳化痰汤

【组成】葛根30 g，黄芪20 g，淫羊藿15 g，补骨脂15 g，鹿衔草15 g，钩藤12 g，羌活12 g，桂枝10 g，石菖蒲10 g，白蔻仁10 g，天麻10 g，川芎10 g，甘草5 g。

【功效】温肾通阳，化痰通络，平肝祛风。

【主治】椎动脉型颈椎病属肾阳虚寒凝，风痰内扰阻痹经脉骨节者。

【用法】每日1剂，水煎分服2次。10日为1个疗程。

【加减】伴肢冷者，加制附子（先煎）15 g，干姜10 g；呕吐痰涎者，加旋覆花（包煎）10 g，赭石（先煎）30 g；兼气虚者，加太子参20 g，黄芪用量加至30 g；骨刺明显者，加肉苁蓉15 g，狗脊12 g；疼痛明显者，加徐长卿15 g，威灵仙12 g，细辛5 g。

【方解】方中淫羊藿、补骨脂温补肾阳及督阳固其本；天麻、钩藤平肝熄风治其标；葛根、羌活、鹿衔草、桂枝解肌祛风泻其表；黄芪、石菖蒲、白蔻仁健脾祛湿实其里；川芎活血行气通其络。众药相合，标本表里兼顾，共奏温肾通阳，化痰通络，平肝祛风之功。令肾阳得补，肝阳得平，风湿得祛，痰浊得化，血脉通畅，眩晕自愈。

259. 项痹汤

【组成】黄芪30 g，葛根30 g，桂枝20 g，白芍20 g，当归20 g，川芎20 g，木瓜20 g，土鳖20 g，乌梢蛇20 g，威灵仙20 g，桑枝20 g，羌活20 g，鸡血藤20 g，砂仁10 g，生甘草10 g。

【功效】补益气血，调和营卫，解肌舒经，通络止痛。

【主治】颈椎病属气血亏虚，营卫不和，风湿阻痹经脉骨节者。

【用法】每日1剂，水煎分服2次。

【加减】风寒湿痹阻者，加细辛5 g，防风15 g；气滞血瘀者，加桃仁12 g，红花

10 g；痰湿阻络者，加白术12 g，法半夏10 g，天麻10 g；肝肾不足者，加熟地黄15 g，山茱萸12 g；气血亏虚者，加党参15 g，白术12 g；气虚湿盛者，加防己12 g，薏苡仁20 g。

【方解】方中以黄芪、甘草益气扶脾，所谓祛邪先补正、正胜则邪自除也；桂枝解肌发表，散外感风寒，还能入肝肾血分而祛寒，配白芍，益阴敛阳，调和营卫；当归、白芍、川芎、鸡血藤和营养血、益气补血而荣筋，又所谓治风先治血、血行风自灭也；川芎还行气血，除头颈部疼痛；然病因肝肾先虚，其邪必乘虚深入，故以威灵仙、土鳖、乌梢蛇、木瓜之入肾经，能搜伏风，使之外出，祛风除湿，通络止痛；葛根主治头项强痛，擅于解肌止痛，配合桑枝引导诸药直达颈部；羌活上行发散，为风药卒徒，周行肌表，且又风能胜湿耳，除在表之风寒湿邪。诸药合用，共奏补益气血，调和营卫，解肌舒经，通络止痛之功。

【药理】现代药理学研究发现，方中黄芪具有抗骨质疏松作用，能增强机体免疫、抗衰老；桂枝能提高动物痛阈值，镇痛作用更强。

260. 项痹病汤

【组成】葛根30 g，鸡血藤30 g，海风藤20 g，威灵仙20 g，桂枝15 g，川芎12 g，当归12 g，羌活12 g，炒僵蚕（研末冲服）10 g，土鳖10 g，淫羊藿10 g，白术10 g，姜黄10 g，乌梢蛇10 g，甘草5 g。

【功效】活血通络止痛，祛风散寒除湿。

【主治】颈椎病属风寒湿瘀阻痹经脉骨节，太阳经络气血不通者。

【用法】每日1剂，水煎分服2次。

【加减】风盛者，加防风10 g，防己10 g，五加皮15 g；寒盛者，加制川乌（先煎）10 g，制附子（先煎）10 g，细辛5 g；湿盛者，加茯苓15 g，苍术15 g，生薏苡仁20 g。

【方解】方中葛根、羌活长于疏通头颈、上肢筋脉，筋脉通则疼痛止；辅以桂枝，既可解肌祛风，又可宣通经气；当归、鸡血藤、川芎调气活血通络；威灵仙、姜黄、海风藤

祛风散寒除湿，通络止痛，加入走窜之品炒僵蚕、土鳖、乌梢蛇；白术扶助正气，祛邪外出。诸药合用，共奏活血通络止痛，祛风散寒除湿之效。

261. 项痹舒汤

【组成】黄芪30 g，赤芍20 g，葛根20 g，泽泻20 g，天麻20 g，桂枝10 g。

【功效】通阳散寒，祛风除湿。

【主治】神经根型颈椎病属阳虚寒凝，风湿阻痹经脉骨节者。

【用法】每日1剂，水煎分服2次。

【方解】方中黄芪为君，甘温益气，补在表之卫气；桂枝为臣，散风寒而温经通痹，与黄芪配伍，益气温阳，和血通经；桂枝得黄芪益气而振奋卫阳；黄芪得桂枝，固表而不致留邪。叶天士《外感温热篇》谓："通阳不在温，而在利小便"，故用泽泻利水渗湿，以助桂枝通阳之力。原方白芍换为赤芍以增强活血化瘀之力，并寓"治风先治血，血行风自灭"之意。《开宝本草》记载，天麻"主诸风湿痹，四肢拘挛，利腰膝，强筋骨"，故用天麻以祛风除湿，三药共为佐药。葛根疏通太阳经经气，祛风湿，且能引药上行于头面，为佐使药。诸药合用，共奏通阳散寒，祛风除湿之功。

【药理】现代药理学研究发现，方中桂枝中的桂皮油和桂皮醛能解痉、利尿、镇痛；葛根中葛根素能改善微循环，提高局部微血流量；赤芍中的芍药苷具有良好的抗炎、镇痛作用；天麻中天麻素能改善病变组织的血液循环和促进炎症吸收，从而缓解或消除颈部神经根因受刺激或压迫而水肿所致的肢体麻木、不适等症。

262. 项痹止痛汤

【组成】黄芪30 g，葛根30 g，鸡血藤30 g，白芍20 g，桑枝20 g，羌活15 g，川芎15 g，天麻15 g，钩藤15 g，桂枝12 g，大枣10 g，炙甘草5 g，麻黄5 g，生姜3片，蜈蚣2条。

【功效】祛风散寒除湿，活血通络止痛。

【主治】颈椎病属卫外不固，风寒湿邪乘虚而入，气血凝滞，经络痹阻者。

【用法】每日1剂，水煎分服3次。10日为1个疗程。

【加减】上肢麻木甚，伴颈肌痉挛疼痛者，加全蝎10 g，伸筋草20 g，寻骨风20 g；头痛甚者，酌加蔓荆子20 g，白芷15 g，地龙15 g，红花10 g；头晕甚但血压不高者，加当归15 g，巴戟天30 g；血压偏高者，加生龙骨（先煎）30 g，生牡蛎（先煎）30 g，牛膝15 g。

【方解】方中黄芪益卫固表，葛根、羌活、桑枝以祛风散寒除湿，天麻、钩藤止眩晕，以鸡血藤、川芎行血舒筋，蜈蚣通络止痛。诸药合用，共奏祛风散寒除湿，活血通络止痛之功，故效果好。

263. 项痹搜风汤

【组成】黄芪30 g，葛根30 g，桂枝20 g，白芍20 g，当归20 g，川芎20 g，木瓜20 g，土鳖20 g，乌梢蛇20 g，威灵仙20 g，桑枝20 g，羌活20 g，鸡血藤20 g，甘草10 g。

【功效】补益肝肾，和营养血，搜风解肌。

【主治】颈型颈椎病属肝肾亏损，血虚风扰，经筋不舒者。

【用法】每日1剂，水煎分服2次。

【加减】风寒湿痹阻者，加细辛3 g，防风15 g；气滞血瘀者，加桃仁12 g，红花10 g；痰湿阻络者，加白术12 g，法半夏10 g，天麻10 g；肝肾不足者，加熟地黄15 g，山茱萸12 g；气血亏虚者，加党参15 g，白术12 g；气虚湿盛者，加防己12 g，薏苡仁15 g。

【方解】方中以黄芪、甘草益气扶脾，所谓祛邪先补正、正胜则邪自除也；当归、白芍、川芎、鸡血藤和营养血，又所谓治风先治血、血行风自灭也，然病因肝肾先虚，其邪必乘虚深入，故以威灵仙、土鳖、乌梢蛇、木瓜之入肾经，能搜伏风，使之外出；桂枝能入肝肾血分而祛寒，桑枝、葛根擅于解肌止痛；羌活为风药卒徒，周行肌表，且又风能胜湿耳。诸药合用，共奏补益肝肾，和营养血，搜风解肌之功。

264. 项灵汤

【组成】桑枝30 g，入地金牛20 g，三七15 g，延胡索15 g，郁金15 g，丹参15 g，羌活15 g，续断15 g，赤芍15 g，枳壳15 g，桃仁10 g，僵蚕10 g。

【功效】活血化瘀，行气止痛。

【主治】颈椎病属气滞血瘀阻痹经脉骨节者。

【用法】每日1剂，水煎分服2次。

【方解】方中三七、丹参、桃仁活血化瘀通络；枳壳、入地金牛、延胡索行气止痛，促进血液循环，可达到气行则血行之功效；僵蚕、郁金化痰解痉，配赤芍活血养血；羌活、桑枝能通窍走窜，上行通利壅塞；续断补肾强筋骨。诸药合用，共奏活血化瘀，行气止痛之功。

【药理】现代药理学研究发现，本方能降低血液黏稠凝聚，解除血管痉挛，从而减少缺血性脑疾病的发生，抑制体内过氧化物生成，增强机体的防御功能。

265. 消眩汤

【组成】黄芪30 g，鸡血藤30 g，丹参30 g，天麻30 g，钩藤30 g，桑寄生30 g，党参30 g，葛根30 g，杜仲30 g，白术20 g，茯苓20 g，麦冬20 g，当归15 g，桃仁15 g，红花15 g，苏木15 g，川芎15 g，龙骨（先煎）15 g，熟地黄12 g，山茱萸12 g，法半夏10 g。

【功效】滋补肝肾，益气养血，化痰除瘀通络。

【主治】椎动脉型颈椎病属肝肾不足，气血亏虚，痰瘀阻痹经脉骨节者。

【用法】每日1剂，水煎分服2次。10日为1个疗程。

【加减】气虚甚者，黄芪用量加至35 g，党参用量加至40 g；血虚甚者，加阿胶（烊化冲服）12 g，紫河车15 g；肾阳虚者，加淫羊藿12 g，肉桂5 g；肾阴虚者，加龟甲（先煎）15 g，枸杞子12 g；痰浊甚者，加胆南星12 g；瘀血甚重者，加土鳖10 g，大黄5 g。

【方解】方中天麻、钩藤、龙骨平肝、熄风、潜阳；黄芪、党参、白术、茯苓益气健脾；葛根、麦冬、当归滋阴养血；熟地黄、山茱萸滋补肝肾；法半夏、茯苓化痰除湿；桃仁、红花、苏木、川芎化瘀通络。诸药合用则肝肾得补，髓海得充，肝风不动，脾气得养，痰湿自除；气血充足，瘀血得祛，经络通畅，清气得升，髓海得养而眩晕自除。

266. 消痰通络饮

【组成】白茯苓30 g，白蒺藜20 g，鸡血藤20 g，延胡索20 g，天麻15 g，钩藤15 g，白僵蚕15 g，法半夏15 g，红花15 g，牛膝15 g，丹参15 g，首乌藤15 g，炒白术10 g，白芥子10 g，陈皮10 g，通草10 g，扶芳藤10 g，甘草5 g。

【功效】平肝熄风，理气化痰，舒筋活络。

【主治】神经根型颈椎病属肝风内动，痰浊阻痹经脉骨节者。

【用法】每日1剂，水煎分服2次。15日为1个疗程。

【加减】失眠甚者，加炒酸枣仁15 g，石菖蒲10 g；四肢麻木甚者，加桃仁15 g，莪术12 g；纳呆甚者，加枳壳15 g，木香10 g。

【方解】方中天麻、钩藤为平肝之要药，主清热平肝，熄风定惊，善治风虚眩晕头痛；白僵蚕长于祛风定惊，化痰散结；法半夏有化痰降逆之效；炒白术、陈皮健脾益气，燥湿化痰；白芥子辛能入肺，温能发散，长于豁痰利气，散结通络；白茯苓健脾燥湿，化痰利水；白蒺藜主入肝经，可祛风平肝，解郁明目，善治肝阳眩晕头痛；红花、鸡血藤、牛膝、丹参主入血分，重在养血活血，补中有行；扶芳藤舒筋活络、行气活血，是治疗痹症的佳品；延胡索主入气分，重在行气止痛；通草利水消肿；首乌藤重在祛风、通络、安神；甘草调和诸药。多药配伍，攻补兼施，补中有行，共奏平肝熄风，理气化痰，舒筋活络之效。

267. 芎葛天麻饮

【组成】黄芪30 g，川芎20 g，葛根20 g，制何首乌15 g，当归12 g，天麻12 g，白术12 g，杜仲12 g，地龙12 g，泽泻10 g，白僵蚕10 g，姜黄10 g。

【功效】益气涤痰，化瘀通络。

【主治】椎动脉型颈椎病属气虚痰瘀阻痹经脉骨节者。

【用法】每日1剂，水煎分服3次。20日为1个疗程。

【方解】方中黄芪益气扶正，帅血运行；制何首乌、杜仲养血补肾；川芎善行血中气滞，气中血滞，疏通经络，辛温香窜，直达头部；配葛根、天麻、姜黄、当归增强活血化瘀，解痉的作用；配白术、泽泻利湿消肿，以除生痰之源；地龙、白僵蚕增强通络之作用。诸药合用，共奏益气涤痰，化瘀通络之功。

268. 芎芪桂葛汤

【组成】黄芪30 g，葛根30 g，白芍30 g，鸡血藤30 g，川芎15 g，当归12 g，桂枝10 g，骨碎补10 g，鹿角片（先煎）10 g，甘草10 g。

【功效】补肝益肾，补气行血，温经通脉，舒筋活络。

【主治】颈椎病属肝肾亏虚，气血不足，寒凝经脉骨节者。

【用法】每日1剂，水煎分服2次。

【加减】颈项僵痛，转侧不利者，加姜黄10 g，羌活12 g；肩臂、胸、背疼痛者，加制乳香10 g，制没药10 g，威灵仙12 g；痛处有冷感者，加细辛5 g，制附子（先煎）10 g，生姜10 g；疼痛较剧，持续不止者，酌加蜈蚣5 g，全蝎5 g，土鳖10 g，乌梢蛇10 g；眩晕者，加天麻10 g，生牡蛎（先煎）15 g，石决明（先煎）15 g；伴恶心呕吐者，加法半夏10 g，赭石（先煎）15 g，旋覆花（包煎）12 g；纳呆食少者，加砂仁10 g，谷芽15 g，鸡内金12 g；腰膝酸软，头昏耳鸣者，酌加熟地黄15 g，补骨脂15 g，女贞子15 g，山茱萸12 g；失眠多梦，心烦易怒者，加酸枣仁12 g，合欢皮12 g，五味子10 g。

【方解】方中黄芪甘温益气，为补气之要药；配当归养血和营，补气生血；川芎行血活瘀，搜风止痛；鹿角片补肝益肾，活血散瘀；鸡血藤行血补血，通经活络；骨碎补

肾温经，入骨祛风；葛根起阴气，生津液，以治颈项挛急；桂枝温经祛风，活血通络，桂枝还有横通肢节的特点，能引诸药横行至肩、背、手指，故又为上肢病的引经药；白芍、甘草酸甘化阴，养阴和营，柔肝舒经，使筋脉拘急疼痛得以缓解。诸药共奏补肝益肾，补气行血，温经通脉，舒筋活络之效。

【药理】现代药理学研究发现，方中黄芪能明显扩张脑血管，改善血行；葛根有显著的扩张脑血管及外周血管作用，使脑血管阻力下降，脑血流量增加，可改善脑内内耳－椎动脉－基底动脉血供，从而对头痛项强、突发性耳聋、偏头痛等发挥疗效；甘草有镇静、抑制末梢神经的作用，可直接用于平滑肌和骨骼肌，使其弛缓，消除挛急；白芍则对疼痛中枢和脊髓反射弓有镇静作用，二药配伍对于平滑肌和骨骼肌的痉挛，不论是中枢性的或末梢性的均可起到止痛作用，从而达到缓解痉挛的目的。

269. 宣痹舒络汤

【组成】葛根30 g，熟地黄30 g，鸡血藤30 g，桑寄生15 g，杜仲15 g，威灵仙15 g，桂枝12 g，羌活12 g，川芎10 g，生姜10 g，甘草5 g，大枣5枚。

【功效】补肝益肾，祛风胜湿散寒，舒筋活络止痛。

【主治】神经根型颈椎病属肝肾亏虚，风寒湿痹，瘀血阻络者。

【用法】每日1剂，水煎分服2次。10日为1个疗程。

【加减】疼痛重者，加细辛3 g，全蝎3 g，蜈蚣3 g；麻木重者，加防风10 g，秦艽10 g，地龙12 g；气虚者，加黄芪30 g，党参20 g；寒重者，加制附子（先煎）10 g，制川乌（先煎）5 g；热重者，加忍冬藤20 g，桑枝30 g；湿重者，加苍术12 g，防己10 g。

【方解】方中以熟地黄、桑寄生、杜仲益肾补肝，壮骨强筋；葛根味甘辛性凉，入足太阳、足阳明二经，有解肌作用，可缓解肌肉疼痛，为治疗颈项疼痛之良药。《伤寒论》："太阳病，项背强几几，无汗恶风葛根汤主之。"以葛根为主药的葛根汤解痉舒筋以利关

节，对缓解颈背部关节僵硬、肌肉疼痛效果显著。羌活味辛苦，性温而气香烈，入足太阳、足少阴二经，辛温能散风寒，苦燥能胜湿，气雄能通络，芳香能止痛，善走上半身，有发汗镇痛作用；威灵仙，祛风湿，通经络，止痹痛，善治顽痹、久痹；桂枝辛温，通阳化气，行十二经，走而不守；川芎、鸡血藤活血补血，通络舒筋，使气血流行通畅，能发挥祛风湿药物之功效，使祛邪务尽。诸药配合，共奏补肝益肾，祛风胜湿散寒，舒筋活络止痛之功效。肝肾筋骨得养，风寒湿外邪除，经络气血通畅，则疼痛自除。

270. 宣痹逐瘀汤

【组成】白芍30～60 g，威灵仙15 g，木瓜10 g，葛根10 g，当归10 g，川芎10 g，红花10 g，姜黄10 g，白芷10 g，胆南星10 g，白芥子10 g，甘草5 g。

【功效】补益肝肾，活血化瘀，行气通络，除湿涤痰。

【主治】颈椎病属肝肾亏虚，经脉失养，痰瘀阻痹经脉骨节者。

【用法】每日1剂，水煎分服2次。

【加减】肝肾亏虚甚者，加桑寄生15 g，续断15 g，杜仲12 g；头昏眩者，酌加天麻10 g，石菖蒲10 g，钩藤15 g，蜈蚣2条；手指酸麻者，木瓜用量加至15 g。

【方解】方中白芍、甘草酸甘化阴以缓筋急，药性守而不走；木瓜性味酸，加强柔筋缓急止痛之功；威灵仙、白芷、姜黄疏风祛瘀，宣痹止痛；配天麻、蜈蚣、钩藤、石菖蒲搜风通络，加强止痛之功；当归、川芎、红花、姜黄活血化瘀，温通经络，取其"治风先治血，血行风自灭"之意；胆南星、白芥子、石菖蒲祛痰通络，取其"无痰则不作眩"之意。诸药配合，共奏补益肝肾，活血化瘀，行气通络，除湿涤痰之功效。

271. 眩晕汤

【组成】葛根30 g，陈皮15 g，钩藤15 g，白术15 g，川芎15 g，当归12 g，法半夏12 g，天麻12 g，甘草10 g，竹茹10 g，生姜5片。

【功效】燥湿化痰，理气祛瘀，通络

定眩。

【主治】颈椎病眩晕属痰瘀交阻，瘀血阻滞，清阳郁遏者。

【用法】每日1剂，水煎分服2次。

【加减】痰盛者，加橘红10 g，胆南星12 g；瘀重者，加全蝎5 g，炮穿山甲（先煎）10 g。

【方解】方中法半夏辛温，燥湿化痰，竹茹微寒，清热化痰，两药合用，一温一寒，化痰和胃，止呕除烦之功备；陈皮燥湿化痰，理气通滞，葛根效专于颈项僵直不舒，当归、川芎活血行气通络，天麻、钩藤平肝潜阳，定眩；痰瘀得温则行，佐以生姜，且兼制法半夏毒性；甘草调和诸药。综观本方，散收相合，标本兼顾，燥湿理气祛已生之痰，活血行气祛已成之瘀，共奏燥湿化痰，理气祛瘀，通络定眩之效。

272. 眩晕灵汤

【组成】黄芪30 g，丹参30 g，益母草30 g，葛根30 g，白术15 g，牛膝15 g，当归12 g，天麻12 g，川芎12 g，赤芍12 g，银杏叶12 g，法半夏10 g。

【功效】益气通络，化痰祛瘀。

【主治】颈椎病眩晕属气虚痰瘀阻痹经脉骨节者。

【用法】每日1剂，水煎分服2次。

【方解】方中黄芪为补气之要药，性甘微温，补气升阳，气为血之帅，气行则血行，故为君。当归甘辛苦温，具有补血调经，活血止痛，润肠通便之功效，气香质润，气味俱厚，能走能守，可补可散，以补血活血调经为主，兼可调气止痛；川芎味辛性温，活血通经，兼能行气，《本草汇言》谓其："气善走窜而无阴凝黏滞之态，虽入血分，又能去一切风，调一切气。"可缓解颈椎病风湿阻络，瘀血痹阻所致的头晕、头痛、颈项僵硬之症；赤芍味苦，性微寒，归肝经，有清热凉血，散瘀止痛之功；白术味苦甘，归脾、胃经，有健脾益气，燥湿利水之效；法半夏辛温，具有燥湿化痰，降逆止呕之功效，临床用于治湿痰之要药；上述当归、川芎、赤芍、白术、法半夏共为臣药，瘀痰同治，共除病因。佐以天麻，微温质润，性兼润补，熄内风而兼散外风，清利头目；丹参既可活血祛瘀，通利关节，以除痹，又能养血荣筋，缓解筋脉挛急，手臂麻木，共奏通经活络之效；银杏叶味甘苦涩，性平，归心、肺经，具有敛肺平喘，活血化瘀，止痛之效；牛膝，活血祛瘀，引血下行，取其"走而能补，性善下行"之性，张锡纯《医学衷中参西录》："牛膝善引上部之血下行，为治脑充血证之好品。"益母草活血、祛瘀、消水；葛根鼓舞脾胃清阳之气上行，使津液得以上输颈项而舒缓筋脉，以缓解颈椎病头晕、头痛、颈项僵硬疼痛等症状，兼为使药。全方共奏益气通络，化痰祛瘀之功。

【药理】现代药理学研究发现，方中黄芪能增强机体耐缺氧能力、改善心功能、降血压、调节血糖、降低家兔血液流变学指标；当归具有抗动脉粥样硬化、抑制血小板聚集、抗血栓、保护脑缺氧损伤、抗炎镇痛、抗衰老作用；川芎有明显的镇静、镇痛作用，川芎中川芎挥发油少量时对动物大脑的活动具有抑制作用，川芎有延长血小板聚集时间、解聚血小板聚集的作用，川芎可抑制血小板聚集、抑制血小板释放反应、有提高红细胞和血小板表面电荷、降低血黏度、改善血液流变作用；赤芍主要化学活性成分为芍药总苷，尚含鞣酸类、黄酮类、挥发油类等成分，具有抗血栓、抗血小板聚集、解痉、镇静、镇痛、神经保护、心脏保护、抗血栓、抗氧化等作用；天麻中天麻素具有镇静和安眠、调节心脑血管功能、抗自由基和保护细胞膜、抗血小板作用、能减轻脑缺血再灌注损伤，对神经衰弱、失眠、头痛等症状有缓解作用；银杏叶具有扩张冠状血管、降血压、降低胆固醇水平、防止动脉硬化、增加血管弹性、降低血黏度、抗氧化、拮抗血小板活化因子、保护神经系统、预防脑出血和脑梗死作用。

273. 血府逐瘀止痛汤

【组成】黄芪30 g，当归12 g，生地黄12 g，牛膝12 g，桃仁10 g，红花10 g，枳壳10 g，赤芍10 g，柴胡10 g，川芎10 g，蔓荆子10 g，白芷10 g，羌活10 g，细辛3 g，桔梗5 g，甘草5 g。

【功效】活血祛瘀，祛风散寒，行气止痛。

【主治】椎动脉型颈椎病头痛属气滞血瘀，风寒阻痹经脉骨节者。

【用法】每日1剂，水煎分服2次。

【加减】肝气不舒，郁而化火，阳亢风动，目赤口苦，心烦易怒者，酌加夏枯草15 g，菊花15 g，黄芩10 g，栀子10 g，龙胆10 g，天麻10 g；痛连颈项、肩背者，加姜黄10 g，桂枝5 g；久痛不已或痛剧者，加全蝎5 g，蜈蚣2条。

【方解】方中当归、川芎、赤芍、桃仁、红花活血化瘀；牛膝祛瘀血，通血脉，引瘀血下行；柴胡疏肝解郁，桔梗开宣肺气，载药上行，合枳壳，则一升一降，使气行则血行；黄芪大补元气，元气充则血行畅；生地黄清热凉血，合当归又可养血润燥，使瘀去新生；细辛祛风散寒止痛。诸药合用，共收活血祛瘀，祛风散寒，行气止痛之功。

274. 血府逐瘀升清汤

【组成】葛根30 g，桃仁12 g，威灵仙12 g，当归12 g，生地黄12 g，牛膝12 g，川芎10 g，赤芍10 g，红花10 g，地龙10 g，柴胡10 g，枳壳10 g，甘草5 g。

【功效】行气化瘀，升清通络。

【主治】椎动脉型颈椎病属气滞血瘀，清阳不升者。

【用法】每日1剂，水煎分服2次。15日为1个疗程。

【加减】头晕目眩剧者，加钩藤15 g，天麻10 g，泽泻10 g；头痛者，加蔓荆子10 g，白芷12 g；耳鸣者，加石菖蒲12 g，蝉蜕5 g；上肢麻木者，加姜黄10 g，制川乌（先煎）5 g，制草乌（先煎）5 g；呕吐者，加法半夏12 g，竹茹10 g。

【方解】方中葛根、威灵仙升清通络；桃仁、红花、当归、川芎、赤芍、牛膝、地龙活血化瘀；柴胡、枳壳一升一降，调畅气机；甘草调和诸药。诸药相伍，使气血畅通，清阳得升。

【药理】现代药理学研究发现，方中葛

根、当归、川芎、桃仁、红花能降低全血黏度、血浆黏度、纤维蛋白原等，改善微循环，消除局部充血、水肿；地龙中所含蚓激酶能降低血脂，溶解已经沉积在动脉血管内皮导致动脉粥样硬化的脂质斑块。

275. 益气化痰止眩汤

【组成】黄芪30 g，泽泻30 g，仙鹤草30 g，丹参20 g，党参20 g，白术20 g，酸枣仁20 g，葛根20 g，当归12 g，茯苓12 g，天麻10 g，法半夏10 g，藿香10 g，升麻5 g。

【功效】益气活血，消痰止眩。

【主治】椎动脉型颈椎病属气虚血瘀，痰瘀互结阻痹经脉骨节者。

【用法】每日1剂，水煎分服2次。

【加减】痰从热化者，加黄连10 g，竹茹15 g；痰从寒化者，加桂枝10 g。

【方解】方中重用黄芪、党参大补脾肺之气，以益生血之源；当归、丹参、葛根活血养血，改善血液循环；茯苓、法半夏、白术、天麻、泽泻、藿香健脾化痰、祛风止眩；升麻升阳举陷；因患者常伴有焦虑症状，故用酸枣仁镇静安神；仙鹤草近年来常有报道其治疗本病效果甚佳，故辨病用之。诸药合用，共奏益气活血，消痰止眩之功。

276. 益气化瘀止眩汤

【组成】葛根50 g，山药25 g，龙眼肉25 g，黄芪20 g，当归15 g，熟地黄15 g，鸡血藤15 g，天麻15 g，延胡索15 g，白芷15 g，人参10 g，阿胶（烊化冲服）10 g，红花10 g，炙甘草5 g。

【功效】益气补血，化瘀通络，升阳止眩。

【主治】交感神经型颈椎病属气血亏虚，血瘀阻痹经脉骨节者。

【用法】每日1剂，水煎分服2次。

【方解】方中人参大补元气，补益脾肺；黄芪健脾补中，升阳举陷，为补中益气要药；山药补脾养胃，生津益肺，补肾涩精；当归补血调经，活血止痛；龙眼肉益心脾，养血安神；阿胶补血、滋阴、润肺；熟地黄补血养阴，填精益髓；红花、鸡血藤活血、化瘀、

通络；葛根解肌退热，生津止渴，升阳止泻，止眩；天麻熄风止痉，平抑肝阳，祛风通络，为止眩之要药；延胡索活血、行气、止痛；白芷解表散寒，祛风止痛；甘草解毒和中，调和诸药。诸药合用，共奏益气补血，化瘀通络，升阳止眩之效。

277. 益气化瘀通脉汤

【组成】桑枝30 g，当归20 g，丹参15 g，生地黄15 g，桂枝15 g，川芎15 g，王不留行15 g，制没药12 g，炮穿山甲（先煎）10 g，制乳香10 g，桃仁10 g，红花10 g，甘草10 g，水蛭5 g。

【功效】祛瘀通脉，补气活血。

【主治】椎动脉型颈椎病属气滞血瘀，痰瘀阻痹经脉骨节者。

【用法】每日1剂，水煎分服2次。15日为1个疗程。

【方解】方中丹参、当归、桃仁活血化瘀、去瘀生新；炮穿山甲、水蛭、制没药活血化瘀、消肿止痛；王不留行、川芎行气活血；甘草合诸药而解毒。全方共奏祛瘀通脉，补气活血之效。

278. 益气活血汤

【组成】黄芪30 g，益母草20 g，石菖蒲15 g，当归12 g，川芎10 g，全蝎10 g，冰片0.05 g。

【功效】益气活血，涤痰开窍。

【主治】椎动脉型颈椎病属气虚血瘀，痰瘀阻痹经脉骨节者。

【用法】每日1剂，水煎分服2次。15日为1个疗程。

【方解】方中重用黄芪，以助血脉之运行，是为君药；川芎、当归、益母草活血化瘀，益母草兼有利水作用，共为臣药；全蝎助当归、川芎活血通络；石菖蒲、冰片涤痰开窍，共为佐使。诸药合用，共奏益气活血，涤痰开窍之功效。

【药理】现代药理学研究发现，本方能够显著降低痉挛后的椎-基底动脉的血流速度，有效改善椎动脉痉挛状态，迅速缓解临床症状。

279. 益气活血化瘀汤

【组成】黄芪30 g，葛根30 g，当归15 g，川芎15 g，丹参12 g，天麻10 g。

【功效】益气活血化瘀。

【主治】椎动脉型颈椎病属气虚血瘀阻痹经脉骨节者。

【用法】每日1剂，水煎分服2次。15日为1个疗程。

【加减】气虚者，加党参15 g；痰湿内阻者，加法半夏10 g，白术12 g，茯苓15 g；局部疼痛剧烈、骨质增生明显者，加桑枝15 g，威灵仙12 g，桂枝10 g；耳鸣、腰膝酸软者，加枸杞子12 g，杜仲12 g，牛膝15 g；素体阴虚、骨质疏松者，加石斛12 g，知母12 g，熟地黄15 g。

【方解】方中重用黄芪大补元气，使气行血亦行；重用葛根善治颈项强直，扩张颈脑血管，同时其有较强的缓解肌肉疼痛和痉挛的作用；当归、川芎活血化瘀，和营通络；天麻入肝经，熄风祛痰定眩；丹参祛瘀血、生新血。诸药合用，共奏益气活血化瘀之功效。

280. 益气活血化痰汤

【组成】黄芪30 g，葛根30 g，炒白芍20 g，桑枝20 g，当归12 g，白芥子12 g，川芎10 g，桃仁10 g，天麻10 g，桂枝10 g，蜈蚣2条。

【功效】补气行血，活血化痰通络。

【主治】颈椎病属气虚血瘀，痰瘀阻痹经脉骨节者。

【用法】每日1剂，水煎分服2次。

【加减】头晕眼花，昏昏欲睡，听力视力下降，头晕常在扭转颈部时加重者，为气虚痰瘀痹阻，去桂枝、炒白芍，加炒地龙12 g，制姜黄10 g；头痛或偏头痛，伴心悸不宁，心律失常，胸闷气急，面潮红者，为痰瘀扰心者，心失所养，去桑枝、白芥子、桃仁，加丹参15 g，苦参12 g，炙甘草10 g；颈、肩、上臂、前臂、手指疼痛麻木，疼痛剧烈呈放射性，上肢肌肉无力，并因劳累及受凉而诱发者，为气血运行不畅，久而气滞血瘀，

风寒痰瘀痹阻，酌加丝瓜络10 g，羌活12 g，独活12 g，徐长卿15 g。

【方解】方中重用黄芪补气，配当归、川芎增强补气行血功能，为君药；天麻、葛根、蜈蚣熄风解肌，为臣药；桃仁、白芥子活血化痰，白芍敛阴，桂枝温经通络，为佐药。诸药合用，共奏补气行血，活血化痰通络之功效。

281. 益气活血软坚汤

【组成】黄芪30 g，党参30 g，丹参30 g，威灵仙20 g，生地黄20 g，白芍20 g，葛根20 g，当归15 g，地龙15 g，香附15 g，延胡索15 g，桃仁12 g，红花12 g，土鳖10 g，炮穿山甲（先煎）10 g。

【功效】益气养血，活血通络，破瘀软坚。

【主治】颈椎病属气血亏虚，瘀血风湿阻痹经脉骨节者。

【用法】每日1剂，水煎分服2次。

【加减】上肢麻木、痛甚者，加桑枝15 g，桂枝12 g；颈项活动不利者，葛根用量加至60 g；气候变化加重者，加秦艽12 g；伴腰膝痛甚者，加牛膝15 g，杜仲12 g；腰膝酸软者，加续断12 g。

【方解】方中黄芪、党参补气；桃仁、红花、当归、生地黄、白芍养血活血通络；土鳖、炮穿山甲、地龙破瘀软坚通脉；香附、延胡索理血中之气而止痛；威灵仙散风湿利关节，通经络善止痹痛。诸药合用，共奏益气养血，活血通络，破瘀软坚之效。

【药理】现代药理学研究发现，方中威灵仙对平滑肌痉挛有一定抑制作用；香附对肌紧张有弛缓作用；延胡索中的延胡索乙素、丑素对周围神经有强止痛效果；葛根中的葛根素具有广泛β受体阻滞作用和抗血管痉挛作用，能够增加血流量，降低血浆儿茶酚胺的浓度，扩张椎动脉，对改善脑血供及局部营养有积极作用；丹参能促进小血管扩张与组织修复，有利于组织充血水肿的消退，且增大椎间隙和椎间孔，减轻对椎间盘的内压力，缓解对椎动脉、神经的刺激与压迫，有利于解除肌痉挛，恢复颈椎关节正常列线，

调节和恢复颈椎内平衡。

282. 益气活血解痉汤

【组成】黄芪20 g, 鸡血藤20 g, 葛根20 g, 丹参15 g, 熟地黄15 g, 当归12 g, 枸杞子12 g, 生白术12 g, 茯苓12 g, 天麻12 g, 桂枝12 g, 川芎10 g, 地龙10 g, 生甘草5 g。

【功效】补气活血通络, 祛风舒筋解痉, 壮骨止痛。

【主治】椎动脉型颈椎病属气虚瘀血阻络, 肝肾亏损, 风寒内扰者。

【用法】每日1剂, 水煎分服2次。10日为1个疗程。

【加减】伴失眠者, 加炒酸枣仁15 g, 首乌藤12 g; 伴头痛者, 加白芷10 g, 生白芍12 g; 伴手指麻木者, 加全蝎10 g, 丝瓜络12 g; 伴恶心呕吐者, 去熟地黄, 加法半夏10 g。

【方解】方中重用黄芪, 量大补气, 为君药; 辅以丹参、当归、川芎、地龙、鸡血藤活血通络; 佐以桂枝、葛根、天麻祛风舒筋解痉; 熟地黄、枸杞子补益肝肾壮骨。诸药合用, 共奏补气活血通络, 祛风舒筋解痉, 壮骨止痛之效。

283. 益气活血通痹汤

【组成】葛根20～30 g, 威灵仙20 g, 黄芪15 g, 赤芍15 g, 白芍15 g, 鸡血藤15 g, 当归12 g, 熟地黄12 g, 桑枝12 g, 骨碎补12 g, 鹿衔草12 g, 桂枝10 g, 炙甘草5 g。

【功效】益气温经, 活血通痹。

【主治】神经根型颈椎病属气虚寒凝血瘀, 肾虚风湿阻痹经脉骨节者。

【用法】每日1剂, 水煎分服2次。

【方解】方中黄芪甘温益气, 补在表之卫气; 桂枝散风寒而温经通痹, 与黄芪配伍, 益气温阳, 和血通经; 白芍养血和营通血痹, 与桂枝合用调和营卫; 当归、赤芍、鸡血藤养血通络; 桑枝祛风湿, 利关节, 善达四肢经络, 无论痹证新久、寒热均可; 骨碎补温补肾阳, 强筋健骨, 活血散瘀, 消肿止痛; 鹿衔草祛风湿入肝肾, 强筋骨; 炙甘草补益

心脾; 葛根善治项强, 缓解肌肉痉挛; 威灵仙辛散宣导, 走而不守, "宣通十二经络", 祛风湿, 通利关节, 宣痹止痛, 善治骨刺。诸药合用, 共奏益气温经, 活血通痹之效。

284. 益气活血补虚汤

【组成】丹参40 g, 葛根40 g, 黄芪30 g, 钩藤15 g, 党参15 g, 炒白芍15 g, 当归12 g, 桂枝10 g, 炙僵蚕10 g, 制川乌（先煎）10 g, 制草乌（先煎）10 g, 独活10 g, 天麻10 g, 红花5 g, 全蝎5 g。

【功效】益气补虚, 活血化瘀通络。

【主治】颈椎病属气虚血瘀, 阻滞经脉骨节者。

【用法】每日1剂, 水煎分服2次。

【加减】风寒湿者, 加宣木瓜15 g, 防风10 g; 气滞血瘀者, 加川芎12 g, 姜黄10 g; 痰湿阻络者, 加茯苓20 g, 苍术10 g; 肝肾不足者, 加杜仲12 g, 续断12 g; 气血亏虚者, 加熟地黄15 g, 桑椹12 g; 肩臂疼痛严重者, 加制乳香10 g, 制没药10 g; 项背冷者, 加制附子（先煎）10 g; 眩晕、呕吐者, 加法半夏12 g, 天麻10 g; 眩晕、耳鸣者, 加枸杞子30 g; 前额部阳明经头痛者, 加白芷12 g; 头顶痛者, 加藁本10 g; 两侧头痛者, 加川芎10 g。

【方解】方中葛根味甘辛性平, 入脾、胃经, 解肌柔经止痛, 如《用药发象》中谓"其气轻浮, 鼓舞胃气上行", 有健脾胃、化痰浊之功。本品轻扬升发, 发表散邪, 疏通经络。丹参味苦微寒, 归心、心包、肝经, 活血祛瘀。党参、黄芪、白芍、当归益气养血。桂枝疏风解表, 温经通络。全蝎、僵蚕通络止痛。丹参、红花活血化瘀, 通络止痛。钩藤、天麻活血通脉止痛, 平肝熄风。诸药合用, 共奏益气补虚, 活血化瘀通络之效。

【药理】现代药理学研究发现, 方中葛根内含葛根素、葛根黄苷以及多量淀粉等成分, 能扩张脑、心血管, 改善脑循环。丹参能改善微循环, 调节免疫功能。本方对局部血液循环具有增强的作用, 能够对局部炎性水肿起到促进减退的效果, 对颈部疼痛、痉挛麻木具有缓解效果。同时, 还能够对颈椎的稳

定性起到增强作用，对椎动脉的压迫起到减轻的作用，从而能够对椎动脉动力学的紊乱状态发挥有效的改善作用。

285. 益气养血通络汤

【组成】黄芪50 g，葛根30 g，丹参15 g，薏苡仁15 g，当归12 g，赤芍12 g，川芎12 g，红花10 g，地龙10 g，桂枝10 g。

【功效】益气活血，通络化痰。

【主治】混合型颈椎病属气虚血瘀，痰瘀阻痹经脉骨节者。

【用法】每日1剂，水煎分服2次。

【加减】疼痛剧烈者，加制乳香10 g，制没药10 g，延胡索15 g；眩晕跌仆者，加钩藤15 g，天麻12 g；僵硬强直明显者，加全蝎5 g，蜈蚣2条。

【方解】方中重用黄芪取其益气固表，大补脾胃之元气，使气推动血行，配当归益气活血，有祛痰而不伤血之妙，伍丹参、赤芍、川芎等多种活血化痰通络之药，起益气活血，通络化痰之功效。

286. 益气养血逐瘀汤

【组成】当归12 g，人参10 g，赤芍10 g，川芎10 g，葛根15 g，土鳖10 g，全蝎5 g，水蛭5 g，蜈蚣2条。

【功效】益气活血，通络止痛。

【主治】神经根型颈椎病属气血亏虚，瘀血阻痹经脉骨节者。

【用法】每日1剂，水煎分服2次。

【方解】方中人参大补元气，补脾益肺，安神益智；配以当归、赤芍、川芎、葛根、全蝎、蜈蚣、水蛭、土鳖养血活血化痰，搜风解痉止痛；葛根能解除肌肉痉挛，引诸药达病所。诸药合用，共奏益气活血，通络止痛之功。

【药理】现代药理学研究发现，方中人参具有降血脂、抑制血小板聚集、抗动脉粥样硬化作用；水蛭具有改善微循环作用；土鳖和全蝎具有抗凝、抗血栓形成作用；赤芍具有降低全血黏稠度、限制血栓形成时间等作用。全方具有扩张血管、抗凝血、改善微循环作用。

287. 益气聪明汤

【组成】黄芪30 g，葛根30 g，党参15 g，威灵仙15 g，补骨脂15 g，白芍15 g，秦艽15 g，骨碎补15 g，杜仲15 g，蔓荆子15 g，当归12 g，川芎12 g，熟地黄12 g，升麻5 g，蜈蚣2条 。

【功效】益气活血化瘀，疏风散寒通络。

【主治】颈椎病属气虚血瘀，风寒湿邪阻痹经脉骨节者。

【用法】每日1剂，水煎分服2次。

【加减】头目眩晕明显者，加天麻10 g，泽泻15 g；偏上肢疼痛者，加姜黄10 g，防风12 g；颈项disease痛明显者，加制乳香10 g，制没药10 g，炒白芍15 g。

【方解】方中黄芪、升麻、葛根、党参重在益气升清；熟地黄、补骨脂、杜仲、骨碎补培补肾气；当归、川芎、白芍调和气血；威灵仙、蔓荆子、秦艽、蜈蚣以祛风散寒，化湿通络。全方标本兼顾，共奏益气活血化瘀，疏风散寒通络之功，使脾肾强健，气血调和，其病自已。

288. 益气升提汤

【组成】葛根30 g，黄芪20 g，地龙20 g，鸡血藤20 g，党参15 g，当归12 g，白芍12 g，川芎10 g，枳壳10 g，柴胡10 g。

【功效】升阳益气，活血通脉，解痉通窍。

【主治】椎动脉型颈椎病属气虚血瘀，清阳不升者。

【用法】每日1剂，水煎分服2次。

【方解】方中黄芪、党参益气活血利水；当归、川芎活血化瘀通脉；枳壳、柴胡升阳行气通窍；葛根、地龙祛风通络解痉；鸡血藤、白芍养血通络柔筋。诸药合用，共达升阳益气，活血通脉，解痉通窍之功效。

【药理】现代药理学研究发现，方中当归、川芎能增加毛细血管数目、缓解管襻痉挛、减轻红细胞凝集、恢复动静脉比例、降低全血黏度及纤维蛋白原、扩张微血管、加快血流速度、增加血流量、抑制去甲肾上腺素对血管的收缩作用。

289. 益肾除痹汤

【组成】丹参30 g，葛根30 g，茯苓30 g，枸杞子15 g，菟丝子15 g，桑寄生15 g，天麻15 g，钩藤15 g，续断15 g，狗脊12 g，白芍12 g，地龙10 g，甘草5 g。

【功效】补肾填精壮骨，活血熄风通络。

【主治】颈椎病属肾虚精亏，筋骨失养，血瘀风扰者。

【用法】每日1剂，水煎分服2次。15日为1个疗程。

【加减】血虚者，加熟地黄15 g，制何首乌12 g；气虚者，加黄芪25 g；阳虚寒象明显者，加淫羊藿15 g，桂枝12 g；阴虚热象明显者，加黄柏10 g，知母12 g，忍冬藤20 g。

【方解】方中枸杞子、菟丝子、桑寄生补肾填精，茯苓健脾除湿，丹参活血化瘀、通经活络，葛根生津解肌、润养筋脉，天麻、钩藤、地龙熄风通络，续断、狗脊填精壮骨，白芍、甘草缓急止痛。诸药合用，共奏补肾填精壮骨，活血熄风通络之效。

290. 益肾活血汤

【组成】骨碎补20 g，熟地黄15 g，枸杞子15 g，杜仲15 g，桑寄生15 g，葛根15 g，丹参15 g，当归12 g，威灵仙12 g，狗脊12 g，川芎10 g，土鳖10 g，生甘草5 g。

【功效】补肝肾，壮筋骨，行气血，通经络。

【主治】椎动脉型颈椎病属肝肾亏损，血虚血瘀，经脉阻滞者。

【用法】每日1剂，水煎分服2次。

【方解】方中以熟地黄补肾中之阴，填充物质基础；枸杞子、骨碎补、桑寄生、杜仲入肾充髓壮骨；丹参行血补血，舒筋活络；当归补血活血止痛；川芎行气活血，祛风止痛，为血中之气药，有通达气血之功，每与当归配伍，可增强活血祛瘀、行气止痛之功；威灵仙、葛根祛风解肌，疏通经络，扩张血管，使邪去正复，直达病所；甘草调和诸药。诸药合用，共奏补肝肾，壮筋骨，行气血，通经络之效。

291. 益肾活血舒筋汤

【组成】炙黄芪40 g，白芍30 g，葛根30 g，牛膝30 g，当归20 g，川芎12 g，延胡索12 g，桂枝10 g，地龙10 g，杜仲10 g。

【功效】补益肝肾，活血化瘀，舒筋通络。

【主治】颈椎病属肝肾亏损，气滞血瘀，经络不舒者。

【用法】每日1剂，水煎分服2次。10日为1个疗程。

【加减】颈肩背部疼痛或麻木感明显者，加全蝎10 g，丹参30 g，鸡血藤20 g；颈肩痛或颈枕痛伴恶心呕吐、头晕明显者，加法半夏10 g，丹参15 g，制何首乌20 g；以头痛偏头痛为主者，加羌活12 g，蔓荆子10 g；既往有高血压病史而时有血压偏高者，加钩藤12 g，菊花10 g，天麻10 g；血脂偏高者，加山楂15 g，丹参12 g，红花10 g；脑供血不足者，加天麻10 g，女贞子12 g，墨旱莲12 g。

【方解】方中葛根、桂枝、地龙温经舒筋通络；当归、川芎、延胡索活血行气止痛；炙黄芪、白芍益气养血；牛膝、杜仲益肾壮骨。诸药合用，共奏补益肝肾，活血化瘀，舒筋通络之效。

292. 益肾活血通络汤

【组成】桑枝30 g，鸡血藤30 g，葛根30 g，鹿衔草30 g，王不留行30 g，骨碎补15 g，牛膝12 g，延胡索12 g，桃仁12 g，威灵仙12 g，当归12 g，制何首乌10 g。

【功效】益肾强筋，活血通络，温经散寒祛风。

【主治】颈椎病属肾虚，瘀血风寒阻痹经脉骨节者。

【用法】每日1剂，水煎分服2次。同时，另用生川乌10 g，生草乌10 g，没药10 g，生半夏10 g，生天南星10 g，延胡索10 g，砂仁12 g，土鳖12 g，细辛15 g，芒硝30 g。将诸药共研细末，加米醋和黄酒等量制成混合液，将药末调成糊状，装入缝制好的纱布袋内（布袋的尺寸、大小视患者身高和体型而定），敷于颈部（以颈椎病变的部位为中心），外用热水袋加温（温度以局部可以耐受为度）加压，早、晚各 1 次，每次 30 分钟。

【加减】麻木偏重者，加天麻 12 g；肩臂痛甚者，加姜黄 10 g，伸筋草 12 g；舌有瘀斑者，酌加红花 10 g，制乳香 10 g，制没药 10 g。

【方解】方中骨碎补为君药，既可补肾又可活血，直中病之本。鹿衔草、牛膝为臣药，益肾强筋骨，辅助主药以固本。延胡索、桃仁、桑枝为佐药，行气活血、通络祛风。葛根、鸡血藤、威灵仙、王不留行、当归、制何首乌为使，助君臣药益肾活血、行气通络以治标。外敷所选药物均为未经炮制的、渗透力强的生药材。生川乌、生草乌性味辛苦大热，有温经止痛、祛风除湿之效，血得热则行，络得热则通。延胡索、没药、土鳖行气活血、通络止痛。生半夏辛温可燥湿，砂仁芳香走窜，生南星苦辛温，三药以温经散寒通络。芒硝苦咸破坚结，细辛辛温，散寒祛风止痛。诸药合用，共奏益肾强筋，活血通络，温经散寒祛风之效。

再借助热水袋的温热、醋和酒之辛散引药深入，直达病所，从而达到舒展气血、消除瘀滞、通畅脉络的目的。内服外敷结合，标本兼治，益肾强筋，活血通络。

293. 益肾抗骨汤

【组成】葛根 30 g，黄芪 20 g，补骨脂 15 g，骨碎补 12 g，菟丝子 12 g，狗脊 12 g，枸杞子 12 g，牛膝 12 g，当归 15 g，白芍 12 g，鸡血藤 20 g，川芎 15 g，茯苓 20 g，丹参 15 g。

【功效】培补肝肾升清，活血化瘀通络。

【主治】椎动脉型颈椎病属肝肾亏虚，瘀血阻痹经脉骨节者。

【用法】每日 1 剂，水煎分服 2 次。

【加减】上肢麻木者，加羌活 12 g，土鳖 10 g，蜈蚣 5 g；疼痛加剧者，加延胡索 15 g，徐长卿 12 g；面色红赤、盗汗者，加黄柏 10 g，生地黄 15 g；夹湿者，加苍术 12 g，炒白术 12 g；寒痛者，加制川乌（先煎）10 g，桂枝 12 g；恶心呕吐者，酌加山楂 20 g，鸡内金 12 g，干姜 5 g，神曲 5 g。

【方解】方中重用葛根以解肌、发表、升阳；补骨脂、骨碎补、菟丝子、狗脊、枸杞子、牛膝、白芍、鸡血藤培补肝肾，益精髓气血，通络止痛；当归、川芎、丹参活血化瘀。诸药合用，共奏培补肝肾升清，活血化瘀通络之效。清阳升，气血充，脑窍荣而眩晕等症渐止。

294. 益肾壮骨汤

【组成】黄芪 20 g，熟地黄 20 g，桑寄生 15 g，补骨脂 15 g，党参 15 g，骨碎补 15 g，杜仲 15 g，续断 15 g，牛膝 15 g，甘草 5 g。

【功效】滋补肝肾，强筋续骨。

【主治】椎动脉型颈椎病属肝肾精血，筋骨失养者。

【用法】每日 1 剂，水煎分服 2 次。

【方解】方中补骨脂、骨碎补温肾助阳；黄芪补气生血；熟地黄具补血滋阴，益精填髓补肾之功；桑寄生与杜仲、续断配伍，共奏滋补肝肾，强筋续骨之功效。全方可充先天之本而达实后天之本的目的。

【药理】现代药理学研究发现，方中黄芪对体液免疫、细胞免疫均具有促进作用，能增强细胞的生理代谢，促进骨细胞的增殖；熟地黄能够促进造血干细胞、骨髓红系造血祖细胞的生成，同时可以抑制骨质增生，诱导破骨细胞凋亡；桑寄生具有扩张血管、解除血管痉挛、降低异常升高的体内内皮素水平；杜仲、续断具有促进骨形成和抑制骨吸收，降低骨转换率，提高骨质量，维持和升高骨矿密度，改善骨微结构，增强骨生物力学性能的作用。

295. 益督通络汤

【组成】菟丝子 30 g，赤芍 15 g，韭菜子 15 g，人参 12 g，水蛭 12 g，鹿茸（研末冲服）5 g，全蝎 5 g，海马（研末冲服）3 g，蜈蚣 3 条。

【功效】温通督阳，通络逐瘀。

【主治】脊髓型颈椎病属督阳虚损，瘀血阻痹经脉骨节者。

【用法】每日 1 剂，水煎分服 2 次。

【方解】方中鹿茸、海马血肉有情之品，

温煦督阳，以壮奇经；菟丝子、韭菜子温补肝肾，固卫任带；人参益气；水蛭、全蝎、蜈蚣逐瘀通络，搜风解痉；赤芍活血散血，行瘀止痛。诸药合用，共奏温通督阳，通络逐瘀之功。

296. 疏颈汤

【组成】葛根15 g，白芍15 g，伸筋草12 g，丹参12 g，续断12 g，羌活10 g，川芎10 g，狗脊10 g，炙甘草5 g。

【功效】通经活络止痛。

【主治】颈型颈椎病属气血运行不畅，经脉痹阻不通者。

【用法】每日1剂，水煎分服2次。

【加减】寒冷疼痛者，加桂枝10 g，防风12 g；头痛眩晕者，加石菖蒲12 g，蔓荆子10 g；瘀血重者，加桃仁12 g，红花10 g；气血不足者，加黄芪15 g，当归12 g；脾肾亏虚者，加熟地黄15 g，白术12 g。

【方解】方中以羌活、葛根、伸筋草祛风散寒，除湿消肿，舒筋通络；丹参、川芎活血化瘀；狗脊、续断补肝肾；白芍、炙甘草缓急止痛。诸药合用，共奏通经活络止痛之效。

297. 疏风滋血汤

【组成】葛根20 g，熟地黄15 g，当归12 g，羌活12 g，牛膝12 g，骨碎补12 g，补骨脂12 g，菟丝子12 g，鸡血藤12 g，川芎10 g，白芍10 g，独活10 g，红花10 g，桃仁10 g，防风10 g，白芷10 g，升麻5 g，甘草5 g。

【功效】益气养血，补肝滋肾，活血化瘀，通经活络。

【主治】颈椎病属气血不足，肝肾亏损，瘀血阻痹经脉骨节者。

【用法】每日1剂，水煎分服2次。

【加减】椎动脉型颈椎病引起眩晕者，加天麻10 g，钩藤12 g；病程缠绵难愈者，加全蝎5 g。

【方解】方中葛根解肌止痛，善治项强，能起津液而生阴气，濡润筋骨而舒其拘挛，是治疗项痛之要药，为主药。当归、川芎、白芍、熟地黄以补气养血助止痛之功；补骨脂补肾壮阳；骨碎补、菟丝子补肝肾行血脉；鸡血藤补气养血，舒筋活络，为治疗风湿痹痛，关节酸痛，肢体麻木，筋脉萎软之要药；牛膝活血化瘀，补肝肾，强筋骨，又能通血脉而利关节；诸药相配以达补气养血，补肝肾，强筋骨，祛风湿，止痹痛之功，均为臣药。桃仁、红花以活血化瘀；羌活、防风、独活、白芷四药均能祛风湿止痛，且防风、白芷善治风性窜痛，羌活、独活善利关节之痹痛，羌活又为治疗上肢疼痛之要药；升麻升举阳气，引药上行，均为佐药。甘草调和诸药，为使药。眩晕者加天麻以平肝潜阳，祛风湿止痹痛，熄风止痉；加钩藤平肝潜阳，二药配伍为治疗眩晕之要药。日久缠绵难愈者加全蝎以熄风止痉，散结通络止痛，且为治疗顽痛之良药。综观全方具有舒筋活络，补气养血，补肝益肾，壮筋骨，祛风湿，止痹痛之功。

298. 滋肾养肝调和汤

【组成】淫羊藿30 g，女贞子30 g，威灵仙30 g，石菖蒲30 g，杜仲20 g，制何首乌20 g，赤芍20 g，枸杞子15 g，桑寄生15 g，牛膝15 g，当归12 g，川芎10 g。

【功效】滋肾养肝，调和气血。

【主治】颈椎病属肝肾亏虚，气血不调者。

【用法】每日1剂，水煎分服2次。7日为1个疗程。

【加减】眩晕头痛，甚或有重物压顶感，恶心欲吐者，加姜法半夏10 g，地龙10 g，苍术12 g；肩背部麻木、疼痛或四肢麻木挛缩，屈伸不利者，加木瓜12 g，伸筋草15 g；气虚者，加黄芪15 g，党参12 g。

【方解】方中淫羊藿、女贞子、枸杞子、桑寄生、杜仲、牛膝、制何首乌补益肝肾，益髓海，气血充盈，颈椎得养；当归、川芎、赤芍行气活血通络；石菖蒲解肌止痛，威灵仙通行十二经，其性走窜力强，又能使骨鲠消失。诸药合用，共奏滋肾养肝，调和气血之功。

299. 滋补肝肾活血汤

【组成】白芍30 g，葛根30 g，骨碎补30 g，两面针20 g，威灵仙15 g，木瓜15 g，杜仲12 g，川芎10 g，红花10 g，三七（研末冲服）5 g。

【功效】滋补肝肾，活血通络。

【主治】颈椎病属肝肾亏虚，瘀血阻痹经脉骨节者。

【用法】每日1剂，水煎分服2次。7日为1个疗程。同时，另用黄芪40 g，生川乌30 g，生草乌30 g，牛膝30 g，丹参30 g，炮穿山甲30 g，宽根藤30 g，红花20 g，樟脑（后下）15 g，将诸药共研为粗末，加水炒20分钟，装入布袋外敷颈椎痛处，每日2次，每次50分钟。

【加减】肩背痛或上肢麻木、疼痛者，加桑枝30 g，地龙15 g，宽根藤15 g；胸闷恶心者，加瓜蒌壳15 g，法半夏10 g，白术12 g；头晕头痛者，加白芷12 g，天麻10 g。

【方解】方中白芍、骨碎补、木瓜、杜仲滋补肝肾，舒筋通络；红花、川芎活血化瘀，行气止痛；威灵仙、宽根藤、桑枝祛风通络止痛；白芷祛风止痛，引药上行；天麻平肝风，止痛定眩；两面针祛风活血止痛，能消除颈椎病急性发作时局部的充血水肿。诸药合用，共奏滋补肝肾，活血通络之功。

外敷方药中生川乌、生草乌祛风除湿止痛；牛膝、丹参、红花、炮穿山甲活血通络；黄芪托毒生肌退肿；宽根藤祛湿通络；樟脑芳香渗透行气止痛，引药达病灶。诸药共奏益气，滋补肝肾，舒筋活血止痛之功。

300. 滋水清肝饮加减

【组成】合欢皮30 g，山药20 g，酸枣仁20 g，生地黄15 g，茯神15 g，山茱萸12 g，当归12 g，牡丹皮10 g，柴胡10 g，栀子10 g，首乌藤10 g，郁金10 g，制胆南星10 g，石菖蒲10 g。

【功效】滋阴清热，镇心安神。

【主治】交感型颈椎病属肝肾阴虚，心神不宁者。

【用法】每日1剂，水煎分服2次。

【方解】方中以生地黄、山茱萸、牡丹皮、山药滋阴补肾，壮水制火；柴胡、栀子以清泻肝火；当归补血活血；石菖蒲豁痰安神；茯神、酸枣仁镇心安神；郁金行气解郁，凉血止血；合欢皮开郁安神。诸药合用，共奏滋阴清热、镇心安神之功。

【药理】现代药理学研究发现，方中柴胡中的柴胡总皂苷有镇静作用；茯神、合欢皮有镇静抗惊厥作用；石菖蒲具有胆碱样效应，可改善大脑去甲肾上腺素能、胆碱酯能神经功能；当归、胆南星、郁金能改善脑组织微循环，促进肢体功能的康复。

301. 滋阴通天汤

【组成】葛根30 g，龟甲（先煎）25 g，沙参15 g，麦冬15 g，五味子15 g，知母15 g，地骨皮15 g，牛膝12 g，砂仁（后下）10 g，郁金10 g，枳壳10 g，甘草5 g。

【功效】滋阴补肾清热，平肝潜阳解肌。

【主治】颈椎病属肝肾阴虚阳亢者。

【用法】每日1剂，水煎分服2次。

【加减】夹痰者，加法半夏12 g，陈皮5 g；失眠者，加酸枣仁30 g，首乌藤15 g，远志5 g；头痛者，加白芷20 g，延胡索15 g；头晕者，酌加防风30 g，天麻15 g，钩藤（后下）15 g，蝉蜕5 g；自汗者，加牡蛎（先煎）30 g，黄芪15 g，防风12 g；痰湿者，酌加泽泻30 g，白术15 g，法半夏12 g，天麻10 g，茯苓10 g。

【方解】方中地骨皮祛伏热，清骨中之热，凉骨中之髓，为退虚热、疗骨蒸之佳品；龟甲入肾经补水以制火，走肝经平肝以潜阳，通心经以宁神，常为滋阴潜阳、降热益智之要药，与知母、沙参、麦冬、五味子相伍以育阴降火；葛根养筋缓急，解肌散邪，与郁金、枳壳相伍，解肌行气止痛，解除颈部肌肉痉挛；牛膝引血下行。诸药合用，共奏滋阴补肾清热，平肝潜阳解肌之功。

302. 伸筋颈痛汤

【组成】白芍20 g，葛根15 g，狗脊15 g，续断15 g，鸡血藤15 g，生地黄15 g，伸筋草15 g，红花10 g，桃仁10 g，桂枝10 g，制乳

《颈肩腰腿痛中医奇效良方全书》（珍藏本）

香10 g，制没药10 g，甘草5 g。

【功效】补益肝肾，燥湿散寒，活血通络。

【主治】颈椎病属肝肾亏虚，寒湿瘀血阻痹经脉骨节者。

【用法】每日1剂，水煎分服2次。

【方解】方中狗脊、生地黄强肝肾，壮筋骨，补益肝肾以培其本；续断镇痉镇痛，祛风通痹；白芍、甘草酸甘养荣柔肝，和营舒筋；鸡血藤、红花、桃仁养血，活血通络；葛根、桂枝温通经络，仲景以葛根桂枝汤治太阳病颈背强直而设此方，所以选用此药；制乳香、制没药活血祛瘀止痛，伸筋活络；伸筋草宣散温通，燥湿散寒，疏风活络，通痹止痉，伸筋解挛。诸药合用，共奏补益肝肾，燥湿散寒，活血通络之效。

303. 伸筋活络汤

【组成】伸筋草15 g，牛膝15 g，桑寄生15 g，葛根15 g，威灵仙15 g，续断15 g，当归12 g，秦艽12 g，白芍12 g，杜仲12 g，制乳香10 g，制没药10 g，甘草10 g，川芎10 g，白芷10 g，桂枝10 g。

【功效】补益肝肾，活血化瘀，祛风通络止痛。

【主治】颈椎病属肝肾亏虚，风寒瘀血阻痹经脉骨节者。

【用法】每日1剂，水煎分服2次。

【方解】方中续断、桑寄生、杜仲、秦艽、牛膝、葛根补益肝肾，强筋骨；制乳香、制没药、当归、白芍、川芎活血化瘀；伸筋草和桂枝通筋骨、畅脉络、活血脉，可达到治标的目的；威灵仙和白芷祛风通络止痛，甘草则调和诸药。诸药合用，共奏补益肝肾，活血化瘀，祛风通络止痛之功。

304. 丹红汤

【组成】鹿衔草30 g，丹参20 g，葛根20 g，川芎20 g，防己20 g，木瓜15 g，益母草15 g，赤芍15 g，自然铜15 g，泽兰12 g，制南星10 g，红花10 g，全蝎5 g，蜈蚣2条。

【功效】活血化瘀，祛风化痰通络。

【主治】椎动脉型颈椎病属气滞血瘀，风痰阻痹经脉骨节者。

【用法】每日1剂，水煎分服2次。

【加减】气虚者，加黄芪30 g；血虚者，加制何首乌30 g；风痰盛者，加天麻15 g；肝阳亢者，加钩藤30 g；伴恶心呕吐者，加法半夏10 g，干姜5 g。

【方解】方中丹参、川芎、赤芍、红花、自然铜、泽兰、益母草活血化瘀，疏通脑络；全蝎、蜈蚣搜剔经络；佐以鹿衔草、防己、木瓜祛风通络；制南星化痰通络；并取葛根舒筋缓急并载药上行，使药达病所。诸药合用，共奏活血化瘀，祛风化痰通络之功。

【药理】现代药理学研究发现，方中鹿衔草、防己、木瓜、全蝎、蜈蚣有抗炎消肿作用，可使椎间孔周围关节囊滑膜炎性水肿消退。丹参、葛根、红花、川芎、赤芍具有扩张血管，抑制血小板聚集，抗血栓形成和溶栓作用。葛根、川芎、全蝎、蜈蚣有缓解动脉痉挛、改善脑循环、改善血液流变的效果。

305. 丹葛舒颈汤

【组成】丹参12 g，葛根12 g，桂枝12 g，白芍12 g，生姜3片，大枣4枚。

【功效】祛风散寒，舒通经络。

【主治】颈椎病属风寒阻络，寒凝气血者。

【用法】每日1剂，水煎分服3次。10日为1个疗程。治疗期间忌酸辣、油腻等刺激性食物，停用其它药物治疗。

【加减】年龄大伴腰膝酸软者，加黄芪12 g，当归12 g，以补气养血者，强筋壮骨者，疼痛明显者，加延胡索15 g，白芷12 g，以增强行气止痛之功，失眠多梦者，加琥珀（研末冲服）5 g。

【方解】方中丹参入血分，化瘀生新，葛根入气分，升发轻扬，能解肌，濡润筋脉，二药合用，气血同治舒经通脉。配以桂枝、白芍，桂枝辛甘温，辛散温通，解肌祛风，温通卫阳，以散卫分之邪，白芍味苦酸，性微寒，益阴敛营，敛固外泄之营阴，两者合用，一散一收，一开一合，恰到好处，使营卫和，气血调，阴阳平。生姜味辛，助桂枝辛散表邪，大枣甘平，滋脾生津，姜枣相配，辛甘相合，脾胃健而营卫通。综上所述，此方从机体内部调节气血经络，达到祛风散寒，舒通经络之功效。

【药理】现代药理学研究发现，方中丹参能改善血液流变学指标，对组织有修复和再生的作用；葛根可扩张脑血管，使异常脑循环正常化，并能减弱去甲肾上腺素的升压反应，有扩张外周血管及抗缺氧作用，两者并用可改善头痛项强。

306. 除痹通络汤

【组成】薏苡仁30 g，秦艽20 g，桑枝15 g，络石藤15 g，威灵仙15 g，丹参12 g，羌活12 g，桂枝10 g，羌活10 g，红藤10 g，透骨草10 g，伸筋草10 g，三棱10 g，防风10 g，苏木10 g，甘草5 g。

【功效】温经散寒，除湿利水，活血通络，除痹止痛。

【主治】颈椎病属寒湿水浊，瘀血阻痹经脉骨节者。

【用法】每日1剂，水煎分服2次。14日为1个疗程。

【方解】方中桂枝味甘性温，长于温通善祛风寒，能温通经脉、助阳散寒，有发汗解肌、行气利水之效；桑枝善祛风湿，利关节，养津液；羌活功可散寒除湿，祛风止痛；秦艽为祛风湿、清湿热、止痹痛之良药，主治筋脉拘挛，骨节酸痛；防风善入络搜风，治一切风邪，既能祛风寒，又能祛风湿；威灵仙具有祛风通络、除湿止痛之效；红藤、透骨草活血通络，解毒止痛；三棱、苏木、丹参活血行气、通络止痛；络石藤、伸筋草以通络活血见长，为舒筋活络之利药；薏苡仁清热除痹；甘草调和诸药。诸药合用，共奏温经散寒，除湿利水，活血通络，除痹止痛之效。

307. 除眩定晕汤

【组成】磁石（先煎）30 g，茯苓20 g，葛根20 g，刺蒺藜20 g，丹参15 g，川芎15 g，陈皮15 g，天麻15 g，法半夏15 g，蔓荆子15 g，枳实15 g，土鳖10 g，甘草5 g。

【功效】活血祛痰，平肝熄风，定眩止痛。

【主治】颈椎病属痰瘀互结，肝风上扰者。

【用法】每日1剂，水煎分服3次。

【加减】恶心、呕吐突出者，加生姜10 g，竹茹10 g，赭石（先煎）20 g；头重、苔白腻厚者，加苍术12 g，藁本10 g；头项疼痛明显者，加徐长卿15 g，姜黄10 g，威灵仙12 g；伴头胀、心烦、口渴者，加黄连10 g，龙胆12 g，天花粉12 g；伴耳鸣者，加石菖蒲15 g，郁金10 g；伴疲倦乏力、舌淡者去丹参、土鳖，加黄芪20 g，党参15 g。

【方解】方中丹参、川芎、土鳖活血祛瘀、通络止痛；陈皮、法半夏、枳实、茯苓健脾和胃、行气化痰；天麻、蔓荆子、刺蒺藜平肝熄风、定眩止痛；葛根升举清阳、磁石镇肝潜阳，两药相须、升降相宜；甘草调和诸药。诸药合用，共奏活血祛痰，除眩定晕之功。

308. 椎脉回春汤

【组成】葛根15 g，黄芪15 g，狗脊15 g，当归12 g，潼蒺藜12 g，白蒺藜12 g，白芍12 g，牛蒡子10 g，僵蚕10 g，桂枝10 g，天麻10 g，炮穿山甲（先煎）10 g，法半夏10 g，羌活10 g，独活10 g，川芎10 g，甘草10 g。

【功效】祛痰散结，宣达气血，升阳解肌。

【主治】椎动脉型颈椎病属痰瘀内阻，经隧不利，清阳不升，气血不宣者。

【用法】每日1剂，水煎分服2次。10日为1个疗程。

【方解】方中牛蒡子祛痰散结，疏通十二经络；僵蚕化痰通脉，行气化结；葛根升阳解肌，以解项背强几几之苦；天麻消风化痰，清利头目；桂枝、白芍调和营卫，以通利太阳经脉；白芍、甘草酸甘化阴，养肝血以充肾阴，而缓急止痛；桂枝、甘草辛甘化阳，助膀胱气化，行太阳之表，通经脉气血；辅助羌活、独活畅通督脉膀胱之经气；佐以法半夏化痰燥湿；更用潼蒺藜、白蒺藜补肝散结；炮穿山甲软坚消结；重用狗脊重补肾本，填精固髓，以滋肾气之源；肺朝百脉，用黄芪配当归、川芎以助身之气血，而又益宗肺之气，以化肾水，行气活血祛痰。全方开破痰结，调和营卫，畅通太阳经脉，宣达气血，从而契合病机，消除病灶，共奏良效。

309. 安神舒筋汤

【组成】酸枣仁30 g，天麻30 g，葛根30 g，木瓜20 g，合欢皮30 g，首乌藤30 g，茯神15 g，白芍15 g，桂枝10 g，甘草5 g。

【功效】舒筋活络，平肝熄风，宁心安神。

【主治】颈椎病伴失眠属肝风内动，心神失养者。

【用法】每日1剂，水煎分服2次。7日为1个疗程。

【加减】肝肾阴虚者，加山茱萸12 g，枸杞子15 g，墨旱莲15 g；气血亏虚者，加黄芪20 g，当归12 g，熟地黄12 g；瘀血者，酌加鸡血藤15 g，桃仁12 g，川芎10 g，红花10 g；痛甚者，加细辛5 g，白芷10 g，延胡索15 g。

【方解】方中酸枣仁、茯神宁心安神为君；葛根解肌清热、天麻平肝熄风为臣；佐以木瓜、桂枝、白芍、甘草舒筋活络；合欢皮、首乌藤既可助君药安神之效，且合欢皮还能活血，首乌藤尚有通络之功。

310. 双藤定眩汤

【组成】钩藤30 g，葛根30 g，鸡血藤30 g，黄芪20 g，泽泻20 g，麦芽20 g，茯苓12 g，天麻10 g，法半夏10 g，白术10 g，陈皮10 g，甘草10 g，川芎10 g。

【功效】健脾化痰，活血通络。

【主治】椎动脉型颈椎病属脾虚痰湿上扰，痰瘀阻络气血不畅者。

【用法】每日1剂，水煎分服2次。7日为1个疗程。

【加减】畏冷明显者，加桂枝10 g，羌活12 g；体倦乏力明显者，加党参15 g；内热口苦者，加竹茹10 g，夏枯草15 g；年老患者，加桑寄生12 g，杜仲10 g。

【方解】方中天麻、钩藤平肝熄风；白术、茯苓、法半夏、陈皮、泽泻健脾化痰，除湿泄浊；葛根、鸡血藤、川芎舒筋活血通络；甘草调和诸药。诸药合用，共奏健脾化痰，活血通络之功。标本同治，使痰湿消除，气血通畅。

311. 保肾壮骨汤

【组成】白芍40 g，熟地黄20 g，续断20 g，补骨脂20 g，骨碎补20 g，地龙20 g，千年健20 g，桑寄生20 g，桑枝20 g，黑蚂蚁（研末冲服）20 g，杜仲15 g，牛膝15 g，狗脊15 g，防己15 g，山茱萸15 g，薏苡仁15 g，透骨草15 g，木瓜12 g，牛膝三七（研末冲服）12 g，甘草10 g，全蝎（研末冲服）3 g，蜈蚣（研末冲服）2条。

【功效】补肝益肾，强筋壮骨，祛风除湿，温经通络。

【主治】神经根型颈椎病属肾虚骨骼失养，风寒湿阻滞经络，气血运行不畅者。

【用法】将药物文火水煎3次，3次药液混合，均分3份于三餐饭后半小时服，每日服1剂，20日为1个疗程。

【加减】风寒阻络者，去木瓜、薏苡仁，加制川乌（先煎）10 g，防风15 g；痰瘀交阻者，加法半夏12 g；筋脉瘀滞者，牛膝用量加至30 g；寒湿阻络者，桑寄生用量加至30 g，薏苡仁用量加至20 g。

【方解】方中熟地黄、山茱萸、续断、杜仲、牛膝、补骨脂、骨碎补、桑寄生补肝益肾、强筋壮骨；狗脊、千年健强肾壮腰；木瓜、防己、薏苡仁、透骨草祛风除湿；全蝎、蜈蚣、地龙、黑蚂蚁四味虫药，具有搜剔筋骨之风、寒、湿外邪及通经活络的作用；桑枝、三七温经通络、活血舒筋；白芍、甘草缓急止痛。诸药相伍，能使肝肾得补，筋骨得壮，风寒湿之外邪能除，经络得通，气血得畅，全身协调，顽疾得除。

312. 缓急舒痹汤

【组成】生白芍30 g，薏苡仁30 g，威灵仙12 g，羌活10 g，苏木10 g，僵蚕10 g，生甘草10 g，蜈蚣2条。

【功效】舒筋活血，散风除湿，缓急止痛。

【主治】颈椎病属风寒湿邪侵袭，络脉闭塞，气滞血瘀者。

【用法】每日1剂，水煎分服2次。15日为1个疗程。

【加减】退行性骨关节病变者，加桑寄生30 g，牛膝15 g，狗脊12 g；头项强痛者，酌加川芎10 g，丹参20 g，鸡血藤30 g，葛根30 g；眩晕恶心者，加菊花30 g，姜半夏10 g，胆南星10 g；肢凉无汗者，加桑枝15 g，姜黄10 g；颈部活动受限者，加木瓜10 g，天麻15 g，仙鹤草25 g。

【方解】方中生白芍、甘草具有养肝柔肝镇痛，解除中枢性及末梢肌肉痉挛作用；薏苡仁主筋急拘挛不可屈伸及风湿痹，除筋骨邪气不仁，且可制约大量生白芍引起腹泻的副作用；苏木行血破瘀、消肿、止痛；羌活能散表寒、祛风湿、利关节，治疗风寒湿痹项强筋急，关节不利；威灵仙祛风除湿、通络止痛，治风湿痹痛，以及肌强筋缩的挈痛；蜈蚣、僵蚕为虫类搜逐之品，以助通络止痛作用。随症加减，并配合颈部功能锻炼，共奏舒筋活血，散风除湿，缓急止痛之功，故取得满意疗效。

313. 痹麻痛消汤

【组成】丹参15 g，羌活15 g，伸筋草15 g，骨碎补15 g，茯苓15 g，泽泻15 g，当归12 g，川芎12 g，赤芍12 g，姜黄12 g，制乳香10 g，制没药10 g，延胡索10 g，甘草5 g。

【功效】利水渗湿，散寒舒筋，活血化瘀。

【主治】神经根型颈椎病属寒湿内侵，瘀血阻痹经脉骨者。

【用法】每日1剂，水煎分服2次。7日为1个疗程。

【加减】气滞血瘀明显者，加桃仁12 g，红花10 g，郁金10 g；寒邪较盛、疼痛剧烈者，酌加威灵仙15 g，制何首乌12 g，制附子（先煎）10 g，桂枝10 g；湿邪偏盛者，加防己12 g；气血虚弱、肝肾不足者，加熟地黄15 g，牛膝12 g，杜仲12 g。

【方解】方中重用茯苓、泽泻利水渗湿；羌活、伸筋草祛风散寒胜湿，舒筋活络；当归、川芎、赤芍、丹参活血化瘀；姜黄行气破瘀；制乳香、制没药、延胡索行气活血，散瘀止痛；骨碎补活血壮骨。诸药合用，共奏利水渗湿，散寒舒筋，活血化瘀之功。

【药理】现代药理学研究发现，方中茯苓、泽泻能减轻脊髓、神经根水肿，且茯苓含有大量钾盐，利尿不会引起低钾；当归、川芎、赤芍、丹参能改善微循环，消除充血水肿，消炎镇痛，并能营养神经、血管，促进组织修复，延缓退变；姜黄能抗菌消炎。

314. 臂痛灵汤

【组成】黄芪30 g，葛根30 g，鸡血藤30 g，白芍15 g，当归12 g，桂枝10 g，桃仁10 g，红花10 g，川芎10 g，炙甘草10 g，全蝎（研末分2次冲服）3 g，蜈蚣（研末分2次冲服）2条，生姜5片，大枣5枚。

【功效】益气活血，祛风散寒，缓急止痛。

【主治】神经根型颈椎病属风寒湿邪侵袭经络，气虚血行不畅，经脉阻滞者。

【用法】每日1剂，水煎分服2次。

【加减】恶风寒明显者，加羌活12 g，制川乌（先煎）10 g；刺痛明显者，加延胡索15 g，赤芍12 g；舌苔白腻、脉滑者，加炒白芥子10 g。

【方解】本方由桂枝加葛根汤合补阳还五汤加减组成。桂枝加葛根汤是《伤寒论》之方，主要治疗风邪侵袭，太阳经气不利的证候。而颈椎病多有颈项、肩背酸痛的症状，与桂枝加葛根汤主治相符，故以其为主方。方中桂枝解表散寒；白芍、炙甘草酸甘益阴，缓急止痛；生姜、大枣调和营卫；葛根甘辛性平，既能解肌祛风，又能起阴气，鼓舞阳明津液布达，以缓解项背之强急。《医林改错》："元气既虚，必不能达于血管，血管无气，必停留而瘀。"神经根型颈椎病多发于中老年人，气虚多见，气虚运血无力，血脉不畅，经络阻滞则手臂麻木窜痛，故以黄芪补气以助血行，桃仁、红花、川芎、当归、鸡血藤活血养血通络。张锡纯指出：蜈蚣味微辛，性微温，走窜之力最速，内而脏腑外而经络，凡气血凝聚之处皆能开之，全蝎为蜈蚣之伍药，其力相得益彰。故二药相配对脊神经根受压所引起相应神经分布区的疼痛、麻木有较好的缓解作用。因动物蛋白难溶于水，故以研末冲服为佳。

315. 壮骨健颈汤

【组成】熟地黄30 g，桑寄生30 g，杜仲30 g，续断30 g，威灵仙30 g，葛根30 g，石楠藤15 g，络石藤15 g，透骨草15 g，延胡索15 g，牛膝15 g，秦艽15 g，三七12 g，羌活12 g，红花12 g，防风12 g，土鳖12 g，桂枝10 g，甘草5 g。

【功效】补肝益肾，行气活血，祛风除湿，通痹止痛。

【主治】颈椎病属肝肾亏虚，气滞血瘀，风寒湿阻痹经脉骨节者。

【用法】每日1剂，水煎分服2次。

【方解】方中熟地黄、桑寄生、杜仲、续断补益肝肾，强壮筋骨为君药；三七、土鳖、红花、延胡索活血化瘀，行气止痛，为臣药；石楠藤、络石藤、透骨草、秦艽、防风、羌活、桂枝祛风寒，除湿邪，通筋活络为佐药；牛膝引药入肝肾，威灵仙引药入骨，甘草调和诸药，共为使药。诸药合用，共奏补肝益肾，强筋健骨，通痹止痛，行气活血，祛风除湿之功。

316. 康颈定眩汤

【组成】葛根60～90 g，牛膝15 g，生黄芪15～30 g，当归20 g，川芎15 g，赤芍12 g，红花10 g。

【功效】益气活血，化瘀通络。

【主治】椎动脉型颈椎病属气虚血瘀阻痹经脉骨节者。

【用法】每日1剂，水煎分服2次。

【加减】兼手指麻木者，加羌活10 g，地龙12 g；兼恶心、呕吐者，加法半夏10 g，胆南星10 g，生姜5 g。

【方解】方中重用葛根，祛风寒以解肌，升清阳以疗头眩；川芎活血行气，祛风止痛；葛根入阳明经，川芎入少阳经，葛根配川芎则走阳明以解肌清头目，入少阳以祛风活血而升清阳，醒元神。黄芪、当归、赤芍、红花专入血分，也走气分，其功在于益气活血，化瘀通络。川芎合诸味血分药，活血益气并举，祛风通络共张，使瘀血去而新血生，风邪熄则眩晕止。牛膝祛瘀通络，引血下行。葛根配牛膝，上清头目眩晕，下引元气以归位。诸药合用，共奏益气活血，化瘀通络之功，上可使瘀络疏通，元神复养，下可引虚火归原，髓海充实，故眩晕可愈。

317. 利枢汤

【组成】制乳香30 g，制没药30 g，熟地黄20 g，炮穿山甲（先煎）20 g，骨碎补20 g，姜黄15 g，川芎15 g，天麻15 g，威灵仙15 g，葛根15 g，地龙15 g，秦艽15 g，砂仁10 g，甘草10 g。

【功效】补肾通阳，行气活血，除湿通络。

【主治】颈椎病属肾虚血瘀，寒湿阻痹经脉骨节者。

【用法】每日1剂，水煎分服2次。10日为1个疗程。

【加减】心悸者，加黄连10 g，紫石英（先煎）30 g；乏力者，加黄芪20 g，党参15 g；腰寒肢冷者，去秦艽、威灵仙，加淫羊藿15 g，桂枝10 g；手足心热者，加知母15 g，山茱萸20 g。

【方解】方中熟地黄、骨碎补补肾壮骨；天麻、葛根补气通阳；制乳香、制没药、姜黄、川芎活血止痛；威灵仙、秦艽除湿止痛；地龙、炮穿山甲行气通络；砂仁顾护脾胃，甘草调和诸药。上药合用，共奏补肾通阳，行气活血，除湿通络之功。

318. 根痛消汤

【组成】黄芪20 g，党参20 g，葛根15 g，钩藤15 g，鸡血藤15 g，丹参15 g，威灵仙15 g，牛膝15 g，姜黄15 g，骨碎补15 g，桂枝12 g，全蝎5 g，蜈蚣5 g。

【功效】活血散瘀，温经通络，补气祛痹。

【主治】神经根型颈椎病属气虚寒湿，瘀血阻痹经脉骨节者。

【用法】每日1剂，水煎分服2次。

【加减】疼痛较甚者，加制乳香10 g，制没药10 g，延胡索15 g，白芍15 g；畏寒明显者，加制附子（先煎）10 g，干姜12 g；上肢麻木明显者，加地龙12 g，川芎15 g，羌活15 g。

【方解】方中葛根、鸡血藤、丹参、全蝎活血散瘀；钩藤、蜈蚣活血通络；桂枝、骨碎补、牛膝温经补肾；黄芪、党参益气扶正；威灵仙、姜黄祛寒除湿。诸药合用，共奏活血散瘀，温经通络，补气祛痹之功。

319. 菖麻舒颈汤

【组成】泽泻30 g，葛根30 g，威灵仙30 g，赭石（先煎）30 g，薏苡仁30 g，白术20 g，茯苓15 g，天麻15 g，法半夏12 g，牛膝12 g，石菖蒲10 g，地龙10 g，羌活10 g，僵蚕5 g。

【功效】补肝肾，强筋骨，熄风定眩。

【主治】颈椎病属肝肾亏虚，脾虚寒湿痰浊阻痹经脉骨节者。

【用法】每日1剂，水煎分服2次。

【加减】眩晕恶心明显者，加旋覆花（包煎）15 g；痰湿甚者，加车前子（包煎）15 g，胆南星10 g；颈肩部疼痛甚者，加细辛3 g，全蝎5 g。

【方解】方中石菖蒲、天麻开窍化痰去痹通络；法半夏、茯苓、白术、薏苡仁、泽泻健脾利湿化痰；羌活、威灵仙祛风利湿散寒止痛；葛根解痉止痛，又为阳明经之引经药；僵蚕、地龙化风痰开窍，通络止痛；牛膝补益肝肾，为方中之佐使，祛邪不伤正，化湿不劫阴。诸药合用，共奏补肝肾，强筋骨，熄风定眩之功。

320. 小柴胡汤

【组成】党参15 g，柴胡12 g，法半夏12 g，黄芩10 g，甘草10 g，生姜12 g，大枣12 g。

【功效】升降协调，调达上下，宣通内外，和畅气机。

【主治】颈椎病属气机升降宣通不畅者。

【用法】每日1剂，水煎分服3次。15日为1个疗程。服药期间避风寒，忌辛辣食物，注意休息。

【加减】以颈肩部疼痛，上肢麻木为主者，酌加络石藤15 g，海风藤15 g，秦艽12 g，威灵仙10 g；以颈项强痛，上肢震颤，活动不利，肌肤不仁为主者，酌加薏苡仁15 g，当归12 g，羌活12 g，独活12 g，苍术12 g，路路通12 g，伸筋草12 g，川芎10 g，僵蚕10 g，全蝎5 g；以颈部酸痛，头晕失眠，形疲身倦为主者，酌加黄芪15 g，当归12 g，白术12 g，炒酸枣仁12 g，合欢皮12 g，升麻10 g，茯神10 g，制远志10 g。

【方解】方中以柴胡为君药，轻清升散，疏邪透表；黄芩苦寒，善清少阳相火为臣药，两药相配，一散一清，共解少阳之邪。法半夏散结消痞为佐药，助臣药攻邪之用；党参、甘草为佐；生姜、大枣为使药，益气升清，调和营卫，既扶正以祛邪，又理脾而防邪入。全方寒温并用，具有攻补兼施，升降协调，调达上下，宣通内外，和畅气机之功效。

321. 风湿威灵散

【组成】小白花蛇15 g，土鳖36 g，当归36 g，防风36 g，透骨草36 g，血竭36 g，威灵仙72 g，牛膝72 g。

【功效】通经络，活气血，补肝肾，祛风除湿，散寒止痛。

【主治】颈椎病属肝肾亏虚，风寒湿邪留滞，经脉不通者。

【用法】以上药物为1个月量，将诸药共研为细末，过100目筛，混合均匀分为90份，每次1份，每日3次，饭后用白开水或黄酒送服，1个月为1疗程。

【加减】神经根型者，加葛根36 g，白芍45 g；脊髓型者，加黄芪60 g；交感神经型合椎动脉型者，加天麻36 g。

【方解】方中当归、土鳖、血竭养血补骨，活血止痛；小白花蛇、威灵仙、防风、透骨草祛风除湿，散寒通络；牛膝滋补肝肾，强壮筋骨，通利关节。全方共奏通经络，活气血，补肝肾，壮筋骨，祛风除湿，散寒止痛之功。

322. 牵正汤加味

【组成】白附子（先煎）15 g，僵蚕15 g，全蝎10 g。

【功效】祛风化痰，通络止痛。

【主治】颈椎病属风痰凝滞阻痹经脉骨节者。

【用法】每日1剂，水煎分服2次。

【加减】气虚者，加黄芪15 g，党参12 g；血虚者，加当归12 g，白芍15 g，鸡血藤15 g；阴伤者，加麦冬12 g，石斛12 g，天花粉15 g；肝肾不足者，加狗脊15 g，杜仲15 g，蒺藜12 g；阳弱者，加淫羊藿12 g，巴戟天12 g，肉苁蓉10 g；阳亢者，酌加珍珠母（先煎）30 g，煅龙骨（先煎）15 g，煅牡蛎（先煎）15 g，菊花12 g；血瘀者，加丹参15 g，桃仁12 g，红花10 g；脾虚者，加神曲10 g，鸡内金12 g；不寐者，加酸枣仁12 g，茯神12 g，首乌藤15 g；气滞者，加柴胡12 g，香附12 g，枳壳10 g；兼风寒者，酌加麻黄10 g，桂枝10 g，荆芥12 g，防风12 g；项背强痛者，加葛根30 g，防风12 g；前额痛者，加白芷12 g；颞痛者，加川芎10 g；头顶痛者，加藁本10 g；后头枕部痛者，加羌活12 g；耳鸣、耳聋者，加磁石（先煎）20 g，五味子10 g；视物模糊者，加枸杞子15 g，决明子15 g，菊花12 g；肢麻者，酌加姜黄10 g，桑枝15 g，威灵仙15 g，蜈蚣1条。

【方解】方中白附子辛甘温，有小毒，归肝、胃经，燥湿化痰，祛风止痉，解毒散结止痛，因其性燥而升，乃风药中之阳性药，《本草从新》："白附子，阳明经药，能引药上行，治面上百疾。"其散而能升，尤善治头面之风。僵蚕咸辛性平，归肝、肺、胃经，祛风定惊，化痰散结，辛能驱散风邪，咸能软化痰浊，其性气轻清上走头面，善祛络中之风，疏通经络，有助于经络运行气血，联络脏腑肢节，沟通上下内外功能的发挥。全蝎辛平，有毒，归肝经。祛风止痉，缓急止痛。《成方便读》："全蝎色青善走者，独入肝经，风气通于肝，为搜风之主药。"全蝎为血肉有情之品，其性善走窜，擅窜筋透骨，对于风湿痹痛，久治不愈者，更有佳效。三者皆治风

之专药，可将诸药引到头面部，直达病所。颈椎病，多现经脉气血受阻，气血瘀阻不通之象，故用三者推动气血津液运行，使气血流畅；其次，三药又具有通利血脉之功，起到解痉止痛作用；再次，颈椎病日久，肝肾不足，卫阳不固，易为风寒所袭，全蝎、白附子、僵蚕可使疫风无以停留。三药相须为用，祛风、化痰、通络止痛，功力力伟，共同起到推陈致新的作用，使络脉瘀去血行，解除本病之疼痛、拘急、麻木症状。

【药理】现代药理学研究发现，方中白附子有抑菌、催吐、镇静等作用。僵蚕可以加强体内代谢产物的顺利排出。全蝎有镇痛、抗癌、抗血栓、免疫调节等多种作用，应用于神经系统、肿瘤、心血管系统、皮肤病、风湿病等多种疾病的治疗。

323. 麻桂温经汤

【组成】赤芍15 g，红花12 g，白芷12 g，麻黄10 g，桂枝10 g，桃仁10 g，细辛3 g，甘草5 g。

【功效】通经活络祛瘀。

【主治】颈椎病属风寒湿邪，阻滞经络，气血阻闭不通者。

【用法】每日1剂，水煎分服2次。15日为1个疗程。

【加减】上肢麻木者，加桑枝15 g，蜈蚣2条；头痛或偏头痛者，加羌活12 g，独活10 g，全蝎5 g；视物障碍者，加菊花15 g；颈肩部疼痛者，加葛根15 g。

【方解】方中麻黄、桂枝祛风散寒、燥湿、温经通络；桃仁、红花、赤芍活血祛瘀止痛；白芷芳香上达，祛风止痛；细辛祛风散寒止痛；甘草缓急止痛。诸药合用，共奏通经活络祛瘀之功。

324. 苓桂术甘汤

【组成】白术20 g，茯苓15 g，桂枝10 g，炙甘草5 g。

【功效】温阳利水，健脾化湿。

【主治】颈椎病属痰湿内停，清阳不升，浊阴不降，脑窍失养者。

【用法】每日1剂，水煎分服2次。

【加减】脾胃气虚重者，加党参15 g，黄芪30 g；痰浊壅盛者，加陈皮15 g，法半夏10 g；脾肾阳虚者，加制附子（先煎）12 g，干姜10 g；兼汗出恶风表虚者，加黄芪30 g，防风15 g；兼头痛者，加川芎15 g，白芷12 g；兼恶心呕吐者，加旋覆花（包煎）15 g，赭石（先煎）30 g；兼项背部沉困不适或疼痛者，加葛根20 g，羌活15 g；兼上肢麻木、酸困疼痛者，加秦艽12 g，桑枝15 g，威灵仙15 g。

【方解】本方乃医圣张仲景所创，组方严谨，用药简洁，被后世医家推崇为治疗眩晕之圣方。"心下有痰饮，胸胁支满，目眩，苓桂术甘汤主之。"为后世医家治疗眩晕提供了理论依据，经临床观察同样适用于颈性眩晕。方中以茯苓甘淡健脾渗浊为主药；桂枝辛温化气通阳，温化水湿；白术健脾燥湿；炙甘草健脾益气，调和诸药。诸药合用，共奏温阳利水，健脾化湿之功，升清降浊，水湿布运正常，气机条达而诸症悉除。

325. 芷麻汤

【组成】葛根20 g，熟地黄15 g，炙黄芪15 g，制何首乌15 g，鸡血藤12 g，威灵仙12 g，姜黄12 g，白芷10 g，麻黄10 g，桂枝10 g，茯苓10 g。

【功效】散瘀祛邪，通络止痛，补血填精。

【主治】神经根型颈椎病属肝肾亏损，气血不足，瘀血寒湿阻痹经脉骨节者。

【用法】每日1剂，水煎分服2次。

【方解】方中以白芷、麻黄为君药，有活血、散寒、祛湿之功；鸡血藤、姜黄散瘀，桂枝和营散寒，茯苓引湿下行，同为臣药；炙黄芪、熟地黄、制何首乌补气血、益肝肾。诸药共奏散瘀祛邪，通络止痛，补血填精之标本同治之功。

326. 仙鹿芪葛汤

【组成】炙黄芪30 g，葛根30 g，淫羊藿18 g，鹿角片（先煎）15 g，白芍15 g，桃仁15 g，桑枝12 g，红花10 g，川芎10 g，甘草5 g，蜈蚣2条。

【功效】温阳通督，活血化瘀。

【主治】颈椎病属阳虚寒凝，瘀阻督脉者。

【用法】每日1剂，水煎分服2次。

【方解】方中淫羊藿、鹿角片、黄芪温阳益气治阳虚之本；且能使桃仁、红花祛瘀而不伤正；葛根解肌善治项背拘挛；白芍、甘草缓急助葛根之功；甘草又兼调药，桃仁、红花、川芎、蜈蚣化瘀、通络止痛治其标；桑枝通络兼能引药达病所。诸药合用，共奏温阳通督，活血化瘀之效。

【药理】现代药理学研究发现，方中黄芪能增强机体免疫力，对大脑血流量具有保护作用；葛根所含葛根素和葛根总黄酮能扩张脑血管，增加脑血流量，能缓解肌肉痉缩，有罂粟碱样镇静作用；白芍所含芍药苷有较好的解痉镇痛作用；桃仁、红花、川芎能改善微循环，川芎也能扩张脑血管；蜈蚣有较好的镇痛作用；桑枝能降低毛细血管的通透性。该方具有扩张脑血管、改善局部微循环、消除局部炎症、解除肌肉痉挛、镇痛等作用。

327. 晕痹汤

【组成】葛根30～90 g，川芎30 g，赭石（先煎）15 g，白芷15 g，酸枣仁15 g，桑寄生15 g，天麻15 g，白术15 g，僵蚕10～15 g，法半夏10～12 g，枳实12 g，牛蒡子10 g。

【功效】祛瘀清热，化痰散结，通络止痛。

【主治】颈椎病属肝经风热，痰热瘀血阻痹经脉骨节者。

【用法】每日1剂，水煎分服2次。

【加减】上肢麻木伴疼痛较重者，加桑枝12 g，细辛3 g，蜈蚣2条；恶心呕吐重者，加竹茹15 g；下肢麻木无力者，加杜仲12 g，黄芪30 g；咽部充血，扁桃体肿大者，加连翘15 g，栀子12 g。

【方解】方中赭石降逆止呕；葛根散风热，升发清阳；川芎疏通少阳经气；白芷芳香通窍；法半夏、白术、天麻同用燥湿化痰，平肝熄风；牛蒡子、僵蚕疏风清热；桑寄生补肝肾，壮筋骨；枳实化痰理气；酸枣仁生用能清少阳郁热，振奋精神。诸药合用，共奏祛瘀清热，化痰散结，通络止痛之功。

328. 镇肝熄风汤

【组成】牛膝20 g，赭石（先煎）15 g，白芍15 g，龙骨（先煎）15 g，玄参15 g，牡蛎（先煎）15 g，丹参15 g，葛根15 g，钩藤12 g，天麻10 g，川芎10 g，甘草5 g。

【功效】平肝潜阳，凉血活血，镇肝熄风。

【主治】椎动脉型颈椎病属肝肾亏虚，肝阳上亢者。

【用法】每日1剂，水煎分服2次。15日为1个疗程。

【加减】肝肾不足者，加补骨脂12 g，巴戟天12 g，熟地黄15 g；痰浊中阻者，加茯苓15 g，厚朴12 g，法半夏10 g；气血亏虚者，加黄芪20 g，制何首乌12 g，白术15 g。

【方解】方中以牛膝、赭石为君药；其中牛膝补肝益肾、强筋健骨，引血下行，还具有明显的镇痛作用；赭石具有降逆重镇、平肝潜阳之功。白芍、龙骨、牡蛎共为臣药；其中白芍有养血柔肝，补肝益肾作用；龙骨与牡蛎配伍，共发挥平肝潜阳、软坚散结之效，且牡蛎具有增强肝功能，消除疲劳作用。玄参、钩藤、天麻、丹参、川芎、葛根共为佐药；其中玄参行气活血，滋阴清热；钩藤熄风镇惊、平肝清热；天麻平肝抑阳、熄风止痉；丹参活血舒筋、安神养血、凉血止痛；川芎活血止痛、行气熄风；葛根解肌止痛；甘草调和诸药为使。诸药配伍使用，标本兼施，补疏相济，共奏平肝潜阳，凉血活血，镇肝熄风之功效。

【药理】现代药理学研究发现，方中牛膝具有明显的镇痛、抗炎作用；白芍含有的白芍总苷等活性成分具有明显的镇痛镇静、抗炎作用；牡蛎具有增强肝功能，消除疲劳，提高机体免疫力等作用；玄参有较好的镇痛、保肝、抗疲劳、抗血小板聚集作用；钩藤含有的钩藤碱和异钩藤碱成分具有显著的镇静、镇痛、抗炎、解痉作用；天麻含有的天麻多糖能有效改善机体免疫功能，天麻素具有较好的中枢镇静作用，能够有效对抗眩晕症状；

丹参有效成分丹参酮能够有效抑制动脉粥样硬化斑块的形成，具有改善血液流变、促进细胞再生等作用；川芎含有的挥发油、川芎嗪等有效成分具有明显的镇痛、增加血管流量、改善血液循环等作用；葛根含有的葛根苷类、异黄酮类等有效成分具有较好的血管扩张，改善循环，抑制动脉粥样硬化及血小板聚集等作用；甘草含有的生物碱、黄酮类、三萜类等有效成分能保肝解痉、抗炎止痛。

329. 治脊平衡汤

【组成】生地黄30 g，杜仲30 g，地骨皮30 g，狗脊20 g，牛膝20 g，灵芝20 g，白术20 g，威灵仙20 g，葛根20 g，黄柏10 g，路路通10 g，楮实10 g，泽泻10 g。

【功效】补养肝肾，益气健脾，舒筋通络。

【主治】混合型颈椎病属肝肾不足，经筋不舒者。

【用法】每日1剂，水煎分服2次。

【方解】方中杜仲、狗脊、牛膝补肝肾，强筋骨；楮实补肾滋阴；生地黄益阴补血；泽泻泻火；黄柏坚阴固肾；地骨皮坚筋强骨；白术益气补脾；灵芝滋肝健脾；葛根升发脾胃清气；路路通、威灵仙通络行气舒筋。诸药合用，共奏补养肝肾，益气健脾，舒筋通络之功效。

330. 化瘀通络祛风汤

【组成】葛根30 g，白芍20 g，鸡血藤20 g，姜黄12 g，枳壳12 g，威灵仙12 g，桂枝10 g，川芎10 g，甘草5 g，水蛭3 g。

【功效】化瘀通络，祛风除湿，养血敛阴，缓急止痛。

【主治】神经根型颈椎病属风寒湿邪侵袭，气血不利，瘀血阻痹经脉骨节者。

【用法】每日1剂，水煎2次取汁300 mL，分早、晚2次服。

【加减】颈肩上肢窜痛、麻木，颈部僵硬者，加羌活10 g，桑枝15 g，防风12 g；颈肩部刺痛、痛处固定者，酌加三七（研末冲服）3 g，地龙12 g，陈皮20 g，赤芍15 g；头晕头痛、纳呆者，酌加胆南星10 g，石菖蒲12 g，白术12 g，薏苡仁30 g；眩晕头痛、多梦失眠者，酌加黄连5 g，钩藤20 g，枸杞子12 g，熟地黄15 g；头晕心悸、倦怠乏力者，加黄芪30 g，当归12 g，党参12 g，熟地黄15 g。

【方解】方中水蛭破瘀通脉，活络止痛；姜黄、川芎、枳壳行气活血，化瘀止痛；威灵仙、桂枝、葛根祛风除湿，温阳止痛；白芍、鸡血藤养血敛阴，柔肝止痛；甘草缓急止痛，调和诸药。诸药合用，共奏化瘀通络，祛风除湿，养血敛阴，缓急止痛之功。

331. 黄芪桂枝血藤汤

【组成】黄芪30 g，桂枝15 g，白芍15 g，葛根15 g，鸡血藤15 g，王不留行15 g，路路通15 g，木瓜15 g，威灵仙15 g，甘草10 g，生姜3片，大枣5枚。

【功效】益气升阳，活血通经，解痉止痛。

【主治】颈椎病属气虚血瘀，营阴不足，风寒阻痹经脉骨节者。

【用法】每日1剂，水煎分服3次。10日为1个疗程。

【加减】下肢活动受限者，加牛膝15 g；痉挛重者，木瓜用量加至20 g；年龄大者，加淫羊藿12 g，鹿角霜（包煎）10 g；血压高者，加钩藤15 g；血压低者，加枳实10 g。

【方解】方中黄芪补气升阳、益气固表；白芍缓急止痛，敛阴除痹；桂枝温经通络止痛，和营通阳；甘草、生姜、大枣调和营卫；葛根舒缓筋脉治项背强直；王不留行具有走而不守，活血通经之效；鸡血藤壮筋骨，已酸痛，治老人气血虚弱，手足麻木，瘫痪等症；木瓜舒缓筋脉，活络解痉。诸药可改善颈肌紧张及僵硬感，舒缓筋脉，改善局部的血运和神经通路，增强关节韧带功能，加强韧带弹性，消除局部炎症、水肿，改善患处的营养状态，从而能有效消除麻木疼痛等症。

332. 秦葛灵延汤

【组成】延胡索20 g，秦艽15 g，淫羊藿15 g，续断15 g，杜仲15 g，狗脊15 g，川芎15 g，鸡血藤15 g，葛根12 g，伸筋草12 g，桂枝12 g，姜黄12 g，甘草5 g。

【功效】补肾活血通络，强筋健骨止痛。

【主治】神经根型颈椎病属肝肾不足，筋脉失养，风寒湿邪阻痹经脉骨节者。

【用法】每日1剂，水煎分服2次。

【方解】方中以秦艽、葛根、淫羊藿、伸筋草、鸡血藤、川芎活血解肌，通络止痛；杜仲、续断、狗脊、桂枝、姜黄滋补肝肾、强筋健骨。诸药合用，共奏补肾活血通络，强筋健骨止痛之功效。

颈肩腰腿痛中医奇效良方全书（珍藏本）

第二章　颈椎骨质增生症

颈椎骨质增生在中年以上群体中较为多见，与人体钙吸收减少、代调失调、关节骺软骨修复功能减退、骨质疏松有一定相关性，进而引发骨刺和骨质增生。本病以骺软骨组织增生为初期增生表现，导致椎关节间隙变窄，病情发展至后期表现为骨化变硬、对神经造成压迫，使韧带发生粘连，进而压迫血管和神经，使脑部不能充足供血，而有颈痛、头晕头痛、视力下降、上肢麻木的发生。

根据本病的临床特征，其属于中医学"骨痹"范畴。结合现代医学认为，颈椎发生退行性改变，长期慢性劳损，局部供血呈不足状态，易有筋肌挛缩产生，导致颈椎发生一系列病变。中医学认为中老年人，气血不足，肝脾肾亏虚，筋脉失养，风寒湿热易侵袭，使脉络不通、气滞血瘀、不通则痛，肢体麻木失常，肾亏则精血呈不足状态，髓不养骨、骨髓失养，周围气血不足，易有骨痹产生。

1. 通痹汤

【组成】白芍30 g，葛根20 g，当归20 g，秦艽15 g，独活15 g，威灵仙15 g，黄芪15 g，天麻12 g，制乳香10 g，制没药10 g，制川乌（先煎）10 g，蜈蚣2条。

【功效】养血化瘀，散寒除湿，搜风解痉。

【主治】颈椎骨质增生症属风寒湿痹，血虚血瘀者。

【用法】每日1剂，水煎分服2次。

【加减】偏寒者，加桂枝10 g，细辛5 g；偏热者，加牡丹皮12 g，姜黄10 g；偏湿者，加茯苓15 g，苍术12 g；气滞血瘀者，加丹参15 g，川芎12 g，地龙10 g；肾虚者，加枸杞子15 g，巴戟天12 g。

【方解】方中重用葛根为主，发表解肌，对改善头痛、眩晕、项强、耳鸣、肢体麻木等症状有佳效；蜈蚣、天麻有搜风止痉、通络，疗肢体之不遂之功；当归、制乳香、制没药、白芍有养血活血散瘀止痛之功；威灵仙、秦艽、制川乌、独活能祛风散寒，除湿通络；黄芪甘温纯阳，补诸虚不足，正气存内，邪不可干，并可活血生血。全方组合，具有养血化瘀，散寒除湿，搜风解痉功效。

2. 活血消痛汤

【组成】川芎25 g，威灵仙25 g，地龙25 g，葛根20 g，丹参20 g，白芍20 g，鸡血藤20 g，海桐皮20 g，羌活15 g，秦艽20 g，独活15 g，土鳖15 g，红花10 g，制乳香10 g。

【功效】活血化瘀，通经活络，止痛消痹。

【主治】颈椎骨质增生症属肝肾亏虚，气血不足，风寒侵袭，气滞血瘀，脉络受阻者。

【用法】每日1剂，水煎分服2次。

【方解】方中以川芎、葛根、秦艽、威灵仙、丹参为君药，活血化瘀，祛风散寒止痛；以羌活、独活、白芍、地龙、鸡血藤为臣药，益肝肾，生髓填精，补气益血；以海桐皮、土鳖、红花、制乳香为辅药，通经活络，止痛消痹。诸药合用，共奏活血化瘀，通经活络，止痛消痹之功效。

3. 活血通络平肝汤

【组成】鸡血藤15 g，全当归12 g，延胡索12 g，鹿角片（先煎）10 g，自然铜10 g，炒川芎10 g，炒续断10 g，杜仲10 g，姜半夏10 g，决明子10 g，茺蔚子10 g，血竭3 g，黄酒50 g。

【功效】活血通络，益肾通督，降逆平肝。

【主治】颈椎骨质增生症属肝肾亏虚，肝阳偏亢，瘀血阻络者。

【用法】每日1剂，水煎分服2次。30日为1个疗程。

【方解】方中鹿角片、自然铜、川芎、血竭、鸡血藤、当归、炒续断、杜仲及黄酒具有活血通络，益肾通督的作用；姜半夏、延胡索、决明子、茺蔚子具有止呕散痛，平肝潜阳的作用。诸药配合具有活血通督，降逆平肝的功效。

4. 活血通窍饮

【组成】丹参30 g，党参15 g，黄芪15 g，葛根15 g，钩藤（后下）15 g，枸杞子15 g，延胡索12 g，当归12 g，羌活12 g，制何首乌12 g，川芎10 g，天麻10 g，红花10 g，石菖蒲10 g，蔓荆子10 g，藁本10 g，肉桂10 g，肉苁蓉10 g，独活10 g，桂枝10 g，炙甘草5 g。

【功效】活血通窍，熄风止痛。

【主治】颈椎骨质增生症属风寒湿痹，瘀血阻滞者。

【用法】每日1剂，水煎分服2次。药渣用醋炒，再用毛巾包好热敷患处15分钟。

【加减】失眠者，加酸枣仁12 g，远志10 g；心悸者，加炒枳壳12 g，醋柴胡12 g。

【方解】方中川芎有上行头目、下行血海之功；葛根、肉桂有扩张冠状动脉和外周毛细血管的作用，能够增强血液循环；蔓荆子、石菖蒲通诸窍，祛风止痛力强，多用于风湿痛和肌肉神经痛；天麻祛风镇痉，平肝熄风，多用于头晕耳鸣、肢体麻木。诸药合用，共奏活血通窍，熄风止痛之功效，使药效直达病灶，故药到病除。

5. 补肾温经止痛汤

【组成】熟地黄30 g，葛根30 g，络石藤30 g，黄芪20 g，党参20 g，当归20 g，肉苁蓉15 g，淫羊藿15 g，延胡索15 g，补骨脂15 g，乌梅10 g，羌活10 g，制川乌（先煎）

10 g，鹿角胶（烊化冲服）10 g，制僵蚕10 g，钩藤10 g，甘草5 g，生姜3片，大枣5枚。

【功效】补肝肾，益精血，祛风湿，温经止痛。

【主治】颈椎骨质增生症属肝肾精血亏虚，风湿寒邪阻痹经脉骨节者。

【用法】每日1剂，水煎分服2次。7日为1个疗程。

【方解】方中熟地黄、肉苁蓉、淫羊藿、当归、延胡索、鹿角胶、补骨脂、黄芪、党参，补肝肾，益精血，以治本；络石藤、威灵仙、羌活、制僵蚕、钩藤，祛风湿，通经络，以治标；制川乌温经止痛，葛根舒筋活络，引药至病位，乌梅酸敛止痛。诸药合用，共奏补肝肾，益精血，祛风湿，温经止痛之效。标本同治，经脉通，延缓颈椎骨质增生，达到治疗目的。

6. 骨刺平汤

【组成】乌梢蛇30 g，威灵仙25 g，苏木20 g，丹参20 g，秦艽20 g，补骨脂20 g，狗脊20 g，葛根20 g，当归15 g，木瓜15 g。

【功效】补肝肾，填精髓，祛风除湿，活血祛瘀，蠲痹止痛。

【主治】颈椎骨质增生症属肝肾不足，湿阻寒凝，气滞血瘀者。

【用法】每日1剂，水煎分服3次。7日为1个疗程。

【方解】方中以当归、补骨脂、狗脊滋阴血、益肝肾、填精生髓以补督脉而治其本；乌梢蛇、威灵仙、苏木、丹参、木瓜、秦艽祛风湿、散寒凝、活血化瘀，蠲痹止痛以治其标；葛根升举清气，引药上行直达病所，且解肌散邪，养筋缓急，治诸痹而为佐使。诸药配伍，标本兼治，共奏补肝肾，强筋骨，填精益髓，祛风除湿，活血祛瘀，蠲痹止痛之功效，用于治疗颈椎骨质增生，其效如桴鼓。

7. 健肾强骨汤

【组成】鸡血藤20 g，黄芪18 g，威灵仙15 g，骨碎补15 g，狗脊12 g，续断12 g，杜仲12 g，甘草5 g。

【功效】补肝肾，强筋骨，化瘀血，祛风除湿，消肿止痛。

【主治】颈椎骨质增生症、肩关节周围炎、颈椎病、腰椎骨质增生症属肝肾亏虚，瘀血阻络，风寒湿痹者。

【用法】每日1剂，水煎分服2次。

【加减】颈椎病者，加葛根20 g，炒白芍15 g；腰椎骨质增生者，加牛膝15 g；寒明显者，加细辛5 g。

【方解】方中狗脊有补肝肾，强腰膝，祛风湿，止痛之功效；续断补肝肾，续筋骨，调血脉；威灵仙祛风湿，通经络；骨碎补补肾强骨，续伤止痛；杜仲补肝肾，强筋骨，活血通络；黄芪补气固表，敛疮生肌；鸡血藤有活血、舒筋之功效；甘草补脾益气，清热解毒，缓急止痛，调和诸药。全方既补气活血，又通经活络。诸药合用，共奏补肝肾，强筋骨，化瘀血，祛风除湿，抗炎消肿，止痛之功效。

8. 养血补肾祛寒汤

【组成】杜仲15 g，续断15 g，牛膝15 g，鹿衔草15 g，当归12 g，白芍12 g，熟地黄12 g，菟丝子12 g，威灵仙12 g，秦艽10 g，羌活10 g，川芎10 g，五加皮10 g。

【功效】养血和营，补肾壮骨，祛除寒湿。

【主治】颈椎骨质增生症属肾虚血亏，寒湿阻痹经脉骨节者。

【用法】每日1剂，水煎分服2次。10日为1个疗程。同时，另用川芎50 g，续断50 g，威灵仙50 g，三味药共研细末，调适量陈醋，用纱布袋包好，每次蒸热敷于颈部：1日敷1~2次，20日为1个疗程。

【方解】方中当归、川芎、白芍、熟地黄四物汤以养血和营；肾主骨，选择杜仲、续断、牛膝、菟丝子、鹿衔草以补肾壮骨；又因劳损之后，寒湿病邪易侵入，故选用秦艽、羌活、五加皮、威灵仙祛除寒湿病邪。诸药合用，共收养血和营，补肾壮骨，祛除寒湿之功。

运用中药热敷，能扩张局部血管，加快血液流动，改善局部组织的供养状态，使药物有效成经皮肤直接渗透病所，利于发挥与吸收，使受压的周围神经、血管等组织得到缓解，从而减轻临床症状。添入陈醋，气香味酸，软化骨刺。

9. 独活寄生汤

【组成】牛膝25 g，桑寄生15 g，独活12 g，秦艽12 g，当归12 g，熟地黄12 g，白芍12 g，杜仲12 g，人参10 g，防风10 g，川芎10 g，茯苓10 g，细辛5 g，甘草5 g。

【功效】益气血，补肝肾，祛风湿，止痹痛。

【主治】颈椎骨质增生症属肝肾亏损，气血不足，风寒湿邪阻痹经脉骨节者。

【用法】每日1剂，水煎分服2次。

【加减】活动受限、关节变形严重者，加威灵仙12 g，木瓜12 g，伸筋草15 g；颈部疼痛、肢体酸痛重者，加红花10 g，鸡血藤15 g；肢体麻木、活动无力者，加黄芪15 g，党参12 g。

【方解】方中独活祛风寒湿邪为君药；秦艽、防风祛风渗湿，细辛辛温祛寒止痛共为臣药；桑寄生、牛膝、杜仲补益肝肾、强壮筋骨，当归、白芍、熟地黄、川芎养血活血，人参、茯苓补气健脾共为佐药；甘草调和诸药为使药。诸药合理配伍，益气血、祛风湿、止痹痛、补肝肾，有效祛除痹痛。

10. 抗骨增生汤

【组成】党参30 g，黄芪30 g，桑寄生30 g，薏苡仁30 g，川芎30 g，白芥子30 g，白术20 g，枳实20 g，三棱20 g，莪术20 g，当归15 g，桃仁15 g，红花15 g，皂角刺15 g，甘草5 g，水蛭（研末冲服）5 g。

【功效】补气养血，滋养肝肾，除湿祛痰，活血通络。

【主治】颈、腰椎骨质增生症属气血亏虚，肝肾不足，痰湿瘀血阻痹经脉骨节者。

【用法】每日1剂，水煎分服2次。10日为1个疗程。

【方解】方中以黄芪、党参、白术为君药，补中益气，生津养血，健脾燥湿，升阳。

颈肩腰腿痛中医奇效良方全书（珍藏本）

当归、川芎、桃仁、红花为臣药，补血养血，活血祛瘀，行气止痛，通经活络。三棱、莪术、水蛭破血逐瘀，行气止痛，增强疗效。白芥子、皂角刺、枳实、桑寄生为使药，达到祛痰除湿，软坚散结，通络止痛，健脾除痹，培补肝肾，强筋壮骨的功效。

11. 补肾活血止痛汤

【组成】白芍50 g，鸡血藤30 g，牛膝25 g，威灵仙15 g，木瓜15 g，独活12 g，甘草12 g，制没药10 g。

【功效】补肾活血，祛风除湿，通络止痛。

【主治】颈、腰椎骨质增生症属肾虚血瘀，风湿痹阻经络者。

【用法】每日1剂，水煎分服2次。

【加减】颈椎骨质增生者，加葛根30 g，透骨草12 g，伸筋草15 g；腰椎骨质增生者，酌加菟丝子15 g，骨碎补15 g，狗脊15 g，杜仲12 g，续断12 g，肉苁蓉12 g；头痛头晕甚者，加天麻12 g，蜈蚣3 g；痰多者，加法半夏10 g。

【方解】方中白芍、甘草配鸡血藤有缓急定痛之效，并使药力直达肝肾，进一步通畅经络；杜仲、狗脊、菟丝子、骨碎补、肉苁蓉、牛膝填精补肾，强腰壮骨，活气血，止痹痛以治本；独活、制没药取祛风，散瘀止痛之功；木瓜舒筋活络；更以威灵仙走窜通络引药上行。诸药相配，共奏补肾活血，祛风除湿，通络止痛之功，使肾中真元渐复，水火既济，五脏之气得充，颈腰活动自如，故获良效。

12. 补肾消刺汤

【组成】熟地黄30 g，肉苁蓉30 g，豨莶草30 g，威灵仙20 g，鸡血藤20 g，枸杞子20 g，透骨草15 g，骨碎补12 g。

【功效】填精补髓，坚骨舒筋，宣通经络。

【主治】颈、腰椎骨质增生症属肾阴精亏虚，骨失所养，筋脉不舒者。

【用法】每日1剂，水煎分服2次。

【加减】颈椎骨质增生属虚寒者，加制川乌（先煎）10 g，桂枝12 g；兼有热者，加水牛角（先煎）30 g，桑枝15 g；兼脾虚气弱者，加黄芪15 g，党参12 g，白术12 g；兼失眠多梦者，加酸枣仁12 g，珍珠母（先煎）20 g；腰椎骨质增生属肾精亏虚者，酌加牛膝15 g，菟丝子15 g，鹿角片（先煎）12 g，补骨脂12 g，杜仲12 g；阴寒者，加制川乌（先煎）10 g，小茴香10 g。

【方解】方中熟地黄补肾之阴；肉苁蓉入肾充髓，且温而不燥；骨碎补补肾镇痛；鸡血藤、豨莶草、透骨草通经活络，行气活血；威灵仙走窜通络，消痹软刺。诸药合用，共奏填精补髓，坚骨舒筋，宣通经络之功效。

13. 舒筋活血缓急汤

【组成】黄芪50 g，丹参30 g，延胡索30 g，白芍25～30 g，木瓜20～25 g，川芎18～25 g，威灵仙18～25 g，枳壳15～18 g，当归12～15 g，水蛭（研末装胶囊分2次服）3～5 g，甘草10 g。

【功效】舒筋缓急，活血通络。

【主治】颈、腰椎骨质增生症属气滞血瘀，经脉挛急者。

【用法】每日1剂，水煎分服2次。

【加减】颈椎骨质增生者，加葛根30 g；腰椎骨质增生者，加杜仲18～20 g；阴虚者，加玄参15～18 g，麦冬15～18 g；脾虚挟湿者，加白术15～18 g，薏苡仁30 g。

【方解】方中以大剂量白芍、木瓜舒筋缓急，为君药；以川芎、当归、丹参、水蛭、威灵仙活血化瘀通络，为臣药；以黄芪、延胡索以气推动血行则血脉通，为佐药；再以枳壳、甘草调和诸药，为使药。以上药物共同起到舒筋缓急，活血通络作用，气行则血行，疼痛、麻木除之。

《颈肩腰腿痛中医奇效良方全书（珍藏本）》

第三章 肩关节周围炎

肩关节周围炎是一种以肩痛、肩关节活动障碍为主要特征的多因素病变的筋伤,简称肩周炎。多见于 50 岁以上的中老年人,多数患者呈慢性发病,少数有外伤史。初时肩周微有疼痛,常不引起注意。1～2 周后,疼痛逐渐加重,肩部酸痛,夜间尤甚,肩关节外展、外旋活动开始受限,逐步发展成肩关节活动广泛受限。外伤诱发者,外伤后肩关节外展功能迟迟不恢复,且肩周疼痛持续不愈,甚至转见加重。肩部肿胀不明显,肩前、后、外侧均可见压痛,病程长者可见肩臂肌肉萎缩,尤以三角肌为明显。肩征阳性,此时一手触摸住肩胛骨下角,一手将患肩继续外展时,可感到肩胛骨随之向外上转动,此说明肩关节已有粘连。重者外展、外旋、后伸等各方向功能活动均受到严重限制。此病病程较长,一般在 1 年以内,长者可达 2 年左右。

根据本病的临床特征,其病属于中医学"肩痹""漏肩风""五十肩""肩凝症""冻结肩"等范畴。

1. 通痹祛瘀汤

【组成】薏苡仁20 g,威灵仙15 g,羌活15 g,桑枝15 g,当归15 g,川芎15 g,黄芪15 g,乌梢蛇15 g,姜黄10 g,制乳香10 g,制没药10 g,木瓜10 g,地龙10 g,蜈蚣2 条。

【功效】温经散寒,祛风化湿,活血祛瘀,搜风通络。

【主治】肩关节周围炎属气虚寒凝血瘀,风湿阻痹经脉关节者。

【用法】每日 1 剂,水煎分服2次。

【方解】方中威灵仙、羌活、木瓜、桑枝祛风散寒除湿;当归、姜黄、制乳香、制没药活血通络,消肿止痛,取其"久病入络"、"治风先治血"之意,且重用川芎行气止痛,"旁通四肢以治痹",乃气行则血行之意;更佐以黄芪、薏苡仁益气健脾化湿;地龙、蜈蚣、乌梢蛇活血化瘀,搜风通络。诸药合用,共奏温经散寒,祛风化湿,活血祛瘀,搜风通络之功。因本病多发于中老年人,本虚标实,虚实夹杂,故病程长且顽固,久病必瘀,因而非一般草本之品所能奏效,故用地龙、蜈蚣、乌梢蛇等虫类药以增强搜剔之功,以活血通痹,通经活络。

2. 通痹活血汤

【组成】黄芪30 g,薏苡仁30 g,当归15 g,桑枝15 g,威灵仙15 g,乌梢蛇15 g,羌活12 g,地龙10 g,姜黄10 g,防风10 g,秦艽10 g,制乳香10 g,制没药10 g,蜈蚣2 条。

【功效】温经散寒,祛风化湿,活血祛瘀,搜风通络。

【主治】肩关节周围炎属风寒湿痹,瘀血阻痹经脉关节者。

【用法】每日 1 剂,水煎分服2次。

【加减】寒偏重者,加制附子(先煎)12 g,桂枝10 g,细辛5 g,麻黄5 g;湿偏重者,加苍术15 g,防己12 g,萆薢12 g;气虚者,黄芪用量增加至60 g,加党参15 g,白术12 g;肝肾亏虚者,加杜仲10 g,桑寄生12 g,巴戟天12 g,淫羊藿12 g;兼瘀血者,加桃仁12 g,红花10 g,三七(研末冲服)5 g;夹痰者,加法半夏10 g,茯苓15 g,白芥子12 g。

【方解】方中羌活、防风、桑枝、威灵

颈肩腰腿痛中医奇效良方全书(珍藏本)

仙、秦艽祛风散寒除湿；当归、姜黄、制乳香、制没药活血通络，消肿止痛；黄芪、薏苡仁益气健脾化湿；地龙、蜈蚣、乌梢蛇活血化瘀，搜风通络。诸药合用，共奏温经散寒，祛风化湿，活血祛瘀，搜风通络之功。因本病多发于中老年人，本虚标实，虚实夹杂，故病程长且顽固，久病多入络，久病多瘀，甚至可成顽疾，因而非一般草本之品所能奏效，顽病必用重药，故用地龙、蜈蚣、乌梢蛇虫类药以增强搜剔之功，以活血通痹，通经活络。

3. 通关拈痛汤

【组成】熟地黄15 g，羌活15 g，葛根15 g，白术15 g，党参15 g，防风12 g，苍术12 g，当归12 g，猪苓12 g，川芎12 g，肉桂10 g，升麻10 g，细辛3 g，甘草5 g。

【功效】祛风散寒，补气养血，活血通络。

【主治】肩关节周围炎属气虚血瘀，风寒凝滞，阻痹经脉关节者。

【用法】每日1剂，水煎分服2次。15日为1个疗程。

【加减】寒邪偏重，疼痛固定者，加制川乌（先煎）10 g；风热偏胜，游走不定者，加秦艽12 g；痰瘀交加，疼痛不已者，加炮穿山甲（先煎）10 g，全蝎5 g，蜈蚣3 g；病久体虚，肌肉萎缩者，加黄芪15 g，龙眼肉12 g，鹿角霜（包煎）12 g。

【方解】方中羌活、防风辛温发散，祛风通络止疼，擅除肩肘等上肢风寒疼痛；升麻、葛根升提阳气，引血上行，擅除项背肩肘肌肉痉挛；川芎、当归、熟地黄养血活血补血；党参、苍术、白术健脾补气祛湿；肉桂、细辛温阳散寒，擅除畏冷肢挛之症；猪苓利湿于下；甘草调和诸药。纵观全方，诸药配合，相得益彰，祛风散寒与补气养血并力，祛邪不伤正，活血配补血，气血畅，经络通，加之临证灵活加减，可达标本兼治的功效。

4. 痛痹汤

【组成】鸡血藤30 g，桑枝30 g，松节30 g，防风15 g，羌活15 g，川芎15 g，当归15 g，伸筋草15 g，舒筋草15 g，威灵仙15 g，制川乌（先煎）10 g，制草乌（先煎）10 g，蜈蚣2条。

【功效】祛风除湿，温经散寒，化痰通络，活血化瘀。

【主治】肩关节周围炎属风寒湿痹，痰瘀互结阻痹经脉关节者。

【用法】2日1剂，每剂水煎分服2次。

【加减】风甚疼痛游走，累及肘腕、肩胛者，加秦艽20 g，乌梢蛇15 g；寒重肩关节冷痛加重，肩部重着不仁者，加苍术15 g，薏苡仁30 g；久痛入经络，瘀血阻滞，肩部痛甚者，加桃仁12 g，制没药12 g，红花10 g，制乳香10 g，以活血化瘀止痛；形体肥胖者，多湿多痰，痰湿阻滞经络，肩部麻木不仁，屈伸不利者，加白芥子12 g，胆南星15 g，以温化寒痰，消肿散结；气虚者，加黄芪30 g，党参20 g，以益气；血虚者，加熟地黄20 g，女贞子15 g，白芍15 g，以养血。

【方解】方中制川乌、制草乌温经散寒，除湿通络，蠲痹止痛，但毒性较大，应先煎以减其毒，中病即止，不可久服。羌活、防风、威灵仙祛风除湿，通络止痛；由于久痛入络，用当归、川芎、鸡血藤以养血活血，通络止痛；蜈蚣、松节、桑枝、伸筋草、舒筋草以搜风通络，舒筋止痛。全方以祛风除湿，温经散寒，化痰通络，活血化瘀共施。

肩关节周围炎古人之谓"肩凝"者，实由于风、寒、湿、痰、瘀等凝结积聚，痼而不愈。因此温运阳气，温散寒湿，温化寒痰，温经通络，即能通、能化、能散。这对于增强局部的血液循环，改善其营养供给，促进新陈代谢以及滞留体液或病理渗出物的吸收，对肱骨大节处纤维软骨增生、钙化、骨化的逆转都有积极的意义。各种祛风通络之药，亦在于通，能使局部症状改善，挛缩逐渐缓解，粘连逐渐分离，以恢复臂及关节活动功能正常，即"通则不痛"目的。

5. 止痛如神汤

【组成】当归尾10～15 g，秦艽10～12 g，炒桃仁10～12 g，苍术10～12 g，槟榔10～12 g，皂角刺5～10 g，防风5～10 g，

黄柏 5～10 g，泽泻 5～10 g，酒大黄 5～10 g。

【功效】活血止痛，舒筋通络，缓解挛急。

【主治】肩关节周围炎属气滞血瘀，肌筋挛急不舒者。

【用法】每日 1 剂，水煎分服 2 次。15 日为 1 个疗程。

【加减】肌肉萎缩者，加阿胶（烊化冲服）12 g，龟甲胶（烊化冲服）15 g，以疏导补血，强筋健骨；广泛粘连活动范围极小，外展及前屈运动时，肩胛骨随之摆动而出现耸肩者，加红花 10～15 g，全蝎 5～10 g，以活血止痛解痉，松解粘连。

【方解】方中秦艽舒筋通络，流利骨节，解热镇痛，缓解肌肉挛急；炒桃仁疏肌肤之郁滞，消瘀止痛，治血脉凝结日久而致虚极羸瘦；皂角刺祛风，治肌痹、筋骨之痛；泽泻养五脏，益气力；槟榔宣行通达能调诸药下行，利气止痛；酒大黄、当归尾二者相合，能活血止痛。诸药合用，共奏活血止痛，舒筋通络，缓解挛急之功效。综观全方，祛邪扶正，标本兼顾，肝肾强而肩痛愈。

6. 解凝汤

【组成】白芍 25 g，桂枝 15 g，桑枝 12 g，防风 12 g，制川乌（先煎）10 g，葛根 10 g，赤芍 10 g，细辛 5 g，甘草 5 g。

【功效】温经通阳，祛风除湿，活血止痛。

【主治】肩关节周围炎属寒凝血滞，风湿阻痹经脉关节者。

【用法】每日 1 剂，水煎分服 2 次。7 日为 1 个疗程。

【加减】寒湿盛者，加薏苡仁 15 g；瘀血者，加地龙 10 g，丹参 15 g；气血虚者，加黄芪 30 g，当归 12 g。

【方解】方中制川乌走而不守，能升能降，对经络、筋骨凝痼之疾能通能散；葛根、桂枝、细辛解肌发汗，温经通阳，可使寒邪表解；防风辛甘微温，能祛风胜湿；赤芍活血化瘀，改善血液循环；白芍缓急止痛；桑枝引药直达病所；甘草调和诸药。诸药配合，

除风祛湿散寒，松解筋骨粘连，畅通气血，消除疼痛，恢复功能。

7. 解凝散寒汤

【组成】黄芪 15 g，鸡血藤 15 g，白芍 15 g，桂枝 12 g，姜黄 12 g，川芎 12 g，制附子（先煎）12 g，当归 12 g，羌活 12 g，防风 12 g，秦艽 12 g，威灵仙 12 g，麻黄 10 g，甘草 10 g，生姜 10 g，细辛 5 g，大枣 3 枚。

【功效】补气养血活血，通阳温经散寒，祛风除湿通络。

【主治】肩关节周围炎属气血亏虚，寒凝血瘀，风湿阻痹经脉关节者。

【用法】每日 1 剂，水煎分服 2 次。

【加减】肩关节疼痛，局部灼热红肿，得冷稍舒，痛不可触者，加忍冬藤 30 g，桑枝 15 g，生石膏 20 g，知母 12 g；痰瘀痹阻，疼痛时轻时重，关节肿大，甚至强直畸形，屈伸不利者，加胆南星 12 g，白芥子 10 g；夹瘀痛甚者，加制乳香 10 g，制没药 10 g，三七（研末冲服）5 g。

【方解】方中重用黄芪益气固卫，扶正祛邪；当归、白芍、川芎、鸡血藤养血活血，取其治风先治血，血行风自灭之义；桂枝、白芍、生姜取桂枝汤义，调和营卫，防风寒湿邪之内侵；桂枝配姜黄，善于行肩臂以活血通阳；麻黄、制附子、细辛取麻黄附子细辛汤意，温经散寒，通络止痛，正如《医宗必读·痹》："治痛痹者，散寒为主……大抵参以补火之剂，非大辛大温，不能释其凝寒之害也。"即是此意；羌活、防风、秦艽、威灵仙解表散寒，祛风胜湿，使邪从表散；甘草调和诸药。诸药相伍，共奏补气养血活血，通阳温经散寒，祛风除湿通络之功。

8. 解凝阳和汤

【组成】黄芪 40 g，白芍 30 g，鸡血藤 30 g，延胡索 20 g，丹参 20 g，姜黄 15 g，当归 15 g，桂枝 15 g，熟地黄 15 g，寻骨风 15 g，炮姜 12 g，制附子（先煎）12 g，鹿角胶（烊化冲服）12 g，川芎 10 g，甘草 10 g，麻黄 5 g。

【功效】补气养血，温补肝肾，散寒通

络，调和营卫。

【主治】肩关节周围炎属气血亏虚，阳虚寒凝阻痹经脉关节者。

【用法】每日1剂，水煎分服2次。

【加减】阳虚寒甚者，加细辛5 g，淫羊藿20 g；风湿重者，加苍术15 g，羌活12 g，全蝎10 g；疼痛剧烈者，加制乳香15 g，制没药12 g。

【方解】方中以熟地黄、白芍为主药补血养血，柔筋缓痛；以黄芪、当归、丹参、川芎、鹿角胶为臣，大补气血充实形体，活血化瘀，改善血液循环；佐以制附子、麻黄、炮姜、鸡血藤以温补肝肾，散寒通络，舒筋活络；再以桂枝、甘草、延胡索调和营卫，引经和药，通经止痛。诸药相伍，共奏补气养血，温补肝肾，散寒通络，调和营卫之功。

9. 解热镇痛汤

【组成】黄芪20 g，熟地黄20 g，鸡血藤15 g，透骨草15 g，羌活15 g，补骨脂12 g，桑寄生12 g，威灵仙12 g，姜黄10 g，红花10 g，乌梢蛇10 g，桃仁10 g，蜈蚣5 g，全蝎5 g，三七（研末冲服）5 g。

【功效】益气填精，温养脉络，散寒除湿，化瘀止痛。

【主治】肩关节周围炎属肝肾精血亏虚，寒湿瘀血阻痹经脉关节者。

【用法】每日1剂，水煎分服2次。

【加减】虚寒体质者，加细辛5 g，以止痛祛风，散寒解表，通窍。

【方解】方中威灵仙通经络止痛，祛风除湿；红花活血通络，祛瘀止痛；补骨脂纳气，温肾助阳，明耳目，治冷劳，助骨骼伸展，改善关节移位；乌梢蛇通络祛风止痉，滋阴明目；蜈蚣熄风镇痉，攻毒散结；鸡血藤祛风行气活血；透骨草祛风除湿，活血止痛，活络舒筋，化瘀解毒；羌活祛风湿，散表寒，利关节，治骨节酸疼、项强筋急；熟地黄益精填髓，补血滋阴；三七活血化瘀，消肿定痛。诸药相伍，共奏益气填精，温养脉络，散寒除湿，化瘀止痛之功。

10. 葛根杜续汤

【组成】葛根20 g，白芍15 g，杜仲15 g，

续断12 g，桂枝10 g，连翘10 g，麻黄10 g，甘草5 g，生姜3片，大枣5枚。

【功效】活血通络止痛，祛风散寒除湿，兼补肝肾。

【主治】肩关节周围炎属肝肾不足，风寒湿邪阻痹经脉关节者。

【用法】每日1剂，水煎分服2次。10日为1个疗程。

【加减】风邪偏盛者，加防风12 g，威灵仙15 g；寒盛者，加制川乌（先煎）12 g，干姜10 g；湿邪偏盛者，加晚蚕沙（包煎）12 g，炒薏苡仁15 g；气虚者，加党参15 g，白术12 g；肿胀疼痛甚者，加香附12 g，制乳香10 g，制没药10 g。

【方解】方中葛根味甘辛凉，有显著的舒柔筋脉作用；麻黄辛温，《本经》谓其有“破坚积聚”之力，具温通发散之功，有温通血脉、活血通络、祛瘀定痛的作用，外可疏通肌肤经络，内可消解积痰凝血，配以辛温通阳之品桂枝，以助其通行气血之功效；白芍配甘草甘酸助葛根柔筋缓急止痛，又可制麻黄、桂枝辛散太过之弊病；连翘气芳而味苦，治十二经血凝气聚，能载药过经抵达病所；生姜、大枣调和营卫；杜仲、续断补肝肾，壮筋骨；甘草调和诸药。上药合用，共奏活血通络止痛，祛风散寒除湿，兼补肝肾之功。药证合拍，疗效颇佳。

11. 葛根乌头汤

【组成】黄芪20～30 g，葛根20～25 g，熟地黄20～25 g，白芍15～20 g，鸡血藤15～20 g，川芎10～15 g，制川乌（先煎30分钟）10～15 g，桂枝5～12 g，制乳香5～10 g，制没药5～10 g，麻黄5～10 g，土鳖5～10 g，全蝎3～5 g，甘草3～5 g，生姜3～5 g，大枣5～10枚。

【功效】温经养血，散寒除湿，和营濡筋，化瘀止痛。

【主治】肩关节周围炎属寒湿痹阻，气滞血瘀者。

【用法】每日1剂，水煎分服2次。

【加减】肩痛连前臂、手麻者，加姜黄10 g，威灵仙15 g；肩关节冷痛甚者，加制附

子5g；疼痛较剧者，加蕲蛇10g，蜈蚣1条。

【方解】方中制川乌、黄芪、麻黄、白芍散寒除湿，通阳蠲痹；葛根生津和营，濡润筋脉；麻黄、桂枝发表散寒，宣通卫阳；白芍、甘草和营血，柔筋止痛；生姜、大枣益中焦，助胃气。刚柔相济，动静结合，使正气充，寒湿去，筋脉舒。川芎、熟地黄、鸡血藤养血活血；制乳香、制没药、全蝎、土鳖逐瘀通络，改善血液循环。诸药共奏温经养血，散寒除湿，和营濡筋，化瘀止痛之效。

12. 活络效灵桑枝汤

【组成】薏苡仁25g，当归15g，丹参15g，制乳香15g，制没药15g，知母15g，玄参15g，白芍15g，桑枝12g，连翘12g。

【功效】行气活血，通络止痛。

【主治】肩关节周围炎属气滞血瘀阻痹经脉关节者。

【用法】每日1剂，水煎分服2次。药渣装入布袋，趁热敷于患处，每日热敷60分钟。10日为1个疗程。

【加减】风寒偏盛者，酌加防风12g，羌活12g，黄芪15g，制川乌（先煎）10g；湿邪偏盛者，加茯苓15g，猪苓15g，泽泻12g；气血虚弱者，加仙鹤草15g。

【方解】方中当归养血活血止痛；丹参加强活血通络止痛之功；制乳香、制没药同用能疏通脏腑经络之气，达到气行血畅；薏苡仁既能健脾祛湿，又能荣养宗筋；知母、玄参生津滋液；白芍养阴柔肝舒筋；连翘有升浮宣散之力，能流通气血治十二经血凝气聚；桑枝为上肢引经药。诸药合用，共奏行气活血，通络止痛之功。

13. 活络舒肩汤

【组成】熟地黄30g，白芍30g，黄芪15g，鹿角胶（烊化冲服）12g，当归12g，白芥子10g，桂枝10g，干姜10g，地龙10g，胆南星10g，制乳香10g，制没药10g，制川乌（先煎）5g，制草乌（先煎）5g，炙麻黄5g。

【功效】益气血，养肝肾，温经活络，搜风除湿，逐瘀化痰。

【主治】肩关节周围炎属气血肝肾亏虚，风湿痰瘀阻痹经脉关节者。

【用法】每日1剂，水煎分服2次。10日为1个疗程。药渣装袋扎口，再煎约30分钟，先热熏患处，待药温适宜后，用药汁擦洗局部至潮红，再把药袋放置患处热敷，边敷边活动患肩。

【加减】寒湿痹阻肩关节疼痛，夜间及阴雨天或受凉加剧者，加细辛5g，威灵仙15g；痰瘀痹阻肩关节疼痛不剧，关节僵硬，活动受限者，加全蝎5g，白花蛇10g；络损血瘀，舌紫或紫斑者，加桃仁12g，红花10g，三七（研末冲服）5g

【方解】方中熟地黄、鹿角胶养肝肾填精益髓；黄芪、当归益气养血；白芍可有效缓解肌肉痉挛；炙麻黄、桂枝、制川乌、制草乌温经散寒，除湿止痛；胆南星燥湿化痰，祛络中之寒痰；白芥子化皮里膜外之痰；制乳香、制没药行气活血，通络止痛；干姜温辛通络，协制川乌、制草乌之除湿止痛；地龙通经活络，引药直达病所。诸药配伍，标本同治，共奏益气血，养肝肾，温经活络，搜风除湿，逐瘀化痰之功。

取药渣复煎熏洗热敷局部，乃借助热力刺激和皮肤渗透作用，促使皮下组织血管扩张，改善局部血液循环，加速炎症消退。

14. 活血通痹汤

【组成】鸡血藤30g，透骨草30g，黄芪20g，丹参20g，当归20g，姜黄20g，土鳖15g，延胡索15g，威灵仙15g，白芍15g，乌梢蛇15g，制没药10g，羌活10g，桂枝10g。

【功效】活血养血化瘀，祛风除湿通痹。

【主治】肩关节周围炎属气虚血瘀，风寒湿邪阻痹经脉关节者。

【用法】每日1剂，水煎分服2次。

【加减】偏寒盛者，加细辛3g，制川乌（先煎）15g，淫羊藿20g；偏湿盛者，加薏苡仁30g，苍术12g，木瓜15g；久痹伤及肝肾者，酌加熟地黄20g，狗脊20g，骨碎补20g，续断15g，补骨脂15g；痛剧者，加露蜂房10g，淫羊藿15g，蜈蚣2条。

【方解】方中当归、白芍、鸡血藤活血养荣；丹参、制没药、土鳖活血化瘀；延胡索、姜黄行血中气滞，为行气活血止痛要药；羌活、威灵仙、透骨草、乌梢蛇祛风湿，通络止痛；黄芪补气固卫，桂枝温通经脉，配白芍调和营卫，配姜黄横通肢节，直达病所。诸药合用，共奏活血养血化瘀，祛风除湿通痹之功效。统观全方，体现了扶正祛邪的治疗原则。

【药理】现代药理学研究发现，方中当归、鸡血藤、丹参、制没药、土鳖、姜黄活血化瘀通痹，能改善病变组织的血液循环，增加血流量，抑制结缔组织代谢，减少瘢痕形成及粘连，进而改善神经营养代谢，促进损伤组织的修复。本方能促进病变组织血液循环，增加关节血运，松解粘连，加速局部炎症及代谢物的吸收，从而改善和恢复肩关节活动功能。

15. 活血通络化瘀汤

【组成】黄芪30 g，党参30 g，桑枝15 g，丹参15 g，当归12 g，延胡索12 g，川芎10 g，姜黄10 g，独活10 g，制川乌（先煎）10 g，红花10 g，大枣5枚。

【功效】补气活血化瘀，祛风除湿散寒。

【主治】肩关节周围炎属气虚血瘀，风寒湿邪阻痹经脉关节者。

【用法】每日1剂，水煎分服2次。

【加减】兼肝肾亏虚者，加杜仲12 g，桑寄生30 g；寒重者，加炮干姜5 g，细辛3 g；湿重者，加茯苓15 g；痛甚者，加威灵仙15 g。

【方解】方中丹参、红花、川芎、姜黄活血化瘀，行气止痛，《本草纲目》："姜黄治风痹臂痛"，丹参具有更好的活血行气作用；当归补血活血；党参、大枣、黄芪补益气血，使气血旺盛，筋骨得荣；延胡索活血行气止痛，治多种疼痛；制川乌祛风除湿，散寒止痛；独活通经络，止痹痛，祛风胜湿；桑枝善走上肢，《本草纲目》："利关节，除风寒湿痹诸痛"。诸药配合，具有补血活血行气，祛风除湿散寒通络作用。

【药理】现代药理学研究发现，方中丹参

能扩张周围血管；独活有直接扩张血管，抗关节炎，镇痛，镇静作用。

16. 活血化瘀散寒汤

【组成】忍冬藤30 g，赤芍15 g，桑枝15 g，桂枝15 g，防己15 g，木瓜15 g，当归12 g，川芎12 g，苏木10 g，制乳香10 g，制没药10 g，土鳖10 g，红花10 g，大黄10 g。

【功效】活血化瘀，通络止痛，祛风散寒，清热消肿。

【主治】肩关节周围炎属寒凝血瘀，风热内扰阻痹经脉关节者。

【用法】每日1剂，水煎分服3次。药渣趁热用纱布包裹，将药包置于患肩疼痛处热敷，每日2次。

【方解】方中当归、川芎、赤芍、红花补血养血，活血化瘀；苏木、制乳香、制没药、土鳖通络止痛，活血散瘀，消肿止痛；防己、桂枝祛风散寒，温经止痛；桑枝祛风，通利关节；大黄、木瓜、忍冬藤清热消肿。诸药共奏活血化瘀，通络止痛，祛风散寒之功。

内服药可通过脏腑经络效达全身，而外治药物则可通过局部或皮肤吸收而达病变部位。古代医家谓："若其病既有定所，在皮肤筋骨之间，可按而得者，用药包敷之，闭塞其气，使药性从毛孔而入其腠理，通经贯络，或拔而出之，或攻而散之，较服药尤为得力。"药物外敷是利用皮肤具有分泌、排泄、渗透、吸收、感觉等多种功能这一生理特性，使药物通过皮肤表层吸收，角质层渗透和真皮层转运进入血液循环而发挥药效。方中药渣通过热气直接作用于患部，可起到祛风除湿、温经散寒、通络止痛的作用，并可使局部炎症和瘀血消散，疼痛得到缓解。再辅以功能锻炼舒筋活血，改善局部血液循环，防止肌肉痉挛、松解粘连，更有利于肩周炎患者疼痛缓解及关节功能恢复。

17. 补肾通络散瘀汤

【组成】桑寄生30 g，威灵仙30 g，生地黄20 g，熟地黄20 g，白芍20 g，牛膝20 g，秦艽15 g，骨碎补12 g，全当归12 g，土鳖10 g，知母10 g，乌梢蛇10 g，地龙10 g，甘草 5 g。

【功效】补肝益肾，祛风除湿，活血散瘀。

【主治】肩关节周围炎属肝肾亏虚，风湿瘀血阻痹经脉关节者。

【用法】每日 1 剂，水煎分服 2 次。10 日为 1 个疗程。

【加减】风寒湿阻者，加肉桂 5 g，制附子（先煎）12 g，姜黄 10 g；风湿热郁者，加金银花 15 g，玄参 12 g，黄柏 12 g；痰瘀互结者，加苍术 12 g，法半夏 10 g，陈皮 10 g；肝肾不足者，加龟甲（先煎）15 g，女贞子 12 g；气血虚弱者，加人参 10 g，黄芪 15 g，茯苓 12 g。

【方解】方中骨碎补、牛膝、桑寄生补肝肾祛风湿而强筋骨；生地黄、熟地黄、玄参、知母滋肾阴而清虚热；全当归、乌梢蛇、地龙、土鳖活血散瘀，以收"通则不痛"之效；秦艽、威灵仙祛风除湿，具有通脉行痹之力。诸药合用，补肝益肾，祛风除湿，使肝肾得补、气血得养、瘀滞得除，则诸邪尽弃，标本兼治。同时根据不同疼痛部位和不同症状，综合病因辨证施治，使药力直达病所，故取效甚良。

18. 补肾通络壮骨汤

【组成】鸡血藤 30 g，白芍 30 g，桑寄生 30 g，生牡蛎（先煎）30 g，制何首乌 20 g，丹参 15 g，熟地黄 15 g，狗脊 15 g，骨碎补 15 g，木瓜 15 g，威灵仙 15 g，牛膝 15 g，淫羊藿 12 g，炮穿山甲（先煎）10 g，甘草 10 g。

【功效】补益肝肾，强筋壮骨，化瘀消痰。

【主治】肩关节周围炎属肝肾亏虚，筋骨失养，痰瘀互结阻痹经脉关节者。

【用法】每日 1 剂，水煎分服 2 次。30 日为 1 个疗程。

【加减】风湿热痹关节红肿灼痛者，熟地黄改生地黄 20 g，加忍冬藤 30 g，青风藤 20 g；风湿寒痹关节肿痛、喜热恶冷者，加制附子（先煎）10 g，透骨草 30 g，桂枝 12 g；气血虚弱者，加黄芪 30 g，白术 20 g，当归

15 g；痰瘀交阻、病势顽固者，加全蝎 5 g，胆南星 10 g，白芥子 15 g；颈痛扭转不利者，加葛根 30 g，羌活 15 g；肩痛者，加姜黄 15 g，生白术 20 g；上肢关节肿痛者，加桑枝 30 g，桂枝 12 g；下肢关节肿痛者，加独活 12 g，五加皮 15 g。

【方解】方中制何首乌、狗脊、骨碎补、淫羊藿补肝肾，温而不燥；桑寄生、牛膝、木瓜、威灵仙散邪而壮骨；白芍、熟地黄育阴而济阳；牡蛎育阴而潜阳，壮骨强筋化瘀；炮穿山甲、丹参、鸡血藤化瘀通络；甘草调和诸药，缓急止痛。诸药合用，共奏补肝肾，强筋骨，化瘀消痰之功。本方寒热并用，阴阳相济，攻补兼施，标本同治，侧重固本，因此对偏寒偏热、偏虚偏实者均适用。

【药理】现代药理学研究发现，方中制何首乌、狗脊能调节人体免疫功能；淫羊藿、甘草具有肾上腺皮质样作用，从而抑制自身免疫反应；熟地黄、骨碎补有利于内分泌调节；丹参、鸡血藤、炮穿山甲能调节血管，改善病变部位的微循环抗炎与局部病变的修复；生牡蛎含钙及多种微量元素，能调节钙、磷代谢，抑制骨质受损，疏松和韧带骨化，减少骨性强直和畸形；威灵仙、木瓜、桑寄生、丹参、白芍、甘草均有抗炎和缓解肌肉挛缩而止痛之功能，从而减轻疼痛。

19. 补肾通肩汤

【组成】黄芪 30 g，鸡血藤 20 g，白芍 15 g，延胡索 15 g，杜仲 12 g，狗脊 12 g，牛膝 12 g，延胡索 12 g，海风藤 12 g，当归 12 g，威灵仙 12 g，羌活 12 g，地龙 10 g，制川乌（先煎）5 g，细辛 5 g，甘草 5 g。

【功效】补益肝肾，活血通痹。

【主治】肩关节周围炎属肝肾亏虚，瘀血阻痹经脉关节者。

【用法】每日 1 剂，水煎分服 2 次。15 日为 1 个疗程。

【加减】偏寒者，加桂枝 10 g，制附子（先煎）12 g，以温阳祛寒；气滞血瘀严重者，加桃仁 12 g，红花 10 g，以活血祛瘀；手足筋脉挛急者，加木瓜 12 g，伸筋草 15 g，以舒筋通络；疼痛明显者，牛膝用量加至 15 g，海风

藤用量加至 20 g，以通络止痛；肾阴虚者，加山茱萸 12 g，熟地黄 15 g，以滋补肾阴；肾阳虚者，加桑寄生 15 g，淫羊藿 12 g，以温补肾阳。

【方解】方中杜仲、狗脊、牛膝补肝肾，强筋骨；延胡索、地龙、鸡血藤行气活血，通络止痛；白芍、当归养血和血；细辛、制川乌温经散寒止痛；威灵仙、羌活祛风湿，止痹痛；黄芪、甘草益气固表。纵观全方，补而不留邪，散而不伤正，攻补兼施，共奏补益肝肾，活血通痹之功，使肝肾强、筋骨壮、气血足、风湿除而痊愈。

【药理】现代药理学研究发现，方中制川乌中的川乌总碱，具有良好的镇痛、抗炎和免疫抑制作用；黄芪有抗氧自由基作用，可能是其抗关节炎作用的机制之一，并能增强机体免疫力，促进新陈代谢；延胡索中的延胡索乙素有镇痛作用，且没有成瘾性；威灵仙、当归、牛膝有较强的消炎止痛作用。

20. 补肾宣凝汤

【组成】熟地黄 20 g，鸡血藤 20 g，杜仲 15 g，威灵仙 15 g，补骨脂 15 g，桑寄生 15 g，当归 15 g，桂枝 10 g，桃仁 10 g，红花 10 g，制乳香 10 g，姜黄 10 g，蜈蚣 5 g。

【功效】补肝益肾，化瘀散寒，通络止痛。

【主治】肩关节周围炎属肝肾亏虚，寒瘀互结阻痹经脉关节者。

【用法】每日 1 剂，水煎分服 2 次。

【加减】寒湿凝滞者，酌加细辛 5 g，秦艽 15 g，羌活 12 g，制川乌（先煎）10 g；气血不足者，加黄芪 20 g，白芍 15 g，炙甘草 10 g。

【方解】方中以杜仲、补骨脂、桑寄生补肝肾，强筋骨；熟地黄、当归补血滋润，益精填髓；桃仁、红花、制乳香、鸡血藤活血化瘀，通络定痛；姜黄、威灵仙通经止痛；桂枝温通经络；蜈蚣搜风痰，通经络；秦艽、羌活祛风化湿，通络宣痹；细辛、制川乌祛风除湿，温经止痛；黄芪、白芍、炙甘草益气补血。全方共奏补肝益肾，化瘀散寒，通络止痛之功。

21. 补气活血汤

【组成】黄芪 60 g，鸡血藤 30 g，丹参 15 g，当归 12 g，桃仁 12 g，羌活 10 g，红花 10 g，延胡索 10 g，桂枝 10 g，全蝎 10 g，蜈蚣 10 g，甘草 5 g。

【功效】补气通络，活血化瘀，祛风胜湿。

【主治】肩关节周围炎属气虚血瘀，风湿阻痹经脉关节者。

【用法】每日 1 剂，水煎分服 2 次。药渣装入纱布袋中放入蒸笼内，蒸热后，热敷于肩周，早、晚各 1 次，每次 30 分钟。15 日为 1 个疗程。

【方解】方中重用黄芪补气活血；丹参、当归、鸡血藤、延胡索、桃仁、红花活血化瘀；全蝎、蜈蚣通络止痛；羌活祛风胜湿，散寒止痛；桂枝温通血脉；甘草调和诸药。药渣热敷患处，可使局部血液循环加快，局部皮肤毛孔扩张，使药物直接由皮肤汗腺渗入，毛细血管扩张促进药物透皮吸收，使药物直达病灶并借助热力刺激作用改善局部血液循环，增加温通经脉，活血化瘀的作用。内外合用，以奏补气活血之功。

22. 桂枝加葛根黄芪汤

【组成】桂枝 15 g，白芍 15 g，葛根 25 g，陈皮 10 g，茯苓 15 g，法半夏 15 g，黄芪 25 g，川芎 10 g，当归 15 g，羌活 12 g，独活 15 g，桑寄生 15 g，威灵仙 15 g，伸筋草 15 g，甘草 5 g，生姜 3 片，大枣 5 枚。

【功效】温通经络，补益气血，祛风除湿止痛。

【主治】肩关节周围炎属气血亏虚，风寒湿邪阻痹经脉关节者。

【用法】每日 1 剂，水煎分服 3 次。服药期间慎起居、避风寒、宜保温，忌食生冷、油腻之品。

【加减】痛甚者，加制川乌（先煎）10 g，制草乌（先煎）10 g；寒湿化热者，加秦艽 12 g，黄柏 10 g；夹有瘀血者，加制乳香 10 g，制没药 10 g。

【方解】方中重用葛根轻升解肌，生津舒

脉以润筋脉，宣通经脉之气止痹痛；佐以桂枝、羌活、独活、伸筋草以温经散寒，祛风除湿，通络止痛为治，且皆为治上肢疼痛之要药；白芍、甘草缓急止痛以治挛急；川芎活血行气，通络止痛；桑寄生祛风湿，补肝肾，强筋健骨；合法半夏、陈皮以燥湿化痰，祛络中之寒痰；配黄芪、当归以益气补血，布精微，利血脉，长肌肉，壮筋骨，实皮毛，去诸症之痛，为增强免疫功能的扶正圣药；生姜温中散寒以助药力直达病所。诸药合用，共奏温通经络，祛风除湿止痛，补气血之功，达到扶正祛邪标本兼治之效，以消除肩关节炎症、水肿、渗出及粘连，增加肌肉弹性，恢复关节的正常活动。

23. 桂枝加葛根薏仁汤

【组成】薏苡仁30 g，丹参20 g，葛根20 g，制附子（先煎）12 g，当归12 g，白芍12 g，防风10 g，桂枝10 g，地龙10 g，红花10 g，姜黄10 g，生姜10 g，大枣10 g，甘草5 g。

【功效】调和营卫，通阳散寒，祛湿通络。

【主治】肩关节周围炎属阳气不足，营卫失调，血行不畅者。

【用法】每日1剂，水煎分服2次。

【方解】方中桂枝通阳止痛，横行肢节，引诸药抵达肩、臂、手指，故又为上肢病的引经药；葛根升提阳气，输通经脉；生姜以助桂枝散寒邪；大枣、甘草补中益气；桂枝、生姜辛甘合化为阳以助卫气；白芍、大枣酸甘化阴以滋营阴；桂枝、白芍相合一散一敛；生姜、大枣、甘草相合共同调和营卫之用。配制附子、防风祛风散寒温阳，舒筋活络，除湿止痛；地龙、姜黄、丹参、红花活血通络，行气止痛；薏苡仁利湿舒筋；当归补血养经。诸药相伍，相得益彰，共奏调和营卫，通阳散寒，祛湿通络之功。

24. 桂枝舒筋汤

【组成】桂枝15 g，赤芍15 g，当归15 g，姜黄15 g，海桐皮15 g，黄芪15 g，鹿衔草15 g，桑寄生15 g，羌活12 g，川芎10 g，姜

半夏10 g，炙甘草10 g。

【功效】理气活血，祛风除湿，疏通经络。

【主治】肩关节周围炎属气滞血瘀，风寒湿邪阻痹经脉关节者。

【用法】每日1剂，水煎分服2次。

【加减】脾气虚者，加党参15 g，白术12 g，茯苓12 g；血虚者，加生地黄15 g，肾虚者，加杜仲15 g，续断12 g；寒甚者，加制附子（先煎）12 g，肉桂5 g；瘀热者，加桑白皮15 g，忍冬藤20 g；风甚者，加防风12 g，独活10 g；湿痰盛者，加茯苓15 g，苍术12 g，泽泻12 g；瘀重者，加桃仁12 g，红花10 g；久而不愈痰瘀者，酌加胆南星12 g，地龙12 g，桃仁12 g，红花10 g，制川乌（先煎）10 g，桂心5 g；痛甚者，加磁石（先煎）20 g，制川乌（先煎）10 g，制草乌（先煎）10 g。

【方解】本方实为桂枝汤合舒筋汤加味而成。桂枝、羌活、赤芍、炙甘草祛风散寒，调和营卫；当归、海桐皮、黄芪、川芎、姜黄理气活血、祛风除湿、疏通经络；鹿衔草、桑寄生强肝肾，补督脉。诸药相伍，共奏理气活血，祛风除湿，疏通经络之功。全方与病机环环相扣，故应用于临床，效果显著。

25. 桂枝舒筋通络汤

【组成】桂枝20 g，黄芪15 g，防风15 g，姜黄15 g，川芎15 g，鸡血藤15 g，延胡索15 g，白芍12 g，当归12 g，羌活10 g，白芷10 g，炮穿山甲（先煎）10 g。

【功效】祛风散寒除湿，舒筋活络，通痹止痛。

【主治】肩关节周围炎属风寒湿邪阻滞，血行不畅，筋脉拘挛者。

【用法】每日1剂，水煎分服2次。

【方解】方中桂枝祛风散寒，温通经脉，通痹止痛；防风祛风湿，止痹痛，常用于肢节疼痛，筋脉挛急者；羌活辛散祛风，性温散寒，善入足太阳膀胱经，以除肩背痛见长；白芷长于止痛；几药配伍合蠲痹汤之意。黄芪补气以行血，与防风相伍益卫固表；白芍、当归滋养阴血，濡养筋脉，缓急止痛；姜黄

外散风寒湿邪，内行气血，长于除肢臂之痹痛；川芎祛风通络，活血止痛，活血化气，治一身上下诸痛，配合桂枝、羌活治风湿痹痛；鸡血藤行血养血，舒筋活络；炮穿山甲活血通经，通利经络，透达关节。诸药相合，共奏祛风散寒除湿，舒筋活络，通痹止痛之效果。

26. 复方舒肩通痹汤

【组成】黄芪15 g，大血藤15 g，当归15 g，白芍15 g，威灵仙12 g，羌活12 g，寻骨风10 g，姜黄10 g，川芎10 g，桂枝10 g，伸筋草10 g，防风10 g，制川乌（先煎）5 g，甘草5 g。

【功效】活血化瘀，通经止络，祛风散寒除湿。

【主治】肩关节周围炎属瘀血风寒湿邪阻痹经脉关节者。

【用法】每日1剂，水煎分服2次。30日为1个疗程。

【方解】方中羌活祛风散寒、胜湿止痛，制川乌散寒力强，威灵仙善祛风湿、通络止痛，三者配伍增强祛风散寒之效，故共用为君药。防风祛风，姜黄、川芎功在行气止痛，大血藤活血化瘀、祛风通络，寻骨风、伸筋草则舒筋活络、止痹痛，故此六味药共用为臣药。桂枝温通筋脉、散寒除痹，当归功善补血活血止痛，黄芪功偏益气，白芍养血柔肝止痛，故共用为佐药。甘草调和诸药，缓急止痛，用为使药。诸药合用，共奏活血化瘀，通经止络，祛风散寒之效。

【药理】现代药理学研究发现，方中黄芪中主要成分黄芪皂苷和黄芪多糖可显著增强机体免疫力，还具有抗骨质疏松、抗应激、保肝等功效；寻骨风有抗炎、抗风湿作用。

27. 复元活血汤

【组成】延胡索15 g，柴胡12 g，当归12 g，天花粉12 g，桃仁12 g，酒大黄10 g，红花10 g，甘草5 g。

【功效】活血祛瘀，行气止痛。

【主治】肩关节周围炎属气滞血瘀阻痹经脉关节者。

【用法】每日1剂，水煎分服2次。

【方解】方中大黄酒制荡涤留瘀败血，泻下作用缓和，活血祛瘀作用增强，还具有解热止血作用；柴胡性苦微寒，归肝经、胆经。肝主血，疏肝理气，使气行血活，故为入血分主药，且兼引诸药入肝经。两药共为君药，合用一升一降，以攻散泻下之瘀滞。延胡索温则能畅，和畅则气行，辛则能润而走散，走散则血活，"能行血中气滞，气中血滞，故专治一身上下诸痛"。当归、桃仁、红花活血祛瘀、消肿止痛；天花粉既能入血分消瘀滞，又能清热散结消肿，共为佐药。甘草缓急止痛，调和诸药，是为使药。上药共用，具有较强的活血祛瘀，行气止痛之作用。

28. 复肩汤

【组成】黄芪20 g，黄精15 g，当归12 g，熟地黄12 g，人参10 g，秦艽10 g，桂枝10 g，赤芍10 g，炙甘草10 g。

【功效】益气养血，补肝肾，解痉散结，化瘀止痛。

【主治】肩关节周围炎属气血肝肾亏虚，寒瘀互结阻痹经脉关节者。

【用法】每日1剂，水煎分服2次。10日为1个疗程。

【加减】气虚甚者，黄精用量加至20 g；血虚甚者，当归用量加至15 g，加鸡血藤15 g；肩关节活动障碍明显者，加络石藤15 g；疼痛较剧烈者，加露蜂房10 g，乌梢蛇12 g；伴自觉发热者，加黄柏10 g，地骨皮12 g；瘀血较明显者，加制乳香10 g，制没药10 g；伴明显关节僵硬者，加鹿角胶（烊化冲服）12 g。

【方解】方中黄芪、人参益气；辅以桂枝通阳，赤芍化瘀；当归、熟地黄补血；黄精滋肾润脾且兼有补气作用。诸药并用，共奏益气养血，补肝肾，解痉散结，化瘀止痛之效。因药切中病机，而获显效。

29. 当归止痛汤

【组成】葛根20 g，羌活15 g，当归12 g，白术12 g，防风10 g，苍术10 g，黄芩10 g，知母10 g，猪苓10 g，泽泻10 g，升麻5 g，甘

草 5 g。

【功效】温经祛湿通脉，养血活血止痛。

【主治】肩关节周围炎属血虚寒湿阻痹经脉关节者。

【用法】每日 1 剂，水煎分服 2 次。15 日为 1 个疗程。

【加减】气虚明显者，加黄芪20 g；遇寒痛甚者，加制附子（先煎）10 g；痛处固定，活动明显受限者，加莪术12 g，姜黄10 g。

【方解】方中羌活苦辛，透关利节而胜湿；防风甘辛，温散经络中留湿；故以为君。水性润下，升麻、葛根苦辛平，味之薄者，阳中之阳，引而上行，以苦发之也；白术苦甘温，和中除湿；苍术体轻浮，气力雄壮，能去皮肤腠理之湿，故以为臣。血壅而不流则痛，当归辛温以散之，使气血各有所归。仲景谓："湿热相合，肢节烦痛，黄芩、知母者，乃苦以泄之也。治湿不利小便，非其治也，猪苓甘温平，泽泻咸平，淡以渗之，又能导其留饮，故共为佐。气味相合，上下分消，其湿气得以宣通矣。"甘草调和诸药。诸药合用，共奏温经通脉，养血活血止痛的功效，从而达到治疗的目的。

30. 当归四逆汤

【组成】白芍15 g，当归12 g，桂枝12 g，甘草10 g，大枣10 g，木通 5 g，细辛 3 g。

【功效】温经散寒，养血通脉。

【主治】肩关节周围炎属血虚寒凝阻痹经脉关节者。

【用法】每日 1 剂，水煎分服 2 次。

【加减】伴气短乏力、三角肌萎缩者，加山药20 g，黄芪 25 g，鸡血藤30 g，以增加益气健脾、养血通络的作用；以疼痛为主，入夜尤甚，影响睡眠者，当归用量加至30 g，桂枝用量加至20 g，白芍用量加至30 g，酌加首乌藤30 g，地龙30 g，姜黄15 g，制乳香10 g，制没药10 g，红花10 g，以增强养血活血，温经散寒，通络止痛的作用。

【方解】本方出自《伤寒论》："手足厥寒，脉细欲绝者，当归四逆汤主之。"其所治之手足厥寒，既不同于阳虚阴盛之寒厥，也不同于热邪郁遏之热厥，而是血虚感寒，寒

邪凝滞，气血运行不畅，四肢失于温养所致。方中当归苦辛甘温，为温补肝血之要药，补而兼行、养血和血、温通经脉为君药；白芍养阴益营，助当归以补营血之虚，桂枝温阳散寒，助当归温经而通血脉，桂枝、白芍合用调和营卫，共为臣药；细辛辛温走窜，合桂枝散内外之寒，合当归行血通脉而止痛；木通苦寒，通血脉而利关节，既助当归和血通脉，又防桂枝温燥伤阴；甘草、大枣益气健脾而资化源，既助当归、白芍补血，又助桂枝、细辛通阳，兼能调和诸药。诸药合用，使营血充，寒邪除，阳气振，经脉通，则肩臂痛可除。本方温经散寒，养血通脉之功效，正与肩关节周围炎发病的病因、病机相吻合。

31. 当归四逆桑枝汤

【组成】黄芪30 g，白芍20 g，桑枝15 g，当归15 g，羌活12 g，白芥子12 g，木瓜12 g，地龙10 g，桂枝10 g，土鳖10 g，细辛（后下）3 g，甘草5 g。

【功效】补气养血通脉，温经散寒舒筋。

【主治】肩关节周围炎属气血亏虚，寒凝阻痹经脉关节者。

【用法】每日 1 剂，水煎分服 2 次。药渣趁热外敷患处。12 日为 1 个疗程。

【方解】方中当归四逆汤出自张仲景《伤寒论》，功效养血通脉，温经散寒，主治寒凝血虚、经脉痹阻所致诸证。在此方基础上加黄芪，与当归相伍，补气养血，尤其黄芪为补气主药，具有温养生发之功，重用以益中气，达到气旺络通之效；白芥子散结通络；土鳖活血止痛；桑枝清热通络走上肢；羌活散寒止痛；木瓜、地龙舒筋活络。诸药并用，共奏补气养血通脉，温经散寒舒筋之效。

同时药渣外敷，使局部小血管扩张，毛细血管通透性增加，局部代谢加快，组织耗氧增加，血液黏滞度下降，血流及淋巴回流加快，肌紧张下降。

32. 当归四逆黄芪汤

【组成】黄芪20 g，当归15 g，白芍15 g，桂枝10 g，通草10 g，甘草10 g，细辛 5 g，大枣 5 枚。

【功效】祛风温经通脉，补气养血活血。

【主治】肩关节周围炎属气虚血瘀，风寒阻痹经脉关节者。

【用法】每日1剂，水煎分服2次。20日为1个疗程。

【加减】颈项强痛者，加葛根20 g；手指麻木者，加全蝎5 g，乌梢蛇10 g；风邪较重者，加威灵仙15 g，防风10 g；疼痛固定者，加丹参15 g，姜黄10 g。

【方解】方中当归补血活血，桂枝温经通脉，二药合用内涵动静相结，寓行于补。桂枝还具有解表、调和营卫、利水消肿等多种功效；白芍养血和营敛阴，发汗之中寓有敛汗之意；二药合用，温中补虚，通利血脉。黄芪补气行血，以治血虚生风。故诸药合用，共奏温经通脉，养血活血，止痛功效，从而达到治疗之目的。

33. 当归四逆灵仙汤

【组成】当归20 g，威灵仙15 g，桑寄生15 g，羌活10 g，桂枝10 g，白芍10 g，细辛5 g，炙甘草5 g，大枣8枚。

【功效】温通经脉，散寒除湿。

【主治】肩关节周围炎属风寒湿邪痹阻经脉者。

【用法】每日1剂，水煎分服2次。

【方解】方中以当归为君药，温养血脉；臣以桂枝、白芍，调和营卫、温通血脉，共助君药温养血脉之力；羌活祛风散寒，威灵仙、桑寄生祛风湿、补肝肾、强筋骨，细辛散寒止痛，大枣、甘草补气健脾，扶助正气，共为佐药；甘草又可调和药性，又为使药。诸药配合，共奏温通经脉，散寒除湿之功效。

34. 当归四逆双乌汤

【组成】黄芪30 g，白芍30 g，当归15 g，三七15 g，大枣15 g，桂枝10 g，羌活10 g，川芎10 g，制川乌（先煎）10 g，制草乌（先煎）10 g，炙甘草10 g，细辛5 g。

【功效】补益气血，温经散寒，通络止痛。

【主治】肩关节周围炎属气血亏虚，寒瘀阻痹经脉关节者。

【用法】每日1剂，水煎分服2次。药渣装袋，扎口放药锅内再煎煮30分钟，先热熏患处，待药温适宜后，用药汁擦洗局部至潮红，再把药袋放置患处热敷，边敷边活动患肩。

【加减】寒邪痹阻，肩关节疼痛，夜间及阴雨天或受凉加剧者，加威灵仙15 g；痰瘀痹阻，肩关节疼痛不剧，关节僵硬，活动受限者，加全蝎5 g，乌梢蛇15 g；有外伤或久痛不愈者，加红花10 g，桃仁12 g，丹参15 g。

【方解】方中黄芪、当归、川芎补益气血；桂枝、制川乌、制草乌、细辛、白芍温经散寒通络止痛；羌活引药上行，祛湿通络；三七、川芎活血祛湿通络止痛；大枣、炙甘草调和营卫。诸药配伍，标本同治，共奏补益气血，温经散寒，通络止痛之功。

取药渣复煎熏洗热敷患处，乃可共助药力刺激和皮肤渗透作用，促使皮下组织血管扩张，改善局部血液循环，加速炎症消退，并有止痛作用。

35. 当归鸡血藤汤

【组成】黄芪30 g，当归15 g，鸡血藤15 g，熟地黄15 g，白芍15 g，丹参15 g，延胡索12 g，甘草5 g。

【功效】补益气血，温经通络，缓急止痛。

【主治】肩关节周围炎属气血亏虚，瘀血阻痹经脉关节者。

【用法】每日1剂，水煎分服2次。7日为1个疗程。

【方解】方中以当归、鸡血藤、黄芪、熟地黄益气补血为君药；丹参活血温经为臣药；白芍、延胡索缓急止痛，甘草温中补虚、调和诸药，共为佐使药。全方共奏补益气血，温经通络，缓急止痛之功。

36. 黄芪桂枝五物汤

【组成】黄芪30 g，炒白芍15 g，桂枝12 g，生姜5片，大枣8枚。

【功效】益气养血，温经散寒。

【主治】肩关节周围炎属气虚血亏，寒滞

阻痹经脉关节者。

【用法】每日1剂，水煎分服2次。10日为1个疗程。

【加减】风盛者，加羌活12 g，防风10 g；寒盛者，加制附子（先煎）10 g，制川乌（先煎）10 g；湿盛者，加苍术12 g，薏苡仁20 g；风寒痹阻者，加炙麻黄10 g，细辛5 g；热盛者，加石膏20 g，知母15 g；阳虚者，加炒杜仲12 g，巴戟天15 g；阴虚者，加石斛12 g，麦冬15 g；气血虚弱者，加当归12 g，鸡血藤15 g；关节活动不利者，加伸筋草15 g，透骨草12 g；疼痛剧烈者，加制乳香10 g，制没药10 g；颈项强痛者，加葛根20 g，天麻12 g；关节局部游走痛者，加乌梢蛇12 g，白花蛇10 g；阴虚舌质红者，去桂枝，加桑枝15 g，忍冬藤30 g；久病阴血亏虚者，加制何首乌15 g，枸杞子12 g；久病兼瘀者，加红花10 g，丹参15 g；久病入络、顽固难愈者，加全蝎5 g，蜈蚣1条。

【方解】本方载于东汉张仲景所著《金匮要略》一书，为治疗血痹的良方。方中桂枝通阳止痛，横行肢节，引诸药抵达肩、臂、手指，是上肢病的引经药，辛温助心阳、通经络，改善肩关节周围筋骨、经络的血运，驱除肌表之邪，以缓解疼痛；炒白芍苦平，生姜味辛，以佐桂枝，合白芍以苦化阳，调和阴阳、温养血脉；合大枣养胃气而发汗，以祛肌肉、筋骨之邪；黄芪调治营卫气血之不足，扶正祛邪。诸药配合，共奏益气养血，温经散寒之功。

随症加减，急性期重点在于对风寒湿邪的辨证施治，配以祛风散寒、化湿通络、温经散寒、祛湿止痛之药物；粘连期重点在于使用活血祛瘀、通络止痛、助卫固表、养血舒筋、宣通脉络、解痉止痛之药物。良方新用，如此配合，验诸临床，屡用屡效也。

37. 黄芪桂枝当归汤

【组成】白芍20～30 g，黄芪15～20 g，桂枝10～15 g，当归10～15 g，生姜10～15 g，桑枝15 g，威灵仙12 g，姜黄12 g，白芥子10 g，川芎10 g，大枣10 g。

【功效】益气养血，祛风通痹。

【主治】肩关节周围炎属气血亏虚，风寒湿阻痹经脉关节者。

【用法】每日1剂，水煎分服2次。

【加减】风湿痹阻者，加羌活12 g，防风10 g；寒湿凝滞者，加制川乌（先煎）10 g，制草乌（先煎）10 g，细辛5 g；气血瘀滞者，加红花12 g，姜黄10 g；气血不足者，加熟地黄12 g，鸡血藤15 g；患肢麻木者，加全蝎5 g，乌梢蛇12 g。

【方解】方中以黄芪为主药，旨在益气温经，和血通痹；当归、川芎、桑枝、姜黄、白芥子、威灵仙益气养血治其本，祛风通痹治其标。临证加羌活、防风以祛风胜湿；加制川乌、制草乌、细辛以散寒除湿；加红花、姜黄以活血祛瘀；加全蝎、乌梢蛇以搜风通络。共奏益气养血，祛风通痹之效。如此加减变通，药证相符，屡获良效。

38. 黄芪桂枝灵仙汤

【组成】黄芪30 g，白芍20 g，桂枝20 g，威灵仙20 g，羌活12 g，姜黄12 g，独活10 g，生姜10 g，大枣10 g，细辛5 g。

【功效】祛风散寒，补气温阳，调和营卫，活血通痹。

【主治】肩关节周围炎属阳气亏虚，风寒瘀血阻络者。

【用法】每日1剂，水煎分服2次。10日为1个疗程。

【方解】方中重用黄芪，益卫固表，补气升阳，抵御虚邪贼风入侵，为君药。桂枝散风寒、和营卫、温经脉、助阳气，既能消除客于经络的风邪、寒邪，又能温通血脉，畅通血行，改善血液瘀滞的状态；桂枝得黄芪，振奋卫阳之功增强，黄芪得桂枝，固表而不留邪。两药配伍，共奏益气扶阳，和血通痹之效。白芍养血敛阴，柔肝止痛，《名医别录》："通顺血脉，缓中，散恶血，逐贼血"，与桂枝相伍，调和营卫，活血通脉；威灵仙入足太阳经，能祛风除湿，通络止痛，既消除病因，又缓解疼痛；同时能消痰水、散癖积，对于痰阻经络引起的病症，尤为适宜；以上三味，共为臣药。姜黄能破血行气，通经止痛，羌活、独活能祛风湿止痛，细辛长于散寒祛风止痛，四药并用，大大增强了全方活血行气、祛风散寒、燥湿止痛的功效，共为佐药。生姜、大枣既能养血益气，助黄芪、白芍之力，又能扶阳祛风，共为佐使。纵观全方，诸药配伍，补虚而不壅滞，祛邪而不伤正，共奏祛风散寒，补气温阳，调和营卫，活血通痹之效。

39. 黄芪桂枝二活汤

【组成】黄芪30 g，白芍30 g，威灵仙30 g，当归20 g，桂枝15 g，赤芍15 g，桑枝15 g，独活12 g，羌活12 g，姜黄10 g，生姜10 g，大枣10 g，炙甘草10 g。

【功效】益气温经祛风，活血通络止痛。

【主治】肩关节周围炎属气虚寒凝血瘀，风湿痹阻经络者。

【用法】每日1剂，水煎分服2次。

【加减】冷痛甚者，加制草乌（先煎）10 g，制川乌（先煎）10 g；痰湿重者，加法半夏10 g，胆南星12 g；痛剧者，加制乳香10 g，制没药10 g；病久瘀阻盛者，加地龙10 g，桃仁12 g，红花12 g，鸡血藤30 g；气虚甚者，黄芪用量加至50 g，加党参20 g，白术15 g。

【方解】方中黄芪、白术、党参补气以行血；当归补血活血；羌活、独活、桂枝祛风止痛；威灵仙、桑枝祛风除湿温经；白芍缓拘急止疼痛；赤芍、姜黄、地龙、桃仁、红花、制乳香、制没药活血通络止痛。诸药合用，共奏益气温经，祛风活血通络之功而奏效。

40. 黄芪桂枝桑枝汤

【组成】黄芪30 g，当归30 g，桑枝20 g，生姜20 g，木瓜15 g，桂枝12 g，白芍12 g，白芷10 g，羌活10 g，大枣5枚。

【功效】补气活血，温经散寒除湿，舒筋通络止痛。

【主治】肩关节周围炎属气虚寒凝血行不畅，风湿痹阻经络者。

【用法】每日1剂，水煎分服2次。15日为1个疗程。

【加减】寒邪甚者，加制附子（先煎）10 g；湿邪甚者，加独活12 g，薏苡仁30 g；瘀血甚者，加丹参15 g，鸡血藤20 g；气虚甚者，黄芪用量加至50 g，党参15 g，白术12 g。

【方解】方中黄芪桂枝五物（黄芪、白芍、桂枝、生姜、大枣）汤，仲景原为血痹虚痨而设，具有补气活血，温经散寒，养血通脉之功，佐以当归助白芍养血活血；加白芷、羌活、桑枝、木瓜除湿止痛，舒筋通络，与肩周炎之病机相合。诸药相伍，共奏补气活血，温经散寒除湿，舒筋通络止痛之功。随症加减，药证相符，其效显著。

41. 黄芪蠲痹汤

【组成】炙黄芪30 g，当归15 g，威灵仙15 g，赤芍12 g，羌活12 g，桂枝12 g，姜黄10 g，甘草5 g。

【功效】补气养血，活血化瘀，祛风除湿温经。

【主治】肩关节周围炎属气血不足，风寒湿痹，瘀阻经络者。

【用法】每日1剂，水煎分服2次。

【加减】寒盛者，加细辛5 g，制草乌（先煎）10 g；湿盛者，加苍术12 g，白芥子10 g；风盛者，加防风12 g；血瘀者，加桃仁12 g，土鳖10 g；痛甚者，加延胡索15 g；气虚者，加党参15 g，白术12 g；血虚者，加熟地黄12 g，鸡血藤15 g；肝肾亏虚者，加山茱萸12 g。

【方解】方中重用黄芪补气；配合当归养血行血；桂枝温经通络；川芎、姜黄、赤芍行气活血化瘀；羌活祛风湿；威灵仙祛风湿、通经络；甘草调和诸药。诸药合用，共奏补气养血，活血化瘀，祛风除湿温经之功效。以此达到气血调和，瘀化络通，疼痛自止，功能得以恢复的目的。

42. 加味黄芪桂枝汤

【组成】黄芪50 g，当归20 g，白芍15 g，炙甘草15 g，威灵仙15 g，羌活12 g，桂枝10 g，炮穿山甲（先煎）10 g，防风10 g，生姜10 g，蜈蚣2条，大枣10枚。

【功效】补气行血，祛风散寒燥湿，通痹

止痛。

【主治】肩关节周围炎属气虚血瘀，风寒湿痹阻络者。

【用法】每日1剂，水煎分服2次。15日为1个疗程。

【加减】冷痛者，加制川乌（先煎）10 g，制草乌（先煎）10 g；痰湿者，加法半夏10 g，胆南星12 g。

【方解】方中黄芪补气行血，以当归、炮穿山甲、白芍等补血活血、柔肝止痛，威灵仙、羌活、蜈蚣、制川乌、制草乌祛寒湿、止痹痛，配防风、桂枝发散风寒。诸药合用，共奏补气行血，祛风散寒燥湿，通痹止痛之功。

43. 加味蠲痹养血汤

【组成】黄芪20 g，羌活15 g，白芍15 g，桑枝15 g，杜仲15 g，当归12 g，独活12 g，姜黄10 g，桂枝10 g，川芎10 g，制川乌（先煎）5 g，甘草5 g，生姜5 g。

【功效】益气养血，补肝益肾，祛风散寒除湿。

【主治】肩关节周围炎属气血亏虚，肝肾不足，风寒湿邪痹阻经络者。

【用法】每日1剂，水煎分服2次。

【方解】方中以羌活、制川乌祛风除湿，散寒温经，通络止痛；当归、川芎、白芍以活血化瘀；桂枝、桑枝、独活以祛寒除湿；姜黄破血行气，止痛消炎；羌活归膀胱、肾经，解表散寒，祛风除湿；制川乌味苦性热，具有祛风除湿，温经止痛的效用；黄芪归脾、肺经，补气升阳，益卫固表；当归归肝、心、脾经，活血补血，止血润肠；白芍归肝、脾经，以养血止痛，抑制肝阳；桂枝利水消肿，祛寒除湿；独活祛风除湿，解表止痛；杜仲以补养肝肾，强壮筋骨。诸药合用，共奏益气养血，补肝益肾，祛风散寒除湿之功。

【药理】现代药理学研究发现，方中羌活具有抑菌抗炎、镇痛解热的作用，能改善局部的血液循环状态，对血小板聚集有一定的缓解作用。制川乌、白芍配伍能明显提高机体的抗炎效果，白芍中的白芍总苷可以通过丘脑-垂体-肾上腺轴产生抗抑郁效果，进而

对肝功能有保护作用，能调整肝脏血运，进而缓解肩周炎临床表现。当归、姜黄均有抗血小板凝集、抗动脉硬化及改善局部的血运状态。川芎中的挥发油对大脑神经传导有一定的抑制效果，进而起到镇痛、镇静的作用，并且降低外周血液循环阻力。

44. 加味蠲痹止痛汤

【组成】黄芪30 g，葛根30 g，白芍15 g，桑枝15 g，当归12 g，羌活12 g，桂枝10 g，姜黄10 g，川芎10 g，防风10 g，甘草10 g，制川乌（先煎）5 g，制草乌（先煎）5 g，生姜3片，大枣3枚。

【功效】益气养血，祛风除湿，散寒止痛。

【主治】肩关节周围炎属气血亏虚，风寒湿邪阻痹经脉关节者。

【用法】每日1剂，水煎分服2次。

【加减】体虚卫阳不固者，黄芪用量加至50 g，加白术12 g；寒凝筋脉，肩部感觉冰冷者，加麻黄5 g，细辛3 g；麻木不仁者，加鸡血藤30 g，木瓜12 g；疼痛剧烈者，加全蝎5 g，地龙10 g，莪术10 g。

【方解】方中黄芪、当归、白芍、川芎益气养血；桑枝、桂枝通阳散寒；防风、羌活祛风除湿，通痹止痛；姜黄为血中气药，能横行肢臂，逐邪止痛；甘草、生姜、大枣调和营卫，又可解制川乌、制草乌之毒。诸药合用，共奏益气养血，祛风除湿，散寒止痛之功。

45. 加味阳和汤

【组成】熟地黄30 g，黄芪20 g，丹参20 g，鹿角胶（烊化冲服）20 g，当归尾12 g，白芥子10 g，炮姜10 g，制乳香10 g，炒麻黄5 g，肉桂（研末冲服）5 g，细辛3 g，生甘草3 g。

【功效】温阳补益气血，化瘀通络止痛。

【主治】肩关节周围炎属气血不足，阳虚寒凝血瘀阻痹经脉关节者。

【用法】每日1剂，水煎分服3次。

【加减】胃纳差或素有胃疾者，熟地黄减至20 g，加木香10 g，鸡内金15 g；口干舌燥

有化热之忧者，加知母10 g。

【方解】方中重用熟地黄，温补营血为主药；鹿角胶生精补髓，养血助阳；二药配伍治其本。炮姜、肉桂散寒温经，引熟地黄、鹿角胶直达病所；麻黄辛温宣散，发越阳气，以祛散寒邪；白芥子去皮里膜外之痰；四药合用治其标，能使血气宣通，且又使熟地黄、鹿角胶补而不腻。细辛散寒通滞；丹参、制乳香化瘀通络止痛；生甘草调和诸药。全方共奏温阳益气养血，化瘀通络止痛之效。因方中用药属扶正祛邪，阴中求阳，温而不燥，既有别于祛风散寒，除湿通络或加大剂辛热之品中医治疗肩周炎的常规方法，又符合老年人的生理、病理特点，故取得满意临床效果。

46. 加味补阳还五汤

【组成】炙黄芪40 g，当归15 g，鸡血藤15 g，海风藤15 g，桃仁12 g，川芎12 g，赤芍10 g，地龙10 g，红花10 g，桂枝5 g。

【功效】益气养血，活血化瘀，舒经通络，散寒止痛。

【主治】肩关节周围炎属气血亏虚，寒瘀阻痹经脉关节者。

【用法】每日1剂，水煎分服2次。

【加减】寒邪较重，冷痛较盛者，加炙麻黄5 g，制川乌（先煎）5 g，以温经散寒，通络止痛；病久湿郁化热，热痛较盛者，加忍冬藤15 g，桑枝12 g，以清热除湿，舒经通络；刺痛较盛，肩不能举者，加制乳香5 g，制没药5 g，以活血化瘀，行气止痛；伴颈项僵痛者，加葛根15 g，以舒经解痉；痛连腰背者，加威灵仙15 g，杜仲12 g，以疏风通络，濡养筋骨；疼痛剧烈，夜不能寐者，加全蝎（研末冲服）3 g，以蠲痹通络止痛。

【方解】方中炙黄芪甘温补气升阳，当归辛温养血活血，红花助当归活血通络；赤芍凉血活血，兼能止痛并制温药太过；地龙活血通络，其咸寒通降制黄芪升阳助火之势；桃仁、川芎活血化瘀，鸡血藤助当归养血活血，通经舒筋，桂枝温经通阳，海风藤辛温通经。诸药合奏益气养血，活血化瘀，舒经通络，散寒止痛之功，温阳而不燥烈，升阳

而不耗散，散寒而不伤阴，活血而不耗血。

47. 加味当归四逆汤

【组成】当归15 g，白芍15 g，制附子（先煎）15 g，炙甘草15 g，乌梢蛇12 g，桂枝10 g，细辛3 g，蜈蚣2条。

【功效】养血散寒驱湿，温经通络止痛。

【主治】肩关节周围炎属血虚寒湿阻痹经脉关节者。

【用法】每日1剂，水煎分服2次。7日为1个疗程。

【加减】肝肾不足，遇寒加重，得温则减者，加淫羊藿15 g；气虚者，加黄芪30～60 g；痛甚者，加郁金12 g，延胡索15 g。

【方解】方中当归配白芍为主，养血调肝，以治肝肾不足，气血亏虚之病本；桂枝配细辛，温经散寒，以治气血凝滞，经脉不通之病标；制附子配炙甘草乃本方的一大特色，两者相配，辛甘化阳，助桂枝、细辛以温经通络止痛；乌梢蛇配蜈蚣，乌梢蛇性味甘平，驱风通络，能搜风邪，透关节，善治手足关节不能伸举之痹痛；蜈蚣性味辛温，性善走窜，通达内外，通络止痛；两者相配，驱风通络止痛之功效更强。全方共奏温经通络止痛，散寒驱湿之功。

48. 加味当归鸡血藤汤

【组成】鸡血藤15 g，丹参15 g，海风藤15 g，寻骨风15 g，炒麦芽15 g，当归12 g，熟地黄12 g，白芍12 g，木瓜12 g，杜仲12 g，茯苓12 g，川芎10 g，龙眼肉10 g，陈皮10 g，佛手10 g，细辛5 g。

【功效】健脾养胃，活血益气，舒经活络，祛风止痛。

【主治】肩关节周围炎属肝肾不足，脾胃虚弱，寒湿瘀血阻痹经脉关节者。

【用法】每日1剂，水煎分服2次。

【加减】疼痛剧烈者，加醋制延胡索15 g；疼痛游走者，加苍术12 g；局部肿胀者，加制乳香10 g。

【方解】方中当归养血活血；龙眼、熟地黄、杜仲补血益气；鸡血藤、木瓜、海风藤、寻骨风祛风止痛；川芎行气活血，丹参活血

化瘀；炒麦芽、茯苓、白芍健脾理气；细辛温经络，陈皮、佛手化湿。综合全方，具有健脾养胃，活血益气，舒经活络，祛风止痛的功效。

49. 加味乌头汤

【组成】黄芪30 g，白芍20 g，当归12 g，桂枝10 g，麻黄10 g，羌活10 g，甘草5～10 g，制川乌（先煎）5 g，制草乌（先煎）5 g。

【功效】温经散寒除湿，活血通经止痛。

【主治】肩关节周围炎属风寒湿痹，瘀血阻痹经脉关节者。

【用法】每日1剂，水煎分服2次。

【加减】风甚者，加威灵仙15 g，防风12 g；湿甚者，加苍术12 g，防己15 g，薏苡仁30 g；寒甚者，加制附子（先煎）10 g，干姜5 g；疼痛剧且痛有定处，以夜间为甚者，加延胡索15 g，桃仁12 g，姜黄10 g；气血亏虚者，黄芪用量加至40～60 g，加鸡血藤15 g；病程长久不愈者，加地龙12 g，炮穿山甲（先煎）10 g。

【方解】乌头汤出自张仲景《金匮要略》，由麻黄、川乌、白芍、黄芪、甘草五味药组成，功用温经祛寒、除湿止痛，是寒湿痹阻经脉或关节诸症的常用良方。在上方基础上加桂枝、羌活、当归，取名为加味乌头汤。方中制川乌、麻黄相配，祛痹止痛力著；桂枝温通经脉，调和营卫，专治上部肩臂，又能引药至病所，故可称之为引经药，又可助制川乌、麻黄散寒之力；白芍与甘草相配，舒筋缓急止痛，又能缓和制川乌、麻黄峻烈之性；又因"邪之所凑，其气必虚，"故用黄芪益气固卫；当归补血活血，又能散寒止痛；羌活散寒祛风，胜湿止痛。诸药合用，共奏温经散寒，活血通经止痛之效。

50. 归芪三虫汤

【组成】黄芪25 g，威灵仙20 g，海风藤20 g，络石藤20 g，过岗龙20 g，当归18 g，土鳖12 g，姜黄12 g，羌活12 g，桂枝12 g，全蝎10 g，甘草5 g，蜈蚣2条。

【功效】益气生血逐瘀，祛风除湿，散结通络止痛。

【主治】肩关节周围炎属气血亏虚，风湿瘀血阻痹经脉关节者。

【用法】每日1剂，水煎分服2次。

【方解】方中君以黄芪、当归益气生血祛瘀，推陈致新；臣以姜黄长于行肢臂除痹痛；络石藤、过岗龙、海风藤、羌活、桂枝祛风除湿；土鳖、全蝎、蜈蚣三虫破血逐瘀，解毒散结，通络止痛；佐以威灵仙性猛善走十二经，与姜黄引诸药直达病所；使以甘草调诸药。诸药合用，共奏益气生血逐瘀，祛风除湿，散结通络止痛之效。

【药理】现代药理学研究发现，方中黄芪、当归可提高机体抗病力，扩张外周血管，促进血循环作用；络石藤、过岗龙、海风藤、羌活、桂枝有抗炎、镇痛作用；土鳖、全蝎、蜈蚣有明显镇痛，改善血循环作用。诸药合用具有改善血循环，促进局部代谢产物排出，松解粘连作用。

51. 散寒活血温经汤

【组成】黄芪30 g，党参25 g，鸡血藤20 g，川芎20 g，桂枝15 g，延胡索15 g，桑枝15 g，当归15 g，白芍15 g，制乳香10 g，制没药10 g，桃仁10 g，红花10 g，炮姜10 g，制附子（先煎）10 g，炙甘草10 g，桂心5 g。

【功效】补气养血，活血化瘀，散寒温经。

【主治】肩关节周围炎属气血亏虚，寒凝血瘀，经脉痹阻者。

【用法】每日1剂，水煎分服2次。同时，另用海风藤20 g，川椒5 g，制川乌10 g，制草乌10 g，红花15 g，透骨草15 g，伸筋草15 g煎汤，以过滤后的药液将毛巾浸透外敷疼痛部位。1日2次，每次20分钟。内服外敷配合功能锻炼，均以15日为1个疗程。

【加减】疼痛剧烈者，加炮穿山甲（先煎）10 g，全蝎5 g，蜈蚣2条；活动受限明显者，去炮姜、制附子，鸡血藤用量加至40 g，加骨碎补15 g，山茱萸20 g，巴戟天20 g；恶寒甚者，加续断20 g，防风15 g，威灵仙15 g。

【方解】方中党参、黄芪、当归、鸡血藤

等补气养血；制乳香、制没药、桃仁、红花活血化瘀；炮姜、制附子、桂心散经络之寒；桂枝、桑枝引药入经。诸药合用，共奏补气养血，活血化瘀，散寒温经之效。外用药更是祛风寒，通经络，止痹痛之良方，再配合功能锻炼，这正发挥了中医治疗的优势。

52. 祛风活血汤

【组成】黄芪30 g，桑枝30 g，威灵仙15 g，秦艽15 g，防风15 g，当归15 g，川芎15 g，桂枝10 g，羌活10 g，红花10 g，姜黄10 g。

【功效】益气活血，祛风散寒除湿。

【主治】肩关节周围炎属气虚血瘀，风寒湿痹者。

【用法】每日1剂，水煎分服2次。

【加减】疼痛剧烈者，加制川乌（先煎）10 g，制草乌（先煎）10 g，制延胡索15 g；寒甚者，加制附子（先煎）10 g，干姜10 g，细辛5 g；湿重者，加独活12 g，苍术15 g，薏苡仁20 g；热甚者，加知母12 g，石膏20 g，忍冬藤30 g；瘀血重者，加三七（研末冲服）5 g，苏木12 g，赤芍15 g；肝肾气血不足者，加党参15 g，杜仲12 g，续断12 g；久病入络者，加全蝎5 g，炮穿山甲（先煎）10 g。

【方解】方中黄芪、红花、当归、川芎益气活血，寓有"治风先治血，血行风自灭"之意；威灵仙、秦艽、羌活、防风祛风散寒，化湿止痛，桂枝、姜黄、桑枝温通经络。诸药合用，共奏益气活血，祛风散寒除湿之效。

53. 祛风胜湿汤

【组成】姜黄15～25 g，生地黄10～18 g，羌活15 g，川芎15 g，当归15 g，白芍15 g，红花15 g，独活10 g，藁本10 g，蔓荆子10 g，防风10 g，桂枝10 g，细辛5 g，炙甘草5 g。

【功效】祛风胜湿，活血化瘀，通经止痛。

【主治】肩关节周围炎属风湿瘀血阻痹经脉者。

【用法】每日1剂，水煎分服2次。

【加减】湿邪较重，肢体酸楚重着，或微肿者，加苍术15～25 g，茯苓15～30 g，以化湿；寒邪凝滞，疼痛剧烈，遇寒痛增，得热痛减者，加制附子（先煎）10 g；气血瘀滞，疼痛较甚者，加三棱12 g，莪术12 g，地龙15 g，以破瘀通经止痛。

【方解】方中羌活、独活、川芎、藁本、蔓荆子、防风、炙甘草为李东垣《内外伤辨惑论》羌活胜湿汤，其中羌活、独活祛风湿，利关节；防风、藁本祛风除湿，发汗止痛；川芎活血，祛风止痛；蔓荆子治头风疼痛，炙甘草调和诸药；合用具有祛风胜湿之效。当归、白芍、生地黄、川芎为四物汤，养血和血活血，加红花以活血化瘀，桂枝、姜黄专走上肢以祛风止痛。诸药合用，共奏祛风胜湿，活血化瘀，通经止痛之效。

54. 祛风通痹汤

【组成】独活30 g，伸筋草30 g，羌活30 g，透骨草30 g，当归20 g，川芎20 g，桑枝20 g，桂枝20 g，丹参20 g，红花20 g，白芷20 g，艾叶20 g，威灵仙20 g。

【功效】温阳散寒，活血化瘀，除湿通痹。

【主治】肩关节周围炎属寒凝血瘀，风湿痹阻经脉者。

【用法】将诸药装入布袋扎紧袋口后放入药锅内，加水至2500～3000 mL充分浸泡后大火煮沸，再以温火续煮约30分钟，保持药液温度在45 ℃～55 ℃之间。将备用的干净纯棉毛巾4条放入药锅内，完全浸湿后将其中的2条毛巾叠放拧至半干（以不滴水为宜），敷于患侧肩关节及其周围，双手稍用力捂盖毛巾，使毛巾与肩关节周围皮肤紧密接触，热敷持续40～50分钟，其间更换毛巾6～8次，每日下午做1次，热敷后4小时内不洗澡，以保持药效。每做6次间歇1日为1个疗程。

【方解】方中伸筋草、透骨草、威灵仙温阳散寒，强壮筋骨；红花、丹参活血化瘀；当归、川芎益气养血；羌活、独活祛风除湿通痹；艾叶、桑枝、桂枝、白芷温经通络，祛风散寒止痛，且桑枝、桂枝是上肢的引经药，可引药物的有效成分直达病所。诸药合用，共奏温阳散寒，活血化瘀，除湿通痹之功效。

中药湿热敷，可使局部皮肤毛孔充分开放，药物的有效成分直接渗透到肩关节周围软组织深层而发挥作用，使湿热效应和药物效应两效合一，最大限度地增加局部血流量，改善微循环，有效松解局部软组织的粘连，解除肌肉紧张，达到减轻肩周疼痛，恢复肩关节正常功能活动的目的。

55. 祛风透骨散

【组成】川椒30 g，小茴香30 g，益智仁30 g，伸筋草30 g，透骨草30 g，防风30 g，吴茱萸30 g，独活30 g，红花30 g。

【功效】温经除痹，活血化瘀，透骨搜风，消肿止痛。

【主治】肩关节周围炎属寒凝血瘀，风湿内盛阻痹经络者。

【用法】将以上诸药捣碎和匀，用食盐500 g，慢火炒热后装布袋，热熨对应部位，每次30分钟。每日2～3次。

【方解】方中川椒、小茴香温经通络，散寒止痛，行气开郁，解毒散结；防风、独活、吴茱萸祛风胜湿，消肿止痛，通利关节，为治疗风寒湿痹的要药；透骨草、伸筋草、红花舒筋通络，行气活血化瘀；食盐炒热熟用入肺肝肾经，促进肌肉软组织对药物的吸收、渗透作用，消除软组织肿胀，减轻炎症渗出，促进新陈代谢，解除血管和肌肉神经的压迫症状，调节和增强软组织适应能力。益智仁具有补肾温阳作用，滋补肝肾，强壮筋骨，恢复、调节椎体与周围结构的功能平衡，达到缓解症状的目的。上药合用，共奏温经除痹，活血化瘀，透骨搜风，消肿止痛之功效。

56. 二草二皮汤

【组成】伸筋草30 g，透骨草30 g，五加皮30 g，海桐皮30 g，当归30 g，荆芥30 g，防风30 g，制川乌30 g，制草乌30 g，桑枝20 g，羌活20 g，红花20 g，苏木20 g。

【功效】祛风除湿，温经通络，活血舒筋止痛。

【主治】肩关节周围炎属风寒湿痹，瘀血阻络者。

【用法】将诸药入药袋，置于煎药器中浸泡30分钟，武火煮沸半小时后，再用文火煮15分钟，后取出液体约2000 mL，先用热气熏蒸患肩，待药液温度凉至患者能忍受时，用药液擦洗患肩，最后用热的药渣敷于患部。每次治疗时长约45分钟，每日早、晚各1次，每剂药用2日。治疗过程中注意防寒保暖或防止烫伤，避免汗出过多致体虚患者病情加重。

【方解】方中伸筋草、透骨草、五加皮、海桐皮为君，能舒经通络，祛风除湿；红花、苏木能活血化瘀；制川乌、制草乌能温经通络；桑枝、羌活祛风除湿，通利关节，引药上行。诸药相伍，共奏温经通络，活血舒筋止痛之功。

以上诸药在充分浸泡后，加热至沸腾，使药效充分发挥，先用药之热气熏蒸，煮沸之热气可使皮肤毛孔腠理张开，水中精华之药力由舒张之毛孔入筋骨，直达肌理，然后包药渣热敷患处，使药力直达病所，双途径用药，起效迅速，能使挛缩拘谨之肌肉、关节囊和韧带得到缓解和舒展，使粘连之肌肉得到松解，具有温肌散寒，除湿祛痹、通络祛痛、舒筋活血之功效，邪气已祛，筋骨之痹自消，使理疗和药疗之功效合二为一。

【药理】现代药理学研究发现，方中伸筋草、透骨草具有抗炎、镇痛、抗菌、抑制乙酰胆碱酯酶活性作用；羌活具有解热镇痛、抗炎、抗菌、提高免疫力的功效；桑枝具有抗炎、降血糖、降血脂、治疗糖尿病末梢神经炎、增强免疫的作用；五加皮及海桐皮具有保肝、抗衰老、抗炎镇痛之效。以上诸药合用，能抗炎止痛，有效缓解肩周炎的临床症状。

57. 二仙蠲痹汤

【组成】杜仲30 g，鸡血藤30 g，狗脊20 g，络石藤20 g，淫羊藿20 g，羌活15 g，当归15 g，独活15 g，仙茅10 g，制附子（先煎）10 g，桂枝10 g，防风10 g，川芎10 g，白豆蔻10 g，砂仁10 g。

【功效】补肾养血活血，祛风除湿散寒。

【主治】肩关节周围炎属肾虚气滞血瘀，风寒湿邪痹阻者。

【用法】每日 1 剂，水煎分服 2 次。

【加减】寒盛痛甚者，加制川乌（先煎）10 g，制草乌（先煎）10 g，以散寒定痛；湿盛者，加苍术 15 g，薏苡仁 30 g，以健脾利湿；风盛者，加乌梢蛇 10 g，海风藤 30 g，以祛风通络；痛甚者，加全蝎 5 g，延胡索 15 g，以通络止痛。

【方解】方中以仙茅、淫羊藿、狗脊、杜仲补肾以扶正；制附子、羌活、独活、防风、络石藤等祛风除湿，散寒止痛；当归、川芎、鸡血藤养血活血，血行风自灭；桂枝以枝达肢，通经入络；砂仁、白豆蔻理气化湿和胃。诸药相伍，标本兼顾，祛邪而不伤正，共奏补肾养血活血，祛风除湿散寒之功效。

58. 二龙戏珠汤

【组成】黄芪 30 g，威灵仙 15 g，秦艽 15 g，当归 15 g，白芍 15 g，姜黄 10 g，炮穿山甲（先煎）10 g，桂枝 10 g，甘草 10 g，蜈蚣 2 条。

【功效】温通血脉，散寒止痛，软坚散结。

【主治】肩关节周围炎属气虚血瘀，寒凝经脉，阻滞不畅者。

【用法】每日 1 剂，水煎分服 2 次。10 日为 1 个疗程。服药期间忌食酸、凉、油腻食物。

【方解】方中黄芪甘温益气，且性禀升发，善走肌表。桂枝善发汗解肌，调和营卫，又能散寒止痛。黄芪、桂枝相伍，有益气通脉、温经和血的功效，治疗营卫不足、肌肉痹痛、肢体麻木等症；白芍能养血和营敛阴，缓急止痛。桂枝、白芍伍用，发汗之中有养阴敛汗之效，虽汗而不伤阴，和营之中有调卫之功，营阴不滞，又可加强止痛之力。桂枝和甘草合用辛甘化阳，具有温通而不刚燥，补益而不壅滞的特点。威灵仙善祛风除湿，通络止痛，又能通行十二经。秦艽苦辛微寒，外宣内清，祛风胜湿，舒筋通络，和血止痛。姜黄苦辛性温，内能活血通经，外能发散风寒湿邪，为治疗上肢肩臂疼痛的常用药。姜黄、桂枝都可温通血脉，散寒止痛，姜黄偏于破瘀行气，桂枝偏于通血脉散风，相配则祛瘀散寒除痹止痛效力较好，对风寒湿痹所致的关节疼痛、肩臂痛疗效尤著。蜈蚣辛温有毒，性善走窜，行表达里，内而脏腑，外而经络，能通经透络，开散瘀滞，对关节痹痛日久不愈者疗效显著。炮穿山甲性善走窜，能软坚散结，透达经络，直入病所，消散瘀滞，与蜈蚣相伍又可加强止痛之力。甘草调和诸药。诸药相伍，共奏温通血脉，散寒止痛，软坚散结之功。

59. 三痹汤

【组成】当归 12 g，党参 12 g，黄芪 12 g，生地黄 12 g，白芍 12 g，茯苓 12 g，杜仲 12 g，牛膝 12 g，续断 12 g，独活 10 g，防风 10 g，桂枝 10 g，秦艽 10 g，川芎 10 g，细辛 3 g，甘草 5 g。

【功效】补肝肾，益气血，活血通络。

【主治】肩关节周围炎属肝肾气血亏虚，瘀血阻痹经脉者。

【用法】每日 1 剂，水煎分服 2 次。10 日为 1 个疗程。同时，另用制草乌 10 g，细辛 10 g，姜黄 20 g，肉桂 10 g，木瓜 20 g，制乳香 15 g，制没药 15 g，丹参 30 g，透骨草 30 g，地龙 20 g，桑枝 20 g，延胡索 20 g。诸药共研为细末，过 120 目筛，备用。每次取药末 30 g，用醋调成糊状，敷贴于肩痛处，外盖纱布，每日换药 1 次。

【加减】局部疼痛明显者，加制乳香 10 g，延胡索 12 g；肩关节酸楚麻木者，加鸡血藤 15 g，丹参 12 g。

【方解】方中续断、杜仲、牛膝、独活补益肝肾；党参、黄芪、茯苓、当归、白芍补气养血和营；丹参、姜黄、川芎活血化瘀，行血中气滞；桂枝、细辛温通经脉；配白芍、当归调和营卫；配姜黄贯通肢节，诸药直达病所。综观全方，体现了补肝肾，益气血，调营卫，温经络，祛风湿，通络止痛之功。

60. 三痹止痛汤

【组成】黄芪 20 g，白芍 20 g，桑枝 15 g，

当归12 g，制川乌（先煎）10 g，独活10 g，防风10 g，桂枝10 g，川芎10 g，甘草10 g，细辛5 g。

【功效】补气血，祛风湿，止痹痛。

【主治】肩关节周围炎属气血亏虚，风湿瘀血痹阻经脉者。

【用法】每日1剂，水煎分服2次。10日为1个疗程。

【方解】方中制川乌性味辛苦热，走而不守，能内达外彻，能升能降，凡凝瘤冷结于筋骨、经络、血脉者，皆能开通温散；细辛具有散寒止痛，祛风通络之功；独活、防风祛风胜湿；黄芪、当归补气血，治四肢关节疼痛，川芎活血行气，通络止痛，主治寒痹证；白芍、甘草均可缓急止痛，且大剂量白芍有较强的活血化瘀，通络镇痛作用；桑枝能引诸药直达病所，功专去风湿拘挛，得桂枝治肩臂痹痛。诸药合用，相得益彰，共奏补气血，祛风湿，止痹痛，松解粘连，通利关节之功效。

61. 三痹活血汤

【组成】黄芪15 g，熟地黄15 g，党参15 g，当归12 g，秦艽12 g，茯苓12 g，白芍12 g，桃仁12 g，赤芍12 g，续断12 g，杜仲12 g，延胡索12 g，独活10 g，防风10 g，牛膝10 g，川芎10 g，红花10 g，生姜10 g，甘草10 g，肉桂5 g，细辛5 g。

【功效】补益肝肾，益气养血活血，疏风化湿。

【主治】肩关节周围炎属肝肾气血亏虚，风湿瘀血阻痹经脉者。

【用法】每日1剂，水煎分服2次。

【加减】疼痛较重者，加白花蛇舌草30 g，制川乌（先煎）10 g，地龙12 g；寒邪偏重者，加制附子（先煎）12 g，干姜10 g；湿邪偏重者，加防己12 g，苍术15 g。

【方解】方中独活、防风、秦艽祛风湿，止痹痛；更加细辛发散阴经风寒，搜利筋骨风湿；以当归、熟地黄、白芍养血和血；党参、茯苓、甘草补益正气；加川芎、肉桂温通血脉，并助祛风；桃仁、红花、赤芍活血止痛；续断补肝肾，强筋骨，通利血脉；生

姜有发散风寒之功；更加黄芪加大补气生血作用；加延胡索以增加止痛之功。诸药相伍，共奏补益肝肾，益气养血活血，疏风化湿之功效。使血行风祛，气血得充，肝肾得补，扶正祛邪，标本同治，则诸症自解。

62. 蠲痹止痛汤

【组成】伸筋藤15 g，桑枝15 g，海风藤15 g，延胡索15 g，当归12 g，羌活12 g，桂枝10 g，秦艽10 g，川芎10 g，制乳香10 g，木香5 g，炙甘草5 g。

【功效】祛风通络，散寒除湿，活血止痛。

【主治】肩关节周围炎属风寒湿邪，瘀血阻痹经脉关节者。

【用法】每日1剂，水煎分服2次。10日为1个疗程。

【加减】气虚者，加黄芪30 g；寒盛者，加制川乌（先煎）5 g，细辛3 g；风盛者，加防风10 g，威灵仙15 g；湿盛者，加苍术12 g；血瘀疼痛固定者，加丹参15 g，姜黄10 g。

【方解】方中羌活祛风胜湿，散寒止痛，善治上半身风寒湿痹、肩背疼痛；秦艽、海风藤能祛风湿，舒筋络，对风湿痹痛、关节不利、筋脉拘挛有良效；伸筋藤能增强上述疗效；桂枝温通经脉，尤适宜于风寒湿痹，肩背肢节疼痛；当归、川芎养血活血，祛瘀止痛；桑枝祛风通络、利关节，尤以上肢风湿痹痛更为适用；制乳香辛散温通，善于活血化瘀，并能行气散滞；延胡索取其活血行气，特别是止痛的功效；木香功用为行气止痛；炙甘草益气补虚，缓急止痛，调和诸药。以上各药配伍，共奏祛风通络，散寒除湿，活血止痛之功，相辅相成，疗效显著。

63. 蠲痹解凝汤

【组成】姜黄15 g，白芍15 g，威灵仙12 g，葛根12 g，当归12 g，防风10 g，羌活10 g，桂枝10 g，川芎10 g，钩藤10 g，蔓荆子10 g，甘草3 g。

【功效】温经通络止痛，祛风散寒除湿。

【主治】肩关节周围炎属风湿痹阻，寒凝

经脉关节者。

【用法】每日1剂，水煎分服2次。

【方解】方中姜黄散寒，行气血，通经止痛，防风祛风解表除湿，止痛解痉为主药；配以羌活祛风除湿，散寒止痛；桂枝温经通络；白芍养血敛阴与桂枝配伍调和营卫；葛根发表解肌；蔓荆子祛风止痛；威灵仙祛风湿通经络，止痹痛；当归、川芎活血散瘀，行气止痛；钩藤熄风止痛；甘草益气补脾，调和诸药。诸药合用，共奏温经通络止痛，祛风散寒除湿之功。

64. 羌活胜湿麻桂汤

【组成】葛根15 g，防风15 g，羌活12 g，独活12 g，桂枝12 g，川芎10 g，蔓荆子10 g，藁本10 g，制草乌（先煎）10 g，防己10 g，麻黄10 g，甘草5 g。

【功效】祛风湿，化瘀滞，通经络，止疼痛。

【主治】肩关节周围炎属风湿内盛，寒瘀阻滞经络者。

【用法】每日1剂，水煎分服2次。10日为1个疗程。药渣装袋热敷患处（再用时蒸热药渣），每日2次，每次20～30分钟。

【加减】风邪偏盛者，加蜈蚣5 g，全蝎5 g，乌梢蛇10 g；寒邪偏盛者，加白附子10 g；湿邪偏盛者，加苍术12 g，薏苡仁20 g；体虚者，加当归12 g，黄芪15 g；肩关节粘连严重者，加天南星5 g，姜黄10 g。

【方解】方中羌活、独活引药上行，祛风通络，利关节；防风、桂枝、藁本散寒解表，祛风胜湿，发汗止痛；制草乌、葛根驱除寒邪而发之风湿痹痛，开通关腠；蔓荆子、制草乌、防风温经散寒止痛；麻黄行水消肿，散阴疽，消癥结；防己祛风利湿通经络；甘草调和诸药；川芎活血，改善局部气血不足，保障气血运营流畅，消除病变；桂枝、葛根补肝益肾，扶益机体正气，彻底祛除病邪并防止复发。诸药合用，共奏祛风湿，化瘀滞，通经络，止疼痛之功。内外合用，标本兼治，在临床上具有较高的应用价值。

65. 舒筋散瘀汤

【组成】姜黄15 g，赤芍15 g，牡丹皮

12 g，当归12 g，海桐皮12 g，红花10 g，桃仁10 g，莪术10 g，羌活10 g，白术10 g，沉香3 g。

【功效】活血散瘀，通经活络。

【主治】肩关节周围炎属气滞血瘀阻痹经脉关节者。

【用法】每日1剂，水煎分服2次。

【方解】方中当归补血活血为主药；姜黄散风寒，行气血，通经止痛；红花、桃仁活血祛瘀；赤芍祛瘀止痛，牡丹皮活血散瘀；羌活解表散寒，祛风胜湿；海桐皮壮筋骨；白术健脾和中；莪术行气破血止痛；沉香行气止痛，降逆调中。诸药合用，共奏活血散瘀，通经活络之功。

66. 舒筋活血汤

【组成】赤芍15 g，姜黄15 g，牡丹皮15 g，海桐皮15 g，当归12 g，桃仁12 g，红花10 g，羌活10 g，白术10 g，沉香3g。

【功效】行气活血化瘀，祛风逐湿利水。

【主治】肩关节周围炎属气滞血瘀，风湿阻痹经脉关节者。

【用法】每日1剂，水煎分服2次。

【加减】肿胀重者，加茯苓12 g，猪苓12 g；疼痛重者，加延胡索15 g，川芎12 g；活动受限重者，加鸡血藤15 g，苏木12 g。

【方解】方中以姜黄为君，具行气破血，通经止痛之效；以赤芍、桃仁、红花、牡丹皮、海桐皮为臣，其中赤芍、桃仁、红花、牡丹皮活血化瘀，海桐皮清热利水，五药合用达活血化瘀，清热利水之效；并以当归、羌活、白术及沉香为佐使，当归活血补血，羌活祛风逐湿，白术健脾化湿，沉香行气止痛，四药合用，既可助君臣之药活血化瘀，通络止痛，同时也可达行气祛风逐湿之效。诸药合用，达行气活血化瘀，祛风逐湿利水之效。

67. 舒筋活血补益汤

【组成】熟地黄12 g，黄芪12 g，当归12 g，白芍12 g，党参12 g，牛膝12 g，茯苓12 g，独活10 g，秦艽10 g，姜黄10 g，防风10 g，川芎10 g，桂枝10 g，细辛3 g，甘草

5 g。

【功效】补肝肾，益气血，活血通络。

【主治】肩关节周围炎属肝肾气血亏虚，寒凝血瘀阻痹经脉关节者。

【用法】每日 1 剂，水煎分服 2 次。10 日为 1 个疗程。同时，另用透骨草30 g，地龙20 g，桑枝20 g，延胡索20 g，姜黄20 g，木瓜20 g，制乳香15 g，制没药15 g，制草乌10 g，细辛10 g，肉桂10 g。将以上诸药共研为细末，过 120 目筛，备用。用时取药末30 g，用醋调成糊状，然后敷贴于肩痛处，并外盖纱布，每日换药 1 次。

【加减】局部疼痛明显者，加制乳香10 g，延胡索12 g；肩关节酸楚麻木者，加鸡血藤15 g，丹参12 g。

【方解】方中独活辛苦微温，善祛伏风，除痹痛，以祛筋骨间的风寒湿邪；熟地黄、牛膝补益肝肾，强壮筋骨，以止痹痛；党参、黄芪、茯苓、当归、白芍补气养血和营；姜黄、川芎、当归活血化瘀，行血中气滞；桂枝、细辛温通经脉，配白芍、当归调和营卫，配姜黄贯通肢节，使诸药直达病所。诸药合用，共奏补肝肾、益气血、调营卫、温经络、祛风湿、通络止痛之功。

外敷药通过局部或皮肤吸收而达病变部位，以此达到温经散寒、通络止痛、除湿通痹的目的。方中制草乌、细辛、肉桂温经散寒，通络止痛；制乳香、制没药、姜黄、延胡索活血化瘀，行气止痛；透骨草、桑枝、木瓜舒筋活络。由于药物直接作用于肩关节周围，使其活血通络，行气止痛之力更快，故加强了内服药的疗效。

【药理】现代药理学研究发现，方中党参、黄芪、熟地黄、白芍、当归、姜黄、川芎益气养血，活血化瘀药能改善病变组织的血液循环，增加血流量，抑制结缔组织代谢，减少瘢痕形成及粘连，进而改善神经营养代谢，促进损伤组织的恢复。

68. 舒筋活血除湿汤

【组成】威灵仙15 g，桑枝15 g，当归12 g，五加皮12 g，伸筋草12 g，续断12 g，红花12 g，木瓜10 g，独活10 g，秦艽10 g，

地龙10 g，川芎10 g。

【功效】补益肝肾，祛风除湿，活血化瘀。

【主治】肩关节周围炎属肝肾亏虚，气滞血瘀，风湿痹阻经脉关节者。

【用法】每日 1 剂，水煎分服 2 次。

【加减】急性疼痛者，加制乳香10 g，延胡索15 g；酸楚麻木者，加鸡血藤15 g，丹参12 g。

【方解】方中五加皮、木瓜祛风通络止痛；威灵仙、秦艽、独活祛风湿、止痹痛；桑枝通利关节；红花协当归以活血化瘀；地龙通经活络；续断补益肝肾；制乳香、延胡索专于止痛，故急性痛甚者加之行气止痛；鸡血藤、丹参活血舒筋，肢体酸楚麻木者加之。诸药配伍，共奏祛风湿、止痹痛、补肝肾、强筋骨、利关节、通经络之功效。

69. 舒筋活血四物汤

【组成】生地黄15 g，熟地黄15 g，当归15 g，白芍15 g，威灵仙12 g，五加皮12 g，独活12 g，续断12 g，桂枝10 g，木瓜10 g，红花10 g，川芎10 g。

【功效】补血养血活血，祛风除湿温经。

【主治】肩关节周围炎属血虚寒凝血瘀，风湿阻痹经脉关节者。

【用法】每日 1 剂，水煎分服 2 次。

【加减】急性炎症期者，加防风12 g，荆芥10 g；中期痛重者，加延胡索12 g，三七（研末冲服）3 g；湿重者，加秦艽15 g，羌活12 g；晚期关节僵硬者，加伸筋草15 g，桑枝20 g。

【方解】方中四物（熟地黄、白芍、当归、川芎）汤补血养血，活血止痛；威灵仙、五加皮、木瓜、独活祛风除湿；续断补肝肾、强筋骨；红花疏通经络；生地黄清热凉血生津；桂枝温通经脉。诸药配伍，使风寒得散，湿除络通，从而达到消肿止痛之目的。

70. 舒筋活络汤

【组成】生山楂50 g，桑椹50 g，桑枝20 g，乌梅20 g，白芍20 g，伸筋草20 g，延胡索（醋制）20 g，姜黄15 g，桂枝15 g，威

灵仙15 g，香附（醋制）15 g，甘草10 g。

【功效】舒利筋脉，活络止痛。

【主治】肩关节周围炎属阴血亏虚失养，筋脉挛急不舒者。

【用法】每日1剂，水煎分服2次。

【方解】方中生山楂散瘀行气，桑椹滋阴补血，两药配伍使用既可化瘀，又可调补肝肾，把补血和化瘀功效有机结合以达祛邪而不伤正之意。辅以桑枝祛风通络而舒筋脉，乌梅味酸入骨，白芍酸寒敛阴养血，三药结合有舒利筋脉，养血止痛之效。再以辛温之性的桂枝，发挥其温经通阳之作用。伸筋草、威灵仙、延胡索（醋制）合用，有舒筋活络，祛风止痛之功。姜黄行气破血，香附（醋制）理气止痛，甘草缓急止痛，此三药合理配伍可弥补单药功效不足，共同承担了破血行气，缓急止痛之责。诸药配伍，共奏舒利筋脉，活络止痛之功效。

71. 舒筋活络敷剂

【组成】透骨草30 g，伸筋草15 g，桑枝15 g，桂枝15 g，艾叶15 g，川芎15 g，红花15 g，花椒15 g，牛膝15 g，木瓜15 g，刘寄奴15 g，制川乌10 g，制草乌10 g。

【功效】祛风散寒温经，活血通络止痛。

【主治】肩关节周围炎属风寒湿痹，气血瘀滞阻络者。

【用法】先将1~2根大葱切成约1 cm长的葱段（取其通阳作用），加入1剂生药中，再加入250 mL食醋（皮肤对醋过敏者改用加入250 mL温开水），进行搅拌。将搅拌好的药物装于事先缝制的布袋中，蒸40~50分钟。蒸好后待热袋表面温度降至30 ℃~40 ℃时，用其热敷患处。为了保持药袋基本恒温，两个药袋交替使用，一药袋温度降低失去热力时，放于蒸笼中再次加热，此时可使用蒸笼中事先放置的另一药袋。如此交替使用，每次热敷40分钟，每日2次，每1剂药用2日。应用时注意防烫伤。

【方解】方中透骨草、伸筋草舒筋活络；红花有活血的作用，可以松解组织的粘连；桑枝、桂枝、木瓜疏导腠理，流通气血，和营定痛；配制草乌、制川乌、艾叶、花椒祛

风散寒，温经止痛，解筋脉中之瘀阻；刘寄奴、木瓜舒筋通络，散瘀止痛。组方药证合拍，温通活血而不耗血，祛瘀又能散风逐寒，合而奏之，具有活气血、通经络、止痹痛的作用。本方采用热敷方法，使药性通过蒸汽渗透皮肤组织直接吸收，能迅速有效地改善局部微循环，加速局部新陈代谢，促进炎性物质吸收及损伤修复；其温热效应，能使局部毛细血管扩张，促进局部血液循环，促进关节液的分泌。

【药理】现代药理学研究发现，方中红花、刘寄奴、川芎等活血药有明显的扩张血管、消炎镇痛作用，促使病变部位的微循环改善，损伤的组织修复，肩关节的疼痛、功能受限等症状改善。

72. 舒筋活络逐瘀汤

【组成】川芎20 g，制乳香20 g，制没药20 g，红花20 g，赤芍15 g，大黄15 g，桂枝15 g，防风15 g，独活12 g，忍冬藤12 g，羌活12 g，当归12 g，土鳖10 g，制川乌（先煎）10 g，甘草5 g。

【功效】养血活血逐瘀，祛风散寒除湿，舒筋活络止痛。

【主治】肩关节周围炎属血虚血瘀，筋脉失养，风寒湿邪经脉关节者。

【用法】每日1剂，水煎分服2次。10日为1个疗程。

【方解】方中川芎、赤芍、当归补血养血，活血散瘀；制乳香、制没药、土鳖、红花活血化瘀，通络止痛；羌活、独活、桂枝、防风散寒解表，祛风止痛；制川乌、桂枝、防风祛风除湿，温血止痛；忍冬藤、大黄清热解毒，疏风通络；甘草调和诸药。诸药合用，共奏养血活血逐瘀，祛风散寒除湿，舒筋活络止痛之效。

73. 舒肝活络汤

【组成】党参15 g，白芍15 g，香附15 g，姜黄12 g，当归12 g，柴胡12 g，乌药10 g，郁金10 g，川芎10 g，枳壳10 g，沉香3 g，甘草5 g。

【功效】疏肝理气，活血止痛。

【主治】肩关节周围炎属肝郁气滞，血瘀阻痹经脉关节者。

【用法】每日1剂，水煎分服2次。

【方解】方中姜黄行气血、通经止痛，香附疏肝理气为主药；党参补中益气，生津养血；当归补血活血，川芎行气活血；香附与当归、川芎、白芍、柴胡配伍疏肝行滞，调和气血；乌药行气止痛，温肾散寒；郁金活血止痛，行气解郁；枳壳利气消积；沉香行气止痛，降逆调中；甘草益气补脾，调和诸药。诸药合用，共奏疏肝理气，活血止痛之功效。

74. 舒肩止痛汤

【组成】丹参30 g，鸡血藤20 g，木瓜20 g，桑枝15 g，姜黄15 g，制川乌（先煎）12 g，羌活12 g，当归12 g，桂枝10 g，威灵仙10 g，炙甘草10 g。

【功效】祛寒温经，散风除湿，养血活血止痛。

【主治】肩关节周围炎属风寒湿痹，血虚血瘀阻络者。

【用法】每日1剂，水煎分服2次。10日为1个疗程。

【加减】疼痛剧烈者，加制乳香12 g；游走性疼痛者，加蜈蚣5 g；刺痛有瘀血者，加川芎15 g；气虚者，加党参15 g；肝肾亏虚者，加山茱萸15 g。

【方解】方中丹参、制川乌祛寒温经，活血止痛；桂枝、羌活温经止痛；姜黄、木瓜、鸡血藤、威灵仙、桑枝祛风通络，除湿止痛；当归、炙甘草养血益气。诸药合用，共奏祛寒温经，散风除湿，养血活血止痛之功，使气旺血行，瘀祛络通而疼痛止。

75. 健肾蠲痹汤

【组成】骨碎补20 g，狗脊20 g，威灵仙20 g，活血藤20 g，续断15 g，淫羊藿15 g，秦艽15 g，木瓜15 g，桑枝15 g，当归15 g，防风12 g，乌梢蛇10 g，甘草5 g。

【功效】补肝肾，强筋骨，祛风散寒除湿，活血祛瘀止痛。

【主治】肩关节周围炎属肝肾亏虚血瘀，风寒湿邪痹阻经脉者。

【用法】每日1剂，水煎分服2次。7日为1个疗程。同时，另用金银花50 g，连翘20 g，防风20 g，白芷20 g，透骨草20 g，续断20 g，红花20 g，细辛5 g，樟脑10 g。将诸药共研为细末，用水拌湿装入纱袋，放入锅内用中火蒸煮1小时，取出后加入食醋外敷肩关节周围，布袋上再加压热水袋。应用时先将局部皮肤洗净，将外敷药袋贴在压痛最明显处。

【方解】方中骨碎补、淫羊藿、续断、狗脊补肝肾，强筋骨，祛风湿，通筋络；木瓜、威灵仙、秦艽祛风散寒除湿，宣痹通络；桑枝、乌梢蛇、当归活血祛瘀，消肿散结。配合中药外敷，具有补肝肾，强筋骨，祛风散寒除湿，活血祛瘀止痛之功。

外用药末先用水蒸煮再用醋调和目的是使中药有效成分能够充分浸出，并起到疏通、祛毒和有利于药性发挥的作用。采用热水袋加压可促进局部血液循环，毛孔开放增进皮肤对药液的吸收，直达病所，且减轻组织粘连，加速炎性物的消除，加速新陈代谢，从而达到治疗目的。

76. 柔筋通络汤

【组成】黄芪50 g，白芍20 g，鹿角霜（包煎）20 g，当归15 g，桑寄生15 g，豨莶草15 g，葛根15 g，羌活15 g，独活15 g，姜黄15 g，川芎12 g，桂枝10 g，甘草5 g。

【功效】益气补血，温通经络，祛风除湿止痛。

【主治】肩关节周围炎属气血亏虚，阳虚寒凝，风湿阻痹经脉关节者。

【用法】每日1剂，水煎分服2次。10日为1个疗程。

【加减】痛甚者，加制乳香15 g，制没药15 g；血虚者，加鸡血藤20 g；寒甚者，加淫羊藿15 g，乌药12 g；热甚者，加知母15 g。

【方解】方中重用黄芪补气；当归补血；白芍养血缓急止痛，配甘草增加通痹止痛之力；取羌活、独活、桂枝、豨莶草、葛根祛风除湿，温经通络止痛之功，皆为治上肢疼痛之要药；川芎、姜黄活血行气，通络止痛；鹿角霜补肾助阳祛寒，强筋健骨，性偏收敛，可收敛关节腔内的黏液水肿；桑寄生有祛风湿，补肝肾，强筋健骨之用。诸药合用，共奏益气补血，温通经络，祛风除湿止痛之功，达到标本兼治之效。

77. 身痛逐瘀通络汤

【组成】桃仁12 g，当归12 g，五灵脂（包煎）12 g，香附12 g，地龙12 g，姜黄12 g，桑枝12 g，秦艽10 g，羌活10 g，制没药10 g，红花10 g，川芎10 g。

【功效】理气活血祛瘀，散寒宣痹通络。

【主治】肩关节周围炎属气血瘀滞，寒凝痹阻经脉关节者。

【用法】每日1剂，水煎分服2次。

【加减】肩痛天冷加剧，得热痛减明显者，加制附子（先煎）10 g，干姜5 g；肩部重着、麻木疼痛、经脉拘挛者，加白术12 g，茯苓12 g，伸筋草15 g；痛有定处，日轻夜重，舌有瘀点或瘀斑者，加延胡索12 g，蒲黄（包煎）15 g，制乳香10 g；肩痛日久，肩关节僵硬，腰酸膝软，舌淡胖，脉细无力者，酌加桑寄生15 g，鸡血藤20 g，黄芪15 g，白花蛇10 g；前伸受限明显者，加白芷12 g；后屈受限明显者，加柴胡12 g。

【方解】方中川芎、当归、桃仁、红花、制没药有活血祛瘀，理气止痛作用；配秦艽、羌活、地龙、桑枝通络宣痹；姜黄散寒通经。全方配伍，共奏祛瘀通络，除痹止痛之功效，用之肩痹可谓效专。

78. 身痛逐瘀舒筋汤

【组成】当归12 g，杜仲12 g，地龙12 g，补骨脂12 g，桑寄生12 g，川芎12 g，牛膝12 g，桃仁10 g，羌活10 g，秦艽10 g，红花10 g，制没药10 g，五灵脂（包煎）10 g，香附10 g，木香10 g，甘草10 g。

【功效】补益肝肾，活血祛瘀，祛风除湿，舒筋活络。

【主治】肩关节周围炎属肝肾亏虚，风湿瘀血阻痹经脉关节者。

【用法】每日1剂，水煎分服2次。

【方解】方中杜仲、补骨脂、桑寄生补肝肾，强筋骨；川芎、当归、没药、桃仁、红花活血祛瘀；牛膝、五灵脂行血舒络，通痹止痛；地龙通经活络，力专善走，周行全身，以行药力；秦艽、羌活祛风除湿；香附、木香行气活血；甘草调和诸药。全方配伍，共奏补益肝肾，活血祛瘀，祛风除湿，舒筋活络之功效。

79. 温经通络散寒汤

【组成】威灵仙15 g，当归15 g，川芎15 g，桂枝15 g，桑枝15 g，羌活15 g，延胡索12 g，海风藤12 g，炮穿山甲（先煎）10 g，制川乌（先煎）10 g，制草乌（先煎）10 g，全蝎10 g。

【功效】温经散寒，活血通络，消肿止痛。

【主治】肩关节周围炎属寒凝血瘀阻痹经脉关节者。

【用法】每日1剂，水煎分服2次。同时，另用苏木30 g，土茯苓30 g，海风藤30 g，桂枝25 g，姜黄25 g，蜈蚣2条。装袋扎口放药锅内加水煎煮30分钟，先热熏患处，待药温适宜后，用药汁擦洗局部至潮红，再把药袋放置患处热敷，边敷边活动患肩。每日2次，1日1剂。内服、外敷均以15日为1个疗程。

【加减】寒湿重者，加制附子（先煎）10 g，干姜10 g；血瘀重或有外伤者，加苏木15 g，制乳香10 g，制没药10 g。

【方解】方中制川乌、制草乌、桂枝温经散寒；威灵仙、桑枝、羌活祛风除湿；当归、川芎、延胡索活血止痛；炮穿山甲、全蝎通经活络。外用中药熏洗，可促使皮下组织血管扩张，使局部气血运行通畅，加速炎症消退，并有止痛作用。中药内服加外用，温经散寒，活血通络，消肿止痛，故疗效显著。

80. 血府逐瘀汤

【组成】木瓜30 g，当归20 g，赤芍20 g，桔梗15 g，柴胡15 g，桃仁12 g，川芎12 g，红花10 g，枳壳10 g，桂枝10 g，牛膝10 g，乌药10 g，甘草10 g。

【功效】理气活血化瘀，温经散寒止痛。

【主治】肩关节周围炎属气滞血瘀，寒凝

阻痹经脉关节者。

【用法】每日1剂，水煎分服2次。15日为1个疗程。

【方解】王氏谓："周身之气，通而不滞，血活而不瘀，气通血活何虑疾病不除。"血府逐瘀汤是清代王清任《医林改错》中活血化瘀、疏肝理气的著名方剂之一。方中柴胡、枳壳、赤芍、甘草宗《伤寒论》四逆散之义，疏肝达郁，运转气机，气行则血行，从根本上去除瘀血；当归养血滋阴，逐瘀无耗阴血之虑；桔梗引药上行至胸中血府，直攻邪之所在，助宣畅胸中之气；牛膝引药下行，令上焦之瘀血下达，开邪之出路；佐以木瓜、桂枝等舒筋通路。全方共奏活血化瘀，温经止痛之效。

【药理】现代药理学研究发现，本方活血化瘀作用主要是可以改变血液的流变性，降低血液的黏、浓、聚、凝状态。临床药理研究表明，川芎主要有较强的扩血管作用；赤芍具有抗血小板凝聚作用；红花能增加血管通透性；当归能提高红细胞表面电荷，使之不易凝聚等。合方之后作用协同，共同起到降低血液黏度、减轻微循环障碍，改善组织器官血液循环，从而增加其血氧灌注。其活血化瘀作用从全血黏度比、血浆黏度比、红细胞压积、血沉、纤维蛋白原等血流变学指标在使用本方前后的变化，可以清楚认识到其"活"的实质，"化"的意义。

81. 益气养血散寒汤

【组成】黄芪15 g，当归12 g，杜仲12 g，牛膝12 g，延胡索12 g，白芍12 g，炮穿山甲（先煎）10 g，制附子（先煎）10 g，地龙10 g，细辛3 g，全蝎5 g，干姜5 g，甘草5 g。

【功效】益气养血，温经散寒，通络止痛。

【主治】肩关节周围炎属气血亏虚，寒凝阻痹经脉关节者。

【用法】每日1剂，水煎分服2次。

【方解】方中当归补血活血，调经止痛；杜仲补益肝肾，强筋壮骨；全蝎祛风、止痉、通络；牛膝活血祛瘀，补肝肾，强筋骨；延

胡索活血化瘀，行气止痛；黄芪补气固表；细辛祛风散寒，止痛通窍；白芍缓中止痛；炮穿山甲活血通络，祛风止痛；制附子逐风散寒；地龙熄风止痉；干姜回阳通脉；甘草补脾益气，缓急止痛。诸药合用，共奏益气养血，温经散寒，通络止痛的功效。

82. 益气养荣汤

【组成】熟地黄30 g，黄芪30 g，党参15 g，白芍15 g，茯苓15 g，当归12 g，威灵仙12 g，羌活12 g，川芎10 g，白术10 g，柴胡10 g，牡丹皮10 g，桂枝10 g，甘草5 g。

【功效】益气养血，祛风散寒除湿，活血通络。

【主治】肩关节周围炎属气血亏虚，风寒湿痹，瘀血阻络者。

【用法】每日1剂，水煎分服2次。

【方解】方中熟地黄补精养血，桂枝温经通络为主药；黄芪、党参补中益气，生津养血；当归补血活血；川芎行气活血，与当归配伍增强活血散瘀止痛之功；柴胡和解表里，疏肝开阳；白芍养血敛阴，柔肝止痛为辅；佐以茯苓健脾安神；羌活解表散寒，祛风胜湿；白术健脾和中，燥湿利水；牡丹皮活血散瘀，甘草益气补脾，调和诸药。诸药合用，共奏益气养血，祛风散寒除湿，活血通络之功。

83. 益气除痹汤

【组成】威灵仙15 g，当归15 g，桑枝15 g，黄芪15 g，海风藤15 g，红花12 g，赤芍12 g，防风12 g，秦艽12 g，羌活10 g，桂枝10 g，姜黄10 g，川芎10 g，甘草5 g，生姜3片。

【功效】益气活血，驱风散寒，助阳利湿，扶正通络。

【主治】肩关节周围炎属气虚血瘀，风寒湿邪阻痹经脉关节者。

【用法】每日1剂，水煎分服2次。

【加减】湿邪明显者，加苍术12 g，薏苡仁15 g；畏寒肢冷、寒重者，去秦艽，加制川乌（先煎）5 g，制草乌（先煎）5 g，制附子（先煎）10 g；阴血不足者，加制何首乌12 g；

阴虚兼热者，加生地黄15 g，牡丹皮12 g；气虚而倦怠少力者，加白术12 g，党参20 g；肝肾亏虚者，加杜仲12 g，桑寄生15 g；久病顽固者，加细辛5 g；肩臂麻木者，加白芥子10 g。

【方解】方中用黄芪、甘草益气；防风、羌活疏风除湿；当归、赤芍、川芎和营活血；姜黄、红花理血中之滞，祛除寒湿；生姜为引，和营卫达腠理；桂枝、桑枝温经通阳利关节而除痹痛；威灵仙为祛除上肢痹证之要药；海风藤、秦艽，一偏温一偏凉，有辅助祛风除湿之功，因药性不烈，寒热辨证不明显者可同时应用。该方辨证周到，用量主次分明，除祛风胜湿之外，更辅以益气和营，活血化瘀，散寒通滞。并将各种临症加减情形慎思设计，体现法度严谨全面，故能稳步取效。

84. 益气复原汤

【组成】黄芪50 g，桑枝20 g，白芍18 g，当归15 g，川芎15 g，姜黄15 g，羌活12 g，炮穿山甲（先煎）10 g，桂枝10 g，制乳香10 g，制没药10 g，甘草10 g。

【功效】益气养血，祛风除湿散寒，温经活血止痛。

【主治】肩关节周围炎属气血亏虚，风寒湿痹，瘀血阻络者。

【用法】每日1剂，水煎分服2次。10日为1个疗程。药渣装布袋，放置患处热敷30分钟（药渣凉后可蒸热或用微波炉加热再用），边敷边活动患肩。

【加减】寒偏盛者，加制川乌（先煎）10 g，细辛5 g；湿盛者，加防己15 g，薏苡仁30 g；瘀血者，加丹参25 g，红花10 g。

【方解】本方乃黄芪桂枝五物汤合活络效灵丹化裁而成。方中重用黄芪补气；当归补血；白芍养血，配甘草缓急止痛；羌活、桂枝、桑枝皆走上肢，有祛风除湿，温经止痛之功；川芎、姜黄、炮穿山甲、制乳香、制没药舒筋通络，活血止痛。诸药合用，共奏益气养血，祛风除湿散寒，温经活血止痛之功，达到标本兼治之功效。取药渣热敷患处，可改善患处血液循环，加速无菌性炎症的吸

收。患者加大肩关节的活动幅度，也有利于本病的恢复。

85. 益肾活血通痹汤

【组成】黄芪15 g，丹参15 g，枸杞子15 g，山茱萸12 g，生地黄12 g，延胡索12 g，桂枝10 g，三七10 g，甘草5 g。

【功效】补肾活血，活络通痹。

【主治】肩关节周围炎属肾虚血瘀阻痹经脉关节者。

【用法】每日1剂，水煎分服2次。15日为1个疗程。

【方解】方中枸杞子味甘性平，归肝、肾经，有平补肝肾之功，《本经》记载："主五内邪气，周痹风湿，久服坚筋骨"；山茱萸酸微温质润，归肝、肾经，其性温而不燥，补而不峻，既能补肾益精，又能温肾助阳，《本经》："温中，逐寒湿痹"，《药性论》谓其："补肾气，兴阴道，填精髓"；二药合用共为君。三七味甘微苦性温，善活血定痛，《医学衷中参西录》："三七……善化瘀血……化瘀血而不伤新血，允为理血之妙品"；丹参味苦，性微寒，功能活血通经，《日华子本草》："通利关脉，治……骨节疼痛，四肢不遂"，与三七同用则加强活血之功；生地黄养阴生津，《本经》："主折跌绝筋……逐血痹，填骨髓"，以助君药补肾之功；此三药合而为臣。黄芪补中益气，脾健则气血生化有源，四肢筋骨关节得以濡养；延胡索活血定痛；桂枝疏风解表、温通筋脉，性温以制诸药之寒凉，是为佐辅之剂。甘草缓和药性，调和诸药，故为使药。纵观全方，补而不留邪，散而不伤正，攻补兼施，内外合治，共奏补肾活血，活络通痹之功。

【药理】现代药理学研究发现，方中枸杞子提取物能有效提高心、脑组织超氧化物歧化酶（SOD）活性，降低过氧化脂质（LPO）和脂褐素含量，具有明显的抗氧化、抗自由基作用；三七有效成分三七总皂苷能明显抑制卡拉胶诱导的白细胞数升高和蛋白渗出，有抗炎作用；丹参不仅能明显降低全血黏滞度；还能明显改善红细胞聚集功能；黄芪对黄嘌呤（X）-黄嘌呤氧化酶（XO）体系以及

非酶体系产生 O_2 有明显抑制作用，提示其抗氧自由基作用可能是其抗关节炎作用的机制之一；生地黄能调节免疫；桂枝有解热、镇痛、抗炎作用，能提高痛阈值。

86. 秦艽五藤豨仙汤

【组成】黄芪15 g，鸡血藤15 g，海风藤15 g，忍冬藤15 g，络石藤15 g，青风藤15 g，臭梧桐15 g，当归12 g，白芍12 g，威灵仙12 g，秦艽12 g，豨莶草12 g，羌活10 g，独活10 g，防风10 g，甘草5 g。

【功效】祛风除湿散寒，益气养血通络。

【主治】肩关节周围炎属气血亏虚，风寒湿邪阻痹经脉关节者。

【用法】每日1剂，水煎分服2次。

【加减】痛甚者，加制附子（先煎）12 g，制川乌（先煎）10 g，细辛2 g；运动严重受限者，加伸筋草15 g，透骨草15 g，木瓜12 g；关节肿胀者，加薏苡仁20 g，萆薢10 g，防己12 g；腰膝酸软无力者，加杜仲15 g，桑寄生15 g，狗脊12 g；病久者，酌加三棱10 g，莪术10 g，地龙10 g，土鳖10 g，蜈蚣5 g。

【方解】方中用秦艽、鸡血藤、忍冬藤、络石藤、青风藤、海风藤、豨莶草、威灵仙、臭梧桐、羌活、独活、防风祛风除湿散寒止痛；当归、白芍、黄芪、甘草益气养血通络；白芍配甘草尚能缓急止痛。诸药合用，共奏祛风除湿散寒，益气养血通络之功效。如此标本兼顾，攻补兼施，切中病机，故疗效满意。

87. 疏风通痹汤

【组成】黄芪15 g，当归15 g，丹参15 g，羌活15 g，延胡索15 g，防风12 g，桂枝12 g，白术10 g，苦参10 g，秦艽10 g，麻黄5 g，甘草5 g。

【功效】疏风养血活血，益气散湿通痹。

【主治】肩关节周围炎属气虚血瘀，风湿内盛阻痹经络者。

【用法】每日1剂，水煎分服2次。15日为1个疗程。

【方解】方中羌活、防风疏散外风；桂枝、麻黄疏风解表；当归、丹参养血活血；白术、黄芪、苦参、秦艽补中益气，散湿通痹；延胡索止痛；甘草缓和药性，调和诸药。纵观全方，散而不伤正，补而不留邪，攻补兼施，扶正祛邪，共奏疏风养血活血，益气散湿通痹之功。

88. 肩痛灵汤

【组成】生黄芪60 g，当归40 g，赤芍20 g，白芍20 g，制何首乌20 g，络石藤15 g，威灵仙15 g，桂枝10 g，羌活10 g，地龙10 g，制川乌（先煎）10 g，制草乌（先煎）10 g。

【功效】温补通滞，祛风除湿，活血化瘀。

【主治】肩关节周围炎属气虚寒凝血瘀，风湿阻痹经脉关节者。

【用法】每日1剂，水煎分服2次。7日为1个疗程。

【加减】阴虚口干舌红少苔者，去制川乌、制草乌、桂枝，加生地黄20 g，桑枝15 g；寒湿舌淡苔白腻者，加苍术12 g；湿热舌苔黄腻者，去桂枝，加桑枝30 g，生白术20 g；气滞血瘀，舌暗脉涩者，加丹参15 g，制乳香10 g，制没药10 g。

【方解】方中以黄芪、当归温补气血为主药；配白芍、制何首乌柔肝养血；赤芍、桂枝、地龙以活血温经通络，引药达肩部和上肢；佐制川乌、制草乌、络石藤以祛风除湿止痛。诸药配合，共奏温补通滞，祛风除湿，活血化瘀，松解粘连，恢复血运，消除疼痛之功。

89. 肩周灵汤

【组成】炙黄芪25 g，葛根20 g，丹参15 g，白芍15 g，桑枝15 g，当归12 g，伸筋草12 g，炙甘草12 g，桂枝10 g，姜黄10 g，羌活10 g，黑枣10 g，大枣10 g，全蝎（研末冲服）3 g。

【功效】散寒除湿，补益气血，祛风通络，舒经缓急止痛。

【主治】肩关节周围炎属气血亏虚，风寒湿痹，经脉挛急者。

【用法】每日1剂，水煎分服2次。

【方解】方中桂枝、姜黄、羌活、葛根辛甘发散，祛风散寒为君药，有蠲痹之意；桑枝、伸筋草相伍，祛风散寒，舒经活络，并有引经之意；黄芪、当归、白芍、丹参、全蝎辛甘微温，补气补血，活血散瘀，气运则血行，血行则痹自除、痛可止；黑枣、大枣、炙甘草补气血也和中，缓急止痛。诸药合并共奏散寒除湿，补益气血，祛风通络，舒经缓急止痛之功。

90. 肩凝汤

【组成】桑椹20 g，桑寄生15 g，杜仲15 g，当归15 g，白芍15 g，白术15 g，茯苓15 g，淫羊藿15 g，牛膝12 g，熟地黄12 g，陈皮12 g，人参10 g，桂枝10 g，甘草5 g。

【功效】补肝肾，健脾胃，益气血，祛风湿。

【主治】肩关节周围炎属肝肾脾胃亏虚，气血不足者。

【用法】每日1剂，水煎分服2次。另用透骨草30 g，伸筋草30 g，海桐皮30 g，羌活30 g，当归15 g，红花15 g，续断15 g，桂枝15 g，制没药15 g，防风15 g，制乳香15 g，花椒15 g，陈醋30 mL煎水熏洗患处，每次30分钟，每日1次。

【方解】方中桑寄生、杜仲、淫羊藿、牛膝共同起祛风湿，补益肝肾，强壮筋骨之功；当归、熟地黄、白芍、桑椹养血活血，濡养筋脉；人参、白术、茯苓、陈皮、甘草补气健脾，调配诸药，运于全身；桂枝温通经脉，同时引诸药于上肢，贯通肢节，使诸药直达病所。诸药合用，共奏补肝肾，健脾胃，益气血，祛风湿之功。

91. 肩凝解肌汤

【组成】黄芪20 g，当归20 g，葛根20 g，五加皮15 g，牛膝12 g，白芷12 g，白芍12 g，杜仲12 g，人参10 g，独活10 g，羌活10 g，桂枝10 g，荆芥10 g，川芎10 g，木瓜10 g，蜈蚣2条 。

【功效】补益气血，祛风除湿温经，解肌熄风。

【主治】肩关节周围炎属气血亏虚，风寒湿痹，筋经痉挛动风者。

【用法】每日1剂，水煎分服2次。

【方解】方中人参、黄芪补益气血；桂枝、荆芥、白芷归肝、脾、膀胱经，祛风解肌，温经止痛；独活、羌活、木瓜、五加皮为祛风除湿之要药，有舒筋活络，松筋骨拘挛之功效；川芎、当归、蜈蚣活血熄风止痉，解肌散结，通络止痛；葛根辛凉解表，与桂枝等配伍祛风解肌。诸药合用，共奏补益气血，祛风除湿温经，解肌熄风之功。

92. 肩凝缓急汤

【组成】白芍100 g，延胡索50 g，黄芪40 g，当归30 g，苏木30 g，羌活30 g，炙甘草20 g，秦艽15 g，制附子（先煎）15 g，桂枝15 g，地龙15 g，白芥子10 g，全蝎5 g，蜈蚣2条。

【功效】益气养血活血，祛风除湿散寒，化痰活血通络。

【主治】肩关节周围炎属气血亏虚，风寒湿痹，痰瘀阻络者。

【用法】每日1剂，水煎分服3次。治疗期间停服其他药物，并忌食辛辣、肥甘、酸冷之品，注意保暖。

【加减】疼痛时向前臂、上臂放射者，加威灵仙30 g，桑枝20 g；乏力甚者，黄芪用量加至100 g；肩项疼痛者，加葛根60 g；冷痛甚者，加制川乌（先煎）10 g。

【方解】方中黄芪配当归益气、养血、活血；羌活、秦艽祛风除湿；桂枝长于祛风并能温经通脉，为治上肢要药；制附子温经散寒定痛；白芥子化痰通络；苏木、地龙活血通络；全蝎、蜈蚣入络搜剔；重用白芍配甘草缓急止痛，并重用延胡索加强止痛作用，使疼痛迅速缓解。诸药合用温而不燥，散寒而不伤阴，活血而不耗血，标本同治，可使风寒湿尽除，经脉畅通，病患得以快速消除。

93. 肩舒汤

【组成】川芎15 g，当归尾15 g，羌活15 g，白芷12 g，赤芍12 g，海藻10 g，昆布10 g，石菖蒲10 g，细辛5 g。

【功效】祛风散寒消痰，活络软坚蠲痹。

【主治】肩关节周围炎属风寒痰瘀闭阻经脉关节者。

【用法】每日1剂，水煎分服2次。

【方解】方中川芎辛香行散，温通经脉，既能活血祛瘀，又能开郁止痛，为血中气药，具有通达气血之功，与当归尾配伍，增强活血散瘀、行气止痛之功；羌活解表散寒、祛风除湿，止痛尤以上半身疼痛更为适用，长于治疗风寒湿邪侵袭所致的肢节疼痛、肩背酸痛，三者共为君药；白芷辛温燥散，芳香走窜，有祛风除湿、通络止痛之功，赤芍祛瘀行滞并缓解疼痛，二者共为臣药；海藻咸寒，有消痰散结之功，与昆布并用，以增强其软坚散结之效，共为佐药；细辛通窍止痛，祛风散寒，对肢体疼痛尤宜；石菖蒲燥湿，辛开温通，芳香走窜，止痛宁心，二药共为使药。诸药合用，共奏祛风散寒，活络蠲痹之功。

【药理】现代药理学研究发现，方中羌活、白芷均有解热、消炎、镇痛作用；海藻、昆布具有抗凝血、抗肿瘤作用；细辛、石菖蒲具有镇静、镇痛作用。

94. 肩舒散寒汤

【组成】熟地黄30 g，生白芍30 g，黄芪30 g，葛根30 g，桑枝20 g，威灵仙15 g，当归12 g，白芥子10 g，羌活10 g，麻黄10 g，肉桂5 g，炮姜炭5 g，甘草5 g。

【功效】补肾散寒，补气行血，温经化痰。

【主治】肩关节周围炎属肾虚寒凝，痰瘀互结阻痹经脉关节者。

【用法】每日1剂，水煎分服2次。7日为1个疗程。

【加减】内寒凝滞者，加细辛5 g，制延胡索20 g；肝肾亏损者，加淫羊藿15 g，补骨脂12 g。

【方解】方中以熟地黄、淫羊藿、补骨脂、麻黄补肾散寒；重用黄芪意在补气行血；羌活、生白芍、葛根、桑枝温经通络；威灵仙、白芥子化痰消结。诸药合用，共奏补肾散寒，补气行血，温经化痰之功。

95. 肩舒通络汤

【组成】桑枝20 g，当归15 g，葛根15 g，白芍15 g，桂枝12 g，羌活12 g，防风10 g，川芎10 g，甘草10 g。

【功效】祛风散寒，养血通络。

【主治】肩关节周围炎属血虚风寒阻痹经脉关节者。

【用法】每日1剂，水煎分服2次。7日为1个疗程。

【加减】风寒湿者，加细辛5 g，苍术10 g，独活12 g；瘀血阻滞者，加桃仁12 g，红花10 g；气血亏虚者，加黄芪30 g，党参15 g，熟地黄18 g；疼痛较甚者，加制乳香10 g，制没药10 g。

【方解】方中以桂枝、羌活、防风祛风散寒为君；以当归、白芍、川芎养血通络为臣；佐以桑枝、葛根通络解痉；以甘草缓急止痛，调和诸药为使。诸药合用，共奏祛风散寒，养血通络之效。

【药理】现代药理学研究发现，方中羌活、白芍、当归具有较明显的镇痛、抗炎作用，对物理和化学刺激致痛均有较好的镇痛作用；当归、川芎具有明显扩张血管、改善微循环的作用。全方具有降低毛细血管通透性，较好的抗炎作用。

96. 肩痹汤

【组成】豨莶草20 g，黄芪18 g，海桐皮18 g，姜黄18 g，威灵仙15 g，当归12 g，赤芍12 g，羌活10 g，防风10 g，甘草5 g，生姜5片，大枣4枚。

【功效】疏风散寒祛湿，逐瘀解凝壮筋。

【主治】肩关节周围炎属风湿痹阻，寒凝瘀滞经脉者。

【用法】每日1剂，水煎分服2次。20日为1个疗程。

【加减】项背强痛者，加秦艽12 g，葛根15 g；寒湿偏盛，肢指冰冷或肿痛者，加制附子（先煎）10 g，桂枝10 g，薏苡仁15 g，防己12 g。

【方解】方中羌活、防风散寒；威灵仙、海桐皮、豨莶草祛风湿，通经络，利筋骨；

赤芍和血消炎镇痛；当归逐瘀解凝，旺盛新陈代谢；姜黄治风痹臂痛；黄芪助气壮筋骨；甘草、大枣缓和筋肉之紧张疼痛。综合诸药，既能疏风散寒祛湿，又能消炎逐瘀解凝，壮筋骨。从原因着手治疗，风湿去而气血调和，关节利而筋骨健壮，痹痛之症自烟消云散矣。

97. 肩痹通汤

【组成】葛根20 g，鸡血藤15 g，桑寄生15 g，续断15 g，威灵仙12 g，当归12 g，延胡索12 g，白芍12 g，羌活10 g，制附子（先煎）10 g，桂枝10 g，红花10 g，干姜10 g，甘草10 g，大枣5枚。

【功效】补益肝肾，散寒祛风胜湿，活血化瘀。

【主治】肩关节周围炎属肝肾亏虚，风寒瘀血阻痹经脉关节者。

【用法】每日1剂，水煎分服2次。10日为1个疗程。

【方解】方中桑寄生、续断补肝肾，强筋骨，祛风湿，利血脉；桂枝祛风解表散寒，温通经络，白芍养血敛阴，营养筋脉，二者相合调和营卫；葛根发表解肌，升发清阳之气，擅治项背强痛；羌活、威灵仙散寒祛风胜湿，通络止痹痛，其中羌活治上半身痹痛尤佳；制附子、干姜温里驱寒；当归、鸡血藤补血活血，舒筋活络；红花、延胡索活血化瘀，行气止痛；大枣补脾益胃养血，缓和药性；甘草益气补中，缓急止痛，调和诸药。全方配伍针对病机，共奏补益肝肾，散寒祛风胜湿，活血化瘀之功。

【药理】现代药理学研究发现，方中葛根能扩张血管，抑制血小板聚集，对异常改变的血液流变性具有明显的干预作用，能改善血液的浓、黏、聚状态；羌活、威灵仙具有明显的解热镇痛，抗炎，抗过敏作用；延胡索能抗炎、抗菌、抑制血小板聚集，具有很好的镇痛作用。

98. 肩痹温经汤

【组成】黄芪30 g，桑枝15 g，姜黄15 g，淫羊藿12 g，当归12 g，羌活12 g，桂枝10 g，独活10 g，防风10 g，杜仲10 g。

【功效】温经养血，祛风除湿散寒，活血止痛。

【主治】肩关节周围炎属气虚血瘀，风寒湿邪阻痹经脉关节者。

【用法】每日1剂，水煎分服2次。10日为1个疗程。药渣拌醋蒸热，外敷患肩，热敷后加强功能锻炼。

【加减】痛甚者，加制乳香10 g，制没药12 g；气虚者，加党参15 g，女贞子12 g；血虚者，加鸡血藤30 g；血瘀重者，加桃仁10 g，红花10 g，地龙12 g；寒甚者，加制附子（先煎）15 g，麻黄10 g，细辛3 g。

【方解】方中用补气圣药黄芪为君；补血活血之佳品当归、鸡血藤为臣；佐桂枝、桑枝温经通脉，助阳化气调和营卫，引经上行；羌活、独活、防风均有温经散寒，祛风除湿，活络止痛之功，是行、痛、着痹的必用药；制附子、麻黄、细辛温通经脉，散寒除湿止痛；姜黄则有通络止痛，祛风疗痹之功；淫羊藿、杜仲温补肝肾，壮筋骨。诸药合用，有较强的温经养血，祛风除湿散寒，活血止痛的功效。同时配合药渣拌醋蒸热，外敷患肩，内外同治，进一步促进药物透过皮肤屏障，最大限度地进入病变部位，改善血液循环，发挥其对局部和全身的治疗作用。

99. 肩痹养血汤

【组成】黄芪30 g，白芍30 g，鸡血藤15 g，伸筋草15 g，姜黄15 g，桑枝15 g，当归12 g，羌活12 g，防风12 g，秦艽12 g，威灵仙12 g，川芎12 g，桂枝10 g，甘草5 g。

【功效】补气养血活血，祛风散寒除湿。

【主治】肩关节周围炎属气虚血亏，瘀血风寒湿邪阻痹经脉关节者。

【用法】每日1剂，水煎分服2次。

【加减】风盛者，加白芷12 g；畏寒者，加制川乌（先煎）10 g，制草乌（先煎）10 g，细辛5 g；湿重者，加薏苡仁15 g，苍术12 g，防己10 g；局部刺痛者，酌加制乳香10 g，制没药10 g，红花10 g，桃仁12 g，延胡索15 g，土鳖10 g，炮穿山甲（先煎）10 g；病程长顽固难愈者，酌加地龙10 g，乌梢蛇10 g，蜈蚣5 g，全蝎5 g；前屈受限明显者，加白芷12 g；后伸受限明显者，川芎用量加至15 g。

【方解】方中当归、川芎、鸡血藤、白芍为补血活血之品，血弱而风中也，血行而风自灭；桂枝能解肌发汗，为温经通阳之解表药，《药品化义》谓："桂枝专行上部肩臂，能领药至痛处。"羌活、防风、伸筋草、威灵仙、秦艽主要用于风、寒、湿侵袭机体所致的肢节疼痛、肩背酸痛，具有祛风寒除湿邪的作用。白芍、甘草配伍具有缓急止痛之功，尤其适合肩部肌肉痉挛疼痛较剧者，甘草有调和诸药的作用；黄芪补气养血；姜黄外胜风湿，内破瘀血，善疗肩臂之疾，对风湿痹痛有独特的疗效；桑枝祛风活络，通利关节，主要用于风湿肢节疼痛，四肢拘挛等，尤宜于上肢痹痛。诸药合用，共奏补气养血活血，祛风散寒除湿之功。

100. 肩痹活血汤

【组成】羌活10 g，桑枝20 g，松节15 g，伸筋草15 g，黄芪15 g，桂枝10 g，秦艽10 g，姜黄10 g，威灵仙15 g，海桐皮12 g，当归12 g，川芎10 g，鸡血藤15 g，赤芍15 g，白芍15 g，甘草5 g。

【功效】祛风散寒除湿，补血活血通络。

【主治】肩关节周围炎属风寒湿痹，血虚血瘀阻络者。

【用法】每日1剂，水煎分服3次。15日为1个疗程。药渣入锅微炒，加适量白酒，用布包好，热敷肩部。

【加减】热甚者，去黄芪、桂枝、川芎，加石膏20 g，知母12 g；寒甚者，加制川乌（先煎）10 g，制草乌（先煎）10 g，细辛5 g；痰湿盛者，去白芍，酌加薏苡仁15 g，苍术12 g，白芥子10 g，法半夏10 g；痛甚者，加五灵脂（包煎）12 g，制乳香10 g，制没药10 g；阴血亏损者，去赤芍、川芎、姜黄、桂枝、海桐皮，加熟地黄15 g，黄精12 g，枸杞子12 g；有外伤者，加红花10 g，三七（研末冲服）5 g。

【方解】方中羌活、桑枝、松节、伸筋草、秦艽、桂枝、姜黄散寒邪，祛风湿，舒筋骨，通经络，利关节，止疼痛，为风寒湿

痹，久痹顽痹，筋脉拘急，屈伸不利之要药；海桐皮、姜黄、松节兼能活血行瘀，通经止痛，主治风寒湿邪，气血瘀滞之关节疼痛，屈伸不利；当归、川芎、赤芍、白芍、鸡血藤补血活血，祛瘀止痛，疏通经络；黄芪补正气，治营卫气血不足之痹证虚劳；甘草调和诸药，缓急止痛。诸药合用，共奏祛风散寒而除湿，活血通络而止痛之功，更有标本兼顾之用，以此达到满意的疗效。

101. 肩痹强筋汤

【组成】龟甲（先煎）15 g，熟地黄15 g，杜仲15 g，狗脊15 g，当归12 g，桑枝12 g，丹参12 g，秦艽12 g，白芍12 g，海风藤12 g，络石藤12 g，生姜10 g，大枣10 g，炙甘草10 g。

【功效】滋养肝肾，强筋壮骨，祛风除湿，散寒止痛。

【主治】肩关节周围炎属肝肾亏虚筋骨失养，风寒湿邪阻痹经脉关节者。

【用法】每日1剂，水煎分服2次。

【加减】偏风盛者，加白芷10 g，羌活12 g；湿盛者，加苍术12 g，黄柏10 g；瘀血盛者，加自然铜10 g，三七（研末冲服）5 g；肾阳虚者，加淫羊藿15 g，巴戟天12 g；痹痛日久者，加乌梢蛇12 g，白花蛇10 g。

【方解】方中龟甲、熟地黄、杜仲入肝肾经，有滋补肝肾，填精益髓，强筋壮骨，阴阳双补之功为君药；当归、桑枝、秦艽、丹参、白芍、海风藤、络石藤集补肝、柔肝、平肝于一体，有养血，祛风除湿，散寒止痛之功为臣药；生姜、大枣调和营卫为佐药；炙甘草调和诸药为使药。全方共奏滋养肝肾，强筋壮骨，祛风除湿，散寒止痛之效。充分体现中医内外兼顾、标本兼治的整体治疗理念，以及治疗疾病中"正气存内，邪不可干"的重要性、科学性，是治疗疾病的疗效保证。

102. 肩痹复原汤

【组成】丹参30 g，姜黄12 g，全当归12 g，鸡血藤12 g，生黄芪12 g，制何首乌12 g，桑寄生12 g，杜仲12 g，桑枝12 g，桃仁10 g，川芎10 g，制没药10 g，炒延胡索

10 g，玄参10 g，土鳖10 g，桂枝10 g，制南星5 g。

【功效】活血祛瘀通络，补益肝肾气血。

【主治】肩关节周围炎属肝肾气血亏虚，瘀血阻痹经脉关节者。

【用法】每日1剂，水煎分服2次。20日为1个疗程。

【方解】方中丹参活血祛瘀，通利关节，祛风疗痹，且性味苦凉，于全方中缓和诸药辛温热燥；姜黄破血行气，通经止痛，祛风疗痹，长于治疗肩臂掣痛，二药量大力专共为君药。土鳖、桃仁、川芎、鸡血藤活血化瘀，祛风通络；炒延胡索、制没药、制南星、玄参活血止痛，消肿散结；桂枝、桑枝温阳散寒通经，祛风湿利关节，适用于治疗肩臂关节疼痛麻木；生黄芪、全当归益气养血；桑寄生、杜仲、制何首乌补肝肾，强筋骨，俱为臣佐之品。诸药合用，共奏活血祛瘀通络，补益肝肾气血之功。

103. 肩痹解凝汤

【组成】威灵仙15 g，丹参15 g，姜黄12 g，延胡索12 g，羌活10 g，独活10 g，川芎10 g，藁本10 g，防风10 g，制附子（先煎）10 g，杏仁10 g，延胡索10 g，桂枝10 g，甘草5 g。

【功效】温经散寒，祛风除湿，活血化瘀。

【主治】肩关节周围炎属寒凝血瘀，风湿阻痹经脉关节者。

【用法】每日1剂，水煎分服2次。10日为1个疗程。

【方解】方中羌活驱散风寒；独活祛风湿而利关节；川芎、丹参活血化瘀兼通气血；延胡索、姜黄理血中之气；防风、藁本疏肌解表而发汗；桂枝长于祛风和血，为治上肢要药；威灵仙散寒行气，善走经络；杏仁宣上而通肺气；制附子温经散寒定痛；甘草调和诸药，以缓诸药辛散之性。诸药合用，共奏温经散寒，祛风除湿，活血化瘀之功。使风、寒、湿邪尽除，瘀化血畅，凝滞得通。

104. 肩痹舒胶囊

【组成】黄芪30 g，当归20 g，党参20 g，续断15 g，熟地黄15 g，白芍12 g，牛膝12 g，秦艽12 g，茯苓12 g，杜仲12 g，独活10 g，川芎10 g，防风10 g，桂枝10 g，甘草10 g，细辛5 g。

【功效】益肝肾，补气血，祛风湿。

【主治】肩关节周围炎属肝肾气血亏虚，风湿阻痹经脉关节者。

【用法】将诸药共研为细末，装入胶囊。1次服3粒，1日2次，饭后温开水送服。15日为1个疗程。

【方解】方中黄芪味甘，性微温，健脾补中，益气固表，善治痹证、中风后遗症等气虚而致血滞筋脉失养者；当归味辛甘性温，补血、活血、止痛；二者共为君药。党参味甘，性平，能补脾肺之气，补血，善治气血两虚之证；熟地黄味甘，性微温，补血养阴，填精益髓，为补肾阴之要药；茯苓味甘淡性平，能渗湿健脾；白芍性苦酸，味微寒，养血敛阴，柔肝止痛，对因阴血亏虚筋脉失养所致的手足挛急作痛有良效，与甘草同用止痛效果更佳；川芎味辛性温，活血行气，祛风止痛，治风湿痹痛；防风味辛甘，性微温，秦艽味辛苦性平，两者功效祛风通络止痛，共为臣药。桂枝味辛甘，性温，疏风解表，温通筋脉，助阳化气；细辛味辛性温，祛风散寒止痛；独活味辛苦，性温，祛风止痛，通肾气，善治风寒湿痹；牛膝味苦甘性平，续断味苦辛，性微温，杜仲味甘性温，三者同用补肝肾强筋骨，兼能祛除风湿，共为佐助药。甘草性平味甘，缓和药性，调和诸药，用为使药。肩周炎是慢性劳损性疾病，多为本虚标实、虚实兼夹之证。纵观全方，共奏益肝肾，补气血，祛风湿止痛之功，针对病机治疗，方药对证，效如桴鼓。

105. 宽肩止痛汤

【组成】黄芪30 g，白术15 g，当归15 g，桂枝15 g，海桐皮15 g，制附子（先煎）10～15 g，山茱萸12 g，淫羊藿12 g，防风10 g，土鳖10 g，姜黄10 g，胆南星10 g。

【功效】补益肝肾，温阳散寒，祛风除湿，养血柔筋。

【主治】肩关节周围炎属肝肾气血亏虚，

阳虚寒湿阻痹经脉关节者。

【用法】每日 1 剂，水煎分服 2 次。7 日为 1 个疗程。

【加减】患处冷感，每于睡觉时肩露于被子外即剧痛，舌淡脉沉者，加制川乌（先煎）10 g，细辛 5 g；外伤后瘀血阻络，痛剧而痛有定处者，加红花 12 g，制乳香 10 g；体胖痰多，舌苔厚腻者，加苍术 12 g，白芥子 10 g；口干苦苔少者，去胆南星，加生地黄 15 g。

【方解】方中黄芪、白术健脾益气；淫羊藿、山茱萸补益肝肾；当归养血柔筋；桂枝、制附子温阳散寒；防风、海桐皮祛风除湿；土鳖、姜黄活血止痛；胆南星化痰祛风；姜黄配海桐皮能横行手臂，祛风湿、活气血，为本病必用之品。诸药合用，共奏活血祛瘀通络，补益肝肾气血之功。

106. 宽筋汤

【组成】白芍 20 g，当归 15 g，续断 15 g，羌活 12 g，防风 10 g，桂枝 10 g，甘草 10 g。

【功效】祛风除湿，补血强筋骨。

【主治】肩关节周围炎属血虚风湿阻痹经脉关节者。

【用法】每日 1 剂，水煎分服 2 次。15 日为 1 个疗程。

【加减】气血虚者，加党参 30 g，黄芪 30 g，鸡血藤 25 g；阳虚者，加制附子（先煎）10 g，鹿角霜（包煎）12 g；寒湿偏重者，加姜黄 10 g，威灵仙 12 g。

【方解】方中羌活、防风、桂枝祛风除湿，疏通经脉；羌活为肩关节祛风要药，续断祛风除湿，补肾强筋骨；当归、白芍补血活血；甘草调和诸药。全方共奏祛风除湿，补血强筋骨之功效。

107. 透骨伸筋散

【组成】黄芪 30 g，伸筋草 30 g，海风藤 30 g，透骨草 30 g，忍冬藤 30 g，淫羊藿 15 g，姜黄 15 g，艾叶 15 g，当归 12 g，赤芍 10 g，桂枝 10 g，川芎 10 g，制乳香 10 g，制没药 10 g，红花 10 g，食醋适量，水适量。

【功效】祛风除湿温经，补气益肾，行气活血化瘀。

【主治】肩关节周围炎属风寒湿痹，肾气亏虚，气滞血瘀者。

【用法】先将上药捣碎，加 1/3 食醋，2/3 水拌湿，然后装入布口袋内（湿度以装进口袋里不往下滴水为度），上锅蒸 15～20 分钟，取出稍冷片刻，待温度合适，将药袋放在患处热敷。每次 30 分钟，每日 1～2 次，敷后将药取下，活动关节 2～3 分钟。每剂药可重复使用 2～3 次，第 2 次使用时，只把药蒸热即可使用。若药较干，再拌少许醋和水再蒸。6 次为 1 个疗程。

【方解】方中以桂枝、海风藤祛风除湿；伸筋草、桂枝、艾叶温经通络；淫羊藿、黄芪补气益肾；当归、川芎、红花、制乳香、制没药行气活血化瘀；食醋有穿透作用，可引药直达病所。诸药组合，共奏祛风除湿温经，补气益肾气，行气活血化瘀之功。

108. 透骨威灵汤

【组成】炙黄芪 30 g，威灵仙 30 g，姜黄 30 g，寻骨风 30 g，透骨草 15 g，徐长卿 15 g，熟地黄 15 g，制川乌（先煎）10 g，制草乌（先煎）10 g，乌梢蛇 10 g，全蝎 5 g，三七（研末冲服）5 g，细辛 5 g。

【功效】养肝肾，补气血，祛风除湿，通络散寒，活血止痛。

【主治】肩关节周围炎属肝肾气血亏虚，风寒湿痹，瘀血阻滞经络者。

【用法】每日 1 剂，水煎分服 2 次。

【加减】肩关节疼痛受凉则甚，得温则舒者，加桂枝 10 g，制附子（先煎）12 g；疼痛时间较长，舌质淡紫者，加川芎 12 g，赤芍 10 g；伴有肝肾不足，腰膝酸痛者，加杜仲 12 g，桑寄生 15 g。

【方解】方中透骨草、威灵仙、寻骨风、徐长卿祛风除湿，通络止痛；制川乌、制草乌、细辛散寒止痛；姜黄、三七活血止痛；炙黄芪、熟地黄补气生血，养肝滋肾。诸药合用，具有养肝肾、补气血、祛风除湿、通络散寒、活血止痛之作用，从而使患肩疼痛麻木感得以消除，关节功能逐渐恢复，疾病痊愈。

109. 透经解痉汤

【组成】熟地黄20 g，川芎20 g，炮穿山甲（先煎）15 g，当归15 g，白芍12 g，苍术12 g，姜黄10 g，桂枝10 g，红花10 g，土鳖10 g，甘草10 g。

【功效】祛风逐寒除湿，养血活血，透经解痉止痛。

【主治】肩关节周围炎属风寒湿痹，血虚血瘀，筋经痉挛者。

【用法】每日1剂，水煎分服2次。15日为1个疗程。

【加减】湿热重者，加土茯苓30 g，萆薢12 g；关节肿胀甚者，加重楼12 g，刘寄奴30 g；疼痛及寒偏盛者，加制川乌（先煎）10 g，制附子（先煎）10 g，细辛3 g。

【方解】方中以虫类药炮穿山甲、土鳖为主药，取其善透经络、缓急解痉之特点，重在经络、肌肉松解、缓解疼痛；姜黄、桂枝善治肢体、躯壳之痛，且能活血通经止痹而为辅药，并重用姜黄通痹止痛；佐以四物汤当归、川芎、白芍、熟地黄与红花养血、活血，取其"久病入络""治风先治血"之意，且重用川芎"旁通四肢以治痹"；以甘草通行十二经为使药，调和诸药，直达病所。全方共奏祛风逐寒除湿，养血活血，透经解痉止痛之效。

110. 透经解挛汤

【组成】防风15 g，当归15 g，羌活12 g，川芎12 g，荆芥10 g，白芷10 g，红花10 g，苏木10 g，天麻10 g，炮穿山甲（先煎）10 g，连翘10 g，桂枝10 g，甘草10 g，蝉蜕5 g。

【功效】祛风散寒镇痛，和营活血通络，透经解挛缓急。

【主治】肩关节周围炎属风寒瘀血痹阻，筋经肌肉挛急者。

【用法】每日1剂，水煎分服2次。

【方解】方中取防风、荆芥、羌活、白芷祛风散寒镇痛；取当归、红花、川芎、苏木和营活血通络；取蝉蜕、天麻、炮穿山甲、甘草透经解挛缓急。实践证明，寒邪常随风

而入，通络必用血药。方中虽未专用温经散寒之药，但宣风通络之品，足以使寒随风出。所选之品非寒凉滋腻，无碍逐邪，伍以蝉蜕、炮穿山甲助他药增强透经解挛之力。妙在方中用连翘一药，《本草从新》谓："连翘味苦微寒而性升浮，散诸经血凝气聚。"故连翘协同红花、当归、川芎、苏木以活血通络。加桂枝一味取其上行手臂，温经散寒。诸药组合，共奏祛风散寒镇痛，和营活血通络，透经解挛缓急之功。药证合拍，故临床投之辄效。

111. 阳和汤加减

【组成】熟地黄30 g，黄芪20 g，鹿角胶（烊化冲服）15 g，肉桂15 g，丹参15 g，当归12 g，桂枝10 g，吴茱萸10 g，羌活10 g，姜黄10 g，麻黄5 g，甘草5 g。

【功效】养血活血，温经散寒。

【主治】肩关节周围炎属阳气亏virt，寒凝血瘀阻痹经脉关节者。

【用法】每日1剂，水煎分服2次。

【方解】方中重用熟地黄、鹿角胶补精血，匡扶正气，为君药；黄芪、当归益气生血；肉桂、桂枝、吴茱萸温里助阳，气得温则行，气行则血运，血运则脉通，为臣药；姜黄、丹参活血祛瘀，麻黄、羌活祛邪外出，为佐药；甘草调和诸药之性，为使。诸药合用，共奏养血活血，温经散寒之功效，故获佳效。

112. 阳和散寒汤

【组成】熟地黄30 g，黄芪20 g，丹参20 g，鹿角胶（烊化冲服）20 g，当归尾12 g，白芥子10 g，炮姜10 g，制乳香10 g，炒麻黄5 g，肉桂（研末冲服）5 g，细辛3 g，生甘草3 g。

【功效】温阳补血，散寒痛滞。

【主治】肩关节周围炎属阳虚血亏，寒凝血瘀阻痹经脉关节者。

【用法】每日1剂，水煎分服2次。

【方解】本方为阳和汤加味而成，阳和汤出自清代王洪绪的《外科全生集》，方名"阳和"引系阳光普照，寒凝顿解之意，系为阳

虚寒凝之阴疽而设。方中熟地黄温补营血，鹿角胶益营血，填精髓，壮筋骨，助熟地黄以养血；合肉桂、炮姜温中有通，以解筋脉之凝滞；麻黄散发表邪，以开腠理；白芥子开达疏散，除皮里膜外之寒凝；生甘草有缓急和中之功。本方温阳补血，散寒通滞，于补益之中寓温通之意，故选择用于肩周炎的治疗，取得满意的疗效。

113. 阳和活络汤

【组成】熟地黄30 g，黄芪15 g，当归12 g，鹿角胶（烊化冲服）12 g，白芥子10 g，桂枝10 g，地龙10 g，制川乌（先煎）10 g，制草乌（先煎）10 g，制南星10 g，制乳香10 g，制没药10 g，炙麻黄5 g。

【功效】益气血，养肝肾，温经活络，搜风除湿，逐瘀化痰。

【主治】肩关节周围炎属气血肝肾亏虚，风寒湿痹，瘀血阻络者。

【用法】每日1剂，水煎分服2次。10日为1个疗程。药渣装袋，扎口放铝锅内，再煎约30分钟，先热熏患处，待药温适宜后，用药汁擦洗局部至潮红，再把药袋放置患处热敷，边敷边活动患肩。

【加减】寒湿痹阻，肩关节疼痛，夜间及阴雨天或受凉加剧者，加细辛5 g，威灵仙15 g；痰瘀痹阻，肩关节疼痛不剧，关节僵硬，活动受限者，加全蝎5 g，白花蛇10 g；络损血瘀，有外伤史或骨折病史者，加桃仁12 g，红花10 g，三七10 g。

【方解】本方乃阳和汤合小活络丹化裁而成。方中熟地黄、鹿角胶养肝肾填精益髓；黄芪、当归益气养血；炙麻黄、桂枝、制川乌、制草乌温经散寒，除湿止痛；胆南星燥湿化痰，祛络中之寒痰；白芥子化皮里膜外之痰；制乳香、制没药行气活血，通络止痛；地龙通经活络，引药直达病所。诸药配伍，标本同治，共奏益气血，养肝肾，温经活络，搜风除湿，逐瘀化痰之功。

取药渣复煎熏洗热敷局部，乃借助热力刺激和皮肤渗透作用，促使皮下组织血管扩张改善局部血液循环，加速炎症消退。并嘱患者注意活动肩关节，加大肩关节的活动幅度，利于炎症向愈。

114. 玉屏风汤加味

【组成】黄芪15 g，桑枝15 g，当归12 g，白术12 g，熟地黄12 g，桂枝12 g，白芍12 g，羌活12 g，防风10 g，川芎10 g，地龙10 g，僵蚕10 g，甘草10 g。

【功效】补气血，益肝肾，温经驱寒，通络止痛。

【主治】肩关节周围炎属气血肝肾亏虚，风寒凝滞经脉者。

【用法】每日1剂，水煎分服2次。15日为1个疗程。同时，另用羌活12 g，独活12 g，肉桂10 g，生姜10 g，共研细末，加面粉和清水适量调成糊状敷于患处，每日1次，每次1～2小时。

【方解】方中黄芪益气固表止汗为君；白术补气健脾为臣；佐以防风走表而散风邪，合黄芪、白术以益气祛邪，且黄芪得防风，固表而不致留邪；防风得黄芪，祛邪而不伤正，有补中寓疏，散中寓补之意。当归、熟地黄加强了补气养血，补肾壮骨之功；又加入桂枝、僵蚕、桑枝引药入经络，加强驱逐经络中寒邪瘀滞之功；再佐以白芍、甘草柔肝理气，调和诸药。全方共奏补肾调肝，补脾养血，通络祛邪，使驱邪于经络而不伤正气，补气血而不留邪于体内，则病邪可驱也。外用药羌活、独活、肉桂、生姜温经驱寒，通络镇痛，作用于局部，祛寒止痛。

【药理】现代药理学研究发现，肩周炎主要是肩关节周围软组织无菌性炎症，主要表现是组织无菌性炎症、粘连、组织萎缩、钙化等，本病的发生主要和肩关节运动受限、肩关节损伤、肩关节退化性病变、神经和内分泌等有关系。现代药理学研究发现证实，玉屏风散对免疫系统有很好的调节作用。从玉屏风散中筛选分离出的活性成分对大鼠关节炎、关节炎的免疫紊乱、对疼痛都有较为肯定的作用。研究证明羌活、桂枝、僵蚕、防风、地龙等分别有免疫调节、类激素样抗炎、解热镇痛、改善微循环等作用。

115. 玉屏独活胜湿汤

【组成】黄芪15 g，独活15 g，丝瓜络

12 g，当归12 g，白术12 g，防风12 g，羌活10 g，香附10 g，桂枝10 g，干姜10 g，桃仁10 g，红花10 g，柴胡10 g，炙甘草10 g。

【功效】益气活血，祛风散寒，化痰通络。

【主治】肩关节周围炎属气虚血瘀，风寒痰湿阻痹经脉关节者。

【用法】每日1剂，水煎分服2次。7日为1个疗程。

【加减】寒重者，加制附子（先煎）10 g；痛重者，加防己12 g；活动受限重者，加木瓜12 g，威灵仙15 g；阴血不足者，加熟地黄15 g。

【方解】方中黄芪、白术、防风、独活、羌活、桂枝、干姜祛风散寒温经；黄芪、当归、桃仁、红花益气活血，其中姜黄一味对风湿瘀阻臂痛有独特疗效；香附理气消痰、止诸痛，专治气结为病以助活血之力；白芥子散结化痰，长于痰滞经络；丝瓜络通络化痰散结，助前药以疏通经络；炙甘草益气升阳；尤用柴胡一味既可助黄芪、白术、炙甘草升阳，又可引诸药上行以达病所。诸药合用，共达益气活血，祛风散寒，化痰通络之功。

116. 玉竹舒筋汤

【组成】玉竹30 g，黄芪20 g，续断20 g，鸡血藤15 g，当归15 g，白芍15 g，地龙15 g，桑寄生15 g，桂枝12 g，甘草10 g，木通5 g。

【功效】益气养血，祛风除湿散寒，柔筋止痛。

【主治】肩关节周围炎属气血亏虚，风寒湿痹，筋脉不舒者。

【用法】每日1剂，水煎分服2次。15日为1个疗程。

【加减】疼痛酸楚较甚，得热痛减者，去木通，加制附子（先煎）10 g，细辛3 g；酸痛重着，苔白腻者，加制川乌（先煎）5 g，薏苡仁30 g，羌活12 g；劳累后尤甚者，黄芪用量加至30～50 g，加白术20～30 g；夜间尤甚者，加首乌藤30～50 g，鸡血藤用量加至30 g；痛连肩背者，加升麻10 g，柴胡12 g；年久不愈，病势缠绵者，加炮穿山甲

（研末冲服）5 g，全蝎（研末冲服）5 g，胆南星10 g。

【方解】方中玉竹一般用于养阴生津，《本经》谓玉竹"主中风暴热，不能动握，跌筋伤肉，诸不足"，证之临床，该药用于积劳伤筋、气血凝滞的风痛诸疾，有柔筋通络、祛风止痛之良效，故以此为主药；黄芪、当归益气养血；白芍、甘草和营柔筋止痛；配木通舒筋通络；鸡血藤、续断、桑寄生、地龙养血通络，祛风除湿，柔筋止痛；桂枝辛温散寒，温经通络，宣痹止痛。诸药合用，共达益气养血，祛风除湿散寒，柔筋止痛之功，使气血充足，经得所养，风寒湿邪消除，而诸症可愈。

117. 乌头活络效灵汤

【组成】黄芪30 g，鸡血藤30 g，丹参30 g，白芍30 g，蜂蜜（冲服）30 g，当归15 g，制川乌（先煎）10 g，麻黄10 g，制乳香10 g，制没药10 g，甘草10 g。

【功效】温通经脉，活血化瘀，散寒止痛。

【主治】肩关节周围炎属寒凝血瘀，阻痹经脉关节者。

【用法】每日1剂，水煎分服2次。

【加减】寒邪甚者，加制附子（先煎）10 g，桂枝12 g，以温通经脉，散寒止痛；体弱虚甚者，加红参15 g，配合黄芪以补气生血；久病入络者，加蜈蚣1条，全蝎5 g，以搜风通络。

【方解】方中以制川乌、麻黄辛温大热之品为主，温经散寒止痛；丹参、当归、制乳香、制没药、鸡血藤活血化瘀，通络止痛；蜂蜜可减轻川乌之毒性，且能护胃。全方具有温通经脉，活血化瘀，散寒止痛之功效。

118. 指迷茯苓汤加味

【组成】桂枝30 g，羌活20 g，防风20 g，秦艽20 g，威灵仙20 g，法半夏20 g，茯苓20 g，枳壳15 g，胆南星15 g，姜黄15 g，木香15 g，麻黄10 g，生姜10 g，芒硝（冲服）5 g，甘草5 g。

【功效】软坚散结，燥湿行气止痛，通络

化痰除痹。

【主治】肩关节周围炎属痰湿风寒邪气，阻痹经脉不通者。

【用法】每日1剂，水煎分服2次。

【方解】方中以法半夏化其痰；茯苓行其湿；枳壳破其气；生姜开之；芒硝下之；木香行气；胆南星燥湿化痰，祛风止痉；姜黄通经止痛，善走肢臂；麻黄发汗利水；桂枝温经通阳；羌活、防风胜湿止痛；秦艽祛风湿，舒经络；威灵仙祛风湿，通经络，止痹痛；甘草缓和药性。诸药合用，共达软坚散结，燥湿行气止痛，通络化痰除痹之功。

119. 山茱萸汤

【组成】山茱萸20 g，山药20 g，熟地黄15 g，当归12 g，白术10 g，陈皮10 g，桂枝10 g，姜黄10 g，炙甘草5 g。

【功效】调养肝肾，活血通脉，舒筋消痹。

【主治】肩关节周围炎属肝肾亏虚，瘀血阻痹经脉关节者。

【用法】每日1剂，水煎分服2次。

【加减】掣痛引臂者，加制乳香10 g，薏苡仁30 g；肩关节稍动则局部剧痛者，加蜈蚣1条，地龙10 g，白花蛇10 g；关节拘挛较重，恢复迟缓者，加赤芍12 g，红花10 g，桃仁10 g。

【方解】方中山茱萸酸微温，入肝肾，能补肝肾之阴，又能温补肾阳，为一味平补阴阳的要药，其药理特性与肩痹之病因病机完全吻合。熟地黄滋养肝肾，桂枝温经通脉以祛风，当归、姜黄活血化瘀止痛，陈皮燥湿化痰，山药、白术利水除湿，炙甘草温阳益气生血。诸药共奏调养肝肾，活血通脉，舒筋消痹之功。

120. 百慈解凝汤

【组成】百合15 g，山慈菇15 g，青风藤15 g，薏苡仁15 g，蒺藜12 g，苏木12 g，白附子10 g，法半夏10 g，姜黄10 g，白芷10 g，僵蚕10 g，全蝎5 g。

【功效】燥湿化痰散结，活血祛风，解凝通络止痛。

【主治】肩关节周围炎属痰瘀内着，经络痹阻，湿滞挛急者。

【用法】每日1剂，水煎分服2次。

【方解】方中百合、山慈菇，性味甘辛微寒，功主清热解毒、化痰散结，共为君。白附子、法半夏辛温燥散，善窜散搜剔，有燥湿化痰、解毒散结作用；僵蚕、全蝎辛平搜剔，功主通络解痉，散结解毒，共为臣。苏木、姜黄性辛散，善活血通经，消肿止痛，祛风除痹；白芷辛散温通，有疏风燥湿、消肿止痛作用；蒺藜辛平宣散，功主解郁散结，祛风除湿；薏苡仁甘淡清泄，有除湿止痹、舒筋解痉作用；青风藤辛平苦泄，祛风除湿，通络止痛，共为佐。诸药合用，共奏燥湿化痰散结，活血祛风，解凝通络止痛之功。

121. 大秦艽汤

【组成】秦艽20 g，熟地黄15 g，当归12 g，独活12 g，生地黄12 g，羌活12 g，白芍12 g，石膏12 g，白芷10 g，防风10 g，茯苓10 g，黄芩10 g，川芎10 g，甘草5 g，细辛3 g。

【功效】祛风除湿养血，益气活血止痛。

【主治】肩关节周围炎属阴血亏虚血瘀，风寒湿邪阻痹经脉关节者。

【用法】每日1剂，水煎分服2次。

【方解】方中之君药即秦艽，为龙胆科草本秦艽的根，味苦辛，性微寒，归肝、肾、胃、胆经，功效以祛风湿，通经络止痛，清湿热，退虚热，主要用于风湿痹痛及中风不遂。秦艽药性微寒，既能祛风湿，又善于除湿热，因本品辛苦而不燥烈，被前人称为"风家润药"，且祛风湿、通经络、止痛痹之力均较佳，所以风湿痹症，关节疼痛，筋脉拘挛，不论偏寒或偏热，新病或久病不愈者，皆可选用，故可用于湿热痹症，《本草纲目》称其能祛风通络，主疗"手足不遂"。以羌活、独活、防风、白芷、细辛祛一身上下之风，共为臣药。风邪易化热，故佐以石膏、黄芩、生地黄，既清风邪所化之热，又防辛温燥药化热之弊。气血不足，脉络空虚，"血弱不能养筋"，故佐以熟地黄、当归、白芍养血柔筋，且"以济风药之燥"（《医方考》）。

白术、茯苓、甘草益气健脾，助气血生化之源。伍用川芎活血行气，令"血活则风散而舌本柔矣"（《保命集》）。甘草调和诸药，兼使药之用。综观全方，祛风之中，兼以养血，佐用清热、益气、活血之品，祛邪扶正，标本兼顾，使风邪祛，气血充，络脉调和，诸症自已。

【药理】现代药理学研究发现，方中秦艽有抗炎作用，能减轻大鼠的甲醛性"关节炎"，还有镇静、镇痛、降低血压、减轻豚鼠因组胺引起的哮喘、抽搐、降低毛细血管通透性、抗过敏性休克等作用。

122. 冻肩解凝汤

【组成】黄芪30 g，当归15 g，续断15 g，桑寄生15 g，杜仲15 g，羌活15 g，独活15 g，黄柏15 g，知母15 g，淫羊藿15 g，制附子（先煎）10～15 g，制川乌（先煎）10～12 g，制草乌（先煎）10～12 g，麻黄10 g，三棱10 g，莪术10 g，甘草10 g，细辛5 g。

【功效】温经散寒，活血通络，祛风定痛。

【主治】肩关节周围炎属肾虚寒凝血瘀，气血不足，风湿阻痹经脉关节者。

【用法】每日1剂，水煎分服2次。

【加减】兼脘闷纳差者，加白蔻仁12 g；颈项强痛者，加葛根20 g。

【方解】方中制附子、制川乌、制草乌三者均为大辛大热之品，是温经散寒，通络止痛之要药；麻黄、细辛疏风散寒止痛；三棱、莪术活血化瘀，通则不痛；羌活、独活祛风胜湿止痛，且羌活能引药上行；黄芪补气固表，配当归以益气养血；杜仲、续断、桑寄生、淫羊藿补肾强筋止痛；病邪郁久易从火（热）化，加入黄柏、知母可制约上述诸药燥热之弊；甘草则能调和诸药。以上诸药合用，能起到温经散寒，活血通络，祛风定痛之效。

123. 万宝回春汤

【组成】白芍150 g，黄芪90 g，白术60 g，茯苓45 g，法半夏45 g，制附子30 g，参须30 g，麻黄30 g，黄芩30 g，防己30 g，香附30 g，杏仁30 g，川芎30 g，当归30 g，陈皮30 g，防风30 g，肉桂30 g，干姜30 g，甘草30 g，熟地黄30 g，生地黄30 g，制川乌15 g，沉香15 g，台乌药15 g，为1料剂量。

【功效】补益气血，温阳滋阴，祛风散寒除湿。

【主治】肩关节周围炎恢复期属气血阴阳亏虚，风寒湿邪阻痹经脉骨节者。

【用法】将以上诸药共研为粗粉，每日20 g，加少许生姜、大枣装入布袋包煎20分钟，滤汁内服，留渣再煎服1次。服完1料后，停3～5日为1个疗程。

【方解】本方药味虽多，但组方严密，繁而有要，切中病机，参须、黄芪、白术、茯苓、甘草、川芎、当归、熟地黄、白芍加肉桂、制附子，即十全大补汤，气血阴阳脏腑皆益；麻黄、杏仁、干姜、法半夏辛温解表，于群补中既可疏泄腻滞，又可温化湿痰；黄芩苦寒清热，合生地黄益阴凉血，防肉桂、制附子、麻黄之辛燥太过；防己利湿消肿；台乌药、香附、陈皮理气，寓气行则血行之意；防风为祛风药润剂，祛风圣药，与黄芪、白术相伍，名玉屏风散，非但扶正通痹祛邪，且能固表，防患于未然；尤其法半夏与制川乌同用，相反相成，扶正祛邪，刚柔相济，润而不寒，温而不燥。方中防风、香附、沉香、陈皮、台乌药、当归、川芎、白芍祛风和气活血药物具回春之力，临床运用若将土鳖、乌梢蛇、蜈蚣、地龙、全蝎等虫类药选加2～3味，搜剔风毒，通络止痛，补原方美中不足，使之更切合患者体质实际，实乃防治肩周炎顽痹之良方。

124. 甲虫散

【组成】威灵仙60 g，寻骨风60 g，鸡血藤60 g，制鳖甲60 g，炒芥子30 g，炮穿山甲30 g，制南星30 g，白僵蚕30 g，全蝎30 g，海蛤壳30 g，土鳖30 g，水蛭30 g，瓦楞子30 g，姜黄30 g。

【功效】消痰逐瘀，软坚散结，祛风除湿，柔筋缓急。

【主治】肩关节周围炎属痰瘀互结，风湿阻痹经脉关节者。

【用法】将诸药共研为细末制成散剂，每

次 3～5 g，1 日 2～3 次，饭后 1 小时温开水或黄酒送服。30 日为 1 个疗程。

【方解】方中以炮穿山甲、全蝎、土鳖、水蛭、炒芥子、白僵蚕、海蛤壳、制南星、瓦楞子消痰软坚，逐瘀散结，通络止痛；以姜黄、威灵仙、寻骨风祛风除湿，行气活血，通利筋骨关节；以鸡血藤、制鳖甲滋阴养血，柔筋缓急。诸药相伍，散剂缓攻，搜剔络中留着邪气，荡涤络中痛结痰宗，则脉通筋柔，关节通利，疼痛消失，邪去正复，诸症悉除。

125. 加味蠲痹温阳汤

【组成】黄芪 15 g，当归 12 g，防风 12 g，羌活 12 g，杜仲 12 g，鹿角霜（包煎）12 g，姜黄 10 g，赤芍 10 g，桂枝 10 g，川芎 10 g，制附子（先煎）10 g，甘草 3 g。

【功效】补养肝肾，益气和血，温阳通经，祛风散寒。

【主治】肩关节周围炎属肝肾不足，气血亏虚，风寒类风湿关节炎者。

【用法】每日 1 剂，水煎分服 2 次。同时，另用川芎 10 份，当归 8 份，制附子 10 份，肉桂 8 份，五灵脂 10 份，赤芍 8 份，桂枝 10 份，制川乌 8 份，制草乌 8 份，续断 5 份，制乳香 8 份，制没药 8 份，地龙 5 份，防风 5 份，荆芥 5 份，僵蚕 3 份，将诸药共研细末，蜜调外敷患处。

【加减】风邪偏甚，发病时间较短，肩臂颈项及手指痛者，加麻黄 5 g，葛根 20 g，桑枝 15 g；肝肾阴虚，内火偏重，灼痛口干，舌红少苔者，去鹿角霜、制附子，加牡丹皮 12 g，生地黄 12 g，枸杞子 15 g；疼痛甚者，去制附子，加制川乌 5 g，制草乌 5 g，延胡索 12 g；反复多次发病者，加全蝎 5 g，蜈蚣 2 条。

【方解】方中羌活、防风善祛上焦风湿；制附子、桂枝温经通阳；赤芍、川芎活血通络；鹿角霜、杜仲补养肝肾；黄芪、当归益气和血。诸药配合，而收补养肝肾，益气和血，温阳通经，祛风散寒之效。

126. 蠲痹助阳汤

【组成】黄芪 15 g，桑枝 15 g，当归 12 g，羌活 12 g，姜黄 10 g，赤芍 10 g，防风 10 g，制乳香 10 g，制没药 10 g，鹿角胶（烊化冲服）10 g，麻黄 5 g，炙甘草 5 g，生姜 5 g，大枣 10 g。

【功效】补益肝肾，益气祛风，活血通络。

【主治】肩关节周围炎属肝肾不足，气虚血瘀，风寒阻痹经络关节者。

【用法】每日 1 剂，水煎分服 2 次。15 日为 1 个疗程。

【方解】方中鹿角胶性温，为血肉有情之品，生精补髓，养血助阳，强壮筋骨；黄芪益卫气，而以防风、羌活之善走者辅之，使之补而不滞，行而不泄，且两功并建，相得益彰；当归、赤芍和营血，而以姜黄之走血行气，能除寒而燥湿者佐之；桑枝祛风通络，利关节；麻黄通阳散滞；制乳香、制没药活血祛瘀，通络止痛，从而使三气之邪自无留着之处；甘草调和诸药而缓中补虚；生姜、大枣通营卫而生津达腠。诸药合用，共奏补益肝肾，益气祛风，活血通络之功。

127. 血痹汤

【组成】黄芪 60 g，白芍 60 g，当归 40 g，山药 30 g，木瓜 20 g，威灵仙 15 g，柴胡 15 g，炒白术 15 g，桑枝 12 g，桂枝 12 g，炒山茱萸 12 g，法半夏 10 g，羌活 10 g，白芥子 10 g，秦艽 10 g，陈皮 10 g，砂仁（后下）5 g，制附子 5 g，炙甘草 5 g，生姜 5 片，大枣 5 枚。

【功效】补益气血肝肾，逐痰化瘀散结。

【主治】肩关节周围炎属气血肝肾亏虚，痰瘀阻痹经脉关节者。

【用法】每日 1 剂，水煎分服 2 次。10 日为 1 个疗程。

【方解】方中重用黄芪和当归，以峻补气血；白芍配甘草，柔肝缓急止痛，且白芍酸收柔敛，补肝血柔肝阴，用于肝肾气血亏虚之痹痛效最佳，此剂量为有效量，无须惧其量大；桑枝、羌活长于搜风通络，通血脉，尤宜于上半身之痹痛；桂枝振奋气血，调畅血脉，达卫气以合营解肌；白芥子性锐，通经络而调气机，善逐痰浊而散结消肿；制附子温里扶阳，散寒滞通经脉，小量用之亦取其"少火生气"之意，与法半夏配伍相反相激，无任何不良反应；木瓜配桑枝、秦艽专治风湿拘挛，木瓜化湿舒筋活络，桑枝祛风湿利关节行水气，秦艽为风药之润剂；威灵仙宣通十二经络，因肩部有少阳经经过，所以取柴胡以和解之；白术、山药、山茱萸健脾补肾，尤适于七七之年；砂仁、陈皮使其补而不滞，大枣、生姜开胃气，益营卫。诸药合用，共奏滋肾阴，化瘀血，泄湿浊之功。

第四章　类风湿关节炎

类风湿关节炎是一种常见的以关节组织慢性炎症病变为主要表现的自身免疫性疾病。主要病理特点为反复发作、进行性的关节腔滑膜炎症、渗液、细胞增殖、滑膜翳形成、软骨及骨组织侵蚀，导致关节结构的破坏，关节肿胀变形、僵直和功能丧失，通常以对称的手、腕、足等小关节的病变为多见。类风湿关节炎的病因及其发病机制至今尚未明确，可能是感染后引起的自身免疫反应所致。一般认为其发病与细菌、病毒、遗传因素及性激素水平有关。目前西医学亦无特效的药物治疗。

根据类风湿关节炎的临床特征，其属于中医学"尪痹"范畴。中医认为，禀赋不足，劳逸过度，病后失养，产后气血亏虚，饮食调摄失宜等导致营卫不和，气血两虚，阴阳失调，脏腑虚弱是尪痹发生的内在因素。气候变化，暴寒暴暖，居住环境寒冷潮湿，畏热贪凉，汗出当风等外邪的侵袭，经脉气血为邪气所扰，运行不利，甚则闭阻不通是尪痹发病的外在条件。风寒湿邪充斥经络，气血运行不畅，邪侵日久，寒湿凝聚生痰；痹久正虚，气虚则无力鼓动，邪不得散，血不得行，津不得布，津血停留，则为痰为瘀，痹久必有痰湿败血瘀滞经络。痰瘀交阻则为痹证反复发作，久病不已的重要基础。由于痹证的病因多样，病机复杂，在其发生发展过程中，因虚、邪、痰、瘀互致，"不通"与"不荣"并见，导致错综复杂的因果关系。

1. 通痹温经汤

【组成】黄芪20 g，当归15 g，杜仲15 g，桂枝12 g，制附子（先煎）12 g，五加皮12 g，赤芍12 g，羌活10 g，独活10 g，麻黄10 g，蜈蚣5 g，全蝎5 g。

【功效】补气养血，散寒除湿，温阳通络，活血化瘀。

【主治】类风湿关节炎属气血亏虚，寒湿瘀血阻痹经脉关节者。

【用法】每日1剂，水煎分服2次。

【加减】风寒湿阻，关节肿胀疼痛，痛有定处，晨僵屈伸不利，遇寒痛剧，舌苔白，脉浮紧或沉紧者，去制附子，加制川乌（先煎）12 g；风湿热郁，关节红肿疼痛，晨僵活动受限，伴恶心发热，有汗不解，舌红苔黄脉滑数者，加石膏30 g，知母12 g，忍冬藤20 g；痰瘀凝聚，关节肿胀疼痛，僵硬屈伸不利，面色晦暗，舌暗瘀斑，舌苔腻，脉濡滑者，加法半夏10 g，白芥子10 g，桃仁12 g；肾虚寒凝，关节肿胀疼痛，晨僵活动不利，畏寒怕冷，腰膝酸痛者，加山茱萸12 g，枸杞子15 g，续断15 g；气血亏虚，关节肿胀疼痛，僵硬麻木不仁，面色淡白，心悸自汗，神疲乏力，舌质淡，苔薄白，脉细弱者，加党参15 g，酸枣仁12 g。

【方解】方中羌活、独活、麻黄散风寒湿邪为君药；桂枝、制附子辅以温经散寒通痹为臣药；全蝎、蜈蚣、当归、黄芪、赤芍补气养血，活血通脉，散结止痛；杜仲、五加皮补肝肾，强筋骨，除痹邪共为佐使药。诸药合用，共奏补气养血，散寒除湿，温阳通络，活血化瘀之效。

【药理】现代药理学研究发现，方中全蝎、蜈蚣、当归、赤芍活血药物能改善气血循环，促进组织修复；制附子、黄芪能抑制变态反应，调节机体免疫功能，减少免疫复合物的形成，加速复合物的排出，并防止其沉积；羌活、独活祛风湿药，当归、赤芍活血化瘀药，杜仲、五加皮补益肝肾的药物具有促进软骨和骨质修复，增加骨密度，抑制血管增生，增强纤维蛋白的溶解，抗炎镇痛等作用。

2. 通痹补肾汤

【组成】桑寄生30 g，黄芪30 g，白芍15 g，当归15 g，秦艽15 g，丹参12 g，威灵仙12 g，独活12 g，羌活10 g，桂枝10 g，淫羊藿10 g，乌梢蛇10 g，三七（研末冲服）5 g，蜈蚣5 g。

【功效】益气补肾，搜风祛寒，活血化瘀。

【主治】类风湿关节炎属气虚肾亏，风寒瘀血阻痹经脉关节者。

【用法】每日1剂，水煎分服2次。30日为1个疗程。

【加减】风寒湿阻者，加干姜10 g，制附子（先煎）10 g，苍术12 g，防风12 g，细辛5 g；痰瘀互结者，加干姜10 g，白芥子10 g，制没药12 g，制乳香12 g，桃仁12 g；肾虚寒凝者，加制川乌（先煎）5 g，制附子（先煎）10 g，牛膝12 g，骨碎补15 g；肝肾阴虚者，去桂枝、黄芪、淫羊藿，加枸杞子12 g，龟甲（先煎）15 g，鳖甲（先煎）15 g，熟地黄15 g。

【方解】方中黄芪、桑寄生、桂枝、淫羊藿益气扶正，补肾祛寒；辅以三七、当归、丹参补血活血化瘀；佐以独活、羌活、秦艽等祛风胜湿止痛；又以蜈蚣、乌梢蛇药性较峻之品为使，搜风剔骨，直捣病所。全方共奏益气扶正，补肾祛寒，活血化瘀，搜风利关节之功。

3. 通痹双活汤

【组成】桑寄生20 g，茯苓20 g，牛膝20 g，青风藤20 g，羌活15 g，独活15 g，当归15 g，防风12 g，雷公藤（先煎50～90分钟）10 g，桂枝10 g，制乳香10 g，地龙10 g，细辛3 g，全蝎5 g，甘草5g。

【功效】滋补肝肾，祛风除湿，温经散寒，活血逐瘀。

【主治】类风湿关节炎属肝肾亏虚，风寒湿瘀阻痹经脉关节者。

【用法】每日1剂，水煎分服2次。15日为1个疗程。

【加减】风盛者，加秦艽12 g；湿盛者，加防己10 g，泽泻12 g；偏阳虚者，加黄芪20 g，骨碎补12 g；偏血瘀者，加丹参15 g，赤芍12 g；偏血虚者，加熟地黄12 g；偏肝肾不足者，加杜仲10 g，淫羊藿12 g；关节痛甚者，加露蜂房12 g；关节麻木者，加鸡血藤20 g，红花10 g。

【方解】独活、雷公藤、青风藤、防风祛风除湿，化瘀通络；茯苓、地龙祛风除湿；牛膝引药入肾，加强祛风除湿，通络止痛之功。当归、地龙、全蝎活血逐瘀，通络止痛，能改善关节晨僵、屈伸不利；桑寄生、牛膝滋补肝肾，强壮筋骨；桂枝、制乳香、细辛温经通脉，活血行气，祛风散寒；羌活、当归相配，能祛风除湿，通络止痛利关节；甘草清热解毒，调和诸药。全方配伍，共奏滋补肝肾，祛风除湿，温经散寒，活血逐瘀之功。

【药理】现代药理学研究发现，方中雷公藤提取物具有免疫抑制作用，还能激活NK细胞、巨噬细胞等，促使干扰素的分泌，对炎性细胞趋化、前列腺素生成、其他炎症介质的释放以及纤维组织增生有不同程度的抑制作用。青风藤中的生物碱具有抗炎、镇痛及免疫调节功能，能抑制类风湿关节炎患者关节滑膜内的异常免疫反应，并抑制关节内肉芽组织增生。羌活具有显著的解热、镇痛作用和免疫调节作用，当归有调节机体免疫功能、防止骨质疏松、促进骨愈合的作用，二者合用对类风湿关节炎有协同增效的作用。

4. 通痹芪归汤

【组成】黄芪30 g，当归15 g，桑寄生15 g，龟甲（先煎）15 g，秦艽15 g，枸杞子15 g，生地黄12 g，独活10 g，羌活10 g，川芎10 g，桂枝10 g，木瓜10 g，赤芍10 g，红花10 g，三七10 g，乌梢蛇10 g，制川乌（先煎）10 g，制草乌（先煎）10 g，细辛5 g，蜈蚣2条。

【功效】益气养血，补益肝肾，祛风通

络，散寒止痛。

【主治】类风湿关节炎属气血肝肾亏虚，风寒阻痹经脉关节者。

【用法】每日1剂，水煎分服2次。30日为1个疗程。治疗期间停用其他各种抗风湿类药物，已用激素者，视病情按激素减量原则逐渐减量至停用。

【方解】方中秦艽、桂枝、木瓜、羌活、独活祛风除湿通经络；黄芪、当归、赤芍、川芎、生地黄益气养血；制川乌、制草乌、细辛祛风散寒止痛；三七、红花活血化瘀；蜈蚣、乌梢蛇药性较峻，搜风剔骨，直捣病所；龟甲、桑寄生、枸杞子补益肝肾。诸药合用，标本兼治，共奏益气养血，补益肝肾，祛风通络，散寒止痛之功。

【药理】现代药理学研究发现，方中黄芪、当归、生地黄能够参与调节机体免疫功能；细辛、桂枝、独活具有解热，镇痛和抗炎作用。

5. 通痹清热汤

【组成】金银花30 g，白芍30 g，白花蛇舌草20 g，威灵仙20 g，青风藤20 g，鸡血藤20 g，豨莶草20 g，玄参15 g，当归15 g，乌梢蛇10 g，生甘草10 g。

【功效】清热解毒，活血通络，祛风通痹。

【主治】类风湿关节炎属热毒内盛，风邪内扰，瘀血阻痹经脉关节者。

【用法】每日1剂，水煎分服2次。30日为1个疗程。

【加减】湿热重者，加虎杖15 g，薏苡仁20 g；风寒重者，加桂枝10 g，制附子（先煎）12 g；肾虚者，加补骨脂15 g，续断12 g；纳差者，加砂仁12 g。

【方解】方中白芍、甘草缓急止痛，白芍是治疗关节炎的要药，止痛效果好；金银花、玄参、当归、甘草清热解毒，活血通络；当归养血活血；鸡血藤活血，强腰膝，壮筋骨，此药既能行血补血，又能舒筋活络，对痹证兼有血虚或瘀滞者尤为适合；白花蛇舌草散瘀消肿；豨莶草祛风湿，通经络，清热解毒，对四肢末梢的关节麻木、肿胀、疼痛效果甚

好；威灵仙、乌梢蛇祛风活血，通络止痛。全方配伍，共奏清热解毒，活血通络，祛风通痹之功。

【药理】现代药理学研究发现，方中金银花有增强免疫力及抗关节炎症的作用；当归有增强免疫、抗炎、抗过敏作用；白花蛇舌草具有抗肿瘤及调节机体免疫力的作用；青风藤含有青风藤碱，具有抗炎镇痛及免疫调节功能，能抑制类风湿关节炎患者全身特别是关节滑膜内的异常免疫反应，并抑制关节内肉芽组织增生，消除关节肿胀，对改善晨僵效果好，是治疗类风湿关节炎的要药。

6. 通痹壮骨汤

【组成】忍冬藤30 g，薏苡仁25 g，姜黄15 g，丹参15 g，牛膝15 g，益母草15 g，骨碎补15 g，桑寄生15 g，续断10 g，独活10 g，乌梢蛇10 g，全蝎5 g。

【功效】补益肝肾，强筋壮骨，搜风化瘀。

【主治】类风湿关节炎属肝肾亏虚，风邪内扰，瘀血阻痹经脉关节者。

【用法】每日1剂，水煎分服2次。30日为1个疗程。

【方解】方中以骨碎补、续断、桑寄生补肝肾，强筋壮骨；姜黄、全蝎、丹参、忍冬藤、益母草化瘀通络；独活、乌梢蛇搜风通络；薏苡仁利湿清热；牛膝引药入肾。诸药合用，共奏补益肝肾，强筋壮骨，搜风化瘀之效。

【药理】现代药理学研究发现，方中姜黄、丹参、忍冬藤、益母草活血化瘀药物有抑制血管增生，增强纤维蛋白溶解的作用；骨碎补、续断、桑寄生补益肝肾的药物能促进成骨细胞成熟及软骨细胞和骨质的生长，帮助破坏软骨与骨质修复，调节成骨细胞与破骨细胞的活性，促进骨钙吸收，从而有效增强骨密度；全蝎、乌梢蛇动物类血肉有情之品主要成分是胶原蛋白，有诱导免疫耐受及清除关节内大量自由基的作用。

7. 通痹散寒汤

【组成】鸡血藤50 g，牛膝30 g，桑寄生

30 g，威灵仙 30 g，枸杞子 30 g，茯苓 30 g，防风 15 g，白术 15 g，黄芪 15 g，制附子（先煎）10 g，红花 10 g，桂枝 10 g，木香 10 g，黄芩 10 g。

【功效】祛风散寒，除湿通络，活血化瘀，扶正固本。

【主治】类风湿关节炎属风寒湿邪，瘀血阻痹经脉关节者。

【用法】每日 1 剂，水煎分服 2 次。30 日为 1 个疗程。药渣加水再煎，先用热气熏蒸患处，待水温稍减后用药水及药渣浸洗患处。气温低时，可在患处加盖棉垫以保持温度。每日 2～3 次，每次 20～30 钟。

【加减】风重者，加青风藤 30 g，海风藤 20 g；湿重者，加薏苡仁 30 g，泽泻 15 g；寒重者，加干姜 10 g；化热者，制附子用量减至 5 g，加连翘 20 g，金银花 30 g，重楼 30 g。

【方解】方中防风、桑寄生、制附子、威灵仙祛风散寒，除湿通络；鸡血藤、红花活血化瘀；枸杞子、黄芪扶正。诸药合用，共奏祛风散寒，除湿通络，活血化瘀，扶正固本的功效。配以熏洗，以达到舒松关节筋络，疏导腠理，流通气血，活血止痛，通痹消肿止痛的治疗目的。外洗可通过药物煮沸后的温热效应作用于机体，引起皮肤毛细血管扩张，增强血流及增加新陈代谢，改善组织营养，增加细胞的通透性，促进水肿和炎性产物的吸收；温热又能降低神经和肌肉的张力，有缓解痉挛和镇痛作用；在热的作用下，汗腺分泌加强，汗液排出增加，而使血液浓缩，组织内的水分进入血管，可促使渗出液吸收，这样更有利于肿胀的消退和疼痛的减轻，起到治疗作用。

8. 通痹解毒汤

【组成】海桐皮 20 g，忍冬藤 20 g，补骨脂 20 g，鸡血藤 20 g，淫羊藿 20 g，当归 20 g，桑寄生 20 g，薏苡仁 20 g，雷公藤（先煎 50～90 分钟）15 g，防己 15 g，青风藤 15 g，续断 15 g，白花蛇 15 g，桑枝 15 g，川芎 15 g，地龙 15 g，土茯苓 15 g，牛膝 12 g，露蜂房 10 g，红花 10 g，全蝎 10 g。

【功效】清热化湿解毒，补肝肾强筋骨。

【主治】类风湿关节炎属肝肾亏虚，湿热毒邪内盛阻痹经脉关节者。

【用法】每日 1 剂，水煎分服 2 次。

【方解】方中海桐皮、忍冬藤、防己、青风藤、土茯苓、薏苡仁清热化湿解毒，消肿止痛，改善关节晨僵，屈伸不利；雷公藤抗风湿；补骨脂、牛膝、续断、淫羊藿、桑寄生补肝肾，强筋骨。诸药合用，共奏清热化湿解毒，补肝肾强筋骨之功。

【药理】现代药理学研究发现，方中雷公藤具有免疫抑制作用，还能激活 NK 细胞、巨噬细胞及促使干扰素分泌，其抗炎作用表现在对炎性细胞趋化、血小板聚集、前列腺素生成和其他的炎症介质释放及纤维组织增生有不同程度的抑制作用。

9. 通痹化痰汤

【组成】黄芪 30 g，白芥子 15 g，土茯苓 15 g，忍冬藤 15 g，鹿角胶（烊化冲服）15 g，牛膝 15 g，当归 12 g，炮穿山甲（先煎）12 g，辛夷 12 g，制南星 10 g，壁虎 10 g，水蛭 10 g。

【功效】化痰活血补肾，除湿解毒，消肿止痛。

【主治】类风湿关节炎属肾虚，痰瘀湿毒互结阻痹经脉关节者。

【用法】每日 1 剂，水煎分服 2 次。外以通痹散（制乳香、制没药、川椒、山奈、血竭、白芷、老茶叶树根、土鳖）用陈醋调敷患处。

【加减】寒盛者，加制附子（先煎）10 g，肉桂 5 g；痛盛者，加制川乌（先煎）10 g，制草乌（先煎）10 g；湿盛者，加苍术 12 g，白术 15 g；气虚者，加党参 15 g；血虚者，加熟地黄 12 g，阿胶（烊化冲服）10 g；阳虚者，加肉苁蓉 10 g，巴戟天 12 g，补骨脂 12 g；阴虚者，加龟甲（先煎）15 g，桑椹 12 g；热盛者，加知母 12 g，黄柏 10 g。

【方解】方中以白芥子、水蛭为君。白芥子性味辛温，散寒化湿，通络消肿，善搜剔肌肉、筋膜中之痰滞；水蛭咸苦平，功擅破血逐瘀；制南星、辛夷、炮穿山甲、壁虎共为臣药。制南星苦辛温，除痰下气，攻坚积，消肿，专主经络风痰，与白芥子共奏化痰消滞之功；炮穿山甲活血通络；壁虎散结止痛，祛风活血；共助水蛭活血化瘀，通络止痛。鹿角胶、牛膝补肝肾，壮腰膝；黄芪、当归益气养血活血；土茯苓除湿解毒利关节；忍冬藤清热解毒，善清经络中风、湿、热邪疏通经络。纵观全方，咸、辛、苦、温并用，共达化痰活血补肾，除湿解毒，消肿止痛之功。

通痹散中制乳香、制没药辛温，功擅活血化瘀，消肿定痛，为君。土鳖、老茶叶树根、血竭为臣。其中土鳖咸寒破血逐瘀；血竭专入血分，甘咸平功擅散血滞；老茶叶树根通络疏筋；白芷活血散肿止痛；川椒味辛而麻，气温以热，散寒湿，解郁结；山柰通络消肿，与川椒改善局部血运，提高药物的通透性。全方辛温散寒，苦温燥湿，共奏活血通经、通络消肿止痛之功，更用陈醋调敷，更有消肿软坚之妙。

【药理】现代药理学研究发现，方中水蛭中富含抗凝物质，具有抗凝、溶栓、扩血管、改善微循环等作用。辛夷具有抑制细胞因子作用，控制血管增生及滑膜细胞增殖。

10. 通痹祛风汤

【组成】青风藤 30 g，海风藤 30 g，土茯苓 30 g，威灵仙 20 g，路路通 20 g，露蜂房 20 g，乌梢蛇 20 g，桑枝 20 g，牛膝 20 g，桑寄生 20 g，红花 15 g，赤芍 15 g，甘草 10 g。

【功效】补益肝肾，祛风除湿，活血祛瘀，通经活络。

【主治】类风湿关节炎属肝肾亏虚，风湿瘀血阻痹经脉关节者。

【用法】每日 1 剂，水煎分服 2 次。15 日为 1 个疗程。

【加减】关节痛甚者，加制川乌（先煎）12 g；湿热甚者，加黄柏 15 g，苍术 12 g；湿邪偏甚者，加防己 15 g，泽泻 12 g；瘀血重者，加丹参 30 g，三棱 10 g，莪术 12 g；阳虚寒甚者，加黄芪 30 g，补骨脂 15 g，骨碎补 20 g。

【方解】方中青风藤、海风藤、威灵仙、桑枝祛风除湿，通经活络，以治标；路路通、

露蜂房祛风活血，通络止痛，以改善关节晨僵、屈伸不利；土茯苓除湿、利关节，以消除关节肿胀；乌梢蛇有"透骨搜风"之功；红花、赤芍活血祛瘀，通脉止痛；牛膝、桑寄生补肝肾，强筋骨，以扶正治本。诸药合用，共奏补益肝肾，祛风除湿，活血祛瘀，通经活络之功。

11. 通痹祛湿汤

【组成】薏苡仁 100 g，木瓜 30 g，苍术 25 g，杜仲 25 g，土茯苓 20 g，牛膝 20 g，太子参 20 g，山药 20 g，桂枝 20 g，牡丹皮 15 g，苏木 15 g，地龙 15 g，桑寄生 15 g，威灵仙 10 g，炮穿山甲（先煎）10 g，防己 10 g，甘草 5 g。

【功效】清热祛湿，活血散瘀，补益肝肾，通痹止痛。

【主治】类风湿关节炎属湿热内蕴，瘀血阻滞，肝肾亏虚者。

【用法】每日 1 剂，水煎分服 3 次。20 日为 1 个疗程。

【加减】风寒湿者，加小茴香 25 g，炮姜 20 g，川芎 20 g，防风 20 g，羌活 20 g；风湿热者，加黄柏 15 g，栀子 15 g，夏枯草 20 g，败酱草 20 g；痰热互结者，加三七 10 g，丹参 20 g，陈皮 25 g，透骨草 15 g。

【方解】方中黄柏燥骨间之湿，乃治痿痹之要药；薏苡仁、土茯苓甘淡入脾肺肾经，既能健脾胃，又能利湿清热；木瓜、苍术健脾燥湿和胃；牛膝引血下行而利关节；桂枝发汗解肌，温通经脉，是手足发冷麻木肩背酸痛要药；苏木活血祛瘀，消肿止痛；牡丹皮清热凉血，活血散瘀；威灵仙、防己能祛湿热利小便；桑寄生祛风湿，益肝肾，强筋骨；地龙长于通经活络，对关节屈伸不利、红肿疼痛者有较好疗效；炮穿山甲为引经药；甘草调和诸药。诸药合用，共奏清热祛湿，活血散瘀，补益肝肾，通痹止痛之功。标本兼治，临床应用疗效满意。

12. 通痹除痛汤

【组成】当归 30 g，苍术 25 g，桂枝 20 g，防风 20 g，蒲公英 20 g，紫花地丁 20 g，生地

黄20 g，赤芍15 g，甘草10 g，通草 5 g，细辛（后下）3 g，生姜2 片，大枣 5 枚。

【功效】养血活血散瘀，清热解毒祛湿，助阳温经舒筋。

【主治】类风湿关节炎属血虚血瘀，热毒内盛，寒湿阻痹经脉关节者。

【用法】每日 1 剂，水煎分服 2 次。

【加减】风热者，加黄柏10 g；湿热者，加汉防己15 g，忍冬藤30 g，薏苡仁20 g；痰瘀者，加胆南星12 g，制乳香10 g，制没药10 g；颈项强直者，加葛根20 g；血瘀者，加三七（研末冲服）5 g；阴虚热盛者，加麦冬15 g；气虚者，加党参10 g，黄芪20 g；血虚者，加阿胶（烊化冲服）12 g；肿盛者，加土茯苓15 g，薏苡仁20 g；肾虚者，加杜仲15 g，狗脊12 g；脾虚者，加山药20 g，茯苓15 g；骨质改变者，加骨碎补15 g，制何首乌12 g。

【方解】方中当归、大枣养血扶正；桂枝、细辛、生姜配苍术、防风助阳温经，祛湿止痛；赤芍、通草散瘀通经，舒筋活血；蒲公英、紫花地丁、生地黄清热以解毒；细辛后下者，因其主要成分为挥发油，久煎则恐其辛窜止痛之效大减之故也。诸药合用，共奏养血活血散瘀，清热解毒祛湿，助阳温经舒筋之功，扶正祛邪，标本兼治。

13. 通关解毒汤

【组成】丹参30 g，忍冬藤20 g，黄芪20 g，炒白术20 g，当归12 g，三棱10 g，莪术10 g，徐长卿10 g。

【功效】清热解毒，活血化瘀。

【主治】类风湿关节炎属热毒内盛，瘀血阻痹经脉关节者。

【用法】每日 1 剂，水煎分服 2 次。

【加减】兼风湿者，加秦艽 10 g，苍术12 g，防己12 g；兼寒湿者，加制川乌（先煎）5 g，桂枝10 g；兼湿热者，去黄芪，加薏苡仁20 g，黄柏10 g；兼肾亏者，加续断20 g，制何首乌15 g，淫羊藿12 g。

【方解】方中重用丹参活血化瘀，祛瘀生新，行而不破，所谓"丹参一药，功同四物"；三棱、莪术活血散瘀结，当归养血和血

以防三棱、莪术通消太过，协用徐长卿、忍冬藤解毒通络止痛；黄芪益气以助血运，生化有源，气旺生血并行血，故配炒白术健脾运湿，以杜痰源。诸药合用，共奏清热解毒，活血化瘀之功，祛邪扶正，标本兼顾，疗效满意。

14. 通络化瘀汤

【组成】木瓜30 g，鸡血藤20 g，丹参15 g，地龙15 g，羌活15 g，独活15 g，当归12 g，僵蚕12 g，巴戟天12 g，桃仁12 g，仙茅10 g，红花10 g，川芎10 g，白芥子10 g，炮穿山甲（先煎）10 g，全蝎5 g。

【功效】祛风散寒除湿，活血化痰通络。

【主治】类风湿关节炎属风寒湿痹，痰瘀互结阻滞经脉关节者。

【用法】每日 1 剂，水煎分服 2 次。30 日为 1 个疗程。

【加减】寒湿内阻者，加制川乌（先煎）10 g，桂枝10 g，威灵仙15 g；湿热内盛，瘀热互结者，加雷公藤（先煎 50～90 分钟）10 g，秦艽12 g，生地黄20 g，知母15 g；气血亏虚，痰瘀阻络者，加杜仲12 g，桑寄生15 g，熟地黄15 g。

【方解】方中全蝎、僵蚕、地龙走窜经络，祛风止痛，全蝎有熄风通络，引一切风药直达病所之用，地龙有清热利水、通经活络之功，僵蚕祛风通络、消炎散结，以上三药合用通经活血之力大增，经通络活则痛止肿消；羌活、独活、木瓜祛风散寒止痛，除湿舒筋，化痰通络；桃仁、红花活血化瘀；丹参活血化瘀，可"除风邪留热"，疗风痹足软，"关节疼痛，四肢不遂"，《本草纲目》谓其："利关节而通经络，则腰膝健而痹著行。"巴戟天、仙茅补肾温通经络；当归、鸡血藤补血通络；川芎为血中之气药；白芥子辛温，性善走窜，能化寒湿凝聚之老痰，善搜筋间骨骱之痰，白芥子配炮穿山甲，白芥子走气分，炮穿山甲行血分，能更好地化瘀祛痰。诸药合用，共奏祛风散寒除湿，活血化痰通络之功效。

15. 通络蠲痹汤

【组成】黄芪30 g，熟地黄20 g，青风藤

20 g，秦艽20 g，狗脊20 g，续断15 g，防己15 g，桃仁15 g，补骨脂15 g，制川乌（先煎）15 g，红花10 g，全蝎5 g，细辛3 g。

【功效】补益肝肾，温化寒湿，活血止痛通络。

【主治】类风湿关节炎属肝肾亏虚，寒湿内盛，瘀血阻痹经脉关节者。

【用法】每日1剂，水煎分服2次。

【方解】方中续断、补骨脂具有强筋健骨，补肾壮阳之功效；防己、青风藤、秦艽通经络，祛风湿；桃仁、红花活血止痛通络；制川乌、细辛通经止痛，温化寒湿；熟地黄益精填髓，补血滋阴；狗脊具有强腰膝，补肝肾，祛风湿作用；全蝎有祛风通络化痰之效。诸药合用，标本兼顾，具有补益肝肾，温化寒湿，活血止痛通络的功效。

16. 通络蠲痹饮

【组成】黄芪30 g，熟地黄30 g，威灵仙15 g，秦艽15 g，青风藤15 g，忍冬藤15 g，桑寄生15 g，桂枝12 g，羌活12 g，牛膝12 g，独活12 g，川芎12 g，地龙10 g，炮穿山甲（先煎）10 g，露蜂房10 g，白芥子10 g，白花蛇10 g，全蝎5 g，细辛3 g。

【功效】补益肝肾，益气活血，祛风除湿散寒，搜剔通络止痛。

【主治】类风湿关节炎属肝肾不足，气虚血滞，风寒湿邪阻痹经脉关节者。

【用法】每日1剂，水煎分服2次。

【方解】方中以威灵仙、秦艽、桂枝、羌活、独活祛风除湿，通络止痛；青风藤、忍冬藤加强通行四肢，通络止痛作用；全蝎、炮穿山甲、白花蛇、露蜂房虫类药物搜剔经络筋骨间邪气；牛膝、熟地黄补益肝肾，祛风湿；川芎、黄芪活血益气；白芥子祛皮里膜外之痰；细辛温经散寒止痛。全方配合，具有补益肝肾，益气活血，祛风除湿散寒，搜剔通络止痛之效，故取得好疗效。

【药理】现代药理学研究发现，方中青风藤所含青风藤碱不但具有抗炎镇痛作用，还具有调节免疫作用；秦艽、羌活均有抗炎、抗风湿作用。

17. 通络除痹汤

【组成】桑枝25 g，伸筋草20 g，透骨草20 g，防风15 g，秦艽15 g，徐长卿15 g，羌活15 g，独活15 g，当归15 g，延胡索15 g，川芎12 g，地龙12 g，川牛膝12 g。

【功效】温经散寒，祛风除湿，活血化瘀，通络止痛。

【主治】类风湿关节炎属风寒湿瘀阻痹经脉关节者。

【用法】每日1剂，水煎分服2次。30日为1个疗程。

【加减】痛痹者，加全蝎（研末冲服）5 g，蜈蚣2条；寒痹者，加制川乌（先煎）10 g，麻黄10 g，桂枝10 g，细辛5 g；热痹者，加忍冬藤25 g，生薏苡仁20 g，晚蚕沙（包煎）10 g。

【方解】方中防风、羌活、独活、徐长卿发散风寒，祛风除湿；伸筋草、透骨草、川牛膝、川芎、当归、延胡索、地龙通络除痹，活血止痛。诸药合用，共奏温经散寒，祛风除湿，活血化瘀，通络止痛之功效。

18. 通络逐痹汤

【组成】黄芪15 g，桑寄生12 g，续断12 g，秦艽12 g，羌活12 g，独活12 g，当归12 g，海桐皮12 g，川芎10 g，地龙10 g，甘草5 g。

【功效】补气益肾，强筋健骨，祛风除湿活血。

【主治】类风湿关节炎属气虚肾亏，风湿瘀血阻痹经脉关节者。

【用法】每日1剂，水煎分服2次。30日为1个疗程。

【加减】寒邪偏盛者，加麻黄10 g，制川乌（先煎）10 g；湿邪偏盛者，加薏苡仁20 g，防己12 g；颈项疼痛者，加白芍20 g，葛根30 g；上肢疼痛者，加桑枝15 g，桂枝10 g；腰背疼痛者，加菟丝子15 g，杜仲12 g；下肢疼痛者，加木瓜12 g，牛膝15 g；四肢远端及末梢疼痛者，加乌梢蛇10 g，海风藤15 g。

【方解】方中黄芪补气固表；桑寄生、续

断强筋健骨；秦艽、羌活、独活祛风除湿；当归、川芎活血通络；海桐皮、地龙祛瘀止痛；甘草益气补中，调和诸药。诸药合用，共奏补气强筋健骨，祛风除湿活血之功效。

19. 通络逐痹除湿汤

【组成】丹参20 g，青风藤20 g，海风藤20 g，当归15 g，伸筋草15 g，透骨草15 g，木瓜15 g，桑寄生12 g，杜仲12 g，姜黄10 g，独活10 g，制乳香10 g，制没药10 g。

【功效】祛风除湿，补肾壮骨，活血通络止痛。

【主治】类风湿关节炎属肾虚血瘀，风湿阻痹经脉关节者。

【用法】每日1剂，水煎分服2次。

【加减】寒湿痹者，加制附子（先煎）5～10 g，细辛3 g，桂枝10～15 g，萆薢10～15 g，防己12～15 g；湿热痹者，加生石膏20～30 g，薏苡仁20～30 g，知母10～15 g，威灵仙12～15 g；行痹者，加防风10～12 g，羌活10～15 g；呕恶、纳差者，酌加茯苓12～15 g，砂仁10～15 g，白术10～15 g，法半夏10～12 g。

【方解】方中青风藤、海风藤、伸筋草祛风除湿，舒筋通痹；久病必瘀；故用丹参、制乳香、制没药活血祛瘀生新，通络止痛，"治风先治血，血行风自灭"，故佐以当归寓养血活血之意；又因肾主骨生髓，故以杜仲、桑寄生、透骨草补肾壮骨，搜风透骨；姜黄、独活祛风通络止痛，对于风盛于上，以肩肘等上肢关节痛为主者能加强止痛之效；对于湿盛于下，以下肢关节疼痛为主者，用木瓜以舒筋活络，祛湿通痹。全方共奏祛风除湿，补肾壮骨，活血通络止痛之功。

20. 通络祛风蠲痹汤

【组成】黄芪30 g，穿山龙20 g，伸筋草20 g，鸡血藤20 g，淫羊藿20 g，露蜂房20 g，补骨脂20 g，熟地黄12 g，白芍12 g，山茱萸12 g，土鳖10 g，川芎10 g，红花10 g，桂枝10 g，炙甘草10 g，全蝎5 g，制川乌（先煎）5 g。

【功效】祛风散寒活血，补肝肾益气血。

【主治】类风湿关节炎属肝肾气血亏虚，风寒瘀血阻痹经脉关节者。

【用法】每日1剂，水煎分服2次。

【加减】寒湿痹阻者，加苍术15 g，白术12 g，麻黄10 g；湿热痹阻者，加薏苡仁30 g，黄柏12 g，知母10 g，金银花15 g；血瘀阻络者，加制乳香10 g，制没药10 g。

【方解】方中制川乌、白芍、黄芪、炙甘草祛风散寒益气止痛。川芎、鸡血藤、红花、白芍活血化瘀，消肿散结。露蜂房、全蝎、土鳖虫类药深入隧络搜风止痛，清代叶天士："风寒湿三气合而为痹……深入骨骱，胶着不去，岂区区汤散可效，故须用虫类搜剔。"补骨脂、穿山龙、伸筋草具有壮骨舒经通络作用。黄芪、白芍、淫羊藿、熟地黄、山茱萸、鸡血藤、补骨脂补肝肾，益气血，以补其虚，使"正气存内，邪不可干"，提高机体抗病能力。纵观全方，具有祛风散寒通络活血，补肝肾益气血之功。

【药理】现代药理学研究发现，方中川芎、鸡血藤、红花活血药具有改善血液流变学与血液动力学、改善微循环、调节免疫功能、加快代谢产物和致痛物质的排出等作用。

21. 通络祛湿除痹汤

【组成】黄芪15 g，续断12 g，桑寄生12 g，羌活12 g，独活12 g，川芎10 g，当归10 g，秦艽12 g，海桐皮10 g，地龙10 g，甘草5 g。

【功效】补益肝肾，益气活血，祛风除湿。

【主治】类风湿关节炎属肝肾亏虚，气虚血瘀，风湿阻痹经脉关节者。

【用法】每日1剂，水煎分服2次。

【加减】颈项部疼痛者，加葛根20 g，白芍15 g；上肢疼痛者，加桂枝10 g，桑枝15 g；腰背痛者，加菟丝子12 g，杜仲15 g；下肢疼痛者，加牛膝15 g，木瓜12 g；四肢末梢和远端关节疼痛者，加海风藤15 g，乌梢蛇10 g；湿热者，去黄芪，加防己12 g，薏苡仁20 g。

【方解】方中黄芪、川芎、当归补气活血；续断、桑寄生补肝肾，通血脉；羌活、独活、秦艽祛风除湿；海桐皮配地龙祛风湿通经络。诸药合用，共奏补益肝肾，益气活血，祛风除湿之功。

22. 通阳宣痹养血汤

【组成】黄芪20 g，鸡血藤20 g，白芍15 g，熟地黄15 g，白术15 g，生姜15 g，知母12 g，防风12 g，桂枝10 g，制附子（先煎）10 g，麻黄5 g，炙甘草5 g。

【功效】祛风除湿散寒，滋阴清热，补气养血活血。

【主治】类风湿关节炎属风寒湿盛，气血亏虚，阴虚内热，瘀血阻痹经脉关节者。

【用法】每日1剂，水煎分服2次。15日为1个疗程。

【加减】周身关节或单个关节冷痛较甚，痛处不移者，加制川乌（先煎）5 g，制草乌（先煎）5 g；湿盛痰多者，去白术，加苍术12 g，薏苡仁30 g，制南星10 g；形寒肢冷，关节灼痛，或觉身低热，遇冷则舒者，知母用量加至18 g，加黄柏10 g；关节疼痛部位不定者，加姜黄10 g，威灵仙15 g；血瘀甚者，去白芍，加赤芍10 g，当归12 g；气血亏虚者，熟地黄用量加至18 g，黄芪用量加至30 g，加当归12 g，川芎10 g；肾虚重者，熟地黄用量加至18 g，加巴戟天12 g；服药后口干咽燥者，去麻黄、制附子，加麦冬12 g，石斛12 g，防己15 g。

【方解】方中麻黄、桂枝祛风通阳，制附子温经散寒止痛，白术、防风祛风除湿，知母、白芍养阴清热，生姜祛风和胃止呕，甘草和胃调中。全方散寒止痛，祛风除湿，又能滋阴清热。因本病病程较长，气血不足，故加黄芪、鸡血藤补气养血，活血通络止痛。

【药理】现代药理学研究发现，方中桂枝具有扩张皮肤血管、抗菌、抗炎、抗过敏、镇静、抗惊厥等作用；白芍能调节免疫功能，具有镇静、镇痛、解痉，抑制血小板聚集作用；知母能解热、抗菌、抗炎、镇静，抗肿瘤、降低交感-肾上腺系统功能；甘草能抗炎、抗菌、抗病毒、抗变态反应，并有肾上腺皮质激素样作用；黄芪有增强免疫功能，延缓衰老，改善微循环，抑制血小板聚集等

作用。

23. 通阳化瘀蠲痹汤

【组成】黄芪30 g，鸡血藤20 g，制川乌（先煎）15 g，白芍15 g，乌梢蛇15 g，桑寄生15 g，熟地黄12 g，当归10 g，羌活10 g，伸筋草10 g，制没药10 g，桂枝10 g，细辛（先煎）10 g，麻黄5 g，甘草5 g。

【功效】补益肝肾，散寒祛风除湿，活血化瘀。

【主治】类风湿关节炎属肝肾亏虚，风寒湿瘀阻滞经脉关节者。

【用法】每日1剂，水煎分服2次。30日为1个疗程。

【加减】寒邪偏盛，疼痛较剧者，加制草乌（先煎）12 g；湿邪偏重，肢体肿胀重者，加苍术12 g，薏苡仁20 g；风邪偏盛，以关节窜痛为主者，加防风12 g；关节红肿热痛者，去制川乌、细辛，加生石膏30 g，黄柏10 g，忍冬藤15 g；久病关节畸形而疼痛不甚者，加鹿角胶（烊化冲服）15 g，狗脊12 g，淫羊藿10 g，太子参10 g；病情顽固者，加雷公藤（先煎50～90分钟）15 g，蜈蚣2条。

【方解】方中制川乌、桂枝、细辛、麻黄温经通阳，散寒止痛为主药；羌活、伸筋草祛风除湿，舒筋活络；熟地黄、桑寄生补肝肾，壮筋骨；黄芪益气调中，健脾除湿；当归、白芍养血荣筋，缓急止痛；鸡血藤、制没药活血化瘀，通络定痛；乌梢蛇搜风剔透，祛瘀通络；甘草调和诸药，与白芍、熟地黄合用则酸甘化阴，阴足则本固，如张景岳所谓"治痹之法最宜峻补真阴"；合桂枝、制川乌、细辛则辛甘化阳，阳气旺盛则内通经络，外拒寒湿。诸药合用，使正气充而外邪除，气血行而经络通，痹证自除。

24. 通阳活血汤

【组成】黄芪15～30 g，白芍12～30 g，桂枝10～15 g，当归15 g，通草12 g，川芎10 g，防风10 g，桃仁10 g，红花10 g，细辛3 g，甘草5 g。

【功效】疏风散寒祛湿，养血活血通络。

【主治】类风湿关节炎属风寒湿邪内盛，

血虚血瘀阻痹经脉关节者。

【用法】每日1剂，水煎分服2次。30日为1个疗程。

【加减】偏血虚者，加熟地黄15g；偏气虚者，加党参15g，白术12g；上肢疼痛偏重者，加姜黄10g，桑枝15g；下肢疼痛偏重者，加牛膝15g，木瓜12g；寒甚痛剧者，加制附子（先煎）12g，干姜10g；关节僵硬者，加全蝎5g，蜈蚣5g，蕲蛇10g。

【方解】通阳活血汤实际上是以当归四逆汤与黄芪桂枝五物汤两方合一，意取扶助正气，通阳散寒，养血柔筋，除痹解痛之功。方中以桂枝、黄芪、细辛等补气温阳散寒通脉；以当归、白芍等养血柔筋；以川芎、桃仁、红花等活血通络；以防风、通草等疏风祛湿。临证化裁，灵活变通，诸药配伍，予攻予补，攻补兼备，正邪兼顾于一炉，故疗效满意。

25. 通阳活络汤

【组成】黄芪15g，桂枝15g，薏苡仁15g，赤芍12g，白术12g，地龙10g，川芎10g，制川乌（先煎）10g，炙甘草10g，麻黄5g。

【功效】温阳散寒止痛，益气健脾利湿。

【主治】类风湿关节炎属脾虚湿盛，阳虚寒邪阻痹经脉关节者。

【用法】每日1剂，水煎分服2次。30日为1个疗程。

【加减】关节肿胀明显者，加萆薢12g，木防己10g，泽泻10g，白芥子10g；疼痛剧烈者，加细辛5g，乌梢蛇10g，羌活10g，独活12g；病变以上肢为主者，加姜黄10g；病变以下肢为主者，加牛膝15g；伴有发热者，去桂枝，加生石膏30g，青蒿15g；关节红肿热痛者，去桂枝、制川乌，加蒲公英15g，白花蛇舌草30g；血虚者，加当归15g，炒白芍12g；皮下结节者，加白芥子10g，胆南星10g，法半夏12g；痰瘀互结，结节较坚硬者，加炮穿山甲（先煎）10g，土鳖10g，蜈蚣2条；神疲倦怠、气短乏力者，加党参15g，山药12g；皮肤瘀斑、肌肤甲错，加鸡内金10g，桃仁12g，土鳖5g。

【方解】方中麻黄、桂枝、制川乌通阳宣痹；川芎、赤芍、地龙通络活血；黄芪、白术益气健脾；薏苡仁利湿通络；炙甘草调和诸药。全方共奏温阳散寒止痛，益气健脾利湿之功，故奏效甚捷。

【药理】现代药理学研究发现，方中麻黄、桂枝中的挥发油有明显镇痛作用，能诱发机体白细胞增加，有抗变态反应作用；制川乌煎剂对肢体关节肿胀有明显抑制作用，能抑制压迫大鼠尾部引起的疼痛和醋酸引起的小鼠扭体反应，有效提高小鼠的痛阈，同时还能提高小鼠体液免疫功能及豚鼠血清补体含量，并使机体淋巴细胞转化率显著上升；赤芍、川芎具有抗炎作用，对多种炎症反应具有抑制作用，还能抑制Ⅰ型、Ⅱ型、Ⅲ型变态反应；地龙具有溶栓、抗凝作用，且能明显促进免疫细胞-巨噬细胞活化，对巨噬细胞具有双向调节作用；黄芪、白术能增强机体免疫功能，明显促进中性粒细胞的趋化作用，能提高小鼠网状内皮系统的吞噬功能，促进E-玫瑰花环的形成，提高豚鼠血清中的补体含量及小鼠血清中免疫球蛋白含量；薏苡仁具有镇静、镇痛作用，能增强机体体液免疫，使巨噬细胞产生并分泌白细胞介素，通过增强NK细胞活性而发挥抗炎作用；甘草具有抗炎作用，对炎症反应有抑制作用，有抗过敏、调节特异性或非特异性免疫功能及肾上腺皮质激素样作用。

26. 通用痛风汤

【组成】威灵仙15g，苍术12g，羌活12g，桃仁12g，黄柏10g，白芷10g，羌活10g，防己10g，龙胆10g，川芎15g，桂枝10g，红花10g，胆南星10g，神曲10g。

【功效】疏风散寒，清热利湿，活血化瘀。

【主治】类风湿关节炎属风寒湿热内蕴，瘀血阻痹经脉关节者。

【用法】每日1剂，水煎分服2次。30日为1个疗程。药渣热敷患侧关节，每次约30分钟。

【加减】内热外寒甚者，加石膏20g，制川乌（先煎）10g；寒甚者，加制川乌（先煎）12 g，麻黄10 g；湿热毒甚者，加水牛角（先煎）30 g，赤芍12 g；关节不利者，加豨莶草15 g，晚蚕沙（包煎）12 g；病久气血虚甚者，加黄芪15 g，当归12 g，阿胶（烊化冲服）12 g。

【方解】方中羌活、白芷、桂枝、威灵仙、苍术、胆南星疏散风寒湿邪于上；龙胆、防己、黄柏清泻湿热于下；神曲、川芎、红花、桃仁既行气消滞于中，又活血化瘀于脏腑经络之中。黄柏、苍术、川芎不可或缺，以防痰、湿、瘀邪留而不去。痹证日久，必伤气血，多出现气血不足及肝肾亏虚的症状，故多加补益气血，滋养肝肾之品以祛邪扶正。诸药相伍，共奏疏风散寒，清热利湿，活血化瘀之功效。

【药理】现代药理学研究发现，方中川芎、防己、威灵仙、桃仁有抗炎解热镇痛作用；苍术、黄柏、桂枝、龙胆有抗炎作用；黄芪、当归有增强体质，调节免疫的功能。

27. 通用痛风化痰汤

【组成】金银花30 g，白花蛇舌草30 g，威灵仙15 g，络石藤15 g，青风藤15 g，白芍15 g，苍术12 g，黄柏12 g，胆南星10 g，桂枝10 g，防己10 g，川芎10 g，羌活10 g，白芷10 g，山慈菇10 g，神曲10 g，甘草10 g，全蝎（研末冲服）5 g。

【功效】疏风利湿，化痰祛瘀，通络消肿止痛。

【主治】类风湿关节炎属风湿、痰瘀互结阻痹经脉关节者。

【用法】每日1剂，水煎分服2次。

【方解】方中以苍术、黄柏、胆南星、川芎为主，兼顾风、湿、热、痰、血诸因；白芷、威灵仙助主药驱风活血，宣痹止痛；神曲为佐，防止诸药损伤胃气；桂枝取味薄者，引诸药以达上肢，行于手臂；防己引诸药下达髋膝足趾；羌活能走骨节，领诸药直至痛处，故皆用之为使；以上诸药既能散风邪于上，又能泄热渗湿于下，还可以活血燥痰消滞和中。络石藤、青风藤不仅消瘀通络，还能加强祛风除湿之效；金银花既治其内邪引起的红、肿、热、痛，又散其外感毒热之邪引

起的毒热痹痛；白花蛇舌草治毒热肿痛；山慈菇治毒热红肿，均加强其清热解毒散瘀消肿之功；全蝎熄风止痉、解毒散结、通络止痛，朱良春老中医认为全蝎"并擅窜筋透骨，对于风湿痹痛，久治不愈者，更有佳效"；白芍补血敛阴、柔肝止痛，为治疗诸痛之要药；甘草补中实脾，益气生津，缓急止痛，《神农本草经》谓其"坚筋骨，解毒"，《名医别录》谓其"通经脉，利血气"；白芍配甘草，酸甘化阴，缓急止痛，清热解毒。诸药相伍，共奏疏风利湿，化痰祛瘀，通络消肿止痛之功效。

【药理】现代药理学研究发现，方中白芍的有效成分白芍总苷对免疫功能有双向调节作用；甘草有糖皮质激素样作用，能增强非特异性免疫，特异性免疫功能、抗过敏等作用。

28. 痛风汤

【组成】黄柏15 g，苍术15 g，制南星15 g，神曲15 g，桂枝12 g，羌活12 g，白芷12 g，威灵仙12 g，龙胆10 g，防己10 g，桃仁10 g，红花10 g，川芎10 g。

【功效】祛风散寒，燥湿化痰，活血化瘀。

【主治】类风湿关节炎属风寒、痰湿、瘀血阻痹经脉关节者。

【用法】每日1剂，水煎分服2次。

【加减】风邪重者，加防风12 g，独活10 g；湿邪重者，加薏苡仁30 g，茯苓12 g；寒邪重者，去龙胆，加制附子（先煎）10 g；热邪重者，加知母15 g，忍冬藤30 g；痰浊重者，加橘红10 g，白芥子12 g；瘀血重者，加延胡索15 g，五灵脂（包煎）12 g；气虚者，加黄芪15 g，白术12 g；血虚者，加当归12 g，鸡血藤30 g；肝肾两虚者，加续断15 g，桑寄生15 g，枸杞子12 g；关节畸形者，加全蝎5 g，蜈蚣10 g，地龙12 g。

【方解】方中桂枝、羌活、白芷、威灵仙祛风散寒止痛，宣散周身关节中风寒湿邪；苍术、龙胆、防己清热除湿利痹，驱除湿热肿痛；桃仁、红花、川芎活血化瘀通络，逐瘀血痹阻；制南星燥湿化痰，散结消肿，化

痰湿结聚；神曲和胃健脾，消食行滞。全方合用，风寒湿热得以疏泄，痰瘀阻滞因以化解，中气健运输布水谷于周身，气血流畅旺盛，筋脉柔润充养，故肿痛消，屈伸利，功能活动恢复正常。

29. 痛风利节汤

【组成】黄芪30 g，赤芍20 g，白芍20 g，防己20 g，寻骨风20 g，透骨草20 g，千年健20 g，桂枝15 g，川芎15 g，当归15 g，伸筋草15 g，骨碎补15 g，女贞子15 g。

【功效】补益肝肾，强筋壮骨，行气活血，舒筋活络。

【主治】类风湿关节炎属肝肾亏虚，气滞血瘀阻痹经脉关节者。

【用法】每日1剂，水煎分服2次。30日为1个疗程。

【加减】寒湿阻络者，加制川乌（先煎）10 g，制草乌（先煎）10 g，细辛5 g；寒重血凝者，酌加鸡血藤20 g，皂角刺12 g，桃仁12 g，红花12 g，莪术10 g，制乳香10 g，制没药10 g；风湿重者，酌加薏苡仁30 g，猪苓12 g，茯苓12 g，木瓜10 g；湿热阻络者，酌加薏苡仁15 g，黄柏10 g，苍术10 g，秦艽12 g；病情迁延日久者，酌加蜈蚣5 g，地龙10 g，炮穿山甲（先煎）10 g，乌梢蛇12 g；以下肢症状为主者，加牛膝15 g；以腰痛为主者，加狗脊15 g，续断12 g，淫羊藿12 g。

【方解】方中黄芪、白芍、骨碎补、女贞子、千年健扶助正气，补益肝肾，强筋壮骨；防己、伸筋草、透骨草舒筋活络；桂枝、川芎、当归、赤芍行气活血，温通血脉。配合随症加减，共奏补益肝肾，强筋壮骨，行气活血，舒筋活络的功能，共同阻止类风湿关节炎引起的骨质侵蚀，恢复已受损的关节功能，保护未受损的关节功能。

30. 参芪二藤汤

【组成】薏苡仁150 g，黄芪50 g，茯苓30 g，络石藤25 g，海风藤25 g，淫羊藿15 g，威灵仙15 g，秦艽12 g，白芥子10 g，人参10 g，乌梢蛇10 g，全蝎10 g，甘草10 g，蜈蚣2条。

【功效】益气扶正，祛风除湿，利节止痛。

【主治】类风湿关节炎属气虚风湿阻痹经脉关节者。

【用法】每日1剂，水煎分服2次。30日为1个疗程。服药期间停服抗风湿药物。

【加减】病变以肘关节为主者，加羌活15 g，独活15 g，桂枝10 g；病变以下肢为主者，加牛膝15 g，木瓜12 g；病变以关节肿大畸形不利为主者，加赤芍12 g，白芍20 g，茯苓皮30 g；痛甚者，加三七（研末冲服）5 g，制乳香10 g，制没药10 g；麻木不仁者，加桑枝15 g，海桐皮15 g，豨莶草12 g；偏寒者，加制川乌（先煎）10 g，制草乌（先煎）10 g，制附子（先煎）10 g；偏热者，加知母12 g，防己15 g。

【方解】方中用人参、黄芪、淫羊藿益气扶正，调节人体免疫功能以治本；薏苡仁、茯苓利湿；白芥子利气散结，通络止痛；全蝎、乌梢蛇、蜈蚣搜风逐湿止痛。诸药合用，共奏益气扶正，祛风除湿，利节止痛之功效。

31. 止痹汤

【组成】桑寄生30 g，牛膝20 g，当归20 g，益母草20 g，白芷20 g，杜仲15 g，川芎15 g，熟地黄15 g，豨莶草15 g，威灵仙15 g，鸡血藤15 g，青风藤15 g，桑枝15 g。

【功效】补肝肾，益养血，祛风除湿，行血通络。

【主治】类风湿关节炎属肝肾气血亏虚，风湿瘀血阻痹经脉关节者。

【用法】每日1剂，水煎分服2次。20日为1个疗程。

【加减】关节红肿灼痛者，熟地黄改为生地黄15 g，加忍冬藤30 g；关节肿痛、喜热恶冷者，加桂枝12 g，老鹳草15 g；气血虚弱者，加黄芪30 g，太子参15 g；瘀血痹阻者，加白芥子12 g，续断15 g；颈肩痛者，加葛根30 g，姜黄15 g；腰背痛者，加骨碎补15 g，全蝎5 g；上肢痛者，加羌活12 g，姜黄10 g；下肢痛者，加独活12 g。

【方解】方中桑寄生、牛膝、杜仲补益肝肾；当归、川芎、熟地黄益气养血荣筋；白

颈肩腰腿痛中医奇效良方全书（珍藏本）

芜活络止痛；威灵仙、青风藤、桑枝祛风除湿，通络止痛；豨莶草强筋骨；益母草、鸡血藤行血，通经络。诸药合用，共奏补肝肾，益养血，祛风除湿，行血通络之功效。

32. 止痛通痹汤

【组成】黄芪20 g，薏苡仁20 g，羌活15 g，独活15 g，桂枝15 g，当归15 g，狗脊15 g，杜仲15 g，赤芍15 g，制附子（先煎）10 g，白术10 g，蜈蚣5 g，全蝎5 g。

【功效】祛风散寒除湿，补气养血活血，补肝肾强筋骨。

【主治】类风湿关节炎属气血、肝肾亏虚，风寒湿瘀阻痹经脉关节者。

【用法】每日1剂，水煎分服2次。

【加减】根据部位加减：痛在肩肘上肢者，加姜黄12 g，桑枝15 g；痛在下肢关节者，加牛膝（风湿用川牛膝，肾虚用怀牛膝）15 g，木瓜12 g；颈背部疼痛者，加葛根20 g，蔓荆子15 g；腰部疼痛者，加狗脊15 g，桑寄生12 g。

根据性质加减：风寒湿阻，关节肿胀疼痛，遇寒痛剧晨僵，屈伸不利，痛有定处，舌苔白，沉紧者，加制川乌（先煎）10 g；风湿热阻，关节红肿疼痛，晨僵活动受限，伴恶心发热，有汗不解，舌红苔黄，脉滑数者，加石膏40 g，知母12 g；痰瘀凝聚，关节肿胀疼痛僵硬，屈伸不利，痛有定处，舌暗瘀斑，舌苔腻，脉濡滑者，加白芥子10 g，法半夏12 g，桃仁12 g，红花12 g；肾虚寒凝，关节肿胀疼，晨僵活动不利，畏寒怕冷，腰膝酸痛者，加枸杞子12 g，山茱萸15 g，续断15 g；气血亏虚，关节肿胀疼痛僵硬，麻木不仁，面色淡白，心悸自汗，神疲乏力，舌质淡苔薄白，脉细弱者，加党参15 g，白术12 g，山药20 g。

【方解】方中羌活、独活散风寒湿邪为君药。制附子、桂枝辅以温经散寒通痹为臣药。全蝎、蜈蚣、当归、黄芪、赤芍补气养血活血，通脉散结止痛；杜仲、狗脊补肝肾，强筋骨，除痹邪，共为佐使药。诸药合用，共奏祛风散寒除湿，补气养血活血，补肝肾强筋骨之功效。温散不伤营血，活血不伤正气，

用于风寒湿痹，随证加减疗效满意。

【药理】现代药理学研究发现，方中全蝎、蜈蚣、当归、黄芪、赤芍活血药可改善气血循环促进组织修复；制附子、黄芪可抑制变态反应，调节机体免疫功能，减少免疫复合物的形成，加速复合物的排出并防止其沉积。

33. 芪术归芎汤

【组成】黄芪30 g，鸡血藤30 g，丹参30 g，木瓜20 g，白术15 g，川芎15 g，羌活15 g，独活15 g，地龙15 g，巴戟天15 g，桃仁12 g，当归12 g，僵蚕12 g，红花10 g，仙茅10 g，全蝎5 g。

【功效】补气活血化瘀，祛风散寒除湿。

【主治】类风湿关节炎属气虚血瘀，风寒湿邪阻痹经脉关节者。

【用法】每日1剂，水煎分服2次。30日为1个疗程。

【加减】寒湿内阻者，加制川乌（先煎）10 g，威灵仙15 g；湿热内盛，痰热互结者，加生地黄20 g，知母15 g，秦艽12 g，雷公藤（先煎50～90分钟）10 g；气血亏虚，痰瘀阻络者，加桑寄生15 g，熟地黄12 g，杜仲10 g。

【方解】方中黄芪、白术补气开阳，增强人体抵抗力；桃仁、红花、丹参活血化瘀；当归、鸡血藤补血通络；川芎为血中之气药；僵蚕祛风通络，消炎散结；全蝎有熄风通络、引一切风药直达病所之用；地龙有清热利水、通经活络之功；木瓜、羌活、独活祛风散寒止痛，除湿舒筋，化痰通络；仙茅、巴戟天补肾，温通经络。诸药合用，共奏补气活血化瘀，祛风散寒除湿之功效。

34. 芪藤通痹合剂

【组成】黄芪30 g，鸡血藤30 g，白芍20 g，桑寄生20 g，丹参15 g，当归12 g，川芎12 g，茯苓12 g，羌活12 g，杜仲12 g，独活12 g，秦艽12 g，防己12 g，炒白术12 g，陈皮12 g，淫羊藿12 g，甘草10 g。

【功效】补益肝肾，补血活血，祛风除湿散寒。

【主治】类风湿关节炎属肝肾气血亏虚，风寒湿瘀阻痹经脉关节者。

【用法】每日 1 剂，水煎分服 2 次。

【加减】偏于上肢者，加桑枝30 g，姜黄12 g；偏于下肢者，加木瓜 15 g，川牛膝12 g；偏于湿热者，加知母12 g，雷公藤（先煎 50～90 分钟）12 g，忍冬藤30 g；偏于寒湿者，加桂枝15 g，细辛 5 g，制附子（先煎）10 g；关节肿胀甚者，加薏苡仁30 g，苍术15 g；病久不愈且关节变形者，加桃仁12 g，红花12 g，地龙10 g，蜈蚣 2 条；肢节痛重者，加制乳香10 g，制没药10 g。

【方解】方中黄芪益气扶正；白芍、当归、川芎、丹参补血活血；羌活、独活、桑寄生、杜仲、秦艽、防己补益肝肾，祛风胜湿；鸡血藤、淫羊藿温阳散寒，通络止痛；茯苓、炒白术、陈皮健脾除湿；甘草调和诸药。诸药合用，共奏补益肝肾，补血活血，祛风除湿散寒之功效。

35. 芪蝎三藤汤

【组成】黄芪30 g，鸡血藤30 g，海风藤30 g，青风藤30 g，威灵仙15 g，鸡内金15 g，神曲15 g，当归12 g，莪术12 g，红花12 g，羌活10 g，独活10 g，苍术10 g，全蝎 5 g，制川乌（先煎）5 g，制附子（先煎）5 g。

【功效】益气养血，祛风活血，除湿散寒止痛。

【主治】类风湿关节炎属气血亏虚，寒凝瘀血风湿阻痹经脉关节者。

【用法】每日 1 剂，水煎分服 2 次。第 3 次煎取药液 1000 mL，用于局部熏洗，每次20 分钟。

【加减】寒邪偏盛者，酌加麻黄10 g，干姜10 g，以温阳散寒；湿邪偏盛者，酌加防己12 g，薏苡仁30 g，以祛湿消肿。

【方解】方中红花、海风藤、羌活、独活、青风藤、莪术、全蝎祛风活血通络；当归、黄芪、鸡血藤益气养血通络；苍术、威灵仙祛湿通络；制川乌、制附子祛寒止痛。诸药合用，共奏益气养血，祛风活血，除湿散寒止痛之功效。扶正祛邪，标本兼顾，是针对由风、寒、湿三邪着于筋骨导致的痹证

最常用、有效的药物。

运用中药内服与外用相结合的方法，具有祛邪扶正、相辅相成的作用，能有效地防止病情的反复发作而导致的关节变形；双管齐下、相得益彰，能有效改善类风湿关节炎患者的临床症状，提高患者的生活能力及生活质量。

【药理】现代药理学研究发现，方中红花、海风藤、羌活、独活、青风藤、莪术、全蝎具有镇痛抗炎作用；当归、黄芪、鸡血藤具有调节免疫功能的作用；苍术、威灵仙有镇痛抗炎作用。该方具有明显的抗炎、镇痛作用，可消除和缓解类风湿关节炎患者的关节肿胀、疼痛、僵硬等临床症状，对该类患者具有较好疗效。

36. 芪附温补汤

【组成】黄芪15 g，茯苓12 g，橘络12 g，蛤蚧12 g，桑白皮12 g，五味子12 g，桔梗12 g，川芎12 g，地龙12 g，制附子（先煎）10 g，荆芥10 g，甘草5g。

【功效】温肾壮阳健脾，宣肺祛痰通络。

【主治】类风湿关节炎并发间质性肺炎属脾肾阳虚，痰浊阻肺者。

【用法】每日 1 剂，水煎分服 2 次。

【方解】方中制附子温补脾肾，益火之源，以消阴翳，此药在《本草正言》谓"附子，本是辛温大热，其性善走，故为通十二经纯阳之要药，外则达皮毛而除表寒……"；黄芪补益肺脾之气，《名医别录》中谓"主妇人子脏风邪气，逐五脏间恶血。补丈夫虚损，五劳羸瘦。止渴，腹痛，泻痢，益气，利阴气"；蛤蚧与制附子同用而温脾肾之阳，与黄芪同用益肺气；茯苓健脾祛湿；橘络行气通络；桔梗宣肺祛痰；桑白皮泻肺平喘；五味子敛肺止咳；川芎活血行气为"血中气药"；地龙通络止痛；荆芥祛风解表，防外邪虚乘；甘草以和诸药。纵观全方，以温肾健脾、宣肺通络为主，肾阳足，使脾阳健，运化有力，故而痰湿自消；肺气盛，治节功能正常，故痰浊不贮。诸药合用以壮肾阳，通达肺气，健旺脾气，阴翳自消。

【药理】现代药理学研究发现，方中制附

子有抗炎、提高免疫之功；黄芪有抗纤维化、调节免疫之效；茯苓所含多糖能增强免疫、抗肿瘤、保肝；橘络中的路丁能保持血管弹性和致密性；蛤蚧有抗炎、增强免疫作用；桔梗能镇咳、祛痰及提高免疫；桑白皮有解热、抗炎之效；五味子镇咳祛痰、抗氧化，能增强机体免疫力；川芎有解痉、抗肿瘤、平喘等作用；地龙能促进血栓溶解；荆芥有明显的抗炎作用；甘草有镇咳、祛痰和一定的平喘作用。

37. 活络通痹汤

【组成】黄芪30 g，伸筋草20 g，当归15 g，木瓜15 g，淫羊藿12 g，土鳖10 g，制川乌（先煎）10 g，制草乌（先煎）10 g，羌活10 g，独活10 g，桂枝10 g，乌梢蛇10 g，甘草10 g。

【功效】益气养血温阳，温经散寒除湿。

【主治】类风湿关节炎属气血亏虚，风寒湿邪阻痹经脉关节者。

【用法】每日1剂，水煎分服2次。

【加减】湿重者，加薏苡仁20 g，茯苓12 g；湿热者，加苍术12 g，黄柏10 g；关节肿胀甚者，加白芥子12 g，赤小豆20 g；疼痛甚者，加制乳香10 g，制没药10 g；疼痛游走者，加寻骨风12 g，威灵仙15 g；阳虚寒盛者，加制附子（先煎）10 g；下肢疼痛者，加牛膝12 g。

【方解】方中黄芪、当归益气养血扶正；制川乌、制草乌、桂枝温经散寒；淫羊藿温补壮阳；土鳖、乌梢蛇祛风通络；羌活、独活祛风除湿；木瓜、伸筋草通络利筋骨；甘草和胃，调和诸药。全方合用，共奏益气养血温阳，温经散寒除湿之功效。

38. 活络通痹止痛汤

【组成】羌活20 g，黄芪20 g，威灵仙15 g，路路通15 g，海风藤15 g，白芍15 g，当归12 g，独活12 g，豨莶草10 g，臭梧桐10 g，甘草5 g。

【功效】益气活血，祛风除湿，散寒止痛。

【主治】类风湿关节炎属气虚血瘀，风湿邪阻痹经脉关节者。

【用法】每日1剂，水煎分服2次。30日为1个疗程。

【加减】以下肢疼痛甚者，独活用量加至15 g，加桑寄生12 g，牛膝15 g；以上肢关节疼痛为甚者，加姜黄12 g，桑枝15 g；疼不可忍者，加乌梢蛇12 g，露蜂房10 g，制川乌（先煎）10 g。

【方解】方中羌活、独活味辛苦性温，祛风湿，散寒止痛，二者共为君药。威灵仙、臭梧桐、路路通、海风藤均有舒筋活络之功，助君药祛风湿，散寒止痛。豨莶草苦寒，祛风湿通经络，清热解毒，五者共为臣药。黄芪甘微温，补气利水消肿，当归甘辛温，补血活血止痛，二者益气活血为佐药。白芍与甘草同用，舒痉挛止疼痛，同为佐药。诸药配伍，共奏益气活血，祛风除湿，散寒止痛之功。

【药理】现代药理学研究发现，方中羌活、独活二者均有抗炎止痛之效，能减轻关节炎症，且有抑制免疫作用。豨莶草含二萜类化合物，水煎剂与臭梧桐合用，有明显抗炎作用。黄芪其含多糖及苷类，能提高血浆组织内环状核苷酸（C-AMP）含量，增强特异性、非特异性免疫功能。当归内含阿魏酸，能扩张血管和改善外周微循环，增强免疫。

39. 活络通痹化瘀汤

【组成】丹参30 g，伸筋草30 g，透骨草30 g，威灵仙15 g，延胡索15 g，羌活12 g，独活12 g，秦艽12 g，当归12 g，防风10 g，桂枝10 g，香附10 g，乌梢蛇10 g，全蝎10 g，蜈蚣10 g，三七（研末冲服）5 g。

【功效】活血化瘀，温经散寒，祛湿消肿，理气止痛。

【主治】类风湿关节炎属瘀血寒湿阻痹经脉关节者。

【用法】每日1剂，水煎分服2次。

【方解】方中羌活、独活、伸筋草、透骨草、秦艽、防风 、桂枝、威灵仙、延胡索、香附有祛风除湿，温经散寒，理气止痛之效。当归、丹参、三七、全蝎、蜈蚣、乌梢蛇有活血化瘀，清热消肿，祛风解痉，通络止通之功。诸药合用，互相协调，共奏活血化瘀，温经散寒，祛湿消肿，理气止痛之功效。

40. 活络壮骨散

【组成】地龙 200～250 g，黄芪 150～200 g，露蜂房 30～60 g，乌梢蛇 30～60 g，当归 12～30 g，全蝎 15～20 g，熟地黄 30 g，狗脊 30 g，补骨脂 30 g，续断 30 g，杜仲 20 g，山茱萸 20 g，牛膝 20 g，生甘草 20 g，白芍 15 g，知母 12 g，桂枝 10 g，肉桂 10 g，制附子 10 g，干姜 10 g，白花蛇 3 条。

【功效】补肾壮骨活血，祛风散寒止痛。

【主治】类风湿关节炎属肾虚筋骨失养，风寒瘀血阻痹经脉关节者。

【用法】将诸药共研为细末制成散剂，每次服 5 g，1 日 3 次，饭后温开水送服。30 日为 1 个疗程。

【方解】方中地龙、露蜂房、全蝎、白花蛇、乌梢蛇活血祛风通络，搜剔络道，消肿止痛；桂枝驱风通阳；当归温经散寒止痛；白芍配伍知母养阴清热，制约桂枝温燥辛散之性；生甘草清热解毒；黄芪助活血之品通脉络。熟地黄、山茱萸、牛膝、狗脊、补骨脂、续断、杜仲补肾壮骨，从精从肾论治。诸药合用，共奏补肾壮骨活血，祛风散寒止痛之功效。

41. 活血止痛汤

【组成】白芍 30 g，当归 20 g，生地黄 20 g，白花蛇舌草 20 g，牛膝 15 g，桃仁 10 g，红花 10 g，甘草 10 g，蜈蚣 2 条。

【功效】活血化瘀，通络止痛，柔肝缓急。

【主治】类风湿关节炎属瘀血阻痹经脉关节者。

【用法】每日 1 剂，水煎分服 2 次。

【加减】热盛者，加石膏 20 g，金银花 15 g，玄参 15 g，知母 12 g；痰盛者，加胆南星 12 g，白芥子 10 g，陈皮 10 g；湿盛者，加苍术 12 g，萆薢 12 g，黄柏 10 g；气虚者，加黄芪 20 g，太子参 15 g，仙鹤草 12 g；肝肾虚者，加山茱萸 12 g，狗脊 15 g，杜仲 15 g。

【方解】方中桃仁、红花、当归、生地黄活血养血通痹；配用蜈蚣、川牛膝、白花蛇

舌草以舒筋活络利关节；白芍、甘草柔肝缓急止痛。诸药合用，共奏活血化瘀，通络止痛之功。

【药理】现代药理学研究发现，方中蜈蚣含有类似蜂毒的有毒成分，有镇静、止痛作用；红花有镇痛作用，能改善微循环；当归有显著促进血红蛋白及红细胞的生成作用，抗炎及促进非特异性免疫功能的作用；白花蛇舌草亦具有镇痛、镇静、催眠的作用，还有扩张血管的作用；白芍具有显著解痉、镇痛作用，与甘草合用在解痉镇痛等方面有明显协同作用，其提取物白芍总苷具有抗炎和功能依赖性的免疫调节作用。

42. 活血蠲痹汤

【组成】黄芪 30 g，薏苡仁 30 g，杜仲 15 g，牛膝 15 g，鸡血藤 15 g，羌活 12 g，独活 12 g，木瓜 12 g，白术 12 g，制川乌（先煎）10 g，制附子（先煎）10 g，土鳖 10 g，制乳香 10 g，制没药 10 g，细辛 5 g，蜈蚣 2 条。

【功效】补肝肾，祛风湿，散寒凝，活血定痛。

【主治】类风湿关节炎属肝肾亏虚，寒凝血瘀，风湿阻痹经脉关节者。

【用法】每日 1 剂，水煎分服 2 次。30 日为 1 个疗程。

【加减】偏风盛者，加防风 10 g，威灵仙 15 g，秦艽 12 g；偏寒盛者，加桂枝 12 g，仙茅 10 g；偏湿盛者，加五加皮 15 g，防己 12 g，茯苓 12 g；疼痛灼热者，加忍冬藤 30 g，水牛角（先煎）20 g，黄柏 12 g；瘀血明显者，加红花 10 g，三七（研末冲服）5 g；骨质变形甚者，加鹿角胶（烊化冲服）10 g，补骨脂 12 g。

【方解】方中牛膝、杜仲补肝肾，强筋骨；蜈蚣、土鳖、木瓜搜风通络，活血化瘀；制川乌、鸡血藤、制乳香、制没药、羌活、独活消肿散瘀，除湿定痛；制附子、细辛补肾祛寒；黄芪、白术、薏苡仁健脾益气利湿。诸药合用补肝肾，强筋骨，健脾运，祛风湿，散寒凝，活血通络定痛，药证相符，故收良效。

43. 活血通痹燥湿汤

【组成】金银花20 g，黄芪15 g，丹参15 g，秦艽15 g，白芍15 g，五加皮15 g，当归12 g，苍术12 g，黄柏10 g，川芎10 g，桂枝10 g，知母15 g。

【功效】益气活血化瘀，祛风清热燥湿。

【主治】类风湿关节炎属气虚血瘀，风邪湿热阻痹经脉关节者。

【用法】每日1剂，水煎分服2次。

【加减】热痛剧烈者，加石膏30 g，桑枝20 g；红肿明显者，加连翘15 g，赤小豆20 g；脾肾阳虚者，加制附子（先煎）12 g，干姜10 g。

【方解】方中五加皮补益肝肾，祛风湿养血；黄芪益气固本扶正；当归、丹参补血活血化瘀；川芎行气活血；防风有风能祛，无风能防；苍术、黄柏燥湿除痹；秦艽祛风湿，止痹痛；桂枝、白芍、知母功效祛风除湿，温经散寒，活血清热。全方祛邪与扶正并施，使风湿得除，气血得畅，肝肾得补，日久则痹证可除。

【药理】现代药理学研究发现，方中黄芪具有双向免疫调节作用，对机体的细胞免疫和体液免疫均有影响，可调节机体免疫紊乱，又可抗病毒，对导致本病发生的内因和外因均有不同程度的阻抑作用。川芎能改善微循环，抑制炎症反应时的自由基损伤，能减轻滑膜局部炎症。桂枝、白芍、知母配合使用能抑制滑膜纤维细胞增殖和滑膜炎症细胞浸润，具有抗炎、镇痛、调节免疫作用。

44. 活血通络益气汤

【组成】黄芪50 g，丁公藤15 g，赤芍15 g，威灵仙12 g，当归12 g，豨莶草12 g，乌梢蛇10 g，川芎10 g，全蝎5 g，蜈蚣2条。

【功效】补益气血，祛风除湿通络，消肿止痛。

【主治】类风湿关节炎属气血亏虚，风湿阻痹经脉关节者。

【用法】每日1剂，水煎分服2次。

【加减】热重者，加忍冬藤30 g；风重者，加海风藤20 g；寒重加者，制川乌（先煎）5 g，制草乌（先煎）5 g；痛甚者，加延胡索15 g，制没药10 g；湿重者，加薏苡仁30 g。

【方解】方中丁公藤、豨莶草祛风除湿通络；威灵仙祛风消肿，活络止痛，并可载药达病所；川芎、赤芍活血，有助于祛风通络；全蝎、蜈蚣、乌梢蛇搜风通络，透骨止痹；黄芪、当归补益气血，黄芪能补一身之正气，卫外而又行其内，补气益精而扶正。诸药合用，具有补益气血，祛风通络，消肿止痛之功。标本兼治，切中病机，故取得好的临床疗效。

【药理】现代药理学研究发现，方中川芎、赤芍有扩张血管，改善循环，促进组织修复作用；黄芪能提高白细胞的免疫功能，减少B细胞的增殖，调节T细胞亚群，从根本上改善和消除突变的基因。

45. 活血通络启痹汤

【组成】薏苡仁30 g，黄芪20 g，熟地黄20 g，乌梢蛇15 g，地龙15 g，杜仲15 g，当归12 g，僵蚕10 g，川芎10 g，防风10 g，木瓜10 g，白术10 g，炮穿山甲（研末冲服）5 g，三七（研末冲服）5 g，全蝎（研末冲服）3 g，蜈蚣（研末冲服）2条，白酒150 mL。

【功效】祛风散寒，除湿化痰，益气养血，活血化瘀，搜风通络。

【主治】类风湿关节炎属气血亏虚，风寒湿邪、痰瘀阻痹经脉关节者。

【用法】每日1剂，水煎分服2次。20日为1个疗程。治疗期间停服其他治疗药物。

【加减】风盛者，加白芷12 g，麻黄10 g；寒盛者，加干姜10 g，桂枝10 g，细辛5 g；湿盛者，加防己12 g，萆薢15 g；阳虚者，加制附子（先煎）10 g，仙茅10 g，淫羊藿12 g；痛在上肢肩背者，加羌活12 g，葛根30 g；痛在下肢者，加独活12 g，牛膝15 g。

【方解】方中川芎、三七、炮穿山甲祛风行气，活血化瘀；蜈蚣、全蝎、乌梢蛇搜风通络止痛；僵蚕、地龙化瘀散结通络，诸虫类药善于走窜，走而不守，活血通络搜风止痛，搜剔络中之痰瘀。防风、薏苡仁、木瓜祛风除湿健脾；黄芪、白术、当归益气健脾燥湿化痰，养血活血，其中黄芪既可双补脾肾，又能固卫实表，有邪祛邪，无邪扶正，补益而不敛邪。熟地黄、杜仲补肝肾，强筋骨。黄芪、白术、当归、熟地黄、薏苡仁诸药共助正气，目的一是达邪，邪去则正安，二是固本而防邪再袭，三是先安未受邪之地，防邪深入，截断传变。白酒味甘性热，通血脉，引药势，散寒温经，引药直达病所增强疗效。诸药合用，共奏祛风散寒除湿，益气养血，活血化瘀，化痰散结，搜风通络止痛之效。配伍得当，标本兼治，切中病机，故取良效。

【药理】现代药理学研究发现，方中川芎、三七、炮穿山甲活血化瘀药可改善血液流变学和微循环，抑制炎性细胞因子的分泌，抑制骨膜成纤维细胞增殖，诱导滑膜细胞凋亡等。蜈蚣、全蝎、乌梢蛇虫类药有抑制血管运动中枢，扩张血管作用。

46. 活血化瘀汤

【组成】丹参30 g，石膏30 g，络石藤30 g，鸡血藤30 g，忍冬藤20 g，薏苡仁20 g，地龙15 g，桑枝15 g，木瓜15 g，知母12 g，防风10 g，甘草5 g。

【功效】活血祛瘀，清热解毒，祛风渗湿，通络止痛。

【主治】类风湿关节炎属热毒内蕴，风湿瘀血阻络者。

【用法】每日1剂，水煎分服2次。

【方解】方中知母性寒味甘，清热泻火，生津润燥；防风性微温味辛，解痉止痛；甘草性平味甘，清热解毒，祛痰止咳；石膏性微寒味辛，清热泻火，除烦止渴；丹参活血祛瘀通络；鸡血藤性温味苦，活血舒筋，祛湿除痹；络石藤性微寒味苦，祛风通络，凉血消肿；地龙性寒味咸，通络利尿；桑枝性平味微苦，祛风湿，通经络；木瓜性温味涩，疏筋化湿；忍冬藤性寒味甘，清热解毒，疏风通络；薏苡仁性凉味甘，健脾渗湿，除痹止泻。诸药合用，共奏活血祛瘀，清热解毒，祛风渗湿，通络止痛之功。

47. 活血化瘀通络汤

【组成】当归15 g，秦艽15 g，牛膝15 g，桃仁12 g，羌活12 g，制没药10 g，红花10 g，川芎10 g，五灵脂（包煎）10 g，香附10 g，地龙10 g，甘草5 g。

【功效】活血化瘀通络，祛风利湿止痛。

【主治】类风湿关节炎属瘀血风湿阻痹经脉关节者。

【用法】每日1剂，水煎分服2次。服药期间停用抗风湿药及其他有关西药，长期服用激素者逐渐减量，直至完全停药。

【加减】寒盛者，加桂枝12 g，制川乌（先煎）10 g，细辛5 g；湿盛者，加苍术12 g，薏苡仁30 g，茯苓20 g；风盛者，加独活12 g，防风10 g；血瘀重者，加丹参30 g病久者，加水蛭10 g，黄芪30 g，桑寄生15 g，蜈蚣2条。

【方解】方中牛膝补肝肾，强筋骨，散瘀血；秦艽祛风利湿；羌活祛风湿止痹痛；桃仁、红花化瘀；当归补血活血；制没药行气活血舒筋通络；香附行气活血；川芎行气活血助香附之效；地龙通络活络；五灵脂活血散瘀，通利血脉；甘草调和诸药。诸药合用，共奏活血行气，祛瘀通络，通痹止痛之功。

【药理】现代药理学研究发现，方中制没药、当归、川芎、桃仁、红花活血化瘀药具有改善血液流动力学，改善微循环，改善血液黏滞及防止血小板聚集，抗凝血和促进纤溶作用，有阻止滑膜炎症进展的作用，并有抗炎、镇痛、抑制炎性细胞因子的分泌作用。

48. 活血化瘀通痹汤

【组成】黄芪30 g，鸡血藤20 g，威灵仙15 g，当归15 g，桂枝15 g，千年健15 g，桑枝12 g，桃仁12 g，红花10 g，防风10 g，赤芍10 g，白术10 g，制香附10 g，全蝎5 g，甘草5 g，蜈蚣2条。

【功效】补气活血，化瘀止痛，祛风除湿，舒筋通络。

【主治】类风湿关节炎属气虚血瘀，风湿痹阻经脉关节者。

【用法】每日1剂，水煎分服2次。30日为1个疗程。药渣加水再煎，取液熏洗患处。

【加减】上肢重者，加羌活12 g，姜黄10 g；下肢重者，加独活12 g，杜仲12 g，牛

173

膝15 g；风邪偏盛者，加海风藤15 g；寒邪偏盛者，加制川乌（先煎）10 g，制草乌（先煎）10 g，鹿角霜（包煎）12 g，细辛5 g；湿邪偏盛者，加炒薏苡仁20 g，苍术12 g，黄柏10 g；热重者，加忍冬藤30 g，知母15 g；痛甚者，加延胡索15 g，制乳香10 g，制没药10 g；关节肿胀者，加茯苓15 g，萆薢12 g，白芥子10 g。

【方解】方中当归、桃仁、红花、鸡血藤活血化瘀；全蝎、蜈蚣、赤芍、千年健活血化瘀通络止痛；桑枝、桂枝、防风、威灵仙祛风除湿，舒筋通络；黄芪、白术补气固本；制香附理气通络；甘草协调诸药。诸药合用，共奏活血化瘀，除湿通络，补气行气，通痹止痛之效。配合药渣熏洗患处，内外同治，使经络无阻，气血畅通，则肿胀除，痹痛消，关节功能渐复。

【药理】现代药理学研究发现，方中当归、桃仁、红花、鸡血藤活血化瘀药物具有较强的免疫抑制作用，能使增加的球蛋白下降，促使类风湿因子转为阴性，具有抑制血管内炎症细胞、平滑肌细胞增生，从而抑制滑膜的增生和血管翳的形成，对阻止类风湿关节炎滑膜炎的进展和骨侵蚀起到重要作用；还能改善微循环，降低血黏度，通过影响血流动力学消除关节肿胀疼痛，改善关节功能，促进软骨和骨质修复，使发生透明均质样变的胶原纤维发生疏松化和恢复正常，使结缔组织吸收恢复正常形态，明显抑制抗原结合细胞数。

49. 活血化痰通络汤

【组成】地龙15 g，黄芪15 g，鸡血藤15 g，丹参15 g，当归12 g，熟地黄12 g，山药12 g，白芥子10 g，红花10 g，川芎10 g，桃仁10 g，茯苓10 g，全蝎5 g。

【功效】活血化瘀，通络祛痰，补肝益肾。

【主治】类风湿关节炎属肝肾亏虚，痰瘀互结阻痹经脉关节者。

【用法】每日1剂，水煎分服2次。

【加减】上肢疼痛者，加桑枝15 g，桂枝10 g；颈项疼痛者，加白芍12 g，葛根20 g；

腰背疼痛者，加杜仲12 g，菟丝子15 g；下肢疼痛者，加牛膝15 g；远端关节以及四肢末梢疼痛者，加青风藤12 g，海风藤15 g；湿热者，加薏苡仁30 g，防己12 g。

【方解】方中红花、桃仁、当归、川芎取意于"桃红饮"，有活血养血之功效；配以鸡血藤、丹参增强活血化瘀之功效，能够去除病因；全蝎解毒散结及祛风止痛，地龙疏通经络，两药配伍能增强全方活血化瘀之功；白芥子祛痰，与诸药配伍可起到祛痰通络之功效。黄芪升阳补气，茯苓健脾利湿，熟地黄益肾养肝，山药和胃健脾，四药共用对于老年脏腑虚衰之症效果颇佳。全方活血化瘀，通络祛痰，兼具补肝益肾，和胃健脾。

50. 活血补气汤

【组成】黄芪50 g，天麻15 g，当归12 g，牛膝12 g，桂枝12 g，追地风12 g，桑寄生12 g，防己12 g，千年健12 g，红花10 g，刺蒺藜10 g，川芎10 g，木瓜10 g，独活10 g，制川乌（先煎）10 g，全蝎5 g，甘草5 g。

【功效】补肾养肝，益气活血祛瘀，祛风散寒化痰。

【主治】类风湿关节炎属肝肾不足，气虚血瘀，风寒痰湿阻痹经脉关节者。

【用法】每日1剂，水煎分服2次。30日为1个疗程。服药之后将药渣装袋敷在疼痛部位，每次30分钟。

【加减】瘀久化热者，去川芎、红花，加白花蛇舌草15 g，金银花12 g；痰瘀阻络者，加白芥子10 g。

【方解】方中红花、当归、全蝎活血祛瘀，通经止痛；刺蒺藜疏肝解郁，祛风明目；黄芪补气固表；川芎、木瓜、防己能祛风散寒止痛，化痰通络，除湿舒筋；桂枝辛温，祛风寒湿；牛膝温阳通脉，祛风湿止痛；桑寄生补肝肾，强筋壮骨；独活祛风湿散寒，通经络，止疼痛；制川乌祛寒湿，散风邪，温经止痛；千年健祛风湿，强筋骨，止痛消肿；甘草调和诸药。诸药合用，补肾养肝祛寒为主，辅以化湿祛风，祛瘀通络，以使肾气旺，肝血生，逐邪外出，祛瘀生新，筋脉得以濡养，关节逐渐恢复功能。若瘀久化热者去川芎及红花，以防药效降低，加白花蛇舌草及金银花能祛风活络，清热化痰，对于痰瘀阻络者白芥子可以化痰利气，消肿散结。药渣外敷借助药力及热力通过皮肤的吸收而作用于机体，使药物直达病灶，达到消肿止痛的效果，消除或减轻局部病灶而达到治疗目的。

51. 补肾活血强骨汤

【组成】丹参20 g，巴戟天20 g，菟丝子15 g，威灵仙15 g，伸筋草15 g，杜仲12 g，续断12 g，秦艽12 g，赤芍10 g，姜黄10 g。

【功效】补肝肾，强筋骨，活血通络，祛风除湿止痛。

【主治】类风湿关节炎属肝肾亏虚，瘀血阻络，风湿内扰经脉关节者。

【用法】每日1剂，水煎分服3次。

【加减】关节肿胀明显者，加苍术12 g，白扁豆30 g；关节红肿疼痛者，加忍冬藤20 g，连翘30 g；关节屈伸不利者，加牛膝15 g，虎杖12 g，土鳖10 g。

【方解】方中丹参活血化瘀，消肿止痛；赤芍清热凉血，散瘀止痛；姜黄活血行气，通经止痛；秦艽祛风止痛，消炎退蒸；威灵仙祛风除湿，通络止痛；伸筋草祛风散寒，除湿消肿，舒筋活络；巴戟天补肾壮阳，强筋骨，逐寒湿；菟丝子补肾益精，养肝明目，益脾止泄；杜仲补肝肾，强筋骨，固经安胎；续断补肝益肾，活络止痛，强筋骨，固经止崩。诸药合用，共奏补肝肾，强筋骨，活血通络，祛风除湿止痛之效。

【药理】现代药理学研究发现，方中丹参主要含有丹参酮、隐丹参酮、丹参醌，有抗炎和增强免疫的作用。赤芍的有效成分芍药苷、芍药内酯苷、氧化芍药苷、苯甲酰芍药苷等具有抗炎抗过敏的作用。姜黄有抑制血管增生、增强纤维蛋白溶解的作用。秦艽以含生物碱甲为主，可使关节炎症减轻，除消肿之外还有镇痛、解热等作用。威灵仙有抑制细胞免疫的作用。伸筋草有抗炎、镇痛作用。巴戟天具有提高细胞免疫功能、抗炎镇痛等作用。菟丝子有延缓衰老，提高免疫功能的作用。杜仲有效成分能够增强细胞免疫

功能及非特异免疫功能，而对体液免疫无明显影响，并具有抗炎抗病毒的作用。

52. 补肾壮骨温经汤

【组成】薏苡仁30 g，制附子（先煎）15 g，桂枝15 g，白芍15 g，黄芪15 g，当归15 g，苍术15 g，威灵仙15 g，鹿角霜（包煎）15 g，巴戟天15 g，黄精15 g，熟地黄15 g，骨碎补15 g，淫羊藿12 g，川芎12 g，知母10 g，炙甘草10 g，细辛5 g，麻黄5 g。

【功效】补益气血，温经散寒，祛风除湿，强筋壮骨。

【主治】类风湿关节炎属气血亏虚，阳虚寒凝，风湿阻痹经脉关节者。

【用法】每日1剂，水煎分服2次。30日为1个疗程。

【加减】病在上肢为主者，酌加葛根30 g，桑枝15 g，秦艽12 g；病在下肢者，酌加牛膝12 g，怀牛膝12 g，杜仲15 g，续断15 g；关节僵直、骨节畸形者，酌加露蜂房10 g，蜈蚣5 g，全蝎5 g；病程日久，久病夹瘀者，酌加桃仁12 g，红花10 g，三七（研末冲服）5 g，丹参15 g。

【方解】方中用制附子、桂枝、麻黄、细辛温经散寒止痛；鹿角霜、巴戟天、黄精、淫羊藿、骨碎补补益肝肾强筋壮骨；黄芪、当归、白芍、川芎补益气血，滋养四肢关节；苍术、薏苡仁燥湿利湿；威灵仙祛风除湿，活络止痛；知母、白芍、甘草引阳药入阴血，以制约制附子、桂枝、麻黄辛之燥烈，使温经燥湿不伤阴耗血。诸药合用取其温经通络，散寒止痛，祛风除湿，强筋壮骨，通利关节之功。

53. 补肾化痰祛瘀汤

【组成】当归15 g，生地黄12 g，熟地黄12 g，枸杞子12 g，鹿角胶（烊化冲服）10 g，巴戟天12 g，补骨脂12 g，桑寄生12 g，胆南星10 g，白芥子10 g，桂枝10 g，三七10 g，土鳖10 g，僵蚕10 g，炮穿山甲（先煎）5 g，水蛭3 g。

【功效】补肾化痰，祛瘀通络。

【主治】类风湿关节炎属肾虚痰瘀互结阻

痹经脉关节者。

【用法】每日1剂，水煎分服3次。另用紫河车200 g，乌梢蛇200 g，冬虫夏草30 g，全蝎100 g，蜈蚣60 g，红花10 g，将诸药共研为细末，装入胶囊，每次服5 g，每日2次。

【加减】风痹疼痛者，酌加独活12 g，羌活12 g，蕲蛇10 g，海风藤15 g；寒痹疼痛者，酌加肉桂3 g，制附子（先煎）10 g，制川乌（先煎）10 g，制草乌（先煎）10 g；湿痹疼痛者，酌加薏苡仁30 g，苍术12 g，白术12 g，萆薢12 g，木瓜10 g，千年健15 g；热痹疼痛者，酌加生石膏30 g，连翘12 g，忍冬藤15 g，知母10 g，防己10 g；瘀血刺痛者，酌加全蝎5 g，蜈蚣3 g；痛在上肢者，酌加桑枝15 g，羌活12 g，川芎10 g，姜黄10 g，秦艽10 g；痛在下肢者，酌加牛膝12 g，木瓜10 g；痛在颈项者，酌加葛根15 g，威灵仙12 g；痛在腰脊者，酌加狗脊15 g，续断12 g；肿胀者，酌加土茯苓15 g，泽泻12 g，苍术12 g，防己12 g，乌梢蛇10 g，法半夏10 g，苏木10 g；僵直拘挛者，酌加透骨草12 g，青风藤12 g，鸡血藤15 g，宽筋藤15 g，僵蚕10 g，伸筋草10 g；肌肉萎缩者，加黄芪30 g，熟地黄20 g。

【方解】方中生地黄、熟地黄、枸杞子滋补肾阴；鹿角胶、巴戟天温补肾阳；补骨脂、桑寄生强筋壮骨；当归养血活血；白芥子、僵蚕、胆南星祛风化痰，白芥子尤善祛皮里膜外之痰；桂枝温阳通脉；三七活血化瘀定痛；水蛭、土鳖、炮穿山甲、僵蚕等虫类药祛瘀通络，搜风剔邪。诸药共奏补肾化痰，祛瘀通络之功。

胶囊剂中红花化瘀通络力量强，并有养血凉血解毒之功；冬虫夏草、紫河车温肾补精壮阳，益气养血；乌梢蛇、全蝎、蜈蚣祛风通络，化瘀散结，攻毒止痛，共奏补肾益精，调气养血祛瘀通络之效。

【药理】现代药理学研究发现，方中乌梢蛇具有促进营养神经的磷质产生之功，对因神经系统病变引起的拘挛、抽搐、麻木有缓和作用，对促进失调的神经恢复有良好作用，还具有增强机体的免疫力、抗炎、消肿、止痛的作用。

54. 补肾逐瘀汤

【组成】牛膝15 g，生地黄15 g，白芍15 g，山药15 g，杜仲12 g，续断12 g，当归12 g，川芎10 g，制乳香10 g，制没药10 g，全蝎5 g，蜈蚣2条。

【功效】补益肝肾，逐瘀通络。

【主治】中晚期类风湿关节炎属肝肾亏虚，瘀血阻痹经脉关节者。

【用法】每日1剂，水煎分服2次。

【方解】方中牛膝、杜仲、续断为君药，重在补肝肾强筋骨；当归、川芎、制乳香、制没药为臣药，功在养血活血，宣通经络；虫类药性善走窜，内走脏腑，外达经络，凡气血凝聚之处皆能开之，尤能透骨搜风、剔络除邪，改善关节功能，故用全蝎、蜈蚣，但虫类药气味腥膻，易伤胃气，配伍益气健脾之山药、生地黄、白芍等养血滋阴之品，以缓其燥性，防其伤阴。诸药合用，共奏补益肝肾，逐瘀通络之功效。

【药理】现代药理学研究发现，方中牛膝、杜仲、续断等补肾药通过神经内分泌免疫网络介导作用可延缓雄性大鼠的骨衰老，对保护关节软骨细胞、阻止软骨内胶原纤维原的转型，维持软骨形态和功能的完整性，抑制关节炎的形成和发展有积极作用。川芎能减轻类风湿关节炎进展。白芍提取物及白芍总苷对急性类风湿水肿及佐剂性关节炎有治疗作用，白芍总苷不仅能改善临床症状体征，而且能降低血沉和类风湿因子。

55. 补肾祛寒汤

【组成】伸筋草30 g，续断20 g，骨碎补15 g，知母15 g，熟地黄12 g，补骨脂12 g，威灵仙12 g，白芍12 g，防风12 g，牛膝12 g，桂枝10 g，苍术10 g，炙麻黄10 g，淫羊藿10 g，土鳖10 g。

【功效】补肾壮骨，祛寒除湿，活血通络。

【主治】类风湿关节炎属肝肾亏虚，寒湿内盛，瘀血阻痹经脉关节者。

【用法】每日1剂，水煎分服2次。30日

为 1 个疗程。

【方解】方中骨碎补祛骨风，疗骨痿，化瘀坚肾；补骨脂性温，归脾、肾经，功能补肾壮阳，治腰膝冷痛；熟地黄补肾填精；淫羊藿温补壮阳，除冷风劳气；续断补肝肾，行血脉，续筋骨，有补而不滞的优点，还能消肿止痛；桂枝温经通阳，祛风寒湿邪，适用于风寒湿痹，肩背肢节疼痛，并能温通血脉，散寒逐瘀；桂枝与白芍、知母配合乃取桂枝芍药知母汤之意；防风既能祛风散寒，又能胜湿止痛；苍术辛散温燥，祛风寒湿邪；麻黄性辛散苦温，能宣肺气、散风寒；威灵仙性善走，能通经络、祛风湿，止痛作用较强；伸筋草祛风散寒，除湿消肿，舒筋活络；土鳖能破血逐瘀，续筋接骨；牛膝既能补肝肾、强筋骨，又能通利血脉而利关节，性善下走，可引血下行，用治下半身腰膝关节酸痛是其专长。综合全方，熟地黄填精补血、补肾养肝，续断、补骨脂补肾壮筋骨，共为君药。骨碎补、淫羊藿温补肾阳、强壮筋骨，桂枝、威灵仙搜散筋骨、肢体风寒湿邪，白芍养血荣筋，缓急舒挛，共为臣药。防风祛风，麻黄散寒，苍术祛湿，知母滋阴清热，土鳖化瘀壮骨，伸筋草舒筋活络共为佐药。牛膝引血下行，引药入肾为使药。其中知母、土鳖又有反佐之用，以防温燥药助邪化热。诸药合用，共奏补肾壮骨，祛寒除湿，活血通络之功效。

56. 补肾祛寒壮骨汤

【组成】伸筋草30 g，熟地黄 12～25 g，透骨草18 g，苍术 12～18 g，续断 10～18 g，骨碎补 10～18 g，寻骨风 15 g，补骨脂 10～15 g，淫羊藿 10～15 g，知母 10～15 g，牛膝 10～15 g，威灵仙12 g，桂枝 10～12 g，赤芍 10～12 g，白芍 10～12 g，羌活 10～12 g，独活 10～12 g，防风10 g，松节10 g，炮穿山甲（先煎）5～10 g，制附子（先煎）5～15 g，土鳖 5～10 g，麻黄 5～10 g，自然铜（先煎）5～10 g。

【功效】补肾祛寒，化湿疏风，活瘀通络，强筋壮骨。

【主治】类风湿关节炎属肾虚寒凝，风湿瘀血阻痹经脉关节者。

【用法】每日 1 剂，水煎分服 2 次。

【加减】上肢症状较重者，加姜黄10 g，桑枝15 g；瘀血明显者，酌加红花10 g，制乳香 5 g，制没药 5 g，皂角刺 5 g；腰腿痛较重者，去松节、苍术，加桑寄生30 g，杜仲12 g；肢体僵屈者，去苍术、防风、松节，酌加薏苡仁 30～40 g，茯苓15 g，木瓜 10～12 g，白僵蚕 10～12 g；脊柱僵直、弯曲变形者，去苍术、牛膝，加狗脊40 g，鹿角胶（烊化冲服）10 g，白僵蚕12 g；关节重痛显著者，加制草乌（先煎）10 g；舌苔白腻，纳食不馨者，去熟地黄，酌加砂仁 5 g，陈皮10 g，藿香12 g，焦三仙各12 g。

【方解】方中续断、补骨脂壮肾阳，强筋骨；熟地黄填精补肾，养肝益血；骨碎补补化瘀祛骨风；淫羊藿善补肾阳而祛风湿；羌活、独活、威灵仙除风寒湿邪；白芍养血荣筋；穿山甲通经散结；自然铜、牛膝活血益肾并可引药入肾；土鳖化瘀壮筋骨；透骨草、伸筋草舒筋活络；松节通利关节。以麻黄、防风散外在之邪；桂枝祛外邪，兼降水气上逆，故用量较重；制附子温阳利水，祛湿解痹；知母、白芍加强治水湿而活血除痹之功，如《神农本草经》谓知母"除邪气，肢体浮肿，下水"，尤善治下肢水肿；而白芍"除血痹……利小便"。甘草调和诸药。诸药合用，共奏补肾祛寒，化湿疏风，活瘀通络，强筋壮骨之功效。

57. 补肾祛湿蠲痹汤

【组成】黄芪30 g，薏苡仁30 g，补骨脂20 g，鸡血藤20 g，乌梢蛇20 g，海风藤20 g，豨莶草15 g，炒秦艽15 g，伸筋草15 g，杜仲15 g，透骨草12 g，鹿角片（先煎）10 g，蕲蛇10 g。

【功效】补益肝肾气血，祛风除湿，驱痰逐瘀通络。

【主治】类风湿关节炎属肝肾气血亏虚，风湿内扰，痰瘀互结阻痹经脉关节者。

【用法】每日 1 剂，水煎分服 2 次。

【加减】寒湿甚者，加细辛 3 g，制川乌（先煎）10 g；湿热甚者，去鹿角片、杜仲，加黄柏12 g，防己15 g，忍冬藤30 g；痰瘀较著者，加炮穿山甲（先煎）10 g，蜈蚣5 g。

【方解】方中以杜仲、补骨脂、鹿角片、黄芪、鸡血藤补益肝肾，益气养血，固本强体，增强免疫力，提高抗病能力；炒秦艽、豨莶草、透骨草、伸筋草、薏苡仁祛风湿，通经络，利筋骨；以蕲蛇、乌梢蛇借其穿透筋骨，走窜关节之性，既能强筋骨，又能搜风通络，祛痰逐瘀，且能引药直达病所，以起到事半功倍之效。诸药合用，共奏补益肝肾气血，祛风除湿，驱痰逐瘀通络之功效。全方用药，丝丝入扣，标本兼治。

58. 补肾健骨汤

【组成】黄芪15 g，淫羊藿15 g，青风藤15 g，秦艽12 g，防风12 g，当归12 g，狗脊12 g，制附子（先煎）10 g，麻黄10 g。

【功效】补肝肾，祛风湿，除痹痛。

【主治】类风湿关节炎属肝肾亏虚，筋骨失养，风湿痹阻经脉关节者。

【用法】每日1剂，水煎分服2次。

【方解】方中秦艽祛风除湿，通络止痛；制附子补火助阳，散寒止痛，上助心阳以通脉，中温脾阳以健运，下补肾阳以益火，故能除风寒湿三邪；麻黄发汗祛湿而消除疼痛；防风祛风解表，胜湿止痛，善祛经络及筋骨中的风湿，能随所引而治一身尽痛；黄芪补气健脾，益卫固表，用于气虚血瘀、经络不通之痹证；当归活血止痛，养血补血通经；淫羊藿补肾壮阳，祛风除湿；狗脊补肝肾，强腰膝，祛风除湿；青风藤祛风除湿，活血通络，消肿止痛。诸药合用，共奏补肝肾，祛风湿，除痹痛之功，肾阳得以扶助，通过阳气的推动、气化、温煦以及固摄作用，使脏腑、组织、经络的生理功能正常发挥，动静居处乃安，风寒湿三气不可乘，则痹自消。

59. 补肾清热汤

【组成】桑枝30 g，薏苡仁30 g，桑寄生25 g，狗脊20 g，忍冬藤20 g，秦艽20 g，骨碎补15 g，威灵仙15 g，补骨脂12 g，生地黄12 g，黄柏10 g，知母10 g。

【功效】补肾壮骨，清热利湿。

【主治】类风湿关节炎属肾虚湿热内蕴者。

【用法】每日1剂，水煎分服2次。

【方解】方中骨碎补性苦温，归肝、肾经，活血续筋，补肾强骨，《本草图经》谓其"治闪折筋骨伤损"。补骨脂功效补肾助阳，固精缩尿，暖脾止泻，《药性论》谓其"主男子腰疼，膝冷……逐诸冷痹顽"。桑寄生归肝、肾经，具有祛风湿，益肝肾，强筋骨作用，《神农本草经》谓其"主腰痛，小儿背强"。狗脊归肝、肾经，祛风湿，补肝肾，强腰膝。《神农本草经》谓其"主腰背强，关机缓急，周痹，寒湿膝痛"。生地黄归心、肝、肾经，功效清热凉血，养阴生津，为清热凉血要药。《药类法象》谓其"凉血，补血，补肾水真阴不足"。现代药理学研究发现，本品能对抗连续服用地塞米松后血浆皮质醇浓度的下降，具有抗炎作用。黄柏具有清热燥湿，泻火解毒，退虚热之功，为治下焦湿热如足膝肿痛常用药。薏苡仁归脾、胃、肺经，功效利水渗湿，健脾止泻，清热排脓除痹，《神农本草经》谓其"主筋急拘挛，不可屈伸，风湿痹，下气"。知母清热泻火，滋阴润燥。威灵仙归膀胱经，祛风湿，通经络，消痰水，为治风湿痹痛之要药，《药品化义》谓其"灵仙性猛急，善走而不守，宣通十二经络，主治风湿痰壅滞经络中"。秦艽祛风湿，舒筋络，清湿热，《神农本草经》谓其"主寒热邪气，寒湿风痹，肢节痛"。桑枝归肝经，祛风通络，行水消肿，对于上肢肩臂痹痛效果尤佳，《本草撮要》谓其"功专祛风湿拘挛"。忍冬藤功效清热解毒，通利经络，用于风湿热痹，关节红肿热痛，屈伸不利。上药合之，共奏补肾壮骨，清热利湿之功效。

60. 补肾清络汤

【组成】薏苡仁15 g，桑寄生15 g，青风藤15 g，络石藤15 g，桑枝15 g，虎杖15 g，生地黄12 g，豨莶草12 g，赤芍12 g，露蜂房10 g，全蝎5 g。

【功效】补益肝肾，清热利湿，祛风通络。

【主治】类风湿关节炎属肝肾亏虚，风湿

热邪痹阻经脉关节者。

【用法】每日1剂，水煎分服2次。

【方解】方中生地黄滋阴清热，补益肝肾，通利血脉，除痹止痛，《神农本草经》谓其能"逐血痹、填骨髓、长肌肉"，《本草正义》谓"地黄散瘀是其特长"；青风藤《本草汇言》谓其能"散风寒湿痹，舒筋活血，正骨利髓"；两药配伍，扶正祛邪，标本兼治，共为君药。桑寄生补益肝肾，祛风除湿，《本草药性备要》谓其能"消热、滋补、追风"；豨莶草性味苦寒，《本草正义》谓其"善逐风湿诸毒"；两药合而为臣，以助君药之效。露蜂房《本草汇言》谓其能"治风痹肿痛，历节风痛，痛如虎咬"；全蝎《玉楸药解》谓其能"穿筋透骨，逐湿除风"；薏苡仁利水渗湿除痹；虎杖清热利湿，活血定痛；赤芍清热凉血；桑枝祛风通络；共为佐药。络石藤祛风通络，凉血消肿，为使药。全方配伍，清补结合，标本兼顾，共奏补益肝肾，清热利湿，祛风通络之功。

【药理】现代药理学研究发现，方中生地黄能调节抑制T细胞功能，抑制自身抗体形成，大剂量应用有皮质激素样作用而无副作用。青风藤具有较强的抗炎、镇痛、免疫调节作用，通过兴奋细胞免疫，纠正抑制性T-淋巴细胞功能缺陷，恢复正常的体液免疫。豨莶草能减轻关节炎大鼠踝关节炎症等病理反应，增强T细胞的增殖功能，促进白细胞介素-2的活性，抑制白细胞介素-1的活性，通过调整机体免疫功能，改善局部病理反应而达到抗风湿作用。

61. 补肾抗痹合剂

【组成】五加皮15 g，补骨脂15 g，肉苁蓉15 g，鸡血藤15 g，薏苡仁15 g，熟地黄12 g，淫羊藿12 g，寻骨风12 g，全当归12 g，鳖甲（先煎）12 g，白芥子12 g，徐长卿12 g，老鹳草12 g，羌活10 g，独活10 g，制附子（先煎）10 g，桂枝10 g，蚂蚁粉（装入空心胶囊，分2次吞服）10 g，米酒（分2次兑服）60 mL。

【功效】补益肝肾，祛风胜湿散寒，化痰行瘀散结。

【主治】类风湿关节炎属肝肾亏虚，风寒湿痹，痰瘀互结阻滞经脉关节者。

【用法】每日1剂，水煎分服2次。

【方解】方中补骨脂、肉苁蓉、淫羊藿、熟地黄、当归、制附子、桂枝、米酒补益肝肾精血，温壮肾督阳气；更合五加皮、羌活、独活、徐长卿、寻骨风、薏苡仁祛风胜湿，散寒止痛；复用白芥子、老鹳草、鸡血藤、鳖甲、蚂蚁粉化痰散结，行瘀通络。诸药合用，共奏补益肝肾，祛风胜湿散寒，化痰行瘀散结之功。标本同治，辨证施治得当，疗效颇著。

62. 补肾养肝活血汤

【组成】鸡血藤30 g，制何首乌30 g，熟地黄20 g，续断20 g，枸杞子20 g，巴戟天15 g，杜仲15 g，当归15 g，防风15 g，秦艽10 g。

【功效】补肾肝，强筋骨，祛风湿，活血通络。

【主治】类风湿关节炎属肝肾亏虚，风湿瘀血阻痹经脉关节者。

【用法】每日1剂，水煎分服2次。30日为1个疗程。

【加减】纳差者，加麦芽30 g，砂仁10 g；肾阴虚者，加知母12 g，龟甲（先煎）15 g；肾阳虚者，加肉桂5 g，淫羊藿15 g；关节畸形者，加炮穿山甲（先煎）10 g；累及脊柱者，加狗脊15 g，牛膝12 g；伴有发热者，去巴戟天、续断、杜仲，加生石膏20 g，知母15 g，地龙10 g。

【方解】方中以巴戟天、杜仲、续断补肾阳强筋骨，启动肾中真阳而逐寒除湿化痰；以熟地黄、枸杞子、制何首乌补肝血，填肾精以资筋骨化生之源，弥补外邪对筋骨的损伤；以当归、鸡血藤活血通络，使气血正常运行，濡养筋骨；以防风、秦艽祛风除湿，祛邪外出。诸药共奏补肾肝，强筋骨，通络活血，祛风湿之效。

【药理】现代药理学研究发现，方中巴戟天、杜仲、续断具有增强肾上腺皮质功能，调节细胞免疫和抗炎的作用；枸杞子、熟地黄、制何首乌具有刺激造血系统，增强非特异性免疫和抗炎的作用；当归、鸡血藤具有强壮、抗炎和镇痛的作用；防风、秦艽具有抗风湿、抗炎镇痛的作用。

63. 补肾养肝蠲痹汤

【组成】狗脊15 g，淫羊藿15 g，青风藤15 g，千年健15 g，千斤拔15 g，秦艽12 g，独活12 g，防风12 g，制附子（先煎）10 g，麻黄10 g，乌梢蛇10 g，白花蛇10 g，黑蚂蚁10 g，细辛5 g。

【功效】补益肝肾，祛湿散寒，通络蠲痹。

【主治】类风湿关节炎属肝肾亏虚，寒湿阻痹经脉关节者。

【用法】每日1剂，水煎分服2次。30日为1个疗程。

【方解】方中秦艽祛风湿除痹痛，其是"三痹必用之药"；狗脊补肝肾，强腰膝，祛风除湿；淫羊藿补肾壮阳，祛风除湿；独活理伏风，善祛下焦与筋骨间之风寒湿邪；伍以细辛发散阴经风寒，搜剔筋骨风湿而止痛；防风解表祛风胜湿，善祛经络及筋骨中的风湿，能随所引而治一身尽痛，亦为治疗痹痛常用之品；制附子补火助阳，逐风寒湿邪；麻黄则取其发汗祛湿而消除疼痛之功；青风藤具有祛风除湿，活血通络，消肿止痛的作用；乌梢蛇、白花蛇祛风湿，通经络；千年健、千斤拔祛风湿，强筋骨，止痛消肿；黑蚂蚁补肝肾，壮筋骨，祛风湿。诸药合用，共奏补益肝肾，祛湿散寒，通络蠲痹之功。

【药理】现代药理学研究发现，方中秦艽的有效成分秦艽碱甲，具有抗炎、抗过敏、镇静、镇痛、退热的作用；淫羊藿提取液具有雄性激素样作用，同时还能抗菌和提高耐缺氧能力，而研究表明类风湿关节炎患者体内雄激素及其代谢产物水平明显降低，因此淫羊藿有很好的对症治疗作用；防风有解热、镇痛、抗病毒的作用；麻黄有解热、发汗、抗病毒、抗炎、抗过敏的作用；制附子有抗炎、局部麻醉、镇静、镇痛的作用；青风藤有抗炎、镇痛、抑制免疫作用。

64. 补脾消痹汤

【组成】黄芪100 g，党参40 g，丹参30 g，白术20 g，蚂蚁20 g，地龙20 g，白芍15 g，土鳖15 g，补骨脂15 g，淫羊藿15 g，当归12 g，乌梢蛇10 g，制没药10 g，制川乌（先煎）5 g。

【功效】益气健脾补肾，活血祛邪通络。

【主治】类风湿关节炎属脾肾亏虚，气滞血瘀，风寒阻痹经脉关节者。

【用法】每日1剂，水煎分服2次。

【方解】方中重用黄芪、党参、白术为君药，具有补中益气，健脾固本，强外壮内，扶正祛邪之功。由于类风湿关节炎（RA）病程漫长，经久不愈，属痹证中之顽痹，"久病必瘀"，故选用当归、丹参、土鳖等活血祛瘀之药；白芍养血镇痛；"脾病及肾"，脾虚是RA的主要病机，但常损及于肾，而致肾虚，故用补骨脂、淫羊藿等补肾壮督之品增强镇痛、镇静之力；制川乌、制没药活血定痛；乌梢蛇搜风剔邪，专去顽疾。诸药合用，共奏益气健脾补肾，活血祛邪通络之功效。

65. 补气活血祛风汤

【组成】黄芪100 g，白芍40 g，当归30 g，萆薢30 g，川芎30 g，牛膝30 g，赤芍30 g，桂枝20 g，姜黄20 g，桃仁20 g，红花15 g，羌活15 g，白芷15 g，白芥子15 g，制川乌（先煎）12 g，制草乌（先煎）12 g，炮穿山甲（先煎）12 g，麻黄10 g，秦艽10 g，甘草10 g。

【功效】益气补肝肾，活血养血化瘀，祛风除湿驱痰。

【主治】类风湿关节炎属气虚肝肾不足，风湿痰瘀互结阻痹经脉关节者。

【用法】每日1剂，水煎分服2次。15日为1个疗程。

【加减】风湿热者，去制川乌、制草乌、麻黄、桂枝，加知母10 g，黄柏12 g，忍冬藤30 g，石膏20 g。

【方解】方中重用黄芪取其补气实表，温通经络，既强壮机体，又祛邪外出。以当归、桃仁、红花、川芎、赤芍等养血活血之品，取其"治风先治血，血行风自灭"之意。羌活、桂枝、姜黄、麻黄、制川乌、制草乌、炮穿山甲、秦艽以祛风除湿，疏通经络；萆薜、白芷、白芥子以祛湿除痰，以消关节之肿痛；白芍、牛膝二药补益肝肾，又能潜阳下行，以防升阳发散药物太过；甘草用以调和诸药。诸药相伍，共奏补益肝肾，调和气血，熄风化痰之功。

66. 补气活血祛湿汤

【组成】苍术30 g，白术30 g，黄芪20 g，青风藤15 g，海风藤15 g，鸡血藤15 g，海桐皮15 g，穿山龙15 g，当归12 g，白芍12 g，羌活12 g，独活12 g，甘草5 g。

【功效】补益气血，祛湿通络。

【主治】类风湿关节炎属气血亏虚，湿浊阻痹经脉关节者。

【用法】每日1剂，水煎分服2次。

【方解】方中黄芪性味甘而微温，健脾补中，升阳举陷；当归甘辛而温，补血调经，活血止痛；白芍味苦而酸，养血柔肝，敛阴止痛；羌活、独活解表散寒，祛风胜湿止痛以利关节；苍术辛苦而温，祛风散寒，燥湿健脾；白术甘苦而温，燥湿健脾益气；青风藤、海风藤、鸡血藤、海桐皮通经活络，散风寒湿痹，多用于治疗风湿痹证；穿山龙苦而微寒，活血通络，祛风除湿；甘草调和诸药。全方共奏补益气血，祛湿通络之功效。

67. 补气活血通络汤

【组成】黄芪30～60 g，青风藤10～30 g，当归10～15 g，川芎10～15 g，桃仁12 g，赤芍10 g，地龙10 g，红花10 g。

【功效】补气活血行血，祛风除湿通络。

【主治】类风湿关节炎属气虚血瘀，风湿阻痹经脉关节者。

【用法】每日1剂，水煎分服2次。30日为1个疗程。

【加减】关节疼痛游走不定者，酌加威灵仙15 g，海桐皮15 g，羌活12 g，木瓜12 g，秦艽12 g，独活12 g，乌梢蛇10 g，全蝎5 g，以祛风；关节疼痛较剧，遇寒则甚，得热则缓者，酌加制川乌（先煎）10 g，制草乌（先煎）10 g，桂枝10 g，细辛5 g，以驱寒；关节重着而痛，肌肤麻木者，酌加萆薢12 g，防己15 g，薏苡仁30 g，以除湿；关节肿胀疼痛者，酌加忍冬藤30 g，石膏30 g，桑枝15 g，知母12 g，黄柏12 g，黄芩10 g，黄连10 g，以清热。

【方解】方中重用黄芪，大补脾胃元气，使气旺以促血行，祛瘀而不伤正，并助诸药之力，为君药；配当归活血，祛瘀而不伤血，为臣药；川芎、赤芍、桃仁、红花助当归活血祛瘀，地龙通经活络，均为佐使药。青风藤《本草纲目》谓其有"治风湿流注，历节鹤膝，麻痹瘙痒，损伤……"祛风湿，通经络止痛为佐药。诸药合用，共奏补气活血行血，祛风除湿通络之功效，使气旺血行，瘀祛络通。切中病机，针对性较强。故症状消除，疾病得愈。

68. 补气活血止痹汤

【组成】黄芪60 g，鸡血藤30 g，海风藤30 g，络石藤30 g，忍冬藤30 g，桂枝20 g，白芍20 g，雷公藤（先煎50～90分钟）15 g，生姜10 g，大枣10 g，炙甘草5 g。

【功效】补益气血，祛湿散寒，通络止痹。

【主治】类风湿关节炎属气血亏虚，寒湿阻痹经脉关节者。

【用法】每日1剂，水煎分服2次。30日为1个疗程。

【方解】方中黄芪性味甘微温，补气健脾，升阳通痹，益气固表；桂枝性味辛甘、温，能达肺、心、膀胱，进而发挥其发汗解肌，温经通脉，助阳化气，散寒止痛功效；雷公藤祛风解毒；鸡血藤补血行血，通经活络；海风藤祛风湿，通经络，止痹痛；络石藤通络止痛，凉血清热，解毒消肿；忍冬藤清热解毒，疏风通络。诸药合用，共奏祛湿通络，补益气血等功效。

【药理】现代药理学研究发现，方中黄芪中的黄芪总皂苷能镇痛、抗炎以及调节免疫功效，进而抑制关节炎；桂枝在抗病毒、抗炎、解热镇痛方面具有积极意义；而雷公藤不仅能够有效抑制致炎效应，进而消除肿胀，缓解病情，而且还能有效抑制自身免疫反应，进而阻断自由基。

69. 补阳还五化痰汤

【组成】黄芪25 g，赤芍15 g，白芍15 g，当归15 g，独活15 g，羌活15 g，川芎12 g，地龙10 g，胆南星10 g，白芥子10 g，桂枝10 g，全蝎5 g，炙甘草5 g。

【功效】益气升阳，祛风燥湿化痰，活血通络止痛。

【主治】类风湿关节炎属气虚血瘀，风湿痰浊阻痹经脉关节者。

【用法】每日1剂，水煎分服2次。

【方解】方中赤芍、当归、地龙、川芎相配伍活血通络；黄芪补气升阳，通络利痹，协同活血药物促进血液运行；白芥子、胆南星药性辛温，燥湿化痰，祛风通络止痛；羌活走气分，独活走血分，两药相配伍上、下焦同治，以增强祛风，除湿止痛功效；桂枝、白芍解肌和营卫，同时配合炙甘草，以发挥止痛作用；全蝎为虫类药，走窜性较强，善于通络止痛，常用于治疗风寒湿痹病程较长导致筋脉拘挛或关节变形的顽疾。以上药物协同发挥益气活血，祛风化痰，通络止痛的功效，从而从多个方面延缓类风湿关节炎病情的进一步进展。

【药理】现代药理学研究发现，方中地龙具有抗凝血、促纤溶、抑制血栓形成、改善血液循环的作用。黄芪中的有效成分黄芪甲苷能够降低机体内炎症因子的浓度，现已被应用于治疗骨性关节炎。白芥子能改善氧自由基代谢紊乱，被应用于治疗关节炎。全蝎具有镇痛、抗凝血、促纤溶、抗肿瘤的作用。

70. 补通消痹汤

【组成】桑寄生25 g，巴戟天20 g，淫羊藿20 g，乌梢蛇20 g，赤芍20 g，鸡血藤20 g，木瓜15 g，制川乌（先煎）10～15 g，当归12 g，牛膝12 g，红花10 g，防己10 g，麻黄5 g。

【功效】补益肝肾，活血化瘀，祛风除湿，通络行痹。

【主治】类风湿关节炎属肝肾亏虚，瘀血风湿阻痹经脉关节者。

【用法】每日1剂，水煎分服2次。

【加减】乏力腰膝酸软明显者，加黄芪15 g，鹿衔草12 g；关节红肿热痛者，去制川乌，加知母12 g，忍冬藤20 g。

【方解】方中当归养血生精以益肝肾；桑寄生、巴戟天、淫羊藿补益肝肾之阳气，强壮筋骨，与当归共为扶正补虚。制川乌能激发五脏六腑之阳气，发行十二经脉之气，通达四肢血脉，以收滋养命门，活血通络，散寒除湿止痛之功。牛膝、赤芍、鸡血藤、红花与当归活血化瘀，以除瘕结。麻黄又能行达卫气，调血脉而治顽痹。用防己、木瓜、乌梢蛇助其祛风除湿，通络行痹。经以上诸药配合运用，使该方具有培益肝肾精气，壮实筋骨经络，荡涤瘀血病结，祛除风湿顽痹的功能。

【药理】现代药理学研究发现，方中赤芍、鸡血藤能扩张血管，改善血液循环；当归、淫羊藿、巴戟天、牛膝能够改善免疫功能；红花、制川乌能控制炎症反应。从本组治疗效果分析认为，补通消痹汤可能具有一定的调节机体免疫功能及镇痛消肿、促进炎症吸收等作用。方中药物大都有抗炎、镇痛、改善关节局部血液循环作用。

71. 补益肝肾汤

【组成】熟地黄30 g，补骨脂30 g，党参30 g，白芍30 g，白术30 g，鹿角胶（烊化冲服）20 g，牛膝15 g，杜仲15 g，骨碎补15 g，鹿衔草12 g，淫羊藿10 g，川芎10 g，防风10 g，细辛5 g，甘草5 g。

【功效】补肝肾，祛风湿，强筋健骨，活血通络止痛。

【主治】类风湿关节炎属肝肾亏虚，风湿瘀血阻痹经脉关节者。

【用法】每日1剂，水煎分服2次。30日为1个疗程。

【加减】行痹者，加独活12 g，羌活10 g，葛根20 g；痛痹者，加制川乌（先煎）10 g，制附子（先煎）10 g，干姜12 g；着痹者，加萆薢15 g，薏苡仁30 g；热痹者，加玄参12 g，海桐皮15 g。

【方解】方中防风、细辛祛风散寒，除湿止痛；杜仲、补骨脂、骨碎补、鹿角胶补肝肾，温阳散寒，强筋健骨；牛膝活血通经，强腰壮肾；淫羊藿阴阳双补，祛风除湿；熟地黄、川芎、白芍养血活血，柔肝舒筋止痛；党参、白术、甘草补气健脾，扶助正气。全方具有祛风除湿，补益气血，强筋健骨，活血通络止痛之效。

【药理】现代药理学研究发现，方中熟地黄具有调节免疫力的作用；鹿角胶可减少破骨细胞数目，增加成骨细胞数目，有助于增强骨质；鹿衔草中包含萜类、醌类、黄酮类及酚苷类等成分，具有抑菌、抗菌及抗炎作用；杜仲具有延缓软骨退化等作用；牛膝具有抗炎、镇痛作用，能提高机体免疫功能；骨碎补能改善软骨细胞，推迟骨细胞的退变；补骨脂具有促进骨髓造血，增强免疫和内分泌功能。

72. 骨灵汤

【组成】当归15 g，威灵仙10 g，熟地黄15 g，骨碎补10 g，鸡血藤15 g，青风藤10 g，茯苓15 g，川芎10 g，太子参12 g，五加皮10 g，防己12 g，雷公藤（先煎50～90分钟）10 g，薏苡仁10 g。

【功效】补益肝肾，健脾益气，祛风清热，散寒除湿。

【主治】类风湿关节炎属肝脾肾虚，风热寒湿阻痹经脉关节者。

【用法】每日1剂，水煎分服2次。

【加减】急性发作期属湿热甚者，去太子参、熟地黄、五加皮，青风藤用量加至15 g，加秦艽10 g，黄柏10 g，苍术12 g，桑枝15 g；脾虚痰盛者，去熟地黄，太子参用量加至15 g，茯苓用量加至20 g，加法半夏12 g；肾阴不足者，熟地黄用量加至20 g，加枸杞子12 g；虚寒内盛者，五加皮用量加至15 g，骨碎补用量加至20 g，加制附子（先煎）10 g，桑寄生12 g；气滞血瘀较甚者，川芎用量加至15 g，加郁金12 g，延胡索15 g。

【方解】方中太子参、薏苡仁、茯苓健脾益气；当归、熟地黄、鸡血藤养血疏肝，兼四物之功；熟地黄、五加皮、骨碎补滋肾填精。肝脾肾三脏功能协调，气血旺盛，筋骨肌肉得养，关节稳定性增加，关节功能则能

逐渐恢复。防己、雷公藤、青风藤祛风清热，消肿止痛；薏苡仁、威灵仙散寒除湿；五加皮、骨碎补祛风湿，强筋骨；川芎、鸡血藤舒筋活血。纵观全方补泻共用，寒热同方。

【药理】现代药理学研究发现，方中雷公藤和青风藤具有非特异性抗炎、体液免疫和细胞免疫调节功能，降低毛细血管通透性，抑制炎症细胞浸润和渗出，能有效抑制免疫性炎症的发生和发展。鸡血藤的主要成分为鸡血藤醇和铁质，能抑制雷公藤的毒性。

73. 桂枝芍药川乌汤

【组成】生地黄12 g，白芍12 g，薏苡仁12 g，苍术10 g，制川乌（先煎）10 g，桂枝10 g，秦艽10 g，知母10 g，赤芍10 g，羌活10 g，红花10 g，防风10 g，炙甘草3 g，蜈蚣2条。

【功效】温经通络，清热化湿。

【主治】类风湿关节炎属寒邪阻络，湿热内蕴，筋骨关节阻痹者。

【用法】每日1剂，水煎分服2次。

【方解】方中以桂枝为君药，助阳化气，发热解肌；以知母、白芍、羌活、赤芍、苍术、防风为臣药，其中知母具有清气分实热的效果；白芍与赤芍则能缓急止痛、养阴柔肝；防风属于阳药，为治风常用药物；羌活与防风联合使用，胜湿止痛，祛风散寒；苍术与羌活配伍，增强羌活胜湿功效，同时可推动苍术行太阳之表。炙甘草为使药，在发挥缓急止痛、补脾益气功效时，还可调和诸药，使给药效果较佳。其余各药均为佐药，且各种药物联合使用，能够达到通经活络，散结止痛，通利关节，祛除瘀滞功效。方中诸药合用，可达温经通络，清热化湿之功效。

74. 桂枝芍药苡仁汤

【组成】炒薏苡仁15 g，桂枝12 g，炒白术12 g，知母12 g，防风12 g，炒白芍10 g，制附子（先煎）10 g，生姜10 g，炙麻黄5 g，炙甘草5 g。

【功效】补益肝肾，调和营卫气血，祛风散寒除湿清热。

【主治】类风湿关节炎属肝肾不足，营卫

不和，风寒湿热阻痹经脉关节者。

【用法】每日1剂，水煎分服3次。30日为1个疗程。

【加减】神疲乏力者，加黄芪15 g；阴虚内热重者，加生地黄15 g；发热者，加生石膏15 g，黄柏10 g；血虚者，加鸡血藤15 g；湿盛者，加萆薢12 g，泽泻12 g，防己15 g；肝肾不足者，加桑寄生15 g，牛膝12 g，杜仲10 g；血瘀者，加当归12 g，川芎10 g。

【方解】方中桂枝、炒白芍相配，外为桂枝汤，内为建中汤，调和营卫，调畅气血，解肌发表，固卫实表，祛邪扶正并行。生姜辛温助桂枝解肌散寒，甘草甘平助益气以生血，共助桂枝、炒白芍调和营卫气血，内外兼治。制附子辛热温煦肾先后天阳气，益火散寒消除阴翳。白术补中焦之气，助健运而化湿浊，除内留邪贼。麻黄辛温开发腠理玄府毛窍，温散一身之寒邪，令风寒无所留。防风风药润剂，疏散风邪而不燥烈。制附子治寒、防风治风、白术治湿，令三邪无所避留。更配知母苦寒质润清热而滋阴，治热郁而阴伤，补益脏腑阴气，防躁动伤正而病深不解。全方共奏内调营卫气血，外散风寒湿邪，里则清润滋阴，先防传变之功。桑寄生、杜仲、牛膝补益肝肾，强筋健骨，扶正培本。炒薏苡仁健运脾气，利湿清热，扶正祛邪，标本并治。

75. 桂枝芍药独活汤

【组成】鸡血藤25 g，杜仲25 g，独活25 g，桂枝20 g，白芍20 g，知母20 g，络石藤20 g，海风藤20 g，当归20 g，桑寄生20 g，川芎20 g，白术15 g，熟地黄15 g，茯苓15 g，牛膝12 g，防风12 g，白芍12 g，制附子（先煎）10 g，全蝎10 g，甘草10 g，生姜5 g。

【功效】祛风散寒燥湿，补益肝肾养血，行瘀舒筋通络。

【主治】类风湿关节炎属肝肾阴血亏虚，风寒湿邪瘀血阻痹经脉关节者。

【用法】每日1剂，水煎分服2次。15日为1个疗程。

【方解】方中桂枝温络止痛，辅以制附子、白术、知母及白芍，其中制附子散寒止

痛，消除麻痹，防风散寒祛湿；白术健脾燥湿；知母清气分实热兼清虚火；白芍养血行瘀，柔肝止痛；甘草能够调和以上诸药，起到缓急止痛的效果。以上药物联合应用，能够起到生阴血、清虚热、散风湿的作用，进而达到温经通络，祛湿止痹的效果。熟地黄、牛膝、杜仲补益肝肾，壮骨强筋；当归、白芍、川芎和营养血；茯苓、甘草益气扶脾；全蝎搜风通络，鸡血藤、海风藤及络石藤舒筋活络。诸药合用，共奏祛风散寒燥湿，补益肝肾养血，行瘀舒筋通络之功。

76. 桂枝芍药蠲痹汤

【组成】白芍20 g，木瓜15 g，鹿衔草15 g，伸筋草15 g，白术15 g，秦艽12 g，当归12 g，牛膝12 g，海风藤12 g，羌活12 g，桂枝12 g，防风10 g，制乳香10 g，制川乌（先煎）10 g，山慈菇10 g，姜黄10 g，麻黄5 g，甘草5 g。

【功效】祛风散寒除湿，温阳行痹，活血和营，柔筋定痛。

【主治】类风湿关节炎属阳虚寒凝血瘀，风寒湿邪阻痹经脉关节者。

【用法】每日1剂，水煎分服2次。15日为1个疗程。

【方解】方中制川乌祛风温经止痛，桂枝通络疏邪，山慈菇清经络之热、具镇痛作用，白芍、甘草化湿缓急止痛，防风祛风散寒，当归和营活血，羌活散寒通络，白芍通脉络之痹，姜黄通痹，甘草和药性，木瓜、制乳香、伸筋草加强舒经活络，通血和营止痛之功。

【药理】现代药理学研究发现，方中白芍提取物白芍总苷有抗炎作用，用于佐剂性关节炎大鼠，能明显降低关节肿胀度，使用后其纤维素渗出，炎症细胞的浸润及滑膜的增生均明显低于对照组；白芍还有镇痛、解痉护肝作用。桂枝、甘草有抗炎作用；麻黄含有麻黄碱，具有很好的抗炎镇痛作用；制川乌含有多种生物碱，有明显的抗炎、镇痛、麻醉作用，能够治疗多种疼痛，川乌能抗炎和消除关节肿胀，改善滑膜组织病理学变化。

77. 桂枝芍药白虎汤

【组成】生石膏 60 g，桑枝 30 g，知母20 g，制川乌（先煎 1 小时）15 g，制草乌（先煎 1 小时）15 g，细辛（先煎 1 小时）15 g，青风藤 15 g，威灵仙 12 g，当归 12 g，桂枝 10 g，白芍 10 g，红花 10 g，麻黄 10 g，白术 10 g，独活 10 g。

【功效】祛风散寒，温阳化湿，化瘀通络。

【主治】类风湿关节炎属阳虚寒凝血瘀，风湿阻痹经脉关节者。

【用法】每日 1 剂，水煎分服 2 次。药渣蒸热后外敷患处。

【方解】方中桂枝、麻黄为君药，温散寒湿；桂枝辛温，调和营卫，透达经络；麻黄辛温，开腠理而见阳光，阳光普照则阴霾自散，外热自除。白芍、生石膏、知母为臣药，滋阴清热，行痹和营；桑枝、威灵仙、独活、青风藤四药为佐药，祛风除湿，通络止痛。当归、红花活血化瘀，加强佐药通络止痛之功；白术、制川乌、制草乌、细辛为使药，助阳除湿，散寒止痛，三药大辛大热，散寒止痛，意在"益火之源，以消阴翳"。制川乌、麻黄、桂枝辛热伤阴，佐以苦寒清热之知母，滋阴柔肝之白芍，二药制辛热药伤阴耗气之弊。诸药合用，共奏祛风散寒，温阳化湿，化瘀通络，标本兼治之功。配合药渣热敷或熏洗，增加局部血流灌注，产生热效应和加强药力之用。

【药理】现代药理学研究发现，方中麻黄主要成分为麻黄碱，具有抗炎镇痛作用，对关节炎有抑制作用。桂枝、麻黄均有镇痛、抗炎、抗变态反应及抗病原微生物作用。制川乌主要成分为川乌总碱，有抗炎、镇痛、抗癫痫及扩张血管等作用。青风藤具有抗炎、镇痛及解痉作用，是类风湿关节炎治疗之有效药物。

78. 桂枝加葛根萆薢汤

【组成】葛根 50 g，白芍 20 g，桂枝 10 g，萆薢 10 g，炒黄柏 10 g，石菖蒲 10 g，茯苓10 g，白术 10 g，丹参 10 g，车前子（包煎）10 g，生姜 10 g，炙甘草 10 g，莲子心 3 g，大枣 5 枚。

【功效】温经散寒，解肌止痛，清热利湿。

【主治】类风湿关节炎属湿热寒凝阻痹经脉关节者。

【用法】每日 1 剂，水煎分服 2 次。

【方解】方中桂枝温经散寒，解肌发表；白芍调和血脉，收敛止痛；葛根解肌升阳止痛，大剂量使用此药可使葛根的药性凸显从而缓解关节疼痛；萆薢祛湿利关节，利湿通淋，配合黄柏清热燥湿，车前子利水通淋，清利湿热，能够弥补葛根止疼力强而泄热之力不足；石菖蒲化湿通窍、定心志；佐以茯苓、白术健脾祛湿，使脾旺能运化水湿；另配莲子心、丹参清心火，阻心火上下窜逆，起到去火安神之功。诸药相伍，共奏温经散寒，解肌止痛，清热利湿之功。

79. 桂枝活络汤

【组成】白芍 30 g，丹参 30 g，秦艽 20 g，桂枝 15 g，赤芍 15 g，当归 12 g，制乳香 10 g，制没药 10 g，炮穿山甲（先煎）10 g，甘草 5 g，蜈蚣 2 条。

【功效】温经散寒，活血祛瘀，通络止痛。

【主治】类风湿关节炎属寒凝血瘀阻痹经脉关节者。

【用法】每日 1 剂，水煎分服 2 次。15 日为 1 个疗程。

【方解】方中桂枝为君，祛风散寒，温通经脉，止痹痛；臣以制乳香、制没药，活血祛瘀，行气止痛；白芍缓急止痛，养阴和营；佐以当归补血养血，温血和血；丹参活血通络；赤芍散血，其寒性被制约；炮穿山甲、蜈蚣，通络搜风止痛；秦艽祛风湿，止痹痛；使以甘草，调和诸药。各药合而成为温经散寒，活血祛瘀，通络止痛之剂。

80. 化风汤

【组成】黄芪 50 g，当归 20 g，豨莶草15 g，赤芍 15 g，青风藤 15 g，桑寄生 15 g，牛膝 15 g，络石藤 15 g，忍冬藤 15 g，伸筋草

10 g，露蜂房10 g，秦艽10 g，僵蚕10 g，乌梢蛇10 g，地龙10 g，甘草10 g。

【功效】祛风除湿，活血止痛，补益肝肾，益气养血。

【主治】类风湿关节炎属气血、肝肾亏虚，风湿瘀血阻痹经脉关节者。

【用法】每日1剂，水煎分服2次。15日为1个疗程。

【加减】全身疼痛甚者，加延胡索10 g，川楝子12 g；怕冷甚者，加制附子（先煎）10 g；晨僵明显者，加桃仁12 g，红花10 g；关节肿痛热甚者，加白花蛇舌草30 g，黄柏15 g。

【方解】方中黄芪取其补气通络之功，当归补血活血止痛，遵其治风先治血，血行风自灭之理，二者为伍共为君药，"有形之血不能速生，无形之气所当速固"而奏"气旺生血"之效。臣以豨莶草、露蜂房祛风除湿，通络止痛。秦艽祛风湿，舒经络，无问新久，偏寒偏热为治痹要药亦为臣药。青风藤祛风湿，通络止痛甚佳，佐以僵蚕、乌梢蛇、地龙具有通络止痛，祛风除湿的虫类药物可以起到透骨搜风的功效。络石藤、忍冬藤、伸筋草凉血消肿，祛风通络，专于舒筋活络，肢体屈伸不利者服之无不效。桑寄生、牛膝能祛风湿，舒筋络，通血脉而利关节，更长于补肝肾，强筋骨，是治疗痹证的良药。赤芍清热凉血，祛瘀止痛，辅佐当归以活血养血，清血分郁热。甘草有缓急止痛，缓和药效之作用，为此方之使药。全方以君、臣、佐、使组方原则拟定，诸药相合，相得益彰，共奏祛风除湿，舒经通络，补益肝肾，益气养血之功效，是传统和现代认识思路相结合之方也。

【药理】现代药理学研究发现，方中黄芪与当归均能调节人体免疫力功能，能够有效抑制或延缓类风湿关节炎血管翳的形成，不同程度改善关节的疼痛肿胀。豨莶草、露蜂房可以起到类似于糖皮质激素类药物的作用，而糖质激素类药物是最强的抗炎药物，能有效地减轻炎症，缓解病情。秦艽中的秦艽碱甲能够加速类风湿关节炎的肿胀消退。青风藤单味入药就有强大的抗风湿作用。

81. 化痹饮

【组成】石膏20 g，鸡血藤20 g，忍冬藤20 g，桑寄生12 g，骨碎补12 g，知母10 g，黄柏10 g，栀子10 g，羌活10 g，独活10 g，地龙10 g，赤芍10 g，制乳香10 g，羚羊角（研末冲服）5 g，细辛（后下）5 g。

【功效】清热祛湿止痛，补肾活血通络。

【主治】类风湿关节炎属肾虚血瘀，湿热阻痹经脉关节者。

【用法】每日1剂，水煎分服2次。

【方解】方中石膏、知母、黄柏、栀子直折火势，火熄则痛自减；细辛、羌活、独活散风透邪，开痹止痛，且风能胜湿，散风即能祛湿，湿去则肿消；忍冬藤、地龙通络而祛凝滞；鸡血藤、赤芍、制乳香活血通络；桑寄生、骨碎补补肾壮筋骨；羚羊角清热镇肝熄风而走经络，《本草求真》中谓："历节止痛，羚羊角能舒之。"以上诸药共奏清热祛湿止痛，补肾活血通络之功。

82. 化痰活血汤

【组成】黄芪30 g，山药30 g，白芥子15 g，仙茅15 g，淫羊藿15 g，桑寄生15 g，当归15 g，乌梢蛇15 g，伸筋草15 g，桂枝15 g，茯苓15 g，白附子12 g，桃仁12 g，赤芍12 g，红花12 g，防己10 g，胆南星10 g，细辛5 g。

【功效】化痰活血祛瘀，温经祛风通络。

【主治】类风湿关节炎属痰瘀互结，风寒阻痹经脉关节者。

【用法】每日1剂，水煎分服2次。

【方解】方中胆南星燥湿化痰，白附子祛风化痰，白芥子利气化痰，消肿散结。在化瘀药物的使用上，一般选用活血化瘀之缓品当归、赤芍、桃仁、红花，取"宿邪宜缓攻"之意，少用破血逐瘀之峻剂。久病关节肿胀不消，反复疼痛者多为湿痰瘀深入筋骨关节，难以祛出，用乌梢蛇之属。叶天士："搜剔经络之风寒痰瘀莫如虫类。"用防己、伸筋草、桂枝、细辛温经散寒通络。桑寄生、仙茅益肾壮督，补以肝肾，用黄芪、茯苓、山药顾护脾胃，"脾健湿邪可祛，气旺顽麻自除"。

诸药相合，共奏化痰活血祛瘀，温经祛风通络之效。

83. 化痰祛瘀蠲痹汤

【组成】威灵仙30 g，薏苡仁30 g，丹参20 g，白芥子12 g，全蝎5 g，蜈蚣1条。

【功效】化痰祛瘀，散寒温经。

【主治】类风湿关节炎属痰瘀互结，寒湿阻痹经脉关节者。

【用法】每日1剂，水煎分服2次。

【加减】关节疼痛明显者，加延胡索20 g；关节畏寒明显者，加制附子（先煎）10 g；兼有湿热者，加茵陈12 g；兼有阴虚内热者，加知母10 g。

【方解】方中威灵仙辛、微苦、温，其辛散温通，性猛善走，通行十二经脉，既能祛风除湿，又能通络止痛；全蝎、蜈蚣辛温，善于通络止痛，攻毒散结，治疗风湿顽痹，相互配伍，增强剔络搜邪之功；白芥子辛温，辛散走窜，通经走络，为治皮里膜外之痰的要药，又能消肿散结，通络止痛；丹参苦微寒，长于活血行血，善入血分，能通血脉、化瘀滞、祛瘀生新，为治痹的要药，其祛瘀生新，行而不破，有"一味丹参，药同四物"之功；薏苡仁甘淡微寒，既能利水渗湿，清热除痹治疗关节红肿热痛，又能健脾而保护脾胃。全方配伍痰瘀并治，具有温通经络、化湿、化痰、化瘀的功效，使寒散、湿化、痰消、瘀祛。

84. 复方葛根桂枝汤

【组成】羌活15 g，酒炒茵陈15 g，雪莲15 g，当归12 g，人参10 g，白术10 g，苍术10 g，黄芩10 g，防风10 g，知母10 g，猪苓10 g，泽泻10 g，升麻10 g，葛根10 g，苦参10 g，甘草5 g。

【功效】清热利湿，疏风止痛。

【主治】类风湿关节炎属湿热内蕴，风湿阻痹经脉关节者。

【用法】每日1剂，水煎分服2次。30日为1个疗程。

【加减】下肢重者，加独活12 g，以祛风除湿；关节红肿热痛明显者，加蒲公英12 g，金银花15 g，板蓝根15 g，虎杖15 g，以清热解毒；畏寒明显者，加黄芪15 g，制附子（先煎）10 g，以固表散寒；关节疼痛甚者，加鸡血藤15 g，忍冬藤30 g，以通络止痛。

【方解】方中雪莲性温，味甘苦，具有祛风除湿之功效，《本草纲目拾遗》：雪莲"性大热，能补精益阳"；《新疆中草药》："雪莲性温，微苦，功能祛风除湿"；羌活祛风散寒，苦燥胜湿，且善通痹止痛；茵陈清热利湿，两药合用，共奏祛湿疏风，清热止痛之功。黄芩、苦参清热燥湿；猪苓、泽泻利水渗湿；葛根、防风、升麻解表疏风；白术、苍术燥湿健脾，运化水湿；人参、当归益气养血；知母清热养阴，甘草调和诸药。诸药合用，共奏清热利湿，疏风止痛之功效。

85. 当归四逆秦艽汤

【组成】当归15 g，黄芪15 g，桂枝12 g，白芍12 g，威灵仙12 g，秦艽12 g，川芎10 g，木通10 g，大枣10 g，细辛5 g，炙甘草5 g。

【功效】疏风温经散寒，益气活血通脉。

【主治】类风湿关节炎属风寒阻痹，气虚血亏，经脉关节不利者。

【用法】每日1剂，水煎分服2次。30日为1个疗程。

【加减】上肢关节为主者，加桑枝15 g，姜黄10 g；下肢关节为主者，加牛膝15 g，木瓜12 g；寒湿较重者，加制附子（先煎）12 g；关节红肿甚者，桂枝改为10 g，加黄柏12 g，雷公藤（先煎50～90分钟）12 g，生石膏15 g；瘀血阻络明显者，加土鳖10 g，地龙12 g，水蛭3 g；肝肾亏虚者，加桑寄生30 g，五加皮12 g，杜仲15 g。

【方解】方中当归甘温，入肝经，温养血脉，活血通经为主药；桂枝、白芍、大枣、炙甘草调和营卫，疏散风寒为辅；细辛、木通温经散寒，通利血脉为佐；大枣为使以监细辛之散，又滋血脉之虚。加用威灵仙、秦艽以增强通络止痛之效；加用川芎、黄芪可益气活血，更贴合类风湿关节炎病机。诸药合用，共奏疏风温经散寒，益气活血通脉之功。

86. 当归四逆公英汤

【组成】当归30 g，苍术25 g，生姜25 g，桂枝20 g，防风20 g，蒲公英20 g，紫花地丁20 g，生地黄20 g，赤芍15 g，甘草10 g，细辛（后下）5 g，通草5 g，大枣12枚。

【功效】温经祛湿，散瘀活血，清热解毒。

【主治】类风湿关节炎属寒湿瘀血阻痹，湿热毒邪蕴结经脉关节者。

【用法】每日1剂，水煎分服2次。20日为1个疗程。

【加减】寒湿者，加制附子（先煎）12 g；湿热者，加黄柏12 g，雷公藤（先煎50～90分钟）12 g；瘀血者，加川芎12 g，土鳖15 g；肝肾虚者，加五加皮15 g，桑寄生30 g。

【方解】方中当归、大枣养血扶正；桂枝、细辛、生姜配苍术、防风助阳温经，祛湿止痛；赤芍、通草、川芎散瘀通经，舒筋活血；更加蒲公英、紫花地丁、生地黄等清热以解毒；细辛后下者，因其主要成分为挥发油，久煎则恐其辛窜止痛之效大减故也。诸药合用，共奏温经祛湿，散瘀活血，清热解毒之功。扶正祛邪，标本兼治，用之临床，常获良效。

87. 当归拈痛汤

【组成】茵陈20 g，羌活20 g，当归12 g，人参10 g，苍术10 g，猪苓10 g，泽泻10 g，防风10 g，知母10 g，葛根10 g，苦参10 g，升麻10 g，黄芩10 g，白术10 g，炙甘草10 g。

【功效】疏风清热利湿，健脾益气养血。

【主治】类风湿关节炎属风湿热痹，气血亏虚者。

【用法】每日1剂，水煎分服2次。30日为1个疗程。

【方解】方中羌活、茵陈疏风清热利湿，可收湿热去、经络疏、痹痛除之功，使风湿热邪由内外分消，共为君药。臣以猪苓、泽泻、苍术三药，猪苓、泽泻二药配伍淡渗利水，且性寒又可泄热，利水道以疏壅滞，助茵陈清利湿热，予湿邪以出路，乃"治湿不

利小便非其治也"之意；苍术辛苦芳香，性燥烈，散多于补，内能直达中州，燥湿运脾，外可达表而通四肢，与羌活相伍胜湿之力大增，燥湿祛风，以除留滞经络风湿之邪。佐入防风、升麻、葛根辛散疏风解表，宣散风湿并可透达关节，引药上行助羌活疏风胜湿止痛；黄芩、苦参二者性寒味苦，"苦以泄之"，具有清热燥湿、泻火解毒之功，以搜剔湿热之蕴毒，清痹热之源；白术为补脾之要药，且与苍术合用补脾之不足而泻湿浊之有余；人参、当归益气养血，与白术相伍益气补脾之攻益著；知母苦润而不燥，既可助诸药清热之力，还可防苦燥渗利伤阴之偏，与当归相合还能监制风药温燥之性。甘草为佐使药，既可调和诸药，又可加强人参、白术等益气健脾之功。纵观全方，疏风、清热、利湿以蠲痹；健脾、益气、养血以扶正，以蠲除湿、热、风三邪为主，故适用于风湿热痹且证属湿重热轻的类风湿关节炎患者。

88. 当归拈痛止痛汤

【组成】羌活15 g，茵陈15 g，当归12 g，人参10 g，白术10 g，猪苓10 g，泽泻10 g，苦参10 g，防风10 g，苍术10 g，黄芩10 g，知母10 g，葛根10 g，升麻5 g，炙甘草5 g。

【功效】清热祛湿，行气止痛。

【主治】类风湿关节炎属湿热内蕴阻痹经脉关节者。

【用法】每日1剂，水煎分服2次。

【加减】关节肿胀明显者，加木瓜12 g，防己10 g，以祛湿止痛；关节疼痛明显者，加姜黄10 g，延胡索15 g，以行气活血止痛。

【方解】方中重用羌活、茵陈为君药，羌活辛散祛风，苦燥胜湿，且善通痹止痛；茵陈善能清热利湿，《本草拾遗》尚言其能"通关节、去滞热"，两药相合，共成祛湿疏风，清热止痛之功；臣以黄芩、苦参清热燥湿；猪苓、泽泻健脾利水渗湿；防风、升麻、葛根疏风解表，分别从清热、除湿、疏风三个方面以助君药之力；因脾主四肢，主运化水湿，故佐以白术、苍术燥湿健脾，以强化祛湿健脾之功；湿热痹阻之证多湿邪偏胜，以湿邪为患为主，而方中所用诸除湿药性多苦

燥，易于伤及人体气血阴津，故而加用人参、当归益气养血，兼有通经活血之效；知母则清热养阴，而能防诸苦燥药物伤阴，使邪去而不伤正，并使以炙甘草调和诸药。诸药配伍，共奏清热祛湿，行气止痛之功。

89. 当归拈痛宣痹汤

【组成】薏苡仁18 g，生甘草18 g，忍冬藤15 g，当归15 g，防风12 g，防己12 g，连翘12 g，海桐皮12 g，法半夏10 g，黄芩10 g。

【功效】疏风清热利湿，宣痹通络止痛。

【主治】类风湿关节炎属湿热内蕴，风窜经脉关节者。

【用法】每日1剂，水煎分服2次。30日为1个疗程。

【加减】热盛者，加栀子10 g；阴虚者，加生地黄15 g，知母12 g；湿盛者，加苦参12 g，滑石（包煎）15 g。

【方解】方中当归辛温，属血中气药，养血活血，止一切风、气、血病，善止肌肉、关节、神经痛，即"治风先治血，血行风自灭"之意；黄芩苦能燥湿，寒能胜热，以利经脉，具有消炎解痉镇静功效；甘草生用量大，取峻急之势，和寒热之性，更能凉泻火邪，善于消炎镇痛；防风能散风除痹、解热镇痛，治一身尽痛，为风药中润剂；防己苦寒，泻血中湿热，通十二经脉；海桐皮祛风湿、通经络、消肿止痛，痹痛严重者得此可减；连翘升浮宣散，流通气血，泻诸经络脉之热；薏苡仁除湿而不助燥，清热而不伤阴，益气而不生湿热；忍冬藤清热解毒，通经脉而调气血，对类风湿关节炎急性期有良效。诸药配伍，共奏疏风清热利湿，宣痹通络止痛之功。一旦热邪已除，黄芩、栀子、连翘等清热药物应及时减去，而湿邪易缠绵，故祛风湿之品须继续使用。

90. 黄芪桂枝莪棱汤

【组成】黄芪15 g，丹参15 g，白芍12 g，当归12 g，三棱12 g，桂枝10 g，川芎10 g，姜黄10 g，三七10 g，莪术10 g，全蝎10 g，蜈蚣2条，大枣5枚。

【功效】补气固本，活血逐瘀，祛风

驱寒。

【主治】类风湿关节炎属气虚血瘀，风寒阻痹经脉关节者。

【用法】每日1剂，水煎分服2次。

【方解】方中黄芪、白芍、桂枝、大枣，为黄芪桂枝五物汤。《金匮要略方论本义》："黄芪桂枝五物汤，固本培元，祛风驱寒，痹并可除。黄芪祛风驱寒，配之大枣；桂枝协调阴阳，配之生姜；白芍疏通气血，共成内调外理。五物内外兼理，阴阳调和，于患者之大药也。为此而已不必求其他方"。黄芪补气血，疏通经络。当归补血活血，疏通阻塞的血管。全蝎、蜈蚣祛除风寒，以毒攻毒将风邪从体内祛除，有很好的止痛效果；桂枝温养人体，祛除风寒；姜黄活血化瘀，白芍补气血，对患者的身体起到很好的调理作用。川芎、丹参、姜黄、三七、莪术、三棱活血化瘀，疏通经络，祛除风寒。诸药配合，共奏补气固本，活血逐瘀，祛风驱寒之功。

【药理】现代药理学研究发现，方中黄芪能加速免疫蛋白的分泌，调节患者的免疫功能；大枣能有效地提升细胞内血红蛋白分化速度，提高患者的免疫力；桂枝中的桂皮醛有着很好的止痛、镇静的效果；白芍能扩张血管，促进血液的流动，而且能够有效抑制血栓的形成，减轻血栓的形成。

91. 黄芪桂枝三藤汤

【组成】黄芪30 g，鸡血藤30 g，海风藤30 g，络石藤30 g，炮穿山甲（先煎）15 g，当归12 g，羌活12 g，独活12 g，桂枝10 g，川芎10 g，制川乌（先煎）10 g，细辛5 g，全蝎5 g，蜈蚣2条。

【功效】益气养血活血，驱风散寒除湿，舒筋活络止痛。

【主治】类风湿关节炎属气血亏虚，瘀血风寒湿邪阻痹经脉关节者。

【用法】每日1剂，水煎分服2次。30日为1个疗程。同时配合服用雷公藤多苷片20 mg，1日3次。

【加减】上肢关节疼痛为主者，加桑枝20 g，青风藤30 g；下肢关节疼痛为主者，加桑寄生30 g，牛膝30 g，杜仲15 g，续断15 g。

【方解】方中黄芪、当归、桂枝、川芎、牛膝益气养血，活血化瘀；炮穿山甲、蜈蚣、全蝎搜风通络；羌活、独活、制川乌驱风散寒除湿；海风藤、络石藤、鸡血藤舒筋活络。诸药配伍，共奏益气养血活血，驱风散寒除湿，舒筋活络止痛之功。全方组方严谨，切合病机，临床治疗在辨病与辨证相结合的基础上加减，能提高临床疗效。

92. 黄芪桂枝灵芍汤

【组成】黄芪30 g，威灵仙30 g，炒白芍20 g，知母15 g，当归15 g，川芎15 g，浙贝母15 g，防己15 g，防风15 g，炒白术15 g，杜仲15 g，补骨脂12 g，骨碎补12 g，莪术12 g，桂枝12 g，王不留行12 g，陈皮10 g，土鳖10 g，生甘草5 g。

【功效】补益气血肝肾，温阳祛风除湿，活血化瘀止痛。

【主治】类风湿关节炎属肝肾气血亏虚，风寒湿瘀阻痹经脉关节者。

【用法】每日1剂，水煎分服2次。第3煎外洗，药渣外敷患处。

【方解】方中重用黄芪补益肺脾之气，以达益气固表，利尿消肿。臣以桂枝辛温，力善宣通，散邪气，和营卫，暖肌肉，活血脉，温经散寒，止痛通脉，以助郁阳宣发；防己、防风祛风除湿，并用白术健脾燥湿，既助防己以利湿行水，又助黄芪以益气固表。佐以知母、炒白芍养阴清热；浙贝母清热祛痰，共制桂枝之燥热；杜仲、补骨脂补肾阳，壮筋骨，以助桂枝温通经络；威灵仙、骨碎补祛风湿，通经络；当归、川芎、王不留行活血化瘀，通络止痛；莪术破血行气，土鳖搜风通络，活血破血。使以陈皮、甘草调和诸药。甘草合桂枝辛甘化阳以实卫，合炒白芍酸甘化阴，以缓急止痛。纵观全方，诸药配伍，相得益彰，切中病机，益气补血，固表实卫，温阳通络，祛风除湿，使气血充则营卫固，邪不得入侵，气血畅则经络通，邪气不得留滞，达"通则不痛"之效。

93. 黄芪桂枝川芎汤

【组成】黄芪30 g，白芍30 g，鸡血藤30 g，川芎20 g，桂枝20 g，当归20 g，牛膝15 g，生姜15 g，大枣8枚。

【功效】益气温阳，温经散寒，祛风止痛。

【主治】类风湿关节炎属阳气亏虚，风寒阻痹经脉关节者。

【用法】每日1剂，水煎分服2次。

【加减】气虚重者，加人参10 g，白术12 g，桑枝15 g；肝气郁滞者，去黄芪，加香附12 g，柴胡12 g，枳壳10 g；气虚血瘀者，加丹参15 g，红花10 g，赤芍12 g；上肢麻木、拘急疼痛者，加桑枝20 g，姜黄12 g；下肢筋脉拘挛疼痛伴蚁行感者，加全蝎5 g，威灵仙15 g，秦艽12 g，僵蚕10 g。

【方解】方中黄芪甘温益气，补在表之卫气；当归补血行血；桂枝散风寒而温经通痹，与黄芪配伍益气温阳，和血通经；桂枝得黄芪益气而振奋卫阳；黄芪得桂枝，固表而不致留邪；白芍养血和营而通血痹，与桂枝合用，调营卫而和表里。生姜辛温疏散风邪，以助桂枝之力；大枣甘温，养血益气，以资黄芪、白芍之功；与生姜为伍，又能和营卫，调诸药。诸药配伍精当，共奏温经散寒，祛风止痛之效。

【药理】现代药理学研究发现，方中黄芪能提高血浆组织内环磷酸腺苷的含量，增强机体免疫功能，具有扩张血管，改善血液运行，双向调节人体免疫功能和利水等作用；当归内含阿魏酸，能改善外周血液循环，对特异性和非特异性免疫功能都有增强作用。

94. 黄芪桂枝山甲汤

【组成】黄芪30 g，鸡血藤30 g，桑枝30 g，威灵仙15 g，羌活12 g，独活12 g，知母10 g，桂枝10 g，川芎10 g，赤芍10 g，红花10 g，炮穿山甲（先煎）10 g，甘草5 g，蜈蚣2条。

【功效】益气活血化瘀，祛风胜湿散寒。

【主治】类风湿关节炎属气虚血瘀，风寒湿邪阻痹经脉关节者。

【用法】每日1剂，水煎分服2次。30日为1个疗程。

【方解】方中黄芪益气健脾；桂枝发汗解

肌，温通经脉；赤芍能行瘀止痛，凉血消肿；知母苦寒，滋阴降火，润燥以防温散之力太过；羌活辛苦温，散表寒，祛风湿，利关节，治风寒湿痹；独活辛苦温，祛风胜湿，散寒止痛，治风寒湿痹，腰膝酸痛，手脚挛痛；红花辛温，功能活血通经，祛瘀止痛，《本草纲目》谓其"活血润燥，止痛散肿通经"；鸡血藤苦甘温，活血舒筋，《饮片新参》谓其"去瘀血，生新血，流利经脉，治暑痧，风血痹证"；川芎辛温，功能行气开郁，祛风燥湿，活血止痛，《药性论》谓其"治腰脚软弱，半身不遂"；炮穿山甲咸凉，功能搜风活络，治风寒湿痹，《本草再新》谓其"搜风去湿，解热败毒"，《本草纲目》谓其"除痰疟寒热，风痹强直疼痛，通经脉"；蜈蚣辛温，祛风定惊，败毒散结，《医学衷中参西录》谓其："蜈蚣走穿之力最速，内而脏腑，外而经络，凡气血凝聚之处皆能开之"；甘草调和诸药。综观全方，具有祛风湿，搜邪通络的功效，可减轻和缓解临床症状，降低血沉和类风湿因子效价，对类风湿关节炎有确切疗效。

95. 黄芪桂枝骨草汤

【组成】黄芪 30～60 g，透骨草 20 g，熟地黄 15 g，枸杞子 15 g，续断 15 g，威灵仙 15 g，蛇床子 15 g，骨碎补 12 g，白芍 12 g，桂枝 10 g，补骨脂 10 g，淫羊藿 10 g，知母 10 g，苍术 10 g，制附子（先煎）5～10 g，炮穿山甲（先煎）3～5 g，生姜 3 g，炙甘草 5 g，大枣 5 枚。

【功效】补益肝肾，祛风燥湿散寒，益气活血散结。

【主治】类风湿关节炎属肝肾气血不足，风寒湿邪阻痹经脉关节者。

【用法】每日 1 剂，水煎分服 2 次。

【方解】方中黄芪甘温，益气固表；熟地黄、枸杞子滋补肝肾之阴；续断、补骨脂、淫羊藿、骨碎补补肾壮阳，祛骨风，强筋骨；苍术、威灵仙、蛇床子理脾祛风燥湿；透骨草"治筋骨，一切风湿病疼痛挛缩"；制附子既能提振脾阳，又可补肾阳不足，散寒止痛；炮穿山甲乃血肉有情之品，活血散结，取其搜剔之用，因其易伤正气，中病即止；知母

甘寒，清虚热，能制桂枝、制附子辛热之偏。诸药合用，共奏补益肝肾，祛风燥湿散寒，益气活血散结之效，攻补兼施，荣筋通络，散寒止痛。

96. 黄芪桂枝青藤汤

【组成】黄芪 90 g，鸡血藤 30 g，青风藤 30 g，白芍 30 g，薏苡仁 30 g，桂枝 20 g，桂枝 20 g，当归 12 g，白术 12 g，焦三仙各 12 g，防风 10 g，炙甘草 10 g，大枣 5 枚，生姜 5 片。

【功效】益气养血，活血通络，健脾利湿。

【主治】类风湿关节炎属气血亏虚，湿浊瘀血阻痹经脉关节者。

【用法】每日 1 剂，水煎分服 2 次。

【加减】湿邪偏盛，肢体沉困者，加萆薢 12 g；寒偏盛者，加制附子（先煎）10 g，淫羊藿 12 g；风邪偏盛，呈游走性疼痛者，加茯苓 12 g，海风藤 15 g；腰膝酸软者，加杜仲 12 g，桑寄生 15 g，续断 15 g；上肢痛明显者，加羌活 12 g，姜黄 10 g；下肢痛明显者，加木瓜 12 g，牛膝 15 g；颈项痛甚者，加川芎 10 g，葛根 20 g；类风湿结节或滑膜肥厚者，加僵蚕 10 g，乌梢蛇 12 g。

【方解】方中重用黄芪，益气升阳固表为主药。白芍味酸补血敛营，柔筋止痛；青风藤祛风除湿，专攻痹邪，二者助黄芪扶正，且调营卫，祛邪止痛，共为臣药。当归、鸡血藤活血养血，通络止痛，治风先治血，血行风自灭，且制黄芪、白芍之滞；薏苡仁、白术、焦三仙健脾利湿；防风祛风固表止汗；生姜、大枣调和营卫；炙甘草调和诸药，共为佐使。诸药相伍，共奏益气养血，通阳蠲痹之功。方中用药养血活血，又通络止痛，祛邪又不损伤正气，体现"扶正不碍邪、祛邪不伤正"的遣方用药特点。

97. 黄芪防己逐痹汤

【组成】黄芪 30 g，鸡血藤 20 g，牛膝 15 g，白芍 15 g，防己 12 g，补骨脂 12 g，杜仲 12 g，地龙 10 g，川芎 10 g，肉桂 10 g，秦艽 10 g，细辛 5 g，甘草 5 g，蜈蚣 2 条。

【功效】补益肝肾，益气祛风除湿，养血活血止痛。

【主治】类风湿关节炎属肝肾气血亏虚，风湿瘀血阻痹经脉关节者。

【用法】每日 1 剂，水煎分服 3 次。30 日为 1 个疗程。

【加减】湿热者，去肉桂，加黄柏12 g，苍术15 g，忍冬藤30 g；寒湿者，酌加生薏苡仁20 g，制附子（先煎）10 g，桂枝10 g，白芷12 g，苍术12 g；肾虚者，加山茱萸12 g，肉苁蓉15 g，鹿角胶（烊化冲服）10 g；关节肿大或变形疼痛较甚者，酌加全蝎 5 g，五灵脂（包煎）12 g，白花蛇舌草15 g，三棱10 g，红花10 g；顽痹日久者，加土鳖12 g，水蛭10 g，炮穿山甲（先煎）10 g。

【方解】方中黄芪、防己补气祛湿；鸡血藤、白芍、川芎养血活血止痛；蜈蚣、地龙解毒散瘀，搜风止痉；细辛发散阴经，舒筋镇痛；补骨脂、杜仲、牛膝益肝肾，祛风湿；甘草调和诸药而解毒。诸药合用，共奏补益肝肾，益气祛风除湿，养血活血止痛之功。全方扶正祛邪，标本兼顾，温通经脉而止痛，使气血足而风湿除，肝肾强而痹痛愈。

【药理】现代药理学研究发现，方中黄芪、防己提取物中生物活性成分，能抑制巨噬细胞对抗原的摄入，从而影响抗原信息的处理和免疫记忆细胞的产生，并能抑制抗原结合细胞增生和促进体内糖皮质激素离解，以增强其效用，抑制炎症介质的释放并且还能在兴奋垂体-肾上腺皮质轴的同时显著增强细胞的免疫监督作用，这种免疫调理作用给治疗类风湿关节炎提供了可靠依据。黄芪、防己二者具有明显使类风湿因子转阴作用，提示该提取物可能具有封闭异常免疫球蛋白的基因表达作用，这为通过对异常基因位点的调控来根治类风湿关节炎，提出了可探索的研究课题。

98. 黄芪熟地寄生汤

【组成】黄芪30 g，桑寄生20 g，熟地黄20 g，牛膝15 g，当归15 g，独活12 g，白芍12 g，秦艽10 g，制川乌（先煎）10 g，炙甘草10 g，乌梢蛇 5 g，制乳香 5 g，制没药 5 g，蜈蚣 2 条。

【功效】补肝肾，益气血，祛风除湿，活血化瘀。

【主治】类风湿关节炎属肝肾气血亏虚，风湿瘀血阻痹经脉关节者。

【用法】每日 1 剂，水煎分服 2 次。30 日为 1 个疗程。药渣加热外敷患处关节，每日早、晚各 15～20 分钟。

【加减】阴虚甚者，加黄柏10 g，知母12 g；阳虚寒盛者，加制附子（先煎）12 g，仙茅10 g；痛甚者，加罂粟壳 5 g。

【方解】方中熟地黄、桑寄生、当归、生黄芪、炙甘草益肝肾，补气血；独活、秦艽、制川乌祛风除湿，宣痹止痛；乌梢蛇、蜈蚣重在搜风透骨，通络止痹；制乳香、制没药活血化瘀又具镇痛作用。诸药协同，标本同治，共奏补肝肾，益气血，祛风除湿，活血化瘀之功效。

99. 黄芪羊藿五味汤

【组成】黄芪30 g，五味子20 g，淫羊藿10 g。

【功效】补气固表，补肾助阳，强壮筋骨。

【主治】类风湿关节炎属阳气亏虚，筋骨失于温养者。

【用法】每日 1 剂，水煎分服 2 次。药渣用布包裹后，热敷痛处 30 分钟，每日 3 次。

【加减】风寒湿阻者，酌加制川乌（先煎）3 g，麻黄10 g，川芎10 g，薏苡仁20 g，苍术12 g，甘草 5 g；风湿热郁者，酌加生石膏15 g，黄柏12 g，牡丹皮12 g，胆南星10 g，桂枝10 g，甘草 5 g；痰瘀互结者，酌加当归12 g，桃仁12 g，五灵脂（包煎）12 g，红花10 g，香附10 g，地龙10 g，甘草 5 g；肾虚寒凝者，酌加独活12 g，秦艽12 g，天麻10 g，制川乌（先煎）5 g，蜈蚣 3 g；肝肾阴虚者，酌加熟地黄15 g，骨碎补12 g，补骨脂12 g，制附子（先煎）10 g；气血亏虚者，酌加熟地黄15 g，当归12 g，白术12 g，茯苓10 g，川芎10 g，甘草10 g。

【方解】方中黄芪主要功效为补气固表；淫羊藿补肾助阳，强筋骨，祛风湿；五味子本草中列为上品，补不足、养五脏、壮筋骨。临证以此三味为基础，主要通过不同类型而加用不同药物运用于类风湿关节炎的施治。

【药理】现代药理学研究发现，方中黄芪的药理作用多样，涉及全身的系统和器官，具有保护心肌细胞、强心、双向调节血压、增强机体免疫功能等作用。淫羊藿苷作为淫羊藿有效成分之一，主要生理活性在于改善心脑血管系统功能，增强机体免疫力及调节内分泌、抗肿瘤、抗肝毒、健骨等作用。五味子的主要有效成分有挥发油、木脂素、多糖。多糖能治疗机体的免疫系统受到严重损伤的癌症，治疗多种免疫缺损疾病，如慢性病毒性肝炎和某些细菌和病毒引起的慢性疾病，还能治疗风湿病等自身免疫性疾病。

100. 黄芪除痹汤

【组成】黄芪30 g，桑寄生15 g，牛膝15 g，薏苡仁15 g，桑枝15 g，桂枝10 g，当归12 g，枸杞子12 g，羌活12 g，独活12 g，五加皮12 g，白术12 g，山药12 g，川芎10 g，细辛5 g。

【功效】补肝肾益气血，祛风除湿散寒。

【主治】类风湿关节炎属肝肾气血不足，风寒湿邪阻痹经脉关节者。

【用法】每日1剂，水煎分服2次。

【加减】痛久者，加全蝎5 g，土鳖10 g；胃部不适者，加炒麦芽30 g，炒谷芽30 g；畏寒肢冷者，去桂枝、细辛，加肉桂5 g，制附子（先煎）10 g。

【方解】方中重用黄芪为君药，甘温益气，使卫气固密则风寒湿邪不能乘虚入侵；白术、山药健脾益气，与黄芪协同，以助气血生化之源，达到扶正祛邪的目的；当归、川芎、牛膝活血化瘀，与益气药物配伍，则可达到气旺血行、疏通血脉之功；羌活、独活、桑枝、五加皮、薏苡仁祛风除湿；桂枝、细辛温经散寒，与益气药相伍可祛邪而不伤正；枸杞子、桑寄生平补肝肾，以收缓功。诸药合用，共奏补肝肾益气血，祛风除湿散寒之功效。

101. 黄芪地龙汤

【组成】黄芪30 g，地龙20 g，羌活12 g，全蝎10 g，白花蛇10 g，独活10 g，川芎10 g，蜈蚣2条。

【功效】祛风止痉，散寒止痛。

【主治】类风湿关节炎属风邪内扰，寒邪凝滞经脉关节者。

【用法】每日1剂，水煎分服2次。

【加减】风邪偏盛者，加防风10 g，葛根12 g，当归15 g；感寒邪偏盛者，酌加制川乌（先煎）10 g，制草乌（先煎）10 g，杜仲12 g，桑寄生15 g；湿邪偏盛者，酌加薏苡仁20 g，苍术12 g，防己12 g，麻黄10 g，桂枝10 g；热邪偏盛者，酌加石膏20 g，知母15 g，栀子15 g，连翘15 g，威灵仙12 g，防己10 g。

【方解】方中黄芪补气升阳，益卫固表；白花蛇、全蝎、蜈蚣、地龙祛风止痉，通络止痛，前人有"透骨搜风"之说；羌活、独活祛风散寒止痛；川芎活血行气止痛；制川乌、制草乌毒性大，药性猛，功效亦佳。全方合用，共奏祛风止痉，散寒止痛之功。

102. 加味阳和活血汤

【组成】黄芪30 g，熟地黄25 g，当归20 g，白花蛇舌草15 g，鹿角胶（烊化冲服）10 g，羌活12 g，白芥子10 g，姜炭10 g，独活10 g，生甘草10 g，肉桂5 g，麻黄5 g。

【功效】补肾助阳，活血化瘀，舒筋通络，祛风除湿。

【主治】类风湿关节炎属肾阳亏虚，瘀血风湿阻痹经脉关节者。

【用法】每日1剂，水煎分服2次。15日为1个疗程。

【加减】瘀血明显者，酌加桃仁12 g，皂角刺12 g，制乳香10 g，制没药10 g；肢体关节僵硬屈伸不利者，加木瓜12 g，生薏苡仁30 g，僵蚕10 g；风邪偏盛者，加防风12 g，荆芥10 g；寒邪偏盛者，加制川乌（先煎）10 g，制附子（先煎）10 g；湿邪偏盛者，加苍术12 g，薏苡仁20 g，防己10 g；痛在上肢者，酌加桂枝10 g，姜黄10 g，桑枝20 g，海桐皮15 g；痛在下肢者，加牛膝15 g，木瓜12 g，秦艽12 g；久病不愈者，酌加乌梢蛇10 g，炮穿山甲10 g，露蜂房10 g，全蝎5 g，蜈蚣5g；肝肾亏虚，腰痛显著者，酌加桑寄生15g，续断15g，杜仲12g，仙茅10g。

【方解】方中重用熟地黄、当归滋阴补血，配血肉有情之品鹿角胶助阳补肾，强筋壮骨，三味合用达养血助阳之功，以治其本，为君药。姜炭、肉桂温热之品温通经脉，寒凝湿滞而化，为臣药。麻黄辛温达卫，宣肺气，开腠理，宣通经络，引阳气，开寒结，白芥子善消阴寒，通络止痛，两味合用，既能使气血宣通，又可令熟地黄、鹿角胶补而不滞；黄芪补气通络；白花蛇舌草、羌活、独活祛风活络共为佐药。甘草生用为使，解毒而调诸药。综观全方，其配伍特点是补血与温阳药合用，辛散与滋腻之品相伍。本方温化寒凝而通经络，补养精血而扶阳气，使筋骨肌肉血脉皮里膜外凝聚之阴邪全部散去，故以阳和而名之。全方具有补肾助阳，活血化瘀，舒筋通络，祛风除湿之效，兼能补气补血，故而每每用之，效如桴鼓。

103. 加味归芍地黄汤

【组成】生地黄15g，白术15g，茯苓15g，牛膝15g，泽泻15g，车前子（包煎）15g，乌梢蛇15g，白芍15g，威灵仙15g，木瓜15g，牡丹皮10g，苍术10g，桂枝10g，制草乌（先煎）10g，全蝎5g。

【功效】祛风除湿，清热解毒，通络止痛。

【主治】类风湿关节炎属风湿热毒阻痹经脉关节者。

【用法】每日1剂，水煎分服2次。

【加减】寒盛者，加制附子（先煎）10g；热盛者，加生石膏30g；阴虚者，生地黄用量加至30g；气虚者，加党参15g，黄芪20g。

【方解】方中生地黄清热滋阴，凉血止血，生津止渴；白术健脾益气，燥湿利水；茯苓渗湿利水，健脾和胃，宁心安神；牛膝补肝肾，强筋骨，逐瘀通经；泽泻利水，渗湿，泄热；车前子清热利尿，渗湿通淋；乌梢蛇祛风，通络，定惊；白芍养血柔肝，缓中止痛，敛阴收汗；威灵仙祛风除湿，通络止痛；木瓜理脾和胃化湿，平肝祛风，散瘀活

血；制草乌祛风湿，通经络，补肝肾，强筋骨；苍术燥湿健脾，祛风散寒；牡丹皮清热，活血散瘀；桂枝发汗解肌，温经通脉；全蝎熄风镇痉，攻毒散结，通络止痛。诸药相伍，共奏祛风除湿，清热解毒，通络止痛之功。全方祛邪与扶正并施，使风湿得除，气血得畅，肝肾得补，日久则痹证可除。

104. 加味乌附麻辛汤

【组成】薏苡仁20g，鸡血藤20g，黄芪15g，丹参15g，当归12g，赤芍12g，制川乌（先煎）10g，制附子（先煎）10g，桂枝10g，蜀椒10g，红花10g，香附10g，制乳香10g，制没药10g，干姜10g，麻黄5g，细辛5g，甘草5g。

【功效】温经散寒，祛风除湿，活血化瘀。

【主治】类风湿关节炎属寒凝血瘀，风湿阻痹经脉关节者。

【用法】每日1剂，水煎分服2次。

【方解】方中制川乌、制附子、麻黄、细辛、桂枝、蜀椒、干姜温经散寒，除湿止痛；当归、丹参、鸡血藤、红花、赤芍、香附、制乳香、制没药活血化瘀通络；薏苡仁利湿清热，加强驱风除湿，通络止痛之功；黄芪益气固表。全方共奏温经散寒，祛风除湿，活血化瘀之功效。

105. 加味痹清饮

【组成】金银花30g，土茯苓30g，肿节风30g，薏苡仁30g，虎杖20g，徐长卿20g，露蜂房10g。

【功效】清热利湿，解毒通络，活血化瘀，健脾除痹。

【主治】类风湿关节炎属湿热内蕴，热毒内盛，瘀血阻痹经脉关节者。

【用法】每日1剂，水煎分服2次。

【方解】方中以金银花、土茯苓清热利湿解毒为君药；露蜂房、肿节风、虎杖清热解毒、祛风活络止痛，共为臣药；徐长卿、薏苡仁活血解毒、利水消肿、健脾护胃，两者共为佐药。金银花味甘性寒，能清热疏风解毒，土茯苓有解毒除湿，通利关节功效，露

蜂房解毒清热止痛，本病热毒内蕴，取其以毒攻毒之功。虎杖清热解毒，加强君药功效，同时又活血散瘀止痛。薏苡仁味甘淡性凉，《神农本草经》："主筋急拘挛，不可屈伸，风湿痹，下气"。全方共奏清热利湿，解毒通络，活血化瘀，健脾除痹之功。

【药理】现代药理学研究发现，方中金银花对多种细菌、病毒具有明显的抑制、杀灭作用，其中含有黄酮类，具有解热抗炎的药理作用，提取的金丝桃苷，具有明显的局部镇痛效果，其有效成分三萜皂苷能通过抑制多种致炎剂的产生以及促进肾上腺素皮质激素的产生，降低释放炎症介质，起到抗炎作用。露蜂房对淋巴细胞的转化具有明显的抑制作用，可抑制 T 细胞介导的免疫功能，其作用随浓度增加而增强，提示露蜂房能够抑制炎性水肿，具有抗炎作用。肿节风因其含有的酚类、黄酮苷、鞣质等主要成分在抗炎抗感染中作用显著。薏苡仁中的薏苡仁素是其主要成分，有温和的镇痛抗炎作用。

106. 归芪鳖虫汤

【组成】桑寄生30 g，乌梢蛇30 g，当归15 g，黄芪15 g，熟地黄15 g，白芍15 g，入地金牛15 g，三七10 g，土鳖10 g，全蝎5 g，炙甘草5 g，蜈蚣2条。

【功效】补气养血，搜风通络，活血止痛。

【主治】类风湿关节炎属气血亏虚，风窜经络，瘀血阻痹关节者。

【用法】每日1剂，水煎分服2次。30日为1个疗程。每剂药渣趁热外敷患侧关节处，每次20～30分钟。

【加减】热重者，加豨莶草20 g，海桐皮30 g，忍冬藤30 g；寒盛者，加仙茅12 g，威灵仙30 g；痛甚者，加延胡索15 g，制乳香12 g，制没药12 g。

【方解】方中熟地黄、桑寄生、当归、黄芪、白芍、炙甘草补气养血；乌梢蛇、蜈蚣、全蝎、土鳖重在搜风通络，透骨止痹；入地金牛、三七活血止痛镇痛。诸药协调，标本兼治，共奏补气养血，搜风通络，活血止痛之效。

107. 散寒通络汤

【组成】木瓜30 g，丹参20 g，威灵仙18 g，独活15 g，羌活15 g，制附子（先煎）12 g，防己12 g，雷公藤（先煎50～90分钟）10 g，乌梢蛇10 g，生麻黄5 g，全蝎（研末冲服）3 g，细辛3 g。

【功效】解毒祛风，温经散寒，化瘀通络止痛。

【主治】类风湿关节炎属风毒内蕴，寒凝瘀血阻痹经脉关节者。

【用法】每日1剂，水煎分服2次。30日为1个疗程。

【加减】气血虚者，加黄芪30 g，当归15 g；痛甚者，加制川乌（先煎）10 g，制草乌（先煎）10 g；肿胀明显者，加萆薢12 g，薏苡仁25 g；关节僵直者，加制乳香5 g，制没药5 g；局部有风湿结节者，加赤芍12 g，白芥子10 g。

【方解】方中制附子、生麻黄、细辛、羌活、独活、威灵仙、木瓜、防己祛风散寒止痛，除湿舒筋，化痰通络，而制附子既能温补肾阳，又能制伏虚火；丹参、全蝎、乌梢蛇搜风胜湿，活血化瘀，消肿止痛；雷公藤清热解毒，祛风除湿，舒筋活血通络，消肿止痛。全方共奏解毒祛风，温经散寒，化瘀通络止痛之功。

【药理】现代药理学研究发现，方中雷公藤具有非特异性抗炎、调节体液免疫和细胞免疫功能，降低毛细血管通透性，抑制炎症细胞浸润和渗出，抑制和对抗炎症介质，从而有效抑制免疫炎症的发生、发展。

108. 散寒通痹汤

【组成】黄芪20 g，乌梢蛇15 g，制附子（先煎）12 g，羌活12 g，防风12 g，当归12 g，白芍12 g，肉桂（后下）10 g，土鳖10 g，细辛5 g，炙甘草5 g。

【功效】益气养血活血，散寒温经止痛，祛风胜湿柔筋。

【主治】类风湿关节炎属气血亏虚，风寒湿瘀阻痹经脉关节者。

【用法】每日1剂，水煎分服2次。

颈肩腰腿痛中医奇效良方全书（珍藏本）

【方解】方中制附子、肉桂辛甘大热，补火助阳，温经通脉，散寒止痛；羌活辛散祛风，味苦燥湿，性温散寒，祛风胜湿，散寒止痛，与防风、细辛配伍，治风寒湿痹、肢节疼痛、筋脉挛急之证，疗效更好；乌梢蛇为虫类药，其性走窜，能搜风邪，透关节，通经络，解痉止痛；土鳖活血化瘀，通利经络；黄芪、当归养血和营，益气固表，托邪外出；白芍、炙甘草柔筋和络，缓急止痛。诸药合用，共奏益气养血活血，散寒温经止痛，祛风胜湿柔筋之功。

109. 祛瘀通络解毒汤

【组成】当归20 g，鸡血藤20 g，威灵仙20 g，防己20 g，防风20 g，川牛膝20 g，白花蛇舌草20 g，制乳香20 g，制没药20 g，赤芍15 g，牡丹皮10 g，全蝎10 g，蜈蚣2条。

【功效】养血活血，祛风解痉除湿，解毒散结。

【主治】类风湿关节炎属血虚血瘀，筋脉挛急，风湿毒邪阻痹经脉关节者。

【用法】每日1剂，水煎分服2次。30日为1个疗程。

【方解】方中当归、鸡血藤养血活血，通络止痛；威灵仙为祛风湿，通经络，止痹痛要药；防己通络定痛，除湿；防风、川牛膝抗炎，除风胜湿，通经活血；蜈蚣、全蝎、白花蛇舌草、制乳香、制没药祛风、解痉、通络、解毒、散结；牡丹皮、赤芍等清热解毒，凉血活血。诸药合用，共奏养血活血，祛风解痉除湿，解毒散结之效。

110. 祛风疗痹汤

【组成】青风藤30 g，红藤30 g，鸡血藤30 g，海风藤30 g，威灵仙15 g，当归15 g，独活15 g，补骨脂15 g，续断15 g，赤芍12 g，白芍12 g，羌活10 g，桂枝10 g，制附子5 g。

【功效】补肾强骨，养血活血，祛风散寒。

【主治】类风湿关节炎属肾虚血亏，风寒瘀血阻痹经脉关节者。

【用法】每日1剂，水煎分服2次。

【加减】风湿热邪痹阻脉络，关节红肿热痛明显，晨僵活动受限，伴恶心发热，舌红，苔黄脉滑数者，加石膏30 g，知母10 g，金银花20 g；痰瘀聚结，肿胀疼痛，僵硬屈伸不利，面色晦暗瘀斑，舌苔腻脉濡滑者，加法半夏12 g，白芥子10 g，红花10 g；伴气血亏虚者，加党参30 g，黄芪20 g，酸枣仁15 g。

【方解】方中红藤、鸡血藤、当归、赤芍、白芍补气养血，活血通络；桂枝、制附子温经散寒；补骨脂、续断补肾强骨；青风藤、海风藤、羌活、独活、威灵仙祛风散寒，通络止痛。诸药共奏补肾强骨，养血活血，祛风散寒之功。本方温经不伤营血，活血不伤正气，用于风寒湿痹，随症加减，疗效肯定。

111. 祛风活络通痹汤

【组成】鸡血藤30 g，海螵蛸20 g，白术15 g，防风12 g，桂枝12 g，透骨草12 g，知母12 g，白芍10 g，当归10 g，羌活10 g，姜黄10 g，泽兰10 g，川芎10 g，生姜10 g，露蜂房10 g，砂仁5 g，甘草5 g。

【功效】祛风散寒除湿，补血活血止痛。

【主治】类风湿关节炎属血虚风寒湿瘀阻痹经脉关节者。

【用法】每日1剂，水煎分服2次。

【加减】风寒盛者，酌加麻黄5 g，细辛5 g，制附子（先煎）10 g，制川乌（先煎）10 g，制草乌（先煎）10 g，以温经散寒；湿重肿盛者，酌加薏苡仁20 g，防己15 g，苍术15 g，木瓜12 g，茯苓12 g，以除湿蠲痹；关节红肿热痛者，酌加石膏20 g，忍冬藤20 g，生地黄12 g，赤芍12 g，黄柏10 g，牡丹皮10 g，以清热宣痹；关节僵硬屈伸不利者，酌加忍冬藤20 g，徐长卿15 g，海桐皮15 g，络石藤15 g，伸筋草15 g，穿山龙12 g，秦艽12 g，松节12 g，以通经活络；久病或痛盛者，酌加桃仁12 g，红花10 g，赤芍10 g，制乳香10 g，制没药10 g，三七（研末冲服）5 g，以活血化瘀；痹痛日久，久病入络者，酌加全蝎5 g，蜈蚣5 g，僵蚕10 g，乌梢蛇10 g，土鳖10 g，炮穿山甲（先煎）10 g，地龙10 g，以搜风剔络；肢体麻木不仁，关节肿久不消者，酌加法半夏10 g，白芥子10 g，贝母10g,制南星12g,以化痰散结;兼气血虚者,酌加黄芪15g,党参15g,熟地黄12g,以益气养血;兼肝肾不足者,酌加狗脊15g,杜仲15g,续断15g,桑寄生15g,牛膝15g,熟地黄12g,骨碎补12g,淫羊藿12g,山茱萸12g,女贞子12g,墨旱莲12g,千年健12g,鹿角片(先煎)10g,以补肝肾强筋骨;久病搜风通络之品,易破气耗血伤阴反而不利筋脉的濡润,见筋脉拘急者,加玉竹15g,山药20g,以润养筋脉。

【方解】方中防风、羌活、生姜祛风散寒;桂枝、白芍祛风活血,调和营卫,通畅血脉;鸡血藤、当归、姜黄、泽兰补血活血,行气通络止痛;透骨草祛风除湿,舒筋活络,活血止痛;露蜂房祛风止痛;知母治肢节水肿烦热,伍白芍和阴防热燥;甘草、生姜调胃和中;白术、砂仁、海螵蛸健脾益气,理气止酸,防止诸药伤胃。诸药合用,共奏祛风活络,通痹止痛之效。

112. 祛风通络活血汤

【组成】青风藤20g,鸡血藤20g,丹参20g,赤芍15g,防风12g,川芎12g,当归12g,威灵仙12g,独活12g,制乳香10g,土鳖10g,全蝎5g,甘草5g,蜈蚣2条。

【功效】祛风通络活血,补气养血,散寒除湿镇痛。

【主治】类风湿关节炎属气血亏虚,寒湿瘀血阻痹经脉关节者。

【用法】每日1剂,水煎分服2次。30日为1个疗程。服药期间不加任何抗风湿的西药及中成药。

【加减】风气偏盛,全身关节游走性疼痛者,加秦艽12g;湿邪偏重,四肢沉重酸楚或麻木不仁者,加苍术12g,薏苡仁30g;寒邪偏重,局部关节痛剧烈或挛缩拘急,肌肉、关节、皮肤发凉者,加制附子(先煎)10g;肌肉关节红、肿、热、痛伴有热者,加石膏30g,黄柏10g,忍冬藤20g;气虚者,加黄芪30g。

【方解】方中黄芪、当归、丹参补气养血,活血化瘀,实卫固表;威灵仙、独活、防风以祛风散寒除湿;配以虫类药蜈蚣、全蝎、土鳖通络活血,搜风散邪;赤芍、川芎活血祛瘀,消肿定痛,疏通经络。诸药合用,具有祛风通络活血,补气养血,散寒除湿镇痛之良效。

113. 祛痹汤

【组成】黄芪30g,鸡血藤18g,地龙15g,防己15g,威灵仙12g,补骨脂12g,秦艽12g,制川乌(先煎)12g,麻黄5g,细辛5g,蜈蚣2条。

【功效】温阳散寒,祛风化湿,散瘀通络。

【主治】类风湿关节炎属阳虚寒瘀,风湿瘀血阻痹经脉关节者。

【用法】每日1剂,水煎分服2次。

【加减】湿热者,去麻黄,酌加金银花30g,黄柏15g,苍术15g,知母15g,泽兰12g,牛膝12g;寒湿者,加桂枝10g,白芷12g;肾虚者,酌加山茱萸15g,牛膝15g,肉苁蓉15g,鹿角胶(烊化冲服)10g,紫河车12g;关节肿大或畸形者,鸡血藤用量加至25g,加丹参15g,三棱10g,莪术10g,蒲黄(包煎)12g,五灵脂(包煎)12g;痛甚者,加制乳香10g,制没药10g。

【方解】方中鸡血藤善于养血活血祛风湿,制川乌温阳散寒,镇痛逐风除湿为主药;黄芪益气扶正祛邪;威灵仙、秦艽祛风化湿,通络止痛;蜈蚣解毒散瘀,舒痉镇痛;麻黄开汗孔,通腠理,散风寒祛湿。上药共奏温阳散寒,祛风化湿,散瘀通络之功,因而用于临床疗效满意。

114. 祛痹灵汤

【组成】黄芪30g,鸡血藤30g,木瓜20g,乌梢蛇15g,威灵仙15g,杜仲15g,秦艽10g,桂枝10g,全蝎5g,炙甘草5g,蜈蚣2条。

【功效】益气养血活血,补肾祛风除湿。

【主治】类风湿关节炎属气虚肾亏,风湿瘀血阻痹经脉关节者。

【用法】每日1剂,水煎分服2次。15日为1个疗程。

【加减】偏寒盛者,加制附子(先煎)

10 g；偏热盛者，加生地黄12 g；偏湿盛者，加薏苡仁20 g，汉防己12 g；偏风盛者，秦艽用量加至15 g；久病血瘀者，加制乳香10 g，制没药12 g；肾虚者，加续断15 g。

【方解】方中黄芪补气升阳，益卫固表，托疮生肌，利尿消肿，《本草求真》谓黄芪"入肺补气，入表实卫，为补气诸药之最，是以有耆之称"。鸡血藤补血活血，祛风湿，《饮片新参》谓："去瘀血，生新血，流利经脉，治暑痧，风血痹症。"是临床上风湿痹痛必不可少的药物。乌梢蛇祛风湿，通经络，用于风湿顽痹；蜈蚣熄风止痉，解毒散结，有通经活络，搜风之效，配伍祛风湿、强筋骨之剂，疗风湿顽痹，骨节疼痛，《医学衷中参西录》谓："蜈蚣走窜之力最速，内而脏腑，外而经络，凡气血凝聚之处皆能开之。"全蝎祛风止痉，通络解毒；木瓜有利湿理脾，舒筋活络的功效；威灵仙能祛风湿，其性善走，无处不到，可以宣通五脏、十二经络，兼能除痰消积，主要用于全身关节疼痛屈伸不利；秦艽祛风湿止痹痛，清湿热，退虚热，《神农本草经》谓其"主寒热邪气，寒湿风痹，肢节痛，下水，利小便"。配伍桂枝以温经，祛风散寒，活血通络；杜仲补肝肾，强筋骨；甘草一是补气，二是调和诸药，能使各药互相和谐而无相争之弊。纵观全方，药证相符，故获良效。

【药理】现代药理学研究发现，方中黄芪具有免疫调节作用，对低下的免疫功能有增强作用；鸡血藤有免疫抑制作用；乌梢蛇有抗炎、镇静、镇痛作用；蜈蚣有提高机体免疫功能作用；秦艽对风湿性和类风湿关节炎有显著的镇痛、消肿、退热和恢复关节功能的作用；甘草具有类似肾上腺皮质激素作用，能抗炎解毒保肝等。

115. 祛痹通络汤

【组成】桑寄生30 g，木瓜18 g，威灵仙15 g，秦艽15 g，独活15 g，羌活15 g，红花15 g，杜仲15 g，制乳香12 g，当归12 g，桑枝12 g，防风12 g，炮穿山甲（先煎）10 g，甘草10 g。

【功效】祛风散寒，化湿舒筋，活血祛瘀。

【主治】类风湿关节炎属风寒湿邪，瘀血阻痹经脉关节者。

【用法】每日1剂，水煎分服2次。

【方解】方中防风长于祛风散寒，胜湿止痛；秦艽、羌活性微寒祛风散寒，尚兼清热；木瓜长于化湿舒筋活络；威灵仙性善走，长于通经络而止痛；独活治上部之痹痛；羌活善散在上之风湿；桑枝祛风通络利关节；取杜仲、桑寄生以补肝肾，强筋骨，舒筋络；当归、红花、制乳香、炮穿山甲活血祛瘀，通血脉，利关节，其中乳香长于活血舒筋止痛，炮穿山甲性专行散，通经络而达病所。诸药合用，共奏祛风散寒，化湿舒筋，活血祛瘀之效。

116. 祛痹通络益气汤

【组成】黄芪30 g，狗脊30 g，党参15 g，当归12 g，麻黄10 g，桂枝10 g，干姜10 g，独活10 g，川芎10 g，白芍10 g，知母10 g，防风10 g。

【功效】祛风散寒除湿，益气活血通络。

【主治】类风湿关节炎属气虚血瘀，风寒湿邪阻痹经脉关节者。

【用法】每日1剂，水煎分服2次。30日为1个疗程。

【方解】方中以麻黄、桂枝、干姜、防风、独活、狗脊散寒除湿，以消除外来之邪，疏通经络；以当归、川芎活血化瘀，消除瘀滞，疏通经脉；以党参、黄芪、当归、白芍扶正益气养血，使正气内存，病邪渐退；知母为寒凉之品，以防麻黄、桂枝、干姜辛温过度耗伤正气。诸药合用，共奏祛风散寒除湿，益气活血通络之效。标本兼治，既注重整体宏观调整，又重视局部微观治疗，具有辨证与辨病，局部与整体相结合的特点，故能取得好的临床疗效。

【药理】现代药理学研究发现，方中当归、川芎、麻黄、桂枝、知母能改善局部微循环，抑制体液免疫、消除局部炎症；而当归、黄芪、党参能调节细胞免疫功能。本方具有消炎、镇痛、调节免疫之功能。

117. 祛风汤

【组成】水牛角（先煎）30 g，玉竹30 g，白芍30 g，防风20 g，白术15 g，桂枝12 g，麻黄10 g，制川乌（先煎）10 g，制乳香10 g，制没药10 g，生姜10 g，蜈蚣10 g，白芥子10 g，炙甘草10 g。

【功效】祛风散寒，清热除湿，滋阴通阳。

【主治】类风湿关节炎属阴虚风寒湿邪阻痹经脉关节者。

【用法】每日1剂，水煎分服2次。

【方解】方中水牛角有破血凉血之效；制乳香、制没药活血化瘀，通痹止痛；玉竹滋阴清热，固护阴津；蜈蚣搜风通络定痛；麻黄、制川乌、桂枝辛温通阳，共治表里之寒；白芍、炙甘草酸甘化阴，以防伤筋；生姜、白术可除表里之湿；防风祛风；蜈蚣搜络。诸药合用，共奏祛风散寒，清热除湿，滋阴通阳之功。

118. 祛风湿汤

【组成】雷公藤（先煎50～90分钟）20 g，忍冬藤20 g，苍术15 g，牛膝15 g，防风15 g，生地黄12 g，土茯苓12 g，川芎10 g，独活10 g，萆薢10 g，乌梢蛇10 g，全蝎5 g，细辛5 g，蜈蚣2条。

【功效】清热解毒利湿，疏风散寒，通络止痛，补益肝肾。

【主治】类风湿关节炎属肝肾亏虚，热毒内盛，风寒湿邪阻痹经脉关节者。

【用法】每日1剂，水煎分服2次。30日为1个疗程。

【加减】气血虚者，加黄芪50 g，当归25 g，龙眼肉20 g；脾肾阳虚者，加巴戟天12 g，肉苁蓉15 g，鹿角胶（烊化冲服）20 g；寒邪较盛者，加制附子（先煎）12 g，肉桂10 g；湿邪重者，加泽泻12 g，木瓜20 g。

【方解】方中雷公藤、忍冬藤、独活、防风、萆薢、土茯苓清热解毒，疏风通络，消肿利湿，活血化瘀，通利关节；牛膝强筋骨；细辛通阳，散寒止痛；全蝎、乌梢蛇、蜈蚣祛风止痉，攻毒散热，通络止痛，三虫搜剔

窜透，逐湿除风，均为治痹之良药。诸药合用，共奏清热解毒利湿，疏风散寒，通络止痛，补益肝肾之效。

119. 祛风活血搜风汤

【组成】青风藤30 g，鸡血藤15 g，鹿衔草15 g，露蜂房15 g，蕲蛇10 g，炮穿山甲（先煎）10 g，土鳖10 g，当归10 g，雷公藤（先煎50～90分钟）10 g，地龙10 g。

【功效】祛风除湿通经，透骨搜风壮骨，祛瘀补血活血。

【主治】类风湿关节炎属血虚血瘀，风湿阻痹经脉关节者。

【用法】每日1剂，水煎分服2次。同时，另用三七、全蝎、蜈蚣、冬虫夏草，以3∶1∶1∶1的比例配制，共研为细末，过120目筛后，装入胶囊，用上述药液吞服，每次3粒，每日2次。

【加减】寒湿偏重，关节疼痛剧烈，麻木重着者，酌加威灵仙15 g，木瓜12 g，制附子（先煎）10 g，细辛5 g；邪热内盛，关节红肿热痛，痛不可触者，酌加忍冬藤30 g，连翘20 g，白花蛇舌草20 g，桑枝15 g；痰瘀阻络，关节僵硬变形，痛如针刺者，酌加制川乌（先煎）10 g，制草乌（先煎）10 g，制南星10 g，丹参15 g；肝肾亏虚，腰膝酸软，头昏耳鸣者，酌加鹿角片（先煎）10 g，锁阳10 g，狗胫骨（先煎）30 g，龟甲（先煎）15 g。

【方解】方中青风藤、鸡血藤、雷公藤祛风除湿，通经活络；露蜂房、蕲蛇、蜈蚣、全蝎、地龙、土鳖透骨搜风，强壮筋骨，濡养经脉，通络止痛，行气化瘀，以改善关节僵硬及屈伸不利；三七、炮穿山甲、当归祛瘀通脉，补血活血；冬虫夏草、鹿衔草补肝肾，强筋骨，壮肾通督，扶正固本。诸药合用，共奏祛风除湿通经，透骨搜风壮骨，祛瘀补血活血之效。该方配伍方向明确，针对性强，疗效肯定，且没有发现明显毒副作用和过敏现象。

【药理】现代药理学研究发现，方中青风藤碱具有抗炎、镇痛和免疫调节功能，能抑制类风湿关节炎患者全身及关节滑膜内的异

常免疫反应和抑制关节内肉芽增生；雷公藤能抑制机体变态反应，具有免疫抑制、抗炎作用，广泛用于治疗多种自身免疫性疾病；当归、炮穿山甲、三七能扩张血管，改善外周循环，具有镇静、镇痛、抗炎、抗缺氧、调节免疫等作用，能改善身体微循环，减缓患肢疼痛，提高关节功能；鹿衔草、冬虫夏草能抗炎，扩张外围血管，增加血流量，升高血浆环磷核酸腺苷（cAMP）含量，增强免疫功能；全蝎、蜈蚣、蕲蛇、地龙虫类药物含多种氨基酸、蛋白质及多种微量元素，能抗惊厥、抗炎、镇痛，对类风湿关节炎患病日久者，能较好地缓解晨僵、疼痛，消除肿胀，逐渐恢复功能。

120. 祛风活血通络汤

【组成】鸡血藤30 g，当归30 g，青风藤30 g，桑枝20 g，地龙15 g，皂角刺15 g，威灵仙15 g，桑寄生15 g，川芎10 g，全蝎10 g，甘草5 g。

【功效】活血祛风，通络止痛。

【主治】类风湿关节炎属瘀血阻滞、风邪内扰经脉关节者。

【用法】每日1剂，水煎分服2次。30日为1个疗程。

【加减】关节剧痛者，加制附子（先煎）10 g，制川乌（先煎）10 g；湿热明显者，加忍冬藤30 g，防己15 g；寒湿明显者，加制附子（先煎）10 g，桂枝10 g；肝肾两虚明显者，加狗脊15 g，续断15 g。

【方解】方中重用当归、地龙、全蝎、皂角刺活血祛风，通络止痛；川芎、威灵仙、青风藤、桑枝祛风通络止痛；桑寄生祛风补肝肾；鸡血藤舒筋活络，通利关节；甘草调和诸药。诸药合用，共奏活血祛风，通络止痛之效，使瘀祛络通痛止。

【药理】现代药理学研究发现，方中当归、川芎、皂角刺、鸡血藤活血化瘀药物能改善局部血液循环，消除或缓解病变，从而达到消肿止痛之目的。

121. 祛风通络活血汤

【组成】薏苡仁30 g，黄芪20 g，延胡索

20 g，麦冬20 g，红参15 g，木瓜15 g，川芎15 g，地龙15 g，扶芳藤15 g，制乳香10 g，制没药10 g，桂枝10 g，麻黄10 g，荆芥10 g，防风10 g，木香10 g，制川乌5 g，制草乌5 g，细辛5 g，全蝎5 g，甘草5 g。

【功效】温阳益气散寒，活血祛瘀，祛风除湿通络。

【主治】类风湿关节炎属气虚血瘀，阳虚寒凝，风湿阻痹经脉关节者。

【用法】每日1剂，水煎分服2次。30日为1个疗程。

【加减】湿盛者，加苍术12 g，土茯苓15 g；大便干结者，加肉苁蓉12 g，炒酸枣仁15 g；化热甚者，加虎杖15 g，忍冬藤30 g；体虚多汗者，加炒白术12 g，五味子10 g；腰酸甚者，加杜仲12 g，菟丝子15 g，狗脊15 g；痛甚者，加三棱10 g，莪术10 g。

【方解】方中红参温阳益气；黄芪大补脾肺之气，使气血生化有源，还可益卫固表；制乳香、制没药主入血分，功能活血祛瘀，通络消肿，理气止痛；延胡索主入气分，能行气中血滞，血中气滞，有理气止痛、活血舒筋之效；制川乌、制草乌、木瓜、薏苡仁功能温经宣痹，散寒通络，祛风止痛；川芎为血中气药，既可行血，又可入络祛风；全蝎长于开脉络之窍，搜剔经络之瘀而定痛；桂枝、细辛通阳散寒，化浊止痛；麻黄发散风寒，除湿蠲痹，散寒止痛；荆芥、防风均可祛风散寒，为治风要药；地龙性味咸寒，清热祛风，通行经络；扶芳藤善主风血，功能舒筋活络，行气活血；麦冬滋阴生津，制约诸药温燥之性；木香健脾养胃，行气止痛；甘草调和诸药，缓急健脾。多药配伍，共奏温阳益气散寒，活血祛瘀，祛风除湿通络之效。

【药理】现代药理学研究发现，方中川芎中的川芎嗪能提高免疫功能，从而减轻炎症反应；扶芳藤能显著提高机体免疫力，并有消炎、抗氧化、镇痛等作用。

122. 祛风除痹汤

【组成】黄芪30 g，忍冬藤30 g，葛根20 g，桑枝15 g，千年健15 g，千斤拔15 g，

黑蚂蚁（研末冲服）12 g，秦艽12 g，防风12 g，当归12 g，制附子（先煎）10 g，麻黄10 g，制川乌（先煎）10 g，地龙10 g，乌梢蛇10 g，白花蛇10 g。

【功效】益气温经，祛风除湿，止痛除痹。

【主治】类风湿关节炎属阳气亏虚，寒凝风湿阻痹经脉关节者。

【用法】每日1剂，水煎分服2次。

【方解】方中秦艽祛风湿除痹痛，前人认为其是"三痹必用之药"；防风解表祛风，胜湿，善祛经络及筋骨中的风湿，能随所引而治一身尽痛，亦为治疗痹痛常用之品；黄芪补气固表，根据"气行则血行，治风先治气"的原则，用于气血虚弱，凝滞不通之痹症；制附子补火助阳，逐风寒湿邪；麻黄则取其发汗祛湿而消除疼痛之功；当归活血止痛、补血；制川乌祛寒湿，散风邪，温经止痛；地龙凉血通络；桑枝祛风湿，通经络，利关节，行水气；葛根清热通络；忍冬藤清热解毒，祛风通络，凉血止痛；乌梢蛇、白花蛇祛风湿，通经络；千年健、千斤拔祛风湿，强筋骨，止痛消肿；黑蚂蚁补肝肾，壮筋骨，祛风湿。诸药合用，共奏益气温经，祛风除湿，止痛除痹之功。

123. 祛湿通络汤

【组成】白芍40 g，黄芪30 g，鸡血藤30 g，秦艽30 g，威灵仙30 g，川芎30 g，木瓜20 g，五灵脂（包煎）20 g，制附子（先煎）15 g，乌梢蛇15 g，防风12 g，制乳香10 g，制没药10 g。

【功效】祛风温阳除湿，活血化瘀通络。

【主治】类风湿关节炎属阳虚风湿瘀血阻痹经脉关节者。

【用法】每日1剂，水煎分服2次。30日为1个疗程。

【加减】热重者，酌加牡丹皮12 g，蒲公英15 g，金银花30 g，生石膏30 g；湿重者，加苍术12 g，防己10 g；寒重者，加制川乌（先煎）10 g，细辛5 g；瘀重者，加桃仁12 g，红花10 g。

【方解】方中秦艽、防风、威灵仙祛风除湿；制附子与白芍相伍，既温阳逐湿，又能缓急止痛；鸡血藤、川芎活血通络止痛，对痹证关节疼痛，屈伸不利有很好疗效；乌梢蛇重在搜风透骨通络止痹；木瓜舒筋活络，配制乳香、制没药既治湿滞气阻，又能活血化瘀；黄芪益气扶正。诸药相伍，活血行气，温阳逐湿，通络止痛，能使血脉流通，气机通畅，经络得以温煦，筋骨得以濡养，肿痛诸症可随之消失。

【药理】现代药理学研究发现，方中白芍有退热、镇痛和消炎作用，并有一定的抗组胺作用；黄芪有扩张血管，改善血液循环，调节免疫功能作用。

124. 二四汤

【组成】黄芪30 g，薏苡仁30 g，金银花15 g，白芍15 g，生地黄15 g，鹿衔草15 g，当归12 g，豨莶草12 g，玄参10 g，川芎10 g，山慈菇10 g，甘草10 g，蜈蚣5 g。

【功效】清热解毒，利湿通络，补血活血，祛瘀止痛。

【主治】类风湿关节炎属湿热毒邪内蕴，气血亏虚，瘀血阻痹经脉关节者。

【用法】每日1剂，水煎分服2次。

【方解】方中金银花甘寒入心，有清热解毒，祛风通络之功，既治热毒内闭引起的红、肿、热、痛，又疗外感风热引起的热入营血；玄参清热解毒，滋阴泻火，助金银花解热毒；女子以血为本，肝藏血，辅以当归和血止痛，祛瘀生新，以和营血；白芍入肝，养阴柔肝益血；生地黄入肾，既能壮水峻补真阴，养血益精填髓，又能清热凉血通血脉；女子多气郁，川芎为血中之气药，通肝经，性味辛散，能行血滞于气也；女子素体亏虚，加之经历月经、胎产，气血亏耗而不足，黄芪为补气之要药，气为血之帅，气足则血脉通畅；佐以山慈菇清热解毒，消肿散结；薏苡仁清热利湿，健脾胃，鹿衔草通络止痛，补肝肾，二者均有祛风湿，强筋骨之效；蜈蚣善走窜，祛风镇痛，攻毒散结；豨莶草祛风湿，通经络，清热解毒；甘草生用，取其泻火，清解百毒，调和诸药之用。诸药合用，共奏清热解毒，利湿通络，补血活血，祛瘀止痛之效。

125. 二仙阳和汤

【组成】熟地黄30 g，生地黄30 g，薏苡仁20 g，黄芪15 g，仙茅12 g，淫羊藿12 g，当归12 g，巴戟天12 g，黄柏12 g，知母12 g，鹿角胶（烊化冲服）12 g，白芥子12 g，全蝎5 g，甘草5 g，肉桂3 g，蜈蚣2条。

【功效】补益肾阳气血，搜风利湿祛痰。

【主治】类风湿关节炎属阳虚寒凝，气血不足，风湿痰浊阻痹经脉关节者。

【用法】每日1剂，水煎分服2次。30日为1个疗程。

【加减】寒湿重者，去黄柏、知母、生地黄，酌加土茯苓20 g，独活12 g，防己12 g，威灵仙15 g；阴寒盛者，去黄柏、知母，加制川乌（先煎）10 g，制草乌（先煎）10 g。

【方解】方中仙茅、淫羊藿、巴戟天、肉桂补益肾阳；鹿角胶补血益精，温通督脉；黄芪、当归补益气血；白芥子能祛关节之痰邪；全蝎、蜈蚣搜剔风邪，活血通络；薏苡仁利湿通痹，补益脾胃；黄柏、知母防诸药温热太过，又能防病热变，而且黄柏能通关窍利湿，知母能消肿，滑利关节。诸药相伍，共奏补益肾阳气血，搜风利湿祛痰之功效。

126. 二仙益肾饮

【组成】熟地黄20 g，青风藤20 g，淫羊藿15 g，肉苁蓉15 g，肉桂10 g，仙茅10 g，乌梢蛇10 g。

【功效】温补肾阳，祛风通络。

【主治】类风湿关节炎属肾阳亏虚，风邪窜扰经脉关节者。

【用法】每日1剂，水煎分服2次。

【方解】方中肉桂、仙茅、淫羊藿、肉苁蓉温补肾阳，为方中主药。因"阳者卫外而为固也"，肾为水火之脏，督统一身之阳，而"卫出下焦"，温阳补肾使机体肾阳充足，阳气足则阴寒自散，即可御邪。重用肉桂补肾阳，《本草纲目》谓"肉桂引火下行，补命门不足，益火消阴，治寒痹风喑"。肉桂为散寒要药，气厚下行而补肾，守而不走，入血分而引火归元，温荣营血，有助气血之生长，故本方以肉桂为君药，取其大补肾元之功。

仙茅擅长温补脾肾，强壮筋骨，祛风除湿。用于肾阳不足所致腰膝冷痛、四肢无力、风寒痹痛。淫羊藿补肾壮阳，祛风除湿，《本草纲目》谓"淫羊藿，性温不寒，能益精气，真阳不足者宜之"。即指出了淫羊藿尤善治肾阳不足之风湿痹痛。肉苁蓉具有温而不热、补而不峻、暖而不燥之功效，故有"从容"之名，为肾阳虚衰之补养佳品。熟地黄滋阴补肾，因一身之阳气藉阴精为基础，以阴中求阳，阳中求阴，旨在使肾阳充足，固卫御邪。乌梢蛇，含有动物异体蛋白的虫类药，虫类中药大多具有补益肝肾、通补奇经、活血化瘀等作用，《本经逢原》谓此药"治诸风顽痹，皮肤不仁……乌蛇主肾脏之风"。青风藤具有祛风湿，通经络的功能，可通络引经，使药物直达病所，以增强药效。本方以温补肾阳，祛风通络为大法，在重用补肾阳药的基础上，配伍熟地黄补肾阴，以阴中求阳，共同发挥补肾之功，并配合乌梢蛇、青风藤，以虫类药搜风，以藤药通络，以求祛风通络之效。综观全方，配伍严谨，用药合理，实为治疗类风湿关节炎之实用方，高效方。

【药理】现代药理学研究发现，方中淫羊藿、肉桂、仙茅、肉苁蓉能增强免疫功能，对免疫功能具有双向调节作用，这种免疫调节不同于西医的单独使用免疫抑制药或免疫增强药，尤其是组成中药复方后，通过免疫网络、T细胞水平、细胞因子进行调控。熟地黄能促进成骨细胞成熟及软骨细胞和骨质的生长，帮助软骨修复。临床和实验均证实补肾方药能调节成骨细胞与破骨细胞的活性、促进骨钙吸收，从而有效增加骨密度，同样能防治类风湿关节炎继发性骨质疏松的形成和发展。乌梢蛇类药能促进垂体前叶促肾上腺激素的合成和释放，调整下丘脑-垂体-肾上腺（HPA）轴功能，从而达到抗炎、消肿、止痛的效果，有助于缩短疗程，提高疗效，且无肾上腺皮质激素样的不良反应。青风藤所含青藤碱不但能明显抑制炎症渗出，而且还对慢性炎症结缔组织增生有抑制作用。

127. 三痹益气汤

【组成】黄芪30 g，杜仲30 g，续断20 g，

人参20 g，茯苓20 g，肉桂20 g，当归20 g，防风20 g，白芍20 g，牛膝15 g，独活15 g，秦艽15 g，生地黄15 g，川芎15 g，甘草10 g，细辛5 g，生姜3片，大枣5枚。

【功效】滋补肝肾，益气养血和血，祛风除湿散寒。

【主治】类风湿关节炎属肝肾气血亏虚，风寒湿邪阻痹经脉关节者。

【用法】每日1剂，水煎分服2次。

【加减】寒甚者，加制附子（先煎）10 g，干姜12 g，羌活15 g；热甚者，酌加知母12 g，忍冬藤20 g，桑枝20 g，黄柏15 g；痛甚者，加延胡索12 g，威灵仙15 g；瘀血重者，加桃仁10 g，红花15 g；肾阳虚者，加鹿角霜（包煎）10 g，狗脊12 g；阴虚者，酌加桑椹12 g，熟地黄15 g，枸杞子15 g，菟丝子15 g。

【方解】方中肉桂发汗宣痹，温通经脉以祛寒；黄芪益卫固表，利血通痹；防风、秦艽祛风胜湿，与黄芪合用祛风除湿而不伤正，益气固表而不恋邪，亦可助肉桂温经散寒止痛；细辛解表散寒，祛风止痛；独活祛风胜湿，散寒止痛；生地黄、白芍、当归、川芎养血和血，活血通经，调补结合；杜仲、牛膝、续断滋补肝肾，养血柔筋；人参、茯苓、大枣益气健脾，利湿除痹；甘草缓急止痛。诸药相合，共奏祛风除湿，散寒止痛，养血除痹，扶正祛邪之功，恢复气血调和，阴平阳秘的状态。

128. 三黄蠲痹汤

【组成】黄芪40 g，鸡血藤30 g，黄精30 g，狗脊20 g，黄柏20 g，海桐皮20 g，防己20 g，秦艽15 g，羌活15 g，独活15 g，地龙15 g，川芎15 g，苏木12 g，蜈蚣2条。

【功效】益气血，补肝肾，祛风湿，活血通络止痛。

【主治】类风湿关节炎属气血肝肾亏虚，风湿瘀血阻痹经脉关节者。

【用法】每日1剂，水煎分服2次。

【方解】方中重用黄芪、黄精、狗脊益气血，补肝肾以治其本；羌活、独活、防己、苏木、秦艽、海桐皮祛风湿；川芎、鸡血藤活血通络；地龙、蜈蚣通络止痛；黄柏清热除湿，并有滋阴泻火之功，《丹溪心法》将黄柏作为治疗要药。诸药配伍，共奏益气血，补肝肾，祛风湿，活血通络止痛，兼清瘀热之功。

129. 三黄一龙汤

【组成】威灵仙30 g，茯苓30 g，秦艽30 g，白芍30 g，黄芩15 g，黄连15 g，黄柏15 g，地龙10 g。

【功效】清热解毒，祛风除湿，通络止痛。

【主治】类风湿关节炎属热毒内盛，风湿阻痹经脉关节者。

【用法】每日1剂，水煎分服2次。30日为1个疗程。

【方解】方中以黄芩、黄连、黄柏3味苦寒药清热解毒为主，黄连擅泻中焦湿火，清少阳邪热，黄芩擅泻上焦湿火，黄柏擅泻下焦湿火；配伍茯苓健脾利水除湿；秦艽、威灵仙祛风湿，通络止痛，秦艽还兼有清湿热的作用；白芍既可舒挛急而止痛，又可防止大量苦寒药伤阴；地龙性善下行而利水湿，具有清热利水，通经活络的作用，可引诸药直达病所。全方以清热解毒为主，同时配伍了宣痹通络药和引经药，共奏清热解毒，祛风除湿，通络止痛之功。

【药理】现代药理学研究发现，方中黄芩、黄连和秦艽有抗炎作用。黄芩的甲醇提取物、黄芩素、黄芩苷和汉黄芩素均能抑制由醋酸诱导的小鼠血管通透性，减少由合成多胺诱导的大鼠急性足跖肿胀及抑制大鼠辅助性关节炎骨质退行性变的继发损害。黄连的甲醇提取物对多种实验性大鼠足肿胀和肉芽肿有明显的抑制作用，其成分小檗碱对急性炎症有效。秦艽的乙醇提取液对大鼠甲醛和蛋清所致的足跖肿胀和关节肿均有明显的抑制作用，使肿胀消退。茯苓不但有免疫调节作用而且有抗炎作用。地龙提取物对二甲苯致小鼠耳急性炎症肿胀、卡拉胶性足肿胀和醋酸所致腹腔毛细血管通透性增加均有明显的抑制作用，且作用时间长。

130．三藤汤

【组成】海风藤30 g，露蜂房30 g，鸡血藤20 g，忍冬藤20 g，黄芪20 g，骨碎补20 g，淫羊藿15 g，秦艽15 g，防风15 g，当归12 g，僵蚕12 g，制乳香12 g，制没药12 g，白芥子12 g，炮穿山甲（先煎）10 g，全蝎10 g，生甘草5 g。

【功效】活血化瘀，驱痰散结，益气养血补肾，祛风除湿散寒。

【主治】类风湿关节炎属气血亏虚，痰瘀互结，风寒湿邪阻痹经脉关节者。

【用法】每日1剂，水煎分服2次。

【加减】关节寒冷痛剧者，去忍冬藤，加桂枝12 g，制川乌（先煎）10 g，制草乌（先煎）10 g；灼热疼痛者，加知母12 g，虎杖15 g；湿重者，加苍术12 g，薏苡仁30 g。

【方解】方中鸡血藤、制乳香、制没药、炮穿山甲、骨碎补活血化瘀通络；白芥子、僵蚕化痰散结；黄芪、当归、淫羊藿益气养血，补肾强筋健骨；海风藤、秦艽、防风、全蝎、露蜂房祛风除湿，散寒止痛；忍冬藤、生甘草清祛热邪。诸药合用，共奏活血化瘀，驱痰散结，益气养血补肾，祛风除湿散寒之功。

131．三藤三草汤

【组成】忍冬藤30 g，鸡血藤30 g，鹿衔草30 g，薏苡仁30 g，青风藤20 g，延胡索20 g，制豨莶草15 g，伸筋草15 g，秦艽10 g，黄柏10 g。

【功效】清热解毒，祛风除湿，活血舒筋。

【主治】类风湿关节炎属热毒内盛，风湿瘀阻痹经脉关节者。

【用法】每日1剂，水煎分服2次。

【方解】方中青风藤、豨莶草为君药，祛风湿，通经络。其中青风藤性味苦辛，能祛风湿、通经络；豨莶草不仅善化湿热，祛筋骨间风湿，且为"祛风除湿，兼活血之要药"（《本草经疏》）。忍冬藤、鸡血藤、鹿衔草、伸筋草合为臣药，具祛风湿，和血脉，壮筋骨之效。《本草便读》："凡藤类之属，皆可通

经入络"，忍冬藤、鸡血藤具有藤类缠绕蔓延，无所不至之性。忍冬藤清热解毒，主消除经络之风热。鸡血藤善行血补血，体现了治痹"治风先治血，血行风自灭"的辨治法则。鹿衔草苦温，祛风除湿外，尚能益肾补虚，强壮筋骨。伸筋草长于舒经活络。辅以"风药中之润剂"秦艽祛风湿，流利关节；薏苡仁健脾渗湿，缓和挛急；黄柏苦寒坚肾，清热燥湿；延胡索活血行气止痛。诸药合用，共奏清热解毒，祛风除湿，活血舒筋之功。

【药理】现代药理学研究发现，方中青风藤中的生物碱、青藤碱能抑制炎症局部前列腺素的合成或释放，以达到镇痛、抗炎的作用，同时对机体非特异性免疫、细胞免疫和体液免疫均有抑制作用。豨莶草在抗特异性炎症和抗免疫性炎症方面具有明显抑制作用。

132．三藤四虫汤

【组成】桑枝18～30 g，白芍15～30 g，宽筋藤15～25 g，络石藤15～25 g，忍冬藤15～25 g，两面针10～15 g，地龙10～12 g，土鳖5～10 g，生甘草3～5 g，全蝎3～5 g，蜈蚣1～条。

【功效】清热除湿，搜风透络，柔筋止痛。

【主治】类风湿关节炎属湿热内蕴，风邪内扰，筋脉挛急阻痹不通者。

【用法】每日1剂，水煎分服2次。

【加减】畏寒肢冷，得寒痛剧者，加制川乌（先煎）5～10 g，制草乌（先煎）5～10 g；口苦咽干，得热痛剧者，加生石膏30～60 g，知母10～15 g，全蝎3～5 g；湿热内困者，加木通10～12 g，萆薢12～30 g，生薏苡仁18～30 g；少气倦怠者，加党参15～30 g，黄芪15～30 g；腰膝酸软者，加五爪龙15～20 g，千斤拔15～30 g，牛大力15～30 g；伴有咽痛者，加梅根15～30 g；板蓝根15～30 g；土牛膝根15～20 g。

【方解】方中三藤（络石藤、宽筋藤、忍冬藤）是岭南常用于治疗风湿痹证的广东中草药，藤类药物善走经络，三藤合用疗效尤佳。四虫（土鳖、地龙、蜈蚣、全蝎）乃根据中医学久病入络理论观点而使用，虫类药

物善搜风透络，四虫联用其通络之功大而加强，本病属顽痹，病根深固，单用则力薄，非四虫联用无以为功。两面针为广东中草药，消炎止痛功效甚佳，然而本品有小毒，用量不宜过大。桑枝善于祛风通络，顽痹则老桑枝尤为相宜。白芍甘草合伍，柔养筋脉，缓解筋脉痉挛，柔筋止痛，是一组性味平和而又功效甚佳的止痛药对。全方配伍，性味平和，无大热温燥或大苦大寒之弊，患者服药依从性好，方药貌似平淡，然而久服自见功效。

133. 三龙三虫汤

【组成】白花蛇 25 g，黄芪 20 g，地龙 20 g，穿山龙 20 g，羌活 20 g，桂枝 15 g，土鳖 15 g，蜈蚣 10 g，甘草 10 g，全蝎 5 g。

【功效】化瘀通络活血，搜风温经止痛。

【主治】类风湿关节炎属瘀血、风寒阻痹经脉关节者。

【用法】每日 1 剂，水煎分服 2 次。

【加减】关节疼痛者，加制川乌（先煎）10 g，麻黄 10 g，白芍 20 g；关节红肿同时伴有剧烈灼痛者，酌加忍冬藤 25 g，威灵仙 20 g，黄柏 15 g，防己 15 g，姜黄 15 g；伴晨僵、关节肿、刺痛者，酌加当归 25 g，白芍 25 g，熟地黄 20 g，杜仲 20 g，川芎 20 g，牛膝 15 g，人参 15 g。

【方解】方中穿山龙、地龙、白花蛇"三龙"化瘀通络活血；蜈蚣、全蝎、土鳖"三虫"搜风通络止痛。六药配伍，祛邪通络，活血止痛。羌活、桂枝温经祛邪止痛；黄芪益气升阳通痹；甘草调和诸药。诸药配伍，共奏化瘀通络活血，搜风温经止痛之功。

【药理】现代药理学研究发现，方中穿山龙、地龙、白花蛇、蜈蚣、全蝎、土鳖、黄芪、甘草具有良好的提高机体免疫力，改善微循环的作用；桂枝、羌活具有良好的抗炎、镇痛、解热的作用。

134. 三妙宣痹汤

【组成】忍冬藤 20 g，薏苡仁 20 g，青风藤 20 g，土茯苓 18 g，黄柏 18 g，赤芍 18 g，防己 15 g，苍术 15 g，牛膝 15 g，金银花 15 g，

连翘 12 g，炒栀子 12 g，当归 10 g。

【功效】清热祛风除湿，活血通络止痛。

【主治】类风湿关节炎属湿热内蕴，风邪内扰，瘀血阻痹经脉关节者。

【用法】每日 1 剂，水煎分服 2 次。30 日为 1 个疗程。

【加减】关节肿胀者，加木瓜 15 g，泽泻 18 g；发热者，加柴胡 12 g，黄芩 10 g；热邪伤阴者，加生地黄 12 g，石斛 15 g；热毒盛者，加山慈菇 15 g，重楼 12 g。

【方解】方中黄柏苦寒，寒以清热，苦以燥湿；苍术苦温，善能燥湿；牛膝能祛风湿，补肝肾；防己清热利湿，通络止痛；薏苡仁利水渗湿；连翘、炒栀子、金银花清热除湿；赤芍、当归补血活血化瘀，取之"血行风自灭"之功效；忍冬藤、青风藤祛风除湿。诸药合用，共奏清热祛风除湿，活血通络止痛之功。

【药理】现代药理学研究发现，方中牛膝、金银花、石斛、当归均有调节机体免疫功能的作用；牛膝尚能改善微循环状态，改善血流变，从而缓解关节红肿热痛、僵硬、屈伸不利等症状。青风藤有抗风湿作用。

135. 三仁宣痹汤

【组成】薏苡仁 30 g，淡竹叶 20 g，滑石（包煎）15 g，法半夏 15 g，杏仁 10 g，白蔻仁（后下）10 g，厚朴 10 g，通草 5 g。

【功效】清利湿热，宣畅气机。

【主治】类风湿关节炎急性发作属湿热内蕴，气机阻滞不畅者。

【用法】每日 1 剂，水煎分服 2 次。20 日为 1 个疗程。

【加减】兼寒者，酌加淫羊藿 12 g，巴戟天 12 g，仙茅 10 g，姜黄 10 g；兼风者，加川芎 10 g，当归 12 g，丹参 15 g；湿重者，酌加苍术 12 g，白术 12 g，细辛 3 g，泽泻 10 g；兼瘀者，加鸡血藤 20 g，地龙 10 g，全蝎 5 g；上肢痛甚者，加桂枝 10 g，姜黄 12 g，桑枝 20 g；腰背疼痛者，酌加狗脊 15 g，续断 12 g，杜仲 12 g，独活 12 g；下肢疼痛者，加牛膝 15 g，威灵仙 15 g，木瓜 12 g；骨节疼痛者，加威灵仙 20 g，补骨脂 15 g。

【方解】方中杏仁苦温，以开上焦；白蔻仁芳香行气化湿，以宣中焦；薏苡仁健脾渗湿，以利下焦；稍佐辛燥之法半夏燥湿化痰，消肿止痛；厚朴燥湿除满，行气消积；清疏之滑石、通草清热利尿；淡竹叶清热消痰利尿，利湿不伤阴，清热不损阳，使清升浊降，邪从三焦而解。诸药合用，共奏清利湿热，宣畅气机之功。

【药理】现代药理学研究发现，方中杏仁有抗炎镇痛作用，能有效降低炎症时毛细血管的通透性，减少炎性渗出液的生成，改善血液循环，促进炎症吸收。薏苡仁有镇痛、抗氧化、解热及提高机体免疫力作用。淡竹叶有解热、利尿作用，且其中含有多糖成分，是理想的免疫增强剂，能促进 T 细胞、B 细胞、NK 细胞等免疫细胞的功能，还能促进白介素、干扰素等细胞因子的产生。厚朴有明显的抗炎镇痛、较强的抑菌及抗血小板聚集的作用。

136. 三因通痹汤

【组成】薏苡仁30 g，鸡血藤20 g，当归15 g，白芍15 g，海风藤15 g，乌梢蛇10 g，秦艽10 g，制川乌（先煎）10 g，姜黄10 g，制草乌（先煎）10 g，防风10 g，桂枝10 g，全蝎10 g，甘草5 g。

【功效】温经散寒，祛风除湿，活血通络。

【主治】类风湿关节炎属风寒湿邪，瘀血阻痹经脉关节者。

【用法】每日1剂，水煎分服2次。30日为1个疗程。

【方解】方中制川乌、制草乌温经散寒；姜黄、海风藤、秦艽祛风舒筋，疏风散邪；当归、白芍和血养血。全方具有温经散寒，祛风除湿，活血通络之功效。

137. 三草蠲痹汤

【组成】老鹤草30 g，炙黄芪30 g，豨莶草20 g，透骨草20 g，鸡血藤20 g，丹参20 g，薏苡仁20 g，桑寄生15 g，熟地黄15 g，青风藤15 g，乌梢蛇10 g，甘草梢10 g。

【功效】益肝肾，补气血，祛风除湿，养血活血。

【主治】类风湿关节炎属肝肾气血亏虚，风湿瘀血阻痹经脉关节者。

【用法】每日1剂，水煎分服2次。

【加减】寒重者，加山茱萸12 g，肉桂10 g；疼痛剧烈者，加细辛5 g，僵蚕10 g；湿重者，加泽泻12 g，猪苓10 g。

【方解】方中老鹤草、豨莶草、透骨草祛风除湿，活血通络，消肿止痛；桑寄生、熟地黄、炙黄芪、甘草梢益肝肾，补气血；鸡血藤、丹参养血活血；青风藤、薏苡仁除湿通络；乌梢蛇搜风逐瘀，通络止痛。诸药协同，标本同治，共奏益肝肾，补气血，祛风除湿，养血活血之功。

138. 四物加减汤

【组成】当归12 g，川芎10 g，赤芍12 g，红花10 g，伸筋草15 g，透骨草15 g，地龙10 g，牛膝15 g，络石藤15 g，桂枝10 g。

【功效】祛风除湿温经，散瘀通络止痛。

【主治】类风湿关节炎属风寒湿瘀阻痹经脉关节者。

【用法】每日1剂，水煎分服2次。7日为1个疗程。

【加减】腰背酸痛明显者，加葛根30 g，木瓜12 g；寒湿甚者，加制川乌（先煎）10 g，制草乌（先煎）10 g；疼痛剧烈，遇冷甚者，加制附子（先煎）10 g；关节肿胀明显者，加路路通15 g，松节12 g；肌肤麻木不仁者，加苏木10 g，秦艽12 g；头晕者，加菊花10 g，荷叶10 g，石菖蒲12 g。

【方解】方中当归、桂枝温通经脉；川芎、络石藤祛风通络；赤芍、红花散瘀止痛；伸筋草、透骨草祛风湿，舒筋活络；地龙通络止痛；牛膝补肝肾，强筋骨。诸药合用，共奏祛风除湿温经，散瘀通络止痛之功。

【药理】现代药理学研究发现，方中当归、川芎、红花、地龙均能增强机体免疫功能；当归、川芎、红花、桂枝有扩张血管、镇痛、抗炎的功效。

139. 四物五藤汤

【组成】青风藤20 g，海风藤20 g，鸡血藤20 g，络石藤20 g，生地黄20 g，赤芍20 g，川芎15 g，当归15 g，红花10 g，雷公藤（先煎 50～90 分钟）10 g。

【功效】祛风通络，活血除痹，消肿止痛。

【主治】类风湿关节炎属风邪内扰，瘀血阻痹经脉关节者。

【用法】每日 1 剂，水煎分服 2 次。。

【加减】寒甚者，加制草乌（先煎）10 g，制川乌（先煎）10 g；湿甚者，加薏苡仁20 g，木瓜12 g；热甚者，加生石膏30 g，知母10 g；痛甚者，加全蝎 5 g，地龙10 g，蜈蚣 2 条。

【方解】方中雷公藤有良好的消肿、止痛作用；鸡血藤活血通络；络石藤、青风藤、海风藤祛风通络；当归、川芎、红花活血除痹。诸药合用，共奏祛风通络，活血除痹，消肿止痛之效，而达到标本兼顾。

140. 四妙消痹汤

【组成】金银花30 g，豨莶草30 g，白花蛇舌草30 g，白芍30 g，当归20 g，玄参20 g，土茯苓20 g，威灵仙20 g，萆薢20 g，虎杖15 g，山慈菇10 g，生甘草10 g。

【功效】清热解毒，利湿通痹，柔筋利节，活血止痛。

【主治】类风湿关节炎属湿浊热毒内蕴，瘀血阻痹经脉关节者。

【用法】每日 1 剂，水煎分服 2 次。

【加减】湿重者，加防己20 g；阴虚者，加生地黄20 g；痛甚者，加蜈蚣 2 条；脾胃虚弱者，加白术12 g。

【方解】本方由四妙勇安汤加味而成。四妙勇安汤出自清初陈士铎编述的《石室秘录》，后又为清末鲍相璈所著的《验方新编》收录，具有清热解毒，活血养血，通络止痛之功效，主治火毒内蕴，血行不畅瘀阻经脉之证。

本方中金银花清热解毒，祛风通络，《本草汇言》谓其"驱风除湿，散热疗痹"，既治其内邪引起的红、肿、热、痛，又散其外感之邪引起的毒热痹痛，为主药；辅以当归活血养血，《本草正义》言其"补中有动，行中

有补"，故能行血气之凝滞，祛瘀而生新，和血止痛；玄参清热滋阴，泻火解毒，软坚散结，助金银花以解热毒，合当归以和营血；甘草生用，泻火解毒，调和诸药以为佐使药仅四味，量大力专，清热解毒，活血止痛。白花蛇舌草清热解毒，散瘀消肿，主治毒热肿痛；山慈菇清热解毒，消肿散结，主治毒热红肿，痰火流注；豨莶草祛风湿，利筋骨，主治风湿痹痛；虎杖祛风、利湿、破瘀，主治风湿筋骨疼痛兼有瘀血；土茯苓清湿热，利关节，止拘挛，除骨痹；白芍养血敛阴柔肝，配生甘草缓急止痛，和血脉；威灵仙通经络，性猛急，善走而不守，宣通十二经络；萆薢祛风湿，利湿浊，强骨节，主治腰背痛，风寒周痹。加减法中选用防己利水消肿，清利湿热，祛风止痛，用其主治风湿痹痛，关节肿胀；生地黄清热、凉血、通血脉，用其主治阴虚发热，口干消渴；蜈蚣善走窜，功能通经逐邪，调达肝经，用其祛风镇痛，攻毒散结；白术补气健脾，燥湿化痰，利水消肿，用其主治脾气虚弱，神疲乏力，食少便溏，湿痹酸痛。诸药合用，共奏清热解毒，利湿通痹，柔筋利节，活血止痛之功。

141. 四妙除痹汤

【组成】薏苡仁30 g，海风藤30 g，忍冬藤20 g，防己15 g，牛膝15 g，威灵仙15 g，黄柏12 g，苍术12 g，赤芍10 g，乌梢蛇10 g，地龙10 g，徐长卿10 g，羌活10 g，独活10 g。

【功效】清热燥湿，凉血活血，祛风散寒。

【主治】类风湿关节炎属湿热内蕴，血热血瘀，风寒阻痹经脉关节者。

【用法】每日 1 剂，水煎分服 2 次。第 3 次加艾叶30 g水煎，取药液约 1000 mL，浸洗患处 20 分钟。

【方解】方中苍术、黄柏燥湿清热为君药；辅以薏苡仁、防己清热利湿以助君药；佐以赤芍、牛膝凉血活血，及擅于舒筋通络之威灵仙、海风藤、忍冬藤；又热痹大多因人体阴阳失调，寒郁化热而呈热在骨髓、寒在肌肤之象，故又佐以羌活、独活以外散风寒湿邪，并制约黄柏等药寒凉之过。诸药合

用，共奏清热燥湿，凉血活血，祛风散寒之功。

【药理】现代药理学研究发现，方中黄柏能抗溶血性链球菌，并有一定松弛肌肉作用；防己、海风藤通过兴奋垂体-肾上腺皮质系统，能提高肾上腺皮质功能而抗炎，并与徐长卿、羌活、独活、乌梢蛇合用有较强镇痛作用；威灵仙有抗组胺作用。

142. 四妙二藤汤

【组成】鸡血藤20 g，络石藤20 g，薏苡仁20 g，牛膝15 g，桑枝15 g，苍术12 g，木瓜12 g，晚蚕沙（包煎）10 g，黄柏10 g，生甘草5 g。

【功效】清热燥湿，祛风化痰，活血通络。

【主治】类风湿关节炎属湿热内蕴，风痰瘀血阻痹经脉关节者。

【用法】每日1剂，水煎分服2次。

【方解】方中苍术燥湿健脾，兼祛风湿，黄柏清热燥湿，共为君药，相使相制，清热而不损阳，清热燥湿力显著；牛膝补肝肾而强筋骨，薏苡仁健脾渗湿而除痹，共为臣药；络石藤、桑枝、木瓜、晚蚕沙祛风湿、化痰浊、通经络、缓拘挛，鸡血藤活血化瘀共为佐药；甘草调和诸药为使。诸药相合，共奏清热燥湿，祛风化痰，活血通络之功效。

143. 四妙加味汤

【组成】薏苡仁30 g，金银花30 g，络石藤30 g，忍冬藤30 g，土茯苓15 g，牛膝15 g，青风藤15 g，海风藤15 g，穿山龙15 g，苍术12 g，白术10 g，秦艽10 g，露蜂房10 g。

【功效】清热燥湿解毒，活血通络止痛。

【主治】活动期类风湿关节炎属湿热毒邪内蕴，瘀血阻痹经脉关节者。

【用法】每日1剂，水煎分服2次。

【加减】肢体疼痛重者，加全蝎3 g，蜈蚣2条；颈肩疼重者，加姜黄10 g，葛根15 g；关节红肿明显者，加木瓜12 g，防己15 g，重楼10 g。

【方解】方中苍术芳香苦温，其性燥烈，兼能升阳散郁燥湿。白术味甘苦，性微温，功能健脾燥湿，益气生血。薏苡仁味甘淡微寒，健脾利湿还有舒筋，利关节及缓解痹痛的作用。土茯苓解毒除湿利关节，金银花性甘寒清络中湿热，上述药物合用有开上、导下、疏中、清宣、降浊的作用，而具消肿除痹清热之效，共为主药。辅以青风藤、海风藤、络石藤、忍冬藤、秦艽更增强了清热除湿，通络止痛之力。另用穿山龙祛风除湿、活血舒筋，露蜂房祛风止痛，牛膝补肝肾、强筋骨、散瘀血，并通利关节，祛风治痹，共为佐使。诸药相合，共奏清热燥湿解毒，活血通络止痛之功效。

【药理】现代药理学研究发现，方中白术有免疫调节作用，还有明显的抗氧化作用，能增强机体清除自由基的能力，减少自由基对机体的损伤。薏苡仁有解除肌肉挛缩的作用，并能解热镇痛。金银花能促进淋巴细胞转化，增强白细胞的吞噬功能，能促进肾上腺皮质激素的释放，对炎症早期的毛细血管通透性增高和渗出性水肿有明显的抑制作用，能增强免疫功能，抗炎、解热。秦艽抗关节肿的作用与可的松相似，秦艽煎剂及醇溶性浸出物有解热作用，有一定的抗组胺作用，还能使毛细管渗透性明显降低。青风藤中的青风藤碱的化学结构与吗啡相似，但无成瘾性，它能显著提高小鼠对热刺激的痛阈。露蜂房水提物（LEF）对蛋清诱发的急性炎症水肿，有明显抑制作用。

144. 四妙勇安汤

【组成】金银花30 g，白芍30 g，薏苡仁30 g，山慈菇20 g，白花蛇舌草20 g，鹿衔草15 g，玄参15 g，当归12 g，法半夏12 g，晚蚕沙（包煎）10 g，甘草10 g，蜈蚣2条。

【功效】清热解毒，除湿化浊，搜风止痛。

【主治】活动期类风湿关节炎属热毒内盛，风湿阻痹经脉关节者。

【用法】每日1剂，水煎分服2次。

【加减】热甚者，加石膏60 g；湿盛者，加苍术12 g，萆薢10 g；关节肿大明显者，加僵蚕12 g，白芥子10 g。

【方解】方中白芍养血敛阴，甘草缓急止

痛；白花蛇舌草、山慈菇加强清热解毒，散瘀消肿之功；薏苡仁、法半夏、晚蚕沙除湿化浊，蜈蚣搜风止痛，通经活络；鹿衔草补虚益气祛风除湿。诸药相合，共奏清热解毒，除湿化浊，搜风止痛功效，从而达到祛邪而不伤正的治疗目的。

【药理】现代药理学研究发现，本方具有良好的抗炎、镇痛及免疫调节作用，能降低类风湿关节炎急性期患者的血沉及C-反应蛋白，并能降低类风湿关节炎患者血中异常升高的免疫球蛋白。

145. 四妙合剂

【组成】土茯苓60 g，生薏苡仁50 g，炒薏苡仁50 g，忍冬藤30 g，车前子（包煎）30 g，苍术20 g，白术20 g，泽泻15 g，泽兰15 g，牛膝15 g，猪苓15 g，茯苓15 g，木瓜15 g，萆薢15 g，晚蚕沙（包煎）15 g，防己12 g，法半夏10 g，制南星10 g，黄柏10 g，白芥子10 g，陈皮5 g，甘草5 g。

【功效】清热利湿解毒，通络消肿止痛。

【主治】类风湿关节炎属湿热毒邪内蕴，痰浊阻痹经脉关节者。

【用法】每日1剂，水煎分服2次。

【方解】方中重用土茯苓清湿热、利关节，该药味甘、淡，性平，利湿而不伤阴；泽兰、泽泻、猪苓、茯苓利水消肿渗湿，使湿浊从小便而出；苍术燥湿健脾，祛风除湿；白术补气健脾，燥湿利水；黄柏清热解毒；牛膝祛风湿，补肝肾，且引药下行；薏苡仁利水消肿除痹止痛，且能健脾；忍冬藤清热疏风，通络止痛；木瓜、晚蚕沙祛风湿通经络，和胃化湿；车前子、萆薢利湿去浊，祛风除痹；法半夏、制南星、白芥子则祛痰以利湿消肿、散结止痛；防己祛风湿，止痛，利水消肿，且能清热；陈皮理气，助消痹痛；甘草调和诸药。诸药合用，共奏清热利湿解毒，通络消肿止痛之功效。

【药理】现代药理学研究发现，方中土茯苓提取物可降低毛细血管通透性，改善微循环，抗炎消肿和镇痛；车前子、泽泻有明显的利尿作用，并有直接抗炎作用；牛膝、萆薢具有抗炎、消肿、镇痛作用；苍术有镇静

止痛、利尿抗炎抗肿瘤等作用；黄柏抗炎解热作用明显；防己对关节炎有明显消炎镇痛作用；薏苡仁具有镇痛作用，并影响疼痛相关细胞因子，具有抗炎镇痛作用。

146. 四草二藤汤

【组成】益母草30～60 g，伸筋草15～30 g，败酱草15～30 g，豨莶草15 g，鸡血藤15 g，忍冬藤15 g，威灵仙10 g。

【功效】活血化瘀补血，温阳散寒清热。

【主治】类风湿关节炎属寒热内蕴，瘀血阻痹经脉关节者。

【用法】每日1剂，水煎分服2次。

【加减】伴发热者，酌加白薇10 g，生地黄12 g，知母12 g，牡丹皮15 g；脊背痛者，酌加葛根30 g，鹿衔草15 g，续断12 g，肉桂5 g；关节畸形重者，酌加露蜂房12 g，昆布10 g，海藻10 g，红花10 g，白僵蚕10 g；类风湿因子阳性偏寒者，加制川乌（先煎）10 g，桂枝10 g；类风湿因子阳性偏热者，加寒水石15 g，虎杖12 g。

【方解】方中豨莶草、益母草、鸡血藤活血化瘀补血；伸筋草温阳散寒，化瘀通络；威灵仙通脉行痹之力；败酱草、忍冬藤清热活血舒络止痛以收"通则不痛"之效。本方集养血益气，散寒清热，攻补兼施，邪正兼顾，再根据不同疼痛部位而加入不同引经药，不同症状，调整不同用药，使药力直达病所，取效甚良。

147. 四风三藤汤

【组成】走马风15 g，肿节风15 g，过山风15 g，络石藤15 g，宽筋藤15 g，鸡血藤15 g，黄芪15 g，五加皮15 g，豨莶草15 g，钻地风10 g，全蝎5 g。

【功效】祛风除湿，舒筋活络，行血化瘀，消肿止痛。

【主治】类风湿关节炎属风湿瘀血阻痹经脉关节者。

【用法】每日1剂，水煎分服2次。药渣加酒适量炒热，用纱布包裹烫洗患处关节。

【加减】寒重者，加桂枝10 g，制川乌（先煎）10 g；热重者，加石膏40 g，忍冬藤

30 g；瘀阻重者，加蜈蚣 5 g，土鳖 10 g；肝肾亏虚重者，加山茱萸 12 g，菟丝子 15 g。

【方解】方中肿节风、走马风、过山风、钻地风均为广西常用草药。肿节风、豨莶草性寒凉祛风除湿，活血化瘀，消肿止痛。《本草经疏》谓豨莶草为"祛风除湿，兼活血之要药"。肿节风具有"祛风活血，消肿止痛"之效（《浙南本草新编》）。黄芪、五加皮性温，益气和营，强壮筋骨，以扶助正气。《本草汇言》："贼风之痼，偏中血脉，而手足不随者，黄芪可以荣筋骨。"全蝎性平味辛咸，能"穿筋透骨，逐湿除风"（《玉楸药解》）；走马风、过山风、钻地风性平或微温，善祛风除湿，通络止痛；络石藤性凉，宽筋藤性平，鸡血藤性温，均能舒筋活络，行血消肿。诸药合用，通补相成，温凉相制，药性平和，共奏祛风除湿，舒筋活络，行血化瘀，消肿止痛之功，并寓益气和营，养筋壮骨于祛邪之中，壮其根本而助祛邪之力。

【药理】现代药理学研究发现，方中豨莶草对细胞免疫及非特异性免疫均有抑制作用。肿节风有一定的免疫保护效应。黄芪能增强网状内皮系统吞噬功能，促进抗体形成，提高 E-玫瑰花环率，促进 T 细胞的分化和成熟，增强 NK 细胞的细胞毒活性，诱生干扰素。

148. 四藤汤

【组成】薏苡仁 20 g，白术 20 g，杜仲 20 g，青风藤 15 g，海风藤 15 g，络石藤 15 g，雷公藤（先煎 50～90 分钟）15 g，狗脊 15 g，陈皮 15 g，砂仁 15 g，秦艽 12 g，甘草 10 g。

【功效】祛风除湿，活血化瘀，补益肝肾。

【主治】类风湿关节炎属肝肾亏虚，风湿瘀血阻痹经脉关节者。

【用法】每日 1 剂，水煎分服 2 次。

【方解】方中青风藤为除湿祛风，行气利水，治风寒湿痹之要药也，能舒筋活血，正骨利髓；辅以海风藤、络石藤、雷公藤、秦艽祛风除湿，通络止痛。杜仲、狗脊补益肝肾，强筋壮骨。薏苡仁、白术、陈皮、砂仁、甘草健脾益气，调和诸药。综合全方，具有

祛风除湿，活血化瘀，补益肝肾之效。

【药理】现代药理学研究发现，方中青风藤中的主要有效成分青风藤碱，具有抗炎、抗风湿、免疫抑制、镇痛、镇静等多方面的药理作用。杜仲具有调节免疫，抗骨质疏松作用。狗脊有抗炎抗风湿作用。

149. 四藤四物汤

【组成】鸡血藤 30 g，白芍 30 g，桑枝 30 g，忍冬藤 20 g，青风藤 20 g，雷公藤（先煎 50～90 分钟）15 g，淫羊藿 15 g，川芎 15 g，熟地黄 15 g，桑寄生 15 g，露蜂房 12 g，当归 12 g，地龙 12 g，全蝎 10 g，知母 10 g。

【功效】补益肝肾，清热解毒，祛风除湿。

【主治】类风湿关节炎属肝肾亏虚，风湿热毒阻痹经脉关节者。

【用法】每日 1 剂，水煎分服 2 次。

【方解】方中忍冬藤疏风通络，清热解毒；雷公藤消肿止痛，祛风除湿，解毒杀虫，通络止痛；鸡血藤通经活络，补血行血；青风藤通经络，祛风湿，利小便；知母润燥滑肠，滋阴降火；桑枝行水气，通经络，祛风湿；露蜂房攻毒消肿，祛风止痛；白芍柔肝止痛，养血调经，平抑肝阳，敛阴止汗；地龙利尿通淋，清热熄风，通行经络；淫羊藿祛风除湿，补肾壮阳；全蝎攻毒散结，通络止痛，熄风镇痉；川芎活血止痛，祛风燥湿，行气开郁；熟地黄填精益髓，补血养阴；当归润燥滑肠，补血和血；桑寄生强筋骨，益肝肾，祛风湿。诸药合用，则能充分发挥强骨柔筋，活血止痹之功效。

150. 四藤四物止痹汤

【组成】鸡血藤 30 g，桑枝 30 g，白芍 30 g，青风藤 20 g，忍冬藤 20 g，雷公藤（先煎 50～90 分钟）15 g，淫羊藿 15 g，川芎 15 g，桑寄生 15 g，熟地黄 15 g，地龙 12 g，当归 12 g，知母 10 g，露蜂房 12 g，全蝎 10 g。

【功效】补益肝肾，清热利湿，祛风散寒，活血止痹。

【主治】类风湿关节炎属肝肾亏虚，湿热内蕴，风寒瘀血阻痹经脉关节者。

【用法】每日 1 剂，水煎分服 2 次。

【加减】上肢痛为主者，加羌活12 g，姜黄10 g；湿甚四肢困重者，酌加苍术12 g，防己12 g，土茯苓15 g，威灵仙15 g；久痛不缓者，酌加白芥子12 g，制乳香10 g，制没药10 g，土鳖10 g；脾虚纳差者，加白术12 g，党参15 g。

【方解】方中雷公藤性凉，味辛苦，功能清热除湿，舒筋活络，消肿止痛。青风藤具有祛风散寒，除湿止痛，通经活络等多种作用。地龙、全蝎虫类药透骨搜风剔邪，活血通络止痛。淫羊藿、熟地黄培补肝肾。忍冬藤、桑枝清热利湿，通筋活络，以缓解关节红肿热痛。配伍川芎、鸡血藤、地龙、全蝎、露蜂房活血逐瘀，通络止痛，以改善关节晨僵，屈伸不利。桑寄生、淫羊藿、白芍、知母补益肝肾，养筋壮骨，以防止关节骨蚀筋萎。以熟地黄、白芍阴柔补血之品与辛香之当归、川芎相配，具有补血行血之功，并能补益肝肾，从而达到活血止痹，强骨柔筋之用。诸药相合，共奏补益肝肾，清热利湿，祛风散寒，活血止痹之功效。

【药理】现代药理学研究发现，方中雷公藤具有免疫抑制作用。青风藤碱为青风藤中主要成分，能镇痛、消炎、调节免疫作用。熟地黄、当归、川芎、白芍（四物汤）具有促进骨髓造血和升高外周血象的作用。故四藤饮合四物汤煎剂具有抗炎镇痛、免疫抑制和免疫调节作用，体现了中药整体、多途径、多环节作用于人体的优势。

151. 四神加味汤

【组成】金银花30 g，黄芪30 g，青风藤30 g，白芍30 g，牛膝 25 g，雷公藤（先煎50～90分钟）15 g，石斛15 g，远志10 g，甘草10 g。

【功效】清热解毒，益气养阴，蠲痹止痛。

【主治】活动期类风湿关节炎属气阴亏虚，热毒内盛阻痹经脉关节者。

【用法】每日 1 剂，水煎分服 2 次。

【加减】肩疼者，加川芎15 g；双手小关节病变者，加露蜂房12 g，泽漆15 g；踝关节肿胀者，加土茯苓30 g；关节积液者，加泽泻15 g，车前草30 g；有类风湿结节者，加王不留行12 g，皂角刺15 g；伴发热者，加青蒿30 g。

【方解】方中金银花与黄芪配伍，一清一补，互相协同，共起益气扶正，清热凉血，托毒解毒之功，使毒邪外托透达，又可防止湿热毒邪炽盛，伤阴耗气之势。石斛生津养胃，清热养阴，亦可除痹，强筋健骨。牛膝活血化瘀，通血脉，利关节，补肝肾，强筋骨，性善下行，走而能补。远志散结消肿豁痰。雷公藤、青风藤祛风除湿，活血通络，消肿止痛，清热解毒，白芍与甘草合用取仲景芍药甘草汤之意，酸收甘润、酸甘化阴，具有甘缓补中、缓急止痛之功。综观全方，苦寒甘寒之味，其性为静，芳香辛温之味，其性为动，静药直达病邪，动药引邪外出。内攻、外透、上宣、下利、活血、化痰、益气、养阴、缓急，毒热遂无藏身之地，得以透达清解。诸药合用，共奏清热解毒，益气养阴，蠲痹止痛之功。

152. 五金汤

【组成】铁包金 60～90 g，两面针 35 g，徐长卿 35 g，王不留行 35 g，清风藤 25 g，凉粉藤20 g，了哥王20 g，金银花20 g，板蓝根20 g，黄芪 20 g，女贞子20 g，山慈菇15 g，巴戟天 18 g。

【功效】清热消肿，活血散结，益气养阴。

【主治】类风湿关节炎属气阴亏虚，热毒内蕴，瘀血阻痹经脉关节者。

【用法】将上药按常规法煎成 500～800 mL，用药液浸毛巾后外敷肿痛关节，每次敷 30～60 分钟。25 日为 1 个疗程。

【方解】方中铁包金、凉粉藤、两面针、清风藤活血消肿，散结止痛，为君药；山慈菇、王不留行、徐长卿消肿散结止痛，通经络，为臣药；金银花、板蓝根、了哥王清热消肿，加强君臣药的作用，并防止上药耗损阴血为佐药；女贞子、黄芪、巴戟天补气阴壮肾。诸药合用，共奏清热消肿，活血散结，益气养阴之功。

【药理】现代医学认为，类风湿关节炎的病因有二：其一是感染病毒、细菌，如支原体、分支杆菌、肠道杆菌等；其二是易感性与遗传基础，即患者体内的基因突变引起的过敏反应，其全身的功能性 T 细胞发生改变，T 细胞自身稳定功能受损增殖失常其主要的病理改变就是滑膜炎，滑膜高度增生。方中铁包金、凉粉藤、两面针、王不留行、山慈菇、徐长卿均能有效地消除或减轻滑膜的充血、渗出、细胞浸润；两面针、清风藤、徐长卿、王不留行的镇痛作用较可靠；了哥王对大肠埃希菌、铜绿假单胞菌有抑制的作用；金银花、板蓝根对溶血性链球菌、志贺菌属、大肠埃希菌、病毒等有抑制作用；女贞子有显著调节免疫作用；黄芪能提高白细胞的免疫功能，减少 B 细胞的增殖和自身抗体，调节 T 细胞亚群，从根本上改善或消除突变的基因。

153. 五虎汤

【组成】炙黄芪 25～30 g，制川乌（先煎 30～50 分钟）12～15 g，制附子（先煎 30～50 分钟）12～15 g，秦艽15 g，牛膝15 g，乌梢蛇15 g，青风藤15 g，红花 12 g。

【功效】祛风散寒除湿，活血化瘀止痛，益气固表补肾。

【主治】类风湿关节炎属气虚肾亏，风寒湿瘀阻痹经脉关节者。

【用法】每日 1 剂，水煎分服 2 次。

【方解】方中制川乌、制附子二者祛风寒湿之邪以止痛，为君药；红花、牛膝活血化瘀，通络止痛，为臣药；炙黄芪健脾补中，益气固表，与牛膝相配，共补肝脾肾，青风藤、乌梢蛇祛风通络止痛，共为佐使药。诸药合用，共奏祛风散寒除湿，活血化瘀止痛，益气固表补肾之功。

154. 五子三藤汤

【组成】薏苡仁20 g，桑枝20 g，紫苏子10 g，莱菔子10 g，冬瓜子10 g，海风藤10 g，络石藤10 g，天仙藤10 g，丝瓜络10 g，大豆卷10 g，防风10 g，皂角子 5 g，白芥子 5 g，姜黄 5 g。

【功效】软坚消痰，祛风除湿，通利经络。

【主治】类风湿关节炎属风湿痰浊阻痹经脉关节者。

【用法】每日 1 剂，水煎分服 2 次。

【方解】方中紫苏子、莱菔子降气化痰，祛除经络中之流痰，有宣上、调中、降下的作用，燮理三焦，使水道通利、水液运行畅达而不致停聚。白芥子通利透达，引诸药至经络及皮里膜外以除痰。冬瓜子性寒质滑，能上清肺家蕴热、下导大肠积垢，且能滑痰排脓；皂角子味辛咸性温，辛散走窜，咸以软坚消痰，善开窍通关、涤痰除垢。海风藤、络石藤、天仙藤藤类中药，最擅长祛风除湿，也具有通利经络、活血止痛、利水消肿作用，甚合类风湿关节炎的病因病机。配姜黄破血通经，止痛疗痹；丝瓜络、桑枝祛风舒筋通络；薏苡仁甘淡利湿；大豆卷通利血脉、除湿；防风祛风胜湿。诸药合用，共奏软坚消痰，祛风除湿，通利经络之功。

155. 五藤汤

【组成】雷公藤（先煎 50～90 分钟）10 g，青风藤10 g，海风藤10 g，鸡血藤10 g，络石藤10 g，当归10 g，羌活10 g，独活10 g，川芎 5 g，红花 5 g，甘草 5 g。

【功效】祛风胜湿消肿，活血通络除痹。

【主治】类风湿关节炎属风寒湿瘀阻痹经脉关节者。

【用法】每日 1 剂，水煎分服 2 次。

【加减】寒甚者，加制草乌（先煎）5 g，制川乌（先煎）5 g，桂枝10 g；湿甚者，加薏苡仁 30 g，木瓜12 g，泽泻10 g；热甚者，加生石膏30 g，知母12 g；痛甚者，加地龙10 g，全蝎 5 g，蜈蚣 2 条。

【方解】方中雷公藤有良好的消肿、止痛作用；鸡血藤活血通络；络石藤、青风藤、海风藤祛风通络；当归、川芎、红花活血除痹；羌活、独活祛风胜湿止痛。病位在上肢用羌活，在下肢用独活，祛风散寒；寒甚者加制草乌、制川乌、桂枝温经散寒止痛；湿甚者加薏苡仁、木瓜、泽泻利水胜湿；热甚者加生石膏、知母清热凉血；痛甚者加全蝎、蜈蚣、地龙搜风通络止痛。诸药合用，标本兼顾，共奏祛风胜湿消肿、活血通络除痹之功，治疗效果满意。

156. 五藤饮

【组成】黄芪 50 g，当归 20 g，青风藤 15 g，络石藤 15 g，忍冬藤 15 g，海风藤 15 g，鸡血藤 15 g，豨莶草 15 g，赤芍 15 g，露蜂房 10 g，秦艽 10 g，伸筋草 10 g，僵蚕 10 g，乌梢蛇 10 g，地龙 10 g，甘草 10 g。

【功效】祛风除湿，舒经通络，益气养血。

【主治】类风湿关节炎属气血亏虚，风湿阻痹经脉关节者。

【用法】每日 1 剂，水煎分服 2 次。

【方解】方中青风藤、络石藤、忍冬藤、海风藤、鸡血藤祛风除湿，舒筋活络；黄芪取其补气通络之功，当归补血活血止痛，遵其治风先治血，血行风自灭之理，"有形之血不能速生，无形之气所当速固"而奏"气旺生血"之效。豨莶草、露蜂房、秦艽祛风除湿，通络止痛。僵蚕、乌梢蛇、地龙虫类药物通络止痛，透骨搜风。伸筋草凉血消肿，祛风通络，专于舒筋活络，肢体屈伸不利者服之无不效。赤芍清热凉血，祛瘀止痛。甘草有缓急止痛，缓和药效之作用。全方诸药相合，相得益彰，共奏祛风除湿，舒经通络，益气养血之功效。

【药理】现代药理学研究发现，方中青风藤、络石藤、忍冬藤、海风藤、鸡血藤均有强大的镇静止痛、抗风湿作用。黄芪与当归有调节人体免疫力的功能，能够有效抑制或延缓类风湿关节炎血管翳的形成，不同程度改善关节的疼痛肿胀。豨莶草、露蜂房有类似于糖皮质激素类药物的作用，而糖皮质激素类药物是最强的抗炎药物，能有效地减轻炎症，缓解病情。秦艽中的秦艽碱甲能够加速类风湿关节炎的肿胀消退。

157. 五藤蠲痹饮

【组成】忍冬藤 30 g，络石藤 30 g，青风藤 30 g，威灵仙 30 g，桑枝 15 g，鸡血藤 15 g，海风藤 15 g，豨莶草 10 g，秦艽 10 g，露蜂房 10 g，全蝎 10 g。

【功效】清解湿毒，蠲痹止痛。

【主治】类风湿关节炎属湿热毒邪阻痹经脉关节者。

【用法】每日 1 剂，水煎分服 2 次。

【加减】痛甚者，加制乳香 10 g，制没药 10 g；晨僵明显者，加乌梢蛇 10 g；关节畸形者，加胆南星 12 g，法半夏 10 g，土鳖 10 g。

【方解】方中忍冬藤、络石藤清热解毒，利湿通络除痹，为君药；青风藤、威灵仙解毒利湿，通络止痛效佳，鸡血藤、海风藤养血活血，祛湿通络，共为臣药；秦艽、豨莶草助君、臣药祛风湿、清热毒、利关节，露蜂房、全蝎解毒搜剔，加强通络止痛之力，共为佐药；桑枝祛湿除痹，引药上行为使药。《临证指南医案·痹》谓："湿热入络而痹者，用舒通经脉之剂，使清阳流行为主。"叶天士亦认为，本证虽为湿浊为患，但治疗亦当以"通"为要。诸药相合，共奏清解湿毒，蠲痹止痛之功效。

158. 五藤二草汤

【组成】豨莶草 60 g，青风藤 30 g，海风藤 30 g，络石藤 30 g，鸡血藤 30 g，老鹳草 30 g，雷公藤（先煎 50～90 分钟）10～15 g。

【功效】清热解毒，化瘀通络。

【主治】类风湿关节炎属热毒内盛，瘀血阻痹经脉关节者。

【用法】每日 1 剂，水煎分服 2 次。

【方解】方中雷公藤清热解毒，活血化瘀，消肿定痛为主药。青风藤祛风湿，通经络。海风藤祛风湿，通络止痛。络石藤祛风通络，凉血消肿。鸡血藤补血、活血、通络。豨莶草祛风湿，利关节，解毒。老鹳草祛风湿，通经络，解热毒。诸药合用，共奏清热解毒，化瘀通络之功效。

【药理】现代药理学研究发现，方中雷公藤有较强的抗炎、镇痛、抑制免疫等作用。青风藤中的青藤碱有抗炎、镇痛、镇静作用，对非特异性免疫、细胞免疫和体液免疫均有抑制作用。海风藤有抑制血小板活化因子、抗炎和镇痛作用，海风藤中分离得到的化合物能够抑制植物凝血素，刺激 T 细胞增殖。

络石藤有抗炎、镇痛功效。鸡血藤具有抗炎、免疫抑制、促进生殖系统功能等作用。豨莶草有明显的抗炎和免疫抑制作用，能通过下调炎性介质以及基质金属蛋白酶和蛋白聚糖酶起到保护软骨作用，可以通过抑制一氧化氮发挥其抗风湿作用。老鹳草具有显著的抗炎、抑制免疫及镇痛功效。

159. 五藤三虫汤

【组成】海风藤20 g，宽筋藤20 g，鸡血藤20 g，青风藤20 g，络石藤20 g，黄芪15 g，透骨草15 g，僵蚕10 g，桂枝10 g，土鳖5 g，蜈蚣2条。

【功效】祛风除湿通络，舒筋活血止痛。

【主治】类风湿关节炎属风湿瘀血阻痹经脉关节者。

【用法】每日1剂，水煎分服2次。30日为1个疗程。

【加减】痛甚者，加制川乌（先煎）5 g，制草乌（先煎）5 g；寒甚者，加制附子（先煎）10 g；湿甚者，加薏苡仁30 g，苍术15 g。

【方解】方中海风藤祛风湿，通经络，止痹痛。宽筋藤、络石藤祛风除湿，舒筋活络。鸡血藤苦甘温，活血舒筋，《饮片新参》谓可"去瘀血，生新血，流利经脉"，一方面活血通经，另一方面补血生血。青风藤祛风除湿，通络止痛，为治风寒湿痹之要药。由于痹证累及诸多关节，故选用较多枝藤类药为主药，取"以枝达肢"之意。桂枝味辛，性大热，能入骨搜风，通行十二经脉，温经散寒止痛。黄芪性甘微温，有补气升阳、益卫固表、利水消肿之功。透骨草辛温，入肺、肝经。能祛风除湿，解毒止痛。蜈蚣辛温，性善走窜，入肝经，熄风止痉、解毒散结、通络止痛、通达内外，其搜风通络止痛之功尤彰，胜于全蝎，为历代医家所推崇。土鳖破血化瘀，用于风湿痹痛。僵蚕通络祛风。虫类药与枝藤类药合用，使湿去、寒散、络通，共奏祛风除湿通络，舒筋活血止痛之功效。

【药理】现代药理学研究发现，方中鸡血藤能改善类风湿关节炎患者病久贫血症状；青风藤其提取物青风碱，具有抗炎、免疫抑制、镇痛镇静等药理作用；桂枝含桂皮醛、桂皮油，能扩张血管，解除平滑肌痉挛，缓解疼痛；黄芪有增强免疫、利尿、保肝、降压、抗衰老、消除蛋白尿等作用；土鳖能明显降低大鼠血栓重量，明显延长大鼠凝血酶原时间，有抗凝血和抗血栓的作用从而减轻炎症损伤。虫类药的主要成分是蛋白质，如蜈蚣蛋白质含量达64.6%，这些以活性蛋白为主要成分的虫类中药可通过免疫耐受途径，调节肠道黏膜免疫功能平衡，从而达到治疗类风湿关节炎自身免疫性疾病的目的。

160. 五藤五土汤

【组成】鸡血藤30 g，忍冬藤20 g，海风藤20 g，土茯苓20 g，红藤15 g，青风藤15 g，土牛膝15 g，土大黄12 g，土黄连10 g，土鳖10 g。

【功效】清热解毒，祛风除湿，活血通络。

【主治】类风湿关节炎属风湿热毒内盛，瘀血阻痹经脉关节者。

【用法】每日1剂，水煎分服2次。治疗期间停用其他药物，原服激素者逐渐减量撤除。

【加减】热毒炽盛，关节红肿热痛较重者，加雷公藤（先煎50～90分钟）20 g，板蓝根25 g；湿热俱重，关节肿胀灼热明显者，加薏苡仁30 g，黄柏12 g；湿邪偏重，关节肿胀积液较重者，加泽泻15 g，车前子（包煎）20 g；伴阴虚内热，舌红少津，脉细数者，加生地黄30 g，地骨皮20 g；瘀重关节粗大变形，刺痛不移者，加炮穿山甲（先煎）10 g，牡丹皮12 g；痰凝皮下结多者，加白芥子10 g，海浮石（先煎）20 g。

【方解】方中土大黄、土黄连、土茯苓、忍冬藤、红藤清热解毒；青风藤、海风藤、鸡血藤祛风除湿；土牛膝、红藤、土大黄、土鳖活血通络。诸药合用，切合病机，共奏清热解毒，祛风除湿，活血通络之功效，故疗效显著。

161. 五藤逐瘀汤

【组成】青风藤20 g，海风藤20 g，鸡血藤20 g，络石藤20 g，桃仁12 g，秦艽12 g，牛膝12 g，雷公藤（先煎50～90分钟）12 g，川芎10 g，红花10 g，羌活10 g，地龙10 g，制没药10 g，姜黄10 g，甘草5 g。

【功效】祛风除湿通络，活血化瘀除痹。

【主治】类风湿关节炎属风湿瘀血阻痹经脉关节者。

【用法】每日1剂，水煎分服2次。

【加减】湿热者，加黄柏12 g，茵陈15 g，薏苡仁30 g；阴虚有毒者，加牡丹皮12 g，地骨皮12 g，生地黄15 g；寒重者，加肉桂5 g，桂枝12 g，制川乌（先煎）10 g；病久局部僵硬不灵者，酌加三棱10 g，莪术10 g，炮穿山甲（先煎）10 g，土鳖12 g，皂角刺12 g，全蝎5 g，蜈蚣1条；肿胀者，酌加薏苡仁30 g，苍术12 g，防己10 g，泽泻10 g，白僵蚕10 g；上肢病重者，加威灵仙15 g；下肢重者，加续断15 g，桑寄生15 g，独活12 g，狗脊12 g。

【方解】方中雷公藤、青风藤、海风藤、鸡血藤、络石藤、羌活、秦艽除风湿；川芎、桃仁、红花、姜黄、制没药、牛膝活血除痹；地龙更是利湿活络疗痹良药。诸药合用，标本兼顾，共奏祛风除湿通络，活血化瘀除痹之功效。临证灵活变通，酌情加减用药，故而获得满意疗效。

162. 五藤祛湿汤

【组成】鸡血藤15 g，忍冬藤15 g，海风藤15 g，络石藤15 g，青风藤15 g，独活15 g，桑寄生15 g，白芍15 g，牛膝15 g，生地黄12 g，当归12 g，秦艽12 g，杜仲12 g，防风10 g，茯苓10 g，人参5 g，肉桂5 g，细辛3 g，甘草5 g。

【功效】清热解毒，搜风祛湿，滋补肝肾，通络止痛。

【主治】类风湿关节炎属肝肾亏虚，热毒内蕴，风湿阻痹经脉关节者。

【用法】每日1剂，水煎分服2次。服药期间禁忌生冷油腻辛辣刺激之品。

【加减】兼肾气亏虚，腰膝酸软、乏力者，加狗脊12 g，续断15 g；兼脾肾阳虚，畏寒肢冷、疼痛拘急者，加制附子（先煎）10 g，干姜5 g，巴戟天12 g；兼阴虚低热心烦，午后潮热者，加龟甲（先煎）12 g，墨旱莲15 g，女贞子15 g；痹证日久，内舍于心，心悸气短、面色少华，脉虚数或结代者，加黄芪15 g，炙甘草10 g。

【方解】方中忍冬藤甘寒，清热解毒，疏风通络，善于清络中湿热。青风藤性味辛苦，祛风除湿，通络止痛；鸡血藤苦甘温，归肝、肾经，补血行血，疏经活络，活血通络。络石藤性微寒味苦，祛风除湿，通络止痛，用于风湿热痹，筋脉拘挛，腰膝酸痛。海风藤味辛苦，性微温，祛风湿，通经络，止痹痛，用于风寒湿痹，肢节疼痛，筋脉拘挛，屈伸不利。独活味苦性温，气芳香，善走窜，通达周身筋脉骨节，搜风祛湿，蠲痹止痛，为祛风通络治疗风湿痹痛之要药，有"独活入足少阴而治伏风"之效；桑寄生味苦甘，气平和，既可补肝肾强筋骨，又有祛风湿、疏经络、畅血脉而养筋活络之功；两者对药相使，扶正祛邪，标本兼顾，功效更著。秦艽、防风、肉桂、细辛祛风除湿，散寒止痛。人参、茯苓益气。当归、白芍、生地黄养血。牛膝、杜仲补养肝肾。类风湿关节炎具有慢性进展性特点，对其治疗为一漫长的过程，不可为追求近期疗效而采用一些"虎狼之药"，在缓解患者关节肿胀、晨僵、疼痛、活动受限基础上，应该采取长期延缓并控制病情进一步发展的方法，辨证精准，守法守方，注重长期疗效。

【药理】现代药理学研究发现，方中青风藤中含有青藤碱，具有抗炎、镇痛、镇静作用，对非特异性免疫、细胞免疫和体液免疫均有抑制调节作用。

163. 六虫汤

【组成】炒白芍15 g，地龙15 g，独活15 g，僵蚕12 g，当归尾12 g，姜黄12 g，羌活12 g，法半夏12 g，土鳖10 g，川芎10 g，桑枝10 g，陈皮5 g，蕲蛇5 g，全蝎5 g，甘草5 g，蜈蚣2条。

【功效】通经活络，祛风胜湿，散寒活血。

【主治】类风湿关节炎属风寒湿瘀阻痹经脉关节者。

【用法】每日1剂，水煎分服2次。30日

为1个疗程。

【加减】疼痛难忍为主者，加制附子（先煎）12 g，细辛5 g；以肿胀变形为主者，加炒苍术15 g，胆南星12 g；以关节屈伸不利为主者，加伸筋草12 g，透骨草15 g；烦热者，加知母12 g，玄参15 g。

【方解】方中蕲蛇有搜风透骨活络之效；全蝎有熄风通络，引一切风药直达病所之用；蜈蚣有熄风通络，以毒攻毒之能；地龙有清热利水，通经活络之功；土鳖有活血化瘀，通络止痛之效；僵蚕则有祛风通络，消炎散结之能。合用则通经活络之力大增，经通络活则痛止肿消。再辅以其他祛风、胜湿、散寒、活血止痛之药，共奏治疗类风湿关节炎之功。

164. 六藤汤

【组成】青风藤30 g，海风藤30 g，鸡血藤30 g，络石藤30 g，忍冬藤30 g，川牛膝20 g，天仙藤20 g，桃仁10 g，红花10 g，川芎10 g，制川乌（先煎）10 g，制草乌（先煎）10 g，蕲蛇10 g。

【功效】温经散寒，透骨搜风，活血养血。

【主治】类风湿关节炎属风寒凝滞，瘀血阻痹经脉关节者。

【用法】每日1剂，水煎分服2次。药渣趁热外敷患处。30日为1个疗程。

【方解】方中络石藤、青风藤、海风藤善于通行经络，疏利关节，有疏经通络之功；鸡血藤、忍冬藤养血通络，且能舒挛缓通；天仙藤祛湿消肿。制川乌、制草乌为治疗类风湿常药，其性温大热，具有较强温经散寒、镇痛祛痹之功。虫类药蕲蛇具有透骨搜风，祛邪镇痛效果，正如前人曰："风邪深入骨节，如油入面，非用虫蚁搜剔不可为功。"桃仁、红花、川芎祛风活血，尤以"血中气药"川芎之功效为妙。诸药合用，共奏温经散寒，透骨搜风，活血养血之功效。

165. 八草八根汤

【组成】白花蛇舌草30 g，猕猴桃根30 g，地耳草30 g，积雪草20 g，鬼针草20 g，龙葵草20 g，三桠苦根20 g，山稔根20 g，野蔷薇根20 g，半枫荷根20 g，茅莓根20 g，败酱草15 g，枸骨根15 g，天青地白草10 g，豨莶草10 g，白茄根10 g。

【功效】清热解毒，活血通络，祛风除湿。

【主治】活动期类风湿关节炎属热毒蕴结，风邪瘀血阻痹经脉者。

【用法】每日1剂，水煎分服2次。30日为1个疗程。服药期间，停用其他药物和疗法（功能锻炼除外），原服激素者逐渐减量撤除。

【加减】热毒炽盛，关节红肿热痛较著者，加蒲公英20 g，肿节风15 g；湿热俱重，关节肿胀灼热明显者，加土茯苓30 g，木通10 g；湿邪偏重，关节积液较多者，加泽泻15 g，车前草20 g；伴有湿热伤阴，舌红少津者，加生地黄15 g，墨旱莲20 g；瘀血明显，关节变形强直、刺痛者，加炮穿山甲（先煎）10 g，制没药12 g；痰凝较著，有皮下结节者，加白芥子10 g，浙贝母15 g。

【方解】方中白花蛇舌草功专清热解毒，山稔根、白茄根祛风除湿；积雪草、鬼针草、龙葵草、地耳草、败酱草清热解毒，活血通络；豨莶草、枸骨根清热解毒，祛风除湿；天青地白草、半枫荷根活血通络，祛风除湿；三桠苦根、野蔷薇根、茅莓根、猕猴桃根则具有清热解毒，活血通络，祛风除湿三项功用。诸药配伍，共奏清热解毒，活血通络，祛风除湿之功效，切合病机，符合治法，故收效显著。

166. 八花八根汤

【组成】鸡屎藤30 g，金银花20 g，海风藤20 g，络石藤20 g，宽筋藤20 g，凌霄花15 g，野菊花15 g，青风藤15 g，红藤15 g，黄藤15 g，金莲花10 g，山茶花10 g，芙蓉花10 g，红花10 g，木槿花10 g，石楠藤10 g。

【功效】清热解毒，祛风除湿，活血通络。

【主治】活动期类风湿关节炎属热毒内盛，风湿瘀血阻痹经脉者。

【用法】每日1剂，水煎分服2次。30日

为 1 个疗程。

【加减】热毒炽盛，关节红肿热痛较著者，加蒲公英20 g，板蓝根30 g；湿热俱重，关节肿胀灼热明显者，加土茯苓30 g，薏苡仁20 g；湿邪偏重，关节肿胀明显或积液多者，加泽泻15 g，车前草20 g；伴有阴虚内热，舌红少津，脉细数者，加生地黄30 g，地骨皮20 g；瘀重明显，关节粗大变形，刺痛不移者，加苏木12 g，炮穿山甲（先煎）10 g；痰凝较著，皮下结节数目较多者，加白芥子10 g，海浮石（先煎）20 g。

【方解】方中金银花、凌霄花、野菊花、金莲花、芙蓉花、木槿花、红藤、黄藤、鸡屎藤清热解毒；青风藤、海风藤、络石藤、鸡屎藤、石楠膝、宽筋藤祛风除湿通络；红花、山茶花、鸡屎藤、红藤活血祛瘀。诸药合用，共奏清热解毒，祛风除湿，活血通络之功。切合病机，故收到显效。

167. 尪痹血藤汤

【组成】鸡血藤30 g，金银花30 g，白芥子15 g，连翘15 g，赤芍12 g，地龙12 g，桂枝10 g，鹿角霜（包煎）10 g，乌梢蛇10 g。

【功效】清热解毒，散寒化湿，活血通络，透骨搜风。

【主治】类风湿关节炎属热毒寒湿内蕴，风邪窜扰，瘀血阻痹经脉关节者。

【用法】每日 1 剂，水煎分服 2 次。

【方解】方中金银花、连翘性寒，能清热解毒，合用则既能清气分之热，又可解血中之毒；桂枝性温，疏散风邪，温经通脉；白芥子辛温，散寒化湿，通经达络，消肿止痛；鹿角霜性温，壮骨温阳，通督脉，补肾阳；鸡血藤、赤芍合用能活血通络，舒筋止痛；地龙咸寒，乌梢蛇咸温，寒热搭配、性善走窜、功专通络、透骨搜风。全方清热散寒并用，通经活络，搜剔络邪，相反相成，共奏清热解毒，散寒化湿，活血通络，透骨搜风之功。

168. 尪痹搜风汤

【组成】威灵仙 10～12 g，当归 10～12 g，乌梢蛇 10～12 g，桂枝10 g，防风10 g，防己10 g，木瓜10 g，红花10 g，露蜂房10 g，土鳖 5 g，全蝎 5 g。

【功效】祛风胜湿，养血活血，搜风通络。

【主治】类风湿关节炎属血虚血瘀，风湿阻痹经脉关节者。

【用法】每日 1 剂，水煎分服 2 次。

【加减】风盛者，加鸡血藤15 g，海风藤12 g；寒盛者，加细辛 5 g，制川乌（先煎）10 g，制草乌（先煎）10 g；湿盛者，加虎杖15 g，薏苡仁20 g；偏热者，酌加石膏30 g，知母12 g，金银花15 g，连翘10 g；气血不足，肝肾亏虚者，加党参15 g，杜仲12 g，桑寄生12 g。

【方解】方中威灵仙能通全身经络，祛风湿，止痛作用强；桂枝、防风祛风胜湿，桂枝兼通阳和营；防己、木瓜祛风湿止痛，舒筋活络。本病邪气久羁，则瘀阻于络，故加当归、红花养血活血，化瘀通络，且有"治风先治血，血行风自灭"之功。风邪深入骨骺，非虫蚁搜剔，不为其功，故用全蝎、土鳖、乌梢蛇虫类药"剔络""松动病根"的功用，为截风要药。诸药配伍巧妙，切中病机，共奏祛风胜湿，养血活血，搜风通络之功。

169. 尪痹益气汤

【组成】黄芪30 g，海风藤30 g，茯苓30 g，熟地黄20 g，桑枝20 g，当归15 g，秦艽15 g，羌活12 g，独活12 g，桂枝12 g，川芎12 g，党参12 g，制乳香10 g，木香10 g，炙甘草10 g。

【功效】祛风散寒除湿，益气养血活血，理气通络止痛。

【主治】类风湿关节炎属气虚血瘀，风寒湿邪阻痹经脉关节者。

【用法】每日 1 剂，水煎分服 2 次。

【加减】风盛者，加防风12 g，白芷10 g；寒盛者，加制附子（先煎）10 g，制川乌（先煎）10 g，细辛 5 g；湿盛者，加防己12 g，萆薢12 g，薏苡仁30 g。

【方解】方中独活、羌活、桂枝、秦艽、海风藤、桑枝祛风散寒除湿；当归、熟地黄、制乳香、川芎、木香、桑枝养血活血，理气

《颈肩腰腿痛中医奇效良方全书（珍藏本）》

通络止痛，所谓治风先治血，血行风自灭。黄芪、党参、茯苓、甘草益气扶脾，又所谓祛邪先补正，正旺则邪自除。诸药合用，使风寒湿邪得去，气血得充，扶正祛邪，共奏祛风、散寒、除湿、蠲痹止痛之效。

【药理】现代药理学研究发现，方中羌活、独活、秦艽含有挥发油，具有抗炎、镇痛、解热和免疫抑制作用；党参能调节胃肠动力，增强免疫功能，稳定机体内环境，改善血液循环；黄芪能促进机体代谢、抗疲劳、促进血液和蛋白质的更新，能够增强和调节机体免疫功能，调整免疫紊乱，能够降低血小板黏附力，减少血栓形成；熟地黄具有对抗服用激素对垂体-肾上腺皮质系统的抑制作用，并能促进肾上腺皮质激素的合成，达到免疫抑制作用。

170. 蠲痹理血汤

【组成】土茯苓50 g，薏苡仁25 g，鸡血藤25 g，狗脊25 g，杜仲20 g，桑寄生20 g，白芍20 g，土鳖15 g，当归15 g，生地黄15 g，防风10 g，羌活10 g，独活10 g，桂枝10 g，砂仁10 g，甘草10 g。

【功效】健脾益肾，祛风除湿散寒，养血活血通络。

【主治】类风湿关节炎属脾肾亏虚，气滞血瘀，风寒湿邪阻痹经脉关节者。

【用法】每日1剂，水煎分服2次。

【方解】方中防风、羌活、独活、土茯苓、薏苡仁、桂枝祛风除湿散寒，针对外邪；当归、生地黄、鸡血藤、土鳖养血活血通经络，正所谓"治风先治血，血行风自灭"；白芍、甘草相配，酸甘化阴，缓急止痛；狗脊、桑寄生、砂仁、杜仲健脾益肾，治其本。该方祛风除湿，通经散寒，养血活血之力著，攻补兼施，邪正兼顾，通中有补，补中有通。诸药合用，共奏健脾益肾，祛风除湿散寒，养血活血通络之效。标本兼治，以取捷效。

171. 蠲痹利节汤

【组成】忍冬藤50 g，桑寄生30 g，威灵仙30 g，秦艽30 g，鸡血藤30 g，酸枣仁30 g，延胡索30 g，独活15 g，当归15 g，白芍15 g，

熟地黄15 g，砂仁15 g，制川乌（先煎）10 g，乌梅10 g。

【功效】祛风解毒，养血活血，散寒定痛。

【主治】类风湿关节炎属血虚血瘀，风毒寒凝经脉关节者。

【用法】每日1剂，水煎分服2次。

【加减】痛痹者，加制草乌（先煎）10 g，制乳香12 g，制没药12 g，以活血散寒止痛；行痹者，加羌活15 g，川芎12 g，以祛风活血；着痹者，加薏苡仁30 g，防己20 g，以祛湿通络；热痹者，忍冬藤用量加至100 g，加石膏30 g，以解毒通络；虚痹者，加黄芪30 g，党参15 g，以益气通络；骨关节僵硬强直者，加仙茅15 g，淫羊藿30 g，以促进骨细胞修复；关节肿痛较甚者，加土茯苓30 g，猪苓20 g，以利湿解毒。

【方解】方中以羌活、独活、桑寄生、忍冬藤、威灵仙、秦艽祛风解毒为君；当归、白芍、熟地黄、鸡血藤、延胡索养血活血为臣；制川乌散寒定痛，乌梅调节免疫为佐；酸枣仁养血安神为使。诸药合用，共奏祛风解毒，养血活血，散寒定痛之功。在此基础上随症加减，收效者众。

172. 蠲痹养肝益肾汤

【组成】黄芪30 g，鸡血藤30 g，白芍30 g，当归20 g，络石藤20 g，钩藤20 g，川芎15 g，熟地黄15 g，防风15 g，桂枝15 g，丝瓜络15 g，秦艽15 g，淫羊藿15 g，赤芍15 g，桑寄生12 g，海风藤12 g，地龙12 g，薏苡仁10 g，独活10 g，姜黄10 g，羌活10 g，全蝎10 g，甘草5 g。

【功效】祛风除湿，散寒止痛，补益肝肾，益气养血。

【主治】类风湿关节炎属肝肾气血亏虚，风寒湿邪阻痹经脉关节者。

【用法】每日1剂，水煎分服2次。30日为1个疗程。

【方解】方中黄芪性甘温，有温阳补气之效，取当归补血活血止痛之功，二者共为君药。当归、川芎同用，共奏补血行血、补益肝肾之功，取活血止痹、强骨柔筋之效。辛

可散寒，风能胜湿，羌活、独活、防风，除湿而疏风；桂枝有疏风散寒、温经通脉之效，配以黄芪，共奏温阳补气、通经活络之功；丝瓜络通经活络、清热解毒，以缓解关节红肿热痛；秦艽祛风湿、舒经络，为治痹要药亦为臣药；海风藤、络石藤、钩藤、鸡血藤共奏祛风湿、通经络、止痹痛之功；赤芍、白芍合用，共奏祛邪行血、敛营益阴之效；淫羊藿、熟地黄、桑寄生补益肝肾；地龙、全蝎透骨搜风剔邪，活血通络止痛；姜黄理血中之气，能入手足而祛寒湿；薏苡仁健脾、渗湿、除痹，除筋骨邪气不仁，利肠胃；甘草有缓急止痛、缓和药效之作用，为此方之使药。全方以君、臣、佐、使组方原则拟定，共奏祛风除湿，舒筋通络，散寒止痛，益气养血之功效，诸药相合，相得益彰。

173. 羌防通痹汤

【组成】羌活15 g，防风15 g，威灵仙15 g，土鳖15 g，当归12 g，独活10 g，桂枝10 g，木香10 g，桃仁10 g，红花10 g，蜈蚣2条。

【功效】祛风散寒除湿，通络消肿止痛。

【主治】类风湿关节炎属风寒湿邪阻痹经脉关节者。

【用法】每日1剂，水煎分服2次。

【加减】寒湿重者，加麻黄10 g，白术12 g，防己12 g；湿热重者，加黄柏10 g，茵陈12 g，生地黄12 g；瘀血明显者，加制乳香10 g，制没药10 g，三七（研末冲服）5 g；病情长，气血不足，肝肾阴亏者，酌加黄芪15 g，党参15 g，熟地黄12 g，鸡血藤12 g，枸杞子12 g，杜仲12 g，黄精12 g，墨旱莲12 g；脾虚厌食者，加白术12 g，鸡内金12 g，砂仁10 g，焦三仙各10 g。

【方解】方中羌活、防风、独活、桂枝、威灵仙、木香有祛风除湿，温经散寒，理气止痛之功效；桃仁、红花、当归、土鳖、蜈蚣有活血化瘀，消肿祛风，通络止痛之功效。诸药合用，共奏祛风散寒除湿，通络消肿止痛之功效，达祛风湿，通经络，祛风寒，消肿止痛之良效。

174. 羌威蠲痹汤

【组成】黄芪30 g，薏苡仁15 g，威灵仙15 g，桑枝15 g，白芍15 g，羌活12 g，独活12 g，苍术12 g，白术12 g，桂枝12 g，姜黄12 g，当归12 g，牛膝12 g，黄柏10 g，细辛5 g，全蝎5 g。

【功效】清热利湿，散寒祛风，通络止痛，补气养血。

【主治】类风湿关节炎属气血亏虚，湿热内蕴，风寒阻痹经脉关节者。

【用法】每日1剂，水煎分服2次。

【方解】方中羌活祛风胜湿，止周身疼痛而散寒，以祛上半身风湿为尤；独活祛风湿散寒止痛，为祛下半身风湿之要药；威灵仙祛风湿通经络止疼痛，对游走性痹证更佳；黄柏性寒清热，味苦胜湿，善治下焦湿热；四药为君，共奏清热除湿，散寒止痛之功。臣用苍术、白术、薏苡仁以燥湿健脾，舒筋除痹，既祛已成之湿，又杜生湿之源，复解筋骨屈伸不利。以桑枝、桂枝、细辛、姜黄、全蝎为佐，桑枝、桂枝祛风通络止痛，以止上肢湿痹；细辛辛温走窜而祛风散寒，以治周身关节疼痛；姜黄活血行气，通络止痛，且长于行肩臂而除急性期之肩臂关节疼痛；少佐全蝎以通经络，止拘挛，治关节屈伸不利。使以黄芪、白芍、当归、牛膝，既补气养血顾护宗本，祛邪与扶正兼顾，又通络止痛以辅疗效。牛膝又引药下行助独活之力。全方诸药合用，共奏清热利湿，散寒祛风，通络止痛，补气养血之功，实为治疗痹证之要药。

175. 舒筋通痹散寒汤

【组成】黄芪15 g，白芍12 g，防风10 g，桂枝10 g，地龙10 g，全蝎10 g，红花10 g，制川乌（先煎）10 g，麻黄5 g，甘草5 g。

【功效】益气养血，祛风散寒，活血化瘀，除湿舒筋。

【主治】类风湿关节炎属气血亏虚，风寒湿瘀阻痹经脉关节者。

【用法】每日1剂，水煎分服2次。30日为1个疗程。

【加减】风偏盛者，加羌活10 g，秦艽12 g；寒偏盛者，加制附子（先煎）10 g，肉桂5 g；湿偏盛者，加茯苓15 g，苍术12 g；热偏盛者，去麻黄、制川乌，加知母12 g，生地黄15 g；兼血瘀者，加三棱10 g，莪术10 g。

【方解】方中黄芪、白芍益气养血敛阴；地龙、全蝎、制川乌散寒除湿，搜风通络，除痹止痛；红花、桂枝活血通络；防风、麻黄祛风散寒；甘草调和诸药。诸药合用，共奏益气养血，祛风散寒，活血化瘀，除湿舒筋之功。

176. 舒肝养血通络汤

【组成】党参30 g，生地黄30 g，白芍30 g，茯苓30 g，乌梢蛇30 g，淫羊藿30 g，当归15 g，白术12 g，柴胡10 g，制香附10 g，赤芍10 g，全蝎5 g，广木香5 g。

【功效】舒肝养血，通络止痛。

【主治】类风湿关节炎属肝郁血虚，经脉关节痹阻不通者。

【用法】每日1剂，水煎分服2次。

【加减】痛在肩臂上肢者，加桑枝30 g，羌活10 g；痛在腰膝下肢者，加桑寄生30 g，杜仲12 g；筋脉拘挛者，加秦艽12 g，木瓜10 g。

【方解】方中柴胡、制香附、广木香舒肝理气，通经活血；白芍、当归、生地黄、淫羊藿养血补血，滋肝强筋；党参、白术、茯苓健运脾胃，益气生血；赤芍、乌梢蛇、全蝎活血化瘀，疏经通络。然该病究属血虚之体，故柴胡、制香附、广木香均以小剂量使用，要在舒肝，而重用党参、淫羊藿、生地黄、白芍养血补血，并防理气之品疏泄太过耗伤阴血之弊。全方合用，共奏舒肝养血，通络止痛之功。

【药理】现代药理学研究发现，方中生地黄、全蝎、柴胡、木香、赤芍理气活血之品具有明显的消炎镇痛作用，并能有效地扩张血管，增加血流量，改善微循环，抑制炎症的渗出；淫羊藿、党参、白术、当归都有增强和调节机体免疫的作用，而机体免疫功能障碍正是本病发作的主要病理基础。

177. 舒关温经汤

【组成】白芍20 g，威灵仙15 g，熟地黄15 g，鸡血藤15 g，制川乌（先煎）10 g，淫羊藿10 g，白芥子10 g，土鳖5 g。

【功效】温经散寒，活血化痰。

【主治】类风湿关节炎属阳虚寒凝，痰瘀互结阻滞经脉关节者。

【用法】每日1剂，水煎分服2次。30日为1个疗程。

【方解】方中淫羊藿补肾温阳，祛风除湿，为君药；制川乌温肾散寒，祛风除湿，威灵仙能祛风湿，通经络，两药合而为臣，以助君药之效；白芥子能利气豁痰，温中散寒，通络止痛，土鳖能逐瘀、破积、通络，熟地黄、白芍能滋阴补血，敛阴止痛，避免用药过于温燥，并取阴中求阳之意，共为佐药；鸡血藤能活血舒筋，为使药。诸药相伍，共奏温经散寒，活血化痰之功效。

【药理】现代药理学研究发现，方中淫羊藿及其提取物能通过影响巨噬细胞因子的分泌而调节免疫功能，对巨噬细胞分泌白细胞介素-1（IL-1）和肿瘤坏死因子（TNF-α）具有双向调节作用；制川乌的主要成分为川乌总碱，能抑制白细胞趋化，抑制前列腺素E的合成，恢复抑制性T淋巴细胞（Ts）的功能；白芍中提取的有效成分白芍总苷能抑制卡拉胶诱导的大鼠足肿胀，对脂多糖诱导的大鼠腹腔巨噬细胞产生IL-1具有低浓度促进和高浓度抑制的双向作用。由此推测本方对免疫系统的影响可能是通过抑制炎性细胞因子的过度表达，从而对免疫反应起到调节作用。

178. 强肾益血通痹汤

【组成】忍冬藤20 g，伸筋草20 g，鸡血藤18 g，补骨脂15 g，红花15 g，延胡索15 g，丹参12 g，熟地黄12 g，当归12 g，牛膝12 g，桃仁12 g，桂枝10 g。

【功效】强肾壮骨，益血舒筋，祛瘀通络，逐邪除痹止痛。

【主治】类风湿关节炎属肾虚精亏，血虚血瘀，寒湿阻痹经脉关节者。

【用法】每日1剂，水煎分服2次。

【方解】方中熟地黄补肝肾，益精血；补骨脂补肾助阳温脾；当归、鸡血藤补血活血，舒筋活络；牛膝补肝肾，壮筋骨，利关节，活血祛瘀；桂枝温通经络，祛风散寒；丹参、红花、桃仁活血化瘀，通经活络；伸筋草、忍冬藤祛风除湿，活络舒筋；延胡索行气活血止痛。诸药配伍，共奏强肾壮骨，益血舒筋，祛瘀通络，逐邪止痹止痛之效。

【药理】现代药理学研究发现，方中熟地黄、补骨脂、牛膝补肾中药能从影响免疫器官、增强吞噬细胞吞噬功能、促进T淋巴细胞转化和抗体生成等不同方面调节人体免疫失衡，提高机体的免疫功能和应激能力，并有减少骨质流失，改善骨结构作用。当归补血中药具有补血、促进红细胞生成、抗炎、镇痛、抗氧化、抗血小板聚集、改善血液循环，增强免疫功能等作用。

179. 强筋利节汤

【组成】忍冬藤50g，威灵仙30g，桑寄生30g，鸡血藤30g，秦艽30g，酸枣仁30g，延胡索30g，独活15g，当归15g，白芍15g，熟地黄15g，砂仁12g，制川乌（先煎）10g，乌梅10g。

【功效】祛风解毒，养血活血，散寒定痛。

【主治】类风湿关节炎属血虚血瘀，风寒毒邪阻痹经脉关节者。

【用法】每日1剂，水煎分服2次。

【加减】痛痹者，加制草乌（先煎）5g，制乳香10g，制没药10g；行痹者，加羌活15g，川芎12g；着痹者，加薏苡仁30g，防己20g；热痹者，忍冬藤用量加至100g，加石膏30g；虚痹者，加黄芪30g，党参15g；骨关节僵硬强直者，加仙茅15g，淫羊藿30g；关节肿痛较甚者，加土茯苓30g，猪苓20g。

【方解】方中以羌活、独活、桑寄生、忍冬藤、威灵仙、秦艽祛风解毒为君；当归、白芍、熟地黄、鸡血藤、延胡索养血活血为臣；制川乌散寒定痛，乌梅调节免疫为佐；酸枣仁养血安神为使。诸药配伍，共奏祛风解毒，养血活血，散寒定痛之效。在此基础上随症加减，收效者众。

180. 青风藤汤

【组成】青风藤30g，土茯苓30g，丹参30g，地龙20g，白芍15g，虎杖15g，知母10g，桂枝10g，川芎10g，牛膝10g，秦艽10g，炙甘草5g，蜈蚣2条。

【功效】清热解毒，祛风利湿，温经活血，除痹止痛。

【主治】类风湿关节炎属热毒内蕴，风寒湿瘀阻痹经脉关节者。

【用法】每日1剂，水煎分服2次。药渣加曼陀罗10g，加水再煎20~30分钟，加冰片1g，进行局部熏蒸及洗泡，以加强消肿止痛。每剂可反复煎煮外用2~3次。

【方解】方中青风藤，性味苦辛平，《本草纲目》谓"治风湿流注，历节鹤膝"，桂枝温经通络，二者合用，温经通络，除痹止痛，为君药；土茯苓味苦淡，性平，除湿、解毒、通利关节；虎杖性寒味苦，清热解毒、祛风利湿；丹参凉血活血，与白芍共奏清热解毒、凉血活血之功效，既加强君药通络除痹止痛，又缓解桂枝辛温药性，四者共为臣；川芎、牛膝活血化瘀，地龙、蜈蚣搜风通络活血，秦艽祛风除湿、和血舒筋，知母清热凉血，六味共为佐药；炙甘草缓解诸药毒性，为使药。诸药合用，共奏清热解毒，祛风利湿，温经活血，除痹止痛之功。

【药理】体内免疫功能紊乱是类风湿关节炎发病的主要原因，血液高凝状态，加重关节疼痛、肿胀和功能障碍。现代药理学研究发现，青风藤主要成分是青藤碱、青风藤碱、双青藤碱，具有抗炎、镇痛、抗风湿作用；土茯苓具有明显的利尿、镇痛作用及选择性细胞免疫抑制作用；曼陀罗具有解痉止痛镇静作用，与青风藤汤联合用于局部外洗及熏蒸，对于缓解患者的晨僵时间及局部肿痛，疗效肯定。

181. 青风血藤汤

【组成】青风藤30g，鸡血藤15g，络石藤15g，续断12g，狗脊12g，白芍12g，知

颈肩腰腿痛中医奇效良方全书（珍藏本）

母12 g，杜仲12 g，秦艽10 g，乌梢蛇10 g，防风10 g，防己10 g，桂枝10 g，全蝎5 g，炙甘草5 g，蜈蚣5 g。

【功效】补益肝肾，祛风除湿，化瘀散结。

【主治】类风湿关节炎属肝肾亏虚，风湿瘀血阻痹经脉关节者。

【用法】每日1剂，水煎分服2次。

【方解】方中青风藤、鸡血藤、络石藤祛风除湿，通利经络关节；蜈蚣、全蝎祛瘀散结，搜风通络；乌梢蛇入肝脾经，肝主筋，脾主四肢，故可祛留于四肢筋脉之邪；秦艽、防己祛风湿，舒筋络，止痛；杜仲、续断、狗脊补肝肾，强筋骨；桂枝、防风祛风宣痹；知母、白芍、炙甘草和阴缓痛。诸药合用，共奏补益肝肾，祛风除湿，化瘀散结之功。

【药理】现代药理学研究发现，方中青风藤中的青风藤碱不但具有抗炎、镇痛作用，且具有免疫调节功能，抑制类风湿关节炎患者全身及关节滑膜内的异常免疫反应和抑制关节内肉芽增生。防风、防己、秦艽有抗炎、镇痛作用。白芍中的白芍总苷有抗炎、解痉、止痛、免疫调节等作用，是一种典型的抗炎免疫药。蜈蚣、全蝎、乌梢蛇均有较好的镇静、止痛作用。

182. 清络饮

【组成】生地黄45 g，忍冬藤30 g，秦艽15 g，威灵仙15 g，丹参15 g，石斛12 g，地骨皮12 g，白薇10 g，赤芍10 g，丝瓜络10 g，地龙10 g，松节10 g，羌活10 g，独活10 g，陈皮10 g，生甘草5 g。

【功效】滋阴清热，祛风通络，消肿止痛。

【主治】类风湿关节炎属阴虚内热，风湿阻痹经脉关节者。

【用法】每日1剂，水煎分服2次。30日为1个疗程。

【加减】低热者，加青蒿12 g；口干目涩者，加菊花10 g，枸杞子12 g；腰酸者，加山药30 g，鸡血藤15 g，女贞子12 g。

【方解】方中生地黄、石斛、白薇、赤芍、地骨皮滋阴生津，凉血清热；丝瓜络、

忍冬藤、地龙清热通络；秦艽清热通络舒筋；威灵仙、丹参、松节祛风通络，消肿止痛；羌活、独活祛风湿，通络活络，蠲痹止痛；陈皮、生甘草健脾和胃。诸药配合，共奏滋阴清热，祛风通络，消肿止痛之效，使热清阴复，气血畅通而顽痹自除。

183. 清痹汤

【组成】忍冬藤60 g，败酱草30 g，青风藤30 g，老鹳草30 g，丹参30 g，土茯苓20 g，络石藤18 g，香附15 g。

【功效】清热解毒，活血消肿，通痹止痛。

【主治】类风湿关节炎属湿热内盛，瘀血阻痹经脉关节者。

【用法】每日1剂，水煎分服2次。15日为1个疗程。

【加减】上肢活动不利者，加桑枝15 g，姜黄12 g；下肢活动不利者，加牛膝15 g，木瓜12 g；多关节肿痛者，加鸡血藤15 g，独活12 g。

【方解】方中忍冬藤、络石藤、青风藤一则性俱凉，功在清热解毒；二则均为藤类药物，能通经入络，治一切历节风痛；老鹳草、败酱草、土茯苓加强清热解毒；丹参活血祛瘀通络；香附芳香化湿，通络行气。诸药相伍，共奏清热解毒，活血消肿，通痹止痛之功。

【药理】现代药理学研究发现，方中青风藤所含青风藤碱不但具有抗炎镇痛之作用，还具有免疫调解功能，能够抑制类风湿关节炎患者全身特别是关节滑膜内的异常免疫反应，并抑制关节内肉芽组织增生，消除关节肿胀。土茯苓提取物具有降低毛细血管通透性，改善微循环，抗炎消肿和一定的镇痛作用。临床研究表明，清痹汤治疗类风湿关节炎湿热瘀阻证，能较快改善、消除关节红、肿、热、痛等症状，无明显毒副作用，具有很好的近期疗效。

184. 清痹滋阴汤

【组成】白花蛇舌草15 g，丹参15 g，玄参15 g，忍冬藤12 g，青风藤12 g，蒲公英

12 g，苦参10 g，大黄10 g，赤芍10 g，知母10 g，女贞子10 g，萆薢10 g，制附子（先煎）10 g，白术10 g，桂枝10 g，土鳖10 g，全蝎5 g，生甘草5 g。

【功效】清热解毒滋阴，活血消肿止痛。

【主治】类风湿关节炎属阴虚湿热内蕴，瘀血阻痹经脉关节者。

【用法】每日1剂，水煎分服2次。15日为1个疗程。

【方解】方中忍冬藤、蒲公英、苦参、青风藤、白花蛇舌草、大黄、知母、萆薢清热解毒通络；女贞子、玄参、知母滋阴清热凉血通络；丹参、赤芍活血祛瘀通络；制附子、桂枝开闭达郁使热邪透达；全蝎、土鳖搜邪剔络、祛风湿；白术、甘草护胃气。诸药合用，共奏清热滋阴，活血消肿，通痹止痛之效。

185. 清痹解毒汤

【组成】忍冬藤30 g，薏苡仁30 g，生石膏20 g，当归15 g，秦艽15 g，牛膝15 g，雷公藤（先煎50～90分钟）15 g，羌活12 g，苍术12 g，知母10 g，桂枝10 g，防己10 g，茯苓10 g，白芍12 g，全蝎5 g，甘草5 g，蜈蚣1条。

【功效】清热解毒，散寒除湿，活血通络。

【主治】类风湿关节炎属湿热毒邪内盛，寒瘀阻痹经脉关节者。

【用法】每日1剂，水煎分服2次。

【方解】方中生石膏、知母、雷公藤、忍冬藤清热解毒；桂枝、羌活、苍术、薏苡仁散寒除湿；当归、全蝎、蜈蚣活血通络；牛膝、秦艽舒筋开痹。诸药合用，共奏清热解毒，散寒除湿，活血通络之效。

【药理】现代药理学研究发现，方中雷公藤、忍冬藤中的藤素碱能抵制人关节软骨细胞的合成，从而阻碍炎症介质的生成，防止软骨细胞的衰老死亡，从而减轻类风湿关节炎患者的滑膜刺激痛或滑膜炎。薏苡仁、牛膝、甘草、秦艽等皆有抗炎作用，对多种不同致炎剂（如甲醛、右旋糖酐-40、卡拉胶、弗氏佐剂等）引起的大鼠实验性关节炎皆有

明显的消炎及抑制脚肿的作用；牛膝能使大鼠炎症组织中释放的前列腺素E含量减少，抑制大鼠棉球肉芽肿增生；生石膏能降低血管通透性，有镇痛消炎作用；羌活、牛膝、秦艽、蜈蚣、全蝎有较好的镇痛作用。知母有保护机体肾上腺皮质免受外源性皮质激素抑制的作用，直接影响血中肾上腺皮质激素的含量变化，能使受地塞米松抑制的血浆皮质醇浓度升高。防己有消炎抗过敏的作用；茯苓有增强免疫功能的作用；甘草具有皮质激素样的抗炎作用，含有影响免疫功能的物质。

186. 清痹舒络汤

【组成】生石膏30 g，薏苡仁30 g，知母15 g，寻骨风15 g，络石藤15 g，桂枝10 g，全蝎10 g，麻黄5 g。

【功效】清湿热，祛风湿，通经络。

【主治】类风湿关节炎属湿热内蕴，风湿阻痹经脉关节者。

【用法】每日1剂，水煎分服2次。

【方解】方中石膏、知母以清热；湿为阴邪，得阳始化，故配桂枝以温化湿邪；麻黄配石膏取越婢汤之意，发越水热之邪，配薏苡仁取麻杏薏甘汤之意，使湿热之邪从表而解，络石藤祛风通络，凉血消肿；寻骨风专治"风湿麻木、筋骨疼痛"（《分类草药性》），二药共用以祛风湿、止痹痛；类风湿关节炎患者多病情迁延，久病成瘀入络，非虫类药物不得以化瘀通络，故用全蝎取其"穿筋透骨、逐湿除风"（《玉楸药解》）之效。诸药合力使湿热祛，风湿除，经络通，肢体关节气血运行畅利，通自不痛。

【药理】现代药理学研究发现，方中桂枝所含的桂枝醛有镇痛作用；寻骨风所含的生物碱对大鼠甲醛性或蛋清性关节炎有明显消肿作用；薏苡仁中的薏苡仁油能阻止或降低横纹肌挛缩，其脂肪油具有解热镇痛的作用；全蝎具有较强的镇痛、抗炎作用。

187. 清利搜通汤

【组成】茵陈15～30 g，滑石（包煎）15～30 g，薏苡仁15～30 g，老鹳草15～

30 g，金银花 15～30 g，露蜂房 10～15 g，僵蚕 10～15 g，防己 10～15 g，猪苓 10～15 g，雷公藤（先煎 50～90 分钟）10～15 g，生甘草 5～10 g，防风 10 g，全蝎 5 g，蜈蚣 2 条。

【功效】清热利湿，搜风通络。

【主治】类风湿关节炎属湿热蕴结，风邪内扰经脉关者者。

【用法】每日 1 剂，水煎分服 2 次。

【加减】热重者，加生石膏 30 g，蒲公英 20 g，知母 15 g；痛甚者，加秦艽 10～15 g，羌活 10～20 g，延胡索 10～20 g；气虚者，加黄芪 15～20 g，党参 10～15 g；胃脘不适者，去老鹳草，加法半夏 10 g；月经量减少或闭经者，加泽兰 12 g，当归 15 g。

【方解】方中茵陈、滑石、薏苡仁、防己、猪苓清热利湿；防风、老鹳草、露蜂房祛风除湿；金银花清热解毒；蜈蚣、全蝎、僵蚕搜风通络；雷公藤、甘草清热解毒，调节免疫功能。雷公藤对类风湿关节炎确有一定效果，临床观察与中药合用，随经长期服用，未发现心、肝、肾、神经系统等毒性作用，可能与清热利湿解毒之中药能拮抗雷公藤的毒性作用有关。

188. 清养通痹汤

【组成】金银花 60 g，土茯苓 45 g，蒲公英 30 g，薏苡仁 30 g，生地黄 30 g，白芍 30 g，红藤 30 g，忍冬藤 30 g，豨莶草 20 g，石斛 15 g，露蜂房 12 g，牡丹皮 12 g，赤芍 12 g，细辛 10 g，生甘草 10 g。

【功效】清热解毒利湿，养阴活血通络。

【主治】类风湿关节炎属阴虚湿热毒邪内蕴，瘀血阻痹经脉关节者。

【用法】每日 1 剂，水煎分服 2 次。

【加减】游走性关节痛者，加青风藤 12 g，络石藤 15 g，海风藤 15 g；颞颌关节痛者，加白芷 15 g；肩关节疼痛者，加麻黄 10 g，桂枝 12 g；胸锁关节疼痛者，加香附 12 g，延胡索 15 g；痛在上肢者，加羌活 12 g，威灵仙 15 g；痛在下肢者，加独活 12 g，牛膝 15 g；膝关节痛者，加全蝎 5 g；膝关节肿胀或有积液者，加猫爪草 10 g；四肢小关节痛者，加漏芦 12 g；踝关节肿胀疼痛者，加地龙 12 g，钻地风 15 g；病程久者，加炮穿山甲（先煎）10 g，土鳖 12 g。

【方解】方中重用金银花、土茯苓清热解毒，利湿通络为君；金银花味甘性寒，能清热解毒，功治一切风湿气，清络中风火湿热，性偏宣散，清热解毒而不伤胃，芳香透达而不遏邪；土茯苓甘淡性平，"利湿祛热，能入络，搜剔湿热之蕴毒"（《本草正义》）。忍冬藤清热解毒，祛风通络，与金银花同出一木，加强清热通络除痹之力；蒲公英性味苦寒，清热解毒，行气滞，散郁结，"其气甚平，既能泻火，又不损土，可以长久服而无碍"（《本草新编》）；二药共为金银花之臣。薏苡仁甘淡利湿，微寒清热，功能清热除痹，利湿健脾，《本经》言其"主筋急拘挛，不可屈伸，风湿痹"，为土茯苓之臣药。生地黄性寒味甘苦，功能滋养阴血润络通脉，清热凉血解毒，"主伤中、逐血痹……除寒热积聚、除痹"（《本经》）；石斛味甘性平，《本经》谓其"主伤中、除痹、下气，补五脏虚劳羸瘦，阴强，久服厚肠胃"，具有补阴虚除痹之功；白芍苦酸微寒，入肝脾经，具有补血敛阴，柔肝止痛之功效；此三味针对阴虚病机，亦为臣药。红藤清热解毒，活血止痛，露蜂房解毒清热，善疗风毒痹痛；豨莶草清热解毒，祛风湿，通经脉，止痹痛；牡丹皮清热凉血散瘀，善透血中内伏之热毒；赤芍清热凉血，活血散瘀；细辛辛温性烈，温通阴阳，解痹止痛，又可制他药寒凉；此六味为佐药。使以甘草调和诸药。细辛用量古有"不过钱"之说，是指入散剂，方中用量 10 g，临床中未见任何副作用。全方清解滋养，疏利宣透并举，逐邪与养正同施，共奏清热解毒利湿，养阴活血通络之效。

【药理】现代药理学研究发现，方中金银花具有抗炎作用；蒲公英具有显著的抗菌作用，对多种抗生素产生耐药性菌株仍具有较强的抑菌作用；石斛中的石斛碱有退热、止痛作用；生地黄水煎剂对大鼠甲醛性关节炎有显著抑制作用；赤芍及其活性成分具有明显的抗炎及免疫双向调节作用；牡丹皮中的牡丹皮酚具有抗炎、解热、镇痛、抗过敏作用；土茯苓可影响致敏淋巴细胞释放淋巴因子以后的炎症过程。

189. 清热解毒汤

【组成】土茯苓60 g，忍冬藤30 g，生地黄30 g，桃仁30 g，防己20 g，秦艽20 g，赤芍15 g，桑枝15 g，马鞭草15 g，栀子15 g，白花蛇舌草15 g，甘草10 g。

【功效】清热除湿，凉血解毒，通络止痛。

【主治】活动性类风湿关节炎属湿热内蕴，血热毒邪内盛，经脉关节痹阻者。

【用法】每日1剂，水煎分服2次。

【加减】关节红肿热痛或见全身发热者，加生石膏30 g，知母15 g；关节疼痛较剧，午后低热者，加地骨皮15 g，牡丹皮12 g；关节肿胀明显者，加车前草15 g，泽泻12 g，通草10 g；关节肿大变形或见皮下结节者，加玄参15 g，皂角刺10 g，炮穿山甲（先煎）10 g。

【方解】方中以土茯苓、白花蛇舌草为君，取其解毒利湿，通利关节之功；生地黄、赤芍、马鞭草等助其凉血解毒；秦艽清湿热，止痹痛；桃仁善于活血通络。诸药合用，共奏清热除湿，凉血解毒，通络止痛之效。

190. 清热蠲痹汤

【组成】鸡血藤20 g，忍冬藤20 g，石膏20 g，桑寄生12 g，羌活12 g，黄柏10 g，赤芍10 g，栀子10 g，知母10 g，地龙10 g，独活10 g，骨碎补10 g，制乳香5 g，细辛（后下）5 g，羚羊角（研末冲服）5 g。

【功效】清热祛湿，活血止痛，补肾通络。

【主治】类风湿关节炎属肾虚血瘀，湿热阻痹经脉关节者。

【用法】每日1剂，水煎分服2次。

【方解】方中鸡血藤活血补血，通络止痛；忍冬藤清热解毒，疏风通络；石膏清热泻火，除烦止渴；黄柏清热燥湿，泻火除蒸；赤芍清热凉血，散瘀止痛；栀子泻火除烦，清热利湿，凉血解毒；知母清热泻火，滋阴润燥；羌活祛风胜湿止痛；地龙通经活络，活血化瘀；桑寄生补肝益肾，祛风除湿；独

活祛风除湿，通痹止痛；骨碎补补肾活血；制乳香活血行气，止痛；细辛解表散寒，祛风止痛；羚羊角平肝熄风，散血解毒。诸药配伍，共奏清热祛湿，活血止痛，补肾通络之功效。

191. 清热通痹汤

【组成】白花蛇舌草30 g，忍冬藤25 g，丹参20 g，生地黄20 g，赤芍15 g，青风藤15 g，女贞子15 g，白芍15 g，牛膝12 g，土鳖10 g，胆南星10 g，川芎10 g，栀子10 g，全蝎3 g。

【功效】清热利湿，凉血解毒，滋阴养筋，活血通络。

【主治】类风湿关节炎属湿热毒邪内蕴，阴虚血瘀阻痹经脉关节者。

【用法】每日1剂，水煎分服2次。30日为1个疗程。

【方解】方中青风藤、忍冬藤清热解毒，祛湿通络；白花蛇舌草加强清热利湿；栀子清热泻火，凉血解毒；生地黄、赤芍凉血消肿，以缓解关节红肿热痛。因肝主筋，肾主骨，筋骨有赖于肝血、肾阴的滋养，故加女贞子、牛膝滋养肝肾，养筋壮骨；配白芍养血敛阴，柔筋止痛，以防止关节骨蚀筋萎。胆南星清化顽痰；丹参、土鳖活血逐瘀；川芎行血中之气，其辛温之性味可佐制寒凉之品；全蝎能穿筋透骨，通络止痛，以改善关节晨僵，屈伸不利。诸药合用，共奏清热利湿，凉血解毒，滋阴养筋，活血通络之功效。全方用于类风湿关节炎活动期（湿热夹瘀型），清解流注经络之热毒，搜入骨节之湿浊，蠲瘀痰滞络之痹痛，柔拘挛关节之强直，理法方药合理得当。

【药理】现代药理学研究发现，方中青风藤所含之青藤碱为吗啡结构类药物，具有吗啡类药物所具有的镇痛作用，但无成瘾性，不但具有抗炎镇痛作用，还能抑制类风湿关节炎患者全身特别是关节滑膜内的异常免疫反应，并抑制关节内肉芽组织增生，从而消除关节肿胀。白花蛇舌草具有免疫调节功能，能抑制淋巴细胞分泌抗体。丹参能够抗自由基损伤，抑制炎性细胞因子的分泌，抑制血

管平滑肌细胞、内皮细胞增生，诱导过度增殖的滑膜细胞凋亡，具有较强的免疫抑制作用，尤其在使血沉下降方面效果显著。川芎中的川芎嗪具有抗炎镇痛作用。生地黄、女贞子能够提高免疫功能。因此，诸药合用，通过多途径、多环节抗炎镇痛，改善微循环，增强免疫力，抑制异常免疫反应，阻止滑膜炎性进展，抑制滑膜增生，阻止骨质侵蚀，充分体现了中药多点治疗的优势。

192. 清热通络汤

【组成】生石膏15 g，忍冬藤12 g，威灵仙12 g，知母10 g，桂枝10 g，姜黄10 g，黄柏10 g，防己10 g，桑枝10 g，土鳖10 g，地龙10 g，三七（研末冲服）5 g，甘草5 g。

【功效】清热滋阴润燥，祛风胜湿散寒，活血逐瘀止痛。

【主治】类风湿关节炎属阴虚血热血瘀，风寒湿邪阻痹经脉关节者。

【用法】每日1剂，水煎分服2次。

【方解】方中生石膏清解透热出表为君，知母为臣，一助石膏清解，以滋阴润燥救已伤之阴津；桂枝祛风散寒，通痹止痛；忍冬藤、桑枝清热祛风，通经活络；姜黄通经止痛；黄柏清热利湿；威灵仙祛风湿，通经络，止痹痛；防己祛风胜湿，通痹止痛；土鳖破血逐瘀，三七散瘀止痛，地龙清热熄风，三药合用活血祛风止痛；甘草调和诸药。诸药配伍，共奏之清热滋阴润燥，祛风胜湿散寒，活血逐瘀止痛功效。

193. 清热通络宣痹汤

【组成】金银花20 g，威灵仙15 g，秦艽15 g，赤芍15 g，青风藤12 g，生地黄12 g，忍冬藤12 g，知母10 g，全蝎5 g，独活5 g，桂枝5 g。

【功效】清热解毒凉血，疏风散瘀祛湿。

【主治】类风湿关节炎属湿热毒邪内蕴，风湿瘀血阻痹经脉关节者。

【用法】每日1剂，水煎分服2次。

【方解】方中青风藤、赤芍为君，祛风通络，清热解毒，活血止痛；佐以忍冬藤、威灵仙清解热毒，疏风通络；因湿热与瘀毒

交集为患，耗损有形阴质而毁坏关节经脉，故重用金银花，合知母、生地黄泻火解毒凉血以消肿；秦艽清湿热通络，并助复损伤之阴分；全蝎咸辛平，能穿筋透骨，祛风散瘀结去痰湿；方之妙在于桂枝、独活二味，病本热实，应忌辛温之品，但类风湿关节炎活动期湿热阻络之热痹，皆缘于人体阴阳失调，寒郁化热而热留骨髓，然却寒多在肌肤之象，少佐此二味，能温通卫气，外祛风寒。全方用于类风湿关节炎活动期（湿热阻络型），清解流注经脉之热毒，搜剔入骨关节之风湿，以蠲瘀湿滞络之痹，全方配伍理法方药甚为得当，效果显著。

【药理】现代药理学研究发现，方中青风藤所含之青藤碱不但具有抗炎镇痛作用，还能抑制类风湿关节炎患者关节内肉芽组织增生，消除关节肿胀；而金银花、知母、忍冬藤清热解毒之品，能减少炎症的渗出坏死，以阻止慢性肉芽增生，有利于减轻纤维粘连，以减轻关节疼痛与肿胀；全蝎、赤芍活血化瘀药能降低毛细血管通透性，改善病变组织血液供应，减少炎性渗出，并促进吸收，抑制组织增生，还能作用于神经系统起到镇痛作用。

194. 清热利湿活血汤

【组成】金银花30 g，薏苡仁30 g，蒲公英30 g，生石膏30 g，茯苓皮30 g，木瓜25 g，牛膝15 g，当归12 g，防己12 g，红花10 g，桃仁10 g，制乳香10 g，制没药10 g，甘草5 g。

【功效】清热利湿，活血止痛。

【主治】类风湿关节炎属湿热内蕴，瘀血阻痹经脉关节者。

【用法】每日1剂，水煎分服2次。

【加减】服药后关节肿痛不减，腹泻，舌苔黄，质暗红，脉弦数者，去制乳香、制没药，加炮穿山甲（先煎）10 g，黄芪15 g，丹参20 g；服药后病情好转，但纳呆，舌质红，少津苔黄，脉弦者，去丹参，加罂粟壳5 g，白术12 g；双侧外踝痛甚，指（趾）关节可以屈伸，但还不能自如，舌苔黄，舌质红，脉沉细无力者，加五加皮15 g，炮穿山甲（先

煎）10 g。

【方解】方中金银花清热解毒，蒲公英清热解毒利湿，生石膏清热泻火。金银花与蒲公英、生石膏同用，则清热作用尤为显著，以清身热炽之急，为君药。薏苡仁利水渗湿除痹、清热健脾；防己除风湿、止痛、利水；茯苓皮利水渗湿，健脾补中；木瓜舒筋活络，和胃化湿；薏苡仁与防己、木瓜、茯苓皮同用，则利湿之功效尤为显著，共为臣药。牛膝活血祛瘀，引血下行；当归补血，活血止痛；红花活血祛瘀通经；桃仁活血祛瘀止痛；牛膝与当归、桃仁、红花同用而增强活血祛瘀止痛之功效；制乳香、制没药活血止痛，两药相伍，能增强活血通痹止痛之效，使血行通畅，瘀滞消散，疼痛缓解，关节屈伸自如，共为佐药。甘草益气补中，清热解毒，缓急止痛，缓和药性为使药。诸药配合，使湿祛热清，经络宣通，血行通畅，肿胀消除，疼痛止，关节屈伸自如。

【药理】现代药理学研究发现，方中蒲公英、生石膏、茯苓皮、当归、甘草皆有增强调节机体免疫作用；薏苡仁、红花、防己、牛膝、制乳香、金银花皆有消炎、解热、镇痛作用，使周围关节为主的多系统性炎症消失，疼痛、肿胀消除，小便恢复正常；当归含有维生素 B_{12} 和叶酸类物质，有抗贫血作用，使血红蛋白的含量恢复正常。

195. 清热除湿活血汤

【组成】薏苡仁30 g，牛膝15 g，丁公藤15 g，豨莶草15 g，威灵仙15 g，忍冬藤15 g，独活12 g，苍术12 g，川芎10 g，黄柏10 g。

【功效】清热利湿，活血通络。

【主治】类风湿关节炎属湿热内蕴，瘀血阻痹经脉关节者。

【用法】每日 1 剂，水煎分服 2 次。

【加减】发热重者，酌加生地黄12 g，石膏30 g，知母15 g，赤芍15 g；疼痛明显者，加制川乌（先煎）10 g，全蝎5 g，土鳖12 g；关节肿甚者，加防己12 g；正气不足者，去黄柏，酌加当归12 g，黄芪30 g，续断15 g，桑寄生15 g；久病不愈者，加全蝎5 g，蜈蚣5 g。

【方解】方中丁公藤驱风除湿，具有很好的止痛作用，远期疗效好；独活辛香走窜，升中有降，能散风邪，除伏风，通经络，利关节，胜湿气，止疼痛，善治痹痛；豨莶草走窜开泄，能祛风湿，调血脉，通经络，利关节，《本草正义》曾谓"凡风湿寒热诸痹，多服均获其效，洵是微贱药中之良品也"；威灵仙辛散而通，走而不守，祛风除湿，蠲痹止痛，收效迅速；川芎辛温走窜，活血行气，祛风止痛，能上行头巅，下达血海，外彻皮毛，旁通四肢，为血中之气药；忍冬藤善清经络风热，对热痹功用宏著；四妙散（苍术、黄柏、牛膝、薏苡仁）为清热利湿传统名方，疗效卓著。诸药合用，共达清热利湿，活血通络之功。

196. 清热活血通痹汤

【组成】金银花30 g，玄参20 g，当归15 g，威灵仙15 g，土茯苓15 g，薏苡仁15 g，赤芍10 g，甘草10 g，蜈蚣 2 条。

【功效】清热解毒祛湿，活血通痹止痛。

【主治】类风湿关节炎属湿热毒邪内蕴，瘀血阻痹经脉关节者。

【用法】每日 1 剂，水煎分服 2 次。15 日为 1 个疗程。

【加减】湿浊甚者，加萆薢12 g；热毒盛者，加白花蛇舌草30 g，石膏20 g；血瘀者，加丹参15 g，桃仁12 g，红花10 g；关节肿大变形，疼痛明显者，加炮穿山甲（先煎）10 g，全蝎5 g。

【方解】方中重用金银花清热解毒，"败毒又不伤气，去火而又能补阴"《重订石室秘录·卷四》。玄参泻火解毒，凉血滋阴。因热毒与湿瘀相交为患，易耗损有形阴质而毁坏关节、筋脉，故在清热解毒之时加薏苡仁、土茯苓以健脾利湿消肿；用当归、赤芍活血通络止痛；威灵仙通行十二经，祛风除湿，开经络之壅遏以止痹痛；蜈蚣穿筋透骨，逐瘀止痛；甘草既可清热，又可调和诸药。诸药合用，共达清热解毒祛湿，活血通痹止痛之功。

【药理】现代药理学研究发现，方中金银花清热解毒药对细菌、病毒都有一定抑制作用，不但能抑制β细胞产生抗体，且能增强细胞免疫功能；当归、赤芍活血化瘀药能降低毛细血管通透性，改善局部组织的血液循环，减少炎性渗出和促进吸收，有利于缓解症状，改善关节功能。

197. 健脾祛湿汤

【组成】党参30 g，茯苓20 g，木瓜20 g，黑蚂蚁20 g，威灵仙15 g，白术15 g，苍术15 g，防风15 g，羌活12 g，独活12 g，炙甘草10 g。

【功效】健脾除湿，祛风通络，消肿止痛。

【主治】类风湿关节炎属脾虚湿盛，风湿阻痹经脉关节者。

【用法】每日1剂，水煎分服2次。

【加减】寒盛者，加制附子（先煎）12 g，制川乌（先煎）10 g，制草乌（先煎）10 g；热盛者，加两面针20 g，白花蛇舌草30 g，忍冬藤30 g；瘀热者，酌加白花蛇舌草30 g，赤芍15 g，川芎12 g，水蛭10 g。

【方解】方中以党参、白术、茯苓、炙甘草益气健脾而固表；苍术、木瓜燥湿健脾而化水谷；黑蚂蚁、威灵仙、羌活、独活、防风祛风通络而通利关节。诸药合用，具有健脾除湿，祛风通络，消肿止痛之功效。

198. 健脾益气活血汤

【组成】黄芪30 g，薏苡仁20 g，山药20 g，党参15 g，白术15 g，牡丹皮15 g，秦艽15 g，乌梢蛇15 g，姜黄12 g，红花10 g，僵蚕10 g，全蝎5 g，细辛3 g。

【功效】益气健脾，活血通络，祛风除湿止痛。

【主治】类风湿关节炎属脾气亏虚，风湿瘀血阻痹经脉关节者。

【用法】每日1剂，水煎分服2次。

【方解】方中黄芪、党参、白术、山药、薏苡仁健脾益气燥湿；红花、牡丹皮、全蝎、僵蚕、姜黄活血化瘀通络；秦艽祛风湿除痹痛；细辛温经散寒，通络止痛；乌梢蛇、全蝎、僵蚕性擅走窜，搜剔经络之邪，熄风镇痛。诸药合用，具有益气健脾，活血通络，

祛风除湿止痛之功效。

【药理】现代药理学研究发现，方中黄芪、党参、白术、山药益气健脾药物具有调节机体免疫功能作用；红花、牡丹皮、姜黄具有镇痛等功效；秦艽具有抗炎、镇静、镇痛、退热等作用。

199. 柔痹汤

【组成】豨莶草30 g，白芍30 g，土茯苓30 g，白术30 g，当归20 g，鸡血藤15 g，熟地黄15 g，桑寄生15 g，杜仲15 g，威灵仙12 g，桑枝12 g，白芷10 g，茜草10 g，独活10 g，炙甘草10 g，焦三仙各10 g，全蝎5 g。

【功效】补益肝肾，补血活血，祛风除湿。

【主治】类风湿关节炎属肾虚血亏，瘀血风湿阻痹经脉关节者。

【用法】每日1剂，水煎分服3次。30日为1个疗程。

【方解】方中豨莶草入肝肾二经，祛风湿，平肝阳，强筋骨；久病入络，用全蝎搜风通络，柔经止痛；当归、鸡血藤、茜草、熟地黄补血活血止痛，取"治风先治血，血行风自灭"之意；土茯苓、茜草利水消肿祛湿，消除关节肿胀；白芍、炙甘草舒筋通络，止痛缓挛急；桑枝、威灵仙、独活通十二经络，使药力直达病灶；桑寄生、杜仲补肝肾，强筋骨，祛风湿；白术消除内湿，增强机体抗病能力而防止再感外湿，焦三仙健脾开胃，二者均有消除内湿作用。综观全方，打破传统以风药为主常规，采用活血化瘀，扶正补肾，祛湿通络，柔筋止痛，攻补相成，药性平和，不失治疗类风湿关节炎良方。

200. 温痹汤

【组成】鹿衔草30 g，黄芪15 g，木瓜15 g，伸筋草15 g，白芍15 g，威灵仙15 g，当归12 g，羌活10 g，独活10 g，川芎10 g，桂枝10 g，防己10 g，全蝎3 g，甘草5 g。

【功效】祛风除湿，散寒通络，益气养血。

【主治】类风湿关节炎属气血亏虚，风寒湿邪阻痹经脉关节者。

【用法】每日1剂，水煎分服2次。

【方解】方中羌活、独活为君，取羌活行上焦而理上，能直上巅顶，横行肢臂；独活行下焦而理下，能通行气血，疏导腰膝，下行腿足，二药伍用，一上一下，共奏疏风散寒、除湿通痹、活络止痛之功。桂枝辛甘温煦，达于四肢，能温通经络，祛除寒邪，又能入营血，温通血脉而助通经之功。黄芪益气固表，补气行血，使气行血行，脉络中气血流贯，病邪即无留着，并能助桂枝通阳。威灵仙辛散温通，其性善走，既祛在表之风，又化在里之湿，通经达络，可导可宣，祛风除湿，通络止痛。木瓜味酸，性温，能舒筋活络，化湿和胃。四者协助君药发挥祛风除湿、散寒通络之功效，故为臣药。川芎辛温升散，性能疏通，活血祛瘀，散寒除湿，祛风止痛之功颇佳，当归味甘辛，其味甘而重，故专能补血，其气轻而辛，故又能行血，补中有动，行中有补，诚为血中之气药，当归伍川芎以补血活血，理血中之气。伸筋草辛温善行，能祛风除湿，舒筋活络。防己能祛风湿，止痛，利水。鹿衔草祛风湿，强筋骨。全蝎熄风止痉、通络止痛。白芍与甘草相伍，酸甘化阴，缓急止痛，兼能补血，有"治风先治血，血行风自灭"之意。以上各药合用共为佐使药。全方温而不燥，补而不滞，扶正祛邪并举，共奏祛风除湿，散寒通络，益气养血之功效。

201. 温通消痹汤

【组成】鸡血藤30 g，伸筋草30 g，熟地黄20 g，薏苡仁30 g，桑枝20 g，制附子（先煎）15 g，当归15 g，杜仲15 g，桑寄生15 g，牛膝15 g，木瓜15 g，防己15 g，羌活12 g，红花10 g，桂枝10 g，木香5 g。

【功效】祛风除湿散寒，补益肝肾，行气活血养血。

【主治】类风湿关节炎属肝肾亏虚，气滞血瘀，风寒湿邪阻痹经脉关节者。

【用法】每日1剂，水煎分服2次。

【加减】痛甚者，加制川乌（先煎）10 g；手腕痛者，加姜黄10 g，防风12 g，细辛5 g；腰酸怕冷者，加巴戟天12 g，淫羊藿15 g；骨

骼变形严重者，加透骨草15 g，寻骨风12 g，自然铜10 g；脊柱强直者，加狗脊20 g。

【方解】方中制附子、桂枝大辛大热温经散寒，制附子先煎缓其毒性，配熟地黄可去制附子之刚燥，又可以缓熟地黄之滋腻。伸筋藤、木瓜、防己、薏苡仁除风祛湿。桑枝、羌活引药上行祛风，牛膝引药下降化湿，以增强药效。"肾主骨生髓""肝主筋"，故投熟地黄、牛膝、杜仲、桑寄生补益肝肾。施以红花、鸡血藤、当归、木香、木瓜活血养血，行气通络，"治风先治血，血行风自灭"。诸药合用，共奏祛风除湿散寒，补益肝肾，行气活血养血之功效。

202. 温阳除痹汤

【组成】熟地黄30 g，黄芪30 g，鹿角胶（烊化冲服）15 g，制附子（先煎）15 g，骨碎补15 g，地龙15 g，杜仲15 g，牛膝15 g，丹参15 g，当归15 g，川芎15 g，木瓜15 g，伸筋草15 g，肉桂10 g，红花10 g，麻黄10 g，甘草5 g。

【功效】温阳散寒，活血化瘀，补益精血，通络止痛。

【主治】类风湿关节炎属阳虚寒凝，精血不足，瘀血阻痹经脉关节者。

【用法】每日1剂，水煎分服2次。

【加减】乏力纳差者，加党参30 g；关节冷痛明显者，加制川乌（先煎）10 g；大便溏薄者，加补骨脂15 g；小便清长者，加益智仁15 g，乌药12 g。

【方解】方中鹿角胶、制附子、肉桂、杜仲合用共奏温肾助阳，补益精血功效；阳虚日久可影响阴液生成，故以熟地黄滋补肾阴，同时熟地黄与温阳之品合用以阴中求阳，可使阳气化生有源；阳气亏虚多是气虚的进一步发展，因此温阳的同时应强调益气的重要性，方中黄芪补益肺脾，固护脾土，使气血生化充足，从而滋养先天；久病多瘀，故以川芎、红花、丹参活血化瘀；瘀血不去可影响气血化生，故以当归养血和血，化瘀止痛；麻黄发散风寒，与温阳药物合用既可加强散寒之力，又可避免发散过度进一步损伤阳气；木瓜、伸筋草祛湿通络止痛；甘草调和药性。

诸药合用，全方共奏温阳散寒，活血化瘀，补益精血，通络止痛之功效。

203. 温阳止痛汤

【组成】白芍30 g，蜂蜜（冲服）30 g，淫羊藿20 g，黄芪20 g，白术15 g，制附子（先煎）12 g，威灵仙12 g，秦艽12 g，桂枝10 g，麻黄10 g，防风10 g，制草乌（先煎）10 g，制川乌（先煎）10 g，仙茅10 g，炙甘草10 g，砂仁5 g。

【功效】温经散寒，祛风除湿宣痹，通络止痛。

【主治】类风湿关节炎属阳虚寒凝，风湿阻痹经脉关节者。

【用法】每日1剂，水煎分服2次。

【加减】行痹疼痛呈游走性者，加防己10 g，羌活10 g，白芷12 g；痛痹痛势较剧，得寒则痛甚，得热则痛缓者，加细辛5 g，延胡索20 g；着痹肌肉酸楚、重着、肌肤麻木不仁者，加薏苡仁20 g，苍术12 g，木瓜12 g；热痹局部灼热红肿，痛不可触者，酌加生石膏30 g，玄参12 g，知母15 g，生地黄15 g。

【方解】方中制川乌、制附子为大辛大热之品，直入少阴深处，温经散寒，开筋骨之痹；麻黄宣通肺卫开皮痹，桂枝温通心阳通脉痹；秦艽、威灵仙祛风湿，通络止痛；防风祛风胜湿止痛；白芍养血敛阴，柔肝止痛，白术健脾益气燥湿，二者合力使气血调和通畅；炙甘草、蜂蜜调和诸药，并解制川乌、制附子之毒。全方共奏温经散寒，除湿宣痹止痛之效，临床应用每每取得良效。

204. 温阳通络宣痹汤

【组成】熟地黄30 g，黄芪20 g，忍冬藤20 g，鸡血藤20 g，伸筋草20 g，桑寄生20 g，杜仲15 g，香附15 g，白芍12 g，淫羊藿12 g，桂枝10 g，白芥子10 g。

【功效】温补肾阳，祛风除湿。

【主治】类风湿关节炎属肾阳亏虚，风湿阻痹经脉关节者。

【用法】每日1剂，水煎分服2次。30日为1个疗程。

【方解】方中熟地黄、桑寄生、杜仲温补肾阳，以固本培元；鸡血藤、伸筋草、忍冬藤同用祛风除湿，舒筋活络，以宣达痹痛；香附以通络止痛；桂枝温通经络；白芥子、淫羊藿温中以祛湿；黄芪以升发阳气；白芍以敛阴止痛。诸药合用，温阳通络止痛，通顺血脉，祛风除湿。

205. 温经散寒通络汤

【组成】鸡血藤30 g，制附子（先煎）15 g，乌梢蛇15 g，黄芪15 g，川芎15 g，当归12 g，制川乌（先煎）10 g，桂枝10 g，炒白术10 g，白芍10 g，麻黄10 g，甘草5 g，细辛5 g，蜈蚣1条。

【功效】祛风除湿，散寒通络，活血止痛。

【主治】类风湿关节炎属风寒湿邪内盛，瘀血阻痹经脉关节者。

【用法】每日1剂，水煎分服2次。

【方解】方中制川乌、制附子、麻黄、桂枝都具有通络止痛，温经散寒的功效；细辛能散寒、祛湿；白术、黄芪利血通痹，益气固表；鸡血藤、川芎、当归通络止痛，养血活血；而乌梢蛇、蜈蚣祛风止痛。诸药共奏祛风除湿，散寒通络，活血止痛之功。

206. 温经活血汤

【组成】白芍30～40 g，牛膝30 g，土茯苓30 g，薏苡仁30 g，桂枝10～20 g，羌活12 g，知母10 g，独活10 g，地龙10 g，生乳香10 g，生没药10 g，炙甘草10 g，全蝎（研末分2次吞服）3 g。

【功效】温通经脉，清热祛湿，活血止痛。

【主治】类风湿关节炎属湿热内蕴，风寒瘀血阻痹经脉关节者。

【用法】每日1剂，水煎分服2次。30日为1个疗程。

【加减】寒明显者，加制附子（先煎）10 g，川椒5 g，细辛3 g；肿胀明显者，土茯苓用量加至60 g，加猪苓20 g；疼痛较重者，加醋香附12 g，露蜂房10 g；陈旧性疼痛，久病入络者，加丹参30 g，莪术10～20 g，生牡蛎（先煎）15 g；腰以上疼痛者，加鸡血藤30 g；颈部疼痛者，加葛根20 g；下肢疼痛者，加桑枝30 g；舌红者，加黄连5～10 g；关节红肿热痛者，加石膏30 g，知母15 g，黄柏10 g；四肢有红斑者，加蝉蜕10 g，秦艽10 g，连翘12 g；气虚者，加黄芪30 g；肾虚者，加杜仲12 g，桑寄生15 g，生地黄20 g。

【方解】方中桂枝温经通络，白芍敛阴和营、缓急止痛，知母清解郁热，三药合用，善于温通经脉，缓急止痛，兼清郁热，是为君药。土茯苓解热毒，祛湿热，利关节，善消关节肿胀，无伤阴之弊，临床屡用屡验。生乳香、生没药共用，活血止痛之功尤胜。羌活、独活功效相仿，一治足太阳之游风，一治足少阴之伏风，一治上，一治下，相须相助，专医一身骨关节病。牛膝祛风除湿，活血通络。薏苡仁除湿热而利筋脉，善消关节肿胀。全方合用，共奏湿经祛湿活血加之功。

207. 温经通痹汤

【组成】威灵仙15 g，青风藤15 g，桑寄生12 g，当归12 g，麻黄10 g，桂枝10 g，制川乌（先煎）10 g，露蜂房10 g，蜈蚣10 g。

【功效】温经散寒，活血化痰。

【主治】类风湿关节炎属阳虚寒凝，痰瘀互结阻痹经脉关节者。

【用法】每日1剂，水煎分服2次。

【方解】方中麻黄、桂枝温经散寒为君；制川乌、威灵仙、青风藤助麻桂散寒，并能除湿通络共为臣；佐以蜈蚣、露蜂房虫类药搜风剔络化痰瘀；桑寄生、当归祛湿活血为使药。诸药相伍，共奏温经散寒，活血化痰之功效。

【药理】现代药理学研究发现方中麻黄、桂枝有抗炎消肿镇痛作用；制川乌的主要成分为川乌总碱，能抑制白细胞趋化，抑制前列腺素E的合成，恢复Ts（抑制性T淋巴细胞）的功能，这也许是其抑制大鼠佐剂性关节炎的重要机制之一；青风藤所含青藤碱具有镇痛、镇静、降压、抗炎、抗过敏、释放组胺、影响胃肠活动等作用；虫类药蜈蚣的水提取物对巴豆油引起的小鼠耳水肿、大鼠

烫伤引起的皮片水肿及大鼠琼脂性关节炎、毛细血管通透性增加、羧甲基纤维素引起的白细胞游走均有明显的抑制作用，并可促进免疫功能，全方具有消炎镇痛和提高机体免疫的作用。

208. 温经通痹活血汤

【组成】黄芪30 g，川芎20 g，丹参20 g，薏苡仁20 g，透骨草20 g，牛膝18 g，杜仲15 g，鸡血藤15 g，地龙12 g，苍术12 g，独活12 g，天麻10 g，全蝎10 g，土鳖10 g，麻黄5 g，细辛3 g。

【功效】温经散寒，祛风除湿，益气活血。

【主治】类风湿关节炎属气虚血瘀，风寒湿邪阻痹经脉关节者。

【用法】每日1剂，水煎分服2次。30日为1个疗程。

【方解】方中麻黄、细辛大辛以温经散寒，止痛除痹；天麻、全蝎、土鳖、牛膝、杜仲、地龙搜风通经络，使深入经络、筋骨、肌肉之风寒搜剔而出；黄芪、川芎、丹参、鸡血藤补气补血活血，系从"治风先治血，血行风自灭"之旨；苍术、薏苡仁、透骨草、独活祛风除湿，散寒舒筋通络。方中诸药配合，相互为用，扶正而不恋邪，除痹而不伤正，共奏温经散寒，祛风除湿，通经除痹止痛之效。

209. 温经通络益气汤

【组成】黄芪30～50 g，鸡血藤40 g，威灵仙30 g，生白芍25 g，当归20 g，丹参20 g，乌梢蛇15 g，制乳香15 g，制没药15 g，炙甘草15 g，秦艽12 g，桂枝10 g，制川乌（先煎）10 g，蜈蚣2条。

【功效】祛湿温经散寒，益气养血活血，通络止痛。

【主治】类风湿关节炎属气血亏虚，寒湿瘀血阻痹经脉关节者。

【用法】每日1剂，水煎分服2次。

【加减】风邪偏盛者，加海风藤20 g，防风12 g；寒邪偏盛者，加麻黄5 g，细辛3 g；湿邪偏重者，加薏苡仁30 g，独活15 g；久痛

入络，瘀血内阻者，加延胡索15 g，水蛭10 g；肝肾两虚者，加续断15 g，巴戟天12 g，淫羊藿12 g；上肢痛明显者，桂枝用量加至15 g，加羌活12 g，姜黄10 g；下肢痛者，加牛膝15 g，木瓜12 g；腰痛严重者，加狗脊20 g，熟地黄15 g，续断12 g；肢体麻木者，加白芥子10 g，制南星12 g；关节强硬者，加全蝎10 g。

【方解】方中补气之圣药黄芪为君；补血活血之佳品当归、鸡血藤、丹参为臣；佐以桂枝温经通脉，助阳化气，调和营卫；秦艽、威灵仙祛风湿通经络，以疗痹痛；生白芍、炙甘草缓急止痛；制乳香、制没药以达活血伸筋，散瘀止痛之功，共为佐药；使以制川乌辛烈，善行气分，通行十二经络，引药直达病所。诸药合用，共奏温经散寒，益气养血，通络止痛之功，也合"治风先治血，血行风自灭"之意。

210. 温经蠲痹汤

【组成】黄芪30 g，延胡索30 g，鹿衔草30 g，生薏苡仁30 g，炒薏苡仁30 g，熟地黄15 g，淫羊藿15 g，桂枝15 g，干姜15 g，徐长卿15 g，当归12 g，乌梢蛇10 g，苍术10 g，白术10 g，土鳖10 g，制川乌（先煎）10 g，制附子（先煎）10 g，麻黄5 g，甘草5 g，全蝎3 g，蜈蚣1条。

【功效】散寒除湿，温经蠲痹。

【主治】类风湿关节炎属气血亏虚，寒湿阻痹经脉关节者。

【用法】每日1剂，水煎分服2次。

【方解】方中制川乌、制附子、干姜温经散寒，大辛以散寒凝，通经络，利关节，止疼痛，并温补肾阳之淫羊藿、鹿衔草、桂枝、熟地黄，补气血之黄芪、当归，健脾除湿之苍术、白术、生薏苡仁、炒薏苡仁，虫类药搜风透骨、蠲痹通络，诸药合用，共奏散寒除湿，温经蠲痹之功。俾正气充足，邪无容身之所，使风湿得除，寒邪得散，瘀血得化，络脉通畅，顽痹自除。

211. 温中除痹汤

【组成】穿山龙50 g，独活30 g，延胡索30 g，徐长卿15 g，刘寄奴15 g，威灵仙15 g，茯苓15 g，苍术10 g，白术10 g，陈皮10 g，法半夏10 g，香附10 g，厚朴10 g，小茴香10 g，乌药10 g，桂枝10 g，白芍10 g，枳壳10 g，砂仁10 g，木香5 g，甘草5 g。

【功效】健脾益气燥湿，温阳祛风散寒，活血祛瘀止痛。

【主治】类风湿关节炎属脾虚湿盛，阳虚风寒瘀血阻痹经脉关节者。

【用法】每日1剂，水煎分服2次。

【方解】纵观本方，把温中健脾除湿与通经活络药物巧妙配伍，既蠲除了痹病又顾护了脾胃，疗效显著。方中苍术其气芳香可化湿醒脾，其味苦燥能燥湿健脾，为运脾要药，白术以健脾益气为主，为补脾要药，茯苓、陈皮、法半夏、砂仁健脾祛湿，共为君药；桂枝、乌药、独活共用温阳化气，祛风散寒，共为臣药；香附、厚朴、小茴香、木香、枳壳共用温中理气，能够加强君药健脾祛湿之功效，且有助于桂枝、乌药、独活散寒功效，徐长卿、刘寄奴、威灵仙、穿山龙、白芍、延胡索共用活血祛瘀止痛。诸药合用，共奏健脾益气燥湿，温阳祛风散寒，活血祛瘀止痛之效，即所谓"治风先治血，血行风自灭"。

【药理】现代药理学研究发现，方中苍术含有挥发油，具有抗炎、保肝、利尿、抗胃溃疡、抗心律失常、抑菌等广泛作用；白术具有利尿、抗肿瘤、抗菌、抗炎以及免疫调节作用；二者具有抗炎、利尿、免疫调节作用以给邪出路，白术调节免疫以增强正气。

212. 温督通痹汤

【组成】地龙15 g，熟地黄12 g，白芥子12 g，鹿角胶（烊化冲服）10 g，制川乌（先煎）10 g，制附子（先煎）10 g，桂枝10 g，细辛5 g，麻黄5 g，干姜5 g，甘草5 g。

【功效】温阳散寒通督，补血滋阴生精。

【主治】类风湿关节炎属阴血精气亏损，阳虚寒凝督脉关节阻痹不通者。

【用法】每日1剂，水煎分服2次。

【加减】关节局部漫肿和冷痛者，白芥子用量加至15 g，鹿角胶、桂枝用量各加至

12 g；全身疼痛恶寒，四肢不温者，加当归12 g，川芎10 g；四肢麻木发凉者，加鸡血藤20 g，徐长卿15 g，穿山龙12 g；关节僵直、骨节畸形者，酌加全蝎5 g，蜈蚣5 g，炮穿山甲（先煎）10 g，露蜂房10 g，壁虎10 g。

【方解】方中以鹿角胶为主药，属于骨类药物中的血肉有情之品，入督脉，温通督脉，升发督脉之阳，温养督脉之虚，填补督脉之损，对骨关节肿大、骨质疏松和软骨面缺损具有较好的治疗作用。督脉阳气旺盛，则诸经阳气俱盛，阳盛则阴消。麻黄、细辛宣通诸经。制川乌、制附子、干姜、桂枝温阳散寒，宣通阳气，畅通血脉。熟地黄补血滋阴，益肾生精，取其阴阳互根，阳生阴长，起补益精髓的作用。麻黄得熟地黄通络而不发表，熟地黄得麻黄补血而不滋腻；麻黄、桂枝得熟地黄则不散，熟地黄得麻黄、桂枝则不腻。白芥子散寒化湿，通达经络，消肿止痛，为治疗类风湿关节炎肿痛之要药。地龙搜风通络，消肿止痛，力专效宏。甘草调和诸药。全方共奏升阳消阴，通络活血，调和气血之功，则全身关节疼痛之痹随之而除也。

213. 温肾化浊汤

【组成】黄芪40 g，熟地黄30 g，桑寄生30 g，狗脊30 g，菝葜30 g，蚕蛹30 g，当归20 g，淫羊藿20 g，鹿角片（先煎）12 g，巴戟天12 g，肉苁蓉12 g，僵蚕10 g，土鳖10 g，蛴螬10 g，炮穿山甲（先煎）10 g，白芥子10 g，水蛭10 g，锁阳10 g，枸杞子10 g，泽泻10 g，女贞子10 g，蜈蚣2条。

【功效】温肾补髓，化痰逐瘀，益气养血。

【主治】类风湿关节炎属肾虚精亏，气血不足，痰瘀互结阻痹经脉关节者。

【用法】每日1剂，水煎分服2次。30日为1个疗程。

【加减】伴膝关节肿痛者，加独活10 g，牛膝15 g；关节肿胀明显者，加胆南星10 g，全蝎5 g；伴上肢麻木者，加豨莶草15 g，鸡血藤20 g；伴腰脊疼痛者，加续断15 g，杜仲12 g；伴阴虚者，加白芍30 g，龟甲（先煎）20 g；伴臂部及下肢疼痛者，加木瓜12 g，伸

筋草20 g。

【方解】方中熟地黄、淫羊藿、鹿角片、巴戟天、肉苁蓉补肾生髓，填精温督，逐寒止痛。炮穿山甲、蜈蚣、土鳖类动其瘀，通以去其闭，寻蹊达经，搜剔络隧之瘀。僵蚕、白芥子逐瘀化痰。当归、黄芪、蚕蛹互相配合，补肝肾，益气血虚弱益。全方共奏温肾补髓，化痰逐瘀，益气养血功能。

【药理】现代药理学研究发现，方中炮穿山甲、蜈蚣、土鳖能清除免疫复合物在血管壁及关节腔内的沉积。类风湿关节炎患者血黏度升高，血流缓慢，关节液中多量免疫复合物沉积，水蛭中的水蛭素是最强的凝血酶特效抑制药。熟地黄、鹿角片、巴戟天、肉苁蓉、枸杞子、桑寄生、狗脊、当归、炮穿山甲、蜈蚣、土鳖补肾活血药能促进骨细胞成熟，骨细胞及骨质生成，软骨修复，骨密度增加，调节性腺内分泌功能，抑制类风湿关节炎免疫炎症反应，使骨量增加。当归、黄芪、蚕蛹能增强细胞免疫和体液免疫的功能，增加微量元素。

214. 温肾兴阳止痹汤

【组成】熟地黄15 g，山茱萸15 g，羌活12 g，白芍12 g，当归12 g，制川乌（先煎）10 g，桂枝10 g，川芎10 g，乌梢蛇10 g，炙甘草10 g，蜂蜜（冲服）30 g，生姜5 g。

【功效】温肾兴阳，祛风散寒，活血止痛。

【主治】类风湿关节炎属阳虚血滞，风寒湿邪阻痹经脉关节者。

【用法】每日1剂，水煎分服2次。

【方解】方中制川乌、羌活、乌梢蛇合用，祛寒湿散风邪，通利关节，温经止痛；桂枝、生姜、山茱萸补阳温通经脉；熟地黄、白芍、当归补血养血，川芎祛风活血止痛，四药取"治风先治血，血行风自灭"之意；炙甘草、蜂蜜缓急止痛，补中解毒，调和诸药。诸药合用，全方共奏温肾兴阳，祛风散寒，活血止痛之功。

【药理】现代药理学研究发现，方中制川乌所含次乌头碱和乌头原碱有镇痛作用，与杜冷丁相似，同时川乌总生物碱对前列素 E

合成有明显的抑制作用；羌活中的挥发油能提高痛阈值，有显著的镇痛作用；当归能促进T淋巴细胞增殖，促进白介素的产生，从而抑制炎症；桂枝、川芎均能抑制血小板的聚集；从而预防类风湿关节炎急性期时血小板增高易发的高凝状态；山茱萸生药的水煎剂能抑制淋巴细胞对有丝分裂原反应及混合淋巴细胞反应，推断其能抑制细胞免疫；甘草中甘草次酸的化学结构与皮质激素相似，能直接发挥糖皮质激素样作用，可以快速抑制炎症，同时甘草的水煎剂对细胞免疫又有双向调节作用。

215. 温肾蠲痹逐瘀汤

【组成】独活20 g，丹参20 g，牛膝20 g，续断20 g，秦艽15 g，防风12 g，杜仲12 g，桑寄生12 g，干姜10 g，桂枝10 g，木瓜10 g，乌梢蛇10 g，地龙10 g，路路通10 g，制川乌（先煎）10 g，制乳香10 g，制没药10 g，细辛5 g。

【功效】补益肝肾，祛风胜湿散寒，活血化瘀通经。

【主治】类风湿关节炎属肝肾亏虚，风寒湿瘀阻痹经脉关节者。

【用法】每日1剂，水煎分服2次。

【加减】疼痛较剧者，加制草乌（先煎）12 g，白花蛇10 g，以助搜风通络，活血止痛之效；寒邪偏盛者，加制附子（先煎）10 g，肉桂5 g，以温阳散寒；湿邪偏盛者，加防己10 g，薏苡仁20 g，苍术12 g，以祛湿消肿；气血俱虚者，加人参10 g，黄芪15 g，熟地黄12 g，以扶正祛邪；瘀血较重者，酌加三七（研末冲服）5 g，当归12 g，五灵脂（包煎）10 g，三棱10 g，莪术10 g，以养血活血，祛瘀止痛。

【方解】方中独活辛苦微温，长于祛下焦风寒湿邪，蠲痹止痛，为君药。木瓜、防风、秦艽祛风胜湿；地龙、丹参、桂枝、乌梢蛇、路路通通经活络，增强活血通经之用；细辛辛温发散，祛寒止痛；均为臣药。佐以牛膝、桑寄生、杜仲补益肝肾，强壮筋骨，干姜祛里之沉寒痼疾。此外，"久痛致瘀"配制乳香、制没药、制川乌通瘀通络，消肿止痛。

诸药相伍，使风寒湿邪俱除，气血充足，肝肾强健，痹痛缓解，且临证灵活变通，酌情加减用药，疗效颇佳。

216. 消湿通络汤

【组成】海风藤30 g，羌活20 g，桂枝15 g，独活12 g，防己12 g，当归尾12 g，八角枫12 g，徐长卿12 g，千年健12 g，地龙12 g，红花10 g，甘草10 g。

【功效】祛风除湿散寒，活血化瘀通经。

【主治】类风湿关节炎属风寒湿瘀阻痹经脉关节者。

【用法】每日1剂，水煎分服2次。30日为1个疗程。

【加减】手指、腕关节疼痛遇风、寒、凉加重者，酌加防风15 g，白芷12 g，制附子（先煎）10 g，制川乌（先煎）5 g，细辛3 g，以祛风散寒；关节肿胀显著而湿盛者，加苍术20 g，薏苡仁30 g，以祛湿消肿；关节热痛，阳亢火盛者，去桂枝；关节变形者，加赤芍15 g，丹参15 g，鸡血藤20 g，以活血化瘀，疏通经络，通利关节；手足冷呈阳气虚者，加黄芪30 g，淫羊藿20 g，仙茅12 g，以补气固卫益肾。

【方解】方中防己、海风藤、独活、羌活、千年健有祛风除湿，通络止痛之功效，治疗风湿病引起的低热，关节痛效果较佳。桂枝、甘草松弛肌肉痉挛，利水消肿。当归尾、红花、地龙活血化瘀，疏通经络，通利关节。防己、独活、羌活相配散寒除湿。诸药合用，共达祛风除湿散寒，活血化瘀通经之功效。

【药理】现代药理学研究发现，方中防己、海风藤、独活、羌活、千年健能提高体内激素水平，长期使用对强的松减量有利；防己、徐长卿、八角枫有抑制免疫、抗过敏的作用。桂枝、甘草具有消炎镇痛作用。当归尾、红花、地龙能降低血管通透性，抑制胶原合成，促进炎症渗出物以及增生变性的结缔组织转化吸收，能延缓和抑制关节变形、僵硬的发生。防己、独活、羌活相配有促进肾上腺代偿而起到消炎止痛、抑制免疫、抗过敏的作用。

217. 消关汤

【组成】土茯苓 30 g，白芍 25 g，羌活 15 g，独活 15 g，淫羊藿 15 g，乌梢蛇 15 g，薏苡仁 15 g，当归 12 g，晚蚕沙（包煎）10 g，防风 10 g，甘草 5 g。

【功效】祛风胜湿止痛，益肾补养阴血。

【主治】类风湿关节炎属肾虚阴血不足，风湿阻痹经脉关节者。

【用法】每日 1 剂，水煎分服 2 次。30 日为 1 个疗程。

【加减】湿热关节热痛者，酌加生石膏 30 g，忍冬藤 20 g，连翘 15 g；寒湿关节冷痛，晨僵明显，得热则缓者，酌加制附子（先煎）10 g，麻黄 10 g，白芥子 12 g，桂枝 12 g；骨痛重者，酌加补骨脂 15 g，骨碎补 15 g，石见穿 12 g；局部顽麻属痰者，酌加制南星 10 g，白芥子 10 g，白花蛇 10 g；关节畸形、结节属瘀者，酌加全蝎 5 g，蜈蚣 5 g，土鳖 10 g，水蛭 10 g，炮穿山甲（先煎）10 g，三棱 10 g，莪术 10 g；气血两亏者，酌加黄芪 20 g，川芎 12 g，人参 10 g，阿胶（烊化冲服）10 g；肝肾不足者，酌加山茱萸 12 g，鹿角霜（包煎）12 g，熟地黄 15 g，杜仲 15 g，枸杞子 15 g。

【方解】方中羌活、独活、防风、晚蚕沙祛风胜湿止痛；薏苡仁、淫羊藿健脾补肾祛风湿；乌梢蛇通络消肿止痛；当归、白芍补养阴血而防辛散之药伤阴；甘草调和诸药。诸药合用，共奏祛风胜湿止痛，益肾补养阴血之功。临床要根据寒热痰瘀之有无，正气虚衰之程度，灵活加减应用。

218. 消痹汤

【组成】金银花 30 g，土茯苓 30 g，赤芍 25 g，青风藤 20 g，白芍 20 g，丹参 20 g，虎杖 15 g，细辛 3 g，甘草 5 g。

【功效】清热解毒，利湿通络，活血化瘀。

【主治】活动期类风湿关节炎属湿热毒邪内蕴，瘀血阻痹经脉关节者。

【用法】每日 1 剂，水煎分服 2 次。30 日为 1 个疗程。

【方解】方中以金银花、土茯苓为主药，清热解毒，利湿通络而不伤正，并借芳香辛散之力入络散邪，托毒外出；青风藤、虎杖、赤芍、丹参、白芍合用，既能入络搜剔湿热蕴毒，解毒消肿止痛，又能除血脉瘀毒；毒善走窜经隧，病位深痼，细辛芳香气烈，外可宣散风寒，内可驱骨骱之风毒，剔络中之伏邪；甘草佐于大队清热药中，顾护脾胃以防寒凉伤中。全方选药辛淡甘酸化合，清解、疏利、宣透并举，寓补于泻，邪去正安。诸药合用，共达清热解毒，利湿通络，活血化瘀之功效。

219. 消痹解毒汤

【组成】金银花 30 g，黄芪 30 g，石斛 30 g，丹参 30 g，牛膝 15 g，远志 15 g，秦艽 15 g，制苍术 15 g，甘草 5 g。

【功效】清热解毒，祛风胜湿活血，益气养阴。

【主治】活动期类风湿关节炎属气阴亏虚，热毒内盛，风湿瘀血阻痹经脉关节者。

【用法】每日 1 剂，水煎分服 2 次。

【方解】方中以金银花清热解毒疏散风热为君；以苍术、秦艽、丹参为臣，祛风胜湿，活血逐瘀，通利关节；以黄芪、石斛益气养阴，除痹清热为佐；以牛膝、远志、甘草益智安神，散瘀化痰，引血下行而除痹为使。诸药合用，共奏清热解毒，祛风胜湿活血，益气养阴之功，使风湿得解，气血得行，瘀去络通，湿去筋舒，肌肤筋骨得养，解毒祛瘀而不伤正，痹证得愈。

【药理】现代药理学研究发现，方中金银花有抗炎、解热、抗过敏作用，能明显抑制大鼠炎性渗出和炎性增生。秦艽主要药理成分为龙胆苦苷、龙胆碱，有明显的抗炎及促进皮质激素分泌的作用。黄芪能提高血液内环磷酸腺苷的含量，对人体免疫系统有双向调节作用，还能扩张血管，改善血液运行。丹参能抑制血管内皮细胞生长、阻止平滑肌细胞增生，进而抑制滑膜的增生和血管翳的形成，阻止类风湿关节炎滑膜炎的进展。石斛所含石斛多糖具有直接促进淋巴细胞有丝分裂作用，抗感染作用。苍术提取物有毛细血管通透性亢进的抑制作用及抗炎作用。

220. 消痹散寒汤

【组成】刘寄奴30 g，黄芪20 g，熟地黄20 g，威灵仙20 g，乌梢蛇20 g，桂枝15 g，知母15 g，骨碎补15 g，白芥子15 g，制南星12 g，制川乌（先煎）10 g，全蝎10 g，甘草5 g。

【功效】补肾益气，祛风散寒，化痰活血。

【主治】类风湿关节炎属肝肾亏虚，气血不足，风寒痰瘀阻痹经脉关节者。

【用法】每日1剂，水煎分服2次。

【加减】温热明显者，加黄柏15 g，生石膏30 g；寒湿明显者，加制草乌（先煎）12 g，干姜10 g。

【方解】方中熟地黄、骨碎补补肾以充卫；黄芪补中以固卫；桂枝、威灵仙、制川乌祛邪外出；知母、熟地黄又防其燥；但痰湿之邪凝滞经络，"非虫蚁搜剔不克为敌"，故用乌梢蛇、全蝎祛风通络；白芥子、制南星善化经络之痰；刘寄奴活血化痰；甘草调和诸药。全方配伍，共奏补肾益气，祛风散寒，化痰活血之功。

221. 消痹化瘀汤

【组成】黄芪30 g，丹参30 g，松节30 g，鸡血藤20 g，生地黄15 g，秦艽15 g，威灵仙15 g，寻骨风15 g，当归12 g，淫羊藿12 g，炮穿山甲（先煎）10 g，川芎10 g，桂枝10 g，制川乌（先煎）10 g，甘草10 g，蜈蚣2条。

【功效】益气养血，活血化瘀，温经祛风除湿。

【主治】类风湿关节炎属气血亏虚，风寒湿瘀阻痹经脉关节者。

【用法】每日1剂，水煎分服2次。30日为1个疗程。

【加减】湿热偏重者，关节红肿热痛明显者，加金银花30 g，连翘30 g，汉防己12 g；肾虚腰膝酸痛者，酌加杜仲12 g，续断12 g，狗脊15 g，牛膝15 g；关节肿胀晨僵者，加苍术12 g，薏苡仁30 g，老鹳草20 g。

【方解】方中当归、黄芪、川芎、生地黄、丹参、鸡血藤益气养血，活血化瘀止痛；桂枝、淫羊藿温经通络；炮穿山甲、蜈蚣祛风止痉；秦艽、威灵仙、松节、制川乌、寻骨风祛风除湿，通络止痛。诸药配伍，相得益彰，共奏益气养血，活血化瘀，温经祛风除湿之功。

222. 消风通痹汤

【组成】桑枝15 g，黄芪15 g，鸡血藤15 g，秦艽12 g，豨莶草12 g，当归12 g，防己12 g，狗脊12 g，骨碎补12 g，海风藤10 g，白花蛇10 g，甘草5 g。

【功效】祛风散寒除湿，补肾益气养血。

【主治】类风湿关节炎属肾虚气血不足，风寒湿邪阻痹经脉关节者。

【用法】每日1剂，水煎分服2次。

【加减】上肢病重者，加羌活12 g，威灵仙15 g；下肢病重者，加牛膝15 g，木瓜12 g；血虚者，加熟地黄15 g，川芎10 g，赤芍12 g；阳虚者，加补骨脂15 g，杜仲12 g；血瘀者，加制乳香10 g，制没药10 g，木瓜10 g；寒甚者，加制川乌（先煎）10 g，细辛5 g；湿甚者，加苍术12 g，薏苡仁30 g；热甚者，加知母12 g，络石藤15 g。

【方解】方中桑枝、海风藤、豨莶草、白花蛇祛风散寒除湿；当归、鸡血藤疏通经络气血，消除关节僵硬和肿胀疼痛；秦艽、黄芪、防己补气通关节，清热利湿，祛除肿痛；狗脊、骨碎补祛风湿，补肾强筋骨。诸药合用，标本兼治，补虚泻实，共奏祛风散寒除湿，补肾益气养血之效。

223. 宣痹汤

【组成】木防己20 g，姜黄15 g，赤小豆15 g，薏苡仁15 g，海桐皮15 g，连翘15 g，滑石（包煎）15 g，栀子15 g，杏仁10 g，法半夏10 g，晚蚕沙（包煎）5 g。

【功效】清热利湿，宣痹止痛。

【主治】类风湿关节炎属湿热内盛阻痹经脉关节者。

【用法】每日1剂，水煎分服2次。30日为1个疗程。

【加减】关节肿痛甚者，加忍冬藤20 g，木瓜15 g；热毒甚者，加石膏30 g，黄柏12 g；湿浊甚者，加白术15 g，厚朴12 g；热甚伤阴者，去滑石、赤小豆，加玄参12 g，生地黄15 g。

【方解】方中木防己清热除湿，通络止痛为主药；晚蚕沙、薏苡仁、姜黄、海桐皮除湿行痹，通利关节，协助木防己以通络止痛；连翘、栀子、滑石、赤小豆清热利湿，以增强木防己清热除湿之功；法半夏燥湿化浊，杏仁宣肺利气以化湿邪，均为佐使之品。全方合用，有清热利湿，宣痹止痛的功效。临床实践证明，宣痹汤加味治疗类风湿关节远近疗效可靠，无毒副作用。

224. 宣痹类风汤

【组成】苍术30 g，忍冬藤30 g，五加皮15 g，黄柏15 g，当归12 g，羌活12 g，麻黄10 g，桂枝10 g，制附子（先煎）10 g，制川乌（先煎）10 g，制草乌（先煎）10 g，川芎10 g。

【功效】除湿化痰，温经散寒，活血化瘀。

【主治】类风湿关节炎属寒湿痰浊瘀阻经脉关节者。

【用法】每日1剂，水煎分服2次。30日为1个疗程。

【加减】体虚者，去麻黄，加黄芪30 g，以固表利尿，使邪从小便而解。

【方解】方中苍术除湿化痰，麻黄、桂枝发汗宣痹，共为君药，使邪从汗解；制附子、制川乌、制草乌温经散寒，当归、川芎理气活血化瘀，共为臣药；羌活、五加皮通络，忍冬藤、黄柏解毒化湿，共为佐药。诸药共用，共奏除湿化痰，温经散寒，活血化瘀之功。

225. 宣痹舒身汤

【组成】黄芪30 g，桑寄生30 g，白芍15 g，当归15 g，茯苓15 g，木瓜15 g，羌活12 g，独活12 g，桂枝10 g，甘草5 g。

【功效】补益肝肾，祛风除湿，行气活血。

【主治】类风湿关节炎属肝肾亏虚，气滞血瘀，风湿阻痹经脉关节者。

【用法】每日1剂，水煎分服2次。

【加减】风偏盛者，加防风12 g，秦艽15 g；寒偏盛者，加制附子10 g，细辛5 g；湿偏盛者，加生薏苡仁30 g，白术12 g；热偏盛者，加忍冬藤30 g，连翘10 g，黄芩12 g；病程日久者，加丹参15 g，川芎12 g，红花10 g；四肢麻木不仁者，加鸡血藤20 g，豨莶草15 g；腰痛明显者，加杜仲12 g，续断15 g。

【方解】方中黄芪、白芍、桑寄生、茯苓扶助正气，补益肝肾，强筋壮骨，使正气存内，邪去而痹除；黄芪还有益气固表，利血通痹之作用，与当归、桂枝合用能够增其行气活血温通经脉功能，体现了"治风先治血，血行风自灭"的理论；羌活、独活、木瓜祛风除湿，宣痹止痛；白芍配甘草又可缓解肢体疼痛。诸药合用，共奏补益肝肾，强筋壮骨，活血通络，宣痹止痛之效；能够有效地改善类风湿关节炎所引起的疼痛、肿胀、晨僵、关节功能活动障碍，达到缓解症状、阻止病变发展、降低致残、提高患者生活质量的目的。

226. 宣痹通络汤

【组成】透骨草30 g，熟地黄18 g，牛膝15 g，连翘15 g，补骨脂12 g，骨碎补12 g，续断12 g，淫羊藿12 g，白芍12 g，赤芍12 g，防风10 g，制附子（先煎）10 g，炮穿山甲（先煎）10 g，黄柏10 g，白芷10 g，姜黄10 g，土鳖10 g，寻骨风10 g，苍术10 g，肉桂5 g，全蝎5 g，炙麻黄5 g，炙甘草5 g。

【功效】散寒祛瘀通络，清热利湿宣痹，补益肝肾壮骨。

【主治】类风湿关节炎属肝肾亏虚，湿热内蕴，寒凝血瘀阻痹经脉关节者。

【用法】每日1剂，水煎分服2次。

【加减】风重者，加地龙10 g；寒重者，去连翘、黄柏，加炮姜10 g；湿重者，加海风藤12 g，千年健10 g；化热者，去制附子、肉桂，加苦参12 g。

【方解】方中土鳖、姜黄、炮穿山甲、牛

膝祛瘀通络，为君药。防风、白芷温散风寒，胜湿祛风止痛；苍术、寻骨风、透骨草祛风湿，通经络；黄柏清湿热、泻虚火；以上五味清热解表宣痹，协助君药疏通痹塞经络，为臣药。制附子、肉桂回阳救逆，温中散寒止痛；全蝎镇惊熄风；熟地黄、白芍、赤芍补血行血；淫羊藿、补骨脂、骨碎补、续断补肝肾，续筋骨，通经络，祛风湿，为佐药。炙甘草调和诸药，为使药。全方合用，具有散寒祛瘀通络，清热利湿宣痹，补益肝肾壮骨，固本培元之功效。

227. 养阴清络饮

【组成】生地黄30 g，金银花30 g，土茯苓30 g，石斛25 g，生薏苡仁25 g，皂角刺25 g，地骨皮15 g，白薇15 g，赤芍15 g，威灵仙15 g，羌活10 g，独活10 g。

【功效】养阴清热解毒，祛风除湿止痛。

【主治】类风湿关节炎属阴虚热毒，风湿阻痹经脉关节者。

【用法】每日1剂，水煎分服2次。

【加减】关节灼热疼痛，红肿明显者，酌加忍冬藤25 g，露蜂房10 g，全蝎5 g，蜈蚣5 g；长期低热者，加水牛角（先煎）30 g，知母12 g；四肢小关节痛者，加桑枝25 g，桂枝10 g；颈部痛不能转侧者，加葛根30 g，姜黄10 g；下肢关节痛者，酌加木瓜10 g，续断12 g，桑寄生12 g，牛膝12 g；痛如锥刺，晨起加重者，加苏木12 g，土鳖10 g，炮穿山甲（先煎）10 g；低热自汗者，加黄芪30～60 g。

【方解】方中以生地黄、石斛、白薇、地骨皮养阴清热以固其本；金银花、土茯苓清热解毒，祛湿退热为治疗本病的要药；以羌活、独活、威灵仙、皂角刺、生薏苡仁祛风除湿而不伤津；伍皂角刺通络消肿止痛。诸药合用，共奏养阴清热解毒，祛风除湿止痛之功。

228. 养肝补肾活血汤

【组成】白芍20 g，菟丝子15 g，淫羊藿15 g，龟胶（烊化冲服）15 g，枸杞子15 g，山茱萸15 g，桃仁12 g，水蛭10 g。

【功效】滋补肝肾阴血，养血活血祛瘀。

【主治】类风湿关节炎属肝肾阴血亏虚，瘀血阻痹经脉关节者。

【用法】每日1剂，水煎分服2次。

【加减】风偏盛者，加防风15 g，羌活15 g；寒偏盛者，加桂枝10 g，细辛5 g；湿偏盛者，加薏苡仁30 g，土茯苓20 g；热偏盛者，加忍冬藤25 g，黄柏10 g；关节肿大变形者，加炮穿山甲（先煎）15 g，路路通20 g；疼痛以上肢为主者，加桑枝15 g，威灵仙12 g；疼痛以下肢为主者，加牛膝15 g，桑寄生20 g。

【方解】方中以菟丝子、淫羊藿温补肾阳，兼祛风湿；龟胶、枸杞子滋补肾阴；山茱萸、白芍养血滋阴，并缓急止痛；桃仁、水蛭活血祛瘀。全方配伍，共奏滋补肝肾阴血，养血活血祛瘀之功。使得阴阳双补，肝肾同调，止痛活血并行，直接针对本病之主要病机，临证时再根据其兼症的不同，用药时灵活加减调整，故获良效。

229. 益气活血通脉汤

【组成】黄芪60 g，白芍30 g，川芎20 g，乌梢蛇20 g，生地黄15 g，当归12 g，桃仁12 g，桂枝10 g，红花10 g，姜黄10 g，土鳖10 g，全蝎10 g，制没药10 g，山茱萸10 g，鹿角片（先煎）10 g，细辛3 g。

【功效】益气养血，补益肝肾，活血化瘀通脉。

【主治】类风湿关节炎属气虚肝肾亏损，瘀血阻痹经脉关节者。

【用法】每日1剂，水煎分服2次。30日为1个疗程。

【加减】上肢关节肿痛较重着者，加桑枝30 g，羌活12 g；下肢关节肿痛较重者，加牛膝30 g，木瓜20 g，独活12 g；湿邪明显者，加苍术12 g，藿香10 g；阳虚寒盛者，加制附子（先煎）10 g，淫羊藿12 g；阴虚明显者，加黄柏10 g，知母12 g。

【方解】方中重用黄芪以补气扶正；白芍养血缓急止痛；桃仁、红花、当归、川芎、姜黄、土鳖、制没药养血活血，通脉以止痛；血得寒则凝，得热则行，故用桂枝、细辛以温经止痛；全蝎、乌梢蛇重在搜风透骨，通络止痛；生地黄、山茱萸、鹿角片补肝肾，强筋骨。诸药合用，共奏益气养血，补益肝肾，活血化瘀通脉之功，不专治风湿而风湿自愈。

230. 益气养血宣痹汤

【组成】黄芪15～30 g，白芍10～30 g，威灵仙10～30 g，寻骨风10～30 g，防己10～30 g，鸡血藤10～30 g，当归10～15 g，桂枝5～10 g，生姜3～10 g，大枣5～8枚，蜈蚣（研末冲服）5 g，全蝎（研末冲服）5 g，炙甘草5 g。

【功效】调和营卫，益气健脾，养血祛风，宣痹定痛。

【主治】类风湿关节炎属营卫不和，气血亏虚，风湿阻痹经脉关节者。

【用法】每日1剂，水煎分服2次。

【加减】疼痛不甚者，去蜈蚣、全蝎；风甚者，酌加防风12 g，白芷12 g，羌活10 g，独活10 g，荆芥10 g，麻黄5 g；寒甚者，酌加制附子（先煎）10 g，制乌头（先煎）10 g，乌梢蛇10 g，雪莲花15 g，海风藤15 g，青风藤15 g，细辛5 g；湿甚者，酌加苍术12 g，木瓜12 g，薏苡仁30 g，五加皮15 g，海桐皮15 g；挟热者，酌加石膏30 g，忍冬藤30 g，络石藤30 g，秦艽12 g，知母12 g，地龙10 g；久病入络者，酌加水蛭5 g，露蜂房10 g，乌梢蛇10 g，炮穿山甲（先煎）10 g；气虚甚者，酌加党参15 g，白术15 g，黄精12 g，仙鹤草12 g，陈皮10 g；血虚甚者，酌加熟地黄20 g，枸杞子15 g，制何首乌12 g；阴虚甚者，酌加麦冬15 g，石斛12 g，天花粉20 g；病在上肢者，酌加羌活12 g，姜黄10 g，防风10 g，桑枝15 g；病在下肢者，酌加川牛膝15 g，独活10 g，五加皮12 g；瘀肿者，酌加刘寄奴12 g，泽兰10 g，益母草15 g。

【方解】方中黄芪性甘微温，《本草求真》称其为"补气诸药之最"，《本经》中谓其"主大风"，而《医学衷中参西录》谓其有"透表之功"，"盖其能入表实卫气，而起温分肉、实腠理、司开合、司开合，外邪自解也"，故以为君药。当归、白芍、鸡血藤养血活血，取

"治风先治血，血行风自灭"之意。桂枝、生姜通阳散寒，发汗解肌；加寻骨风、威灵仙搜风通络宣痹；防己健脾除湿；蜈蚣、全蝎取其搜逐经络风寒气血之窒滞功卓。诸药相须为用，共奏调和营卫，益气健脾，养血祛风，宣痹定痛之殊功。

231. 益气养阴宣痹汤

【组成】忍冬藤60 g，鸡血藤30 g，桑寄生30 g，丹参18 g，防风15 g，老鹳草15 g，黄芪12 g，茯苓12 g，白术12 g，白芍12 g，炮穿山甲（先煎）10 g，陈皮10 g，胆南星10 g，法半夏10 g，桂枝10 g，菝葜10 g，石菖蒲10 g，黄芩10 g，柴胡10 g，五味子5 g。

【功效】益气养阴活血，宣痹通络止痛。

【主治】类风湿关节炎属气阴亏虚，瘀血阻痹经脉关节者。

【用法】每日1剂，水煎分服2次。

【方解】方中黄芪、白芍、桂枝、五味子、陈皮、桑寄生以扶助正气；防风、法半夏、老鹳草、菝葜、石菖蒲清热祛风，除湿通络。扶正与祛邪药同时兼顾，强调"扶正勿碍邪，祛邪勿伤正"而用炮穿山甲、丹参、鸡血藤、柴胡即可活血通络温经通脉，补血而不滞，行血而不破。诸药相须为用，共奏益气养阴活血，宣痹通络止痛之功效。

232. 益气养阴通痹汤

【组成】黄芪30 g，熟地黄30 g，墨旱莲20 g，沙参20 g，丹参20 g，橘红15 g，桑白皮12 g，当归12 g，姜黄12 g，人参10 g，紫菀10 g，五味子5 g，甘草5 g。

【功效】益气养阴，止咳化痰，活血祛瘀。

【主治】类风湿关节炎合并肺间质病变属肺肾气阴两虚，痰浊阻肺，瘀血痹阻经脉关节者。

【用法】每日1剂，水煎分服2次。

【方解】方中人参大补元气，补脾益肺，生津止渴；熟地黄补肺阴滋肾阴，金水相生；二者合用为君药。黄芪益气固表扶阳，为臣药。五味子敛肺滋肾，紫菀温肺下气，止咳化痰；桑白皮泻肺，降气消痰；均为佐药。

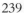

墨旱莲助熟地黄补益肝肾；沙参养阴清肺，祛痰止咳；橘红燥湿化痰；丹参、姜黄、当归活血祛瘀，通络止痛；甘草调和诸药。全方共奏益肾补肺，益气滋阴，化痰散瘀之功，正合类风湿关节炎合并肺间质病变的肺肾气阴两虚，兼瘀瘀的主要病机特点。

【药理】现代药理学研究发现，方中墨旱莲中的墨旱莲三萜类、香豆草醚类、黄酮类等成分具有免疫调节、抗纤维化、抗炎、抗自由基作用与抗氧化作用。紫菀中的主要成分是萜类（紫菀酮），其是紫菀祛痰止咳的主要活性成分。沙参中的挥发油、糖苷、香豆素类等，具有免疫调节作用，对肺纤维化有预防作用，还有抗衰老及抗肿瘤等作用。丹参中的丹参酮具有抗氧化、抗菌、抗炎、抑制血栓形成等作用。姜黄中的姜黄素能调节肺纤维化大鼠体内自由基水平，减轻自由基对肺组织结构的氧化损伤，从而发挥防治肺纤维化的作用。当归能抑制纤维细胞增殖、分化作用，减轻纤维化程度。

233. 益气除痹荣筋汤

【组成】生黄芪30 g，桑枝30 g，党参15 g，白术12 g，桂枝12 g，独活12 g，桑寄生12 g，当归12 g，白芍12 g，秦艽10 g，防风10 g，炙甘草5 g。

【功效】健脾益气生血，补血养肝荣筋，祛风除湿散寒。

【主治】类风湿关节炎属肝脾气血亏虚，风寒湿邪阻痹经脉关节者。

【用法】每日1剂，水煎分服2次。30日为1个疗程。

【加减】上肢关节疼痛为主者，加羌活12 g，姜黄15 g；下肢关节疼痛为主者，加麻黄根12 g，威灵仙15 g；偏热重者，去桂枝，酌加生石膏30 g，忍冬藤30 g，豨莶草15 g，地龙12 g；偏寒重者，桂枝用量加至20 g，加制附子（先煎）12 g，细辛5 g；寒热错杂者，酌加丹参15 g，生石膏20 g，全蝎5 g，蜈蚣2条；血虚肢节肿大者，加鸡血藤30 g，鹿衔草12 g，白芷10 g；湿盛关节肿大者，加萆薢30 g，泽泻12 g，防己15 g。

【方解】方中黄芪、党参、白术、甘草健脾益气生血，为本病治本之药，并始终贯穿治疗全过程；当归、白芍补血养肝荣筋；桂枝温经散寒，通达四肢，调和营卫；独活、防风、桑枝祛风除湿，通络止痛；桑寄生补肝肾，强筋骨；秦艽疗风通身挛急，对风湿痹证，无问新久，或偏寒偏热，皆配伍用之。全方共奏益气养血，补益肝肾，搜剔络邪，祛湿除痹之功。

234. 益气解毒化瘀汤

【组成】西洋参（研末冲服）5 g，黄芪50 g，薏苡仁30 g，土茯苓30 g，白花蛇舌草30 g，丹参30 g，忍冬藤20 g，穿山龙20 g，白芍20 g，金银花20 g，青风藤15 g，桂枝15 g，虎杖15 g，白芥子15 g，生地黄15 g，当归12 g，川芎12 g，地龙10 g，乌梢蛇10 g，甘草10 g。

【功效】益气养阴固表，清热解毒化湿，活血化瘀通络。

【主治】类风湿关节炎属气阴亏虚，湿热毒邪内盛，瘀血阻痹经脉关节者。

【用法】每日1剂，水煎分服2次。药渣加水3000 mL，煎水先熏蒸肿痛关节，待水温合适后放入药水中泡洗。

【方解】方中以西洋参、黄芪为君药，益气滋阴固表，正气旺则邪气除。金银花、青风藤、白花蛇舌草、虎杖、忍冬藤、土茯苓、薏苡仁清热解毒，祛风除湿；丹参、当归、川芎、桂枝、白芥子理气活血，化痰通络；穿山龙、地龙、乌梢蛇活血散瘀，搜风通络止痛；上述药物共为臣药。生地黄滋阴清热凉血，又制诸药燥烈之性；白芍益气养血，止痹通络，合甘草缓解疼痛；甘草益中气，补脾土，调和诸药，共为佐使药。全方共奏益气养阴固表，清热解毒化湿，活血化瘀通络之功。

药渣煎水熏蒸外洗，使药力直达病所，既活血通络，祛邪外出，通利关节，又可缓解疼痛，减轻症状，从而改善关节周围软组织的紧张状态和局部微循环，消除组织水肿，促进无菌炎症的消退，借助于外用药物的热效应和药物效应，使局部的瘀阻得以温通，从而加快滑膜损伤修复和关节功能恢复。

【药理】现代药理学研究发现，方中西洋参、黄芪二者能维护和激活人体的免疫功能，西洋参中西洋参根多糖能对抗免疫抑制小鼠外周血白细胞的减少，增强网状内皮系统吞噬功能，促进淋巴细胞转化，提高白细胞介素-2的活性；黄芪中黄芪多糖能提高网状内皮系统吞噬功能，增强T细胞、NK细胞、LAK细胞和IL-2抗癌活性。金银花有抗炎作用；白花蛇舌草有抗菌、抗炎、显著增强免疫活性作用；青风藤含有青藤碱，不但具有抗炎镇痛的作用，还对细胞免疫及体液免疫均有抑制作用，对滑膜细胞增殖有显著的抑制作用。丹参、当归、川芎、桂枝、白芥子活血化瘀药有改善血液循环及血管通透性，增强吞噬功能，促进炎性病灶的消退及增进病变软化和吸收，改善机体免疫功能，对阻止类风湿滑膜炎的进展和骨侵蚀能起重要作用。丹参既能改善微循环，减轻炎症反应，抑制血小板凝聚，抑制抗体形成，又能促进免疫复合物清除，抑制滑膜增生和血管翳形成。穿山龙中穿山龙总皂苷有良好的抗炎及双向免疫调节作用。白芍能抑制类风湿关节炎患者滑膜细胞异常增殖和分泌炎性因子。

235. 益气祛湿通络汤

【组成】薏苡仁30 g，安痛藤20 g，豨莶草15 g，伸筋草15 g，乌梢蛇15 g，黄芪15 g，秦艽12 g，当归12 g，白术10 g，防风10 g，海桐皮10 g，地龙10 g，延胡索10 g，甘草5 g。

【功效】益气补血，祛风除湿，活血通络止痛。

【主治】类风湿关节炎属气血亏虚，风湿瘀血阻痹经脉关节者。

【用法】每日1剂，水煎分服2次。

【加减】寒湿甚者，加桂枝10 g，制川乌（先煎）10 g，细辛5 g；湿热甚者，加忍冬藤30 g，黄柏10 g，木防己12 g；痰瘀甚者，加蜈蚣5 g，丹参20 g，白芥子10 g；肝肾亏虚甚者，酌加杜仲15 g，牛膝15 g，淫羊藿12 g，白芍12 g。

【方解】方中黄芪、白术、防风、当归益气补血固表；秦艽、防风、海桐皮、安痛藤、豨莶草、伸筋草、乌梢蛇祛风湿，通经络，利筋骨；黄芪、地龙、白术、薏苡仁益气利水祛湿；当归、地龙、延胡索活血通络止痛。诸药合用，共奏益气补血，祛风除湿，活血通络止痛之功。在临床治疗中，针对患者不同的症状进行药物加减，使处方无偏颇之弊。

【药理】现代药理学研究发现，方中黄芪、白术、防风、当归能增强免疫力，提高抗病能力；黄芪、地龙、白术、薏苡仁能清除关节腔内积液和关节周围软组织水肿；当归、地龙、延胡索能增加外周循环，减少关节僵硬和畸形。

236. 益气散寒通络汤

【组成】黄芪30 g，桂枝15 g，桑枝12 g，羌活12 g，独活10 g，青风藤10 g，防风10 g，巴戟天10 g，薏苡仁10 g，制川乌（先煎）10 g，制草乌（先煎）10 g，甘草5 g。

【功效】温经散寒，祛风除湿，益气通络止痛。

【主治】类风湿关节炎属气虚风寒湿邪阻痹经脉关节者。

【用法】每日1剂，水煎分服2次。

【方解】方中君以黄芪益气固表，扶正祛邪；臣以桂枝温经散寒宣痹；青风藤祛风湿，通经络；巴戟天补肾阳，祛风湿；制川乌、制草乌祛风除湿，温经止痛。诸药配伍，共奏温经散寒，益气通络止痛之功。

【药理】现代药理学研究发现，方中黄芪具有扩张血管，改善血液运行，双向调节人体免疫功能的作用；青风藤中含有青风藤碱，具有抗炎镇痛和调节免疫的功能；巴戟天中的巴戟天多糖能抑制类风湿关节炎诱导的成骨细胞凋亡，能够促进成骨细胞的活性；制川乌、制草乌对关节炎有显著的抑制作用，并能有效抑制关节滑膜内异常免疫反应和关节肉芽增生，阻止免疫复合物的形成，且有明显的镇痛效果。

237. 益气通络汤

【组成】黄芪30～120 g，鸡血藤15 g，青风藤15 g，海风藤15 g，秦艽15 g，白鲜皮15 g，桂枝12 g，桃仁12 g，红花12 g，赤芍

12 g，地龙12 g，防己12 g，牛膝12 g，苍耳子10 g，淫羊藿10 g，白术10 g，甘草10 g。

【功效】补气助阳，祛风除湿，活血通络。

【主治】类风湿关节炎属气虚阳亏，风湿瘀血阻痹经脉关节者。

【用法】每日1剂，水煎分服2次。

【方解】全方着眼于"通络"二字，方中黄芪、白术、淫羊藿、桂枝补气助阳使之通；秦艽、防己、青风藤、海风藤、苍耳子、白鲜皮、淫羊藿祛风除湿使之通；桃仁、红花、赤芍、地龙、桂枝、鸡血藤、牛膝活血通络使之通。诸药合用，共奏补气助阳，祛风除湿，活血通络之功。

238. 益气活络汤

【组成】生黄芪30 g，白花蛇舌草30 g，党参20 g，白芍20 g，桑枝15 g，白术12 g，当归12 g，桂枝10 g，羌活10 g，独活10 g，防己10 g，制川乌（先煎）10 g，制草乌（先煎）10 g，细辛5 g，炙甘草5 g。

【功效】补气通络，祛风除湿，散寒止痛。

【主治】类风湿关节炎属气虚风寒湿邪阻痹经脉关节者。

【用法】每日1剂，水煎分服2次。

【方解】方中生黄芪补气实卫为君药。党参、白术健脾益气，助黄芪加强补气之功为臣药，其中党参补气养血，既可补养肺脾之气，又可改善风寒湿邪留于血脉、筋骨日久所致的气血不足；白术有燥湿之功，可以去除留着之湿邪。桂枝、桑枝温经通络；羌活、独活祛周身之风湿；当归、白芍养血缓急止痛；制川乌、制草乌散寒止痛，性急善走，能温通经络；细辛祛风散寒止痛；防己祛风除湿，利湿消肿；白花蛇舌草祛风通络止痛共为佐药。炙甘草调和诸药，同白芍有缓急止痛之功为使药。全方共奏补气通络，祛风除湿，散寒止痛之功。

239. 益肾活血蠲痹汤

【组成】黄芪30 g，鹿角霜（包煎）15 g，桑寄生15 g，熟地黄15 g，当归12 g，羌活

12 g，独活12 g，秦艽12 g，雷公藤（先煎50～90 分钟）12 g，乌梢蛇10 g，制乳香10 g，制没药10 g，炙甘草5 g。

【功效】益肝肾，补气血，祛风除湿，活血化瘀。

【主治】类风湿关节炎属肝肾气血亏虚，风湿瘀血阻痹经脉关者。

【用法】每日1剂，水煎分服2次。

【方解】方中鹿角霜、桑寄生、熟地黄、当归、黄芪、炙甘草具有益肝肾，补气血的功效；羌活、独活、秦艽蠲痹止痛；乌梢蛇旨在搜风透骨，通络止痛；制乳香、制没药活血化瘀；雷公藤祛风除湿，消肿止痛。诸药合用，共奏益肝肾，补气血，祛风除湿，活血化瘀之效。

【药理】现代药理学研究发现，方中鹿角霜、桑寄生、熟地黄、当归、黄芪、炙甘草具有调节免疫功能的作用。制乳香、制没药具有抗炎镇痛作用，能抑制血管增生，具有增强纤溶作用，不但能纠正类风湿关节炎的系统凝血异常，更能防止滑膜炎症的持续，并在一定程度上阻断骨质侵袭启动。雷公藤具有较强的抗炎、镇痛和免疫抑制作用，能改善微循环，增强肾上腺皮质功能，对类风湿关节炎有特殊的控制作用。熟地黄、桑寄生、鹿角霜补益肝肾药能调节内分泌功能，促进软骨与骨质的修复，增加骨密度，防治类风湿关节炎骨质疏松的形成和发展，防止骨折，保护关节功能。黄芪、当归调补气血药能调动机体的抗病能力，调整机体的免疫功能。

240. 益肾活血清络汤

【组成】炙黄芪30 g，蒲公英20 g，炒当归15 g，活血藤15 g，鸡血藤15 g，菟丝子12 g，萆薢12 g，淫羊藿12 g，青风藤10 g，法半夏10 g，苦参10 g，黄柏10 g。

【功效】补气养血，温肾健脾，祛湿除痰，活血通络。

【主治】类风湿关节炎属气血脾肾亏虚，痰湿瘀血阻痹经脉关节者。

【用法】每日1剂，水煎分服2次。

【方解】方中以炙黄芪固本培元，大补元

气，为君药；炒当归、菟丝子、淫羊藿补气养血，温肾健脾，补足正气，助君药以固本；法半夏、苦参、萆薢、黄柏、蒲公英祛湿除痰通络，祛湿除邪，为臣药；鸡血藤、活血藤、青风藤藤类药物以活血通络，舒筋止痛，还可引药行于四肢百骸，共为佐使。其中特别是鸡血藤、活血藤配伍，既可活血行血，又能补血养血，舒筋活络，对于血虚不养筋而兼血瘀的痹证患者，二药相得益彰，以期补血而不滋腻，活血而不伤气。本方君臣佐使配伍严谨，共同起到补肾益气，化痰祛湿，活血通络的作用。

241. 益肾清络通脉汤

【组成】炙黄芪30 g，蒲公英25 g，炒当归15 g，活血藤15 g，鸡血藤15 g，萆薢12 g，青风藤10 g，雷公藤（先煎 50～90 分钟）10 g，苦参10 g，黄柏10 g，制附子（先煎）10 g，乌梢蛇10 g，蜈蚣 1 条。

【功效】温气养肾，蠲痹清络，活血通脉。

【主治】类风湿关节炎属肾虚血瘀，湿热阻痹经脉关节者。

【用法】每日 1 剂，水煎分服 2 次。

【加减】气虚明显者，加党参15 g，炒白术12 g；久痹阴虚者，加石斛12 g，枸杞子15 g；阳虚者，加仙茅10 g，补骨脂15 g；阴寒盛者，加制川乌（先煎）10 g，制草乌（先煎）10 g；痰瘀胶结者，加制南星12 g，全蝎5 g。

【方解】方中炙黄芪、炒当归扶正祛邪，鼓舞气血，活血通脉，周流全身，为常用补益君药药对；鸡血藤、活血藤均有调经活血、强筋壮骨、祛瘀止痛之功，但鸡血藤以养血为主、活血为辅，活血藤则以活血见长兼能养血，二药相伍补血而不滋腻，活血而不伤气；苦参性味苦寒、清热燥湿、祛风解毒，与《圣济总录》中治疗肌痹之苦参丸属意相近；黄柏清热燥湿，泻火解毒；萆薢性味苦、甘、平，功善清热除湿泻浊，性能流通脉络而利筋骨，质轻气清，色味皆淡，其效多入气分，少入血分，《本草正义》谓"萆薢……惟湿热痹著，最为合宜，若曰风寒，必非此

苦泄淡渗者，所能幸效"；青风藤性味苦、平，《浙江天目山药志》谓其"苦，辛，寒"，功擅祛风除湿，舒筋活血，通络止痛；雷公藤清热解毒，祛风除湿，消肿止痛；蒲公英清热解毒，消肿散结，利水通淋，可改善类风湿关节炎活动期关节红肿热痛等炎性反应；蜈蚣、乌梢蛇为血肉有情之品，其走窜通达、破血行气、化痰散结、搜邪剔络力强，且止痛效优；制附子辛、甘、大热，回阳助火，散寒止痛，"为通十二经纯阳之要药"（《本草正义》）。诸药相伍，共奏温气养肾，蠲痹清络，活血通脉之效。

242. 益肾通络汤

【组成】熟地黄15 g，桑寄生15 g，牛膝15 g，黄芪15 g，当归15 g，独活15 g，蕲蛇10 g，秦艽10 g，制乳香10 g，制没药10 g，蜈蚣10 g，炙甘草10 g，全蝎5 g。

【功效】益肝肾补气血，活血化瘀，祛风湿通经络。

【主治】类风湿关节炎属肝肾气血亏虚，风湿瘀血阻痹经脉关节者。

【用法】每日 1 剂，水煎分服 2 次。30 日为 1 个疗程。

【加减】阳虚甚者，加制附子（先煎）12 g，桂枝10 g；阴虚甚者，加知母12 g，黄柏10 g；痛甚者，加制川乌（先煎）5 g，制草乌（先煎）5 g。

【方解】方中熟地黄、桑寄生、当归、黄芪、炙甘草具有益肝肾补气血和调节免疫功能的作用；独活、秦艽祛风除湿舒筋通络；蕲蛇、蜈蚣、全蝎重在搜风透骨通络止痹；制乳香、制没药活血化瘀，又具有抗炎镇痛作用。诸药合用，既益肝肾补气血，活血化瘀，又祛风湿通经络，标本同治。

243. 益肾通络化瘀汤

【组成】青风藤30 g，鸡血藤15 g，络石藤15 g，海风藤15 g，路路通15 g，补骨脂15 g，淫羊藿15 g，露蜂房15 g，知母12 g，防己12 g，白芍12 g，炮穿山甲（先煎）10 g，全蝎（研末冲服）10 g，当归10 g，桂枝10 g，三七（研末冲服）5 g，炙甘草5 g，

蜈蚣（研末冲服）2条。

【功效】温经益肾，祛风除湿，活血化瘀，通利关节。

【主治】类风湿关节炎属肾虚风寒湿邪内蕴，瘀血阻痹经脉关节者。

【用法】每日1剂，水煎分服2次。

【方解】方中青风藤、鸡血藤、络石藤、海风藤、路路通祛风除湿，通利关节经络；蜈蚣、全蝎、露蜂房祛瘀散结，搜风通络止痛；知母、白芍、炙甘草和阴缓痛；当归、炮穿山甲、三七活血化瘀，载药直达关节，对滑膜下血管炎所致微循环瘀血起事半功倍之疗效；补骨脂、淫羊藿、桂枝温经益肾。诸药相伍，共奏温经益肾，祛风除湿，活血化瘀，通利关节之效。

【药理】现代药理学研究发现，方中补骨脂、淫羊藿、桂枝能调节机体免疫功能。青风藤碱不但具有抗炎、镇痛作用，且具有免疫调节功能，抑制类风湿关节炎患者全身及关节滑膜内的异常免疫反应和抑制关节内肉芽增生。白芍中的白芍总苷有抗炎、解痉、止痛、免疫调节等作用，是一种典型的抗炎免疫药。

观察表明，本方治疗类风湿关节炎临床疗效明显，能明显降低关节疼痛、肿胀、压痛及关节功能障碍指数，缩短晨僵时间，增加双手握力，减轻和消除患者的症状，并能明显降低类风湿关节炎滴度、免疫球蛋白等指标，提示有抗炎镇痛、免疫调节等作用，值得临床推广应用。

244. 益肾通痹汤

【组成】鸡血藤30 g，白芍30 g，桑枝30 g，忍冬藤20 g，生地黄20 g，女贞子15 g，墨旱莲15 g，菟丝子15 g，淫羊藿15 g，青风藤15 g，海风藤15 g，地龙12 g，露蜂房12 g，全蝎10 g，土茯苓10 g，防己10 g。

【功效】滋补肝肾，祛风除湿，化瘀通络。

【主治】类风湿关节炎属肝肾亏虚，风湿瘀血阻痹经脉关节者。

【用法】每日1剂，水煎分服2次。

【方解】方中女贞子、墨旱莲、菟丝子、淫羊藿、白芍、生地黄滋补肝肾，强壮筋骨；青风藤、海风藤、忍冬藤、鸡血藤祛风除湿，通经活络；鸡血藤、地龙、全蝎、露蜂房活血逐瘀，通络止痛，以改善关节晨僵，屈伸不利；土茯苓、防己除湿通络，消除关节肿胀。诸药合用，共奏滋补肝肾，祛风除湿，化瘀通络之功，达到标本兼治的目的。

【药理】现代药理学研究发现，方中生地黄、女贞子、墨旱莲、菟丝子能提高机体免疫功能。青风藤具有镇痛、抗炎及免疫调节作用。本研究通过对比观察，证明本方有调节免疫，改善微循环，抑制炎症反应，阻止类风湿关节炎病理变化的形成与发展等多种功效。

245. 益肾蠲痹汤

【组成】制附子（先煎50～90分钟）20 g，桑寄生20 g，补骨脂20 g，地龙20 g，威灵仙20 g，苍术20 g，青风藤20 g，生黄芪20 g，熟地黄15 g，牛膝15 g，防己10 g，土鳖10 g。

【功效】补益肝肾，祛风除湿散寒，活血化瘀。

【主治】类风湿关节炎属肝肾亏虚，风寒湿瘀阻痹经脉关节者。

【用法】每日1剂，水煎分服2次。

【加减】急性关节炎发作期湿热重者，酌加忍冬藤30 g，红花20 g，连翘20 g，生地黄15 g，黄柏15 g，知母15 g，牡丹皮15 g；寒湿盛者，去苍术，加干姜12 g，茯苓15 g，生白术20 g；风盛者，加寻骨风20 g；痛甚者，加醋延胡索15 g；关节肿胀明显者，加制僵蚕10 g。

【方解】方中补骨脂、熟地黄、桑寄生补肝肾；土鳖、牛膝活血化瘀；生黄芪补气血；威灵仙、苍术、青风藤祛风湿；制附子温阳；防己利湿。诸药共用，共奏补益肝肾，祛风除湿寒，活血化瘀之效。使肝肾气血得充，筋骨得壮，风寒湿邪得除，痰瘀得化，调节了整体功能。

246. 益肾荣筋汤

【组成】肉苁蓉20 g，熟地黄15 g，菟丝子 15 g，牛膝 15 g，杜仲 15 g，桑寄生 15 g，木瓜 15 g，当归 15 g，丹参 15 g，天麻 12 g，红花 12 g，五味子 10 g。

【功效】滋补肝肾，祛风除湿，化瘀活血，荣筋通络。

【主治】类风湿关节炎属肝肾亏虚，风湿瘀血阻痹经脉关节者。

【用法】每日 1 剂，水煎分服 2 次。

【方解】方中熟地黄、肉苁蓉、五味子滋阴补肾，养血暖肝；菟丝子、牛膝、杜仲补肝肾，壮筋骨；桑寄生、天麻、木瓜祛风湿，舒筋通络止痛；当归、丹参、红花化瘀血，除痹痛。诸药共用，培补先天之本，养血柔肝，固护正气，使外淫邪气难侵，祛邪之力更强，配以活血化瘀通络之品，达到固本元，化瘀血，除痹痛之功效。

247. 益肾化痰蠲痹汤

【组成】鸡血藤 30 g，当归 30 g，熟地黄 30 g，鳖甲（先煎）25 g，山茱萸 15 g，海风藤 15 g，补骨脂 15 g，莱菔子 12 g，白芥子 10 g，青风藤 10 g，土鳖 10 g。

【功效】补益肝肾，化痰湿，活血通络。

【主治】类风湿关节炎属肝肾亏虚，痰湿瘀血互结阻痹经脉关节者。

【用法】每日 1 剂，水煎分服 2 次。

【加减】寒盛者，酌加制附子（先煎）10 g，桂枝 10 g，淫羊藿 15 g，羌活 12 g，独活 12 g；热重者，加青蒿 12 g，地骨皮 12 g，知母 10 g，黄柏 12 g；肢体屈曲受限者，加狗脊 15 g，僵蚕 10 g，鹿角胶（烊化冲服）12 g；痛重者，加制草乌（先煎）10 g。

【方解】方中白芥子、莱菔子健脾化痰湿；加入补肝肾、益精血的当归、熟地黄、山茱萸、补骨脂；辅以通络和血之青风藤、海风藤、鸡血藤、土鳖、鳖甲。诸药合用，既可以标本兼顾，又可以化解痰瘀胶结。诸药相伍，共奏补益肝肾，化痰湿，活血通络之效。

248. 益肾壮骨通痹汤

【组成】桑寄生 50 g，鸡血藤 50 g，伸筋草 50 g，续断 20 g，黄芪 20 g，熟地黄 15 g，

茯苓 15 g，白术 15 g，骨碎补 15 g，赤芍 15 g，白芍 15 g，狗脊 15 g，制附子（先煎）12 g，淫羊藿 12 g，补骨脂 12 g，川芎 12 g，当归 12 g，独活 12 g，防风 10 g。

【功效】温肾强筋壮骨，益气祛风除湿，活血化瘀止痛。

【主治】类风湿关节炎属肾虚筋骨失养，风寒湿瘀阻痹经脉关节者。

【用法】每日 1 剂，水煎分服 2 次。药渣加酒适量炒热，包裹纱布后烫洗患处，每日 1 次。

【加减】关节漫肿，疼痛剧烈者，酌加木瓜 30 g，薏苡仁 30 g，制川乌（先煎）10 g，制草乌（先煎）10 g，雷公藤（先煎 50～90 分钟）10 g，甘草 5 g；关节红肿灼热，舌红苔黄，脉弦滑数者，去淫羊藿、制附子，加知母 12 g，黄柏 12 g，忍冬藤 50 g；病程长，关节蜷挛僵屈者，加全蝎 5 g，蕲蛇 10 g，蜈蚣 2 条。

【方解】方中制附子、淫羊藿温补肾阳；熟地黄填精补血；补骨脂、续断、骨碎补、狗脊补肾强筋壮骨；白芍养血柔肝，缓急舒挛；桑寄生、独活、防风既祛风除湿，又补肝肾；伸筋草、鸡血藤舒筋活络，行血消肿，且藤类轻灵，善走四肢而通利关节，可将诸药引达四肢。"无湿不成痹"，而脾为痰湿之源，且类风湿关节炎需长期服药，因此健脾化湿养胃尤为重要，故佐茯苓、白术健脾化湿，黄芪扶正固表，补中益气。类风湿关节炎临床多见关节疼痛，昼轻夜重，痛彻骨髓，迁延难愈，为瘀血阻络所致，故活血化瘀之品亦必不可少，当归补血行血，川芎、赤芍活血化瘀祛邪止痛。

类风湿关节炎为终身性疾病，临床表现形式各异，素体有阴虚阳虚的不同，感邪后亦有寒化热化之分，因此虽然以本方为基础方，但仍要随症加减，灵活施治。病情初期，常见患者关节红肿灼热，舌红苔黄，一派化热之象，则宜佐清热解毒之品。待热清毒去后，转取补肾固本之法。而类风湿关节炎晚期常见患肢关节蜷挛僵屈，乃痰瘀胶结所致，必须用祛风透骨搜剔、化痰逐瘀之品，如全蝎、蕲蛇、蜈蚣，才能深入筋骨逐邪外出，

且舒利挛缩，消肿定痛。

【药理】现代药理学研究发现，方中黄芪能增强网状内皮系统吞噬功能，促进抗体形成，增强自然杀伤（NK）细胞毒活性，诱生干扰素，调节免疫。川芎能抑制血小板凝集，改善微循环，调节和提高机体的免疫功能。制川乌、制草乌、雷公藤除抗炎止痛外，还有调节免疫的作用。

249. 益肾壮督汤

【组成】熟地黄20 g，补骨脂20 g，透骨草20 g，续断15 g，当归15 g，川芎15 g，红花15 g，伸筋草15 g，青风藤15 g，白芍15 g，桃仁10 g，露蜂房10 g，土鳖10 g，乌梢蛇10 g，僵蚕10 g，炮穿山甲（先煎）10 g，制附子（先煎）10 g，全蝎5 g，蜈蚣1条。

【功效】补益肝肾，祛风止痛，除湿散寒，活血祛瘀。

【主治】中晚期类风湿关节炎属肝肾亏虚，风寒湿瘀阻痹经脉关节者。

【用法】每日1剂，水煎分服2次。30日为1个疗程。

【加减】肾虚者，加仙茅10 g，桑寄生30 g；气虚者，加黄芪30 g；上肢剧烈疼痛者，加桑枝30 g，桂枝15 g；下肢剧烈疼痛者，加牛膝15 g，杜仲12 g。

【方解】方中熟地黄补血滋阴，益精填髓；续断补肝肾，续筋骨，调血脉；补骨脂补肾壮阳，补脾健胃；制附子药性温热，散寒止痛；当归补血养血；川芎味辛性温，活血祛瘀，行气开郁，祛风止痛；红花活血通经，散瘀止痛；透骨草、青风藤、伸筋草祛风除湿，舒筋活络，活血止痛；露蜂房、全蝎、蜈蚣、乌梢蛇祛风止痛，熄风镇痉，通络止痛，攻毒散结。诸药合用，共奏补益肝肾，祛风止痛，除湿散寒，活血祛瘀之功。

250. 益痹汤

【组成】黄芪30 g，桑枝15 g，羌活15 g，独活15 g，秦艽15 g，牛膝15 g，党参15 g，杜仲15 g，当归12 g，白芍12 g，川芎10 g，桂心10 g，老鹤草10 g，伸筋草10 g，海风藤10 g，甘草10 g。

【功效】补肝肾，益养血，祛风除湿散寒。

【主治】类风湿关节炎属气血、肝肾亏虚，风寒湿邪阻痹经脉关节者。

【用法】每日1剂，水煎分服2次。30日为1个疗程。

【加减】风盛痛处游走不定者，加荆芥10 g，防风12 g；寒盛疼痛剧烈，关节不可屈伸者，酌加制附子（先煎）10 g，制草乌（先煎）10 g，木瓜12 g，细辛3 g；湿盛关节肢体重着，肌肤麻木者，加薏苡仁30 g，苍术12 g，防己10 g；邪从热化，关节红肿者，去桂心，酌加石膏30 g，知母15 g，防己12 g，牡丹皮12 g，黄柏10 g；痛在上肢者，加姜黄10 g，威灵仙15 g；痛在下肢者，加续断12 g。

【方解】方中羌活、独活、桂心、防风祛风除湿散寒；秦艽除风湿而疏筋；杜仲、牛膝祛风湿兼补肝肾；黄芪、当归、川芎、白芍补气养血，兼活血以祛邪；桑枝祛风除湿，利关节；海风藤祛风湿通经络；伸筋草舒筋活络，兼祛风湿；老鹤草祛风湿，疏通经络活血，健筋骨；姜黄入肩背、手臂等处活血祛风。诸药合用，共奏补肝肾，益养血，祛风除湿散寒之功。综合全方，祛邪扶正，标本兼顾，使血气足而风湿除，肝肾强而痹痛除。

251. 秦知汤

【组成】桑枝30 g，土茯苓30 g，薏苡仁30 g，知母20 g，秦艽15 g，豨莶草15 g，炮穿山甲（先煎）15 g，威灵仙12 g，牡丹皮10 g，地骨皮10 g，白芥子10 g，全蝎5 g。

【功效】滋阴清热利湿，祛痰化瘀舒筋，通经透络止痛。

【主治】类风湿关节炎属阴虚湿热内蕴，痰瘀互结阻痹经脉关节者。

【用法】每日1剂，水煎分服2次。

【加减】肝肾阴虚者，加女贞子12 g，墨旱莲15 g，生地黄30 g；气血两虚者，加白术15 g，太子参20 g，桑寄生30 g。

【方解】方中秦艽、豨莶草、桑枝、威灵仙祛风湿，通经络，利关节，威灵仙并能引诸药达病所；土茯苓、薏苡仁渗湿除痹，利关节；知母、牡丹皮、地骨皮滋阴清热退骨蒸，活血祛瘀；炮穿山甲、全蝎搜风通经透络止痛；白芥子利气散结，祛经络之痰浊。全方有滋阴清热利湿，舒筋通经透络止痛，化解关节痰瘀之功效。

252. 秦艽五藤饮

【组成】黄芪30 g，忍冬藤30 g，羌活20 g，白芍20 g，秦艽15 g，豨莶草15 g，海风藤15 g，络石藤15 g，威灵仙15 g，鸡血藤15 g，青风藤12 g，当归12 g，独活10 g，臭梧桐10 g，防风10 g，甘草5 g。

【功效】益气养血活血，祛风除湿，舒筋活络。

【主治】类风湿关节炎属气血亏虚，风湿瘀血阻痹经脉关节者。

【用法】每日1剂，水煎分服2次。30日为1个疗程。

【加减】以上肢关节疼痛为甚者，羌活用量加至25 g，加姜黄12 g，桂枝10 g；下肢疼痛甚者，独活用量加至15 g，加牛膝15 g，桑寄生15 g；疼痛不可忍者，酌加制川乌（先煎）10 g，制草乌（先煎）10 g，乌梢蛇10 g，白花蛇10 g，露蜂房10 g。

【方解】方中秦艽苦辛微寒，功善祛风湿通经络，无问新久，偏寒偏热均可应用；豨莶草苦寒，祛风湿通经络，清热解毒，"祛风湿，兼活血之要药"；两味为君。海风藤、青风藤、络石藤、忍冬藤、鸡血藤、威灵仙、臭梧桐均有舒筋活络之功；羌活、独活、防风均有祛风除湿止痛之功；共为臣药；助君药祛风除湿；通络止痛。黄芪甘微温，补气利水消肿；当归甘辛温，补血活血止痛；黄芪、当归两药相配，益气养血活血，为佐药。白芍苦酸甘微寒，偏于养血敛阴止痛，与甘草同用，能治末梢痉挛引起的疼痛，亦为佐药助君、臣药舒筋通络止痛，益气活血。甘草调和诸药，为使药。诸药合用，共奏益气养血活血，祛风除湿，舒筋活络之功效。

【药理】现代药理学研究发现，方中秦艽以含生物碱甲为主，能使关节炎症减轻，消肿加快，此外还有镇痛、解热等作用。豨莶

草含生物碱、酚性成分，水煎剂与臭梧桐合用，有明显的抗炎作用。黄芪含有苷类，能提高血浆组织内环状核苷酸（C-AMP）的含量，增强免疫功能。当归内含有阿魏酸，能改善外周循环，对特异性和非特异性免疫功能都有增强作用。

253. 滋阴养血清热汤

【组成】龟甲（先煎）30 g，熟地黄30 g，黄芪30 g，木瓜30 g，山药30 g，甘草30 g，当归20 g，鸡血藤20 g，丹参20 g，茯苓20 g，金银花20 g，雷公藤（先煎50～90分钟）15 g，牛膝15 g，地龙12 g。

【功效】滋阴清热养骨，益气补血活血。

【主治】老年类风湿关节炎属阴虚内热，气血亏虚，瘀血阻痹经脉关节者。

【用法】每日1剂，水煎分服2次。30日为1个疗程。

【加减】风痰者，加竹茹10 g，僵蚕12 g；风湿者，加羌活10 g，独活10 g，防风12 g；热重于湿者，加生地黄15 g，玄参12 g；脾气虚弱者，加党参15 g，白芍12 g，白术12 g；肝肾阴虚者，加麦冬12 g，玄参15 g；肝肾阳虚者，加续断15 g，补骨脂12 g，鹿角胶（烊化冲服）10 g。

【方解】方中以山药、茯苓、熟地黄滋阴补骨；以黄芪、当归、鸡血藤益气补血，以奏扶正祛邪之功；丹参、地龙、龟甲辅以黄芪益气活血补血功效。诸药合用，共奏滋阴清热养骨，益气补血活血之功。

254. 透脓续断汤

【组成】黄芪30 g，金银花30 g，山药20 g，续断20 g，桑寄生20 g，土鳖20 g，骨碎补15 g，白术15 g，当归15 g，牛膝15 g，五加皮12 g，防己12 g，炮穿山甲（研末冲服）10 g，甘草5 g。

【功效】益气健脾除湿，补肾强筋壮骨，清热解毒，活血祛瘀。

【主治】类风湿关节炎属脾肾亏虚，湿热毒邪内盛，瘀血阻痹经脉关节者。

【用法】每日1剂，水煎分服2次。

【加减】全身酸痛者，加寻骨风12 g，青

风藤15 g；下肢痛者，加木瓜12 g，钻地风15 g；上肢痛者，加桑枝15 g，姜黄10 g；瘀血明显者，加红花10 g，桃仁12 g；肢体僵屈者，加生薏苡仁20 g，茯苓皮12 g；伴阴虚者，加熟地黄15 g，天冬12 g；痛甚者，加细辛3 g，威灵仙15 g；脘胀纳呆者，加焦麦芽15 g，砂仁12 g。

【方解】本方实由透脓散（《医学心悟》）合续断丸（《扶寿精方》）化裁而成。方中黄芪、白术、山药、续断、金银花、五加皮、当归、牛膝、甘草用以扶正固本。其中黄芪、白术、山药益气健脾，实肌除湿。黄芪、白术相伍，益卫固表御邪。续断、桑寄生、骨碎补均具补肾强筋壮骨之功，且续断兼通利血脉。桑寄生除风祛湿通络，骨碎补止痛。五加皮、防己祛风湿止痛，且五加皮又有补肝肾强筋骨之功，防己辛能行散、苦寒降泄，又能清热。金银花味甘性寒，清热解毒，既能清脏腑之热，又能治络中之风火，且其性轻清，可通达表里及四肢经隧。当归、牛膝合用活血通脉，养血补肾，强筋骨止痛。痹之日久，邪入于络，故用炮穿山甲、土鳖剔络搜风止痛，深入隧络，攻剔痼结之痰瘀，其中炮穿山甲性寒走窜，内达脏腑，外通经络，活血祛瘀力强，能通利经络，透达关节。土鳖咸寒入血，主入肝经，亦性善走窜，能活血消肿止痛。甘草补中益气，缓急止痛，调和诸药。诸药合用，共奏益气健脾除湿，补肾强筋壮骨，清热解毒，活血祛瘀之功。

【药理】现代药理学研究发现，方中黄芪、白术、山药、续断、金银花、五加皮、当归、牛膝、甘草均具有显著的增强机体免疫功能的作用；续断、骨碎补有提高骨对钙的吸收，促进骨质新生和保护骨质的作用；五加皮、防己二者均有消炎镇痛作用；金银花、牛膝不但具有抗炎作用，又有改善血管通透性、改善病变处血液循环、促进炎性渗出吸收的作用；炮穿山甲具有显著的扩管和抗炎作用；甘草具有激素样作用。

255. 阳和祛风汤

【组成】熟地黄25 g，白芥子20 g，鹿角胶（烊化冲服）15 g，炮姜炭15 g，地龙15 g，全蝎10 g，土鳖10 g，肉桂10 g，炙麻黄10 g，生甘草10 g。

【功效】温阳散寒化痰，祛风活血化瘀。

【主治】类风湿关节炎属阳虚寒凝，痰浊瘀阻经脉关节者。

【用法】每日1剂，水煎分服2次。30日为1个疗程。

【加减】兼血瘀者，加莪术10 g，三七（研末冲服）5 g；痰瘀者，加炮穿山甲（先煎）10 g，白花蛇12 g，蜈蚣2条；湿盛者，加薏苡仁30 g，苍术15 g；痰湿盛者，加法半夏12 g，胆南星10 g；肾阳虚者，加制附子（先煎）10 g，巴戟天15 g；肾阴虚者，加生地黄20 g，龟甲（先煎）15 g，女贞子12 g。

【方解】方中熟地黄、鹿角胶生精补血；肉桂、炮姜炭温阳散寒而通血脉，此乃"阳气者，精则养精，柔则养筋"之意；炙麻黄、白芥子助炮姜炭、肉桂散寒凝而化痰滞；白芥子可达皮里膜外散筋骨之凝痰；土鳖、地龙、全蝎通经达络，疏逐搜剔与补气活血药配伍，助活血化瘀之功。诸药合用，共奏温阳散寒化痰，祛风活血化瘀之功。药证相合，故有立竿见影之效。

256. 阳和散结汤

【组成】熟地黄20 g，炒白芍20 g，生黄芪15 g，白鲜皮15 g，制附子（先煎）12 g，鹿角胶（烊化冲服）10 g，炮穿山甲（先煎）10 g，炒白芥子10 g，防己10 g，防风10 g，生甘草10 g，麻黄5 g。

【功效】温经散寒，化痰散结，补血填精。

【主治】类风湿关节炎属精血不足，阳虚寒凝，痰浊阻痹经脉关节者。

【用法】每日1剂，水煎分服2次。

【加减】上肢疼痛者，加桑枝30 g；下肢疼痛者，加牛膝15 g。

【方解】方中制附子能通行十二经脉，走而不守，其性辛温大热，温经散寒之力极强，胜于肉桂，用于寒湿痹证，效果更佳；配伍麻黄、防风辛温散寒，既加强温经散寒之功能，又开腠理，祛逐表里寒湿，使邪有出路；白芥子散结通络，能祛除皮里膜外之痰，此

颈肩腰腿痛中医奇效良方全书（珍藏本）

处正是寒痹证之痰浊停留之所，实为化痰散结之首选，配以炮穿山甲疏通经络作用更强；熟地黄、鹿角胶、炒白芍补血填精，使营血得充；黄芪补气；防己利水消肿；生甘草、白鲜皮解毒，调和诸药。诸药合用，共奏温经散寒，化痰散结，补血填精之功，既能温补营血不足，又能温散阴凝寒痰，使阴破阳回，寒消痰化。

257. 除湿化瘀汤

【组成】红藤20 g，独活20 g，牛膝20 g，牡丹皮20 g，威灵仙15 g，羌活15 g，知母15 g，苍术12 g，黄柏12 g，白芍12 g，桃仁12 g，薏苡仁12 g，红花12 g，丹参12 g，川芎12 g，雷公藤（先煎50～90分钟）10 g，金银花10 g。

【功效】清热利湿，活血通络。

【主治】类风湿关节炎属湿热内蕴，瘀血阻痹经脉关节者。

【用法】每日1剂，水煎分服2次。

【方解】方中黄柏寒以胜热，苦以燥湿，尤善祛下焦之湿热毒邪，为治三阴湿热之专药；红藤清热祛湿，活血通络止痛；两药一主祛湿，一主化瘀。苍术健脾燥湿，脾健则气血运化，湿无来源。赤芍泻肝火而凉血，白芍补而不散，有养肝阴之功，二者相伍，一散一敛，补泻合用，治疗阴虚夹瘀热之证。金银花助红藤清热解毒之功。牛膝具有引药、引热、引血下行之特点，对一些下焦的湿热痹尤为适宜。薏苡仁属阳明药，有健脾益胃之功，而筋骨之病，治瘘独取阳明，阳明为宗筋之会，故用其除痹之功。独活、羌活两药都有祛风胜湿、散寒止痛之功。雷公藤祛风除湿，活血通络，消肿止痛。丹参、川芎两者均为活血通经之常药，治瘀血诸痛、关节痹痛等。桃仁、红花可活血祛瘀，两药相须为用，力更雄厚。牡丹皮活血散瘀不使血液妄行，清热凉血不使瘀滞内生。知母清热滋阴。威灵仙除在表之风湿邪气，亦可通络止痛。本方在清热解毒祛湿的基础上重用活血化瘀之品，诸药合用，共奏清热利湿，活血通络之效。

258. 除湿祛痹汤

【组成】忍冬藤60 g，青风藤60 g，石膏60 g，苍术30 g，知母30 g，车前子（包煎）30 g，桂枝15 g，甘草15 g，砂仁10 g，制草乌（先煎）5 g，制川乌（先煎）5 g。

【功效】清热利湿，祛风散寒，活血止痛。

【主治】类风湿关节炎属湿热内蕴，风寒瘀血阻痹经脉关节者。

【用法】每日1剂，水煎分服2次。

【方解】方中知母、石膏清热凉血；桂枝辛甘温，有温通经脉，散寒止痛之功效；苍术辛散苦燥，长于祛湿；砂仁化湿行气，温中健脾；车前子利水消肿；青风藤性平味苦，善祛风湿定痛；制草乌、制川乌苦辛大热，二者功善祛风散寒止痛；忍冬藤清热除湿，通络止痛；甘草调和诸药。全方共奏清热利湿，祛风散寒，活血通络止痛之功，使风寒湿热诸邪得除，气血通畅，痹证自除。

259. 除湿通痹汤

【组成】桑寄生15 g，续断15 g，黄芪15 g，当归12 g，鸡血藤12 g，独活12 g，茯苓12 g，秦艽10 g，羌活10 g，川芎10 g。

【功效】补肝肾，益气血，祛风湿，通络止痛。

【主治】类风湿关节炎属肝肾气血亏虚，风湿阻痹经脉关节者。

【用法】每日1剂，水煎分服2次。

【加减】颈项部疼痛者，加葛根30 g；上肢疼痛者，加桂枝12 g，桑枝15 g；腰背痛者，加狗脊12 g，杜仲15 g；下肢痛者，加牛膝15 g，木瓜12 g；四肢末梢和远端关节之痹痛者，加海风藤15 g，忍冬藤30 g；有热者，去黄芪，加石膏30 g，黄柏12 g，防己15 g。

【方解】方中桑寄生、续断补肝肾，强筋骨；黄芪、川芎、当归、鸡血藤补气养血活血；独活、秦艽、羌活祛一身之湿；茯苓健脾利湿。诸药合用，共奏补肝肾，益气血，祛风湿，通络止痛之功。

260. 除湿散寒汤

【组成】炙黄芪15 g，桂枝12 g，知母

12 g，麻黄 12 g，防风 12 g，炒白术 10 g，川芎 10 g，当归 10 g，白芍 10 g，乌梢蛇 10 g，炙甘草 10 g，制附子（先煎）5 g。

【功效】驱风散寒，清热除湿，活血化瘀，通络止痛。

【主治】类风湿关节炎属湿热内蕴，风寒瘀血阻痹经脉关节者。

【用法】每日 1 剂，水煎分服 2 次。

【加减】关节痛甚者，加地龙 10 g，秦艽 12 g；关节肿胀明显，且肤温增高者，加生薏苡仁 15 g，木瓜 10 g。

【方解】方中以桂枝、白芍、炙甘草、白术调和营卫，补后天充溢五脏；麻黄、防风开泄行痹，祛邪外出；附子、白术燥湿除寒；知母寒凉清热，兼制诸热药之燥；乌梢蛇祛风通络止痹痛；同时予以黄芪益气；当归、川芎养血活血，化瘀止痛。本方具有标本兼治，驱风散寒，清热除湿，活血化瘀，疏通经络止痛的作用。

【药理】现代药理学研究发现，方中麻黄、桂枝、制附子、乌梢蛇具有抗炎镇痛的作用；白芍、白术、知母、黄芪有增强机体免疫功能的作用；当归、川芎具有免疫调节的作用。

261. 乌头加味汤

【组成】黄芪 30 g，制川乌（先煎 90 分钟）20 g，白芍 20 g，桑枝 20 g，伸筋草 20 g，独活 20 g，桑寄生 20 g，制何首乌 20 g，续断 15 g，威灵仙 12 g，桂枝 10 g，土鳖 10 g，甘草 10 g，麻黄 5 g，细辛 3 g。

【功效】温经散寒，祛湿活血，通络止痛，补肝益气。

【主治】类风湿关节炎属肝肾不足，气虚血瘀，寒湿阻痹经脉关节者。

【用法】每日 1 剂，水煎分服 2 次。

【方解】方中制川乌祛风除湿，温经止痛；麻黄发汗宣痹；黄芪益气固卫；白芍、甘草缓急止痛；黄芪、白芍、甘草调和营卫；桂枝温经通脉，助阳化气，散寒止痛；细辛祛风散寒，通窍止痛；桑枝、桑寄生、续断补肝肾，强筋骨；独活祛风胜湿，散寒止痛；土鳖破血逐瘀，续筋接骨；威灵仙祛风除湿，

通络止痛；制何首乌补肝肾，益精血，强筋骨。全方标本兼顾，具有温经散寒，祛湿活血，通络止痛，补肝益气之功。

【药理】现代药理学研究发现，方中制川乌主要活性成分为生物碱，具有较好的镇痛、抗炎作用。细辛主要成分为丁香油酚甲醚，具有免疫抑制作用、抗炎、抗变态反应作用。白芍有效成分主要是白芍总苷，具有抗炎、止痛、免疫调节等作用。桂枝的主要成分为桂皮醛，具有改善微循环、抗炎、抗过敏、抗血小板凝集、解热、解痉镇痛作用。威灵仙具有抗炎镇痛、免疫抑制、抗氧化等作用。

262. 乌头搜风化瘀汤

【组成】黄芪 30 g，豨莶草 30 g，络石藤 25 g，海风藤 25 g，白芍 20 g，徐长卿 15 g，白芥子 15 g，当归 15 g，桂枝 15 g，牛膝 15 g，桑寄生 15 g，制乳香 10 g，制没药 10 g，制川乌（先煎）10 g，甘草 10 g，生麻黄 5 g，蜈蚣 5 g，全蝎 3 g，白花蛇（研末冲服）3 g。

【功效】益气养血，滋补肝肾，搜风散寒，活血化瘀。

【主治】类风湿关节炎属气血不足，肝肾亏虚，风寒瘀血阻痹经脉关节者。

【用法】每日 1 剂，水煎分服 2 次。30 日为 1 个疗程。

【方解】方中制川乌祛寒解痛，毒性大药性猛，功效亦高，用之得当是很有效的治疗类风湿关节炎之要药。邪伏较深，草木之品难以宣达，必借虫类搜剔窜透，才能取效，蜈蚣、全蝎、白花蛇穿筋透骨，通络止痛，对风湿顽痹，效力尤佳。黄芪、当归、白芍、甘草、牛膝、桑寄生益气养血，滋补肝肾；白芥子燥湿祛痰；桂枝、麻黄、豨莶草等祛风散寒，温经通脉；制乳香、制没药活血化瘀，通络止痛，搜风通络。诸药组合，切合病机，共奏益气养血，滋补肝肾，搜风散寒，活血化瘀之功。

263. 乌头益气活血汤

【组成】黄芪 30 g，苍术 30 g，白蜜（冲服）30 g，白芍 20 g，海桐皮 20 g，制川乌（先煎 60 分钟）20 g，川芎 15 g，红花 15 g，

当归12 g，麻黄10 g，桂枝10 g，炙甘草10 g。

【功效】温经散寒除湿，益气活血祛瘀，缓急舒筋止痛。

【主治】类风湿关节炎属寒湿凝滞，气虚血瘀阻痹经脉关节者。

【用法】每日1剂，水煎分服2次。30日为1个疗程。

【加减】湿盛关节僵直肿大者，加防己20 g；血虚关节肿大者，加鸡血藤30 g；下肢疼痛甚者，加牛膝20 g，木瓜15 g；上肢疼痛者，加威灵仙30 g，姜黄15 g；关节畸形、肌肉萎缩、活动受限明显者，酌加杜仲30 g，鹿角片（先煎）30 g，土鳖12 g，炮穿山甲（先煎）10 g，细辛5 g。

【方解】方中麻黄发汗宣痹，制川乌祛寒解痛，白芍、甘草缓急舒筋；黄芪益气固卫，助麻黄、制川乌温经止痛，防麻黄过于发散；白蜜甘缓，能解制川乌毒性。诸药配伍能使寒湿之邪微汗而解，邪祛而正气不伤。类风湿关节炎患者多为较重久病，寒湿痹阻，气血瘀滞严重，故在方中加桂枝、川芎、苍术、当归、红花、海桐皮，意在温经祛寒、助活血祛瘀通络之功。诸药合用，共奏温经散寒除湿，益气活血祛瘀，缓急舒筋止痛之功。

264. 乌附三虫汤

【组成】当归12 g，熟地黄12 g，制川乌（先煎）10 g，制附子（先煎）10 g，炮穿山甲（先煎）10 g，砂仁（后下）10 g，全蝎10 g，炙甘草5 g，蜈蚣2条。

【功效】温经逐寒，化痰祛瘀，柔肝补肾，健脾和胃。

【主治】类风湿关节炎属肝肾亏虚，脾胃不和，阳虚寒凝，痰瘀互结阻痹经脉关节者。

【用法】每日1剂，水煎分服2次。

【加减】冷痛剧烈者，酌加生麻黄5 g，肉桂10 g，细辛5 g；关节僵直、活动不利明显者，酌加皂角刺12 g，乌梢蛇10 g；关节肿痛明显者，加白芥子12 g；风湿盛者，酌加桂枝10 g，防风12 g，威灵仙15 g；湿热盛者，酌加知母12 g，黄柏10 g，苍术12 g，薏苡仁20 g；气虚明显者，酌加黄芪15 g，人参10 g；血虚明显者，酌加黄精15 g，熟地黄

15 g，白芍12 g，当归12 g；肝肾两虚者，酌加桑寄生15 g，牛膝15 g，续断12 g，炒杜仲12 g，龟甲胶（烊化冲服）12 g，鹿角胶（烊化冲服）10 g；肾阳虚者，酌加淫羊藿12 g，巴戟天12 g，仙茅10 g，鹿角霜（包煎）10 g；血瘀明显者，酌加鸡血藤15 g，丹参15 g，制乳香10 g，制没药10 g。

【方解】方中制川乌、制附子病之早期即用，具有明显镇痛作用，中晚期用之，可起疏涸阴破沍寒作用。制附子逐寒，制川乌祛风，二药合用，温经散寒，蠲痹通络作用甚为可观。以虫类药破瘀逐痰搜剔，且往往一身而兼数功。全蝎"能治风者，盖亦以善于走窜之故，则风淫可祛，而湿痹可利"。张锡纯认为蜈蚣"走窜之力最速，内而脏腑，外而经络，凡气血凝聚之处，皆能开之"。"穿山甲味淡性平，气腥而窜，其走窜之性，无微不至，故能宣通脏腑，贯彻经络，透达关窍，凡血凝血聚为病，皆能开之"。全蝎对四肢肿痛麻木、关节畸形，蜈蚣对脊椎、关节肿痛僵直，穿山甲对软化骨节僵直均有奇效。由于本证是在肝脾肾虚基础上形成，宜固本扶正。久病入肾，邪深入骨，或精血内亏，单用驱散效微，须用补益脾肾，养血柔筋之剂。取熟地黄、当归补肾养血柔筋，取辛温入脾胃肾之砂仁，专入中、下二焦，温补脾胃，更引药入肾，三药合用，肝脾肾并补。使以甘草，调和药性，并缓解诸药的偏性和毒性。诸药合用，共奏温经逐寒，化痰祛瘀，柔肝补肾，健脾和胃之功。由于组方合理，药切病机，故获良效。

265. 乌附麻辛桂姜汤

【组成】桂枝10 g，白芍30 g，麻黄10 g，白术15 g，炙甘草10 g，防风10 g，制附子（先煎）12 g，制草乌（先煎）10 g，制川乌（先煎）10 g，威灵仙12 g，秦艽12 g，蜂蜜30 g。

【功效】温经散寒止痛，祛风除湿宣痹。

【主治】类风湿关节炎属阳虚寒凝，风湿阻痹经脉关节者。

【用法】每日1剂，水煎分服2次。

【加减】风邪偏盛，疼痛呈游走性者，防

风用量加至12 g，加防己10 g，羌活10 g，以加强祛风通络之力；寒邪偏盛，痛势较剧，得寒则痛甚，得热则痛缓者，加细辛5 g，干姜10 g，延胡索30 g，以温经散寒止痛；湿邪偏盛，重浊黏滞，肌肉酸楚重着，肌肤麻木不仁者，加薏苡仁20 g，苍术12 g，以除湿通痹；热痹局部灼热红肿，痛不可触者，加生石膏30 g，知母15 g，玄参12 g，以清热通络除痹。

【方解】方中制川乌、制附子为大辛大热之品，直入少阴深处，温经散寒，开筋骨之痹；麻黄宣通肺卫开皮痹，桂枝温通心阳通脉痹；秦艽、威灵仙祛风湿通络止痛；防风祛风胜湿止痛；白芍养血敛阴，柔肝止痛，白术健脾益气燥湿，二者合力使气血调和通畅；炙甘草、蜂蜜调和诸药，并解制草乌、制川乌之毒。全方共奏温经散寒，除湿宣痹止痛之效，以达气血流畅，经脉骨肌得养而诸症自除的目的，故获良效。

266. 双藤消痹汤

【组成】络石藤20 g，青风藤20 g，桑枝15 g，羌活15 g，独活15 g，茯苓15 g，木瓜12 g，川芎10 g，三七10 g，桂枝10 g，甘草5 g。

【功效】祛风散寒除湿，活血化瘀通络。

【主治】急性期类风湿关节炎属风寒湿邪、瘀血阻痹经脉关节者。

【用法】每日1剂，水煎分服2次。

【方解】方中络石藤尤其善于通络中之滞，《要药分剂》："络石之功，专于舒筋活络，凡病人筋脉拘挛，无屈伸者，服之无不效"；《滇南本草》谓青风藤可"治筋骨疼痛，风湿寒痹，麻木不仁，瘫痪痿软，湿气流痰"；故方中双藤相使，祛风除湿，通络止痛，共为君药。配伍桑枝、木瓜、羌活、独活祛风除湿，茯苓健脾除湿，加强君药除湿之功。羌活"主遍身百节疼痛，肌表八风贼邪，除新旧风湿"（《本草品汇精要》）；独活可"理下焦风湿，两足痛痹，湿痒拘挛"（《本草正》）；《日用本草》："木瓜治脚气上攻，腿膝疼痛"；桑枝能去风气挛痛；佐以桂枝温阳通络，川芎、三七活血化瘀；甘草调

和诸药。诸药合用，共达祛风散寒除湿，活血化瘀通络之功。

【药理】现代药理学研究发现，方中青风藤中含有青风碱，青藤碱通过抑制局部前列腺素的释放，从而达到消炎、镇痛的作用。络石藤中有多种木质素类成分，有抗风湿作用，消炎止痛功效。独活有抗风湿作用。川芎、三七活血化瘀药能抑制血管增生，其不仅能抑制关节滑膜的炎症反应和血管翳的形成，也能阻止骨破坏。

267. 双活蠲痹汤

【组成】薏苡仁30 g，黄芪15 g，葛根15 g，当归12 g，羌活10 g，独活10 g，防风10 g，白术10 g，木瓜10 g，防己10 g。

【功效】祛风除湿，补益气血，扶正固表。

【主治】类风湿关节炎属气血亏虚，卫表不固，风湿阻痹经脉关节者。

【用法】每日1剂，水煎分服2次。

【加减】风邪偏盛者，加海风藤15 g，白芷12 g，路路通10 g；湿邪偏盛者，酌加麻黄5 g，苍术12 g，茯苓12 g，牛膝15 g；寒邪偏盛者，加桂枝10 g，威灵仙12 g，寻骨风12 g；阳虚寒甚者，酌加制附子（先煎）10 g，制川乌（先煎）5 g，制草乌（先煎）5 g，细辛3 g；热邪偏盛者，酌加桑枝15 g，秦艽12 g，石膏10 g，黄柏10 g；瘀血痛剧者，加姜黄12 g，地龙10 g，乌梢蛇10 g；久病肾亏者，加杜仲12 g，桑寄生12 g，巴戟天15 g。

【方解】方中羌活、独活祛风除湿，通络止痛为君药；黄芪、当归相配为当归补血汤，补益气血，扶正达邪为臣药，所谓"治风先治血，血行风自灭"。佐以防己、白术为防己黄芪汤，与木瓜、薏苡仁益气健脾胜湿。配防风取玉屏风散意，固表御邪。葛根解肌止痛，并扼化湿伤阴之弊。全方祛风除湿，解肌通络而除痹。

268. 痹通饮

【组成】土茯苓30 g，豨莶草30 g，鸡血藤20 g，威灵仙20 g，忍冬藤15 g，黄芪15 g，

牛膝12 g，川芎12 g，制附子（先煎）10 g，麻黄10 g，乌梢蛇10 g，细辛5 g。

【功效】补气血，益肝肾，祛风湿，温经脉。

【主治】类风湿关节炎属肝肾气血亏虚，风寒湿邪痹阻经脉关节者。

【用法】每日1剂，水煎分服2次。

【方解】方中重用土茯苓解毒除湿，利关节，散结消肿；豨莶草既能助土茯苓祛风湿，通经络，又能补肝肾强筋骨，活血利脉，"无论痛风、痛痹、湿痰、风热，宜于久服"，为"祛风除湿，兼活血之要药"；威灵仙除痹通络，力猛性悍，通行十二经，并可载药以达病所；病之顽者，则非大辛大热之附子难以祛散；《本草经》谓附子"治寒湿痿，拘挛膝痛，不能行步"，以其辛温善走窜，温通经脉而止疼痛，为治风寒湿痹之要药；再伍细辛以疏在表之邪宣通经络而畅循环。痹症反复发作，既可导致气血亏耗，又内伤脏腑，损及肝肾，加黄芪补气健脾，益卫固表；川芎、鸡血藤养血活血，行气通脉；牛膝补肝肾，强筋骨，逐瘀通脉。病之日久，邪伏较深，内入骨骱，取乌梢蛇搜风剔络，以除关节之拘挛麻木。全方辛苦温并用，寒热同施，攻补相兼，辛温散其寒，苦温燥其湿，辛凉清其热，补气血，益肝肾扶其正，祛瘀通络攻其邪，标本兼顾，使痛止肿消顽麻除，关节活动正常。

【药理】现代药理学研究发现，方中土茯苓能调节免疫功能，阻止或延缓关节滑膜破坏，阻断类风湿关节炎的病理恶性循环；制附子能抑制变态反应，调节机体免疫功能，减少免疫复合物的形成，其温通之性，能促进循环系统加速免疫复合物的排出，并防止其沉积。

269. 痹通汤

【组成】当归20 g，羌活20 g，白芍20 g，桃仁20 g，黄芪15 g，姜黄15 g，防风15 g，川芎15 g，桑枝12 g，红花10 g，甘草10 g。

【功效】益气活血，祛风除湿，通络止痛。

【主治】类风湿关节炎属气虚血瘀，风湿阻痹经脉关节者。

【用法】每日1剂，水煎分服3次。同时，另用五藤散（大血藤20 g，鸡血藤20 g，青风藤20 g，雷公藤20 g，黑骨藤20 g，麻黄20 g，川芎20 g，桂枝20 g，桃仁20 g，制乳香20 g，僵蚕20 g，将诸药共研为细末制成散剂，用凡士林调匀成膏）外敷患处，每日1次。

【方解】方中当归、黄芪、川芎、桃仁、红花益气活血；羌活、姜黄、防风、桑枝祛风除湿，通络止痛；白芍养血敛阴，柔肝止痛；甘草缓急止痛，调和诸药，五藤散中的大血藤、青风藤、雷公藤、黑骨藤祛风湿，通经络；鸡血藤具有补血活血，舒筋通络之功；麻黄、桂枝温经散寒通络；僵蚕祛瘀通络；制乳香活血化瘀，消肿止痛。内服外敷，共奏益气活血，祛风除湿，通络止痛之功。五藤散制成药膏直接敷于患处，药物中的有效成分经透皮吸收直接进入，在局部最大限度地发挥药理作用，同时避免了对胃肠道的刺激，弥补了内服药物的不足。

270. 痹通化瘀汤

【组成】黄芪30 g，鸡血藤30 g，透骨草30 g，淫羊藿25 g，当归15 g，熟地黄15 g，白芍15 g，桂枝15 g，羌活15 g，独活15 g，威灵仙15 g，乌梢蛇15 g，白芥子15 g，制乳香10 g，制没药10 g，土鳖10 g，制川乌（先煎）10 g，细辛5 g，甘草5 g，蜈蚣2条。

【功效】益气养血，祛风散寒除湿，化瘀通络。

【主治】类风湿关节炎属气血亏虚，风寒痰湿，瘀血阻痹关节者。

【用法】每日1剂，水煎分服2次。

【加减】阳虚甚者，加制附子（先煎）10 g，鹿角胶（烊化冲服）12 g；寒盛痛剧者，制川乌用量加至12 g，加制草乌（先煎）10 g；关节肿胀者，加防己12 g，生薏苡仁30 g；瘀血明显者，加血竭5 g，地龙10 g；关节僵硬变形者，加炮穿山甲（先煎）10 g，露蜂房10 g；低热阴虚者，加牡丹皮12 g，秦艽12 g，石斛10 g；局部灼热，寒热夹杂者，加生石膏30 g，知母12 g，黄柏10 g；气虚

颈肩腰腿痛中医奇效良方全书（珍藏本）

者，加党参15 g，白术12 g。

【方解】方中黄芪、当归、白芍、熟地黄、鸡血藤、淫羊藿益气养血，柔肝补肾，强壮筋骨；制川乌、细辛、桂枝温经散寒，开通经络；羌活、独活、威灵仙、透骨草祛风除湿散寒；制乳香、制没药、土鳖活血化瘀，通络定通；乌梢蛇、蜈蚣透骨搜风，疏通经络；白芥子擅祛经络之痰以消肿；甘草解毒调和药性。诸药配伍，共奏益气养血，祛风散寒除湿，化瘀通络之功。使机体正气恢复，寒湿痰瘀得除，络通血行，筋骨强健而获佳效。

271. 痹通湿热汤

【组成】鸡血藤15 g，桑枝15 g，秦艽12 g，防己12 g，苍术12 g，连翘12 g，地龙10 g，红花10 g。

【功效】清利湿热，活血化瘀，通络止痛。

【主治】类风湿关节炎属湿热蕴结，瘀血阻滞经脉关节者。

【用法】每日1剂，水煎分服2次。

【方解】方中秦艽味辛能散，味苦能泄，长于祛风除湿，活血舒筋，且有退骨蒸劳热，善疗周身酸痛烦热，风湿热痹；防己苦寒，善下行以治水湿为长，能泄经络之湿淫，利脏腑之水邪；二药相伍，功能清热止痛，祛风除湿，和血舒筋，既可清除郁阻于肌肉、经络、筋骨、关节之风湿热邪而消除关节红肿热痛，又可缓和强直屈伸不利之关节。地龙性质寒凉，功能清热除痹，疏通经络，且可消肿止痛，助秦艽清热以消除关节红肿热痛，加强舒筋通络之功。苍术燥湿健脾，祛风胜湿，具有芳香走窜的特点，能促进气血循环，加速病理产物的代谢吸收，缓解炎症症状。苍术性温，防止药物过于苦寒伐胃，共同清除关节红肿热痛。连翘味苦性寒，清热解毒。桑枝功专祛风湿拘挛，根据关节疼痛的部位不同，尤其是类风湿关节炎，侵犯全身小关节，以双手关节居多，上肢关节居多，所以选用引经药桑枝，使药效集中于某一经络部位，直达病所。类风湿关节炎因经络痹阻，气血运行受阻，出现血瘀，因此活血化

瘀应贯穿始终。红花、鸡血藤既可活血化瘀补血，又可祛风活血通经，消肿止痛。共同达到清利湿热，活血化瘀，通络止痛效果。

272. 痹痛康汤

【组成】黄芪15 g，紫花地丁15 g，蒲公英15 g，薏苡仁15 g，连翘12 g，黄柏12 g，防己12 g，莪术10 g，制乳香10 g，制没药10 g，三七（研末冲服）5 g，红花10 g，水蛭5 g。

【功效】清热解毒，祛风除湿，活血化瘀，通络止痛。

【主治】类风湿关节炎急性发作属热毒湿浊内盛，瘀血阻痹经脉关节者。

【用法】每日1剂，水煎分服2次。

【方解】方中连翘、蒲公英、紫花地丁清热解毒；红花、三七、制乳香、莪术、制没药活血化瘀，通络消肿定痛；黄柏、防己、薏苡仁清热利湿；黄芪补气利水消肿；水蛭功擅破血逐瘀。诸药合用，共达清热解毒，祛风除湿，活血化瘀，通络止痛之功。

【药理】现代药理学研究发现，方中连翘、蒲公英、紫花地丁具有抗菌、抗病毒、抑制自身抗体的形成，促进免疫复合物和炎症介质等炎性病理产物的清除，从而抑制炎症反应和异常免疫反应的作用。红花、三七、制乳香、莪术、制没药活血化瘀能够改善血液流变性及微循环，影响白细胞介质等炎性递质的产生，调节免疫功能，激活巨噬细胞系统对细菌的吞噬作用，对无菌炎性水肿有积极的治疗作用。水蛭含肝素及抗血栓素，具有抗凝、溶栓、扩血管作用，能阻止凝血酶作用于纤维蛋白原，扩张毛细血管，解除小动脉痉挛，改善微循环。

273. 痹痛消汤

【组成】猫爪草20 g，金银花20 g，薏苡仁20 g，蒲公英20 g，土茯苓20 g，苍术20 g，海风藤15 g，红藤15 g，鹿衔草15 g，白芍15 g，牛膝15 g，赤芍15 g，陈皮12 g，羌活10 g，露蜂房10 g，姜黄10 g，威灵仙10 g，制水蛭10 g，独活10 g，生甘草10 g，焦三仙各10 g，细辛5 g。

【功效】清热解毒，祛风除湿，活血化瘀，通络止痛。

【主治】类风湿关节炎属热毒内盛，瘀血阻滞，风湿痹阻经脉关节者。

【用法】每日1剂，水煎分服2次。15日为1个疗程。

【加减】偏气虚者，加人参10 g，党参15 g；偏肾虚者，酌加杜仲15 g，桑寄生15 g，淫羊藿12 g，巴戟天12 g；风盛者，加防风12 g，白芷10 g；寒盛者，加制附子（先煎）10 g，制川乌（先煎）10 g；湿盛者，加防己12 g，萆薢12 g；关节疼痛明显者，加制附子（先煎）12 g，制川乌（先煎）10 g，制乳香10 g，制没药10 g；关节肿胀明显者，加萆薢12 g，木通10 g；肌肤不仁者，加海桐皮15 g，豨莶草12 g。

【方解】方中猫爪草、金银花、蒲公英、土茯苓清热解毒，除湿消肿止痛，利关节。羌活入太阳经，能祛上部风湿；独活善去下部风湿；二者合用能散周身风湿，舒利关节而通痹止痛。露蜂房、姜黄、威灵仙、海风藤祛风湿，通经络，舒筋活血；赤芍、红藤、制水蛭活血化瘀，通络止痛；鹿衔草、牛膝祛风湿，兼补肝肾，强筋骨；细辛搜剔筋骨风湿而止痛；薏苡仁、苍术、焦三仙健脾除湿；白芍、陈皮、生甘草缓和药性。全方共奏清热解毒，祛风除湿，活血化瘀，通络止痛之功。

274. 痹痛温经汤

【组成】黄芪20 g，鸡血藤20 g，威灵仙20 g，桂枝15 g，防风15 g，延胡索15 g，熟地黄12 g，香附12 g，制附子（先煎）12 g，白芍12 g，麻黄10 g，生甘草10 g。

【功效】温经通阳，益气补肾，祛风活血。

【主治】类风湿关节炎属阳虚寒凝，气虚肾亏，风窜瘀阻经脉关节者。

【用法】每日1剂，水煎分服2次。

【加减】单个关节冷痛较甚，痛处不移者，加制川乌（先煎）10 g；周身关节疼甚，呈游走性者，加制草乌（先煎）10 g；湿盛痰多者，加胆南星10 g，白术12 g，薏苡仁

30 g；形寒肢冷，但关节灼痛，或觉身低热，遇冷则舒者，加知母15 g，黄柏12 g；关节肿痛，部位不定者，去防风，加羌活10 g；血瘀较重者，去白芍，加当归12 g，赤芍10 g，川芎10 g；肾虚较重者，加杜仲12 g，巴戟天15 g。

【方解】方中麻黄、桂枝通腠散寒，温阳开痹；制附子温经助阳，散寒止痛；麻黄、桂枝、制附子为伍，通彻表里，贯穿上下，使阳煦气行，阴凝舒散，有如"离照当空，阴霾四散"。白芍缓急舒筋，敛桂枝、制附子之迅猛，使阳气宛于肢节间缓缓宣泄，以潜移默化之功而尽去其疾。黄芪温分肉、实腠理，益气固表；白术健脾化湿，护胃益气；防风、威灵仙疏肝健脾祛风；四药合用，有益气固卫之功。鸡血藤、香附、延胡索活血通络止痛。黄芪、熟地黄益气补肾。甘草调中和胃。综观其方有黄芪、熟地黄之补，白芍之敛，甘草之缓。使方中温热之品的燥烈偏性受制，通阳之力存，温补适中，标本兼固，使邪祛而正不伤，药力深入而正复病愈，有温经通阳，益气补肾之功。

275. 痹康饮

【组成】鸡血藤30 g，黄芪15 g，骨碎补15 g，青风藤15 g，秦艽15 g，羌活12 g，独活12 g，防己12 g，雷公藤（先煎50～90分钟）10 g，川芎10 g，红花10 g。

【功效】补益肝肾，活血化瘀，祛风除湿。

【主治】类风湿关节炎属肝肾亏虚，风湿内扰，瘀血阻痹经脉关节者。

【用法】每日1剂，水煎分服2次。

【方解】方中青风藤、雷公藤祛风除湿，疏筋通络；黄芪补气升阳，益卫固表生肌利水，鸡血藤荣血活血，骨碎补补益肝肾，三药合用强外壮内；红花、川芎活血化瘀；羌活、独活、防己、秦艽祛风除湿通经络。诸药相互配合，肝肾得养，气血得荣，风寒湿痹得通，关节肿痛等诸症自除。诸药合用，共奏补益肝肾，活血化瘀，祛风除湿之功。"荣""通"并施，"攻""补"兼用，是该方的特点。

255

【药理】 现代药理学研究发现，方中雷公藤能影响类风湿关节炎患者的 T 细胞亚群及 B 细胞的分布，起到免疫抑制作用。青风藤碱是青风藤的主要有效成分，具有抗炎镇痛、抗风湿及免疫抑制等作用。黄芪具有良好的双向免疫调节作用，小剂量黄芪有免疫促进作用，大剂量有免疫抑制作用，在人体内黄芪可促进 T 细胞分化成熟。

276. 利湿通络汤

【组成】 鸡血藤30 g，白芍20 g，徐长卿20 g，桂枝15 g，当归15 g，路路通12 g，青风藤12 g，制乳香10 g，制没药10 g，制草乌（先煎）10 g，通草10 g，制川乌（先煎）10 g，吴茱萸 10 g，陈皮10 g，细辛 5 g，甘草 5 g。

【功效】 祛风除湿，温经散寒，活络消瘀。

【主治】 类风湿关节炎属寒凝风湿，瘀血阻痹经脉关节者。

【用法】 每日 1 剂，水煎分服 2 次。15 日为 1 个疗程。

【加减】 关节疼痛甚者，加桃仁15 g，三棱12 g，莪术10 g；畏寒甚者，加制附子（先煎）10 g；关节结节甚者，加炮穿山甲（先煎）10 g。

【方解】 方中制川乌、制草乌均为辛热之品，功可祛风除湿，温经止痛，善治寒湿痹症；路路通祛风活络，利水通经，善舒经络拘挛，治周身痹痛；徐长卿为辛温之品，祛风化湿止痛；桂枝性味辛温，重在温阳行气，利水消肿，祛经络中之寒邪，使血行畅通；细辛辛温，外温经脉，内温脏腑，助桂枝祛风散寒止痛；白芍养血柔肝，敛阴和营，其与桂枝配伍调和营卫，配伍当归则可养血补血；鸡血藤补中有行，补血活血；制乳香、制没药主入血分，重在活血化瘀，通脉止痛；青风藤主治风，祛风除湿，消肿解毒；通草利水消胀；吴茱萸性味辛热，祛风除湿可温中散寒；陈皮健脾行气；甘草调和诸药。多药配伍，共奏祛风除湿，温经散寒，活络消瘀之功。

【药理】 现代药理学研究发现，方中青风藤的有效成分青藤碱具有抗炎、镇痛、免疫抑制等药理作用，其能有效抑制类风湿关节炎患者关节局部滑膜细胞的增殖；还能调节机体免疫系统的功能趋于平衡；抑制机体炎性细胞因子，减轻局部的炎症反应，从而减轻软骨损伤。

277. 大秦艽二藤汤

【组成】 鸡血藤30 g，忍冬藤30 g，丹参30 g，白芍20 g，当归15 g，独活15 g，羌活15 g，川芎15 g，茯苓15 g，秦艽12 g，熟地黄12 g，生地黄12 g，防风10 g，白芷10 g，桃10 g，通草10 g，白术10 g，石膏10 g，黄芩10 g，细辛 3 g，炙甘草 5 g。

【功效】 养血活血，祛风活络。

【主治】 类风湿关节炎属血虚血瘀，风邪内扰经脉关节者。

【用法】 每日 1 剂，水煎分服 2 次。

【加减】 上肢疼痛严重者，加姜黄12 g，桑枝30 g；下肢疼痛严重者，加木瓜20 g。

【方解】 方中重用秦艽，功擅祛风，活络为君药；羌活、独活、防风，辛温祛风散邪均为臣药；当归、白芍、川芎、熟地黄养血，鸡血藤柔筋，则祛风而不伤阴血，加丹参活血通络，使"血活则风散"，此即"治风先治血，血行风自灭"之意；白术、茯苓益气健脾，补气化生之源；生地黄、石膏、黄芩凉血清热是为风邪郁而化热而设；木通、通草则滑利通气，利血脉通关节的作用增强；以上皆为佐药。使以甘草，调和诸药。诸药合用，内外结合，扶正祛邪，相得益彰，活血祛瘀，消肿止痛，补而不碍通，攻而不伐正，收活血通痹通利关节之功效。

278. 大补滋阴汤

【组成】 熟地黄30 g，黄芪30 g，当归15 g，淫羊藿15 g，川芎15 g，黄柏15 g，白芍15 g，龟甲（先煎）12 g，知母10 g，炒杜仲10 g，桑寄生10 g，肉桂 5 g。

【功效】 补益肝肾，强筋壮骨，益气温阳，祛风除湿。

【主治】 类风湿关节炎属肝肾亏虚，阳气不足，风湿阻痹经脉关节者。

【用法】每日 1 剂，水煎分服 2 次。30 日为 1 个疗程。

【加减】兼夹寒湿者，加制附子（先煎）10 g，炒白术 15 g；兼瘀血者，加鸡血藤 30 g，姜黄 12 g，红花 10 g。

【方解】方中龟甲为至阴之品，益肾健骨，填精壮髓为君药，且龟甲可以引诸药直达病所，取其以骨补骨之义；黄柏、知母坚阴退虚热；熟地黄、川芎、当归、白芍养血柔肝；黄芪、淫羊藿、杜仲、桑寄生、肉桂益气温阳，祛风除湿。全方凉而不寒，补而不腻，共奏补益肝肾，强筋壮骨，益气温阳，祛风除湿之功。

279. 小续命汤

【组成】麻黄 10 g，杏仁 10 g，桂枝 10 g，白芍 10 g，防风 10 g，防己 10 g，制附子 5 g，人参 5 g，川芎 5 g，黄芩 5 g，生姜 5 g，甘草 5 g。

【功效】调和营卫气血，祛风温经清热。

【主治】类风湿关节炎属气血营卫不和，风寒热邪阻痹经脉关节者。

【用法】每日 1 剂，水煎分服 3 次。15 日为 1 个疗程。

【加减】久痛甚者，加延胡索 20 g，徐长卿 15 g，全蝎 10 g；关节红肿明显者，去麻黄、制附子，加黄柏 15 g，青蒿 15 g，土茯苓 12 g；久病阴虚者，去麻黄，加威灵仙 12 g，青蒿 10 g，生地黄 15 g，秦艽 12 g；久病兼瘀者，加苏木 10 g，红花 10 g，牛膝 10 g；病在上肢者，酌加羌活 10 g，秦艽 10 g，桑枝 20 g；病在下肢者，酌加牛膝 12 g，木瓜 10 g；病在脊柱者，酌加葛根 30 g，威灵仙 12 g，狗脊 12 g，续断 15 g；肢体屈曲受限者，加狗脊 15 g，鹿角霜（包煎）15 g，透骨草 12 g，伸筋草 10 g；肌肉萎缩者，加黄芪 50 g，熟地黄 20 g。

【方解】方中麻黄、防风、川芎、杏仁开表泄闭，温经通络；桂枝、白芍、生姜、甘草调和营卫；人参、附子益气助阳，配伍白芍、川芎以调和气血，使正气复而邪气去；防己、黄芩苦寒以清里热，防己并能祛风。诸药合用，共奏调和营卫气血，祛风温经清

热之效。

280. 风湿汤

【组成】桑枝 30 g，延胡索 30 g，鸡血藤 30 g，桑寄生 15 g，秦艽 15 g，威灵仙 15 g，茜草 15 g，白花蛇 15 g，生黄芪 15 g，独活 10 g，防风 10 g，海桐皮 10 g，细辛 3 g。

【功效】祛风除湿，活血凉血，补益肝肾，通络宣痹。

【主治】类风湿关节炎属肝肾亏虚，风湿瘀血阻痹经脉关节者。

【用法】每日 1 剂，水煎分服 2 次。

【方解】方中生黄芪既益气除痹止痛，又补益活血通络；桑寄生祛风湿，补肝肾，强筋骨；海桐皮、桑枝祛风通络，通痹止痛；延胡索强力活血止痛；茜草凉血活血祛瘀，通痹经络；细辛祛风除湿，散寒止痛，擅治风湿寒痹；防风、秦艽祛风散寒胜湿，止痛舒筋络；威灵仙、白花蛇祛风通湿，通络止痛；鸡血藤行血补血，舒筋活络，强筋骨；独活祛风湿，用于骨节酸痛，腰膝酸痛。诸药配伍，共奏祛风除湿，活血凉血，补益肝肾，通络宣痹之功。

281. 风湿止痛散

【组成】青风藤 200 g，独活 100 g，穿山龙 100 g，制乳香 100 g，红花 100 g，牛膝 100 g，桑枝 100 g，杜仲 100 g，黄柏 100 g，苍术 100 g，细辛 50 g，制川乌 30 g，制草乌 30 g，马钱子 10 g。

【功效】温经散寒，祛风除湿，活血散瘀止痛。

【主治】类风湿关节炎属寒凝血瘀，风湿阻痹经脉关节者。

【用法】将诸药共研为细末，过 100 目筛，储瓶备用。使用时根据疼痛部位大小，取适量药物用 75% 酒精调和成糊状，均匀摊于纱布敷贴于疼痛关节处，用神灯照射患处，以皮肤能承受温度为佳，每次治疗 30 分钟。

【方解】方中制川乌、制草乌、细辛、马钱子温经散寒止痛；独活、桑枝、穿山龙、青风藤祛风除湿，通络止痛；杜仲、牛膝补益肝肾；黄柏、苍术燥湿清郁热；制乳香、

红花活血散瘀止痛。诸药合用，共奏扶正固本，温通经络，活血化瘀，祛风胜湿，散寒止痛之功效。外治方法使药物直达病所，局部组织内的药物浓度显著高于其血液浓度，故发挥作用充分，局部疗效明显优于内治，且疗效迅捷。

282. 风湿活络汤

【组成】桑寄生30 g，狗脊30 g，石楠藤30 g，牛膝15 g，络石藤15 g，威灵仙15 g，五加皮12 g，当归12 g，独活12 g。

【功效】补肝肾强筋骨，祛风除湿通络，养血止痛。

【主治】类风湿关节炎属肝肾亏虚，血亏风湿阻痹经脉关节者。

【用法】每日1剂，水煎分服2次。

【加减】卫阳不固，痹邪阻络者，加黄芪15 g，防风12 g，防己10 g；湿热痹阻者，去当归、桑寄生，加薏苡仁30 g，苍术12 g，黄柏10 g；肾虚寒凝者，酌加续断15 g，补骨脂15 g，桂枝12 g，防风10 g；痰瘀互结，经脉痹阻者，酌加红花10 g，桃仁12 g，法半夏12 g，制南星15 g；肝肾亏损，气血两虚者，酌加党参30 g，黄芪15 g，山茱萸12 g，白芍12 g。

【方解】方中独活、牛膝、桑寄生、狗脊补肝肾，强筋骨；五加皮、络石藤、石楠藤、威灵仙祛风湿，通经络止痛；当归养血活血。全方共奏补肝肾强筋骨，祛风湿通络，养血止痛之效，有调整脏腑功能、调整经络、调整阴阳气血，提高和增强机体免疫物质的浓度和自身的抗病能力，激活细胞的活性，祛除体内瘀毒的作用。

283. 麻桂宣肺除痹汤

【组成】牛膝15 g，白芍15 g，苍术12 g，当归12 g，桂枝10 g，防风10 g，白芷10 g，羌活10 g，川芎10 g，甘草10 g，麻黄5 g。

【功效】宣肺祛风，除湿通络。

【主治】早期类风湿关节炎属风邪闭肺，湿浊阻痹经脉关节者。

【用法】每日1剂，水煎分服2次。

【方解】方中麻黄为君药，归肺与膀胱经，《药性论》谓其"治身上毒风顽痹，皮肉不仁"，用于宣肺发汗解表，祛在表之风寒。防风、羌活为臣药，二药共用，取散表寒、祛风湿、利关节、止痛之效。防风解表以祛风为长，祛风寒湿而止痛；羌活尤善治上半身疼痛，《品汇精要》谓其"主遍身百节疼痛，肌表八风贼邪，除新旧风湿，排腐肉疽疮"；两药相合，辅助麻黄宣肺祛风，除湿止痛。苍术、白芷、川芎、桂枝、牛膝、当归、白芍为佐药，苍术辛散苦燥，长于祛湿，朱震亨谓："苍术治湿，上、中、下皆可用"，与白芷、川芎共奏祛风除湿、散寒止痛之效；又川芎为血中之气药，能行血亦能行营，因而亦有利于解除营涩卫郁之证；白芷祛风、燥湿、消肿、止痛；桂枝、白芍二药相辅相成，解肌发表，调和营卫。桂枝可化解白芍之滋，白芍养血敛阴，柔肝止痛，与温经通阳的桂枝同用，以调和营卫；当归补血、活血、止痛；牛膝活血祛瘀、补益肝肾、强筋健骨，兼祛风湿，通而能补。依据"治风先治血，血行风自灭"的理论，在祛风除湿药中适当使用补血、活血化瘀等药，可使身体原有的风邪被清除，并通过治血达到气血充足，身强力壮，使内风不能生、外风不能侵的目的。甘草调和诸药为使药。诸药合用，共奏宣肺祛风，除湿通络之功，风寒湿俱去，其痹乃愈。

284. 麻附三藤汤

【组成】鸡血藤30 g，白术15 g，海风藤15 g，络石藤15 g，露蜂房15 g，制附子（先煎）10 g，地龙10 g，麻黄5 g，全蝎3 g，蜈蚣1条。

【功效】温经散寒，搜风祛湿，通络止痛。

【主治】类风湿关节炎属阳虚寒凝，风湿内扰，经脉关节痹阻不通者。

【用法】每日1剂，水煎分服2次。

【加减】肘、肩等上肢关节痛甚者，酌加姜黄10 g，羌活12 g，桑枝30 g；踝、膝等下肢关节痛甚者，酌加牛膝15 g，独活12 g，木瓜10 g；腰脊关节酸痛者，酌加杜仲15 g，狗脊15 g，淫羊藿12 g，巴戟天10 g；关节变形，疼痛甚者，酌加白芥子10 g，乌梢蛇10 g，制川乌（先煎）10 g，胆南星12 g，炮穿山甲（先煎）12 g，三七（研末冲服）5 g；关节僵硬，活动不利者，加炮穿山甲（先煎）10 g，土鳖12 g；迁延不愈，形体消瘦者，酌加枸杞子15 g，山茱萸15 g，女贞子12 g，墨旱莲12 g，以补益肝肾，滋水涵木。

【方解】方中用麻黄，《药性论》指出麻黄善治顽痹。《金匮要略心典》："寒湿之邪非麻黄不能去。"现代中医临床也认为麻黄对关节疼痛有效。制附子，《本草汇言》："回阳气，散阴寒，逐冷疾，通关节之猛药也。"《神农本草》："主大风寒湿痹历节痛，拘挛缓急。"麻黄、制附子并用，取"寒邪散而阳不亡，精自藏而阴不伤"之意（《名医方论》）。"枝藤散邪，虫蚁搜风。"方中全蝎、蜈蚣、地龙、露蜂房搜风通络。病深入筋骨，非搜风通络之虫类不足以搜剔筋骨间之邪。蜈蚣、全蝎有熄风止惊，解毒散结，消肿止痛之功效。现代药理学研究证实蝎毒有增强骨骼肌收缩作用。鸡血藤、海风藤、络石藤祛风湿，通经络，达四肢，更体现了"治痹要通其经脉"之治则。诸药合用，共奏温经散寒，搜风祛湿，通络止痛之功。

285. 抗风湿汤

【组成】威灵仙12 g，秦艽12 g，制川乌（先煎）10 g，乌梢蛇10 g，穿山龙10 g，细辛3 g。

【功效】祛风除湿，温经散寒，通络止痛。

【主治】类风湿关节炎属风寒湿邪阻痹经脉关节者。

【用法】每日1剂，水煎分服2次。

【加减】湿邪重者，酌加薏苡仁20 g，白术12 g，茯苓12 g，川芎10 g；寒邪重者，酌加黄芪25 g，桂枝10 g，姜黄10 g，制附子（先煎）10 g，当归12 g；风邪重者，酌加羌活10 g，葛根15 g，木瓜12 g，鸡血藤12 g；关节肿大者，加炮穿山甲（先煎）10 g，茯苓12 g；血瘀者，加三七（研末冲服）3 g，延胡索12 g，制乳香10 g，制没药10 g；上肢各关节疼痛重者，加桂枝10 g；下肢各关节疼痛重者，加牛膝15 g，桑寄生12 g；腰痛盛者，加杜仲12 g，续断15 g，狗脊15 g。

【方解】方中威灵仙性温，味辛咸，祛风除湿，通络止痛，为君药。制川乌祛风除湿，温经止痛；秦艽祛风除湿，止痹痛；细辛祛风散寒；穿山龙活血舒筋；共为臣药，助君药祛风除湿，止痹痛之力。乌梢蛇祛风通络，归肝经为使药。六药合用，共奏祛风除湿，温经散寒，通络止痛之功效。

286. 抗风除湿通络汤

【组成】丹参15 g，赤芍15 g，桑寄生15 g，川牛膝15 g，威灵仙15 g，青风藤15 g，海风藤15 g，鸡血藤15 g，木瓜10 g，防己10 g，续断10 g，桂枝10 g，地龙10 g，秦艽10 g，制没药5 g。

【功效】补益肝肾，祛风散寒除湿，活血化瘀通络。

【主治】类风湿关节炎属肝肾亏虚，风寒湿瘀阻痹经脉关节者。

【用法】每日1剂，水煎分服2次。

【加减】风邪偏盛者，加羌活12 g，防风10 g；寒邪偏盛者，加制附子（先煎）12 g，制川乌（先煎）10 g，生麻黄5 g；湿邪偏盛者，加薏苡仁30 g，苍术12 g，白扁豆15 g；久病血瘀筋脉者，酌加乌梢蛇12 g，炮穿山甲（先煎）10 g，三七（研末冲服）5 g，全蝎3 g；气血亏虚者，加当归12 g，熟地黄15 g，黄精15 g。

【方解】方中桂枝、秦艽、威灵仙、木瓜、防己、青风藤、海风藤祛风散寒除湿，疏经活络止痛；丹参、赤芍、制没药、鸡血藤、牛膝活血化瘀，通络止痛；续断、桑寄生祛风湿，补肝肾，强筋骨。全方合用，共奏祛风散寒除湿，补益肝肾，活血化瘀，疏经通络止痛之功。

287. 仙龙汤

【组成】威灵仙12 g，穿山龙12 g，秦艽12 g，制川乌（先煎）10 g，乌梢蛇10 g，细辛5 g。

【功效】祛风除湿，温经散寒，通络止痛。

【主治】类风湿关节炎属风寒湿邪阻痹经脉关节者。

【用法】每日1剂，水煎分服2次。30日为1个疗程。同时，药渣中加透骨草30 g，红花15 g，花椒15 g，艾叶15 g，共煎水外洗，热敷患处。

【加减】湿邪重者，加薏苡仁30 g，白术12 g，茯苓15 g；寒邪重者，加桂枝10 g，姜黄10 g，黄芪15 g；风邪重者，加羌活12 g，木瓜15 g；关节肿大者，加炮穿山甲（先煎）10 g；血瘀者，酌加延胡索15 g，三七（研末冲服）5 g，制乳香10 g，制没药10 g，上肢疼痛重者，加桂枝10 g；下肢各关节疼痛重者，加牛膝12 g，桑寄生15 g；腰痛甚者，加杜仲12 g，续断12 g，狗脊15 g。

【方解】方中威灵仙性温，味辛咸，祛风除湿，通络止痛，为君药。制川乌性热，味辛苦，祛风除湿，温经止痛；秦艽祛风湿，止痹痛；细辛祛风散寒；穿山龙活血舒筋；共为臣药，助君药祛风除湿，通络止痛之力。乌梢蛇祛风通络，归肝经为使药。诸药合用，共奏祛风除湿，温经散寒，通络止痛之效。

局部熏洗、热敷不仅具有疏通关节经络，疏导腠理，温经祛寒，流通气血，行气活血止痛的作用，而且可使药物直达病所发挥作用。熏洗、热敷可以使局部血流加速，代谢加快，扩张毛细血管，改善微循环，有利于关节内组织粘连的消除和炎性分泌物的吸收，有利于药物透过皮肤发挥治疗作用。

288. 仙藤风湿汤

【组成】忍冬藤25 g，鸡血藤25 g，威灵仙25 g，桑寄生25 g，海风藤15 g，淫羊藿15 g，牛膝15 g，独活15 g，桂枝10 g，制乳香10 g，制没药10 g，炒白芥子10 g，制川乌（先煎）5 g，麻黄5 g，细辛3～5 g。

【功效】祛散风寒湿热，蠲除痰浊瘀滞，补益肝肾精血。

【主治】类风湿关节炎属肝肾精血亏虚，风寒痰浊、湿热瘀血阻痹经脉关节者。

【用法】每日1剂，水煎分服2次。

【方解】方中威灵仙性猛善走，通行十二经脉，既能祛风湿，又能通经止痹痛，为治疗痹证筋脉拘挛之要药；独活主入肾经，性善下行，专理下焦风湿，为治疗风湿寒痹之圣药；制川乌祛风胜湿，有较强散寒止痛作用，对寒湿盛痛甚者尤为适用；三药合用祛风胜湿，散寒止痛，以祛邪为主。桑寄生既可祛风湿，又能养血益肝肾，强筋骨，故对肝肾不足之痹痛尤为适宜；牛膝、淫羊藿均可补肝肾、强筋骨，而牛膝又能活血化瘀，淫羊藿则兼祛风胜湿之功效；三者相伍养血，补肝肾，强筋骨，以扶正固本为要。配鸡血藤补血活血，舒筋活络，海风藤祛风湿散寒，舒通经络，忍冬藤清热解毒，舒通经络，选用此三药旨在取其舒经活络之性。治疗痹证不论寒热虚实，非舒筋活络之品则不能通利关节、宣痹祛邪，而舒筋活络药中唯藤类药物疗效最著，以藤类攀缠，状似经脉，取其同气相求。制乳香长于行气伸筋，制没药偏于散血化瘀，两者常相须为用，既可活血行气止痛，又能化瘀伸筋蠲痹；麻黄发散力强，善祛皮肤之风寒；细辛香窜之性最烈，善祛骨间之风寒，且止痛功效尤著；桂枝则长于温经通脉，散寒止痛；白芥子善祛经络之痰，又能消肿散结通络止痛。诸药合用，共奏祛散风寒湿热，蠲除痰浊瘀滞，补肝肾，益精血，强筋骨之功效。全方攻补兼施，寒热并用，祛邪不伤正，扶正不留邪，对类风湿关节炎中、晚期病痼日久患者，收效满意。

【药理】现代药理学研究发现，方中麻黄、桂枝有解热、镇痛、消炎作用；细辛、制川乌有镇静、镇痛及局部麻醉作用；牛膝、独活对药物性关节炎有明显的抑制作用；淫羊藿、桑寄生能提高机体的免疫功能，扩张外周血管，改善微循环，增加血流量。

289. 独活祛湿汤

【组成】独活15 g，威灵仙15 g，川牛膝15 g，姜黄15 g，地龙12 g，苍术12 g，黄柏10 g，乌梢蛇10 g，土鳖10 g，桂枝10 g，红花10 g，全蝎5 g。

【功效】搜风通络，温经止痛，活血化瘀，清热燥湿。

【主治】类风湿关节炎属湿热内蕴，风寒瘀血阻痹经脉关节者。

【用法】每日1剂，水煎分服2次。30日为1个疗程。

【方解】方中以独活、全蝎、地龙和桂枝为君，达通络散结，温经止痛之效；黄柏和苍术为臣，清热燥湿；佐以威灵仙和乌梢蛇助独活、全蝎、地龙搜风通络；配以红花、川牛膝、土鳖、姜黄具有化瘀通络，活血止痛的功用；同时川牛膝、苍术和桂枝还具有一定养肝益肾健脾之效。全方共达搜风通络，温经止痛，活血化瘀，清热燥湿的功效。

290. 独活威灵汤

【组成】续断15 g，松节15 g，威灵仙12 g，骨碎补12 g，白芍12 g，当归12 g，独活10 g，竹茹10 g，防风10 g，桂枝10 g，炮穿山甲（先煎）10 g，地龙10 g，全蝎10 g，乌梢蛇10 g。

【功效】祛风除湿，补肾养精，活血祛瘀。

【主治】类风湿关节炎属肾虚精亏，风湿瘀血阻痹经脉关节者。

【用法】每日1剂，水煎分服2次。30日为1个疗程。

【加减】寒湿关节肿痛，活动不利，甚至僵化变形，喜暖晨僵，关节局部发凉者，酌加薏苡仁30 g，制川乌（先煎）10 g，制草乌（先煎）10 g，麻黄10 g；湿热关节局部疼痛，灼热红肿，僵挛变形，屈伸不利，遇凉痛减，其痛多处游走窜痛者，酌加连翘30 g，黄柏12 g，制乳香5 g，制没药5 g。

【方解】方中独活、威灵仙、松节、防风祛风除湿；续断、骨碎补肾养精；桂枝、白芍调和营卫，祛风活血；当归养血活血；地龙、全蝎、炮穿山甲、乌梢蛇活血祛瘀，通络止痛，祛风除湿；竹茹祛湿调胃。诸药合用，随症加减，共收祛风除湿，补肾养精，活血祛瘀之功。

291. 治痹汤

【组成】生黄芪30 g，鸡血藤30 g，透骨草30 g，淫羊藿20 g，当归15 g，熟地黄15 g，独活15 g，威灵仙15 g，乌梢蛇15 g，赤芍15 g，白芥子15 g，制川乌（先煎）10 g，桂枝10 g，羌活10 g，制乳香10 g，制没药10 g，土鳖10 g，生甘草10 g，细辛5 g，蜈蚣2条。

【功效】益气养血补肾，祛风除湿散寒，活血化瘀逐痰。

【主治】类风湿关节炎属肾虚气血不足，风寒痰湿瘀血阻痹经脉关节者。

【用法】每日1剂，水煎分服2次。

【加减】阳虚甚者，加制附子（先煎）10 g，鹿角胶（烊化冲服）12 g；寒盛痛剧者，加制草乌（先煎）10 g；关节肿胀者，加防己12 g，薏苡仁20 g；瘀血明显者，加血竭10 g，地龙12 g；关节僵硬变形者，加炮穿山甲（先煎）12 g，露蜂房10 g；低热阴虚者，加生地黄15 g，牡丹皮15 g，秦艽12 g，石斛10 g；局部灼热、寒热夹杂者，加生石膏20 g，知母12 g，黄柏10 g；气虚者，加党参15 g，白术12 g。

【方解】方中黄芪、当归、赤芍、熟地黄、鸡血藤、淫羊藿益气养血，柔肝补肾，强壮筋骨；制川乌、细辛、桂枝温经散寒，开通经络；羌活、独活、威灵仙、透骨草祛风除湿散寒；土鳖、制乳香、制没药活血化瘀，通络定通；蜈蚣、乌梢蛇搜风透骨，疏通经络；白芥子擅祛经络之痰以消肿；甘草解毒，调和药性。诸药配伍，共奏益气养血补肾，祛风除湿散寒，活血化瘀逐痰之功效。使正气恢复，寒湿痰瘀得除，络通血行，筋骨强健。

292. 截痹回春汤

【组成】熟薏苡仁30 g，白花蛇舌草30 g，黄芪15 g，生地黄15 g，鸡血藤15 g，骨碎补12 g，防己12 g，补骨脂12 g，狗脊12 g，川芎12 g，当归12 g，生白芍12 g，女贞子12 g，皂角刺12 g，僵蚕10 g，露蜂房10 g，茯苓10 g，猪苓10 g，莪术10 g。

【功效】补益肝肾，强筋壮骨，活血祛瘀化痰。

【主治】类风湿关节炎属肝肾亏虚，痰瘀互结阻痹经脉关节者。

【用法】每日1剂，水煎分服2次。30日为1个疗程。

【方解】方中黄芪、狗脊、补骨脂、女贞

子、生地黄、白芍补益肝肾、强筋壮骨；莪术、川芎、僵蚕、露蜂房、鸡血藤、皂角刺活血祛瘀化痰；薏苡仁、猪苓、茯苓健脾助运以杜生痰之源。诸药合用，共奏补益肝肾，强筋壮骨，活血祛瘀化痰之效。标本兼治，重在治本。

【药理】现代药理学研究发现，方中莪术、川芎、僵蚕、露蜂房、鸡血藤、皂角刺活血化瘀药能改善微循环，抑制血管增生和新生血管形成。活血化瘀药的这种抑制血管增生功能，对抑制类风湿关节炎患者滑膜的增生和血管翳形成，进而阻止滑膜炎性浸润和骨质破坏可能有十分重要的作用。进一步的研究表明，活血化瘀药与补益肝肾、强筋壮骨的中药（补骨脂、骨碎补、狗脊、生地黄等）合用，能促进成软骨的修复、骨细胞成熟和平滑肌及骨的生长。而这对及时修复类风湿关节炎患者已被侵袭和破坏的关节软骨和骨质，改善关节功能，阻止骨质的进一步破坏有非常重要的意义。此外，补益肝肾、活血化瘀药等对神经、内分泌系统及纤溶系统的调节作用，也可能多途径、多环节地起到了抑制类风湿关节炎滑膜炎症，阻止骨质破坏的作用。

293. 克痹汤

【组成】桑寄生 50 g，木瓜 50 g，赤芍 50 g，威灵仙15 g，淫羊藿15 g，当归15 g，鸡血藤 15 g，牛膝 15 g，制川乌（先煎）10 g，制草乌（先煎）10 g，桂枝10 g，雷公藤（先煎50～90分钟）10 g，制附子（先煎）10 g，红花10 g，地龙10 g，川芎10 g，土鳖10 g，制乳香10 g，制没药10 g，白花蛇10 g，全蝎 5 g，细辛 5 g，蜈蚣 2 条。

【功效】滋补肝肾，温阳散寒，活血化瘀，搜风活血。

【主治】类风湿关节炎属肝肾亏虚，寒凝血瘀，风窜经络关节者。

【用法】每日 1 剂，水煎分服 2 次。30 日为 1 个疗程。

【加减】关节热痛者，去制附子、细辛，加黄芩20 g，黄柏15 g；关节畸形，肌肉萎缩，活动受限者，加炮穿山甲（先煎）10 g，

杜仲30 g，鹿角片（先煎）30 g；湿盛关节僵直肿大者，加防己20 g。

【方解】方中当归、鸡血藤养血通络；全蝎、地龙、土鳖、白花蛇、蜈蚣等虫类药通窍搜风，活血散瘀；桑寄生、淫羊藿、牛膝、木瓜滋补肝肾；制川乌、制草乌、桂枝、制附子、细辛以温阳散寒；雷公藤、威灵仙除风湿；红花、赤芍、川芎、制乳香、制没药活血化瘀。诸药合用，共奏滋补肝肾，温阳散寒，活血化瘀，搜风活血之效。使气旺血行，寒化湿去，窍通络开，故邪去而病愈。

294. 克类解毒汤

【组成】桑寄生30 g，青风藤30 g，鸡血藤20 g，黄芪20 g，续断20 g，当归15 g，威灵仙15 g，姜黄15 g，红花15 g，地龙15 g，制没药 15 g，秦艽 12 g，制川乌（先煎）10 g，木瓜10 g，制乳香10 g，川芎10 g，甘草10 g。

【功效】养血活血，补益肝肾，祛风除湿散寒。

【主治】类风湿关节炎属气血亏虚，瘀血、风寒湿邪阻痹经脉关节者。

【用法】每日 1 剂，水煎分服 2 次。30 日为 1 个疗程。

【方解】方中制川乌温经散寒，祛风止痛；红花、威灵仙活血通络；黄芪益气固表，行血通痹；地龙、当归、川芎、制乳香、制没药养血活血通络；木瓜、青风藤、秦艽祛风除湿散寒；鸡血藤养血活血；续断、桑寄生补益肝肾；甘草调和诸药。诸药合用，共奏养血活血，补益肝肾，祛风除湿散寒之功效。

【药理】现代药理学研究发现，方中制川乌、木瓜有明显的抗炎作用，其中制川乌含乌头碱，具有镇痛作用。秦艽能通过神经系统激动垂体，促进肾上腺皮质激素的释放，起到抗炎作用，并具有间接免疫抑制作用，同时还能降低毛细血管通透性，起到镇痛作用。当归、川芎能改善血液循环；黄芪含多种皂苷、挥发油及钙、磷等微量元素，能兴奋垂体-肾上腺皮质系统，提高肾上腺皮质功能，增强和调节机体免疫功能，清除免疫复合物；

续断、桑寄生有调节钙磷代谢，调节免疫平衡作用；青风藤镇痛，具有抗炎、止痛、消肿、恢复关节功能的效果。当归内含有阿魏酸，能改善外周循环，对特异性和非特异性免疫功能都有增强作用。甘草含甘草次酸和黄酮类，具有明显的肾上腺皮质激素样作用和镇痛作用。

295. 白虎加桂枝汤加味

【组成】石膏 25 g，知母 15 g，生地黄 15 g，桂枝 15 g，姜黄 15 g，桑枝 15 g，黄柏 12 g，威灵仙 10 g，忍冬藤 10 g，连翘 10 g，秦艽 10 g，甘草 5 g。

【功效】清热通络，祛风除湿。

【主治】类风湿关节炎属热毒内盛，风湿内扰，瘀血阻痹关节者。

【用法】每日 1 剂，水煎分服 2 次。

【方解】方中石膏、知母、甘草清热除烦，养胃生津；桂枝疏风通络；忍冬藤、连翘、黄柏清热解毒，除湿通络；姜黄、威灵仙、桑枝活血通络，祛风除湿。诸药合用，共奏清热通络，祛风除湿之效。

296. 白虎加桂枝土苓汤

【组成】土茯苓 30 g，薏苡仁 30 g，白芍 30 g，延胡索 20 g，生石膏 15 g，萆薢 15 g，青风藤 15 g，生地黄 15 g，秦艽 15 g，当归 15 g，川芎 15 g，川牛膝 15 g，独活 15 g，知母 12 g，桂枝 10 g，炮穿山甲（先煎）10 g，防风 10 g，茵陈 10 g，陈皮 10 g，全蝎 3 g，甘草 5 g。

【功效】清热利湿，通络止痛，化瘀除痹。

【主治】类风湿关节炎属湿热内蕴，瘀血阻痹经脉关节者。

【用法】每日 1 剂，水煎分服 2 次。

【加减】瘀血甚者，加三棱 10 g，莪术 10 g；用药后大便不成形者，加炒白术 12 g，山药 15 g；气虚甚者，加黄芪 20 g；痛甚者，加香附 10 g；阴虚者，加玄参 10 g，牡丹皮 12 g；关节不利甚者，加羌活 10 g；热甚者，加连翘 12 g，蒲公英 15 g。

【方解】方中白虎汤加桂枝汤，实即桂枝甘草汤与白虎汤的合方，出自《金匮要略》，由石膏、知母、甘草、桂枝组方，重在清气分热。方中加入生地黄重在补阴，功能补益肝肾，滋阴养血，防治热盛伤阴；白芍养血敛阴，缓急止痛；秦艽药性润而不燥，功能祛风湿，止痹痛；薏苡仁善健脾除湿，泄热除痹，为治热痹之要药；炮穿山甲长于软坚散结，通络除痹，消肿止痛；当归、川芎、川牛膝主入血分，重在养血活血，化瘀通络，养血与祛瘀同施，活血而无耗血之虑；延胡索主入气分，能行血中气滞，气中血滞，重在活血散瘀，理气止痛；防风功可祛风散寒，除湿止痛，为治风之通用药；独活善行血分，功可祛风除湿，通痹止痛；土茯苓、茵陈、萆薢长于利湿外出；青风藤长于治风湿痹症，功可通经络，祛风湿，利关节；全蝎为虫类药，功可活血化瘀，消肿止痛；陈皮健脾行气，燥湿化痰；甘草调和诸药。全方气血并调，攻补兼施，共奏清热利湿，通络止痛，化瘀除痹之效。

【药理】现代药理学研究发现，白虎加桂枝汤抗炎作用明显，能显著降低炎症因子含量，减少踝关节滑膜炎性细胞浸润、减轻热痹大鼠足肿胀度、抑制滑膜细胞增生，能提高机体免疫能力，还能针对性回调热痹特征性基因的甲基化水平，达到治疗热痹的作用。

297. 白虎加桂枝四藤汤

【组成】土茯苓 60 g，粳米 50 g，石膏 30 g，忍冬藤 30 g，桑枝 30 g，络石藤 30 g，知母 20 g，青风藤 20 g，威灵仙 15 g，雷公藤（先煎 50～90 分钟）15 g，桂枝 12 g，甘草 10 g。

【功效】清热利湿，活血通络，止痛消肿。

【主治】类风湿关节炎属湿热内蕴，瘀血阻痹经脉关节者。

【用法】每日 1 剂，水煎分服 2 次。

【方解】方中知母、石膏清气分之热邪；桂枝通营泄卫；忍冬藤清热解毒通络；粳米养阴生津，健脾胃补中；威灵仙祛风除湿，通络止痛；雷公藤祛风除湿，活血通络，消肿止痛；青风藤祛风湿，通经络；桑枝祛风湿，利关节，行水气；土茯苓清热利湿；络石藤通络止痛，凉血清热，解毒消肿。诸药合用，共奏清热利湿，活血通络，止痛消肿之功。

【药理】现代药理学研究发现，方中威灵仙活性成分有皂苷、黄酮、挥发油，具有较好的抗炎镇痛作用。雷公藤的活性成分二萜类、三萜类、生物碱类、倍半萜类以及糖类等，具有抗炎、免疫调节、抗肿瘤、骨保护等多种药理作用，其抗炎、免疫调节的主要活性成分为二萜类、三萜类和生物碱类，已经制备成多种制剂，用于类风湿关节炎、肾小球肾炎、红斑狼疮等自身免疫性疾病治疗。忍冬藤成分包括有机酸类、三萜类、环烯醚萜类、黄酮类、挥发油类等，具有抗细菌、抗病毒、抗炎、解热止痛作用。青风藤主要成分是青藤碱、双青藤碱、四氢表小檗碱等生物碱，具有祛风镇痛、消炎、镇静、降血压、抗心律失常等作用。络石藤的成分主要为木脂素及黄酮类、三萜类、甾体类化合物，有抗氧化、抗炎、抗疲劳等药理活性。知母中知母总多糖对多种致炎剂引起的急性毛细血管通透性增高、炎性渗出增加及组织水肿均有明显的抑制作用。

298. 白虎加桂枝忍藤汤

【组成】生石膏30 g，忍冬藤20 g，桑枝15 g，地龙12 g，知母12 g，防己10 g，桂枝10 g，制乳香10 g，炮穿山甲（先煎）10 g，甘草5 g。

【功效】祛风除湿，清热化瘀通络。

【主治】类风湿关节炎属风湿内扰，瘀热阻痹经脉关节者。

【用法】每日1剂，水煎分服2次。

【加减】发热甚、咽痛者，加射干10 g，山豆根12 g，芦根30 g；阴虚热盛者，加生地黄15 g，玄参15 g，牡丹皮12 g。

【方解】方中生石膏、知母性寒清热；防己、忍冬藤祛风除湿；桂枝、桑枝祛风通络；制乳香活血伸筋；穿山甲善于走窜，性专行散，能通经络而达病所；地龙性寒清热，通利经络；甘草既缓四肢挛急疼痛，又能缓和药性，以防伤正。诸药合用，共奏祛风除湿，

清热化瘀通络之功。

299. 白蛇参附汤

【组成】薏苡仁30 g，黄芪20 g，制附子（先煎）15 g，白花蛇12 g，人参10 g，桂枝10 g，甘草10 g，蜈蚣5 g。

【功效】祛瘀除风，散寒除湿，和解通络。

【主治】类风湿关节炎属阳虚寒凝血瘀，风湿阻痹经脉关节者。

【用法】每日1剂，水煎分服3次。

【方解】方中白花蛇、蜈蚣为君，祛风通络宣痹；人参补气通阳、制附子温阳散寒止痛，共为臣药；佐以桂枝和营、通阳、行瘀，薏苡仁健脾化湿；黄芪补气行血、调营通络；甘草为使调和诸药。诸药合用，共奏祛瘀除风，散寒除湿，和解通络之功。

【药理】现代药理学研究发现，方中桂枝能有效改善微循环，双向调节血管的舒缩功能；黄芪能提高机体免疫功能，减少炎症渗出，提高胶原纤维的弹性；制附子中乌头碱还有很好的镇痛效果，从而对类风湿关节炎（RA）起到很好的治疗作用。

300. 斑龙汤

【组成】鹿角霜（包煎）30 g，当归30 g，寻骨风30 g，菟丝子30 g，茯苓30 g，穿山龙30 g，补骨脂20 g，熟地黄20 g，乌梢蛇15 g，炮穿山甲（先煎）15 g，青风藤12 g，海风藤12 g，雷公藤（先煎50～90分钟）12 g，土鳖10 g，全蝎10 g，蜈蚣2条。

【功效】补益肝肾，祛风逐瘀散结，通经活络。

【主治】类风湿关节炎属肝肾亏虚，瘀血阻滞，风寒湿邪内扰关节者。

【用法】每日1剂，水煎分服2次。

【加减】上肢关节为主者，加羌活20 g，姜黄15 g；手足麻木冰冷者，加制川乌（先煎）5 g，制草乌（先煎）5 g，桂枝20 g；腰膝关节为主者，加桑寄生20 g，牛膝30 g；项背为主者，加葛根25 g，桂枝10 g；关节变形，功能障碍者，加龟甲（先煎）20 g，白芍30 g；病久气虚者，加黄芪60 g，白术20 g；

血瘀明显者，加三七（研末冲服）5 g，血竭3 g，川芎15 g。

【方解】方中熟地黄、菟丝子、补骨脂、鹿角霜、当归、茯苓等补益肝肾，调节和提高患者机体自身免疫功能，扶助正气，为机体康复奠定良好基础。选用全蝎、蜈蚣、炮穿山甲、乌梢蛇、土鳖等搜风逐瘀，驱毒排浊，消肿止痛之品，以期获得夺关斩将之功。选用寻骨风、雷公藤、青风藤、海风藤、穿山龙祛风散结，通经活络。全方合用，补益肝肾，扶助正气，化瘀散结，通经活络，充分发挥了中药在调节机体自身免疫功能，改善机体微循环，消肿止痛的作用。

301. 萆薢汤加减

【组成】萆薢20 g，黄芪20 g，当归15 g，石菖蒲15 g，威灵仙15 g，独活12 g，防风12 g，苦参10 g，羌活10 g，黄柏10 g，制何首乌10 g，川椒5 g，胡麻5 g，细辛5 g，甘草5 g。

【功效】化浊解毒，祛湿散寒，消瘀散结止痛。

【主治】类风湿关节炎属湿毒寒瘀互结，阻滞经脉关节者。

【用法】每日1剂，水煎分服2次。

【方解】本方又称土茯苓汤，原方由萆薢、苦参、防风、制何首乌、威灵仙、当归、白芷、苍术、胡麻、石菖蒲、黄柏、羌活、川椒、龟甲、红花、甘草组成。原方加独活配伍羌活，以增强祛风除湿，散寒止痛。《本草求真》："羌行上焦而上理，则游风头痛，风湿骨节疼痛可治。独行下焦而下理，则伏风头痛，两足湿痹可治。"以细辛易龟甲、红花，以温通经脉，"开鬼门，通腠理"，散筋骨之寒，与萆薢一温一利，对体寒伴有水湿内滞者，有温且不热，利且不峻之效。以黄芪易白芷、苍术，补脾益气，脾气充盈，以益于水湿运化。《医心方》："治湿先健脾，此一定之法。此证乃风与水相乘，非血虚生风之比，故但用治风利水健脾之药。"诸药合用具有化浊解毒，祛湿散寒，消瘀散结止痛的功效。

302. 苍芎通痹汤

【组成】苍术30 g，牛膝30 g，当归25 g，羌活25 g，川芎25 g，地龙20 g，桃仁15 g，红花15 g，秦艽15 g，薏苡仁15 g。

【功效】行气活血，祛风除湿，通痹止痛。

【主治】类风湿关节炎属气滞血瘀，风湿阻痹经脉关节者。

【用法】每日1剂，水煎分服2次。

【方解】方中桃仁、红花、当归、川芎活血祛瘀，祛风利痹，有"治风先治血，血行风自灭"之意。牛膝、地龙活血通经，祛瘀止痛，且补肝肾，壮筋骨。羌活、秦艽二药合用，通行经络，祛风除湿。苍术、薏苡仁健脾渗湿化湿浊，湿去则舒筋缓急。诸药合用，共奏活血行气，祛风除湿，通痹止痛之功。

【药理】现代药理学研究发现，方中红花具有镇静止痛、抗缺氧、调节免疫作用；当归中当归多醣具有免疫调解和抗炎作用；秦艽含有秦艽碱甲，具有镇静止痛和抗炎作用，临床治疗关节痛效果明显。

303. 苍柏灵仙汤

【组成】白芍30 g，紫花地丁30 g，苍术15 g，黄柏15 g，威灵仙15 g，生地黄15 g，牛膝15 g，炒白术15 g，当归12 g，川芎10 g，晚蚕沙（包煎）10 g，车前子（包煎）10 g，土鳖10 g，萆薢10 g，甘草5 g。

【功效】清热祛湿，祛风解毒，活血养血。

【主治】类风湿关节炎属气滞血虚，风毒湿热内盛阻痹经脉关节者。

【用法】每日1剂，水煎分服2次。

【加减】关节肿胀明显者，加薏苡仁30 g，露蜂房10 g；疼痛较剧者，加全蝎3 g，制川乌（先煎）5 g；热甚者，加蒲公英60 g；上肢痛者，加桑枝15 g，羌活10 g；下肢痛者，加独活12 g，松节10 g；关节变形者，加地龙12 g，僵蚕10 g。

【方解】方中以苍术、黄柏为君，清热祛湿；以威灵仙、紫花地丁、土鳖为臣，祛风解毒化瘀；当归、川芎、白芍、生地黄活血养血，以合"治风先治血，血行风自灭"之意，并奏扶正祛邪之功；牛膝、车前子、晚蚕沙、萆薢助前药祛湿解毒；炒白术顾护胃气，并助药物吸收；甘草调和诸药。诸药合用，共奏清热祛湿，祛风解毒，活血养血之功。全方立方严谨，切合病机，故疗效满意。

304. 尪痹汤

【组成】伸筋草 25 g，补骨脂 12 g，续断 12 g，淫羊藿 12 g，威灵仙 12 g，独活 12 g，羌活 12 g，牛膝 12 g，熟地黄 12 g，苍术 10 g，制附子（先煎）10 g，桂枝 10 g，知母 10 g，赤芍 10 g，白芍 10 g，防风 10 g，炙麻黄 5 g，细辛 5 g。

【功效】补肾温阳，祛风散寒除湿，养血活血。

【主治】类风湿关节炎属肾阳亏虚，寒凝血瘀，风湿阻痹经脉关节者。

【用法】每日 1 剂，水煎分服 2 次。30 日为 1 个疗程。

【加减】风盛者，加海风藤 15 g，秦艽 12 g；寒盛者，加防己 12 g，制川乌（先煎）10 g，制草乌（先煎）10 g；湿盛者，加木瓜 12 g，薏苡仁 30 g；痰凝者，加法半夏 12 g，茯苓 15 g；瘀血者，加桃仁 10 g，当归 12 g；气血两亏者，熟地黄用量加至 25 g，加黄芪 30 g；肝肾阴亏者，加玄参 10 g，麦冬 12 g，龟甲 15 g；脾肾阳虚者，加杜仲 15 g，巴戟天 12 g，鹿角胶（烊化冲服）15 g；热显者，桂枝、制附子用量均减至 5 g，加黄柏 12 g，秦艽 15 g。

【方解】方中补骨脂、续断、淫羊藿补肾阳，壮筋骨；制附子壮肾阳，祛寒邪；熟地黄补肾填精；共为君药。桂枝、羌活、独活、威灵仙散少阴、太阳经及肢体风寒湿邪，白芍养血荣筋，缓急舒挛，共为臣药。又以防风散风，麻黄散寒，苍术化湿，赤芍活血化瘀，知母滋肾清热，伸筋草舒筋活络，通利关节，共为佐药。赤芍、知母兼具反佐之用，以防温药化热；牛膝益肾，并能引药入肾为使药。虽用了不少温热散寒，疏风化湿之品，但因有熟地黄、白芍、知母滋肾养血，而体

现了前人"疏风勿燥血"的理论，配有知母、赤芍性寒清热，又体现了"祛寒勿燥血"治疗思想。方中君臣佐使，作用分明，配伍巧妙，以本为主，兼顾其标，故疗效甚好。

305. 尪痹镇痛汤

【组成】黄芪 15 g，鸡血藤 15 g，桑枝 15 g，威灵仙 12 g，全当归 12 g，丹参 12 g，红花 10 g，寻骨风 10 g，蕲蛇 10 g，乌梢蛇 10 g，桂枝 10 g，制全蝎 5 g，小白花蛇 2 条，蜈蚣 1 条。

【功效】祛寒搜风，化湿镇痛，益气行血，活血化瘀。

【主治】类风湿关节炎属气虚血瘀，风寒湿邪阻痹经脉关节者。

【用法】每日 1 剂，水煎分服 2 次。

【加减】肝肾亏虚者，酌加续断 15 g，杜仲 12 g，桑寄生 12 g，仙茅 10 g，淫羊藿 10 g；湿热者，加络石藤 12 g，忍冬藤 15 g；痰瘀者，加地龙 10 g，白芥子 12 g；寒盛者，加制附子（先煎）10 g，干姜 5 g。

【方解】方中黄芪、当归、鸡血藤、丹参益气活血化瘀为主药；蕲蛇咸温入肝脾经，《本草纲目》："内走脏腑，外达皮肤"，"蕲蛇、乌梢蛇能透骨剔风"，"蜈蚣治疗顽痹"，共为臣药；威灵仙、寻骨风活血镇痛为佐药；桑枝、桂枝引药上传下达为使。全方甘温祛寒，搜风通络，化湿镇痛，益气行血，活血化瘀。

306. 防己茯苓汤加味

【组成】鸡血藤 30 g，茯苓 30 g，黄芪 15 g，赤芍 15 g，白芍 15 g，防己 12 g，桂枝 10 g，木瓜 10 g，甘草 5 g。

【功效】健脾通阳祛湿，养血散瘀止痛。

【主治】类风湿关节炎属脾虚湿浊内盛，血虚血瘀阻痹经脉关节者。

【用法】每日 1 剂，水煎分服 2 次。

【方解】方中防己、黄芪走表祛湿，使湿从外而解；桂枝、茯苓通阳化湿，使湿从小便而去；同时桂枝与黄芪相协，又能通阳行痹，鼓舞卫阳；甘草调和诸药，协黄芪以健脾，脾旺则可制水利湿；赤芍清热凉血，散瘀止痛；白芍养血止痛、敛阴止汗；木瓜舒

筋活络、健脾祛湿；鸡血藤活血舒筋。诸药合用则有健脾通阳祛湿，养血散瘀止痛之功效。

【药理】现代药理学研究发现，方中桂枝、赤芍具有抗凝、抑制血小板聚集作用；防己具有消炎、抗过敏作用；茯苓具有增强免疫功能的作用；甘草有皮质激素样作用；白芍对免疫功能具有双向调节作用；木瓜对关节炎有消肿作用。

307. 防己黄芪独活汤

【组成】黄芪20 g，独活15 g，羌活15 g，防己15 g，熟地黄12 g，当归12 g，杜仲12 g，秦艽12 g，桑寄生12 g，牛膝12 g，白芍12 g，党参12 g，茯苓12 g，白术10 g，防风10 g，川芎10 g，肉桂10 g，细辛5 g，甘草5 g。

【功效】补益气血肝肾，利湿祛风，散寒止痛。

【主治】类风湿关节炎属气血肝肾亏虚，风寒湿邪阻痹经脉关节者。

【用法】每日1剂，水煎分服2次。30日为1个疗程。

【加减】阴虚者，加枸杞子15 g，制何首乌12 g；阳虚者，加巴戟天12 g，淫羊藿15 g；寒湿偏盛者，加制川乌（先煎）10 g，制草乌（先煎）10 g；痰瘀痹结者，加胆南星12 g，全蝎5 g。

【方解】本方由防己黄芪汤合独活寄生汤化裁而成。防己黄芪汤见于《金匮要略》，功能益气祛风，健脾利湿。独活寄生汤出自《备急千金要方》，祛风湿，止痹痛，益肝肾，补气血。其中当归、白芍、熟地黄、川芎养血活血，正取"治风先治血，血行风自灭"之意。配合羌活祛风散寒，胜湿止痛，善行上焦而理上部风寒湿痹，与独活相合，直通上下。诸药配合，扶正固本，祛风除湿，散寒止痹。全方有补有通，攻补兼施，切中病机。

【药理】现代药理学研究发现，方中牛膝有抗炎、镇痛、调节免疫，保护关节的作用；羌活有抑制迟发型变态反应及炎症反应的作用。

308. 防己黄芪海藤汤

【组成】黄芪30 g，桂枝20 g，白术15 g，茯苓15 g，川芎15 g，独活15 g，海桐皮15 g，海风藤15 g，薏苡仁15 g，淫羊藿15 g，生姜15 g，羌活12 g，防己12 g，大枣10 g，甘草10 g，细辛5 g。

【功效】温经散寒，祛风除湿，通络止痛。

【主治】类风湿关节炎属风寒湿邪阻痹经脉关节者。

【用法】每日1剂，水煎分服2次。30日为1个疗程。

【方解】方中黄芪益气固表，行血通络；防己祛风除湿，通络止痛；桂枝、细辛温经散寒，祛风除湿；羌活、独活、海风藤、海桐皮散寒除湿通络止痛；白术、茯苓、薏苡仁健脾和胃，燥湿利水；川芎活血通络；淫羊藿温肾助阳，祛风除湿；生姜、大枣温中健脾；甘草调和诸药。诸药合用，共奏温经散寒，祛风除湿，通络止痛之功。

【药理】现代药理学研究发现，方中黄芪具有加强免疫机制，抑制异常的自身免疫反应，对机体形成细胞免疫反应，具有双向调节效果。

309. 防己黄芪四物汤

【组成】黄芪60 g，鸡血藤30 g，当归12 g，防己12 g，白术12 g，川芎10 g，赤芍10 g，桂枝10 g，地龙10 g。

【功效】益气活血，祛风散寒。

【主治】类风湿关节炎属气虚血瘀，风寒阻痹经脉关节者。

【用法】每日1剂，水煎分服2次。

【加减】疼痛明显者，加制附子（先煎）10 g，制川乌（先煎）10 g；热明显者，加知母12 g，生石膏30 g，忍冬藤25 g；关节畸形者，加全蝎5 g，土鳖10 g。

【方解】方中重用黄芪，补气升阳，益卫固表，扶正祛邪；防己、白术健脾利湿，通过补气健脾起到益气行血，行气通络的作用。配伍当归、川芎、赤芍、鸡血藤活血化瘀；地龙通经络，起到益气化瘀通络、祛瘀生新、通则不痛之效。辅以桂枝祛风通络，从而达到标本兼治，攻补兼施，祛邪而不伤正。

310. 扶脾养胃汤

【组成】黄芪30g，鸡血藤30g，薏苡仁30g，白术15g，茯苓15g，太子参15g，白芍15g，当归12g，甘草10g。

【功效】益气健脾渗湿，补血活血宣痹。

【主治】类风湿关节炎属脾虚湿盛，气虚血瘀阻痹经脉关节者。

【用法】每日1剂，水煎分服2次。

【加减】疼痛甚者，加全蝎（研末冲服）5g，蜈蚣2条；偏风盛者，酌加防风10g，乌梢蛇10g，羌活12g，独活12g；偏湿盛者，加苍术12g，海桐皮10g，木瓜10g；偏热盛者，酌加石膏30g，络石藤15g，知母12g，秦艽12g，地龙10g；顽痹日久者，酌加水蛭10g，露蜂房10g，炮穿山甲（先煎）10g，土鳖10g，千年健15g；屈伸不利者，酌加伸筋草15g，路路通12g，木瓜12g；麻木者，加僵蚕10g，法半夏12g；红斑、结节者，加丹参20g，牡丹皮12g，皂角刺10g；下肢痛者，加牛膝15g，独活12g；颈项痛者，加葛根20g，羌活12g；背脊部痛者，加狗脊12g，鹿角霜（包煎）10g。

【方解】方中重用黄芪，以益气补中，在宣痹祛湿、活血通络药中，选为主将，如舟车之有轮楫，其入脾胃经，又能利水消肿；配以白术、茯苓、甘草、太子参、薏苡仁补气健脾渗湿；当归、白芍、鸡血藤补血活血，以增强益气健脾之功。诸药合用，补其中气，泻其湿浊，恢复脾胃健运之职，则诸症自可除。

【药理】现代药理学研究发现，方中黄芪是一种免疫调节药，对免疫功能不仅有增强作用，还有双向调节作用。太子参能增强网状内皮系统的吞噬功能，提高γ-球蛋白的含量，改善机体免疫功能。当归有止痛、松弛肌肉、降低软组织炎症反应，改善末梢神经和血管功能等疗效。

311. 扶正蠲痹汤

【组成】黄芪30g，炒薏苡仁30g，威灵

仙20g，赤芍15g，白芍15g，露蜂房15g，当归12g，熟地黄12g，鹿角片（先煎）10g，制川乌（先煎）10g，制草乌（先煎）10g，生麻黄10g，桂枝10g，雷公藤（先煎50～90分钟）10g，生姜2片，大枣5枚。

【功效】补肝益肾，调补气血，祛风除湿通阳。

【主治】类风湿关节炎属肝肾亏虚，气血不调，风湿阻痹经脉关节者。

【用法】每日1剂，水煎分服2次。

【加减】风邪偏重者，加全蝎5g，乌梢蛇10g；湿邪偏重上肢者，加羌活12g，姜黄10g；湿邪偏重下肢者，加独活10g，木瓜12g；寒邪偏重者，加秦艽12g，细辛5g；低热者，加酒黄柏10g，知母12g，地骨皮12g；筋挛肢蜷者，加木瓜12g，伸筋草15g；关节变形者，加寻骨风15g，胆南星10g，鹿角胶（烊化冲服）10g；食欲不振、胸闷苔腻者，加藿香12g，砂仁10g，神曲10g；阴虚者，加生地黄12g，阿胶（烊化冲服）10g；气虚者，加党参15g，白术12g；阳虚者，加巴戟天12g，淫羊藿15g。

【方解】方中黄芪、当归调补气血；熟地黄、鹿角片、赤芍、白芍补肝益肾；麻黄、桂枝通阳助发汗；配露蜂房、威灵仙、制川乌、制草乌、薏苡仁、雷公藤祛风湿；生姜、大枣调和营卫，相得益彰。诸药合用，共奏补肝益肾，调补气血，祛风除湿通阳之功。治疗本病，贵在守方，盖病程既长，不能一啜即愈。

312. 扶正消痹汤

【组成】黄芪30g，菟丝子30g，鸡血藤30g，党参20g，白芍15g，威灵仙15g，虎杖15g，桂枝15g，白术12g，当归12g，防己12g，淫羊藿10g，仙茅10g，雷公藤（先煎50～90分钟）10g，生姜10g，大枣5枚。

【功效】温补肝肾，健脾益气，散寒祛风除湿，祛瘀通络定痛。

【主治】类风湿关节炎属气虚肝肾不足，瘀血、风寒湿邪阻痹经脉关节者。

【用法】每日1剂，水煎分服2次。

【加减】疼痛甚者，加全蝎（研末冲服）

3 g，蜈蚣2条；偏风盛者，酌加防风12 g，乌梢蛇12 g，羌活10 g，独活10 g；偏寒盛者，酌加制附子（先煎）12 g，制川乌（先煎）10 g，制草乌（先煎）10 g，细辛5 g；偏湿盛者，酌加薏苡仁30 g，苍术12 g，海桐皮12 g，木瓜10 g；偏热盛者，酌加石膏30 g，络石藤15 g，知母12 g，秦艽10 g，地龙10 g；肾虚明显者，加补骨脂30 g，鹿角霜（包煎）15 g；顽痹日久者，酌加水蛭10 g，露蜂房10 g，炮穿山甲（先煎）10 g，土鳖12 g，千年健15 g；屈伸不利者，加伸筋草15 g，路路通12 g，木瓜10 g；麻木者，酌加法半夏12 g，胆南星12 g，僵蚕10 g，白芥子10 g；红斑、结节者，酌加牡丹皮10 g，皂角刺10 g，丹参20 g；下肢痛者，加川牛膝15 g，独活12 g；肩臂痛者，酌加天仙藤15 g，姜黄12 g；颈项痛者，酌加葛根30 g；背脊部痛者，加狗脊12 g，鹿角霜（包煎）15 g。

【方解】方中黄芪为补气诸药之最，配合党参大补元气；白术健脾补气，脾旺则湿自去；菟丝子、仙茅、淫羊藿温补肾阳壮督；桂枝温经散寒，运行气血，开闭达郁，促进邪毒速去；白芍和营敛阴，润养筋脉；当归、鸡血藤养血活血，通络止痛；雷公藤为祛风湿，通经络，止痹痛要药；防己除湿通络定痛；生姜、大枣调和营卫，以利血脉。全方共奏温补肝肾，健脾益气，散寒祛风除湿，祛瘀通络定痛之功。

313. 扶正祛邪化瘀汤

【组成】黄芪30 g，白芍30 g，当归20 g，白术20 g，防风15 g，鸡血藤15 g，丹参15 g，青风藤10 g，延胡索10 g，桂枝10 g，炙甘草10 g。

【功效】益气健脾，活血养血祛瘀，祛风除湿。

【主治】类风湿关节炎属脾虚风湿瘀血阻痹经脉关节者。

【用法】每日1剂，水煎分服2次。30日为1个疗程。

【方解】方中黄芪、白术益气健脾；防风解表祛风，胜湿止痉；桂枝温通经脉；当归、

鸡血藤活血养血，通络止痛；青风藤祛风除湿；白芍缓急止痛，养血和营；延胡索行气止痛；丹参活血祛瘀，通经止痛；炙甘草调和诸药。诸药合用，共奏益气健脾，活血养血祛瘀，祛风除湿之功。

【药理】现代药理学研究发现，方中黄芪中的黄芪多糖、黄酮类等有效成分能增强机体的免疫功能，促进机体中抗体的生成；白术有抗炎、抗风湿、增强机体免疫力等作用；防风有镇痛、解热、抗炎的作用；桂枝具有抗炎、解热、镇痛等作用；白芍中的白芍总苷有明显的抗炎、解痉镇痛作用，还有调节免疫功能的作用；丹参中主要活性成分丹参酮能抑制炎症反应，减少机体组织损伤。

314. 类风湿汤

【组成】生地黄15 g，桑寄生15 g，杜仲15 g，仙茅15 g，续断15 g，白术15 g，红花15 g，法半夏15 g，重楼15 g，忍冬藤15 g，秦艽12 g，茯苓10 g，防风10 g，桂枝10 g，炮穿山甲（先煎）10 g，甘草5 g。

【功效】补益肝肾，祛风散寒利湿，解毒散结。

【主治】类风湿关节炎属肝肾亏虚，热毒内结，风寒湿邪阻遏经脉关节者。

【用法】每日1剂，水煎分服2次。30日为1个疗程。

【加减】肿胀难消者，加鳖甲（先煎）15 g，僵蚕10 g，露蜂房10 g；怕冷明显者，加细辛5 g。

【方解】方中生地黄、桑寄生、杜仲、仙茅益肾壮督，补益肝肾。风寒湿热侵袭人体乃是类风湿关节炎发病的常见诱发因素，风寒加湿或湿与热合，如油入面，不易速去，用防风、秦艽、桂枝、白术、茯苓祛风散寒，利湿通络，中止外邪继续入侵，又消除已入侵之病邪，阻断类风湿关节炎复发、加重的诱发因素。痰瘀乃类风湿关节炎病变过程中的病理产物，正如林佩琴《类证治裁》所谓"痹久必有湿痰败血瘀滞经络"已经形成阻遏经脉，凝滞关节进而又加重正气更虚，用红花、法半夏活血化瘀，消肿散结，消除经脉瘀滞，保证经络畅通，对消除肿痛起到了积

极作用。方中妙用重楼、忍冬藤解毒散结，是本方不同于一般治疗类风湿病方剂之处。一方面制约其他药物的温燥之性，另一方面，邪存日久，风变为火，寒变为热，湿变为痰，痰热温结，化火化毒。诸药合用，共奏补益肝肾，祛风散寒利湿，解毒散结之功。

【药理】现代药理学研究发现，方中生地黄、桑寄生、杜仲、仙茅能增强机体免疫功能，提高抗病能力，并能改善骨质疏松，修复骨质破坏。重楼、忍冬藤具有很强的抗炎作用，能抑制杀灭病毒，抑制体液免疫，增强抑制 T 淋巴细胞的功能，清除免疫复合物及自由基，减轻胶原酶及蛋白水解酶对滑膜、关节软骨的破坏，兴奋肾上腺皮质功能，利于迅速控制病情，中止炎症尤其是对顽固性关节肿胀效果更佳。

315. 类风湿合剂

【组成】穿山龙 50 g，葛根 30 g，鹿衔草 30 g，制延胡索 30 g，威灵仙 20 g，熟地黄 15 g，生地黄 15 g，丹参 15 g，鸡血藤 15 g，全当归 12 g，肉苁蓉 10 g，土鳖 10 g，乌梢蛇 10 g，地龙 10 g，淫羊藿 10 g，徐长卿 10 g，僵蚕 10 g，炮穿山甲（先煎）10 g，甘草 5 g，全蝎 3 g，蜈蚣 1 条。

【功效】温补肝肾，活血化瘀，祛风除湿，蠲痹通络。

【主治】类风湿关节炎属肝肾亏虚，风湿瘀血阻痹经脉关节者。

【用法】每日 1 剂，水煎分服 2 次。

【方解】方中穿山龙、徐长卿、威灵仙祛风除湿，全当归、鸡血藤、丹参养血活血，尤以血虚血瘀者首选，风湿病各期均可应用，熟地黄、鹿衔草、淫羊藿、肉苁蓉温补肾阳，虫类药全蝎、蜈蚣、乌梢蛇、地龙、僵蚕、土鳖有较强的化瘀止痛、舒筋通络作用，起到缓解疼痛、改善关节功能之效。炮穿山甲散瘀通络，活血镇痛。痹病久病阴血多显不足，配以生地黄、熟地黄、全当归养阴补血，且生地黄具有明显的消炎镇痛作用。葛根可以减轻类风湿关节炎肌肉红肿热痛，丹参苦微寒，归心肝经，善入血分，能通血脉化瘀滞、祛瘀生新，为治痹之要药。全方共奏温

补肝肾，活血化瘀，蠲痹通络之效。

316. 类风湿化解汤

【组成】生地黄 45～90 g，白芍 30～45 g，鹿角霜（包煎）30 g，淫羊藿 20 g，当归 20 g，僵蚕 15 g，乌梢蛇 15 g，知母 15 g，红花 15 g，陈皮 15 g，土鳖 10 g，炮穿山甲（先煎）10 g，白芥子 10 g，露蜂房 10 g，全蝎（研末冲服）5 g，甘草 10 g，蜈蚣（研末冲服）3 条。

【功效】补益肝肾，化瘀通络，祛风除湿。

【主治】类风湿关节炎属肝肾亏虚，瘀血风湿阻痹经脉关节者。

【用法】每日 1 剂，水煎分服 2 次。

【加减】寒重者，加制川乌 10 g，桂枝 10 g，羌活 12 g，独活 12 g；热重者，加生石膏 30 g，忍冬藤 30 g，黄柏 12 g；气虚者，加黄芪 15 g；腰脊强者，加狗脊 15 g。

【方解】方中当归、生地黄、白芍、淫羊藿补肝肾养血；鹿角霜强筋壮骨；土鳖、炮穿山甲、红花化瘀通络；白芥子、陈皮祛痰散结；僵蚕、乌梢蛇、露蜂房、全蝎、蜈蚣通络止痛，祛风除湿；知母滋阴清热；甘草调和诸药。全方具有补益肝肾，化瘀通络，祛风除湿之功。

317. 类风灵汤

【组成】黄芪 15 g，牛膝 15 g，党参 15 g，生薏苡仁 15 g，石斛 15 g，当归 12 g，麦冬 10 g，五味子 10 g，苍术 10 g，黄柏 10 g，地龙 10 g，晚蚕沙（包煎）10 g。

【功效】补阴益气，清热除湿。

【主治】类风湿关节炎属气阴亏虚，湿热阻痹经脉关节者。

【用法】每日 1 剂，水煎分服 2 次。治疗期间嘱患者忌辛辣、厚腻饮食，避免过度活动、避免潮湿，注意保暖。

【方解】方中黄芪、当归益气补血；党参、麦冬、五味子旨在增强补气不助热的效果，三药合用，一补一清一敛，共奏益气养阴，生津止渴，敛阴止汗之效。苍术、黄柏二药主治湿热下注而致的筋骨疼痛，或足膝

红肿热痛。二者相使制约，并走于下清热燥湿之功尤显。牛膝能补肝肾，强筋骨，祛风湿，引药、引热、引血下行，同时又能利湿通淋，活血化瘀，其导湿热下行，消足膝红肿，对于下焦痹证湿热痹尤为适宜，且与下焦之黄柏配伍，治下部湿热更有奇功。同时用滋养阴液之石斛，祛风湿通络之地龙与晚蚕沙，淡渗利湿之生薏苡仁四味，加强利湿通络的功效。诸药合用，共奏补阴益气，清热除湿之功。

318. 类风止痛汤

【组成】黄芪30 g，土茯苓30 g，白芍15 g，赤芍15 g，防己15 g，炮穿山甲（先煎）10 g，制川乌（先煎）10 g，桂枝10 g，全蝎10 g，蜈蚣2条。

【功效】补益气血，祛风散寒除湿，温经通络，行气止痛。

【主治】类风湿关节炎属气血亏虚，风寒湿邪阻痹经脉关节者。

【用法】每日1剂，水煎分服2次。15日为1个疗程。

【方解】方中黄芪、白芍具有补益肝肾，补气血，调节免疫功能作用；制川乌性味辛苦热，走而不守，能内达外彻，能升能降，凡凝痼冷结于筋骨、经络、血脉者，皆能开通温散；蜈蚣、全蝎熄风止痛，止痉解毒；桂枝温经通络，温阳化气；土茯苓解毒、除湿、利关节；炮穿山甲、赤芍、防己活血行气，消肿祛瘀，祛风湿。诸药合用，共奏补益气血，祛风散寒除湿，温经通络，行气止痛之功效。

319. 类风通络汤

【组成】黄芪20 g，秦艽20 g，青风藤20 g，海风藤20 g，防己15 g，桃仁15 g，红花15 g，地龙15 g，桂枝15 g，桑枝15 g，牛膝15 g，炮穿山甲（先煎）10 g，甘草10 g。

【功效】补益肝肾，祛风散寒，除湿清热，活血通络止痛。

【主治】类风湿关节炎属肝肾亏虚，风寒湿热瘀血阻痹经脉关节者。

【用法】每日1剂，水煎分服2次。

【加减】寒盛者，加制附子（先煎）10 g；热盛者，加漏芦30 g，黄柏10 g；顽痹正虚关节畸形者，加当归20 g，制附子（先煎）10 g，伸筋草15 g。

【方解】方中秦艽，一药多能，治疗痹证，风寒湿热，皆可应用，并且病发无问新久，病情无问轻重，均可用之，实为治疗痹证之要药。防己善除风寒湿邪，长于消肿；青风藤、海风藤、桑枝取藤之通络之功，通利经络，为治疗关节不利，麻木拘挛之要药。五药合用，祛风散寒，除湿清热，舒筋活络，解麻止痛，为治疗类风湿关节炎之要药。痹者"闭也"，气血经络，闭阻无疑，故桃仁、红花为必用之品；桂枝辛温，温经通阳；地龙咸寒，又善走窜，四药合用，通痹行瘀，活血通络，更兼地龙为血肉有情之品，对顽痹尤为适宜。黄芪补一身之气，卫外而行内；牛膝善通经活血，补肝肾，强筋骨；炮穿山甲破坚通闭，其力甚强；甘草调和诸药而缓急止痛；四药相伍鼓舞正气，强健筋骨，调达气血，合取纠正关节变形之功。诸药合用，标本兼顾，诸药合用，共奏补益肝肾，祛风散寒，除湿清热，活血通络止痛之功效。对类风湿关节炎患者有较好疗效。

320. 寒痹康汤

【组成】狗脊20 g，淫羊藿20 g，乌梢蛇20 g，白花蛇20 g，黑蚂蚁20 g，独活15 g，秦艽15 g，青风藤15 g，千年健15 g，千斤拔15 g，制附子（先煎）10 g，防风10 g，细辛3 g，麻黄5 g。

【功效】补益肝肾，温经散寒，祛湿蠲痹，祛风止痛。

【主治】类风湿关节炎属肝肾亏虚，寒凝风湿阻痹经脉关节者。

【用法】每日1剂，水煎分服2次。30日为1个疗程。

【加减】气血亏虚明显者，加当归12 g，熟地黄15 g，鸡血藤25 g；关节明显畸形肿胀者，加炮穿山甲（先煎）30 g，土鳖20 g，地龙15 g。

【方解】方中秦艽祛风湿除痹痛，前人认为其是"三痹必用之药"；狗脊补肝肾，强腰膝，祛风除湿；淫羊藿补肾壮阳，祛风除湿；独活理伏风，善祛下焦与筋骨间之风寒湿邪；伍以细辛发散阴经风寒，搜剔筋骨风湿而止痛；防风解表、祛风、胜湿，善祛经络及筋骨中的风湿而治一身尽痛，亦为治疗痹痛常用之品；制附子补火助阳，逐风寒湿邪；麻黄则取其发汗祛湿而消除疼痛之功；青风藤具有祛风除湿，活血通络，消肿止痛的作用；乌梢蛇、白花蛇祛风湿，通经络；千年健、千斤拔祛风湿，强筋骨，止痛消肿；黑蚂蚁补肝肾，壮筋骨，祛风湿。诸药合用，共奏补益肝肾，温经散寒，祛湿蠲痹，祛风止痛之功。

【药理】现代药理学研究发现，方中秦艽的有效成分为秦艽碱甲，具有抗炎、抗过敏、镇静、镇痛、退热的作用；淫羊藿提取液具有雄性激素样作用，患者使用淫羊藿后发现尿中17-酮类固醇含量升高，而研究表明类风湿关节炎患者体内雄激素及其代谢产物水平明显降低，因此淫羊藿有很好的对症治疗作用；防风有解热、镇痛、抗病毒的作用；麻黄有解热、发汗、抗炎的作用；制附子有抗炎、局部麻醉、镇静、镇痛的作用；青风藤有抗炎、镇痛、抑制免疫作用。

321. 和痹汤

【组成】白芍30 g，肿节风30 g，当归20 g，青风藤20 g，川芎20 g，炒白术15 g，苍术15 g，防风10 g，生甘草5 g。

【功效】疏肝健脾除湿，祛风消肿定痛。

【主治】类风湿关节炎属肝郁脾虚血亏，风湿阻痹经脉关节者。

【用法】每日1剂，水煎分服2次。

【加减】风盛者，加羌活12 g，乌梢蛇10 g；寒甚者，加制附子（先煎）12 g，桂枝10 g；热重者，加金银花12 g，虎杖15 g；湿重者，加萆薢15 g，泽泻12 g；瘀重者，加红花10 g，全蝎5 g。

【方解】方中当归、白术疏肝理脾，养血活血为君；白芍、苍术柔肝除痹止痛，燥湿健脾为臣；白芍配当归补肝体，川芎散肝活血行气，助肝木升发之气，使其调达，以助肝用。苍术配白术健脾燥湿除内外之湿。青

风藤、肿节风祛风湿，通经络，活血散结，消肿止痛；防风辛能散肝，香能舒脾，祛风以胜湿，且能够祛风解表，防外邪入侵；防风、川芎辛香以防白芍、当归滋腻之性，共为佐药；甘草与白芍配伍，酸甘化阴，养阴除痹，缓急止痛，调和药性以为使。全方疏肝健脾除湿，祛风消肿定痛，标本同治。

322. 和血蠲痹汤

【组成】黄芪30 g，青风藤30 g，豨莶草30 g，川芎15 g，当归12 g，白芍12 g，防风10 g，羌活10 g，姜黄10 g，桂枝10 g，赤芍10 g，水蛭10 g，制川乌（先煎）10 g，制草乌（先煎）10 g，地龙10 g，土鳖10 g。

【功效】益气养血活血，祛风散寒胜湿，通络止痛。

【主治】类风湿关节炎属气血亏虚，风寒湿瘀阻痹经脉关节者。

【用法】每日1剂，水煎分服2次。

【加减】伴有骨质疏松者，加骨碎补12 g，狗脊15 g；病情属活动期者，加透骨草30 g。

【方解】方中当归、川芎为主药，养血活血；黄芪亦是主药，益气生血，升阳通阳，利水消肿。制川乌、豨莶草、青风藤既能祛风除湿，又能散寒止痛；水蛭、土鳖养血活血，祛风止痛；防风、羌活祛风散寒，以胜湿祛邪；地龙通络；桂枝温通经脉，既能助祛风湿药散寒止痛，又能助活血药以改善微循环。诸药共奏益气养血活血，祛风散寒，胜湿通络止痛功效。

【药理】现代药理学研究发现，方中制川乌、豨莶草、青风藤均能抑制关节炎症，减轻炎性水肿的损害，且有很强的镇痛作用；水蛭、土鳖能够改善人体的微循环，加快物质代谢和局部营养供应，促使炎症消除。

323. 寄生三四汤

【组成】桑寄生20 g，熟地黄20 g，当归20 g，鸡血藤15 g，忍冬藤15 g，络石藤15 g，首乌藤15 g，白芍12 g，柴胡10 g，枳壳10 g，川芎10 g，甘草5 g。

【功效】疏肝解郁，益肾养血，舒筋

通络。

【主治】类风湿关节炎属肝郁气滞，肾虚血亏筋骨关节失养者。

【用法】每日1剂，水煎分服2次。

【加减】上肢关节为主者，加桑枝20 g，羌活12 g；下肢关节为主者，加独活12 g，牛膝15 g；血瘀明显者，酌加桃仁12 g，红花10 g，制乳香10 g，制没药10 g；关节变形者，酌加全蝎5 g，蜈蚣5 g，僵蚕10 g，皂角刺12 g；寒邪较重，疼痛甚者，加制川乌（先煎）10 g，制草乌（先煎）10 g；湿邪较重，以关节肿胀、肢体重着为主者，加薏苡仁20 g，苍术12 g，白术15 g。

【方解】方中桑寄生、熟地黄补肝肾为君，一为治本，二为防祛风除湿、活血通络药伤正；当归、白芍、川芎养血活血为臣，亦取"血行风自灭"之意；佐以柴胡、枳壳疏肝解郁；首乌藤、忍冬藤、鸡血藤、络石藤祛风除湿，通络止痛；甘草调和诸药为使。取标本兼治之意，共奏疏肝解郁，益肾养血，舒筋通络之功，从而达到扶正而不留邪，祛邪亦不伤正的目的。

324. 金藤通痹胶囊

【组成】金银花30 g，青风藤30 g，忍冬藤30 g，赤芍20 g，白芍20 g，生地黄15 g，土茯苓15 g，苍术15 g，黄柏15 g，穿山龙15 g，当归12 g，川芎12 g，乌梅10 g，皂角刺10 g，花椒10 g，甘草5 g。

【功效】清热燥湿解毒，滋阴活血通络。

【主治】类风湿关节炎属湿热毒邪内盛，阴虚瘀血阻痹经脉关节者。

【用法】将以上诸药共研为细末混合后，装入胶囊，每次服6粒，1日3次温水送服。

【方解】方中金银花清热解毒为主药，《本草正》记载金银花"善于化毒，故治痈疽、肿毒、疮癣、杨梅、风湿诸毒，诚为要药"。青风藤能祛风湿，通经络；忍冬藤清热解毒，疏风通络，《本草纲目》："治一切风湿气及诸肿痛，散热解毒。"土茯苓解毒除湿，利关节；黄柏清热燥湿解毒；苍术健脾燥湿；赤芍、白芍、生地黄、当归清热滋阴，活血通络，并防苦寒燥湿之品耗伤阴血；川芎善散，

行气活血；穿山龙舒筋活血，祛风止痛；皂角刺消肿拔毒排脓，《本草汇言》："皂角刺，拔毒祛风，于痈毒药中为第一要剂，又泄血中风热风毒，故而风药中亦推此药为开导前锋也。"类风湿关节炎系累及关节周围关节囊、肌腱、韧带、滑膜等的病变等，皆属于筋的病变范畴。肝主疏泄功能，在体合筋，筋的活动有赖于肝阴肝血滋养，乌梅、白芍均味酸，酸入肝而养筋，肝得所养，则骨正筋柔，机关通利而症除。《名医别录》又谓乌梅"利筋脉，去痹"。花椒味辛，性热，《神农本草经》："主风邪气，温中，除寒痹"，《药性论》："治恶风，遍身四肢顽痹"，既有益于痹证的治疗，又能温中散寒止痛，与甘草佐于大队清热药中，顾护脾胃以防寒凉伤中，且其辛热之性还能防诸多寒凉药导致寒凝冰伏。诸药合用，共奏清热解毒、利湿、活血通络之效，又寓补于泻，使邪去正安。

325. 附子八物汤

【组成】制附子（先煎）15 g，干姜15 g，白芍15 g，茯苓15 g，人参15 g，白术15 g，桂心15 g，制乌梢蛇15 g，雷公藤（先煎50～90分钟）15 g，甘草10 g。

【功效】温经助阳，散寒除湿。

【主治】类风湿关节炎属阳虚寒湿阻痹经脉关节者。

【用法】每日1剂，水煎分服2次。

【加减】上肢痛重者，加川芎10 g，羌活12 g；下肢痛重者，加牛膝15 g，独活12 g；阳虚寒重者，加杜仲12 g，续断15 g。

【方解】方中以制附子大辛大热，通三焦之阴霾，补命门之真火，启动下焦气化为主药；干姜温中散寒，回阳通脉，附子走而不守，干姜能走能守，附子配伍干姜，增强温经助阳，散寒镇痛之效。桂心系去掉外层粗皮的肉桂，既能温补阳气，又能活血通脉。茯苓为除湿之圣药，配制附子温阳利水，配白术培土利水，白芍宣通血痹，人参辅助正气。佐以制乌梢蛇祛风通络，雷公藤祛风除湿，活血通络。甘草补脾益气，调和药性，制附子得甘草助阳散寒而不过辛烈；而甘草缓急作用更助制附子散寒止痛之功。诸药合

用，温经助阳，散寒除湿。以治寒湿之痹，获满意疗效。

326. 历节清饮

【组成】忍冬藤 60 g，黄芪30 g，丹参30 g，青风藤30 g，晚蚕沙（包煎）30 g，桑枝30 g，土茯苓30 g，萆薢30 g，生地黄20 g，石斛20 g，知母20 g，香附20 g，防己15 g，栀子12 g。

【功效】清热解毒，祛风除湿，益气养阴，活血通络。

【主治】类风湿关节炎属气阴亏虚，湿热瘀血阻痹经脉关节者。

【用法】每日 1 剂，水煎分服 2 次。

【方解】方中栀子性苦寒，忍冬藤性寒，两者合用清热利湿、疏风通络，尤适于风湿热痹，关节红肿疼痛，屈伸不利者。青风藤祛风湿、通经络，《本草纲目》："治风湿流注，历节鹤膝"；配合土茯苓、萆薢、桑枝、晚蚕沙、防己祛风除湿药，使全方祛风除湿之力更强。生地黄、石斛、知母三药都有滋阴清热之用，配合黄芪补气健脾、香附理气调中、丹参活血祛瘀，既可以使气血通畅，又可避免诸多苦燥之药耗气伤津。诸药合用，共奏清热解毒，祛风除湿，益气养阴，活血通络之功。

【药理】现代药理学研究发现，方中青风藤其所含青藤碱对特异性免疫、非特异性免疫及细胞免疫均有抑制作用。

327. 龙鳖通痹汤

【组成】黄芪 60 g，丹参 18 g，巴戟天15 g，仙茅15 g，菟丝子15 g，蕲蛇15 g，续断15 g，牛膝15 g，制川乌（先煎）12 g，土鳖10 g，全蝎 5 g，蜈蚣 3 g。

【功效】温肾助阳通络，祛瘀填精止痛。

【主治】类风湿关节炎属肾阳亏虚，寒凝血瘀阻痹经脉关节者。

【用法】每日 1 剂，水煎分服 2 次。

【加减】湿热盛者，酌加苍术12 g，茯苓15 g，薏苡仁20 g，车前子（包煎）20 g；病程日久者，酌加桑寄生30 g，熟地黄12 g，补骨脂15 g，五加皮15 g；瘀血重者，加桃仁

12 g，红花15 g；痛在上肢者，加川芎12 g，桑枝12 g，秦艽12 g；痛在下肢者，加木瓜12 g；痛在腰脊者，加狗脊15 g。

【方解】方中以巴戟天、仙茅、菟丝子补肾益精，温肾助阳；以全蝎、蜈蚣、蕲蛇透骨搜风，祛瘀通络，化瘀散结，攻毒止痛；土鳖、丹参逐瘀止痛；制川乌辛温散寒止痛力优；黄芪益气升阳，标本兼顾。诸药合用，共奏温肾通络，祛瘀填精止痛之功。

328. 龙胆泻肝汤

【组成】龙胆12 g，泽泻12 g，栀子10 g，黄芩10 g，柴胡10 g，生地黄10 g，车前子（包煎）10 g，当归10 g，木通10 g，木香10 g，桃仁10 g，生甘草 5 g。

【功效】清湿热，养阴血。

【主治】类风湿关节炎属阴血亏虚，湿热蕴结阻痹经脉关节者。

【用法】每日 1 剂，水煎分服 2 次。30 日为 1 个疗程。治疗期间停用抗风湿药及其他有关西药，长期服用激素者逐渐减量直至完全停药。

【加减】寒盛者，加麻黄10 g，制川乌（先煎）10 g；热盛者，加石膏20 g，知母12 g；湿盛者，加晚蚕沙（包煎）10 g，地肤子15 g；筋脉拘急屈伸不利日久者，加海风藤15 g；瘀血明显者，加制乳香10 g，制没药10 g，三七（研末冲服）5 g；气血不足、肝肾阴亏者，酌加黄芪15 g，枸杞子15 g，党参12 g，杜仲12 g，黄精12 g；脾虚厌食者，加砂仁10 g，鸡内金12 g。

【方解】方中君药龙胆泻肝胆实火，除下焦湿热；黄芩、栀子泻三焦之热，助龙胆以增强清肝经实热之功；泽泻、木通、车前子清利湿热，引火从小便而出；肝藏血，肝有热则易伤阴血，故用当归入肝经，活血通经消散瘀滞；生地黄入肝经养阴和肝，防苦燥伤阴，使邪去而不伤正；肝主疏泄，性喜条达，柴胡能疏肝经之气，平少阳之热，且具解热镇痛之功；生甘草调和诸药。各药合用，泻中有补，清中有养，既能泻肝火，清湿热，又能养阴血，祛邪不伤正，扶正不留邪。正如吴谦所说"筋痿……乃肝经之为病也。故

用龙胆泻胆之火，以柴胡为肝使，以甘草缓肝急，佐以芩、栀、通、泽、车前辈大利前阴，使诸湿热有所以出也……又加当归、生地补血以养肝，盖肝为藏血之脏，补血即所以补肝也。而妙在泻肝之剂反作抚肝之药，寓有战抚绥之义矣"。从而使火降热清，湿浊分消，而诸症可愈。

329. 龙藤消痹汤

【组成】桑枝15 g，鸡血藤15 g，海风藤15 g，穿山龙15 g，豨莶草15 g，秦艽12 g，丝瓜络12 g，防风10 g，川芎10 g，独活10 g，防己10 g，甘草5 g。

【功效】祛风胜湿散寒，养血活血通络。

【主治】类风湿关节炎属血虚血瘀，风寒湿邪阻痹经脉关者。

【用法】每日1剂，水煎分服2次。30日为1个疗程。

【加减】上肢重者，加羌活12 g，威灵仙15 g；下肢重者，加牛膝15 g，木瓜12 g；寒重者，加制川乌（先煎）10 g，细辛5 g；湿重者，加苍术12 g，晚蚕沙（包煎）10 g；阳虚明显者，加补骨脂12 g，杜仲15 g；血瘀重或疼痛重者，加制乳香10 g，制没药10 g；皮色潮红、扪之温热者，加黄柏12 g，知母12 g，络石藤15 g。

【方解】方中桑枝、独活祛风胜湿，散寒止痛；穿山龙、秦艽、丝瓜络祛风胜湿，舒筋活络；防风祛风止痛；防己利湿消肿；海风藤、豨莶草祛风湿，消肿痛；川芎活血通经；鸡血藤养血活血，舒筋通络；甘草调和诸药。风寒湿邪蕴久化热，则会出现关节处皮色潮红、扪之温热感等症，故加入知母、黄柏、络石藤以清热、燥湿、解毒。病久亦会出现肝肾亏虚，导致筋骨失养而加重病情，则加入补骨脂、杜仲以补肝肾、养筋骨。总之，对于类风湿关节炎的组方用药，应从风、寒、湿、瘀四点着手，在此基础上灵活加减，往往获得满意疗效。

330. 木藤归芎汤

【组成】木瓜30 g，鸡血藤20 g，丹参15 g，地龙15 g，独活15 g，羌活15 g，僵蚕12 g，当归12 g，桃仁10 g，巴戟天10 g，白芥子10 g，川芎10 g，仙茅10 g，炮穿山甲（先煎）10 g，红花10 g，全蝎5 g。

【功效】祛风散寒止痛，除湿化痰祛瘀。

【主治】类风湿关节炎属风寒湿痹，痰瘀互结阻痹经脉关节者。

【用法】每日1剂，水煎分服2次。30日为1个疗程。

【加减】寒湿内阻者，加制川乌（先煎）10 g，桂枝10 g，威灵仙15 g；湿热内盛、痰热互结者，酌加生地黄20 g，知母15 g，秦艽12 g，雷公藤（先煎50～90分钟）10 g；气血亏虚、痰瘀阻络者，加桑寄生15 g，熟地黄15 g，杜仲12 g。

【方解】方中僵蚕祛风通络，消炎散结；全蝎有熄风通络，引一切风药直达病所之用；地龙有清热利水，通经活络之功；以上三药合用通经活血之功大增，经通络活则肿消痛止。红花、桃仁、丹参活血化瘀；木瓜、羌活、独活祛风散寒止痛，除湿舒筋，化痰通络；鸡血藤、当归补血通络；川芎为血中之气药；仙茅、巴戟天补肾，温通经络；白芥子配炮穿山甲，白芥子走气分，炮穿山甲行血分，能更好地化痰祛瘀。综上所述，诸药合用，共奏通络化痰祛病之功效。

331. 排毒尪痹汤

【组成】黄芪50 g，续断30 g，鸡血藤30 g，枸杞子25 g，淫羊藿25 g，威灵仙20 g，白术20 g，茯苓20 g，桂枝15 g，秦艽15 g，牛膝15 g，娘母良10 g，火把花根（先煎2小时）10 g，红花10 g，小铜锤5 g，甘草5 g。

【功效】祛风散寒，利湿通络，活血化瘀，补气血，补肝肾。

【主治】类风湿关节炎属气血肝肾亏虚，风寒湿瘀阻痹经脉关节者。

【用法】每日1剂，水煎分服2次。

【方解】方中主药火把花根祛风除湿，舒筋活络，清热解毒；娘母良味辛甘苦，归心、肺、肾、肝诸经，补肾助阳，养心安神，祛痰解痉；小铜锤解毒利湿，止咳定喘，消肿止痛；黄芪为补益之长，益气固表，扶正固本，益卫气补元气，调气血以及益肺、健脾、补肾。桂枝温经通阳，白术补气、健脾、燥湿，茯苓利水、渗湿、健脾，威灵仙祛风湿、通经络、止痹痛，枸杞子滋补肝肾，淫羊藿补肾壮阳、祛风除湿，续断补肝肾、行血脉、续筋骨，红花活血祛瘀，牛膝活血祛瘀、补肝肾、强筋骨，鸡血藤行血、补血、舒筋活络，秦艽祛风湿、舒经络，甘草补脾益气、缓急止痛、缓和药性。诸药合用，共奏祛风散寒，利湿通络，活血化瘀，补气血，补肝肾之功。

【药理】现代药理学研究发现，方中火把花根有效成分为生物碱、萜类、内酯、酚酸类等，具有明显抑制病理性免疫反应和抗炎镇痛作用。黄芪具有双向免疫调节作用，不仅可使机体从免疫功能低下状态恢复正常，还可使处于免疫亢进的机体恢复正常。

332. 起尪蠲痹汤

【组成】生地黄30 g，白芍20 g，知母20 g，大枣20 g，防风15 g，当归12 g，牛膝12 g，羌活10 g，独活10 g，苍术10 g，白术10 g，细辛（先煎）10 g，制附子（先煎）10 g，川芎10 g，延胡索10 g，桂枝10 g，姜黄10 g，甘草10 g，麻黄5 g，生姜3片。

【功效】祛风除湿散寒，温通经脉止痛，养阴益气助阳。

【主治】类风湿关节炎属气阴亏虚，阳虚寒凝，风湿阻痹经脉关节者。

【用法】每日1剂，水煎分服2次。

【加减】寒甚且痛剧者，加制川乌（先煎）10 g，制草乌（先煎）10 g；关节红肿灼热者，加虎杖15 g，忍冬藤20 g，石膏30 g；湿盛者，加薏苡仁20 g；肿痛不消者，加寻骨风20 g，白芥子10 g；肢体麻木者，加鸡血藤20 g，木瓜10 g，威灵仙15 g；久病入络者，加乌梢蛇（研末冲服）3 g，全蝎（研末冲服）2 g，蜈蚣（研末冲服）1条；关节疼痛消失者，去制川乌、制草乌、麻黄，酌加鹿角胶（烊化冲服）12 g，巴戟天12 g，肉苁蓉10 g，仙茅10 g，淫羊藿10 g。

【方解】本方根据汉代张仲景《伤寒论》麻黄汤治寒、桂枝汤治风和《金匮要略》中用桂枝芍药知母汤治风寒痹证、用乌头汤治寒湿痹证而共同立方。方中麻黄合桂枝，发汗解肌于皮毛腠理，横扫一切风寒湿邪，凡周身关节疼痛者始终必用；桂枝合白芍调和营卫，"营行脉中，卫行脉外"，两药合用则邪汗易出，邪去正安，防御力充沛；羌活、独活专治四肢上下之风湿；苍术、白术驱风寒湿，为治疗尪痹痼疾之要品；当归、生地黄、白芍、知母养血荣肝，滋阴泻火；川芎、延胡索行气止痛，以静制动；牛膝引药下行；姜黄引药达肩臂；防风防外来邪风，并可追风内出；制附子乃大辛大热大毒之品，温通经脉，暖肾助脾，除湿逐冷，防麻黄之峻汗，助苍术、白术蠲湿浊；甘草调和诸药；生姜、大枣护胃气，调药味。诸药合用，共奏祛风除湿，解表散寒，温通经脉，调和营卫，扶正祛邪，缓急止痛，养阴益气助阳之效。凡偏风、偏寒、偏湿、偏热、偏虚之"历节"，只要临床上辨证准确，随症加减，疗程充足，皆有起尪疗痹、健壮康复之望。

333. 热痹汤

【组成】蒲公英15 g，白花蛇舌草15 g，土茯苓15 g，忍冬藤15 g，地龙15 g，石斛15 g，当归12 g，生地黄12 g，金银花12 g，牛膝12 g，赤芍10 g，木瓜10 g，秦艽10 g，茯苓10 g，防风10 g，黄芩10 g，桂枝10 g，杜仲10 g。

【功效】清热解毒祛湿，活血散瘀通络。

【主治】类风湿关节炎属热毒湿邪内盛，瘀血阻痹经脉关节者。

【用法】每日1剂，水煎分服2次。

【方解】方中金银花、蒲公英、白花蛇舌草、秦艽为君药，以行清热解毒，祛湿止痹之功；土茯苓、忍冬藤、地龙、木瓜为臣药，以加强舒筋通络之效；臣以黄芩、茯苓以增强祛湿作用；加赤芍、当归活血散瘀；生地黄、石斛为佐药，防清热太过而伤阴；配以桂枝、防风防止整体药性寒冷太过，并有通经止痉之效；杜仲、牛膝为引药，并滋补肝肾，强筋骨。全方贯穿了清热解毒，凉血通络的治疗指导思想。诸药合用，共奏清热解毒祛湿，活血散瘀通络之功。

【药理】现代药理学研究发现，方中金银花对于无菌性炎症，既能抑制炎性渗出，又能抗炎性增生；白花蛇舌草能增强肾上腺皮质功能；白花蛇舌草、金银花、蒲公英清热解毒药能抑制 B 细胞产生抗体；土茯苓能选择性地抑制细胞免疫反应；当归、赤芍均有改善微循环、抗炎及抑制免疫反应作用。

334. 热痹活血汤

【组成】土茯苓 40 g，忍冬藤 30 g，伸筋草 30 g，薏苡仁 20 g，丹参 20 g，鳖甲（先煎）20 g，牛膝 15 g，海桐皮 15 g，赤芍 15 g，黄柏 10 g，牡丹皮 10 g，生地黄 10 g，木瓜 10 g，木防己 10 g，萆薢 10 g。

【功效】清热利湿，凉血活血，宣痹通络。

【主治】类风湿关节炎属湿热内蕴，瘀血阻痹经脉关节者。

【用法】每日 1 剂，水煎分服 2 次。

【方解】方中黄柏清热燥湿，泻火解毒；忍冬藤除经络之风热而止痛；萆薢、木防己清热利湿，分清别浊；土茯苓清热解毒，利湿消肿；薏苡仁利水渗湿，健脾除痹，且舒筋脉，缓挛急；木瓜去湿除痹；丹参活血化瘀，通络止痛；赤芍、牡丹皮、生地黄凉血活血，泻热解毒；牛膝强筋骨，活血通络，引药下行，使湿热之毒从下泻之；海桐皮、伸筋草祛风湿，通筋络；鳖甲软坚散结，滋阴潜阳。诸药合用，共奏清热利湿，凉血活血，宣痹通络之功。

335. 热痹解毒汤

【组成】薏苡仁 30 g，白花蛇舌草 30 g，金银花 25 g，蒲公英 25 g，土茯苓 20 g，赤芍 20 g，雷公藤（先煎 50～90 分钟）20 g，肿节风 15 g，黄柏 12 g，土贝母 12 g，苍术 10 g，羌活 10 g，独活 10 g。

【功效】清热解毒，祛风燥湿，凉血活血。

【主治】活动期类风湿关节炎属热毒内盛，风湿瘀血阻痹经脉关节者。

【用法】每日 1 剂，水煎分服 2 次。30 日为 1 个疗程。

【加减】湿热较重，关节红、肿、热、痛伴发热者，金银花用量加至 30 g，蒲公英用量加至 30 g，土贝母用量加至 15 g；湿热毒重，病情反复发作，关节肿胀、灼热、晨僵、胶着感明显者，土茯苓用量加至 25 g，薏苡仁用量加至 40 g，黄柏用量加至 15 g；阴虚低热，舌红少津，脉细数者，加生地黄 30 g，牡丹皮 15 g；关节肿胀，积液明显者，加车前草 20 g。

【方解】雷公藤、肿节风具有清热解毒、消肿止痛、活血化瘀作用；金银花、蒲公英、白花蛇舌草功专清热解毒，《本草正》：金银花"善于化毒，故治痈疽、肿毒、疮癣、杨梅、风湿诸毒，诚为要药"；黄柏清热燥湿；苍术燥湿健脾，祛风湿；土茯苓清热解毒，兼除湿通络；赤芍清热，凉血活血；薏苡仁除湿利痹，清热健脾；土贝母有散结、消肿、解毒功能；羌活、独活祛除风湿止痛。本方集清热利湿解毒，活血通络，祛除风湿于一体。诸药合用，共奏清热解毒，祛风燥湿，凉血活血之功，其紧扣病机，从而取得良好的治疗效果。

【药理】现代药理学研究发现，方中雷公藤中的雷公藤总苷具有降低免疫球蛋白、血沉、黏蛋白白及使胸腺萎缩、抑制抗体生成和激素样作用。肿节风中含有黄酮苷等，具有抑制巨噬细胞吞噬功能及抑制肿瘤细胞分裂的作用。蒲公英、白花蛇舌草能提高人外周血淋巴细胞母细胞转化率，激发机体免疫功能。黄柏、苍术、土茯苓、赤芍均对细菌有明显的抑制作用。

336. 热痹清通汤

【组成】金银花 30 g，黄柏 30 g，鸡血藤 30 g，伸筋草 30 g，薏苡仁 30 g，刘寄奴 30 g，水牛角（先煎）30 g，乌梢蛇 15 g，僵蚕 15 g，胆南星 15 g，苏木 15 g，马勃 5 g。

【功效】清热解毒化痰，祛风通络止痛，活血祛瘀。

【主治】活动期类风湿关节炎属热毒痰浊内蕴，风湿瘀血阻痹经脉关节者。

【用法】每日 1 剂，水煎分服 2 次。

【方解】方中金银花、马勃、僵蚕既能清

热解毒散结，又能轻宣透表，疏散风热；黄柏、薏苡仁分消湿热之邪；苏木、刘寄奴活血祛瘀；胆南星清热化痰；鸡血藤、伸筋草、乌梢蛇祛风通络止痛；水牛角以骨走骨，引诸药直清深入筋骨之热。诸药合用，共奏清热解毒化痰，祛风通络止痛，活血祛瘀之功。

337. 乳香追风汤

【组成】黄芪20 g，制乳香15 g，制没药15 g，白芍15 g，白术15 g，当归12 g，秦艽12 g，寻骨风10 g，透骨草10 g，制川乌（先煎）10 g，乌梢蛇10 g，知母10 g，炙甘草10 g。

【功效】益气养血柔肝，祛风除湿散寒。

【主治】类风湿关节炎属气血亏虚，风寒湿邪阻痹经脉关节者。

【用法】每日1剂，水煎分服2次。

【加减】肿痛日久有灼热感者，去制川乌，加生地黄30 g，牡丹皮15 g；关节肿大，僵硬冷痛，四肢厥冷者，去知母，加淫羊藿12 g，补骨脂15 g。

【方解】方中制乳香、制没药、寻骨风、透骨草、制川乌、乌梢蛇、秦艽具有祛风除湿，温经散寒，搜风治络的功效，以治病之标；当归、白芍、黄芪具有健脾益气，养血柔肝的作用，以固病之本。诸药合用，共奏益气养血柔肝，祛风除湿散寒之功。标本兼治，共收良效。

338. 湿热痹清丸

【组成】丹参30 g，鸡血藤30 g，薏苡仁30 g，萆薢30 g，忍冬藤30 g，络石藤30 g，醋延胡索20 g，生地黄20 g，苍术15 g，黄柏15 g，牛膝15 g，牡丹皮15 g，白花蛇舌草15 g，乌梢蛇15 g，焦山楂10 g，焦麦芽10 g，焦神曲10 g，陈皮10 g，甘草10 g。

【功效】祛风除湿，清热通络。

【主治】类风湿关节炎属风湿热毒阻痹经脉关节者。

【用法】将诸药共研为细末，制作为水蜜丸。每次10 g，每日服3次。

【方解】方中苍术健脾燥湿；黄柏苦寒清热燥湿，偏入下焦，善祛下焦之湿热；牛膝

补肝肾，强筋骨；陈皮燥湿；薏苡仁祛湿热；白花蛇舌草、忍冬藤清热解毒，消痛散结，利尿除湿；络石藤祛风通络，凉血消肿；萆薢利湿祛风除痹；鸡血藤活血补血，舒筋活络；丹参清心活血，使补而不留瘀；牡丹皮清热活血祛瘀；生地黄凉血清热，与鸡血藤合用养血润燥，使祛瘀而不伤阴；乌梢蛇祛风活络；延胡索行气活血而止痛；焦山楂、焦麦芽、焦神曲消积导滞，健脾胃；甘草调和诸药。全方共奏祛风除湿，清热通络之效。

339. 湿热痹阻关节汤

【组成】土茯苓50 g，鸡血藤30 g，淫羊藿30 g，徐长卿30 g，豨莶草30 g，延胡索30 g，骨碎补30 g，穿山龙30 g，当归20 g，川芎20 g，熟地黄15 g，白芍12 g，柴胡10 g，土鳖10 g，生地黄10 g，赤芍10 g。

【功效】清热利湿，滋阴养血，活血祛瘀。

【主治】类风湿关节炎属阴血亏虚，湿热内蕴，瘀血阻痹经脉关节者。

【用法】每日1剂，水煎分服2次。

【加减】湿邪偏重者，加松节12 g，海桐皮15 g，以增强化湿作用；热邪偏重者，加苦参12 g，取其清热燥湿作用。

【方解】方中豨莶草辛散苦燥，能祛筋骨间风湿，通经络，利关节，生用性寒，宜于风湿热痹，为君药。徐长卿、土茯苓甘淡渗利，通利关节，利湿，导湿热从水道而去，为湿邪寻找出路，加强君药清热利湿作用；穿山龙祛风湿，微寒清热，善治热痹，协助君药增强清热除湿作用；共为臣药。赤芍、川芎活血祛瘀；当归、鸡血藤、生地黄、熟地黄、白芍滋阴养血，使邪去而不伤阴血；延胡索行血中之气滞，气中血滞，专治一身上下诸痛；柴胡疏肝行气，气行则湿化；土鳖能破血逐瘀，性善走窜，周行全身，以行药力；甘草调和诸药，护胃安中；以上诸药，皆为佐使之用。诸药配伍利中有滋，泻中有补，降中有升，活血之中兼有养血，祛邪而不伤正，清热而不伤胃，使湿浊得利，热邪得清，瘀血得行，所发诸症皆相应而去。

【药理】现代药理学研究发现，方中豨莶

草能增强 T 细胞的增殖功能，通过调节机体免疫、改善局部病理反应达到抗风湿作用；土茯苓所含有的落新妇苷有明显的镇痛、利尿作用，并通过影响 T 淋巴细胞释放淋巴因子的炎症过程，选择性地抑制细胞免疫反应；穿山龙对巨噬细胞吞噬功能有增强作用，对体液免疫和细胞免疫功能均具有抑制作用；白芍能使处于低下状态的细胞免疫功能恢复正常；熟地黄、柴胡具有促进肾上腺皮质系统功能的作用。

340. 藤龙桃红四物汤

【组成】当归15 g，青风藤12 g，海风藤12 g，鸡血藤12 g，忍冬藤12 g，白芥子10 g，胆南星10 g，白芍10 g，露蜂房10 g，穿山龙10 g，川芎10 g，桃仁10 g，红花10 g，全蝎5 g。

【功效】养血活血化瘀，祛风化痰逐饮。

【主治】类风湿关节炎属血虚血瘀，风痰阻痹经脉关节者。

【用法】每日 1 剂，水煎分服 2 次。

【方解】方中青风藤镇痛之功最著，善治风疾，一切历节麻痹皆治之；海风藤善治络中之风，止游走性疼痛；忍冬藤善清经络中风湿热邪而止疼痛，用于关节肿热、屈伸不利之症尤宜；鸡血藤通络舒筋，活血补血，专通络中之血，疏通经络又主养血；露蜂房质轻且性善走窜，能祛风止痛；穿山龙舒筋活血，祛风止痛；全蝎善于通络止痛，治疗风寒湿痹久治不愈，筋脉拘挛，甚则关节变形之顽痹。桃红四物汤以祛瘀为核心，辅以养血行气。其中以强劲的破血之品桃仁、红花为主，活血化瘀；以甘温之当归滋阴补肝，养血调经，养血和营，以增补血之力；川芎活血行气，调畅气血，以助活血之功。同时白芥子温化寒痰，化痰逐饮，散结消肿；胆南星燥湿化痰，祛风止痉，消肿止痛。诸药合用，共奏养血活血化瘀，祛风化痰逐饮之功。全方配伍得当，使瘀血去、寒痰去、新血生、气机畅，化瘀祛痰生新是该方的显著特点。

341. 顽痹汤

【组成】黄芪30 g，肉苁蓉30 g，当归30 g，络石藤20 g，忍冬藤20 g，海风藤20 g，鸡血藤20 g，秦艽15 g，益母草15 g，乌梢蛇15 g，制川乌（先煎）12 g，雷公藤（先煎50～90分钟）10 g，桂枝10 g，制乳香10 g，白芍10 g，甘草10 g，蜈蚣10 g。

【功效】祛风散寒除湿，益气养血，活血化瘀，通络止痛。

【主治】类风湿关节炎属气血亏虚，风寒湿瘀阻痹经脉关节者。

【用法】每日 1 剂，水煎分服 2 次。30 日为 1 个疗程。

【加减】偏热者，加生石膏30 g，知母20 g；偏寒者，桂枝用量加至20 g，加细辛5 g。

【方解】方中黄芪益气固表；雷公藤、络石藤、忍冬藤、海风藤、鸡血藤祛风湿，通利经络关节；当归、益母草、乳香活血化瘀；制川乌、桂枝、秦艽温经散寒，通阳宣痹；乌梢蛇、蜈蚣搜风通络止痛；白芍、甘草缓急止痛。诸药合用，共奏祛风散寒除湿，益气养血，活血化瘀，搜风通络止痛之效。诸药配伍得当，标本兼治，切中病机，故取得较好疗效。

【药理】现代药理学研究发现，顽痹汤能有效抑制异常免疫反应，改善血液循环，改善症状，促进组织修复。

342. 顽痹康汤

【组成】白术 120 g，人参 60 g，黄芪60 g，桂枝60 g，炙甘草60 g，生姜50 g，白芍45 g，当归30 g，黑小豆30 g，补骨脂30 g，枸杞子30 g，淫羊藿30 g，菟丝子30 g，制附子（先煎50～90分钟）20 g，制川乌（先煎50～90分钟）15 g，防风15 g，麻黄10 g，蜂蜜（冲服）150 g，细辛5 g，大枣12 枚。

【功效】温肾益气健脾，祛风逐寒解凝，养血活血和营。

【主治】类风湿关节炎属脾肾亏虚，气血不足，风寒湿瘀阻痹经脉关节者。

【用法】上药加水 1500 mL，冷水浸泡 30 分钟，武火先煎 10 分钟，再文火煎煮 20 分钟，后取汁 600 mL，每日 1 剂，水煎分服 3

次。30 日为 1 个疗程。

【方解】方中制附子、制川乌大辛大热，通行十二经，破冰解冻，逐沉寒痼冷为君；防风、黑小豆、炙甘草、蜂蜜解其毒，制其燥裂，以防中毒；以桂枝、麻黄、当归、大枣、生姜养血活血和营，宣发营卫，通畅气机，驱散风寒，通达关节；黄芪、白术、人参益气健脾，运转一身大气，周流气血，使风寒湿不胜正而自退；白芍养血补血，使气从血生，养血而益营，缓急而止痛；细辛解表温阳，与麻黄、制附子同用祛风散寒，通达经气而止痛；补骨脂、枸杞子、淫羊藿、菟丝子温补肾阴、肾阳，治病求本。诸药相伍，共奏温肾益气健脾，祛风逐寒解凝，养血活血和营之效。益气使气从血中而生，散寒使寒从关节而去，通利血脉而利关节，然则气虚得复，风寒湿得解，病为向愈。

343. 顽痹通汤

【组成】豨莶草30 g，乌梢蛇15 g，地龙15 g，白芍15 g，黄芪15 g，淫羊藿15 g，当归12 g，青风藤12 g，续断12 g，杜仲12 g，制川乌（先煎）10 g，制乳香10 g，制没药10 g，甘草5 g。

【功效】祛风除湿，活血化瘀，补益肝肾，消肿止痛。

【主治】类风湿关节炎属肝肾亏虚，风湿瘀血阻痹经脉关节者。

【用法】每日1剂，水煎分服2次。30日为1个疗程。

【方解】方中豨莶草味辛苦，气微寒，能祛风除湿，通经活络，坚壮筋骨，补益肝肾，兼有活血之功，以之为君。制川乌、青风藤、乌梢蛇开通经络，透达关节，搜逐附筋着骨之邪，以之为臣。地龙、当归、制乳香、制没药内通脏腑，外达经络，活血化瘀，消肿止痛；续断、杜仲、淫羊藿补肝肾，坚筋骨，扶正固本；黄芪补气益阳，既可助搜逐之品祛邪外出，又能助活血之药化瘀通络；白芍养血敛阴，既有柔润筋脉之用，又能制川乌之刚燥；以上共为佐药。甘草调和诸药，以之为使。诸药合用，使客邪祛，痹滞通，筋骨坚，肝肾充。故此方搜邪与扶正兼顾，寄养血于化瘀之中，久服无化燥伤阴之弊，切中病机，故取效甚著。

【药理】现代药理学研究发现，方中豨莶草、制川乌、青风藤能抑制关节炎症，减轻炎性水肿的损害，且有很强的镇痛、镇静作用；当归、地龙、制乳香、制没药活血化瘀，改善人体微循环，加快物质代谢和局部营养供应，促使炎症消除；杜仲、续断镇痛、镇静、抗炎；对关节炎变有抑制作用；黄芪、白芍、淫羊藿、乌梢蛇有免疫调节作用，促进损伤组织修复。

344. 顽痹活血汤

【组成】丹参30 g，鸡血藤30 g，忍冬藤30 g，白花蛇舌草30 g，荆芥30 g，络石藤20 g，当归15 g，皂角刺15 g，威灵仙15 g，制川乌（先煎）10 g，制草乌（先煎）10 g，秦艽10 g，僵蚕10 g，甘草10 g，蜈蚣1条。

【功效】活血化瘀，祛风散寒，清热消肿止痛。

【主治】类风湿关节炎属热毒内蕴，风寒瘀血阻痹经脉关节者。

【用法】每日1剂，水煎分服2次。

【加减】寒重者，加干姜5 g，制附子（先煎）10 g；热盛者，加土茯苓20 g，知母15 g。

【方解】方中当归、丹参、鸡血藤活血化瘀，温经通脉；忍冬藤、络石藤、白花蛇舌草清热祛风，消肿止痛；制川乌、制草乌散寒止痛；威灵仙、秦艽舒筋开痹；蜈蚣、僵蚕解除晨僵。诸药合用，共奏活血化瘀，祛风散寒，清热消肿止痛之效。

【药理】现代药理学研究发现，方中当归、丹参、鸡血藤能激发人体造血功能，增强人体抵抗力；忍冬藤、络石藤中的藤素碱，能减轻炎症因子对滑膜的刺激。

345. 顽痹益气汤

【组成】黄芪30～60 g，鸡血藤30 g，桑寄生20 g，白芍20 g，丹参15 g，茯苓15 g，当归12 g，川芎12 g，羌活12 g，独活12 g，杜仲12 g，秦艽12 g，防己12 g，炒白术12 g，陈皮12 g，淫羊藿12 g，甘草10 g。

【功效】补益肝肾，益气活血，祛风散寒除湿。

【主治】类风湿关节炎属肝肾亏损，气虚血瘀，风寒湿邪阻痹经脉关节者。

【用法】每日1剂，水煎分服2次。

【加减】疼痛重在上肢者，加桑枝30 g，姜黄12 g；疼痛重在下肢者，加木瓜15 g，牛膝12 g；偏于热者，加雷公藤（先煎50～90分钟）12 g，知母12 g，忍冬藤20 g；偏于肾虚寒湿者，酌加菟丝子30 g，熟地黄12 g，补骨脂12 g，桂枝10 g，制附子（先煎）10 g；关节肿胀甚者，茯苓、白术用量均加至30 g，加薏苡仁30 g，苍术15 g；病久不愈且关节变形者，加红花10 g，地龙12 g，蜈蚣2条；肢节痛重者，加制乳香10 g，制没药10 g。

【方解】方中黄芪益气扶正；白芍、当归、川芎、丹参补血活血，改善微循环；羌活、独活、桑寄生、杜仲、秦艽、防己补益肝肾，祛风胜湿；鸡血藤、淫羊藿温阳散寒，通络止痛；茯苓、炒白术、陈皮健脾祛湿；甘草调和诸药。全方共奏调气血，补肝肾，散寒除湿，通络止痛之功效。值得一提的是，雷公藤治疗类风湿关节炎，具有明显的抗炎和免疫抑制作用，但在临床上有些医生不论寒热虚实，一律加用雷公藤似欠妥当。因雷公藤的功效为清热解毒，祛风胜湿，舒筋活血，消肿止痛，因此适用于类风湿关节炎的急性活动期，且属于湿热痹者，疗效才能更好。

346. 顽痹排毒汤

【组成】生黄芪45 g，重楼30 g，鸡血藤30 g，续断30 g，淫羊藿25 g，制川乌（先煎120分钟）20 g，制草乌（先煎120分钟）20 g，白术20 g，茯苓20 g，连翘20 g，枸杞子20 g，半枝莲20 g，桂枝15 g，秦艽15 g，威灵仙15 g，牛膝15 g，红花12 g，甘草5 g。

【功效】补益气血肝肾，祛风利湿散寒，解毒活血化瘀。

【主治】类风湿关节炎属气血、肝肾亏虚，风寒湿瘀毒邪阻痹经脉关节者。

【用法】每日1剂，水煎分服2次。

【方解】方中重楼清热解毒消肿止痛；制

川乌、制草乌祛风散寒，温经通络止痛；生黄芪为补益之长，益气固表，扶正固本，益卫气补元气，调气血以及益肺、健脾、补肾；淫羊藿补肾壮阳，祛风除湿。诸药合用，共奏补益气血肝肾，祛风利湿散寒，解毒活血化瘀之效。

【药理】现代药理学研究发现，方中重楼具有抗炎及促进细胞免疫功能的功效，尤其能增强细胞免疫功能，促进免疫复合物、炎症介质等炎性病理产物的清除，从而起到抗炎消肿止痛作用。制川乌、制草乌主要成分乌头碱、次乌头碱有改善微循环、调节自主神经，对机体免疫有促进作用（特别是促进细胞免疫）及多种细胞因子的功能，从而起到增进关节及其周围组织的血液循环，保护细胞膜，改善营养状态，减少关节渗出，促进关节积液吸收，减少致痛物质堆积，解除类风湿关节炎肿痛。黄芪具有双向免疫调节作用，不仅能使机体从免疫功能低下状态中恢复正常，而且能使处于免疫亢进的机体恢复正常。淫羊藿具有扩张血管及调节神经内分泌免疫功能与性腺激素的效用，而类风湿关节炎的发病与性激素亦有相关性。

347. 蜈蚣加味汤

【组成】黄芪25 g，土茯苓15 g，独活15 g，当归15 g，防己12 g，桑寄生12 g，秦艽12 g，川芎10 g，晚蚕沙（包煎）10 g，蜈蚣（去头足研末，用药液冲服）3条。

【功效】补肝肾，益气血，祛风湿，通络止痛。

【主治】类风湿关节炎属气血肝肾亏虚，风湿阻痹经脉关节者。

【用法】每日1剂，水煎分服2次。饭后半小时服。30日为1个疗程。治疗期间嘱患者忌抽烟、饮酒，注意保暖。

【加减】湿热者，去黄芪，酌加知母12 g，蒲公英15 g，石膏30 g，忍冬藤20 g；寒湿者，加制川乌（先煎）10 g，桂枝10 g，白芍15 g；上肢疼痛者，加桑枝20 g，桂枝12 g；下肢疼痛者，加牛膝15 g，木瓜12 g；四肢末梢和远端关节疼痛者，加海风藤15 g，忍冬藤30 g；脊背痛者，加狗脊20 g，杜仲15 g。

【方解】方中蜈蚣味辛性温有毒，走窜之力最速，内而脏腑，外而经络，凡气血凝聚之处皆能开之，其性尤善搜风，主要有祛风通络，熄风止痛作用。《丹溪心法·痛风》："肢长肿痛，脉涩数者，此是瘀血。"由于风寒湿痹或热痹经久不愈，邪气凝塞，血运不畅，脉络不通，则致关节肿胀瘀滞，而蜈蚣具有通经络，祛风之功效。分别配以清热散寒利湿、镇痛、活血通络之药物黄芪、土茯苓、当归、防己补气养血，健脾利湿；独活、晚蚕沙、桑寄生、川芎等祛一身之邪。诸药合用，共奏补肝肾，益气血，祛风湿通络止痛之功，随证加减，使其经络通畅，气血运行不受限，关节得以气血滋养而恢复正常。

348. 蜈蚣龙蛇汤

【组成】当归20 g，川芎20 g，甘草20 g，透骨草15 g，威灵仙15 g，续断12 g，伸筋草12 g，制乳香10 g，制没药10 g，白芷10 g，地龙10 g，制川乌（先煎）5 g，制草乌（先煎）5 g，血竭（研末冲服）5 g，制南星5 g，土鳖5 g，白花蛇（研末冲服）3 g，蜈蚣（去头足）1条。

【功效】补肝肾，养气血，散寒祛湿，搜风通络止痛。

【主治】类风湿关节炎属肝肾气血亏虚，风寒湿邪阻痹经脉关节者。

【用法】每日1剂，水煎分服2次。

【加减】风湿痹阻，肢体关节酸楚疼痛，游走不定者，加防风12 g，防己10 g；风寒痹阻，肢体关节冷痛，痛势较剧者，加麻黄5 g，制附子（先煎）10 g；湿热痹阻，关节红肿热痛，痛不可近者，去制川乌、制草乌，加黄柏10 g，苍术12 g；上肢疼痛者，加桑枝15 g；下肢疼痛者，加牛膝15 g；痰浊痹阻，肢体关节重着不移，麻木不仁者，去制川乌、制草乌，加白芥子（包煎）10 g；瘀血痹阻，肌肉关节疼痛拒按，屈伸不利者，加鸡血藤30 g；正气虚弱，病程久远，肌肉萎缩者，去制川乌、制草乌，加黄芪30 g，杜仲20 g。

【方解】方中地龙、蜈蚣、白花蛇虫类走窜、搜刮之品，驱风通络、解痹之力甚强，且活血搜风；透骨草、伸筋草、威灵仙、续断补肾增精，养肝荣筋，使筋骨强健，髓海充实；川芎、当归、甘草补养气血；制乳香、制没药、血竭活血祛瘀，即"气行则血行，血行风自灭"之理；制川乌、制草乌、制南星辛大热，散寒祛湿止痛，虽为破阴驱寒之要药，但其性悍烈，气锐而有毒，故历代医家多限于外用，如张璐《本草逢原》谓："乌头悍烈仅堪外用。"所以内服一要严格炮制，二是要辨证准确，不可轻投，但内服其破阴驱寒、解凝止痛而力胜诸药。如久病体虚而阴寒内盛者，非悍烈之品而邪不去，同时必须谨慎，或同时加用黄芪等以防伤正；三是不宜久服，要遵《内经》"大毒治病，十去其六"之训，中病即止。

349. 熄风通痹汤

【组成】黄芪60 g，乌梢蛇30 g，丁公藤15 g，豨莶草12 g，威灵仙12 g，当归12 g，川芎5 g，全蝎5 g，蜈蚣2条。

【功效】补益气血，祛风除湿消肿，熄风通痹止痛。

【主治】类风湿关节炎属气血亏虚，风湿阻痹经脉关节者。

【用法】每日1剂，水煎分服2次。

【加减】热重者，加忍冬藤30 g；风重者，加海风藤20 g；寒重者，加制川乌（先煎）5 g，制草乌（先煎）5 g；痛甚者，加延胡索15 g，制没药10 g；湿重者，加薏苡仁30 g。

【方解】方中丁公藤、豨莶草祛风除湿通络；威灵仙祛风消肿，活络止痛，并可载药达病所；川芎活血，有助于祛风通络；全蝎、蜈蚣、乌梢蛇搜风通络，透骨止痹；黄芪、当归补益气血，黄芪能补一身之正气，卫外而又行其内，补气益精而扶正。诸药合用，具有补益气血，祛风通络，消肿止痛，标本兼治，切中病机，故取得较好临床疗效。

【药理】现代药理学研究发现，方中川芎有扩张血管，改善循环，促进组织修复作用；黄芪能提高白细胞的免疫功能，减少B细胞的增殖和自身抗体，调节T细胞亚群，从根本上改善和消除突变的基因。

350. 泄浊通络汤

【组成】薏苡仁90 g，茯苓30 g，桑枝

30 g，金银花30 g，威灵仙20 g，党参15 g，独活15 g，白术12 g，炙甘草12 g，苍术10 g，黄柏10 g，泽泻10 g，当归10 g，桂枝10 g。

【功效】清热解毒泄浊，补脾益气燥湿，祛风养血活血。

【主治】活动期类风湿关节炎属脾虚湿盛，热毒内蕴阻痹经脉关节者。

【用法】每日1剂，水煎分服2次。

【加减】偏寒者，加制附子（先煎）15 g，延胡索15 g，细辛3 g；偏热者，加石膏60 g，知母12 g；兼肾虚者，加杜仲15 g，枸杞子15 g，桑寄生30 g；夹瘀者，加丹参30 g，赤芍15 g，红花12 g。

【方解】方中重用薏苡仁为君，取其利水渗湿除痹，泄浊通络，善祛湿热痹痛，缓筋脉拘挛；伍以茯苓、泽泻、苍术燥湿健脾，祛风除湿，泄浊通络；黄柏清热燥湿；金银花清热解毒，泄浊通络；威灵仙、独活、桑枝祛风除湿，通络止痛；党参、白术、炙甘草补脾益气；当归养血活血止痛；桂枝温通经脉，通阳化气。诸药相须为用，共奏补脾益气燥湿，清热解毒泄浊，祛风养血活血之功。

在类风湿关节炎活动期的治疗过程中，健脾化湿应贯彻始终，以健脾祛湿、泄浊通络为治法。一则健脾，脾气实，脾之运化升清功能正常，水谷得以化生精微，湿浊之邪难以生成；二则祛湿泄浊，诸症随之而解，且阻断了困脾生湿之恶性循环；三则佐以通络，经通脉畅，气机得以升降湿浊之邪不能留滞为害，则正复邪祛，诸痹自愈。

351. 固本除痹汤

【组成】黄芪30 g，当归尾12 g，鸡血藤12 g，威灵仙12 g，木瓜12 g，透骨草12 g，寻骨风12 g，制乳香10 g，制没药10 g，牛膝10 g，川芎10 g，防己10 g，蒲黄（包煎）10 g，甘草5 g。

【功效】益气固表，祛风除湿，活血化瘀。

【主治】类风湿关节炎属气虚卫表不固，风湿瘀血阻痹经脉关节者。

【用法】每日1剂，水煎分服2次。30日为1个疗程。

【方解】方中黄芪益气固表，一方面扶正助祛邪，另一方面又可防邪再犯；当归尾、川芎、鸡血藤、牛膝、制乳香、制没药、蒲黄活血化瘀；防己、威灵仙、木瓜、透骨草、寻骨风祛风除湿通络。诸药合用，具有益气固表，除湿通络之功。

【药理】现代药理学研究发现，方中当归尾、川芎、鸡血藤、牛膝、制乳香、制没药、蒲黄均有抗炎、镇痛的功效，而蒲黄则还对细胞免疫、体液免疫有抑制作用；防己、威灵仙、木瓜、透骨草、寻骨风具有消炎、消肿、止痛等作用。

352. 薏苡仁汤

【组成】薏苡仁30 g，当归12 g，羌活12 g，川芎10 g，防风10 g，苍术10 g，独活10 g，麻黄5 g，桂枝5 g，炙甘草5 g，生姜3片。

【功效】除湿通络，祛风散寒。

【主治】类风湿关节炎属风寒湿邪阻痹经脉关节者。

【用法】每日1剂，水煎分服2次。30日为1个疗程。

【加减】食欲不振者，加神曲10 g，麦芽15 g，山楂20 g，以开胃消食；夜寐差，难以入睡者，加酸枣仁15 g，首乌藤15 g，柏子仁12 g，以养心除烦安神，煅龙骨（先煎）30 g，煅牡蛎（先煎）30 g，以重镇安神；大便秘结者，加麻子仁15 g，大黄5 g，芒硝（冲服）10 g，以润肠泄热通便。

【方解】薏苡仁汤出自《类证治裁》，方中薏苡仁健脾除湿，苍术燥湿健脾，湿除则经络自通。羌活、独活、防风祛风除湿，通痹止痛，羌活善祛上半身之风寒湿邪，独活走下，善祛下半身之寒邪。当归活血化瘀通络，血行瘀去则络通，川芎行气活血，麻黄、桂枝温阳通脉。生姜温中散寒，甘草调和诸药。诸药合用，共奏除湿通络，祛风散寒之功效。

【药理】现代药理学研究发现，方中薏苡仁的有效成分薏苡仁油具有抗炎镇痛的功效，其能有效缓解炎性反应。羌活的有效成分羌

为1个疗程。

活挥发油、香豆素具有抗炎、镇痛功效，作用机制可能与其能下调基质金属蛋白酶，进一步能抑制白细胞的迁移能力有关。独活的有效成分主要以香豆素为主，其亦具有抗炎消肿的功效。防风的主要成分为挥发油及香豆素类化合物，其抗炎作用显著，且其抗炎作用可不依赖肾上腺，对炎症组织中的5-羟色胺、组胺皆具有抑制作用。麻黄的有效成分挥发油、多糖、酚酸具有一定的免疫抑制作用。

353. 薏芎除湿汤

【组成】薏苡仁30 g，黄芪20 g，川芎15 g，当归15 g，党参15 g，威灵仙15 g，苍术12 g，细辛5 g。

【功效】健脾胜湿，祛风除湿，通络止痛。

【主治】类风湿关节炎属脾虚湿盛，风湿阻痹经脉关节者。

【用法】每日1剂，水煎分服2次。

【方解】方中重用薏苡仁与川芎，其中薏苡仁，味甘淡，性微寒，归脾、胃、肺经，功能利水渗湿，健脾除痹。早在《神农本草经》中就记载本品有"主筋急拘挛，不可屈伸，风湿痹"之作用，《本草纲目》谓："薏苡仁，阳明药也，能健脾益胃"。现代临床认为本品甘补淡渗，功似茯苓，对于脾虚湿滞者尤为适用；本品又能舒经脉，和挛急，尤其适用经脉拘挛关节不利者。川芎味辛性温，归肝、胆、心包经，其性走窜，前人谓其能"上行头目，下行血海"，"为血中气药"，有良好的活血行气，祛风止痛之功。由于能"旁通络脉"，故其祛风通络作用甚佳，常用于风湿痹痛。由于该二药用于治痹历史悠久，为健脾胜湿，祛风通络功能之君药。苍术辛苦性温，主归脾、胃经，功能燥湿健脾，祛风湿。因其辛散苦燥，长于祛湿，痹病湿胜者尤为适宜。《神农本草经》谓本品"主风寒湿痹"。党参味甘性平，归脾肺经，有补中益气，健脾养胃之功，对正虚邪实者可扶正祛邪。《本草从新》谓本品"主补中益气，和脾胃"。黄芪味甘性微温，归脾、肺经，有益气固表利水作用，用于痹病肌肤麻木不仁，气虚血滞

不行之痹痛，尤为适宜，能补气以行滞。以上三者共助君药健脾胜湿，祛风通络，针对主症，合而为臣药。当归味甘辛，性温，归肝、心、脾经，补血活血、散寒止痛，对风湿痹痛，肢体麻木者常选用本品配合使用。细辛味辛性温，归肺、肾、心经，有祛风散寒止痛之功，本品辛香走窜，对风寒湿痹，腰膝冷痛者最为适宜。威灵仙味辛咸，性温，归膀胱经，功能祛风湿，通经络，为风湿痹痛常用之品。其辛散温通，性猛善走，通行体表经脉之特性，为历代医家所认同。凡风湿痹痛，麻木不仁，无论上下皆可选用。以上三味既可协助君药针对主症，又能兼顾多种兼症，故同为本方之佐药。全方具有健脾胜湿，祛风除湿，通络止痛之功效。

354. 薏仁桂芍药知母汤

【组成】薏苡仁30 g，桂枝12 g，白芍12 g，防风12 g，知母12 g，苍术12 g，羌活12 g，独活12 g，当归12 g，白术12 g，川芎10 g，制附子（先煎）10 g，麻黄5 g，甘草5 g，生姜3片。

【功效】祛风除湿，散寒通络，补益气血。

【主治】类风湿关节炎属气血不足，风寒湿邪阻痹经脉关节者。

【用法】每日1剂，水煎分服2次。

【加减】寒邪偏重者，去薏苡仁，加制巴戟天12 g；湿热偏重者，加黄柏12 g，木通10 g；气虚者，加党参15 g；筋挛缩者，加木瓜12 g。

【方解】方中白术配制附子温经散寒，祛寒湿痹痛效捷；薏苡仁、苍术健脾除湿；羌活、独活祛风除湿；当归、川芎养血活血；桂枝、麻黄、防风温散风寒；白芍、知母和阴防热燥；生姜、甘草调胃和中。诸药合用，共奏祛风除湿，散寒通络，补益气血之效。

355. 薏仁乌附木瓜汤

【组成】薏苡仁30 g，白芍25 g，木瓜18 g，独活18 g，羌活12 g，川芎12 g，葛根12 g，制川乌（先煎）10 g，麻黄10 g，桂枝10 g，制附子（先煎）10 g，细辛5 g，甘草

5 g。

【功效】温经散寒除湿，养血活血化瘀。

【主治】类风湿关节炎属风寒湿邪内盛，气滞血瘀阻痹经脉关节者。

【用法】每日1剂，水煎分服2次。

【加减】热甚者，去桂枝、制川乌，加石膏30 g，知母15 g；痛甚者，加制乳香12 g，制没药12 g，乌梢蛇25 g，全蝎5 g。

【方解】方中薏苡仁、木瓜健脾除湿；羌活、独活祛风胜湿；制附子、制川乌、麻黄、桂枝温经散寒除湿；白芍、川芎养血活血；石膏、知母清热除烦；制乳香、制没药、全蝎、乌梢蛇散血祛瘀，除湿通络，消肿定痛。诸药合用，共奏温经散寒除湿，养血活血化瘀之效。

356. 愈风湿汤

【组成】青风藤30 g，红藤30 g，金银花25 g，牛膝25 g，赤芍15 g，白芍15 g，威灵仙12 g，干姜5 g，生甘草10 g。

【功效】清热解毒，消肿止痛。

【主治】类风湿关节炎活动期属热毒内盛阻痹经脉关节者。

【用法】每日1剂，水煎分服2次。20日为1个疗程。

【方解】方中首选甘寒清透、性偏宣散的金银花为君，泄脏腑之热毒，清解经脉之余热，清热解毒而不伤胃，芳香透达而不郁邪，正如《本草正义》中谓其"善于化毒，故治痈疽、肿毒、疮癣、杨梅、风湿诸毒诚为要药"。《重庆堂随笔》谓其"清络中风火湿热"，最适用于热痹。然寒凉药毕竟有冰伏之性，正如周学海所谓："热病用凉药，须佐活血之品，使不致有冰虞。盖凡大寒大热后，脉络之中必有推荡不尽之瘀血，若不祛除，新生之血不能流通，元气终不能复，甚有转为营损者。"配伍性味辛凉的活血化瘀药物红藤、赤芍、牛膝，入血分，凉血热，散瘀血，通经脉，与清热解毒药物配伍，取其攻诸热痛以消散毒气，更有利于防寒凉之弊。青风藤性味苦、辛平，李时珍在《本草纲目》中谓其"治风湿流注，历节，鹤膝，麻痹。"金银花与青风藤配伍，金银花以宣散风热、清

解血毒为主，用于一切热痹引起的痹肿、疼痛、灼热及脏腑血热毒证；青风藤以清热通络止痛为主，其解毒作用逊于金银花，适用于以痹痛为主的病证；二者配伍，金银花得青风藤加强了通经达络、除痹痛疼痛的作用；青风藤得金银花加强了清热解毒、透达风热之功效。白芍性味酸苦，既能补血敛阴，柔肝止痛，又可防热毒、湿热之邪日久伤阴耗气。威灵仙辛散善走，能通行十二经，既可祛在表之风，又能化在里之湿，通经达络，为痹风之要药。《药品化义》："以此疏通经络，则血滞痰阻，无不立豁。"配伍干姜，一可制约寒凉药物之偏性，二可顾护胃气。生甘草味甘性平，可消肿毒。白芍配伍生甘草用于风湿病一切疼痛病证，具有清热解毒，缓急止痛之功效。

357. 增津化纤汤

【组成】丹参30 g，黄芪20 g，白术20 g，北沙参20 g，麦冬20 g，生地黄15 g，山药15 g，党参15 g，茯苓10 g，柴胡10 g，莪术10 g，升麻5 g，五味子5 g，桂枝3 g，炙甘草3 g。

【功效】疏肝健脾，益气生津。

【主治】类风湿关节炎合并肺间质病变属气津亏虚，肝脾不调者。

【用法】每日1剂，水煎分服2次。30日为1个疗程。

【加减】咳嗽痰多黏或咯黄痰者，加用川贝母5 g，黄芩10 g，连翘10 g；口干明显者，加芦根20 g，石斛12 g，熟地黄15 g；眼干明显者，加白菊10 g，枸杞子12 g，熟地黄15 g；大便干结者，加当归20 g，火麻仁12 g，杏仁10 g；舌苔较腻者，加苍术12 g，薏苡仁20 g，白蔻仁10 g。

【方解】方中黄芪、党参、北沙参、白术、升麻、茯苓、山药益气补中；桂枝温经通阳；麦冬、生地黄滋阴清热；柴胡疏肝健脾；丹参、莪术活血化瘀；五味子纳气；炙甘草调和诸药。共奏疏肝健脾，益气生津之效。

358. 疼痛三两三汤

【组成】当归30 g，川芎30 g，忍冬藤

30 g，桑枝30 g，白芍15 g，赤芍15 g，葛根15 g，黄柏10 g，炮穿山甲（先煎）10 g，防风10 g，苍术10 g，三七（研末冲服）5 g，全蝎3 g，蜈蚣2条。

【功效】清利湿热，祛风除湿，活血化瘀，通络止痛。

【主治】类风湿关节炎属湿热内蕴，风邪内扰，瘀血阻痹经脉关节者。

【用法】每日1剂，水煎分服2次。20日为1个疗程。

【方解】方中当归甘温而润，辛香善走，补血行血；川芎辛温香窜，走而不守，行血散血；忍冬藤清利湿热，通经脉，调气血；炮穿山甲性善行散，活血化瘀，搜风通络，透达关窍，通行十二经，引药达病所；三七通脉行瘀活血以止痛；白芍、防风、赤芍、桑枝、葛根、黄柏、苍术清热祛湿，通利关节，通络止痛；全蝎、蜈蚣搜剔诸邪，通经窜络，搜剔瘀血止痛。诸药合用，共奏清利湿热，祛风除湿，活血化瘀，通络止痛之功。

359. 逐痹通络汤

【组成】丹参20 g，青风藤20 g，海风藤20 g，当归15 g，伸筋草15 g，透骨草15 g，木瓜15 g，桑寄生12 g，杜仲12 g，姜黄10 g，独活10 g，制乳香10 g，制没药10 g。

【功效】祛风除湿，补肾壮骨，活血通络止痛。

【主治】类风湿关节炎属肾虚风湿瘀血阻痹经脉关节者。

【用法】每日1剂，水煎分服2次。30日为1个疗程。

【加减】寒湿痹者，酌加细辛3 g，制附子（先煎）5～10 g，桂枝10～15 g，萆薢10～15 g，防己10～15 g；湿热痹者，酌加生石膏20～30 g，薏苡仁20～30 g，知母10～15 g，威灵仙10～15 g；行痹者，加防风10～12 g，羌活10～12 g；呕恶、纳差者，酌加茯苓10～15 g，砂仁10～15 g，白术10～15 g，法半夏10～12 g。

【方解】方中青风藤、海风藤、伸筋草祛风除湿，舒筋通痹；久病必瘀，故用丹参、制乳香、制没药活血祛瘀生新，通络止痛；

"治风先治血，血行风自灭"，故佐以当归寓养血活血之意；又因肾主骨生髓，故以杜仲、桑寄生、透骨草补肾壮骨，搜风透骨；姜黄、独活祛风通络止痛，对于风胜于上，以肩肘等上肢关节痛为主者能加强止痛之效；对于湿胜于下，以下肢关节疼痛为主者，选用木瓜以舒筋活络，祛湿通痹。全方共奏祛风除湿，补肾壮骨，活血通络止痛之功。

360. 地藿汤

【组成】生地黄30～60 g，淫羊藿30～60 g，菟丝子15 g，狗脊15 g，鹿角胶（烊化冲服）15 g，防己15 g，知母15 g，忍冬藤15 g，制附子（先煎）10 g，桂枝10 g，土鳖10 g，红花10 g，赤芍10 g。

【功效】温阳补肾，祛风散寒，清热通络。

【主治】类风湿关节炎属肾阳亏虚，风寒热邪阻痹经脉关节者。

【用法】每日1剂，水煎分服2次。

【加减】肾阳虚关节畸形僵直，红肿不显，或稍痛不肿，畏寒自汗，腰酸膝软者，加巴戟天15 g，骨碎补15 g，杜仲12 g；肝肾阴虚，失眠多梦者，去桂枝，加枸杞子15 g，女贞子12 g，墨旱莲12 g；风寒湿邪，关节肿胀，遇寒痛增，得热痛减者，去忍冬藤、生地黄，加羌活12 g，独活12 g，千年健15 g；痰瘀阻络关节周围出现增生、结节，屈伸不利，伴呕恶纳呆，苔黏腻者，酌加陈皮10 g，法半夏10 g，白芥子12 g，炮穿山甲（先煎）12 g；血瘀阻络见肌肤甲错，舌质紫暗或瘀斑，脉细涩者，加全蝎5 g，鸡血藤15 g，白花蛇12 g。

【方解】方中淫羊藿补肾壮阳，祛风除湿，《本草求真》谓其"气味甘温，则能补火助阳，兼有辛香，则冷可除而风可散耳"。《本草备要》谓之可"益气坚筋骨"。生地黄凉血养阴，清热除痹。其一阴一阳，一温一凉，寒热并调，清热散寒助阳养阴，针对主要病因病机，为主药。制附子、菟丝子、狗脊、鹿角胶补肾壮阳，强筋健骨。其中制附子辛甘大热，祛寒止痛效尤佳；鹿角胶为阳中阴药，既能益阳补肾，又能养阴填精，为治本之法。知母、防己、忍冬藤清热养阴，利湿消肿，使湿热两清，分消其势。桂枝、土鳖、赤芍、红花祛风活血，通络止痛。诸药合用，走而不守，全方温阳补肾，祛风散寒，清热通络，使阴阳得和，寒热并调，与病机丝丝入扣，用以治疗寒热错杂，痹阻经络之中晚期类风湿关节炎颇为适宜。

第五章　腰椎间盘突出症

腰椎间盘突出症，又称腰椎纤维环破裂症，腰椎髓核脱出症是指因腰椎间盘变性、纤维环破裂，髓核突出压迫或刺激神经根、马尾神经、血管、脊髓等而引起的以腰腿疼痛、麻木为主要表现的一组综合征。其部位最常见于腰4～腰5及腰5～骶1间隙。

根据本病的临床特征，其病属于中医学"痹证""腰腿痛"范畴。中医认为，本病多是由于风寒湿侵袭，以致气血阻滞经脉；或外伤损伤腰脊，血行不畅，瘀血阻闭经脉；或年老体衰，久病劳损，气血精髓亏虚不足，腰脊失养所致。本病多反复发作，病程缠绵，病性多属虚实夹杂，以肝肾亏损为本，寒湿瘀阻为标。

1. 祛风腰痛汤

【组成】海风藤15 g，续断15 g，桑寄生15 g，怀牛膝15 g，降香10 g，枳壳10 g，独活10 g，防风10 g，延胡索10 g，细辛3 g，小茴香5 g，甘草5 g。

【功效】祛风除湿，理气通络，补虚镇痛。

【主治】腰椎间盘突出症属肾虚风湿阻滞经脉骨节者。

【用法】每日1剂，水煎分服2次。30日为1个疗程。

【加减】痛甚者，加制乳香10 g，泽兰12 g；气血亏虚者，加黄芪15 g，当归12 g；肾虚者，加杜仲15 g，枸杞子12 g。

【方解】方中独活入太阳、少阴之气分以搜风，细辛入肝、肾二经之血分以治风，配以防风、海风藤以增强祛风湿，通经络之功效。降香理气兼入血分，延胡索理血兼行气滞，小茴香行气，以治浅近之新寒，炒枳壳

理气，以宽下焦之郁结。大凡劳伤之人，肾气虚损，风邪乘虚，卒入肾经，故又用续断、桑寄生以补肝肾、通血脉、利骨节、除风湿，更以怀牛膝强壮筋骨，取其下行之力，引诸药直捣病所，甘草调和诸药。全方共奏祛风除湿，理气通络，补虚镇痛之功。

2. 腰舒汤

【组成】川牛膝12 g，狗脊12 g，桑寄生12 g，熟地黄12 g，杜仲12 g，当归10 g，党参10 g，丹参10 g，制川乌（先煎）5 g，全蝎（研末装胶囊吞服）3 g。

【功效】补肝肾，益气血，活血化瘀。

【主治】腰椎间盘突出症属肝肾、气血亏虚，瘀血阻痹经脉骨节者。

【用法】每日1剂，水煎分服2次。

【方解】方中杜仲、狗脊、桑寄生、川牛膝为君，以补肝肾，强筋骨，除风湿；熟地黄、当归、党参为臣，以补气养血；全蝎、制川乌以活血化瘀，通络镇痛；再佐以丹参以其寒凉之性调和诸药温热之弊，还能增强其养血活血之力。诸药共奏补肝肾，益气血，活血化瘀通络止痛之效。肾气旺，经血充，筋骨得养；瘀血除，经脉通，疼痛消除。

【药理】现代药理学研究发现，方中杜仲、狗脊、桑寄生、川牛膝补肾药物具有调节机体代谢，增强机体免疫功能的作用，能较好地改善骨关节退化趋向；全蝎、制川乌活血通络药物具有扩张血管、减少血小板及红细胞凝聚、降低血液黏稠度、改善微循环、消除炎性反应和周围组织的充血肿胀、促进新陈代谢和加速致痛物质的吸收，有利于骨关节、软组织、神经的恢复。

3. 腰突丸

【组成】熟地黄100 g，山茱萸100 g，狗脊100 g，肉苁蓉100 g，制川乌80 g，杜仲80 g，当归80 g，桑寄生80 g，仙茅80 g，淫羊藿80 g，补骨脂80 g，丹参80 g，防风80 g，木瓜80 g，三七50 g，制乳香50 g，制没药50 g，全蝎30 g，蜈蚣30 g。

【功效】补肾填精，活血化瘀，祛风除湿，通络止痛。

【主治】腰椎间盘突出症属肾虚瘀血，风湿阻痹经脉骨节者。

【用法】将诸药共研为细末，水泛为丸，每服10 g，1日2次，黄酒送服。30日为1个疗程。

【方解】方中熟地黄、山茱萸、杜仲、桑寄生、狗脊、肉苁蓉、仙茅、淫羊藿、补骨脂重在补肾填精，强筋壮骨，使顶梁之柱得以加固。当归、三七、丹参、制乳香、制没药以活血化瘀，通络止痛。制川乌、防风、全蝎、蜈蚣以祛风除湿，解痉止痛。诸药合用，共奏补肾填精，活血化瘀，祛风除湿，通络止痛之功。

【药理】现代药理学研究发现，方中熟地黄、山茱萸、杜仲、桑寄生、狗脊、肉苁蓉、仙茅、淫羊藿、补骨脂补肾药能增强机体免疫功能，调节机体新陈代谢，改善骨骼韧带结构；当归、三七、丹参、制乳香、制没药活血药能扩张毛细血管，改善局部血液循环，增加局部营养供应。根据现代医学研究，腰椎间盘突出症不仅是突出的髓核直接对神经根产生机械性压迫，而且病变部位会释放出多种化学物质，对神经根产生化学性刺激，引起周围肌肉痉挛，而制川乌、防风、全蝎、蜈蚣祛风解痉药能解除腰部肌肉痉挛，降低神经对化学刺激的敏感性。

4. 白芍木瓜效灵汤

【组成】白芍50 g，川芎25 g，葛根25 g，木瓜25 g，怀牛膝20 g，丹参15 g，黄芪15 g，延胡索15 g，鸡血藤12 g，威灵仙12 g，香附12 g，狗脊12 g，仙茅10 g，制附子（先煎）10 g，制没药10 g，制乳香10 g，甘草5 g。

【功效】补益肝肾，调肝收阴，补血活血，祛风除湿。

【主治】腰椎间盘突出症属肝肾阴亏不足，血虚血瘀，风湿阻痹经脉骨节者。

【用法】每日1剂，水煎分服2次。

【方解】方中白芍苦酸微寒，调肝收阴，疏经通络，起到肝火平阳之效；川芎祛风止痛，活血行气，在治疗跌仆肿痛方面有着神奇作用；木瓜祛风舒筋络，缓解手脚痉挛疼痛；葛根解肌透疹，升阳止泻；鸡血藤补血活血，对血气亏损的患者有行气扶风，活血化瘀的作用；威灵仙消痰散结，祛风除湿，可有效祛除肾之瘀堵，是治疗风湿及骨结疼痛的良药；甘草为调和百药之首的神草；丹参、黄芪强身固本，祛瘀止痛，对跌打扭伤，血瘀心痛有着良好的凉血消痛，通络止痛的功效；怀牛膝与香附具有滋补、活血之功；李时珍形容"滋补之功，如牛之力"；杜仲、牛膝补肾虚效果极其显著。诸药合用，共奏补益肝肾，调肝收阴，补血活血，祛风除湿之功。

【药理】现代药理学研究发现，方中木瓜果肉中含有的番木瓜碱具有净化血液的作用，同时能补充人体所需维生素及氨基酸，强化代谢血管壁毒素及未分解的有害细胞；葛根所含黄酮类化合物能改善血管微循环，使患者身体得到抗氧化，改善心肌的氧代谢，使其药物更好地被吸收。

5. 鳖甲腰痛汤

【组成】重楼15 g，狗脊15 g，五加皮15 g，牡蛎（先煎）15 g，鳖甲（先煎）12 g，独活12 g，天花粉12 g，木瓜12 g，猪苓10 g，郁金10 g，浙贝母10 g，土鳖10 g，蜈蚣2条。

【功效】补益肝肾，祛风除湿，化痰活血，软坚散结，通络止痛。

【主治】腰椎间盘突出症属肝肾亏虚，风湿痰瘀阻痹骨节者。

【用法】每日1剂，水煎分服2次。20日为1个疗程。

【方解】方中鳖甲、牡蛎均有补益肝肾，软坚散结的功用，可治气滞血瘀的癥瘕积聚，

《颈肩腰腿痛中医奇效良方全书（珍藏本）》

为君药；独活、狗脊、五加皮、木瓜具有滋补肝肾，祛风除湿，通络止痛之功效，共为臣药；郁金有活血化瘀，行气止痛和保护肝脏等功效，重楼清热除湿，解毒通络，合天花粉、浙贝母共为佐药；土鳖破瘀血，续筋骨，蜈蚣通络止痛，猪苓滋阴消肿，共为使药。诸药合用，共奏补益肝肾，祛风除湿，化痰活血，软坚散结，通络止痛之功。

6. 补肝健腰汤

【组成】熟地黄20 g，炒酸枣仁20 g，延胡索20 g，白芍20 g，木瓜20 g，杜仲20 g，当归12 g，川芎12 g，蜈蚣5 g，全蝎5 g，甘草5 g。

【功效】补肝健腰养血，活血通络止痛。

【主治】腰椎间盘突出症属肝肾阴血亏虚，瘀血阻痹经脉骨节者。

【用法】每日1剂，水煎分服2次。

【方解】方中炒酸枣仁补中益肝，坚筋骨，助阴气，有养肝，宁心之效，为君药；熟地黄滋阴养血，杜仲甘温补益，为平补肝肾之要药，既能补肾阳又能益肾阴，润肝燥，强腰脊，共为臣药；当归补血养肝，白芍养血柔肝和营，川芎活血行气，调畅气血，蜈蚣辛温走窜，通经逐邪，有调达肝经，通络止痛之功，全蝎味辛，能引风药直达病所，与蜈蚣配伍则通络止痛之效倍增，延胡索活血理气止痛，木瓜舒筋活络，共为佐药；甘草调和诸药，为使药。诸药合用，具有补肝养血，活血通络之效。

【药理】现代药理学研究发现，本方具有抗炎、镇痛和免疫调节作用，能降低毛细血管通透性，改善微循环，消除神经水肿及肌肉痉挛，增强人体抵抗力，缓解对神经根的化学及自然免疫刺激等作用。

7. 补肝肾活血汤

【组成】伸筋草30 g，杜仲15 g，牛膝15 g，生地黄15 g，仙鹤草15 g，丹参15 g，熟地黄12 g，当归12 g，续断12 g，骨碎补12 g，桑寄生12 g，独活10 g，土鳖10 g，三七10 g，制乳香10 g，制没药10 g。

【功效】补益肝肾强骨，养血活血散瘀，

舒筋活络止痛。

【主治】腰椎间盘突出症属肝肾亏虚，血虚血瘀阻痹经脉骨节者。

【用法】每日1剂，水煎分服2次。7日为1个疗程。

【方解】方中桑寄生、杜仲、续断、牛膝、仙鹤草、骨碎补固肝肾而强筋骨；当归、丹参、土鳖养血活血，通络散瘀；独活辛散苦燥，温通血脉，善祛下肢风邪。诸药合用，共奏补益肝肾强骨，养血活血散瘀，舒筋活络止痛之功。

8. 补气活血健腰汤

【组成】黄芪30 g，党参30 g，杜仲15 g，续断15 g，自然铜（先煎）15 g，赤芍15 g，怀牛膝12 g，当归12 g，桃仁12 g，三七10 g，制没药10 g，炙甘草5 g。

【功效】益气血补肝肾，活血祛瘀通络。

【主治】腰椎间盘突出症属气血、肝肾亏虚，瘀血阻痹经脉骨节者。

【用法】每日1剂，水煎分服2次。30日为1个疗程。

【加减】寒湿明显，下肢麻木痛甚者，加苍术10 g，独活12 g，以祛肌表、筋骨之伏风寒湿；湿热偏甚者，加泽泻12 g，薏苡仁15 g，以清利湿热；腰腿疼痛较剧，活动明显受限者，加延胡索15 g，刘寄奴10 g，徐长卿12 g，以加强祛风散瘀，通络止痛之力；肾虚明显者，加骨碎补15 g，千年健12 g，以增强补肾强筋骨之力。

【方解】方中黄芪、党参补气；杜仲、续断、怀牛膝补肝肾，强筋骨，通络止痛，补而不滞；自然铜、三七、当归、赤芍、桃仁、制没药祛瘀止痛，舒筋活络；炙甘草补气，且能调和诸药，与赤芍、怀牛膝合用，能更好地缓解腰腿疼痛。诸药合用，共奏益气血补肝肾，活血祛瘀通络之功。气充精髓固，筋骨壮，腰府健，血流行，经络通，痛必止。

【药理】现代药理学研究发现，方中黄芪、党参能增强超氧化物歧化酶活性，消除自由基，减少过氧化脂质，防止机体组织器官老化；稳定细胞膜及超微结构；增强机体非特异性免疫功能；促进血液循环，改善红细胞变形能力，抑制血小板黏附，降低纤维蛋白原及全血黏度。杜仲、续断、怀牛膝能促进成骨细胞增殖，促进软骨细胞增生，加速各型胶原的合成，改善胶原的结构和排列，从量和质上影响骨折愈合中胶原的合成，促进骨折愈合；增强细胞免疫功能及非特异免疫功能；提高清除自由基的活性，阻断自由基连锁反应，起到抗衰老作用；并有较强的镇痛消炎作用。自然铜、三七、当归、赤芍、桃仁、制没药可促进人骨纤维母细胞及上皮细胞的增殖，同时直接刺激碱性磷酸酶的活性、蛋白质以及人骨纤维母细胞特异性胶原的合成；抑制血小板聚集及促进红细胞的生成；增强免疫功能，有抗氧化与抗衰老和镇痛等作用。

9. 补气活血益肝汤

【组成】黄芪30 g，白术30 g，制何首乌30 g，白鲜皮30 g，威灵仙15 g，川牛膝15 g，木瓜12 g，独活12 g，橘络12 g，台乌药12 g，茜草12 g，延胡索12 g，炮穿山甲（先煎）10 g，土鳖10 g，甘草5 g，蜈蚣2条。

【功效】补肝肾，益气血，祛湿通络，活血止痛。

【主治】腰椎间盘突出症属肝肾气血亏虚，湿浊瘀血阻痹经脉骨节者。

【用法】每日1剂，水煎分服2次。15日为1个疗程。

【加减】湿热甚者，加苍术12 g，薏苡仁30 g，黄柏10 g；血虚者，加当归12 g，白芍15 g；阳虚者，加鹿茸（研末冲服）5 g，淫羊藿15 g；阴虚者，加生地黄30 g，知母12 g。

【方解】方中黄芪、白术补气；牛膝、独活、制何首乌滋补肝肾；橘络、木瓜通经活络；台乌药、茜草、延胡索、威灵仙活血止痛；蜈蚣、土鳖、白鲜皮祛湿通络止痛。诸药合用，共奏补肝肾，益气血，祛湿通络，活血止痛之功，用之临床疗效显著。

10. 补肾除痹汤

【组成】白芍30 g，桑寄生25 g，续断25 g，木瓜15 g，独活15 g，炒杜仲15 g，牛膝15 g，威灵仙15 g，鸡血藤15 g，延胡索15 g，薏苡仁15 g，炒莱菔子15 g，熟地黄12 g，红花12 g，生白术12 g，甘草10 g。

【功效】补益肝肾，活血补血，祛风除湿，通络止痛。

【主治】腰椎间盘突出症属肝肾亏虚，血虚血瘀，风湿阻痹经脉骨节者。

【用法】每日1剂，水煎分服2次。治疗期间停用其他相关治疗药物及方法，忌辛辣、油腻饮食。

【加减】疼痛较剧者，加制川乌（先煎）10 g，制草乌（先煎）10 g，加强活血止痛之功；寒邪偏盛者，加制附子（先煎）10 g，干姜5 g，以温阳散寒；湿邪偏甚者，去熟地黄，薏苡仁用量加至20 g，生白术用量加至15 g。

【方解】本方以芍药甘草汤合独活寄生汤为底方。方中独活、桑寄生祛风除湿，养血和营，活络通痹；独活气味雄烈，芳香四溢，故能宣通百脉，调和经络，通筋骨而利机关，凡寒湿邪之痹于肌肉，着于关节者，非利此气雄味烈之陈，不能直达于经脉骨节之间，故为风痹痿软诸大证必不可少之药；桑寄生对风湿痹痛，肝肾不足，腰膝酸痛最为适宜，常与独活、牛膝等配伍应用。牛膝、杜仲、熟地黄补益肝肾，强壮筋骨；《本草纲目》："杜仲，古方只知滋肾，惟王好古言是肝经气分药，润肝燥，补肝虚，发昔人所未发也。"杜仲色紫而润，味甘微辛，其气温平，甘温能补，微辛能润，故能入肝而补肾，子能令母实也。"芍药甘草汤"别名"去杖汤"，是伤寒论中解痉止痛的名方，加木瓜以柔肝续筋。续断、威灵仙、鸡血藤、红花、延胡索，功善活血补血，通络止痛。《药品化义》："灵仙性猛急，盖走而不守，宣通十二经络。"主治风、湿、痰壅滞经络，致成痛风走注，骨节疼痛，或肿，或麻木。鸡血藤行血养血，舒筋活络，为治疗经脉不畅，络脉不和病症的常用药。《滇南本草》言续断补肝，强筋骨，走经络，止经中（筋骨）酸痛。红花善通利经脉，为血中气药，能泻而又能补，延胡索史载于《开宝本草》，性温，味辛苦，入心、脾、肝、肺，是活血化瘀、行气止痛之妙品，尤以止痛之功效而著称于世。李时珍在《本草纲目》中归纳延胡索有"活血，利气，止痛，通小便"四大功效，并推崇延胡索"能行血中气滞，气中血滞，故专治一身上下诸痛"。中医认为，延胡索辛散、苦泄、温通，既入血分，又入气分，既能行血中之气，又能行气中之血，气畅血行，通则不痛。临床证实本品止痛作用较乳香、没药、五灵脂为强，为中药中的止痛良药。薏苡仁、白术、莱菔子燥湿健脾，通降胃气，避免辛温等药物碍脾胃运化，降低患者胃肠道不良反应。诸药合用，共奏补益肝肾，活血补血，祛风除湿，通络止痛之功。

【药理】现代药理学研究发现，方中熟地黄、桑寄生、续断、炒杜仲、牛膝补肾药物能显著改善人体的内分泌代谢和免疫系统功能，具有改善和修复退变软骨组织的作用。白芍、木瓜具有抗炎症反应，增强机体免疫力，改善骨代谢，缓解疼痛等治疗作用。

11. 补肾壮骨养血汤

【组成】熟地黄12 g，补骨脂12 g，制淫羊藿12 g，肉苁蓉12 g，黄芪12 g，菟丝子12 g，丹参12 g，当归10 g，白芍10 g，大枣5 g。

【功效】补肾壮骨，益气健脾，养血活血。

【主治】腰椎间盘突出症属脾肾亏虚，瘀血阻痹经脉骨节者。

【用法】每日1剂，水煎分服2次。30日为1个疗程。

【加减】偏阳虚者，加肉桂5 g，鹿角胶（烊化冲服）10 g；偏阴虚者，加山茱萸12 g，枸杞子12 g，山药20 g。

【方解】方中补骨脂、制淫羊藿、肉苁蓉补肾壮阳，温补精血，同为君药；配伍熟地黄补血滋阴，菟丝子补肝肾，益精髓，是为臣药；佐以白芍补血敛阴柔肝，黄芪补气固表，丹参活血祛瘀，当归补血活血，大枣补脾和营，缓和药性。诸药合用，共奏补肾壮骨，益气健脾，养血活血之功。

12. 补肾化瘀止痛汤

【组成】白芍30 g，丹参30 g，牛膝15 g，延胡索15 g，熟地黄15 g，续断15 g，桑寄生15 g，制乳香10 g，三七（研末冲服）5 g，炙甘草5 g。

【功效】补益肝肾壮骨，活血化瘀止痛。

【主治】腰椎间盘突出症属肝肾亏虚，瘀血阻痹经脉骨节者。

【用法】每日1剂，水煎分服2次。10日为1个疗程。

【加减】偏湿热者，加苍术12 g，黄柏10 g，薏苡仁20 g；偏寒湿者，加独活12 g，茯苓15 g，炒白术15 g；偏瘀血阻滞者，加红花10 g；偏肾虚者，加杜仲15 g，巴戟天12 g，山茱萸10 g；气血虚者，加黄芪30 g，当归12 g。

【方解】方中白芍、熟地黄、三七补血活血，舒筋活络；牛膝、续断、桑寄生补肝肾，强筋骨；丹参、制乳香、延胡索活血化瘀止痛；炙甘草益气健脾，并调和诸药。全方共奏补血活血，补肝肾，强筋骨，通络止痛之功。

13. 补肾化瘀壮骨汤

【组成】桑寄生20 g，杜仲20 g，当归18 g，续断15 g，丹参15 g，延胡索15 g，牛膝15 g，骨碎补12 g，地龙10 g，全蝎（研末冲服）3 g，甘草5 g。

【功效】补益肝肾，养血活血，强筋壮骨。

【主治】腰椎间盘突出症属肝肾亏虚，血虚血瘀阻痹经脉骨节者。

【用法】每日1剂，水煎分服2次。药渣装袋腰部热敷。

【加减】兼气虚者，加黄芪20 g，党参15 g，以健脾益气；兼湿者，加苍术12 g，薏苡仁20 g，以祛湿；血瘀甚者，加制乳香10 g，制没药10 g，以活血化瘀；兼阳虚者，加制附子（先煎）10 g，巴戟天12 g，以温补肾阳。

【方解】方中桑寄生补肝肾，强筋骨，丹参活血化瘀，共为君药；杜仲、续断补肝肾，强筋骨，骨碎补活血续伤，强骨补肾，全蝎、地龙活血通络，当归养血活血，延胡索活血行气止痛，共为臣药；佐以牛膝既补肝肾，又引药下行；甘草为使药，调和诸药。诸药共用，达到补肝肾，强筋骨，活血化瘀而止痛的作用。另外药渣局部热敷具有改善局部血液循环，减轻对神经的刺激、止痛的作用。

14. 补肾化瘀强筋汤

【组成】熟地黄30 g，杜仲30 g，地龙__ g，山药20 g，当归20 g，枸杞子20 g，菟丝子15 g，桃仁15 g，川芎15 g，川牛膝12 g，鹿角胶（烊化冲服）10 g，红花10 g，桂枝__ g，炙甘草5 g。

【功效】补肝肾，强筋骨，活血化瘀，通络止痛。

【主治】腰椎间盘突出症属肝肾亏虚，瘀痹经脉骨节者。

【用法】每日1剂，水煎分服2次。10日__疗程。

腰腿痛如针刺，昼轻夜重，舌紫暗__为内有瘀血，加延胡索15 g，制__g，没药5 g，以行气活血止痛；腰腿__痛拒__，得热则舒者，为寒湿痹痛，加制__（先煎）12 g，干姜10 g，肉桂（后下）5__以温经通络，散寒止痛；腰酸胀沉痛者，__湿邪__乱，加茯苓15 g，防己12 g，薏苡仁__以祛风除湿止痛；腰腿酸痛游走，属__湿__者，加乌梢蛇15 g，僵蚕12 g，__祛风__通络止痛；腰腿灼热疼痛，小便短__热涩__是湿热痹痛，加黄柏15 g，苍术12__热__湿；腰腿麻木者，加全蝎（研末__）__蜈蚣（研末冲服）2条，以搜风通__无力者，加黄芪30 g，以益气固本。

【方解】方中以熟地黄、山药、菟丝子、鹿角胶、枸杞子、杜仲为君药，补肾阴阳精气，扶正固本，《本草从新》：“熟地滋肾水，封填骨髓。”《本经逢原》：“菟丝子，祛风明目，肝肾气分也。”其性味辛温质黏，与杜仲之壮筋暖腰膝无异，其功专于益精髓，坚筋骨，止遗祛膝胫酸软，老人肝肾气虚，腰痛膝冷，合补骨脂、杜仲用之，诸筋膜皆属于肝也。《神农本草经》谓杜仲“主治腰膝痛，补中，益精气，坚筋骨”。地龙、桃仁、红花、当归活血化瘀、通经活络，川芎行气活

血，川牛膝补肝肾、强筋骨、引血下行，《本经逢原》：“丹溪言牛膝能引诸药下行，筋骨痛风在下者宜加用之。”桂枝温阳通经，炙甘草调和诸药。全方共奏补肝肾，强筋骨，活血化瘀，通络止痛之功。

15. 补肾活血祛痛汤

【组成】续断20 g，杜仲15 g，独活15 g，桑寄生15 g，牛膝15 g，白芍15 g，桂枝15 g，鸡血藤15 g，当归12 g，伸筋草12 g，制川乌（先煎）10 g，生甘草5 g。

【功效】补益肝肾，强筋壮骨，补血活血祛瘀，祛风除湿通络。

【主治】腰椎间盘突出症属肝肾亏虚，血虚风寒湿瘀阻痹经脉骨节者。

【用法】每日1剂，水煎分服2次。15日为1个疗程。

【方解】方中以杜仲、牛膝补肝肾，强筋骨；更加独活、桑寄生和续断以增强补肝肾，强筋骨之力；白芍养血敛阴，柔肝止痛；鸡血藤补血行血，舒筋活络；当归补血活血止痛；伸筋草祛风除湿，舒筋活络；桂枝祛风通络；制川乌温经止痛，祛风除湿；甘草舒筋止痛，调和诸药。诸药合用，共奏补益肝肾，强筋壮骨，补血活血祛瘀，祛风除湿通络之功效。

16. 补肾活血搜风汤

【组成】鹿角片（先煎）30 g，炮穿山甲（先煎）30 g，杜仲30 g，鸡血藤30 g，黄芪30 g，仙茅15 g，淫羊藿15 g，续断15 g，独活15 g，牛膝10 g，红花10 g，川芎10 g，白花蛇10 g，全蝎5 g，蜈蚣3 g。

【功效】补肾强腰，活血化瘀，搜风通络止痛。

【主治】腰椎间盘突出症属肾虚骨失所养，风邪内扰，瘀血阻痹经脉骨节者。

【用法】每日1剂，水煎分服2次。30日为1个疗程。

【方解】“肾主骨，腰为肾之府。”腰椎间盘突出症病机以肾虚为本，瘀血阻络和风寒湿邪凝聚骨间为标，故方中以鹿角片、仙茅、淫羊藿、杜仲、续断、牛膝、独活等大剂补

肾之品补肾强腰，兼散寒除湿；活血化瘀为公认的治疗各种腰腿疼痛的有效方法，故以牛膝、鸡血藤、红花、炮穿山甲、川芎活血通络止痛；白花蛇、全蝎、蜈蚣均为虫类药，能直入经络、骨间以搜风通络止痛；黄芪益气，既助血行，又能防活血搜风之品伤正。诸药合用，补肾强腰，活血搜风，通络止痛。

【药理】现代药理学研究发现，方中鹿角片、仙茅、淫羊藿、杜仲、续断、牛膝补肾药有控制骨关节破坏和促进骨质修复的作用；鸡血藤、红花、炮穿山甲、川芎活血药有改善微循环，消除局部充血水肿的作用；白花蛇、全蝎、蜈蚣搜风虫类药物具有增强炎症周围吞噬细胞吞噬作用，从而提高组织免疫能力，促进炎症吸收，减轻炎症物质对腰髓或神经根的压迫和刺激。

17. 补肾活血益气汤

【组成】熟地黄30 g，鸡血藤30 g，肉苁蓉20 g，黄芪15 g，牛膝15 g，白芍15 g，当归12 g，盐杜仲12 g，红花10 g，狗脊10 g，淫羊藿10 g，木香5 g。

【功效】滋补肝肾，强筋壮骨，益气活血，舒经通络。

【主治】腰椎间盘突出症属肝肾亏虚，气虚血瘀阻痹经脉骨节者。

【用法】每日1剂，水煎分服2次。15日为1个疗程。

【加减】肾阳虚者，加制附子（先煎）10 g，肉桂5 g；肾阴虚者，加龟甲（先煎）15 g，知母12 g，黄柏10 g。

【方解】方中熟地黄补血养阴，填精益髓；鸡血藤补血行血，通经活络；肉苁蓉补肾，益精，润燥；黄芪补气固表，托毒排脓；牛膝补肝肾，活血通经；白芍补血敛阴，平肝止痛；当归补血活血，调经止痛；盐杜仲以补肝肾；红花活血通经，散瘀止痛；狗脊强壮筋骨，温补固摄；淫羊藿益精气，强筋骨，补肾壮阳；木香有行气止痛之效。而肾阳虚者加以制附子、肉桂补精填精，散寒止痛，温通经脉；肾阴虚者加以龟甲、知母、黄柏滋阴填精，治肾阴不足。

18. 补肾活血祛风汤

【组成】续断30 g，杜仲30 g，熟地黄15 g，牛膝15 g，山茱萸15 g，五加皮15 g，骨碎补15 g，枸杞子12 g，当归12 g，制没药10 g，红花10 g，独活10 g。

【功效】补益肝肾精血，活血祛风散湿。

【主治】腰椎间盘突出症属肝肾精血亏虚，瘀血风湿阻痹经脉骨节者。

【用法】每日1剂，水煎分服2次。

【加减】腰痛甚者，加狗脊15 g，续断12 g；双侧下肢放射痛者，加赤芍15 g，白芍20 g，甘草10 g，延胡索12 g；肢麻者，加全蝎5 g，鸡血藤20 g；病程较长且腰部顽痛遇冷加重者，加制附子（先煎）10 g，细辛3 g。

【方解】方中熟地黄、牛膝、枸杞子、续断、骨碎补、杜仲、五加皮补益肝肾精血，温壮肾督阳气，强筋壮骨，精充骨强自可祛邪外出；当归、红花、制没药活血通络，疏通经络；独活祛风散湿通络，善祛下焦与筋骨间之风寒湿邪，搜剔筋骨风寒而止痛。纵观全方，祛邪扶正，标本兼顾，具有补肝肾，强筋骨，祛风湿，止痹痛之功。

【药理】现代药理学研究发现，方中熟地黄、牛膝、续断、五加皮、骨碎补均可提高人体免疫力；杜仲、山茱萸有性激素作用，性激素在蛋白质合成及骨质形成中均有一定作用；独活、当归、制没药均有抗炎镇痛作用。

19. 补肾活血除湿汤

【组成】菟丝子15 g，枸杞子15 g，丹参15 g，山茱萸15 g，威灵仙15 g，熟地黄12 g，杜仲12 g，补骨脂12 g，当归12 g，狗脊12 g，制没药10 g，独活10 g，全蝎5 g，蜈蚣5 g，甘草5 g。

【功效】补益肝肾，补血活血，祛风通络，散寒除湿。

【主治】腰椎间盘突出症属肝肾亏虚，血虚血瘀，风寒湿阻痹经脉骨节者。

【用法】每日1剂，水煎分服2次。

【加减】腿痛屈伸不利者，加牛膝15 g，桑寄生15 g，木瓜10 g，伸筋草12 g；局部压痛明显者，加桃仁12 g，红花10 g；寒湿者，加苍术12 g，白术15 g，薏苡仁20 g；气血虚者，加黄芪15 g，鸡血藤20 g。

【方解】方中以杜仲、枸杞子、补骨脂、狗脊、山茱萸补益肝肾，强壮筋骨；当归、制没药、丹参、熟地黄补血活血，温经通络；威灵仙、独活、全蝎、蜈蚣祛风通络，散寒除湿，通络止痛。全方共奏补益肝肾，强壮筋骨，补血活血，祛风通络，散寒除湿，通络止痛之功。

20. 补肾活血温阳汤

【组成】桑寄生15 g，杜仲12 g，淫羊藿12 g，熟地黄12 g，枸杞子12 g，牛膝12 g，狗脊12 g，土鳖12 g，山茱萸10 g，菟丝子10 g，川芎10 g，当归10 g，木瓜10 g，红花5 g，蜈蚣3 g，50度白酒50 mL。

【功效】温补肾阳，活血祛瘀，强筋健骨，通痹止痛。

【主治】腰椎间盘突出症属肾阳亏虚，瘀血阻痹经脉骨节者。

【用法】每日1剂，水煎分服2次。20日为1个疗程。

【方解】方中杜仲、淫羊藿、菟丝子温补肾阳，壮骨强筋；熟地黄、枸杞子、山茱萸补肝肾，以养筋脉；本病无论外感还是内伤，均可导致经络阻滞，气血运行不畅的病理变化，川芎、红花、当归、牛膝活血祛瘀，改善微循环，消除病处充血水肿；狗脊、桑寄生、牛膝、木瓜补肝肾，强筋骨祛风湿；蜈蚣、土鳖祛风通络，攻坚逐脉，其性入筋骨逐邪外出；白酒通经络和血脉且助药效。诸药合用，共奏温补肾阳，活血祛瘀，强筋健骨，通痹止痛之功，使肾气旺，精血充，筋骨得养，瘀血祛除，经脉通畅，从而消除病痛。

【药理】现代药理学研究发现，方中杜仲、淫羊藿、菟丝子、熟地黄、枸杞子、山茱萸补肾药物具有调节机体代谢，增强机体免疫功能，改善骨关节退化趋向；川芎、红花、当归活血祛瘀药具有扩张血管，减少血小板及红细胞凝集性，降低血液黏稠度，改善血管通透性及循环，消除炎症，改善局部

营养状况，促进组织修复和再生，有利于骨关节及周围软组织、神经的恢复。

21. 补肾活血强腰汤

【组成】白芍30 g，当归15 g，川芎15 g，桑寄生15 g，杜仲15 g，赤芍12 g，羌活12 g，威灵仙12 g，秦艽12 g，桃仁10 g，红花10 g，桂枝10 g，制没药10 g，制乳香10 g，地龙10 g，水蛭5 g，甘草5 g，砂仁5 g，大枣5 g。

【功效】补益肝肾，活血化瘀通络，固护正气。

【主治】腰椎间盘突出症属肝肾亏虚，瘀血阻痹经脉骨节者。

【用法】每日1剂，水煎分服2次。

【方解】方中桑寄生、杜仲补肝肾，强腰肌共为君药；当归、川芎、白芍、赤芍活血化瘀通络共为臣药；红花、桃仁、制没药、地龙、水蛭、秦艽、制乳香、羌活、威灵仙、桂枝加强活血化瘀之效为佐药；甘草、大枣、砂仁调和脾胃，固护正气。全方共奏补肾强腰活血通络之效。

【药理】现代药理学研究发现，方中杜仲能通过保护神经根，减轻髓核对神经根损伤后所致痛觉过敏，提高痛阈；红花提取物能够提高小鼠痛阈，具有明显的镇痛活性；地龙体内含有地龙纤维蛋白溶解酶、蚓激酶和蚓胶原酶，具有降纤和抑制血小板聚集的作用。

22. 补肾活血养血汤

【组成】黄芪30 g，鸡血藤20 g，熟地黄12 g，怀牛膝12 g，威灵仙12 g，当归12 g，淫羊藿12 g，骨碎补12 g，川芎10 g，桃仁10 g，地龙10 g，甘草5 g。

【功效】补益肝肾养血，益气活血通络。

【主治】腰椎间盘突出症属肝肾不足，气虚血瘀阻痹经脉骨节者。

【用法】每日1剂，水煎分服2次。7日为1个疗程。

【加减】寒湿者，加桂枝10 g，独活12 g；湿热者，加苍术15 g，黄柏12 g；肝肾不足者，加杜仲15 g，续断12 g；瘀滞者，加红花10 g；痛甚者，加制草乌（先煎）5 g。

【方解】方中怀牛膝、淫羊藿、骨碎补补肝肾，强筋骨治本；当归、川芎、熟地黄、甘草养血荣筋；黄芪益气，桃仁、当归、川芎活血；威灵仙、鸡血藤、地龙舒筋通络，且怀牛膝引药入腰肾。全方配伍严谨，标本兼治，共奏补益肝肾养血，益气活血通络之功。

23. 补肾蠲痹汤

【组成】鸡血藤30 g，杜仲15 g，续断15 g，熟地黄15 g，怀牛膝15 g，威灵仙15 g，当归15 g，白芍12 g，制附子（先煎）12 g，泽兰12 g，地龙12 g，薏苡仁12 g，延胡索10 g，独活10 g，细辛3 g，甘草5 g。

【功效】滋补肝肾，温经除湿，搜风通络止痛。

【主治】腰椎间盘突出症属肝肾亏虚，风寒湿邪阻痹经脉骨节者。

【用法】每日1剂，水煎分服2次。15日为1个疗程。

【加减】偏阳虚者，加菟丝子15 g，鹿角胶（烊化冲服）12 g；偏阴虚者，加枸杞子15 g，女贞子12 g。

【方解】方中续断、杜仲、熟地黄补肝肾壮筋骨；怀牛膝引药下行，直达病所，并能补肾祛瘀通络；制附子、细辛温经通络而止痛；白芍入肝养阴柔筋止痛；独活、威灵仙、地龙祛风除湿，通络散邪，有疗肢体麻木疼痛之功；当归、鸡血藤养血通络；薏苡仁、泽兰祛瘀散结，行水消肿；延胡索行气止痛调畅气机。诸药合用，共奏滋补肝肾，温经除湿，搜风通络止痛之功效。

24. 补肾强督汤

【组成】狗脊30～50 g，怀牛膝15～30 g，赤芍10～30 g，白芍10～30 g，熟地黄15～20 g，续断15～20 g，骨碎补15～20 g，鹿角胶（烊化冲服）10～20 g，淫羊藿10～15 g，羌活10～15 g，独活10～15 g，桂枝10～15 g，知母10～15 g，炮穿山甲（先煎）10～15 g，防风10～15 g，土鳖10 g，麻黄10 g。

【功效】补肾虚，散督寒，通经络，散瘀

滞，止痹痛。

【主治】腰椎间盘突出症属肾虚督寒，瘀血阻痹经脉骨节者。

【用法】每日1剂，水煎分服2次。15日为1个疗程。

【加减】伴神经根水肿、腰痛剧烈者，加生薏苡仁30～50 g，茯苓15～30 g，泽兰15～30 g；夜间疼痛加剧者，加制乳香10 g，制没药10 g，延胡索10～20 g；伴下肢麻木者，加黄芪15～30 g，天麻10～20 g；腰部酸软无力者，加桑寄生20～30 g，杜仲15～30 g，胡桃肉2个；痛处喜温、遇寒加重者，加制附子（先煎）12～15 g，制草乌（先煎）5～10 g，麻黄5～10 g；郁久化热者，去桂枝，加黄柏12 g。

【方解】方中熟地黄味甘性温，质重而沉，能补肾肝二经，补血填精生髓；狗脊补肾健骨，滋养督脉，坚脊利腰；淫羊藿补肾阳，坚筋骨，除风冷；共为君药。鹿角胶能通督脉，补肾生精血，强骨壮腰膝；骨碎补补肾行血，壮骨接骨，善去肾风；羌活辛温散风，入太阳、督脉二经，主治脊项强痛；独活善搜少阴肾经伏风，而治脊痉湿痹；续断补肝肾，壮腰膝，强筋骨；共为臣药。桂枝温太阳经而通血脉；赤芍行血散瘀，白芍养肝缓急；知母润肾滋阴，能防辛燥之药化热；土鳖搜剔血积，防风祛风胜湿，善治脊项强痛；麻黄散寒祛风；共为佐药。怀牛膝引药入肾，治腰膝骨痛；炮穿山甲散瘀通络，引药力直达病所；合为使药。余则随症加减化裁。诸药合用，共奏补肾虚，散督寒，通经络，散瘀滞，止痹痛之功。

25. 补肾强督治尪汤

【组成】狗脊30 g，伸筋草30 g，薏苡仁30 g，熟地黄20 g，骨碎补20 g，续断15 g，淫羊藿15 g，桂枝15 g，赤芍15 g，白芍15 g，知母15 g，牛膝15 g，制附子（先煎）12 g，鹿角胶（烊化冲服）10 g，防风10 g，土鳖10 g，炮穿山甲（先煎）10 g，羌活10 g，独活10 g，麻黄5 g，干姜5 g。

【功效】温补肾阳强督，逐风祛湿散寒，活血散瘀通络。

【主治】腰椎间盘突出症属肾阳亏虚，风寒湿瘀阻痹经脉骨节者。

【用法】每日 1 剂，水煎分服 2 次。20 日为 1 个疗程。

【方解】方中熟地黄补肾填精；淫羊藿、狗脊温补肾阳，坚腰壮督；制附子补肾助阳，逐风寒湿；鹿角胶益肾生精，壮督强腰；续断、骨碎补补肝肾，强筋骨；羌活、独活、防风散风祛湿；桂枝温太阳而通血脉；赤芍、白芍散血和血；知母润肾滋阴；土鳖、炮穿山甲、牛膝、伸筋草、薏苡仁活血散瘀，祛湿通络，舒筋利腰。诸药合用，共奏温补肾阳强督，逐风祛湿散寒，活血散瘀通络之功，契合病机，疗效显著。

26. 补肾强骨通痹汤

【组成】黄芪20 g，党参15 g，白术15 g，穿山龙15 g，巴戟天15 g，茯苓15 g，当归15 g，桑寄生15 g，丹参15 g，葛根15 g，白芍15 g，威灵仙15 g，狗脊15 g，续断15 g，独活10 g，川芎10 g，桂枝10 g，牛膝10 g，地龙10 g，木瓜10 g，延胡索10 g，杜仲10 g，全蝎5 g，甘草5 g，蜈蚣2 条。

【功效】益气养血，补益肝肾，祛风除湿，活血化瘀，通络止痛。

【主治】腰椎间盘突出症属气血、肝肾亏虚，风湿瘀血阻痹经脉骨节者。

【用法】每日 1 剂，水煎分服 2 次。30 日为 1 个疗程。

【方解】方中桑寄生、续断、狗脊、杜仲、巴戟天补益肝肾，强筋壮骨；牛膝活血调经，利水消肿，引诸药下行；川芎、丹参、延胡索活血祛瘀，消肿止痛；川芎通行十二经，引药入经；党参、当归、白芍养血活血，益气生津；蜈蚣、地龙、穿山龙熄风止痉，搜剔络道，除痹止痛。痹证日久，绝非一般祛风、除湿、散寒、通络等草木之品所能奏效，在用蠲痹通络药时，必须借血肉有情之虫类药取其"搜剔钻透驱邪"之特性。集中使用地龙、全蝎、蜈蚣多种虫类药，这是该方治疗顽痹的一大特点。威灵仙、木瓜祛风湿通络，独活善治腰以下痹证；黄芪、白术、茯苓补气、利水、燥湿，缓解疼痛；葛根、

桂枝温通经脉，解肌止痛；白芍、甘草柔肝舒筋，缓急止痛；甘草调和诸药。诸药合用，祛风除湿，活血祛瘀，化痰通络，缓急止痛以治其标；补益肝肾，强筋健骨以固其本，促使经脉气血运行通畅，则经气通、瘀血化、痹痛止。全方既扶助正气，更祛邪外出，并用虫类药攻其顽痹，故收效显著。

【药理】现代药理学研究发现，方中桑寄生、牛膝、续断、狗脊、杜仲、巴戟天具有扩张血管，改善微循环，消炎、消肿、镇痛作用；川芎、丹参、延胡索、黄芪、白术、茯苓均具有改善腰部血液循环，消除椎间盘受压引起的神经根水肿；当归含多种氨基酸、维生素 A、维生素 B、维生素 E 及人体必需的多种元素，能促进血红蛋白及红细胞的生成，营养神经，并具有缓解外周血管平滑肌痉挛，扩张外周血管，增加血流量，改善外周循环，消炎、镇痛、利尿作用；地龙、全蝎、蜈蚣虫类药均含有动物异体蛋白，对机体的补益调整有其特殊作用；黄芪含苷类、多糖、氨基酸及微量元素，能增强肌肉弹性，具有扩张外周血管，减少血栓形成及利尿作用；白芍含芍药苷，具有解除血管平滑肌痉挛，扩张外周血管，抗血小板聚集，抗炎、镇痛作用；甘草具有消炎，镇痛作用。诸药合用，具有促进局部血液循环，促进血肿吸收和抑制神经根及其周围水肿，从而改善神经根的缺血缺氧状态，防止神经根粘连，促进神经功能恢复的作用，对消除神经根的无菌性炎症，改善微循环，促进髓核吸收，恢复神经功能有显著效果。

27. 补肾祛风汤

【组成】黄芪 60 g，巴戟天 30 g，石斛 30 g，熟地黄30 g，鸡血藤15 g，怀牛膝12 g，杜仲12 g，木瓜 12 g，肉桂10 g，地龙10 g，羌活10 g，独活10 g，细辛5 g，全蝎5 g，蜈蚣 2 条。

【功效】滋补肝肾，益气活血化瘀，祛风除湿止痛。

【主治】腰椎间盘突出症属肝肾不足，气虚血瘀，风湿阻痹经脉骨者。

【用法】每日 1 剂，水煎分服 2 次。

颈肩腰腿痛中医奇效良方全书（珍藏本）

【加减】偏阳虚者，加菟丝子15 g，鹿角胶（烊化冲服）10 g；偏阴虚者，加枸杞子15 g，女贞子12 g。

【方解】方中重用黄芪益气固表，取气行则血行之意，从而能利血通痹；巴戟天、杜仲、熟地黄补肝肾，强筋骨；怀牛膝引药下行，直达病所，并能补肾祛瘀通络；肉桂、细辛温经通络而止痛；石斛滋阴以制肉桂、细辛之温热燥烈之性；全蝎、蜈蚣、地龙祛风止痛；木瓜通经活络，祛湿止痛，有疗肢体麻木疼痛之功。诸药合用，共奏滋补肝肾，益气活血化瘀，祛风除湿止痛之功效。

28. 补肾祛瘀汤

【组成】桑寄生18 g，熟地黄15 g，狗脊15 g，牛膝15 g，杜仲12 g，菟丝子12 g，枸杞子12 g，当归12 g，续断12 g，木瓜12 g，威灵仙10 g，红花10 g。

【功效】补肾填精，活血祛瘀，强筋壮骨。

【主治】腰椎间盘突出症属肾虚精亏，瘀血阻痹经脉骨节者。

【用法】每日1剂，水煎分服2次。15日为1个疗程。

【加减】肾亏阴虚，腰膝酸软，头晕耳鸣，舌红少苔者，加生地黄12 g，制何首乌12 g，龟板胶（烊化冲服）10 g，女贞子10 g；肾亏阳虚，腰膝冷痛，喜温喜按，面色㿠白，手足不温，夜尿多者，加补骨脂15 g，仙茅12 g，制附子（先煎）10 g，肉桂5 g；寒湿腰部冷痛重着，阴雨天加剧，舌体胖大，舌苔白腻者，加苍术12 g，白术12 g，茯苓12 g，制附子（先煎）10 g，肉桂5 g；瘀血腰痛剧烈有定处、拒按，舌质紫或边有瘀点者，加丹参18 g，川芎10 g，鸡血藤15 g，赤芍12 g；腰痛连腿者，加伸筋草12 g，全蝎5 g，蜈蚣2条。

【方解】方中熟地黄、枸杞子、牛膝滋补肝肾；杜仲、菟丝子温阳益肾，壮骨强筋；红花、当归、牛膝活血祛瘀；狗脊、续断、桑寄生、威灵仙、木瓜补肝肾，强筋骨，祛风湿，通经络。诸药合用，共奏补肾填精，活血祛瘀，强筋壮骨之效，使肾气旺、精血

充、筋骨健、瘀血除、经脉通而病痛除。

29. 补肾通痹汤

【组成】杜仲15 g，桑寄生12 g，狗脊12 g，牛膝12 g，独活12 g，威灵仙12 g，当归12 g，茯苓10 g，防风10 g，白术10 g，川芎10 g，桂枝5 g，甘草5 g，肉桂3 g。

【功效】补益肝肾，活血化瘀，祛风除湿。

【主治】腰椎间盘突出症属肝肾亏虚，风湿瘀血阻痹经脉骨节者。

【用法】每日1剂，水煎分服2次。15日为1个疗程。

【方解】方中牛膝活血化瘀及补肝肾，强筋骨；杜仲强筋壮骨，补益肝肾；川芎活血行气，祛风止痛；狗脊壮筋骨，祛风湿；甘草调和诸药。全方共奏活血化瘀，祛风除湿，通络止痛之功。

【药理】现代药理学研究发现，方中独活、牛膝、威灵仙具有镇痛作用；牛膝、桂枝、白术有抗炎作用；当归、川芎、白术可扩张血管，增加血流量，改善微循环；茯苓、白术可促进免疫及延缓衰老。

30. 补肾通络止痛汤

【组成】菟丝子30 g，白芍30 g，熟地黄25 g，续断15 g，川牛膝15 g，炒山药12 g，枸杞子12 g，杜仲10 g，制附子（先煎）10 g，制川乌（先煎）10 g，制草乌（先煎）10 g，鹿茸（研末冲服）1 g。

【功效】温补肝肾，祛风散寒，通络止痛。

【主治】腰椎间盘突出症属阳虚肝肾不足，风寒内盛阻痹经脉骨节者。

【用法】每日1剂，水煎分服2次。

【加减】腰痛不可转侧者，加地龙10 g，巴戟天12 g；下肢疼痛麻木者，加鸡血藤20 g，桑寄生15 g，独活10 g，威灵仙12 g；畏寒局部凉甚者，加桂枝12 g，干姜10 g；湿重肢体沉重者，去鹿茸，加苍术20 g，茯苓15 g；炒薏苡仁30 g。

【方解】方中附子、鹿茸壮肾阳，强筋骨，温全身之寒，通行十二经；续断、川牛

膝、杜仲、菟丝子补肝肾，祛寒湿，兼活血，直达下部筋骨入气血；熟地黄、枸杞子补益肝肾；山药健脾固肾，取阴中求阳之法；制川乌、制草乌温散定痛，二药合用，祛风散寒，通络止痛，效佳且速；白芍入肝养阴，缓解局部病变的拘挛状态，与熟地黄滋水涵木防制附子、制川乌、制草乌之燥烈升散之性。全方走中寓守，散中有敛，标本皆治，共奏温肾壮腰，祛风散寒，通络止痛之功，无论新病久病，风寒湿寒，均可相宜而用。

31. 补肾通络除湿汤

【组成】黄芪30 g，熟地黄20 g，泽泻18 g，麦冬18 g，淫羊藿15 g，补骨脂15 g，山茱萸15 g，茯苓15 g，牛膝12 g，鸡血藤12 g，当归12 g，威灵仙12 g，陈皮10 g，白芍10 g，鹿角胶（烊化冲服）10 g，狗脊10 g，龟甲胶（烊化冲服）10 g，地龙5 g，甘草5 g。

【功效】滋补肝肾阴血，益气健脾利水，祛风除湿止痛。

【主治】腰椎间盘突出症属肝肾阴血亏虚，脾虚水湿风邪内盛，经脉骨节痹阻不通者。

【用法】每日1剂，水煎分服2次。15日为1个疗程。

【方解】方中熟地黄、牛膝、山茱萸滋阴补肾，补肝补血，填精益髓，强筋壮骨；黄芪补气固表，利水消肿；泽泻、茯苓、陈皮健脾益气，利水渗湿；龟甲胶、鹿角胶补血养阴，软坚散结；补骨脂、淫羊藿补肾助阳，强筋健骨；狗脊、地龙祛风除湿，通经活络；威灵仙通经止痛除湿；当归补血造血；白芍养血柔肝，缓急止痛；麦冬养胃生津；甘草调和诸药。全方合用，共奏滋补肝肾阴血，益气健脾利水，祛风除湿止痛之功。

【药理】现代药理学研究发现，方中熟地黄、牛膝能提高NK细胞及T淋巴细胞活性，具有一定的抗炎镇痛作用；山茱萸具有免疫调节作用，能提高NK细胞的活性，抑制细胞黏附分子等因子的分泌，发挥抗炎镇痛效果；黄芪能增强免疫功能；茯苓能增强体液免疫反应；当归、补骨脂能增强机体免疫功能；陈皮能提高抗炎作用；白芍能调节免疫功能，提高镇痛作用；鸡血藤能双向调节免疫功能。

32. 补肾通络白威汤

【组成】白芍30 g，威灵仙30 g，鹿角胶（烊化冲服）15 g，杜仲15 g，骨碎补15 g，补骨脂15 g，牛膝15 g，狗脊15 g，制乳香12 g，泽泻12 g，徐长卿12 g，川芎10 g，甘草5 g，全蝎5 g，蜈蚣2条。

【功效】补益肝肾，活血祛风，散寒除湿，通络止痛。

【主治】腰椎间盘突出症属肝肾亏虚，风寒湿瘀阻痹经脉骨节者。

【用法】每日1剂，水煎分服2次。

【加减】热邪盛者，加秦艽20 g；寒邪盛者，加制川乌（先煎）12 g，桂枝10 g；偏风者，加防风12 g，白花蛇10 g；偏湿者，加薏苡仁30 g，独活10 g；偏阴虚者，加龟甲（先煎）30 g；偏阳虚者，加淫羊藿12 g。

【方解】方中鹿角胶为君药，以补益肝肾；杜仲、补骨脂、骨碎补、牛膝、狗脊为臣药，以温补肾阳；佐以白芍柔肝止痛，全蝎、蜈蚣搜风通络，制乳香、川芎活血化瘀通络，威灵仙祛风湿止痹痛，泽泻、徐长卿祛风除湿；甘草为使药，并调和诸药。诸药合用，补益肝肾壮骨，活血祛风，散寒除湿，通络止痛。

33. 补肾通络二胶汤

【组成】黄芪30 g，熟地黄20 g，茯苓20 g，泽泻20 g，麦冬20 g，山茱萸15 g，淫羊藿15 g，当归12 g，牛膝12 g，狗脊12 g，威灵仙12 g，鸡血藤12 g，补骨脂12 g，陈皮10 g，白芍10 g，鹿角胶（烊化冲服）10 g，龟甲胶（烊化冲服）10 g，地龙5 g，甘草5 g。

【功效】补益肝肾强骨，益气健脾除湿，祛风通络止痛。

【主治】腰椎间盘突出症属肝脾肾亏虚，风湿阻痹经脉骨节者。

【用法】每日1剂，水煎分服2次。15日为1个疗程。

【方解】方中熟地黄、山茱萸、牛膝滋阴补肾，填精益髓；黄芪大补元气，陈皮、茯苓、泽泻健脾祛湿补气；鹿角胶、龟甲胶滋阴补血，软坚散结。辅以淫羊藿、补骨脂补肾通阳，地龙、狗脊舒经通络，祛风除湿；鸡血藤养血活血；威灵仙祛湿、通络、止痛；当归补血活血；白芍养血敛阴，柔肝止痛；甘草补中益气，缓急止痛；麦冬润肺养阴，益胃生津，以防滋腻碍胃，谨防伤阴。全方共奏补益肝肾强骨，益气健脾除湿，祛风通络止痛之功。

34. 补肾通络白藤汤

【组成】白芍 60 g，鸡血藤 30 g，熟地黄 30 g，黄精 30 g，当归 30 g，茯苓 30 g，川牛膝 30 g，麦冬 20 g，泽泻 20 g，生黄芪 20 g，威灵仙 15 g，黄芩 15 g，狗脊 12 g，淫羊藿 12 g，山茱萸 12 g，补骨脂 12 g，陈皮 10 g，姜黄 10 g，鹿角胶（烊化冲服）10 g，龟甲胶（烊化冲服）10 g，海龙 10 g，黄连 10 g，甘草 5 g。

【功效】滋补肝肾，强筋壮骨，益气补血，活血利水，通络止痛。

【主治】腰椎间盘突出症属肝肾、气血亏虚，瘀血水湿阻痹经脉骨节者。

【用法】每日 1 剂，水煎分服 2 次。

【方解】方中熟地黄、山茱萸、黄精滋肾补髓，益气养骨；生黄芪、陈皮、茯苓、泽泻健脾补气祛湿，气充则血行；鹿角胶、龟板胶滋补阴血，濡润软坚。辅以淫羊藿、补骨脂、海龙、狗脊补肾助阳，养肝强筋骨，祛风湿，温煦经脉；川牛膝、鸡血藤补肝肾强腰膝，养血活血；姜黄破血行气，通经止痛；威灵仙祛风胜湿，通经活络；当归补血活血止痛；白芍养血敛阴柔肝止痛；甘草补中益气，缓急止痛；佐以黄连、黄芩清热燥湿泻火；麦冬清心润肺，养胃生津，以防补而滋腻生热伤阴之弊。全方标本兼治，共奏滋补肝肾，强筋壮骨，益气补血，活血利水，通络止痛之功，而达到消肿止痛，消除症状的作用。

35. 补肾养血止痛汤

【组成】黄芪 15 g，威灵仙 15 g，薏苡仁 15 g，生地黄 15 g，独活 12 g，桑寄生 12 g，杜仲 12 g，牛膝 12 g，木瓜 12 g，补骨脂 12 g，当归 12 g，骨碎补 12 g，徐长卿 12 g，川芎 10 g，赤芍 10 g，制乳香 10 g，制没药 10 g，僵蚕 10 g，土鳖 10 g，煅自然铜 10 g，细辛 3 g，制川乌（先煎）5 g，甘草 5 g，全蝎 5 g，蜈蚣 2 条。

【功效】补肝肾益气血，祛风散寒除湿，活血通络止痛。

【主治】腰椎间盘突出症属肝肾、气血亏虚，风寒湿瘀阻痹经脉骨节者。

【用法】每日 1 剂，水煎分服 2 次。

【方解】方中杜仲、补骨脂、桑寄生、牛膝、黄芪、当归、生地黄、赤芍补肝肾益气血；制乳香、制没药、川芎活血通络。《本草求真》："乳香香窜入心，既能使血宣通而筋自伸，复能入肾温补，使气与血互相通活，俾气不令血阻，血亦不被气碍。"《本草纲目》谓乳香活血，没药散血，皆能止痛，消肿生肌，故二药每相兼为用则功效倍增，故后世外伤科沿用此药对。川芎通行十二经，活血止痛。僵蚕、土鳖、全蝎、蜈蚣均系虫类药。著名中医大师朱良春认为，痹证日久，绝非一般祛风、除湿、散寒、通络等草木之品所能奏效，在用蠲痹通络药时，必须借血肉有情之虫类药取其"搜剔钻透驱邪"之特性，集中使用多种虫类药，这是其治疗顽痹的一大特点。虫类药不仅具有搜剔之性，而且均含有动物异体蛋白，对机体的补益调整有其特殊作用。僵蚕长于祛风化痰，治痰浊阻于关节者；土鳖善于消瘀破结，治瘀阻经脉者；全蝎、蜈蚣搜风定痛，用于关节疼痛剧烈者。本病多由扭伤或负重诱发，自然铜是治疗骨断筋伤最重要的药物之一；制川乌、细辛祛风散寒止痛。《神农本草经》载：乌头……功擅祛风除湿；细辛主百节拘挛，风湿痹痛死肌，芳香气浓，性善走窜，可增强乌头行活之功，使祛风散寒，通经止痛作用更强；独活长于祛下焦风寒湿邪。全方既扶助正气，更祛邪外出，配以化瘀止痛，接骨续筋之品，并用虫类药攻其顽痹，故收效显著。

【药理】现代药理学研究发现，方中黄芪中的黄芪总苷、骨碎补中的骨碎补总黄酮具有抗炎作用；制川乌具有抗炎作用及显著的镇痛作用；细辛中的挥发油具有明显的解热、镇痛、镇静、抗炎、抗惊厥等作用；威灵仙具有镇痛、抗炎、松弛平滑肌作用；徐长卿有镇痛、镇静作用；全蝎具有抗凝、抗血栓、促纤溶和显著的镇痛作用；土鳖具有抗缺氧、抗凝血、抗血栓、抑制血小板聚集、镇痛等作用；僵蚕具有抗惊厥、抗凝、抗血栓、促纤溶作用。诸药合用，对消除神经根的无菌性炎症，改善微循环，促进髓核吸收，恢复神经功能有显著效果。

36. 补肾益气汤

【组成】黄芪30 g，伸筋草30 g，透骨草30 g，续断15 g，桑寄生15 g，当归15 g，威灵仙15 g，海桐皮15 g，白芍12 g，牛膝12 g，杜仲10 g，甘草5 g。

【功效】补益肝肾，益气养血，祛风除湿止痛，宣痹舒筋通络。

【主治】腰椎间盘突出症属肝肾、气血亏虚，风湿阻痹经脉骨节者。

【用法】每日1剂，水煎分服2次。

【方解】方中续断、桑寄生、杜仲均为补肝肾，强筋骨，祛湿止痛的主药；白芍、当归益气养血，祛痛止痛；黄芪、威灵仙、海桐皮、伸筋草、透骨草益气行血，舒筋通络，增强宣痹通络、缓急止痛的作用。牛膝既可活血止痛，又可补肝肾，强筋骨，为止痛要药。诸药合用，共奏其功。

37. 补肾止痛汤

【组成】白芍30 g，木瓜30 g，延胡索15 g，羌活15 g，川牛膝15 g，当归12 g，佛手12 g，续断12 g，杜仲12 g，骨碎补12 g，小茴香10 g，姜黄10 g，乌药10 g，甘草5 g。

【功效】补益肝肾，养血活血，祛风除湿，散寒止痛。

【主治】腰椎间盘突出症属肝肾亏虚，血虚血瘀，风寒湿邪阻痹经脉骨节者。

【用法】每日1剂，水煎分服2次。

【加减】四肢麻木者，加麻黄5 g，制附子（先煎）10 g，细辛3 g，以加强温阳祛寒宣痹；痛甚者，加泽兰12 g，莪术10 g，木香

10 g，以加强行气活血止痛。

【方解】方中续断、杜仲、骨碎补补补肝肾，强筋骨，行气血；当归、白芍、延胡索、姜黄补血养血活血，平肝柔肝，行气通经止痛；小茴香温肾祛寒止痛；乌药、佛手行气止痛，温肾散寒，疏肝和中化痰；木瓜、羌活祛风除湿，舒筋活络止痛；川牛膝补肝肾，强筋骨，利尿通淋，活血祛瘀，引血下行；甘草调和诸药。全方共奏补益肝肾，养血活血，祛风除湿，散寒止痛之功效。

38. 补肾壮骨汤

【组成】骨碎补30 g，穿山龙20 g，熟地黄15 g，威灵仙15 g，杜仲15 g，独活15 g，海桐皮12 g，土鳖10 g。

【功效】补肾强骨，祛风除湿，舒筋止痛。

【主治】腰椎间盘突出症属肾虚风湿阻痹经脉骨节者。

【用法】每日1剂，水煎分服2次。10日为1个疗程。

【加减】气虚者，加黄芪30 g；疼痛甚者，加延胡索12 g；阳虚寒象明显者，加制川乌（先煎）5 g，淫羊藿10 g；阴虚热象明显者，加知母15 g，忍冬藤30 g。

【方解】方中骨碎补补肾活血止血；杜仲补肝肾，强筋骨；二药相伍，补肾强督，填精补髓，强筋壮骨以治其本。海桐皮祛风湿，通经络；土鳖破血逐瘀，续筋接骨，善逐瘀血，与骨碎补共奏活血化瘀止痛之功；穿山龙舒筋活血；独活祛风湿止痛；四药合用舒筋活血，通络止痛。威灵仙祛风湿，通经络，用于风湿痹痛，麻木瘫痪；熟地黄为补益肝肾的要药，滋阴养血，生精补髓。诸药合用，互相协调，共奏益肾强骨，舒筋止痛之功。

39. 补虚化痰祛瘀汤

【组成】熟地黄30 g，川芎30 g，薏苡仁30 g，桃仁20 g，山茱萸18 g，山药18 g，独活15 g，桑寄生15 g，红花10 g，地龙10 g，土鳖10 g，白僵蚕10 g，秦艽10 g，杜仲10 g，牛膝10 g，谷芽10 g，麦芽10 g，制川乌（先煎）5 g，制没药5 g，全蝎3 g，蜈蚣2条。

【功效】补肝益肾健脾，祛风散寒除湿，活血祛瘀，化痰通络。

【主治】腰椎间盘突出症属肝脾肾亏虚，痰瘀互结，风寒湿邪阻痹经脉骨节者。

【用法】每日1剂，水煎分服2次。15日为1个疗程。

【加减】舌苔黄腻，脉滑者，加茵陈15g，滑石（包煎）20g；气虚乏力，脉无力者，加黄芪18g；畏寒，舌淡苔薄，尺脉沉者，加制附子（先煎）10g，肉桂5g，巴戟天12g；腰痛甚，尺脉沉而无力者，加狗脊20g，淫羊藿18g；下肢放射疼痛明显者，加鸡血藤20g，伸筋草15g。

【方解】方中熟地黄、山茱萸补肝肾，益精髓，强腰固脊；山药补脾；薏苡仁健脾渗湿除痹；谷芽、麦芽健脾消食；桃仁、红花、川芎、制没药活血祛瘀，消肿止痛，改善腰部血液循环，消除椎间盘受压引起的肿胀；熟地黄、川芎养血活血；全蝎、蜈蚣搜剔络道，除痹止痛；土鳖逐瘀破积，理伤通络，虫为破血逐瘀之品，久用易伤正气，应中病即止；白僵蚕化痰通络；制川乌温经散寒止痛，为治疗风寒湿痹的要药；地龙通络止痛；独活善治腰以下痹证，合秦艽祛风除湿，散寒通络，除痹止痛，并助制川乌治痹痛；杜仲、牛膝、桑寄生补肝肾，强筋骨，祛风湿；牛膝活血调经，利水消肿，引诸药下行。诸药合用，祛风散寒除湿，活血祛瘀，化痰通络，缓急止痛以治其标；补益肝肾，健脾益气以固其本。

40. 参苓白术汤

【组成】党参15g，茯苓15g，白术15g，陈皮15g，白扁豆12g，山药12g，薏苡仁12g，砂仁12g，杜仲12g，续断12g，红花12g，苍术12g，莲子10g，甘草5g，蜈蚣2条。

【功效】补益肝肾，健脾除湿，益气通络。

【主治】腰椎间盘突出症属肝肾亏虚，脾虚湿盛阻痹经脉骨节者。

【用法】每日1剂，水煎分服2次。10日为1个疗程。

【加减】下肢间歇性跛行者，加牛膝15g，木瓜15g，独活15g；下肢麻木者，加全蝎5g，当归15g，大血藤15g；腰痛重者，加桑寄生18g；阴雨天加重，下肢发凉者，加制附子（先煎）12g，干姜10g，肉桂5g；腰痛伴晨僵，行走后反而灵活者，加小茴香12g，生姜5片，大枣10枚。

【方解】方中木瓜、牛膝、独活善走下焦，祛下焦筋骨间寒湿；续断、杜仲、桑寄生、牛膝祛风湿，补肝肾；蜈蚣、全蝎、当归、大血藤通经活络，养血活血；制附子、干姜、肉桂、小茴香温通血脉，散寒除湿；茯苓、苍术、白术补气健脾；甘草调和诸药。全方益气除湿，扶正祛邪，标本兼顾，使气血充，寒湿除，肝肾强，腰痛愈。《素问·太阴阳明论》："四肢不得禀水谷气，气日以衰，脉道不利，筋骨肌肉，皆无气以生，故不用焉。"脾胃为后天之本，气血生化之源，肾中精气有赖于水谷精微的培育和补充，才能不断充盈。正所谓"调理脾胃者，医中之王道也"。

41. 参芪益肾强脊汤

【组成】熟地黄30g，白芍20g，葛根20g，桂枝15g，肉桂15g，山药15g，续断15g，桑寄生15g，补骨脂15g，薏苡仁15g，当归10g，白术10g，淫羊藿10g，黄芪10g，肉苁蓉10g，党参10g，杜仲10g，乌梢蛇10g，枸杞子10g，牛膝10g，地龙10g，鹿角胶（烊化冲服）10g，白芥子10g，炙甘草10g。

【功效】补益肝肾，填精强脊，温经通阳，搜风散寒除湿。

【主治】腰椎间盘突出症属肝肾亏虚，阳虚寒凝，风湿阻痹经脉骨节者。

【用法】每日1剂，水煎分服2次。10日为1个疗程。

【加减】寒湿甚者，桂枝用量加至20g，淫羊藿用量加至15g；化热者，去淫羊藿、肉桂，地龙用量加至12g，加知母15g；夹痰者，加僵蚕10g；夹瘀者，加川芎10g，土鳖10g；痛甚者，加全蝎（研末冲服）3g，细辛5g；关节肿胀明显者，加泽泻12g，忍冬藤20 g。

【方解】方中重用熟地黄，以其味甘性温，能补肝肾二经，生精血，填骨髓，长肌肉，通血脉；黄芪主益元气，补脾胃，壮筋骨，长肌补血；党参补中益气，生津养血，健脾运而不燥，滋肾阴而不湿，润肺而不犯寒凉，养血而不偏滋腻，鼓舞清阳，振中气而无刚燥之弊；鹿角胶填精补髓，强壮筋骨，集血肉有情之品，补肝肾，益精血，壮督脉之阳；以上四味为主药。桂枝、肉桂、淫羊藿、肉苁蓉，温经通阳，益肾通络，散寒除湿，温通经络而散脊柱、关节间寒凝痰湿；杜仲、桑寄生、续断、补骨脂补肝肾，强筋骨，祛风湿，善治肝肾亏虚之腰膝酸软无力；当归、白芍、枸杞子、山药养血柔肝，理血健脾，活血止痛；以上三组共为辅药，共司温补于通散之中，理血通阳，强脊益肝肾。葛根、薏苡仁、白术、牛膝，升阳解肌，舒筋缓急而除痹，引药下行，以为佐药。乌梢蛇、地龙、白芥子，透骨搜风，利关节，祛皮里膜外之痰湿，以为使药；甘草调和诸药。诸药合用，使肝肾强，督阳通，气血足，筋骨健，风寒痰湿除，腰膝痹痛自然而消，收效颇佳。

42. 腰康宁汤

【组成】黄芪20 g，党参15 g，白术15 g，桑寄生15 g，当归15 g，丹参15 g，葛根15 g，白芍15 g，威灵仙15 g，狗脊15 g，续断15 g，独活10 g，川芎10 g，桂枝10 g，牛膝10 g，地龙10 g，木瓜10 g，延胡索10 g，杜仲10 g，白芥子10 g，全蝎5 g，甘草5 g，蜈蚣2条。

【功效】补益肝肾，搜风除湿祛痰，活血解痉止痛。

【主治】腰椎间盘突出症属肝肾亏虚，风湿痰瘀阻痹经脉骨节者。

【用法】每日1剂，水煎分服2次。

【方解】方中葛根、桂枝、白芍、甘草即葛根汤，治疗太阳阳明合病，解痉缓急，通络止痛。足太阳膀胱经经过腰椎间盘突出症的发病部位，正所谓"经脉所过，主治所及"。葛根解散阳明温病热邪之要药也，发散而升，风药之性也，故主诸痹。桂枝入肝家

而行血分，走经络而达营郁，善解风邪，最调木气，升清阳之脱陷，降浊阴之冲逆，舒筋脉之急挛，利关节之壅阻，入肝胆而散遏抑，极止痛楚，通经络而开痹涩，甚去湿寒。经络得通，通则不痛。白芍与甘草合用，酸甘化阴，缓急止痛。桂枝与甘草合用，辛甘化阳热气至则痛止。使肌肉痉挛得以解除。当归活血补血，川芎为血中之气药，上行头目，下行血海。牛膝引血下行，善治气血壅滞之病。丹参活血调经止痛。延胡索能行血中气滞，气中血滞，故专治一身上下诸痛。腰络痰瘀是腰突症的病理核心，腰突症的痰瘀癥块位置深，尤其是病程较久者，邪气久羁，深入筋骨，经络闭塞难通，不是一般活血和营之品之所能宣达，必用发散走窜之品。全蝎亦为攻毒散结，通络止痛之要药；地龙咸寒降泄，下行走窜，又熄风止痉；合用则外达皮肤，内通经络，透骨搜风定痛。虫类药之走窜搜剔则有耕田耙地之功，疏流开渠之效，有增强活血通络止痛之功。独活有风不动，无风自摇，善搜风祛湿。木瓜气脱能收，气滞能和，调营血，利筋骨，祛湿热，消水胀。威灵仙走而不守，宣通十二经络。桑寄生祛风湿，补肝肾，强筋骨，并配以桂枝等祛风寒湿痹。祛痰除祟，久病多痰。白芥子辛能入肺，温能发散，故能通行经络，豁痰利气，祛痰除祟。白芥子主要除去经络之痰，使经络通畅，才能病愈。狗脊主腰背强，机关缓急，周痹寒湿膝痛，颇利老人；杜仲主腰脊痛，补中益精气，坚筋骨；续断补肝，强筋骨；合用以补肝肾，强筋骨。脾胃为后天之本，气血生化之源。白术补脾胃，黄芪、党参补中益气，和脾胃，除烦渴，三者补益脾胃，以后天而养先天。诸药合用，共奏补益肝肾，搜风除湿祛痰，活血解痉止痛之效。

43. 升阳祛邪通络汤

【组成】葛根30 g，鸡血藤30 g，海风藤30 g，忍冬藤30 g，黄芪20 g，路路通20 g，独活15 g，羌活15 g，地龙15 g，当归尾15 g，制附子（先煎）10 g，牡丹皮10 g，全蝎5 g，蜈蚣2条。

【功效】升阳祛湿，温肾散寒，活血通络。

【主治】腰椎间盘突出症属肾虚寒盛，脾虚湿蕴，瘀血阻痹经脉骨节者。

【用法】每日 1 剂，水煎分服 2 次。

【方解】方中重用葛根为君药，《神农本草经》谓本品辛、甘、凉，取其甘能升阳健脾，气机通畅则水湿运化，血行无阻则无瘀，且辛使阳气升发以解肌舒筋解痉。葛根入脾胃两经，而胃经属阳明经，为多气多血之经，因此其能激发一身经气以调节气血，在该方中主要是取其升阳祛邪，活血通络之效。鸡血藤、海风藤、忍冬藤、黄芪、制附子共为臣药。鸡血藤入肝经血分，能活血补血，舒筋活络。《饮片新参》谓其："去瘀血，生新血，流利经脉。"海风藤，《本草再新》："行经络，活血脉，宽中理气，下风除湿，理腰脚气。"忍冬藤，其通络止痛之效较佳。《本草汇言》曰："凡藤蔓之属，皆可通经入络。"故用三藤意在助君药祛湿通络之效。制附子的毒性较大，但其温阳祛寒之效较佳；而黄芪有"补气之长"之称，其擅长补脾肺之气以升举阳气；用此二药意在既能温肾散寒祛湿、补久病所失之气、升举阳气以助君药升阳祛湿之功，又能达到祛邪不伤正的目的。羌活、独活均有祛湿通络的功效，羌活性善上，独活性善下，两者合用以除上下一身之湿。地龙、蜈蚣、全蝎为虫类药，均入肝经，三者合用以增强其活血通络之效。牡丹皮，《神农本草经》谓其："苦、甘、微寒，归心、肝、肾经。"其善于活血化瘀，具有凉血不留瘀、活血不妄行的特点；而当归尾味甘、辛、温，其补血活血止痛之效较佳，两者合用以增强活血通络之效，且活血不动血，祛瘀不伤正。羌活、独活、地龙、蜈蚣、全蝎、牡丹皮、当归尾共为佐药，以增强升阳祛湿通络之效。路路通，《本草纲目拾遗》谓其能明目除湿，舒经络拘挛，除手脚腰痛，通十二经穴，选其作为使药，不仅意在取其祛湿止痛之效，更在于取其为引经药，以引诸药到达全身以祛周身湿邪之效。诸药合用，共奏升阳祛湿，温肾散寒，活血通络之效。

【药理】现代药理学研究发现，方中葛根具有扩张血管，改善血液循环的作用；鸡血藤能降低血管阻力，对血小板的抑制作用明显，且抗炎作用显著；黄芪具有护肝肾的作用。

44. 柴胡疏肝加味汤

【组成】百合20 g，大伸筋15 g，川楝子15 g，柴胡12 g，白芍12 g，香附子12 g，郁金12 g，独活12 g，桑寄生12 g，首乌藤12 g，牛膝12 g，延胡索12 g，川芎10 g，陈皮10 g，枳壳10 g，甘草3 g。

【功效】疏肝解郁，祛风除湿，理气活血。

【主治】腰椎间盘突出症属肝气郁结，气血瘀滞，风湿阻痹经脉骨节者。

【用法】每日 1 剂，水煎分服 2 次。

【方解】方中柴胡疏肝解郁为君药，引药入肝胆两经；香附子理气疏肝止痛，川芎活血行气止痛为臣；陈皮、枳壳理气行滞；白芍、甘草养血柔肝，缓急止痛；独活补肝肾，祛风湿，通络止痛；牛膝活血通络，补肝肾，强筋骨；郁金活血，行气解郁；百合润肺，清心安神；首乌藤养心安神，佐以通络。全方共奏疏肝解郁，祛风除湿，理气活血之功。

45. 萆薢分清加味汤

【组成】萆薢20 g，石菖蒲20 g，白术15 g，茯苓15 g，丹参15 g，黄柏12 g，车前子（包煎）12 g，白茅根12 g，醋延胡索12 g，莲子心3 g。

【功效】清热利湿，健脾化浊。

【主治】腰椎间盘突出症属脾虚湿热内蕴阻痹经脉关节者。

【用法】每日 1 剂，水煎分服 2 次。

【加减】湿邪偏盛者，加松节12 g，茯苓12 g，海桐皮15 g，祛风湿，通络止痛，利水渗湿；热邪偏盛者，加苦参12 g，白鲜皮15 g，清热燥湿；兼瘀血者，加桃仁12 g，红花10 g，活血化瘀。

【方解】方中石菖蒲化浊除湿，萆薢得菖蒲之助，可除湿而分清化浊；黄柏、车前子清热利湿，以除肾与膀胱湿热之邪；茯苓、白术渗湿化浊，并且有健脾之功效；莲子心清心泻火；丹参凉血活血。诸药合用，清热利湿化浊，以助肾之气化、膀胱之开合，可达邪去正安之功效。

【药理】现代药理学研究发现，方中萆薢含有薯蓣皂苷等多种甾体皂苷，还含有蛋白质、鞣质、淀粉等，均具有抗菌作用。石菖蒲煎剂能抑制胃肠道的异常发酵、促进消化液分泌。白术能利尿、抗菌、保肝利胆。茯苓煎剂能利尿、护肝；黄柏松弛肌肉。丹参能抗炎、镇痛、镇静、抗过敏，改善血流变性，保护胃黏膜，改善肾功能，防止肝细胞损伤，促进肝细胞再生。车前子能利尿。白茅根水煎剂利尿作用明显，对肺炎链球菌、金黄色葡萄球菌等均具有抑制作用。醋延胡索主要成分为甲素、乙素、丑素等，镇痛作用明显，乙素、丑素有松弛肌肉的作用。松节能镇痛、抗炎，且具有提高免疫活性的作用。海桐皮能抗炎、镇痛、镇静，并能增强心肌收缩力。苦参有利尿、抗炎、抗过敏、祛痰、升高白细胞作用。白鲜皮有解热镇痛。桃仁能改善血液动力学，其水煎剂及提取物有抗炎、抗菌、抗过敏、镇痛作用。红花有抗炎、镇痛、镇静、免疫抑制作用。诸药合用，能起到抗炎、脱水、镇痛、营养神经、松弛肌张力、改善血液动力学、提高免疫等作用，保护肝肾、心肺，从而减少了因长期用药对肝肾功能造成的损害，同时又对心脏起到一定的保护作用。

46. 除痹止痛汤

【组成】独活20g，威灵仙20g，桑寄生20g，茯苓20g，秦艽15g，杜仲12g，川牛膝12g，苍术12g，防风10g，干姜10g，甘草10g，制川乌（先煎）5g，细辛5g。

【功效】祛风除湿，散寒止痛，补肝益肾，强筋壮骨。

【主治】腰椎间盘突出症属肝肾亏虚，风寒湿邪阻痹经脉骨节者。

【用法】每日1剂，水煎分服2次。

【方解】方中独活能祛风湿，止痹痛，为治疗风寒湿痹的要药，为作君药。细辛能祛风散寒，开窍止痛，尤其适用于寒痛症；秦艽能通络舒筋，祛风除湿；防风能祛风散寒；威灵仙能通经活络，祛风除湿，止痹痛；制川乌能温经散寒，祛风止痛；苍术能健脾燥湿，祛风散寒；干姜能温中散寒，回阳通脉；为臣药。桑寄生能补肝益肾，强筋壮骨，祛风湿；杜仲能补肝益肾，强筋壮骨，扶正固本；川牛膝能补肝肾，强筋骨，祛风除湿，除痹止痛；为佐药。茯苓能健脾燥湿；甘草能补脾益气，调和诸药；为使药。全方合用，祛风除湿，散寒止痛，补肝益肾，强筋壮骨，祛邪不伤正，扶正不留邪。

47. 除痹祛湿汤

【组成】薏苡仁20g，木瓜15g，羌活12g，独活12g，延胡索12g，当归12g，牛膝12g，杜仲12g，萆薢12g，鹿衔草10g，制川乌（先煎）10g，桂枝5g。

【功效】散寒祛湿，通经活血，除痹止痛。

【主治】腰椎间盘突出症属寒湿瘀血阻痹经脉骨节者。

【用法】每日1剂，水煎分服2次。

【方解】方中薏苡仁利水渗湿，健脾除痹；独活、羌活祛风湿，散寒凝，桂枝助阳化气，温通经脉；制川乌散寒止痛，祛风除湿；萆薢通络止痛，祛风除湿；当归化瘀止痛，行气活血；鹿衔草活血通经，补肝肾强筋骨。全方合用，共奏散寒祛湿，通经活血，除痹止痛之效，具有标本兼治的优势。

48. 除湿化浊通痹汤

【组成】鸡血藤30g，桑寄生30g，络石藤20g，海风藤20g，茯苓20g，木瓜20g，泽泻20g，白术15g，滑石（包煎）15g，萆薢15g，苍术15g，连翘15g，秦艽15g，车前子（包煎）12g，姜黄10g，杜仲10g，土鳖10g。

【功效】补肾强腰，祛湿化浊，清热活血，通络止痛。

【主治】腰椎间盘突出症属肾虚湿热浊毒内盛，瘀血阻痹经脉骨节者。

【用法】每日1剂，水煎分服2次。

【加减】疼痛甚者，加制川乌（先煎）10g；关节屈伸不利者，加伸筋草15g，五加皮12 g；湿热重者，加薏苡仁30 g，土茯苓20 g。

【方解】方中以萆薢利湿祛浊，祛风除痹；车前子利湿通淋，木瓜化湿和胃，舒筋活络；苍术祛风除湿，白术、茯苓健脾祛湿；泽泻、滑石利水祛湿；秦艽、络石藤祛风湿，清湿热，止痹痛；海风藤祛风湿，通经络，止痹痛；桑寄生、杜仲补肾强腰膝；土鳖破血逐瘀，续筋接骨；姜黄行气破瘀，通经止痛；连翘清热解毒；鸡血藤活血通络。全方标本兼顾，共奏补肾强腰，除风化湿，清热活血，通络止痛之功。

49. 川牛蝎子汤

【组成】鸡血藤15 g，续断12 g，牛膝12 g，防己12 g，威灵仙12 g，延胡索12 g，入地金牛12 g，全蝎5 g。

【功效】补肾活血化瘀，祛风散寒除湿。

【主治】腰椎间盘突出症属肾虚血瘀，风寒湿邪阻痹经脉骨节者。

【用法】每日1剂，水煎分服2次。

【加减】偏于湿热，口干口苦，舌质红，舌苔黄腻者，加苍术12 g，薏苡仁20 g，黄柏10 g；湿重无热，肢体沉重，舌质淡红，舌苔白厚腻者，加木瓜12 g，薏苡仁30 g；下肢麻痹疼痛较甚者，加独活12 g；夜间疼痛，不能入睡者，加首乌藤15 g；大便秘结者，加火麻仁20 g。

【方解】方中续断、牛膝、鸡血藤补益肝肾，补血活血，强筋壮骨；牛膝专治腰腿疼痛，能引药直达病所。防己、威灵仙祛风除湿，通经活络，舒筋止痛。全蝎熄风止痉，通络止痛。延胡索、入地金牛活血祛风，行气止痛。诸药合用，共奏补肾活血化瘀，祛风散寒除湿之效。

【药理】现代药理学研究发现，方中续断、牛膝有镇痛作用和促进组织再生的作用；鸡血藤对某些关节炎有显著疗效，三药能增强体质，改善局部血液循环，有利于炎症和水肿的吸收消散，改善组织氧供，促进组织修复。防己、威灵仙有抗炎、镇痛作用；防己并有抗过敏及肌肉松弛作用，能消除自身免疫反应，并能使受到炎症水肿机械性挤压

和炎症渗出物化学性刺激而紧张痉挛的局部肌肉松弛，减轻神经根受压，有利突出的椎间盘回纳。全蝎有镇静、镇痛作用。入地金牛有局部及全身麻醉作用；延胡索有镇痛、解痉作用，其所含有的生物碱成分能产生类吗啡的效果，提高痛阈；二药同用，能产生较强的镇痛作用。全方各药协同，能增强体质，促进局部血液循环，改善组织氧供，加促炎症水肿吸收消散，缓解局部肌痉挛，消除疼痛，促进组织修复。

50. 乌龙宣痹汤

【组成】制川乌（先煎）5 g，白芍30 g，地龙25 g，桃仁20 g，川芎20 g，香附20 g，青皮20 g，当归15 g，红花10 g，炙甘草10 g。

【功效】疏肝理气，活血化瘀，缓急止痛。

【主治】腰椎间盘突出症属肝郁气滞，筋脉挛急，瘀血阻痹骨节者。

【用法】每日1剂，水煎分服2次。15日为1个疗程。

【加减】气虚乏力、脉无力者，加黄芪20 g，红参15 g；阳虚畏寒、脉沉迟者，加制附子（先煎）12 g，桂枝10 g；腰痛尤甚、尺脉沉而无力者，加狗脊20 g，淫羊藿15 g；腿痛甚、伴麻木不仁者，加细辛5 g，牛膝20 g，鸡血藤30 g；疼痛严重、夜间尤甚者，制川乌（先煎）用量加至10 g，加制草乌（先煎）5 g；便秘不畅、脉实有力者，加酒大黄15 g，枳实20 g。

【方解】方中制川乌入肝经，辛温散寒止痛；地龙亦入肝经，甘寒通络，两药一寒一热、相反相成，起到宣痹止痛之功，共为君药。肝为体阴用阳之脏，故用当归、川芎调理肝血，香附、青皮疏泄肝气，以复肝之疏泄与藏血之功用，共为臣药。白芍配甘草以酸甘化阴，缓急止痛；桃仁、红花活血祛瘀止痛；共为佐助之品。炙甘草调和诸药为使。全方共奏活血理气，宣通经络，缓急止痛之功效。

51. 补肾蠲痹汤

【组成】鸡血藤45 g，丹参30 g，桑寄生

30 g，补骨脂20 g，白芍20 g，怀牛膝20 g，杜仲15 g，熟地黄15 g，党参15 g，当归15 g，桃仁10 g，红花10 g，延胡索10 g，独活10 g，炙甘草10 g。

【功效】补益肝肾，养血活血化瘀，祛风胜湿止痛。

【主治】腰椎间盘突出症属肝肾亏虚，气血不足，瘀血风湿阻痹经脉骨节者。

【用法】每日1剂，水煎分服2次。20日为1个疗程。

【加减】寒邪偏重畏寒、舌淡苔薄、尺脉沉者，加制附子（先煎）10 g，肉桂10 g；腰痛甚者，加全蝎10 g，蜈蚣2条；偏风者，加防风12 g，白花蛇10 g；偏阴虚者，加龟甲（先煎）30 g；偏阳虚者，加淫羊藿12 g；湿热偏重、舌苔黄腻、脉滑者，酌加薏苡仁30 g，滑石（包煎）20 g，茵陈15 g，苍术12 g，防己10 g。

【方解】方中以补骨脂、怀牛膝补肾壮骨；桑寄生、杜仲补益肝肾；共为君药。白芍柔肝止痛；党参补气健脾；当归、丹参、熟地黄、白芍养血又兼活血；共为臣药，助君补肝益肾。独活善于祛除在里之伏风，故可祛下焦与筋骨间之风寒湿邪；防风为风药卒徒，周行肌表，且又风能胜湿以止痹痛；桃仁、红花、延胡索、鸡血藤行气活血，化瘀通痹止痛；杜仲温而不燥，为补肝肾强筋骨，治疗肾虚腰痛之要药；党参、甘草益气扶脾，又所谓祛邪先补正，正旺则邪自除也。病因肝肾先虚，其邪必乘虚深入，故以独活入肾经，能搜伏风，使之外出；当归、熟地黄、白芍养血又兼活血。甘草调和诸药。综合全方，扶正祛邪，标本兼顾，可使血气足而风湿除，肝肾强而痹通愈。

52. 祛痹通络强骨汤

【组成】羌活20 g，狗脊20 g，黄芪20 g，熟地黄20 g，续断20 g，乌梢蛇15 g，甘草10 g，蜈蚣2条。

【功效】益肝肾，祛风湿，强筋骨，止痹痛。

【主治】腰椎间盘突出症属肝肾亏虚，风湿阻痹经脉骨节者。

【用法】每日1剂，水煎分服2次。

【加减】寒邪偏盛者，加麻黄5 g，细辛3 g，制附子（先煎）10 g；湿邪偏盛者，加萆薢15 g，防己12 g，薏苡仁30 g；肾阴虚明显者，加黄精15 g，玉竹12 g，制附子（先煎）10 g；肾阳虚者，加仙茅10 g，补骨脂12 g；腰痛明显者，加当归12 g，生地黄15 g，水蛭10 g。

【方解】方中狗脊既可散风寒湿邪，使气血通畅而关节通利，又能补肝肾强腰膝；羌活辛苦温，有较强的祛风湿，止痹痛的作用；二者合为君药。黄芪为补中益气要药；熟地黄为滋补肾阴，养血补虚要药；续断甘温助阳，辛以散瘀，兼可补益肝肾，强筋健骨，通利血脉；三者合为臣药。乌梢蛇甘平，归肝经，祛风通络，用于风湿痹痛；蜈蚣为虫类药物，味辛性温，走窜通行，搜风通络；合为佐药。甘草调和诸药，缓和药性。诸药合用，共成益肝肾，祛风湿，强筋骨，止痹痛之剂。

53. 当归葛根汤

【组成】当归15 g，葛根15 g，鸡血藤15 g，桑寄生15 g，丹参15 g，续断15 g，独活12 g，牛膝12 g，白芍12 g，延胡索12 g，桂枝10 g，全蝎10 g，土鳖10 g，川芎10 g，地龙10 g，炮穿山甲（先煎）10 g，甘草5 g，蜈蚣2条。

【功效】培补肝肾，益气养血，活血通络，解痉止痛。

【主治】腰椎间盘突出症属肝肾、气血亏虚，瘀血阻痹经脉骨节者。

【用法】每日1剂，水煎分服2次。15日为1个疗程。

【加减】血瘀者，加制乳香10 g，制没药10 g；寒湿者，加姜黄10 g，白芥子10 g；湿热者，加苍术12 g，薏苡仁20 g；肝肾亏虚者，加狗脊15 g，杜仲12 g；久病者，加黄芪15 g，党参12 g。

【方解】方中以当归、葛根为主药，活血化瘀，解痉止痛；以全蝎、蜈蚣、炮穿山甲、土鳖、地龙虫类搜剔之品，逐瘀通络；以川芎、丹参增加活血之力；以独活、桂枝通经

307

祛邪；以续断、桑寄生、牛膝滋养肝肾；配以白芍、延胡索、甘草解肌止痛。综观全方具有培补肝肾，益气养血，活血通络，解痉止痛之功。

54. 当归四逆寄生汤

【组成】当归12 g，桑寄生12 g，白芍12 g，桂枝12 g，威灵仙12 g，杜仲12 g，川牛膝12 g，川芎10 g，通草5 g，甘草5 g，细辛3 g，大枣10 g。

【功效】补肝益肾，温经散寒，活血化瘀，通络止痛。

【主治】腰椎间盘突出症属肝肾亏虚，寒瘀阻痹经脉骨节者。

【用法】每日1剂，水煎分服2次。15日为1个疗程。

【加减】遇寒加重者，加独活12 g，防风10 g；下肢麻木者，加鸡血藤15 g，红花10 g；疼痛剧烈者，加延胡索12 g。

【方解】方中桂枝祛风散寒，升阳举陷，舒筋散壅，开痹涩，通经活络；细辛温经散寒，通利血脉，宣通腠理，除痹止痛；白芍通经止痛，祛瘀镇痉；甘草调和诸药；当归养血活血；川芎行气活血化瘀；牛膝补肝益肾，通经活血；桑寄生滋养肝肾，祛风除湿；通草利水渗湿，通利血脉；威灵仙祛风除湿，通经活络；杜仲补肝益肾，强筋壮骨。全方能活血化瘀，舒经活络，从而减轻患者疼痛，促进腰部功能恢复。

55. 独活杜仲寄生汤

【组成】桑寄生15 g，赤芍15 g，白芍15 g，当归15 g，延胡索15 g，杜仲12 g，独活12 g，牛膝12 g，地龙10 g，甘草3 g。

【功效】祛风散寒除湿，养血活血止痛。

【主治】腰椎间盘突出症属血虚血肾，风寒湿邪阻痹经脉骨节者。

【用法】每日1剂，水煎分服2次。10日为1个疗程。

【加减】血瘀者，加生地黄12 g，桃仁12 g，川芎10 g，红花10 g；寒湿者，加羌活12 g，藁本10 g，防己10 g；湿热者，加黄柏10 g，苍术12 g；肝肾亏虚者，加生地黄

15 g，山茱萸12 g，山药12 g。

【方解】方中以独活为君，取其理伏风，善祛筋骨间及下焦之风寒湿；桑寄生、杜仲为臣，补肝肾兼祛风湿，其中杜仲温而不燥，为补肝肾强筋骨治疗肾虚腰痛之要药；佐以当归、赤芍、白芍养血又兼活血；地龙通络；延胡索行气止痛，合白芍加强缓急止痛之功；牛膝引药下行，甘草调和诸药。全方祛邪扶正，标本兼顾，使气血足而风湿除，肝肾强而痹痛愈。

56. 独活归芪四乌汤

【组成】生黄芪30 g，炒白芍30 g，乌梢蛇15 g，当归12 g，怀牛膝12 g，桑寄生12 g，羌活10 g，独活10 g，桂枝10 g，制川乌（先煎）5 g，制草乌（先煎）5 g，炙甘草5 g，乌药5 g，细辛3 g。

【功效】补益肝肾，温阳散寒，祛风通络。

【主治】腰椎间盘突出症属肝肾亏虚，风寒凝滞阻痹经脉骨节者。

【用法】每日1剂，水煎分服2次。

【加减】伴脾气虚者，加党参15 g；伴疼痛剧者，加延胡索15 g；伴血虚明显者，加熟地黄12 g，鸡血藤15 g。

【方解】方中怀牛膝、桑寄生以补肝肾，强筋骨；又由于人体气血亏虚，阳气虚衰，寒从内生，寒凝气滞，使筋失所养而致腰腿疼痛，故选散寒止痛，温阳通络之细辛、制川乌、制草乌、桂枝、乌药及祛风通络之羌活、独活、乌梢蛇。白芍、甘草合而酸甘化阴，一以濡润筋脉，缓其痛；二制方中温燥之品。阳气不振，阴寒内盛，气血凝滞，亦成瘀血，不通则痛，故用当归补血活血，重用生黄芪以补气，使气血流畅，则疼痛缓解。诸药合用，共奏温阳散寒，祛风通络之功，故疗效满意。

57. 独活寄生附子汤

【组成】桑寄生30 g，独活15 g，白芍15 g，当归15 g，生地黄15 g，白术15 g，茯苓15 g，杜仲15 g，制附子（先煎）12 g，牛膝12 g，秦艽12 g，人参10 g，川芎10 g，桂

枝10 g，防风10 g，肉桂5 g，甘草5 g，细辛3 g。

【功效】祛风除湿，散寒止痛，养血活血。

【主治】腰椎间盘突出症属血虚血瘀，风寒湿邪阻痹经脉骨节者。

【用法】每日1剂，水煎分服2次。

【方解】方中独活取其入里伏风，善祛下焦与筋骨间风寒湿邪；伍以细辛发散阴经风寒，搜剔筋骨风湿而止痛；防风祛风邪而胜湿；秦艽除风湿而舒筋；桑寄生、杜仲、牛膝祛风除湿，养血和营，活络通痹；当归、川芎、地黄、白芍养血又兼活血，和营止痛；人参、茯苓补气健脾，使气血旺盛，有助于祛除风湿；肉桂温通血脉，散寒止痛；甘草调和诸药。加用制附子，取其辛热，性走而不守，能通行十二经，尤能补益肾阳，逐风寒湿邪功能。

【药理】现代药理学研究发现，本方能有效减少炎症介质释放，缓解疼痛，且比较口服非甾体类消炎止痛药可有效避免胃肠道不适，甚至出血现象的发生，同时可以通过增加毛细血管管径、毛细血管数量，改善局部微循环，有效减轻机械压迫引起的疼痛及下肢神经症状。

58. 独活寄生桃红汤

【组成】独活15 g，桑寄生15 g，人参15 g，当归15 g，熟地黄15 g，白芍15 g，川芎15 g，牛膝15 g，杜仲15 g，木瓜15 g，秦艽12 g，防风12 g，茯苓12 g，桃仁10 g，红花10 g，肉桂5 g，甘草5 g。

【功效】补益肝肾气血，祛风除湿散寒，活血化瘀止痛。

【主治】腰椎间盘突出症属肝肾、气血亏虚，风寒湿瘀阻痹经脉骨节者。

【用法】每日1剂，水煎分服2次。

【加减】偏寒湿者，加松节10 g，海风藤15 g，苍术12 g；偏湿热者，加忍冬藤30 g，丝瓜络10 g，黄柏12 g。

【方解】方中独活、桑寄生、杜仲、牛膝祛风湿，止痹痛，益肝肾，强筋骨；木瓜祛风除湿，与秦艽、防风共奏除湿散寒之功效；

茯苓、肉桂、人参、甘草益气健脾；当归、熟地黄、白芍、川芎养血调血；桃仁、红花活血化瘀，通络止痛，并能够起到补而不留瘀的作用。寒湿偏重者加松节、海风藤、苍术以除湿祛寒；湿热偏重者加忍冬藤、丝瓜络、黄柏以清热利湿。诸药相须为用，既可祛风湿止痹痛，以治其标，又能益肝肾，补气血，以治其本，标本同治，痛症自愈。

59. 独活山甲汤

【组成】党参30 g，桑寄生30 g，白芍30 g，杜仲30 g，独活15 g，炮穿山甲（先煎）15 g，川牛膝15 g，生地黄15 g，当归15 g，川芎15 g，茯苓15 g，秦艽10 g，肉桂10 g，细辛10 g，防风10 g，甘草10 g。

【功效】补益肝肾，祛风除湿散寒，养血行气止痛。

【主治】腰椎间盘突出症属肝肾阴血亏虚，风寒湿邪阻痹经脉骨节者。

【用法】每日1剂，水煎分服2次。7日为1个疗程。

【加减】寒盛痛剧者，加制川乌（先煎）10 g，制草乌（先煎）10 g；湿盛重者，加防己10 g，白术12 g；放射痛明显者，加威灵仙20 g，青风藤15 g；夹热者，加白花蛇舌草20 g，败酱草15 g；夹瘀者，加制乳香10 g，制没药10 g；病久者，加全蝎5 g，蜈蚣1条。

【方解】方中独活辛温微苦，长于祛下焦风寒湿邪，止痹痛；炮穿山甲咸微寒，气腥而窜，其走窜之性，能宣通脏腑，贯穿经络，透达关窍；秦艽祛风除湿；肉桂温里驱寒，通利血脉；桑寄生、杜仲补肝肾强筋骨；细辛温经散寒止痛；当归、白芍、生地黄养血调营；牛膝活血祛瘀止痛，补肝肾，强筋骨，引药下行，直达病所。诸药合用，共奏祛风除湿，温经散寒，行气止痛之效。

60. 防风汤

【组成】茯苓20 g，当归15 g，麻黄15 g，秦艽15 g，干姜15 g，大枣15 g，黄芩10 g，防风10 g，杏仁10 g，葛根10 g，肉桂10 g，甘草10 g。

【功效】祛风散寒，活血通络，解肌

颈肩腰腿痛中医奇效良方全书（珍藏本）

止痛。

【主治】腰椎间盘突出症属风寒瘀阻经脉骨节者。

【用法】每日 1 剂，水煎分服 2 次。

【加减】寒湿腰部冷痛，转侧不利，遇寒加重者，酌加桂枝 20 g，苍术 20 g，牛膝 15 g，杜仲 15 g，桑寄生 15 g，制附子（先煎）12 g，续断 10 g。行痹下肢放射性疼痛，麻木行走不利，甚者麻痛至踝关节以下者，酌加独活 20 g，荆芥 20 g，羌活 15 g，当归 12 g。着痹腰部酸痛，下肢关节沉重，活动不利，肌肤麻木不仁者，酌加薏苡仁 50 g，苍术 15 g，羌活 15 g，独活 15 g，桂枝 15 g，桑枝 12 g，萆薢 12 g，制乳香 10 g，制川乌（先煎）10 g，木香 10 g。风湿热痹，腰部疼痛灼热红肿，得冷稍舒，甚至下肢关节红肿疼痛，不能屈伸者，酌加连翘 15 g，威灵仙 15 g，桑枝 15 g，赤芍 15 g，玄参 15 g，生地黄 12 g，赤小豆 12 g，黄柏 10 g，姜黄 10 g，防己 10 g，牡丹皮 10 g，麦冬 10 g。痹之迁延不愈，疼痛时轻时重，肢体屈伸不利者，酌加地龙 20 g，白芥子 15 g，白芍 15 g，炮穿山甲（先煎）10 g，土鳖 10 g，羌活 10 g，独活 10 g，人参 10 g，熟地黄 10 g，狗脊 10 g。

【方解】本方出自《宣明论方》。方中以防风祛风散寒为君药；麻黄温通宣达之性，散寒通滞，以逐经络阴寒之邪为臣药；佐以当归、秦艽、肉桂、葛根活血通络，解肌止痛并有治风先治血，血行风自灭之意。茯苓健脾渗湿，干姜、大枣、甘草和中调营。临床配伍以桂枝、牛膝、杜仲、桑寄生、续断、制附子、苍术等补肾壮阳，温经通络。羌活、独活、当归、荆芥养血活血，祛风胜湿。炮穿山甲、地龙、土鳖、白芥子、人参、狗脊等通络止痛，内透筋骨，外彻肌肤，入经通络。诸药合用，祛风散寒，活血通络，解肌止痛，扶正祛邪，标本兼顾。

61. 防己黄芪汤加减

【组成】黄芪 15 g，防己 12 g，白术 10 g，牛膝 10 g，徐长卿 10 g，续断 10 g，全蝎 5 g。

【功效】祛风胜湿利水，活血散瘀止痛。

【主治】腰椎间盘突出症属风湿水浊内蕴，瘀血阻痹经脉骨节者。

【用法】每日 1 剂，水煎分服 2 次。

【加减】血瘀腰腿痛如针刺，痛有定处拒按，日轻夜重，腰部板硬，舌质暗紫或有瘀斑者，加鸡血藤 15 g，延胡索 12 g，土鳖 10 g。寒湿腰腿冷痛重着，转侧不利，静卧痛不减，受寒及阴雨天加重，肢体发凉者，加干姜 10 g，茯苓 12 g，独活 12 g，桑寄生 15 g。湿热腰痛腿软无力，痛处伴有热感，遇热或雨天痛增，活动后痛减，恶热口渴，小便短赤者，加黄柏 10 g，薏苡仁 20 g，苍术 12 g。肾阳虚腰酸痛，腿膝无力，劳累更甚，卧则减轻，少气懒言，腰腿发凉，或有阳痿早泄，妇女带下清稀者，加肉苁蓉 12 g，杜仲 12 g，蛇床子 10 g。肾阴虚咽干口渴，面色潮红，倦怠乏力，心烦失眠，多梦或有遗精，妇女带下色黄味臭，舌红少苔，脉弦细数者，加山茱萸 12 g，枸杞子 15 g。

【方解】方中防己、黄芪、白术、徐长卿益气祛风，健脾利水，消肿止痛；续断、牛膝补益肝肾，强筋壮骨，活血散瘀，通利血脉，牛膝专治腰腿痛，能引药直达病所；全蝎熄风止痉，通络止痛。全方共奏祛风胜湿，利水消肿，活血散瘀，通络止痛之功效。血瘀者加鸡血藤、延胡索、土鳖以增强活血化瘀，行气止痛之力；寒湿者加干姜、茯苓、独活、桑寄生以增强祛风散寒除湿之功效；湿热者加黄柏、薏苡仁、苍术以清化湿热；肾阳虚者加肉苁蓉、杜仲、蛇床子以温补肾阳，强筋壮骨；肾阴虚者加山茱萸、枸杞子滋养肾阴，益精填髓。

【药理】现代药理学研究发现，方中防己具有抗炎、镇痛、抗过敏及松弛肌肉作用，能消除自身免疫反应，并能使受到炎症水肿机械性挤压和炎症渗出物化学性刺激而紧张痉挛的局部肌肉松弛，减轻神经根受压，有利于突出的椎间盘回纳。

62. 风湿九味汤

【组成】炙甘草 20 g，独活 15 g，防风 15 g，黑蚂蚁 15 g，乌梢蛇 15 g，土鳖 15 g，制川乌（先煎）10 g，制草乌（先煎）10 g，羌活 10 g。

【功效】散寒除湿，搜风通络止痛。

【主治】腰椎间盘突出症属风寒湿邪阻痹经脉骨节者。

【用法】每日1剂，水煎分服3次。

【加减】肾虚重者，加菟丝子20 g；寒着重者，加炒白术20 g，茯苓15 g，干姜12 g；血瘀重者，加红花10 g，三七（研末冲服）5 g。

【方解】方中制川乌、制草乌祛风除湿为君药。羌活、独活、防风祛风除湿止痛；黑蚂蚁、乌梢蛇搜风通络，祛风除湿，共助制川乌、制草乌祛风除湿止痛，为臣药。防风解制川乌、制草乌毒性兼发表祛风；土鳖善治伤筋断骨，促进椎间盘修复，共为佐药。炙甘草调和诸药，又能助防风解制川乌、制草乌之毒性，为佐使药。诸药合用，共奏散寒除湿，搜风通络止痛之效。

63. 附子独活寄生汤

【组成】白芍30 g，茯苓15 g，桑寄生12 g，杜仲12 g，川牛膝12 g，制附子（先煎）10 g，独活10 g，白术10 g，桂枝10 g，防风10 g，人参5 g，生甘草5 g。

【功效】补益肝肾气血，温阳散寒化湿。

【主治】腰椎间盘突出症属肝肾不足，气血亏虚，阳虚寒湿阻痹经脉骨节者。

【用法】每日1剂，水煎分服2次。15日为1个疗程。

【加减】疼痛剧烈者，加制川乌（先煎）5 g，制草乌（先煎）5 g；以下肢麻木为主者，加全蝎5 g，蜈蚣3 g；下肢重着甚者，加防己12 g，泽泻10 g。

【方解】本方由附子汤合独活寄生汤组成。附子汤出自《伤寒论》："少阴病，身体痛，手足寒，骨节痛，脉沉者，附子汤主之。"该方以散寒化湿、温经助阳为主要功效，适用于身体骨节疼痛，恶寒肢冷，苔白滑，脉沉微之阳虚寒湿之证；独活寄生汤见于唐代孙思邈所著《备急千金要方》，该方专为治疗肝肾不足，气血亏虚，风湿之邪侵袭人体，日久稽留筋骨所致的顽痹所设。方中制附子辛甘大热，能补火助阳，尽逐一身所受之风寒湿邪；独活辛苦微温，有祛风湿顽痹，止腰膝痹痛之功；桑寄生归肝、肾二经，不但能祛风湿，更能补肝肾，强筋骨以固其根本；杜仲、牛膝性平，善补肝肾，强筋骨，此外牛膝还可引诸药下行，直达病所；白术、茯苓健脾燥湿，使湿有所制；白芍缓急止痛，兼能制制附子之温燥，有引阳入阴之妙；桂枝温经通脉，散寒止痛；防风胜湿止痛，能治痹痛；人参与附子相配伍，温补肾阳，以绝寒湿之源；甘草益气和药。诸药合用，内温肾阳以固本，外散寒湿以止痛，标本同治，内外兼顾，是以诸症得解，疾病自愈。

【药理】现代药理学研究发现，附子汤具有较好的消炎、镇痛作用。它不但可以兴奋垂体-肾上腺系统，较大剂量服用还有麻醉镇痛的效果。独活寄生汤更是具有消炎镇痛、改善微循环、调节免疫等多种功效。它能通过减少炎症因子的产生来消除神经根周围组织的无菌性炎症，还能通过增加毛细血管管径及毛细血管开放数来缓解机械压迫神经根所造成的周围循环阻滞，此外还有增加免疫器官质量、增强巨噬细胞吞噬能力的作用。

64. 攻下逐瘀汤

【组成】赤芍15 g，白芍15 g，川芎15 g，当归12 g，桃仁12 g，大黄10 g，厚朴10 g，郁金10 g，红花10 g。

【功效】攻下行气，活血化瘀。

【主治】腰椎间盘突出症属气滞血瘀，阻痹经脉骨节者。

【用法】每日1剂，水煎分服2次。

【加减】腹胀便秘、口干苦者，加枳壳12 g，青皮10 g，陈皮10 g，番泻叶5 g；心烦不眠者，加酸枣仁12 g，茯苓12 g，远志10 g；不思饮食者，加木瓜15 g，焦三仙各10 g；下肢酸痛沉重、喜暖恶寒者，加制川乌（先煎）5 g，制草乌（先煎）5 g，桂枝10 g，细辛3 g。

【方解】方中大黄攻下逐瘀为君药；郁金、川芎活血兼能行气，以助大黄之祛瘀之效，为臣药；厚朴行气，赤芍、桃仁、红花活血化瘀，共为佐药；当归、白芍养血；缓和诸药之药力峻猛，为佐药。诸药合用，则瘀血消散，气血流通，经脉畅行。

65. 蚣龙乳没汤

【组成】当归15 g，赤芍15 g，川芎15 g，地龙15 g，制没药15 g，秦艽15 g，羌活15 g，川牛膝15 g，土鳖10 g，桃仁10 g，红花10 g，制乳香10 g，香附10 g，乌药10 g，五灵脂（包煎）10 g，蜈蚣5 g。

【功效】行气活血，散瘀定痛，熄风止痉，祛风除湿。

【主治】腰椎间盘突出症属气滞血瘀，风湿阻痹经脉骨节者。

【用法】每日1剂，水煎分服2次。

【加减】风湿痹阻者，加独活12 g，桑寄生15 g，防风10 g；寒湿痹阻者，加制附子（先煎）10 g，肉桂5 g，细辛3 g；湿热痹阻者，加苍术15 g，黄柏10 g，薏苡仁20 g；气血两虚者，加黄芪30 g，党参15 g，鸡血藤15 g；气滞血瘀者，加丹参20 g，延胡索15 g，川楝子12 g；肝肾不足者，加杜仲10 g，枸杞子12 g，山茱萸15 g。

【方解】方中蜈蚣熄风止痉，攻毒散结，通络止痛为君药。土鳖破血逐瘀，续筋接骨，活血止痛；地龙活血通络；两药共为臣药。桃仁、红花、赤芍、川芎、当归、制乳香、制没药、香附、乌药、五灵脂行气活血，散瘀定痛；秦艽、羌活除风湿；共为佐药。川牛膝祛风除湿，活血通经，引血下行为使药。全方有行气活血，祛风除湿，通络止痛功效。

66. 狗鹿参芪汤

【组成】狗脊20 g，黄芪20 g，丹参20 g，鹿角霜（包煎）20 g，杜仲20 g，续断20 g，苏木20 g，木瓜20 g，地龙15 g，乌梢蛇15 g，淫羊藿15 g，牛膝15 g，穿山龙15 g，当归15 g，赤芍15 g。

【功效】补肾强筋壮骨，活血通络止痛。

【主治】腰椎间盘突出症属肾虚瘀血阻痹经脉骨节者。

【用法】每日1剂，水煎分服2次。

【加减】痛甚者，加麻黄5 g，制乳香10 g，制没药10 g；乏力者，加人参10 g；湿甚者，加薏苡仁20 g，海风藤15 g。

【方解】方中狗脊、鹿角霜补肝肾，壮肾阳，益精血，壮腰脊，强筋骨；牛膝、杜仲、续断、淫羊藿补肝肾，壮筋骨，以增强狗脊、鹿角霜之功；丹参、苏木、赤芍、穿山龙活血舒筋，散瘀通络，消肿止痛；乌梢蛇、地龙为血肉有情之品，通络止痉，以增强活血祛瘀药之功效，以消除神经根水肿；气行则血行，气虚则血滞，黄芪配当归活血补气以生血。全方共奏补肾强筋壮骨，活血通络止痛之功效。

67. 壮腰活血舒通汤

【组成】鹿衔草30 g，千年健30 g，追地风30 g，狗脊15 g，熟地黄15 g，杜仲15 g，补骨脂15 g，黄芪15 g，秦艽15 g，独活12 g，牛膝12 g，赤芍12 g，防风12 g，僵蚕12 g，当归12 g，鸡血藤12 g，茯苓12 g，延胡索12 g，甘草5 g，牡丹皮5 g，细辛3 g，蜈蚣2条。

【功效】补益肝肾，滋养气血，祛风除湿寒，化瘀止痛。

【主治】腰椎间盘突出症属肝肾、气血亏虚，风寒湿瘀阻痹经脉骨节者。

【用法】每日1剂，水煎分服2次。10日为1个疗程。

【加减】气虚者，加人参15 g；血虚者，加制何首乌15 g；寒甚者，加干姜12 g；瘀甚者，加全蝎5 g，土鳖10 g。

【方解】方中杜仲、牛膝、熟地黄、狗脊、补骨脂共为君药，补益肾阴，强健筋骨。其中杜仲、牛膝、补骨脂均主腰脊痛，是治疗肝肾不足、腰膝酸软之上品。熟地黄、狗脊均为补肾助阳的重要药物；蜈蚣、僵蚕、细辛、独活、鹿衔草、千年健、追地风、赤芍、当归、牡丹皮共为臣药，补血和血，通经脉，增强血行，并可祛风湿，消肿生肌，止痹痛。其中蜈蚣、僵蚕均为虫药，善走窜、消瘀破结，在治疗顽痹、关节疼痛中效果显著；细辛、独活温经止痛，祛风除湿；赤芍、当归可补血活血；鹿衔草、千年健、追地风、牡丹皮治肾虚腰痛、风湿痹痛、筋骨痿软。茯苓、黄芪扶正祛瘀；鸡血藤、延胡索可活血化瘀；秦艽、防风增强独活祛风散寒止痛的功效；上述诸药共为佐药。甘草为使药，调和诸药。全方配伍扶助正气，补而不腻，行而不滞，切中病机，共奏补益肝肾，滋养气血，祛风除湿寒，化瘀止痛之效。

【药理】现代药理学研究发现，方中杜仲、牛膝、熟地黄、狗脊、补骨脂补肝益肾之品能增强造血、抗凝血、抗血栓功能，并可增强机体免疫功能，有消炎镇痛作用；蜈蚣、僵蚕、细辛、独活、鹿衔草、千年健、追地风祛风除湿、接骨续筋及虫类药能消除神经根无菌性炎症，松弛平滑肌，改善微循环，有利于髓核吸收。

68. 固肾疏经汤

【组成】熟地黄15 g，鸡血藤15 g，当归12 g，山茱萸12 g，续断12 g，茯苓12 g，川牛膝12 g，杜仲12 g，菟丝子12 g，白芍12 g，苏木10 g，地龙10 g，三七（研末冲服）5 g，蜈蚣1条。

【功效】补益肝肾，养血活血，通络止痛。

【主治】腰椎间盘突出症属肝肾亏虚，阴血不足，瘀血阻痹经脉骨节者。

【用法】每日1剂，水煎分服2次。同时，另用伸筋草60 g，透骨草60 g，威灵仙60 g，木瓜30 g，鸡血藤30 g，制乳香30 g，制没药30 g，红花30 g，艾叶30 g。煎水熏洗。每日1次。内服外用，均10日为1个疗程。

【方解】方中以熟地黄、山茱萸补益肝肾为君；续断、杜仲、菟丝子、川牛膝助君药补益肝肾，强筋健骨为臣；当归、鸡血藤养血活血止痛，地龙、蜈蚣、苏木、三七疏经通络、活血消肿为佐；白芍、茯苓健脾消肿为使。本方用药配伍合理，考虑周全，共奏补益肝肾，疏经止痛之效。所用中药熏洗方具有祛风除湿，舒筋活络，活血止痛的功效，可改善局部气血运行，加强活血通经，消肿止痛之功效，与汤药合用，一内一外，疗效显著。

69. 归熟黄汤

【组成】豨莶草30 g，熟地黄15 g，石楠藤15 g，钩藤15 g，伸筋藤15 g，党参15 g，千年健15 g，当归12 g，五加皮12 g，怀牛膝12 g，羌活10 g，独活10 g，秦艽10 g，宣木瓜10 g，酒延胡索10 g，生甘草3 g。

【功效】补益气血，祛除风湿，活血祛痰。

【主治】腰椎间盘突出症属气血亏虚，风湿痰瘀阻痹经脉骨节者。

【用法】每日1剂，水煎分服2次。15日为1个疗程。

【加减】痛痹者，酒延胡索用量加至20 g，加制川乌（先煎）5 g，制草乌（先煎）5 g，全蝎3 g，细辛3 g；着痹者，加党参30 g，全蝎3 g，地龙10 g；行痹者，加僵蚕10 g，防风12 g，全蝎3 g。

【方解】方中当归、熟地黄活血补血；党参健脾补气，以调理脏腑；五加皮、羌活、独活、秦艽、石楠藤、伸筋藤、钩藤、千年健、豨莶草祛风活血，疏通经络；怀牛膝、宣木瓜引血下行，祛除风湿；全蝎、僵蚕、细辛、地龙搜风祛痰；更用甘草以调和诸药。全方共奏调理脏腑，补益气血，祛除风湿，活血祛痰，疏通经络之效。

70. 归藤红花汤

【组成】鸡血藤30 g，赤芍30 g，当归15 g，路路通15 g，桑寄生15 g，泽兰15 g，桃仁12 g，川牛膝12 g，红花10 g，乌药10 g，炮穿山甲（先煎）10 g，甘草5 g。

【功效】活血祛瘀通经，除湿补肾壮腰。

【主治】腰椎间盘突出症属瘀血湿浊阻痹经脉骨节者。

【用法】每日1剂，水煎分服2次。

【加减】血瘀腰腿疼痛，痛处不移，疼痛拒按，腰僵腿硬，活动受限，舌质紫暗者，加延胡索12 g，三七（研末冲服）5 g，青皮10 g；痰湿腰腿疼痛，转侧不利，静卧疼痛不减，食欲欠佳，舌胖苔白厚或白腻者，加白芥子12 g，萆薢15 g；气虚腰腿疼痛，胫足麻木，面色不华，神疲乏力，舌质淡，舌苔薄白者，加黄芪30 g，炒白术15 g；肾气亏虚，腰腿疼痛，足膝无力，遇劳更甚，甚至肌肉瘦削，舌质淡嫩，舌苔薄白者，加炒杜仲12 g，骨碎补12 g，续断15 g；肝肾不足，

《颈肩腰腿痛中医奇效良方全书（珍藏本）》

腰腿疼痛，腰膝酸软，倦怠乏力，心烦耳鸣，舌质淡红，舌苔少者，加山茱萸30 g，枸杞子20 g，木瓜12 g。

【方解】方中当归、赤芍、红花、桃仁活血祛瘀；川牛膝、泽兰、炮穿山甲破血通经，行水消肿；鸡血藤、路路通舒经活络，行血利水；桑寄生补肾壮腰，强筋除湿；乌药顺气止痛；甘草调和诸药，安胃和中，减缓胃肠反应。诸药合用，共奏活血祛瘀通经，除湿补肾壮腰之效。

71. 化核止痛汤

【组成】黄芪30 g，续断20 g，威灵仙15 g，鸡血藤15 g，木瓜15 g，当归尾12 g，防己10 g，杜仲10 g，地龙10 g，茯苓10 g，土鳖10 g，醋乳香10 g，醋没药10 g，炙甘草10 g，白芥子5 g，水蛭5 g。

【功效】活血化瘀，舒经通络，祛风除湿。

【主治】腰椎间盘突出症属瘀血风湿阻痹经脉骨节者。

【用法】每日1剂，水煎分服2次。15日为1个疗程。

【方解】方中重用黄芪为君药，大补脾胃中气，使气旺血行，祛瘀而不伤正；当归尾长于活血，兼能养血，化瘀而不伤血，为臣药；配合防己，一升一降，消肿利水，益气行水，消除腰部神经根水肿及周围炎症；威灵仙和木瓜联用，增强活血化瘀通络之功；茯苓利水渗湿，可消除神经根水肿；杜仲和续断，补肝肾、强筋骨；地龙和土鳖，除经络之风；水蛭破血化瘀；鸡血藤活血舒筋；白芥子善除皮内肉外之风，通络散结。全方共奏活血化瘀通络、舒经通络、祛湿除风之效，消除局部无菌性炎症，松解局部粘连，消除神经根水肿，促使髓核还纳，解除神经根卡压，解除腰部肌肉痉挛，改善临床症状。

72. 化瘀补肾通督汤

【组成】党参20 g，牛膝20 g，茯苓20 g，鹿角胶（烊化冲服）15 g，杜仲15 g，续断15 g，当归15 g，桑寄生15 g，徐长卿15 g，白术15 g，川芎12 g，红花12 g，苏木12 g，地龙12 g，肉苁蓉10 g，菟丝子10 g，淫羊藿10 g，土鳖10 g，威灵仙10 g，急性子3 g，甘草5 g。

【功效】补肝益肾，强筋壮骨，祛风除湿，活血化瘀通络。

【主治】腰椎间盘突出症属肝肾亏虚，风湿瘀血阻痹经脉骨节者。

【用法】每日1剂，水煎分服2次。同时，另用羌活20 g，川芎20 g，透骨草20 g，干姜10 g，马钱子5 g，水煎取药汁3000 mL，将患者腰部充分暴露熏蒸。每次30分钟，内服外治均以10日为1个疗程。

【方解】方中鹿角胶温补肝肾，益精养血；肉苁蓉补肾壮阳，填精补髓，养血润燥；菟丝子补肾益精，养肝明目；淫羊藿、杜仲、牛膝、桑寄生补肾阳，强筋骨，祛风湿；续断补肝肾，续筋骨，调血脉；当归养血活血；川芎活血行气，祛风止痛；红花、苏木，活血祛瘀，消肿定痛；急性子，破血软坚；党参、白术、茯苓健脾益气，燥湿利水；土鳖、地龙破血逐瘀；徐长卿祛风化湿，止痛止痒；威灵仙祛风除湿，通络止痛；甘草补脾益气，缓急止痛，调和诸药。诸药合用，具有补肝益肾，强筋壮骨，祛风除湿，活血化瘀通络的功效。

中药熏蒸借助蒸汽的热力作用，使药物直接作用于患处，促进药物吸收，增强药物功效，改善局部微循环，促进新陈代谢，消肿止痛，消除神经根水肿压迫症状。通过化瘀补肾通督方内服调整机体内环境，并以中药熏蒸改善局部微循环，增强药效，内外兼施，消肿止痛，从而延缓退变，缓解临床症状。

73. 化瘀活络止痛汤

【组成】熟地黄30 g，黄芪30 g，威灵仙30 g，牛膝30 g，骨碎补30 g，白芍30 g，苍术20 g，白芥子15 g，当归15 g，三七15 g，泽兰15 g，制川乌（先煎）12 g，麻黄10 g，炙甘草10 g，全蝎（研末冲服）5 g，蜈蚣（研末冲服）2条。

【功效】补益肝肾气血，活血化瘀，软坚散结。

【主治】腰椎间盘突出症属肝肾气血亏虚，瘀血阻痹经脉骨节者。

【用法】每日1剂，水煎分服2次。

【加减】痛甚者，加制草乌（先煎）12 g，延胡索15 g；寒湿甚者，加干姜10 g，茯苓30 g，独活15 g；湿热甚者，加黄柏12 g，知母15 g，薏苡仁30 g；肾虚甚者，加鹿角胶（烊化冲服）20 g，杜仲12 g，续断15 g；瘀血甚者，加川芎12 g，丹参30 g，制乳香10 g，制没药10 g。

【方解】方中黄芪、当归、熟地黄、白芍、骨碎补、牛膝补益气血，强筋壮骨，以治肝肾气血亏虚。三七、泽兰、全蝎、蜈蚣、威灵仙、白芥子活血化瘀，软坚散结，消痰利水，通经活络，力雄而具搜剔之功，正合久病多虚多瘀之病机。制川乌、麻黄、苍术、甘草、白芍舒筋活络，除痹止痛。诸药合用，共奏补益肝肾气血，活血化瘀，软坚散结之功效，能减少突出物释放致炎物质，消除神经根周围组织水肿，解除神经压迫，标本兼治，从而使腰腿痛诸症消除。

74. 化瘀通络汤

【组成】续断15 g，白芍15 g，牛膝12 g，伸筋草12 g，威灵仙12 g，鸡血藤12 g，桃仁10 g，制乳香10 g，制没药10 g，制附子（先煎）10 g，甘草10 g，麻黄5 g，全蝎5 g。

【功效】补益肝肾，活血化瘀，养血舒筋。

【主治】腰椎间盘突出症属肝肾亏虚，阴血不足，瘀血阻痹经脉关节者。

【用法】每日1剂，水煎分服2次。

【方解】方中牛膝、续断为君药，补肝肾，壮筋骨，强腰足，疗诸痹，逐恶气，除挛急，治腰腿痛不可伸。《本草经疏》谓："牛膝走而能补，性善下行"，并能引药达病所。臣以制乳香、制没药、桃仁、全蝎破瘀生新，治跌打损伤，化死血凝滞，疗伤损诸痛。全蝎尤为妙品，佐以鸡血藤、伸筋草、威灵仙、白芍养血舒筋，祛风活络。甘草调和诸药，又与白芍为芍药甘草汤，酸甘化阴，柔筋止痛，张仲景用治"胫挛急"。诸药相合，共收活血化瘀，壮骨舒筋，通经活络，

疏风止痛之效，又通补兼施，标本兼治，以达"通则不痛"。

75. 活络止痛散寒汤

【组成】茯苓35 g，白芍35 g，木瓜35 g，泽泻20 g，土鳖15 g，川牛膝15 g，威灵仙15 g，苍术15 g，党参15 g，甘草15 g，制川乌（先煎）5～10 g，制草乌（先煎）5～10 g，胆南星10 g，地龙10 g，制乳香（后下）10 g，制没药（后下）10 g，细辛5 g。

【功效】散寒除湿，祛风通络，活血散结，调和营卫。

【主治】腰椎间盘突出症属风寒湿瘀阻痹经脉骨节者。

【用法】每日1剂，水煎分服2次。10日为1个疗程。

【加减】兼脾胃气滞者，加木香5 g，厚朴10 g，佛手12 g；急性期者，加通草5 g；寒邪重者，加桂枝10 g，炮姜10 g。

【方解】方中制川乌、制草乌辛温祛风湿，散寒止痛；地龙、胆南星化痰通络；党参、苍术、木瓜燥湿舒筋，和胃护胃；制乳香、制没药活血化瘀止痛；重用白芍配甘草补血养血，缓急止痛；川牛膝、木瓜补肝肾，强筋骨；地龙、威灵仙通络止痹。全方以活血散结止痛，散寒通络之药为君；以祛风除湿，散寒止痛，化痰之药为臣；以养血补血，健脾行气，燥湿和胃，舒筋之药为佐使。共奏散寒除湿，祛风通络，活血散结，调和营卫的功效。

76. 独活桂辛汤

【组成】桑寄生30 g，威灵仙20 g，黄芪20 g，杜仲20 g，茯苓20 g，独活15 g，乌梢蛇12 g，牛膝12 g，当归12 g，白芍12 g，熟地黄12 g，苍术10 g，桂枝10 g，川芎10 g，细辛3 g，干姜5 g，制川乌（先煎）5 g，甘草5 g。

【功效】益气补肝益肾，活血化瘀通络，祛风除湿止痛。

【主治】腰椎间盘突出症属气虚肝肾不足，风湿瘀血阻痹经脉骨节者。

【用法】每日1剂，水煎分服2次。服药

期间忌生冷、辛酸辣之品。

【方解】本方以《备急千金要方》之独活寄生汤为基础。方中独活、威灵仙、苍术祛风除湿，散寒止痛；制川乌、乌梢蛇祛风通络；桂枝、干姜温阳散寒通脉；细辛发散风寒止痛；牛膝、杜仲、桑寄生补肝肾强筋骨；当归、川芎、白芍、熟地黄养血活血；黄芪、茯苓、甘草益气扶正。全方共奏益气补肝益肾，活血化瘀通络，祛风除湿止痛之功效。

【药理】现代药理学研究发现，独活寄生汤具有抗炎、镇痛、调节免疫功能、扩张血管、抑制血小板聚集作用。当归有较强的抗凝血和抗血栓作用，其当归多糖及其硫酸酯通过影响内源性凝血系统，可显著延长凝血时间、显著延长凝血酶时间和活化部分凝血活酶时间，缩短出血时间，发挥其抗凝血作用。川芎中的川芎嗪通过扩张微血管、增加血流灌注和促进血管再生改善大鼠受损节段脊髓的局部微循环，促进脊髓损伤后神经干细胞的增殖分化，进而促进受损神经元的修复。白芍可以减轻自身免疫性炎症，并有镇痛作用。杜仲通过部分的抑制乙酰胆碱酯酶，发挥其保护神经细胞的功能，通过减轻有髓神经的损伤而保护神经根，提高痛阈。

77. 活血祛痛通络汤

【组成】丹参20 g，地龙12 g，续断12 g，狗脊12 g，黄芪12 g，桑寄生12 g，赤芍10 g，当归10 g，川芎10 g，肉桂10 g，延胡索10 g，香附10 g，茯苓10 g，甘草5 g。

【功效】补益肝肾，活血化瘀，健脾化湿，祛风通络止痛。

【主治】腰椎间盘突出症属肝肾亏虚，瘀血风湿阻痹经脉骨节者。

【用法】每日1剂，水煎分服2次。15日为1个疗程。

【方解】方中丹参味苦微寒，活血化瘀止痛而不伤气血为君药；配赤芍、川芎、当归增强活血化瘀功效为臣；地龙、延胡索祛风通络止痛，肉桂温经通络，"血得热则行"之意，续断、狗脊、桑寄生补益肝肾，强筋壮骨，黄芪、茯苓健脾化湿，香附疏肝理气，使气血调畅，均为佐药；甘草为使药，调和

诸药。诸药合用，共奏补益肝肾，活血化瘀，健脾化湿，祛风通络止痛之效。

【药理】现代药理学研究发现，本方具有明显的消炎止痛作用，可减轻炎症性反应程度，缩短炎症期和减轻结缔组织的形成，促进变性神经纤维的恢复，抑制胶质细胞和胶质纤维增多，减轻瘢痕化对周围神经组织的挤压，达到缓解疼痛的目的。本方具有抗疼痛、抗炎、抗粘连、改善微循环、消除水肿作用。

78. 活血通络舒筋汤

【组成】威灵仙20 g，桃仁10 g，红花10 g，当归10 g，川牛膝10 g，路路通10 g，伸筋草10 g，赤芍10 g，木瓜10 g，乌梢蛇10 g，神曲10 g，川芎10 g，全蝎5 g，细辛5 g，蜈蚣2条。

【功效】活血养血，祛风除湿，舒筋活络。

【主治】腰椎间盘突出症属瘀血风湿阻痹经脉骨节者。

【用法】每日1剂，水煎分服2次。

【方解】方中桃仁、红花、当归、赤芍、川芎活血养血行血；伸筋草、路路通、木瓜祛风除湿，舒筋活络，配合川牛膝引药下行止痹痛；细辛、威灵仙二药均辛散温通，性猛善走，入里达表，以"开通"见长，两药联合应用的止痛效果显著。蜈蚣、全蝎、乌梢蛇乃民间治疗神经诸痛的验方蛇蝎散，虫类药能深入筋骨络脉，有攻剔痼瘀瘀浊之功效，非一般草木之属能比。蜈蚣、全蝎为治风要药，善于走窜，祛风除湿通络，化痰散结。《医学衷中参西录》谓："蜈蚣走窜之力最速，内而脏腑、外而经络，凡气血凝聚之处皆能开之。"纵观全方，动静结合，共奏活血养血，祛风除湿，舒筋活络，止痹之功效。

79. 活血通络止痛汤

【组成】鸡血藤30 g，丹参15 g，续断15 g，杜仲15 g，桑寄生15 g，菟丝子15 g，伸筋草15 g，炒麦芽15 g，红花10 g，地龙10 g，制乳香10 g，制没药10 g，甘草5 g。

【功效】补肾壮腰，活血祛瘀，通络止痛。

【主治】腰椎间盘突出症属肾虚瘀血阻痹经脉骨节者。

【用法】每日1剂，水煎分服2次。

【加减】下肢抽掣疼痛者，加木瓜15g，白芍30g，川芎10g；下肢麻木者，加乌梢蛇10g，全蝎5g，丝瓜络5g；腰腿冷痛者，加细辛5g，桂枝10g，仙茅10g；腰腿灼痛者，加忍冬藤30g，黄柏10g，薏苡仁15g。

【方解】方中取丹参、制乳香、制没药活血祛瘀，行气止痛；红花、鸡血藤、伸筋草、地龙活血通络，消肿利关节；两组药物相配促进瘀血吸收，水肿消散，以减轻局部病变对神经根的压迫，并有利于突出的髓核还纳。杜仲、续断、菟丝子、川牛膝补肾壮腰，以治其本。甘草调和诸药，并能补脾气；炒麦芽消食护胃，以防制乳香、制没药伤胃而引起呕、恶之弊。诸药相配，标本兼顾，活血祛瘀，通络止痛，补肾壮腰，针对病机，随拨随应，疗效显著。

80. 活血通络血藤汤

【组成】鸡血藤30g，忍冬藤30g，丹参20g，当归15g，桃仁10g，红花10g，延胡索10g，炮穿山甲（先煎）10g，全蝎5g，三七（研末冲服）5g，甘草5g。

【功效】活血化瘀，舒筋止痛。

【主治】腰椎间盘突出症属瘀血阻痹经脉骨节者。

【用法】每日1剂，水煎分服2次。

【方解】方中丹参、鸡血藤为君药，丹参和血活血，祛瘀止痛，两者相伍，相得益彰，使活血通络力量更强，共为君药；当归、桃仁、红花、炮穿山甲、全蝎、三七、忍冬藤为臣药，既能活血舒筋，祛瘀止痛，又可助君药加强活血行气通络之力；延胡索具有活血、利气、止痛的功效，为佐药；炙甘草调和诸药，为使药。诸药合用，共奏活血化瘀，舒筋止痛之效。

【药理】现代药理学研究发现，方中当归、三七、红花、炮穿山甲其有效成分具有明显的抗炎镇痛作用。当归、红花能降低血液黏度和抗血栓；丹参、全蝎均能够改善微循环；当归、三七、鸡血藤能明显提高免疫功能。

81. 活血通络狗脊汤

【组成】狗脊20g，当归15g，丹参15g，制乳香15g，制没药15g，鸡血藤15g，三七（研末冲服）5g，全蝎5g。

【功效】活血化瘀，散寒止痛，温补督脉。

【主治】腰椎间盘突出症属气滞血瘀，寒凝经脉骨节者。

【用法】每日1剂，水煎分服2次。7日为1个疗程。同时，另用生川乌120g，生草乌120g，生南星120g，急性子120g，桃仁120g，威灵仙120g，樟脑30g，冰片30g，上药共研成细末分为7份，取1份与适量白酒调成糊状热敷腰部，每日2次，每次30分钟，连用7日。

【加减】痛甚者，加延胡索15g，木香10g；肢麻者，加威灵仙15g，牛膝12g；腰酸胀者，加杜仲12g，千斤拔30g，桑寄生15g。

【方解】方中制乳香、制没药、丹参、三七活血化瘀定痛；鸡血藤、当归补血养血活血；全蝎搜风通络；狗脊补肾壮腰。综观全方之药，具有流通气血，活血化瘀之力，而达通络血行，气血凝滞消失而痛止。外敷药中生川乌、生草乌、生南星搜风胜湿，散寒止痛；急性子、威灵仙通经络，消肿软坚散结；桃红活血化瘀定痛；樟脑、冰片通窍止痛；白酒促进药物的有效成分快速透入病位；诸药共奏活血化瘀，散寒止痛，温补督阳之脉之功效。

82. 活血逍遥汤

【组成】紫荆藤25g，苏木15g，炒赤芍15g，川牛膝15g，制乳香15g，当归12g，川芎12g，制香附12g，秦艽12g，桃仁10g，红花10g，制没药10g，五灵脂（包煎）10g，羌活10g，地龙10g，三七10g，土鳖10g，甘草10g。

【功效】活血祛瘀，祛风除湿，通经止痛。

【主治】腰椎间盘突出症属瘀血风湿阻痹经脉骨节者。

【用法】每日 1 剂，水煎分服 2 次。10 日为 1 个疗程。

【加减】风甚者，加防风10 g，独活12 g；寒湿甚者，加苍术12 g，肉桂5 g；湿热甚者，加黄柏10 g，薏苡仁15 g，知母12 g；血瘀甚者，加泽兰10 g；气滞甚者，加橘核（先煎）15 g，川楝子10 g；气虚甚者，加黄芪15 g，白术12 g；阳虚甚者，加制附子（先煎）10 g，杜仲12 g，黄狗肾15 g；阴虚甚者，加熟地黄15 g，枸杞子12 g；痰瘀痹阻者，加法半夏10 g，白芥子5 g。

【方解】方中当归、川芎、桃仁、红花活血祛瘀；地龙通经活络；制没药、五灵脂消肿定痛，增强祛瘀之力；香附行气以活血；牛膝引瘀血下行，强壮腰膝；秦艽、羌活祛风除湿以止痛。诸药合用，祛邪扶正，标本同治，气行血畅，通则不痛，确为治疗腰椎间盘突出症之良方。

【药理】现代药理学研究发现，方中当归、川芎能改善微循环，解痉止痛；当归有镇静、镇痛作用，并能改善微循环。

83. 脊仙通痹汤

【组成】延胡索30 g，桑寄生20 g，威灵仙20 g，白芍20 g，狗脊15 g，续断15 g，独活15 g，杜仲15 g，牛膝15 g，伸筋草15 g，肉桂10 g，甘草10 g。

【功效】补益肝肾，祛风通络，散寒止痛。

【主治】腰椎间盘突出症属肝肾亏虚，风寒阻痹经脉骨节者。

【用法】每日 1 剂，水煎分服 2 次。

【方解】方中狗脊、威灵仙祛风通络，补益肝肾，达通则不痛之功，共为君药。其中威灵仙性温，味辛、咸，辛散温通，性猛善走，入里达表，为治风湿痹痛之要药。续断、独活、杜仲、伸筋草、桑寄生、延胡索、肉桂共为臣药，温经通络，散寒止痛，协同君药发挥作用。桑寄生、牛膝、白芍共为佐药，祛风寒补肝肾。甘草调和诸药。诸药合用，共奏补益肝肾，祛风通络，散寒止痛之效。药证相符，标本兼治，相得益彰。

【药理】现代药理学研究发现，方中威灵

仙具有较强的抗菌抑菌、抗炎、止痛、解痉作用，同时对突出的髓核也应具有一定的"消融"作用。续断具有雌激素样作用，能够抑制骨高转化，同时促进软骨细胞增生，加速各型胶原的合成；独活具有很强的透明质酸酶抑制作用；桑寄生能抑制细胞免疫；牛膝能够增加骨小梁密度、面积、总体积及密质骨面积，减小骨髓腔面积，提高骨密度；白芍能够抑制血小板聚集，降低红细胞比容，尚有抗凝血酶的作用。

84. 加减苁蓉牛膝汤

【组成】肉苁蓉15 g，牛膝15 g，杜仲15 g，当归15 g，木瓜15 g，生白芍15 g，生甘草5 g。

【功效】补益肝肾，活血祛瘀，通络止痛。

【主治】腰椎间盘突出症属肝肾亏虚，瘀血阻痹经脉骨节者。

【用法】每日 1 剂，水煎分服 2 次。

【加减】疼痛剧烈者，加乌梢蛇10 g，鸡血藤15 g；气滞血瘀者，加枳壳10 g，川芎12 g，丹参15 g；寒湿者，加独活12 g，威灵仙15 g，法半夏10 g；湿热者，加秦艽12 g，防己15 g；气血不足者，加黄芪15 g，红景天12 g，白术10 g。

【方解】方中肉苁蓉、牛膝、杜仲补肝肾，强筋骨，壮腰膝；当归活血祛瘀止痛；木瓜舒筋活络，祛风湿，止痹痛；白芍、甘草缓急止痛，甘草兼以调和诸药。全方共奏补益肝肾，活血祛瘀，通络止痛之功。

【药理】现代药理学研究发现，方中当归有效成分具有抗血小板聚集，扩张血管，改善微循环作用；木瓜提取物具有全身和外周镇痛作用；甘草具有类肾上腺皮质激素样作用。

85. 加减独活寄生汤

【组成】独活15 g，牛膝15 g，桑寄生15 g，杜仲15 g，白芍12 g，当归12 g，木瓜10 g，秦艽10 g，车前子（包煎）10 g，桂枝5 g，细辛3 g。

【功效】补益肝肾，活血化瘀，利湿消

肿，通络止痛。

【主治】腰椎间盘突出症属肝肾亏虚，湿浊瘀血阻痹经脉关节者。

【用法】每日1剂，水煎分服2次。

【加减】疼痛较剧者，加延胡索15 g。

【方解】方中独活祛湿消肿，通痹止痛；秦艽、桂枝、细辛温中胜湿，通脉止痛；桑寄生、杜仲、牛膝、白芍、当归补益肝肾，活血行血；木瓜通络止通；车前子利湿消肿；延胡索止痛。诸药合用，共奏补益肝肾，活血化瘀，利湿消肿，通络止痛之功。

【药理】现代药理学研究发现，方中当归能减轻炎症反应程度，缩短炎症期和减轻结缔组织形成，消除神经水肿。

86. 加减乌桂四物汤

【组成】当归15 g，丹参12 g，杜仲12 g，赤芍12 g，熟地黄12 g，狗脊12 g，桂枝10 g，川芎10 g，乌梢蛇10 g，制乳香10 g，制没药10 g，苏木10 g。

【功效】补益肝肾壮筋骨，活血祛瘀止痹痛。

【主治】腰椎间盘突出症属肝肾亏虚，瘀血阻痹经脉骨节者。

【用法】每日1剂，水煎分服2次。7日为1个疗程。

【加减】腰痛甚者，加续断15 g，枸杞子12 g；双下肢反射痛者，加木香10 g，白芍12 g；双下肢麻木者，加木通10 g，木瓜12 g；遇寒加重者，加制附子（先煎）10 g。

【方解】方中杜仲、狗脊、熟地黄补肾精，温肾阳，以补虚扶正；当归、川芎、赤芍、制乳香、制没药、丹参、苏木、桂枝、乌梢蛇活血祛瘀，温通经脉，以达舒筋活络止痛之效。本方通过补益肝肾壮筋骨，提高机体免疫能力，扶正祛邪，温通经，活血祛瘀止痹痛。

【药理】现代药理学研究发现，方中熟地黄、狗脊、杜仲、乌梢蛇、川芎、当归能提高机体细胞及体液免疫能力，促进红细胞生成；桂枝、当归、制乳香、制没药、丹参、川芎具有镇痛和扩张血管、改善血液循环作用。

87. 加减乌头汤

【组成】黄芪15 g，牛膝15 g，桑寄生15 g，白芍15 g，葛根15 g，当归12 g，狗脊12 g，制川乌（先煎）10 g，麻黄10 g，制没药10 g，甘草5 g。

【功效】温经散寒，舒筋通络，祛瘀止痛。

【主治】腰椎间盘突出症属寒湿瘀血阻痹经脉骨节者。

【用法】每日1剂，水煎分服2次。7日为1个疗程。

【加减】急性期暴痛者，加制草乌（先煎）10 g；风寒甚者，加防风12 g，细辛3 g，肉桂5 g；湿邪偏重者，加薏苡仁15 g，苍术10 g；肾阳虚者，加杜仲10 g，巴戟天12 g，补骨脂15 g；肾阴虚者，加制鳖甲（先煎）15 g，桑椹子12 g。

【方解】方中制川乌祛寒逐湿；麻黄辛温通阳；白芍、甘草缓急止痛；黄芪益气固卫；狗脊温养肝肾，通调百脉，强腰膝，坚脊骨，利关节；牛膝、桑寄生强筋骨，壮腰膝，牛膝又能引药直达病所；当归、制没药行血破瘀，消肿止痛，舒筋通络，松解卡压，缓解痉挛；葛根解肌镇痛，改善微循环，消除水肿，消除炎症。诸药配合，共奏温经散寒，强健筋骨，舒筋通络，祛瘀止痛之功效。

88. 加味独活寄生汤

【组成】黄芪30 g，白芍30 g，丹参30 g，鸡血藤30 g，葛根30 g，秦艽20 g，桑寄生20 g，杜仲20 g，牛膝20 g，赤芍15 g，三七12 g，当归12 g，川芎10 g，独活10 g，全蝎5 g，蜈蚣2条。

【功效】益气养血活血，补益肝肾强骨，祛风除湿通络。

【主治】腰椎间盘突出症属气血、肝肾亏虚，风寒湿瘀阻痹经脉骨节者。

【用法】每日1剂，水煎分服2次。

【加减】血瘀者，加制乳香10 g，制没药10 g，红花10 g，桃仁12 g；湿热者，加黄柏10 g，苍术12 g，忍冬藤30 g，薏苡仁20 g；风寒者，加防风12 g，制川乌（先煎）10 g，制草乌（先煎）10 g；偏肾阳虚者，加熟地黄15 g，巴戟天12 g；偏肾阴虚者，加山茱萸12 g，女贞子15 g。

【方解】方中以黄芪益气健脾，气行则血行；当归、川芎、赤芍、丹参、鸡血藤、葛根、三七养血活血，祛瘀生新，血行风自灭；独活、秦艽祛风除湿；桑寄生、杜仲、牛膝补肝肾，强筋骨；全蝎、蜈蚣搜风剔邪通络；重用白芍、甘草柔肝舒筋，缓急止痛。全方合用，共奏益气养血活血，补益肝肾强骨，祛风除湿通络之功，协同之效倍增。

89. 加味独活寄生蝎蚣汤

【组成】独活40 g，桑寄生40 g，牛膝30 g，秦艽30 g，当归30 g，赤芍30 g，熟地黄30 g，白芍20 g，茯苓15 g，人参15 g，杜仲15 g，肉桂10 g，防风10 g，川芎10 g，乌梢蛇10 g，甘草10 g，细辛5 g，全蝎5 g，蜈蚣2条。

【功效】补益肝肾气血，散寒除湿，搜风通络止痛。

【主治】腰椎间盘突出症属肝肾气血亏虚，风寒湿邪阻痹经脉骨节者。

【用法】每日1剂，水煎分服2次。20日为1个疗程。

【加减】肾虚髓亏，腰膝酸软，俯仰转侧不利者，加菟丝子20 g，枸杞子20 g，补骨脂15 g，骨碎补15 g；阳虚寒凝，疼痛重着，屈伸不利，昼轻夜重，遇寒痛增，得热缓减者，加制川乌（先煎）10 g，制附子（先煎）10 g，干姜12 g；瘀血阻滞，下肢刺痛，或腰弯背驼，面色晦暗，唇舌紫暗者，加炮穿山甲（研末冲服）5 g，桃仁15 g，红花12 g。

【方解】方中熟地黄、牛膝、杜仲、桑寄生补益肝肾，壮骨强筋；当归、白芍、川芎和营养血；人参、茯苓、甘草益气扶脾；独活、细辛入肾经，搜伏风；肉桂入肝肾血分而祛寒；秦艽、防风周行肌表，祛风散寒除湿；全蝎、蜈蚣搜风通络止痛；加补骨脂等加强补益肝肾；加制川乌、制附子、干姜温经散寒；加炮穿山甲、乌梢蛇化瘀搜风通络。诸药合用，共奏补益肝肾气血，散寒除湿，搜风通络止痛之效。

90. 加味复元通气汤

【组成】白芍20 g，延胡索15 g，骨碎补15 g，续断15 g，肉苁蓉15 g，小茴香（后下）10 g，炮穿山甲（先煎）10 g，木香10 g，牵牛子10 g，陈皮10 g，醋制乳香10 g，醋制没药10 g，制川乌（先煎）10 g，土鳖（研末冲服）5 g，三七（研末冲服）5 g，甘草5 g。

【功效】温肾壮督，理气活血，散寒通络，破积消瘀。

【主治】腰椎间盘突出症属肾督亏虚，气滞寒凝瘀血阻痹经脉骨节者。

【用法】每日1剂，水煎分服2次。20日为1个疗程。

【加减】腰痛甚者，加全蝎（研末冲服）5 g，蜈蚣（研末冲服）2条，鸡血藤30 g，威灵仙15 g；下肢痛甚者，加地龙30 g，牛膝12 g。

【方解】方中以延胡索理气活血；炮穿山甲破瘀通络；共为君药。小茴香暖肾散寒，理气止痛；牵牛子清泄湿热，通利二便；二味药俱走肝、肾二经，善治腰腹疼痛，共为臣药。制川乌温经散寒，通络止痛；三七、土鳖活血通络，破瘀加强君药功效。续断、肉苁蓉、骨碎补温肾壮督，壮腰强筋治其本；木香、陈皮、白芍、甘草顺气和胃，缓急止痛，共为佐使。全方共奏理气活血，散寒通络，温肾壮督，破积消瘀之功，达"通则不痛"之效。

【药理】现代药理学研究发现，方中制川乌含次乌头碱，具有镇痛及抑制免疫性炎症的作用；三七中的三七皂苷具有保护神经元的功能；延胡索中的延胡索乙素镇痛作用明显；木香能增强延胡索的抗胆碱作用；骨碎补富含柚皮苷，可缓解外周神经损伤引起的神经病理性疼痛；续断的提取物马钱苷和莫诺苷对神经细胞损伤具有保护作用。

91. 加味龙胆泻肝汤

【组成】龙胆18 g，延胡索15 g，络石藤12 g，牛膝12 g，黄柏12 g，苍术12 g，当归12 g，栀子10 g，泽泻10 g，车前子（包煎）

10 g，木通 10 g，生地黄 10 g，柴胡 10 g，木瓜 10 g，秦艽 10 g，甘草 5 g。

【功效】清热燥湿，养阴补血，舒筋通络止痛。

【主治】腰椎间盘突出症属阴血亏虚，湿热内蕴阻痹经脉骨节者。

【用法】每日 1 剂，水煎分服 2 次。

【加减】瘀血舌质黯紫或瘀斑，疼痛如刺，痛有定处者，加桃仁 12 g，红花 10 g，川芎 10 g；疼痛剧烈者，加制乳香 10 g，制没药 10 g。

【方解】方中龙胆上清肝胆实火，下泻肝胆湿热，为君药；黄柏、栀子燥湿清热，用以为臣；车前子、木通、泽泻导湿热下行，使邪从水道而去，用以为佐；生地黄、当归养阴补血，苍术燥湿健脾，木瓜、秦艽、络石藤、延胡索舒筋通络止痛，柴胡、牛膝引药归经，皆为佐药；甘草调和诸药，为使。诸药合用，清利肝经湿热，通络柔筋，缓解疼痛，临床疗效好。

92. 加味逐瘀活血通络汤

【组成】牛膝 20 g，秦艽 15 g，杜仲 15 g，当归 15 g，白芍 15 g，香附 15 g，羌活 15 g，延胡索 15 g，川芎 10 g，木瓜 10 g，地龙 10 g，红花 10 g，制没药 10 g，桃仁 10 g，甘草 5 g。

【功效】补肝益肾，活血化瘀，散寒搜风燥湿。

【主治】腰椎间盘突出症属肝肾亏虚，瘀血风寒湿邪阻痹经脉骨节者。

【用法】每日 1 剂，水煎分服 2 次。10 日为 1 个疗程。

【加减】腰腿痛如针刺，舌质瘀紫者，加五灵脂（包煎）10 g，丹参 15 g；湿寒侵袭，腰痛发冷者，加细辛 5 g，独活 10 g；疼痛灼热，恶热口渴，小便短赤者，加苍术 12 g，黄柏 10 g；酸痛乏力，劳累更甚者，加熟地黄 12 g，桑寄生 15 g。

【方解】方中秦艽、羌活清热散寒，搜风燥湿，祛痹痛，利关节；桃仁、红花活血化瘀，调经通络，破散瘀血，畅行全身；川芎行气开郁，活血止痛；当归补血养血，归经止痛；制没药、地龙活血通络，化瘀止痛；

牛膝、杜仲补肝益肾，强筋健骨；香附解肝郁，调经络；甘草调和诸药。诸药合用，共奏滋养肝肾，活血通络，祛痹止痛，强健骨之效。

93. 加味四妙祛瘀汤

【组成】葛根 50 g，薏苡仁 50 g，白芍 30 g，忍冬藤 30 g，川芎 20 g，丹参 20 g，续断 20 g，牛膝 20 g，苍术 15 g，黄柏 15 g，当归 12 g，桃仁 12 g，红花 10 g，制乳香 10 g，制没药 10 g，甘草 10 g。

【功效】补肝益肾，清热利湿，活血祛瘀，行气止痛。

【主治】腰椎间盘突出症属肝肾亏虚，瘀血湿热阻痹经脉骨节者。

【用法】每日 1 剂，水煎分服 2 次。10 日为 1 个疗程。

【加减】腰腿屈伸不利者，加威灵仙 20 g，伸筋草 20 g；腰痛为主者，加杜仲 12 g，枸杞子 20 g，桑寄生 30 g；下肢痛为主者，加独活 15 g，桑枝 30 g。

【方解】方中苍术、黄柏、牛膝、薏苡仁为主药，苍术苦温，善能燥湿，黄柏苦寒，寒以清热，苦以燥湿，入下焦，牛膝能祛风湿，补肝肾，且引药下行，薏苡仁清热利湿，四药合伍共成清热祛湿之剂；葛根善入足太阳膀胱经，生津解肌荣经；佐以制乳香、制没药、川芎、当归、桃仁、红花、丹参活血祛瘀，行气止痛；因本症以肝肾亏虚为本，肝主筋，肾主骨，故以续断、牛膝补肝肾，强筋健骨，壮腰止痛；白芍、甘草缓急止痛；忍冬藤清热通络止痛。诸药合用，共奏清热利湿，补肝益肾，活血祛瘀，行气止痛功效，使湿热清，筋骨健，气行瘀祛，络通，诸症消失。

94. 加味血痹汤

【组成】黄芪 30 g，青风藤 30 g，党参 15 g，熟地黄 15 g，丹参 15 g，鸡血藤 15 g，当归 12 g，牛膝 12 g，川芎 10 g，桂枝 10 g，白芍 10 g，乌梢蛇 10 g，制没药 10 g，三七（研末冲服）5 g，甘草 5 g。

【功效】益气养血，补肾强腰，活血祛

瘀，通络止痛。

【主治】腰椎间盘突出症属气血不足，肾精亏虚，瘀血阻痹经脉骨节者。

【用法】每日1剂，水煎分服2次。

【加减】寒湿偏重者，加制附子（先煎）10 g，苍术12 g；血瘀甚者，加土鳖5 g，赤芍12 g；肾虚明显者，加杜仲12 g，补骨脂15 g，胡桃肉15 g；下肢麻木明显者，加路路通12 g，全蝎5 g，蜈蚣1条；小腿拘急者，加白芍30 g，木瓜15 g，甘草10 g。

【方解】方中黄芪、党参益气；熟地黄、牛膝补肾强腰；当归、白芍、川芎、丹参、鸡血藤养血活血；三七、制没药活血祛瘀止痛；青风藤、乌梢蛇祛风除湿，通络止痛；桂枝祛风寒，温通经脉；甘草调和药性。诸药配合，共奏益气养血，补肾强腰，活血祛瘀，通络止痛之功效。

95. 加味阳和蜈蚣汤

【组成】熟地黄30 g，鹿角胶（烊化冲服）10 g，肉桂10 g，麻黄10 g，白芥子10 g，炮姜10 g，酒制大黄10 g，甘草5 g，蜈蚣2条。

【功效】温补肝肾，祛痰通络。

【主治】腰椎间盘突出症属阳虚肝肾亏损，痰浊阻痹经脉骨节者。

【用法】每日1剂，水煎分服2次。

【加减】寒重者，加制川乌（先煎）5 g，制草乌（先煎）5 g，淫羊藿30 g；湿重者，加茯苓30 g，白豆蔻12 g；热重者，加知母12 g，黄柏10 g；间歇性跛行严重者，加黄芪30 g。

【方解】方中熟地黄、鹿角胶温补肝肾，炮姜、肉桂温肾通阳，麻黄开腠达表，白芥子祛痰通络，甘草缓急止痛，更加酒制大黄化痰导滞，蜈蚣祛风通络。诸药相伍，共奏温补肝肾，祛痰通络之功效，切中病机。

96. 健肾活血汤

【组成】黄芪20 g，骨碎补20 g，透骨草15 g，杜仲15 g，续断15 g，狗脊15 g，延胡索15 g，鳖甲（先煎）15 g，牛膝12 g，独活12 g，制乳香10 g，制没药10 g，桂枝10 g，三七（研末冲服）5 g，莪术5 g，水蛭5 g，

三棱5 g，甘草5 g。

【功效】补肾壮腰，活血化瘀，祛风除湿。

【主治】腰椎间盘突出症属肾虚瘀血风湿阻痹经脉骨节者。

【用法】每日1剂，水煎分服2次。7日为1个疗程。

【方解】方中杜仲、狗脊、骨碎补、续断温补腰脊；鳖甲滋补肾阴；牛膝、制乳香、制没药、三七、莪术、延胡索活血行气化瘀；独活祛风除痹；水蛭破血逐瘀；透骨草祛风除湿，舒筋活血止痛；更重用黄芪以达益气生肌，固摄之功。全方合用，以促使损伤的纤维修复来限制对髓核的约束，并使拘挛之筋肉得松，无力之肌得健，从而恢复脊椎的内源性和外源性稳定，使腰腿痛得愈。

【药理】现代药理学研究发现，方中牛膝、三七、莪术能改善病变组织的微循环障碍，降低毛细血管的通透性，促进炎性物质的吸收，限制炎性物质的渗出，也是纠正神经根水肿这一椎间盘病变疼痛的重要因素，使疼痛缓解或消失。

97. 健肾祛瘀汤

【组成】杜仲15 g，续断15 g，虎杖15 g，牛膝15 g，徐长卿12 g，香附10 g，制川乌（先煎）5 g，制草乌（先煎）5 g，蜈蚣3 g。

【功效】补肾壮腰，温经散寒，祛风胜湿，活血止痛。

【主治】腰椎间盘突出症属肾虚寒凝，风湿瘀血阻痹经脉骨节者。

【用法】每日1剂，水煎分服2次。10日为1个疗程。

【加减】疼痛甚者，加细辛5 g；湿盛者，加薏苡仁20 g，木瓜15 g；屈伸不利者，加伸筋草15 g；麻木者，加威灵仙15 g；背脊部痛者，加狗脊15 g。

【方解】方中杜仲、续断补肾强腰壮筋骨，填精补髓，温通督脉；牛膝专治腰腿疼痛，补益肝肾，补血活血，强筋壮骨，利关节，且引药直达病所；香附行气血，止疼痛；制川乌、制草乌温经散寒通络，通阳化气，通经活络，祛风胜湿，散寒止痛；虎杖活血

定痛；蜈蚣散结通络，入骨收剔，活血搜风，解痉止痛，其走窜之力最速，内而脏腑，外而经络，凡气血凝聚之处皆能通散之；徐长卿性味辛温，祛风止痛，广泛用于风湿、寒凝、血瘀所致的各种痛证。全方共奏补肾壮腰，温经散寒，祛风胜湿，活血止痛之效。

【药理】现代药理学研究发现，方中续断、牛膝有镇痛和促进组织再生的作用，能增强体质，改善局部血液循环，有利于炎症和水肿的吸收消散，改善组织氧供，促进组织修复。蜈蚣有镇静、镇痛作用。徐长卿内含黄酮苷、丹皮酚、挥发油等成分，具有镇静、镇痛作用。

98. 健腰活血止痛汤

【组成】生地黄15 g，熟地黄15 g，白芍15 g，制何首乌12 g，生黄芪12 g，千年健12 g，千斤拔12 g，牛膝12 g，龟甲（先煎）10 g，北刘寄奴10 g，肉苁蓉10 g，土鳖10 g，制乳香10 g，川芎10 g，茯苓10 g，猪苓10 g，车前草10 g，白芥子10 g，甘草5 g，三七（研末冲服）3 g，蜈蚣1条。

【功效】补肾壮腰，活血化瘀，渗湿利水化痰。

【主治】腰椎间盘突出症属肾虚瘀血痰湿水浊阻痹经脉骨节者。

【用法】每日1剂，水煎分服2次。

【方解】方中生地黄、熟地黄、制何首乌、千年健、千斤拔、龟甲、肉苁蓉、牛膝、黄芪补肝肾，强筋骨；刘寄奴、三七、土鳖、制乳香、蜈蚣、白芍、川芎搜风活血化瘀；茯苓、猪苓、白芥子、车前草渗湿利水化痰。全方合用，共奏补肾壮腰，活血化瘀，渗湿利水化痰缓急止痛之效。由于处方用药紧扣肾虚、瘀阻、痰湿这一基本病机，考虑了微循环障碍、神经根水肿这一椎间盘病变疼痛的重要因素，力宏药专而获良效。

【药理】现代药理学研究发现，方中生地黄、熟地黄、制何首乌、千年健、千斤拔、龟甲、肉苁蓉、牛膝、黄芪能调节机体代谢和免疫状态，改善脊椎退化趋向；刘寄奴、三七、土鳖、制乳香、蜈蚣、白芍、川芎能改善椎管内外微循环并具有镇痛作用；茯苓、猪苓、白芥子、车前草可通过抑制肾小管对钠离子的再吸收而具有一定的利尿脱水效应，减轻神经水肿。

99. 健腰祛湿散结汤

【组成】淫羊藿15 g，独活15 g，赤芍15 g，川芎15 g，地龙15 g，露蜂房15 g，延胡索15 g，桑寄生12 g，女贞子12 g，牛膝12 g，木瓜12 g，鸡血藤12 g，桃仁10 g，蜈蚣2条。

【功效】温阳补肾强骨，活血化瘀止痛，祛湿解毒散结。

【主治】腰椎间盘突出症属阳虚肾亏，瘀血湿浊毒邪阻痹经脉骨者。

【用法】每日1剂，水煎分服2次。15日为1个疗程。

【加减】气血虚弱者，加黄芪25 g。

【方解】方中淫羊藿、桑寄生、女贞子温阳补肾，益精血，强筋骨，止腰膝冷痛；独活、木瓜祛湿通络；蜈蚣、露蜂房解毒散结，通络止痛；地龙攻坚散结，专攻风、寒、湿痹疼痛；延胡索行气止痛；桃仁、赤芍、鸡血藤、川芎活血化瘀行气止痛；牛膝引药下行。全方配伍，共奏温阳补肾强骨，活血化瘀止痛，祛湿解毒散结之功。

100. 健腰固肾汤

【组成】秦艽20 g，桑寄生20 g，木瓜15 g，苍术15 g，白芍15 g，独活12 g，骨碎补12 g，牛膝12 g，锁阳10 g，乌梢蛇10 g，甘草5 g。

【功效】温补肾阳，祛风除湿。

【主治】腰椎间盘突出症属肾阳亏虚，风湿阻痹经脉骨节者。

【用法】每日1剂，水煎分服2次。15日为1个疗程。

【加减】寒湿重者，加制川乌（先煎）10 g，桂枝10 g，薏苡仁20 g；湿热者，加黄柏12 g，忍冬藤25 g；瘀血者，加红花10 g，当归12 g，鸡血藤20 g；偏阴虚者，去锁阳，加黄精15 g，龟甲（先煎）30 g；偏阳虚者，加巴戟天10 g，淫羊藿12 g。

【方解】方中骨碎补、锁阳温补肾阳为方

中主药；辅以桑寄生、秦艽和营卫，祛风除湿，白芍、苍术二药配伍，一散一补，一胃一脾，则中焦得健，共为佐药；甘草调和诸药为使药。诸药相合，共奏温补肾阳，祛风除湿之功。

101. 健腰利筋汤

【组成】牛膝20 g，桑寄生20 g，独活15 g，杜仲15 g，当归15 g，白芍15 g，熟地黄15 g，秦艽10 g，肉桂10 g，川芎10 g，防风10 g，党参10 g，甘草5 g，细辛3 g。

【功效】补肝益肾壮骨，益气活血养血，祛风散寒除湿。

【主治】腰椎间盘突出症属肝肾、气血亏虚，风寒湿邪阻痹经脉骨节者。

【用法】每日1剂，水煎分服2次。10日为1个疗程。

【加减】阳虚者，加补骨脂12 g，制附子（先煎）10 g；阴虚者，加枸杞子12 g，龟甲（先煎）12 g；湿热者，加苍术12 g。

【方解】方中杜仲、牛膝强筋壮骨，补肝益肾，是治疗肝肾亏虚、腰膝麻痹之要药；熟地黄填精益髓，滋补肾阴，被誉为"大补真水和大补五脏真阴"之品；独活散寒止痛，祛风燥湿，《本草正义》："专理下焦风湿，两足痛痹，湿痒拘挛"；细辛、防风祛风散寒止痛；当归、川芎活血养血；秦艽祛风散寒，舒经通络，《本经》："主大风头眩痛"；白芍调经补血，柔肝止痛；肉桂温经通脉，引火归元；党参补中益气；甘草调和诸药。诸药合用，通过益气活血治其虚，祛风除湿治其实，共奏正邪兼顾，内外同治之功。

【药理】现代药理学研究发现，方中杜仲中的有效成分能够调节免疫机体，提高免疫巨噬细胞吞噬的能力；牛膝中的活性成分具有镇痛、消炎的作用，从而消除体内炎症，有效缓解腰椎间盘突出所导致的疼痛；熟地黄能够激发血干细胞的造血功能，加快造血，其还具有凝血以及抗炎镇痛的作用，能够有效缓解腰椎间盘突出患者的临床症状；独活具有抗炎、镇痛以及抑制血小板聚集的作用；细辛中的挥发油等活性成分，具有明显的中枢抑制作用，从而缓解腰椎间盘突出患者的

坐骨神经疼痛，提高患者生活质量，细辛还具有免疫抑制以及抗变态反应的作用，能够抑制缓解自身免疫反应所产生的神经根炎症；当归中活性成分具有促进造血功能以及镇痛止痛的作用；川芎中的有效成分能够改善微循环，提高内源性超氧化物歧化酶的活性，从而增强机体清除自由基的能力；甘草具有提高肝脏解毒功能的作用，其还具有抗变态反应及双向免疫调节的作用。

102. 健腰通络汤

【组成】黄芪20 g，川芎15 g，延胡索15 g，赤芍15 g，当归尾12 g，独活12 g，木瓜12 g，羌活12 g，制乳香12 g，制没药12 g，三七（研末冲服）5 g，甘草5 g，蜈蚣2条。

【功效】益气活血化瘀，散寒祛湿止痛。

【主治】腰椎间盘突出症属气虚血瘀，寒湿阻痹经脉骨节者。

【用法】每日1剂，水煎分服2次。

【方解】方中黄芪益气而助血行；当归尾、赤芍、川芎、三七、蜈蚣活血化瘀，通络止痛；独活、木瓜、羌活散寒祛湿，舒筋活络；制乳香、制没药、延胡索行气活血，散瘀止痛。诸药合用，共奏益气活血化瘀，散寒祛湿止痛之良效。

103. 健运化瘀汤

【组成】黄芪25 g，丹参20 g，狗脊20 g，穿山龙20 g，木香15 g，牛膝15 g，杜仲15 g，党参15 g，郁金15 g，当归12 g，知母12 g，麦冬12 g，制乳香10 g，制没药10 g，三棱10 g，莪术10 g，全蝎5 g。

【功效】益气补元，补肾强骨，活血化瘀，消积散结。

【主治】腰椎间盘突出症属气虚肾亏，瘀血阻痹经脉骨节者。

【用法】每日1剂，水煎分服2次。

【加减】血瘀发病较急，腰腿痛剧烈，腰转侧困难，有外伤史，舌紫黯或有瘀斑者，加赤芍12 g，红花10 g，三七（研末冲服）5 g；寒湿腰腿冷痛重着，肢体发凉，得温则减，舌质淡，苔白腻者，加制附子（先煎）10 g，骨碎补15 g；肝肾亏虚反复发作，经久

不愈，腰酸膝软，动则加重，易头昏耳鸣，舌淡苔薄者，加熟地黄15 g，山茱萸12 g，枸杞子12 g。

【方解】方中黄芪、党参补中益气健脾，补其元气，以疏通之；当归、制乳香、制没药、三棱、莪术均有较好的行气活血化瘀，舒经活络，消积散结的作用；郁金、木香二药合用既能活血祛瘀，又能行气止痛，宣散上下一切气滞；穿山龙疏经通络；加入丹参仿活络效灵丹之义；狗脊、杜仲补肾强筋骨；全蝎搜剔窜透，开凝祛浊，久痛者尤宜；知母、麦冬滋阴润燥制其发散走窜药品之温燥；牛膝引药力达到腰腿。诸药合用，共奏益气补元，补肾强骨，活血化瘀，消积散结之功，相辅相成，药切病机，疗效益彰。

104. 金刚通痹汤

【组成】熟地黄20 g，鸡血藤20 g，菟丝子15 g，杜仲15 g，鹿角胶（烊化冲服）15 g，狗脊15 g，桑寄生15 g，木瓜15 g，当归15 g，延胡索15 g，肉苁蓉12 g。

【功效】补肾强腰，祛风除湿，活血通络。

【主治】腰椎间盘突出症属肾虚风湿瘀血阻痹经脉骨节者。

【用法】每日1剂，水煎分服2次。

【加减】寒湿者，去熟地黄、肉苁蓉，加细辛3 g，干姜10 g；气血瘀滞疼痛者，酌加赤芍15 g，路路通15 g，红花10 g，炮穿山甲（先煎）10 g，三七（研末冲服）5 g；气虚体倦者，加党参20 g，白术15 g。

【方解】本方出自《张氏医通》。方中菟丝子、肉苁蓉、熟地黄补肾强腰，填补精血；鹿角胶补血益精，善通督脉；狗脊、杜仲、桑寄生强腰脊，通督脉，补肝肾而壮筋骨，祛风湿而利血脉；木瓜益筋活血而化湿，舒筋通络而治痹，筋急得之可舒，筋缓得之可治；当归、鸡血藤、延胡索养血活血，通络止痛。诸药合用，共奏补肾强腰，祛风除湿，活血通络之功。

105. 金毛狗脊汤

【组成】狗脊15 g，萆薢15 g，海桐皮

15 g，制川乌（先煎）10 g，制草乌（先煎）10 g，制乳香10 g，制没药10 g，石楠藤10 g，木瓜10 g，续断10 g，防己10 g，露蜂房5 g，蝉蜕5 g。

【功效】补肾壮腰，祛风除湿温经，活血化瘀止痛。

【主治】腰椎间盘突出症属肾虚风湿寒瘀阻痹经脉骨节者。

【用法】每日1剂，水煎分服2次。

【加减】风寒湿较重者，酌加桑寄生12 g，五加皮12 g，秦艽12 g，威灵仙15 g；肝肾亏虚明显者，去萆薢，酌加杜仲12 g，补骨脂15 g，骨碎补15 g；气虚体弱者，去萆薢，酌加黄芪15 g，党参12 g，鸡血藤20 g。

【方解】方中露蜂房、制川乌、制草乌祛风除湿，温经止痛；续断、狗脊祛风湿，补肝肾，强筋骨，健腰膝；木瓜、石楠藤、蝉蜕祛风湿，舒筋活络；防己、海桐皮、萆薢祛风除湿，通络止痛；制乳香、制没药活血而止痛。全方共奏补肾壮腰，祛风除湿温经，活血化瘀止痛之功。

106. 蠲痹活血化瘀汤

【组成】独活15 g，秦艽15 g，防己15 g，五加皮15 g，桃仁15 g，威灵仙12 g，续断12 g，川牛膝12 g，当归10 g，杜仲10 g，地龙10 g，制川乌（先煎）10 g，细辛3 g。

【功效】补益肝肾，蠲痹止痛，活血化瘀。

【主治】腰椎间盘突出症属肝肾亏虚，瘀血阻痹经脉关节者。

【用法】每日1剂，水煎分服2次。

【加减】肾虚重者，加巴戟天12 g；阴虚者，加女贞子12 g，墨旱莲15 g；疼痛甚者，加蜈蚣5 g，延胡索15 g。

【方解】方中独活、秦艽、防己、细辛、地龙、威灵仙祛风通络；续断、杜仲、五加皮补肝肾，强筋骨；制川乌祛风除湿止痛；当归、川牛膝、桃仁活血化瘀。全方共奏补益肝肾，蠲痹止痛，活血化瘀之功。

107. 桂葛萆薢汤

【组成】葛根40 g，土茯苓30 g，萆薢

20 g，石菖蒲20 g，乌药10 g，益智仁10 g，桂枝10 g，白芍10 g，僵蚕10 g，羌活10 g，独活10 g，甘草10 g。

【功效】温肾强筋，祛风除湿，通络止痛。

【主治】腰椎间盘突出症属肾阳亏虚，风湿阻痹经脉关节者。

【用法】每日1剂，水煎分服2次。20日为1个疗程。

【加减】气血不足者，加黄芪20 g，当归12 g；寒甚者，加干姜10 g，肉桂10 g，制附子5 g；腰痛如刺拒按者，加延胡索20 g，制乳香10 g，制没药10 g；老年女性者，加补骨脂20 g，骨碎补15 g。

【方解】方中葛根《名医别录》谓："葛根，疗伤寒、中风、头痛，解肌，发表出汗，开腠理。"土茯苓强筋骨，祛风湿，利关节，主治拘挛骨痛；羌活、独活祛风胜湿，止痛除痹，两者合用治全身上下痹痛；乌药、益智仁温肾培元，行气散寒；萆薢强骨节，主治腰背痛，风寒湿痹，石菖蒲主治风寒湿痹，两药合用共同祛除腰背部湿浊；桂枝配白芍，调和营卫，柔肝止痛，解腰背部挛痛；甘草配白芍，和营散逆，舒挛止痛；僵蚕祛风通络止痛。诸药合用，共奏温肾强筋，祛风除湿，通络止痛之功效。

【药理】现代药理学研究发现，方中葛根可改善血液流变、扩张血管、调节平滑肌，具有解除肌肉痉挛的作用；土茯苓具有改善微循环、抗炎消肿、镇痛的作用，可缓解椎间盘的炎症反应；羌活、独活具有抗炎、镇痛、调节免疫功能、扩张血管的作用。

108. 寄生腰痛汤

【组成】延胡索20 g，桑寄生15 g，威灵仙15 g，炒杜仲15 g，牛膝15 g，续断12 g，独活12 g，防风10 g，炒枳壳10 g，桃仁10 g，制川乌（先煎）10 g，细辛5 g。

【功效】补肝肾，祛风湿，散寒气，理气血。

【主治】腰椎间盘突出症属肝肾不足，风寒湿瘀阻痹气血、经脉、骨节者。

【用法】每日1剂，水煎分服2次。

【方解】方中独活入太阳、少阴之气分以搜风，细辛入肝、肾二经之血分以治风，配以防风以加强祛风湿，通经络之功效；延胡索、桃仁理气活血止痛，取"血行风自灭"之意；炒枳壳、制川乌、威灵仙行气散寒止痛，以宽下焦之郁结；经谓："邪之所凑，其气必虚。"故又用续断、桑寄生、杜仲入督脉以补肝肾，通血脉，利关节，除风湿，更以牛膝强壮筋骨，取其下行之力，直捣病所。全方具有补肝肾，祛风湿，散寒气，理气血之功效。

109. 独活龙蛇汤

【组成】杜仲30 g，炒白芍15 g，桑寄生15 g，牛膝15 g，独活12 g，桂枝10 g，地龙10 g，泽泻10 g，乌梢蛇10 g，制川乌（先煎）10 g，陈皮10 g，生甘草5 g。

【功效】补益肝肾，活血温经通络，散寒除湿止痛。

【主治】腰椎间盘突出症属肝肾亏虚，寒湿瘀血阻痹经脉骨节者。

【用法】每日1剂，水煎分服2次。

【方解】方中杜仲性味甘温，补肝肾，强筋骨，肝充则筋健，肾充则骨强，故为治疗肾虚腰痛之要药，尤其适用于老年腰腿痛者，《本草汇言》谓其"凡下焦之虚，非杜仲不补，下焦之湿，非杜仲不利，腰膝之疼，非杜仲不除，足胫之酸，非杜仲不去，然色紫而燥，质绵而韧，气温而补，补肝益肾，诚为要剂"，故为君药。桑寄生性味甘苦，祛风湿，补肝肾，强筋骨，对痹症日久，肝肾不足，腰膝酸软疼痛，筋骨无力者尤宜。牛膝性善下行，活血祛瘀之力较强，长于活血疗伤，善补肝肾，强筋骨，又能通血脉，利关节，为治疗肾虚腰痛及久痹腰膝酸痛无力之常品，配以桑寄生为臣，补肝肾，止痹痛之力更甚。然老年患者多痹痛日久不愈，究其因者，乃其老年，阳气虚损，气血运行迟缓，血络不痛，筋脉失养，同气相求，阳气虚损，外来之寒湿更易乘虚而入，导致病情缠绵不愈，方中桂枝，乃肉桂之嫩枝，性味辛甘，可温通经脉，助阳化气，取其形可通利关节。炒白芍酸苦，柔肝舒筋止痛，又可补肝阴，合桂枝又可调和营卫，顾护肌表。制川乌辛热，善祛风除湿，温经散寒，止痛力强，尤宜于寒湿偏胜之风湿痹痛。腰痛日久，非草木之药能及，方中乌梢蛇性走窜，能搜风邪，透关节，通经络，配伍地龙，能通利关节，直达病所。四药相配为臣。肾虚日久，寒湿外侵，方中配以泄水渗湿之泽泻，使邪有出路。为防方中辛燥之药损伤胃气，配以陈皮理气健脾，而陈皮又有燥湿之功，一药两用。辅以甘草调和诸药，缓和方中药物燥烈之性，又能顾护胃气，配以白芍，酸肝化阴，配以桂枝，辛甘化阳。阴阳调和，诸证乃愈，而不复发，故为佐使。诸药相配，补益肝肾，活血温经通络，散寒除湿止痛。

110. 补益壮骨活血汤

【组成】黄芪25 g，党参25 g，鸡血藤20 g，川芎15 g，续断15 g，杜仲15 g，牛膝15 g，土鳖15 g，茯苓15 g，当归12 g，白术10 g，白芍10 g，延胡索10 g，大枣10 g，甘草5 g。

【功效】益气滋补肝肾，强筋壮骨，活血化瘀止痛。

【主治】腰椎间盘突出症属气虚肝肾不足，瘀血阻痹经脉骨节者。

【用法】每日1剂，水煎分服2次。30日为1个疗程。

【加减】寒湿者，加桂枝12 g，制川乌（先煎）10 g；湿热者，加黄柏12 g，知母15 g；偏阴虚者，加熟地黄15 g；腹胀纳差者，加木香10 g，陈皮12 g。

【方解】方中重用黄芪、党参大补元气而行血脉；辅以茯苓、白术助黄芪益气之用；续断、杜仲补肝肾，健腰膝，壮筋骨；牛膝引药下行，补肾祛瘀通络；当归、川芎、土鳖、延胡索补血活血止痛；白芍、鸡血藤养血活血，以助川芎活血化瘀之效；大枣、甘草补中益气，调和诸药。诸药合用，共奏滋补肝肾，强筋壮骨，活血化瘀止痛之功，临床多获满意疗效。

111. 利腰汤

【组成】薏苡仁30 g，威灵仙15 g，豨莶草15 g，狗脊15 g，牛膝15 g，黄柏12 g，苍术12 g，泽泻12 g，萆薢12 g，木通10 g，木香10 g。

【功效】清热利湿，通络止痛。

【主治】腰椎间盘突出症属湿热阻痹经脉骨节者。

【用法】每日1剂，水煎分服2次。

【方解】方中黄柏、苍术即二妙散，清热燥湿，善清下焦湿热，两者共为君药；薏苡仁、木通、豨莶草清热利湿，泽泻、萆薢为利水消肿之要药，即所谓"治湿不利小便非其治也"，以上五药共为臣；佐以木香、威灵仙通经活络止痛，狗脊祛脊背之风湿而强腰膝，牛膝补肾壮腰，其性下走如奔，引诸药下行，专治腰腿疼痛，为方中使药。全方共奏清热利湿，通络止痛之功，临床运用数十年，取得好的临床效果，具有疗效高、无毒副作用、服用方便的特点。

【药理】现代药理学研究发现，方中薏苡仁主要成分薏苡仁油具有解热镇痛、抗炎及调节免疫的作用，能明显减少炎症组织中前列腺素的含量，抑制免疫反应，减轻炎症损伤。苍术有效成分乙酸乙酯提取物对佐剂性关节炎等急性、慢性及免疫性炎症模型都有明显的抑制作用，能抑制小鼠毛细血管通透性，增强小鼠单核巨噬细胞系统吞噬功能，减少炎症部位的前列腺素含量。牛膝有一定的镇痛作用，能延长小白鼠痛反应时间，同时还有调节免疫的作用。威灵仙中有一种重要的生物碱，作用类似吗啡。泽泻有明显的利尿作用，能通过消除神经根水肿以减轻突出的椎间盘对神经根的压迫。木通具有抗水肿和利尿作用。狗脊中的活性成分原儿茶酸和咖啡酸具有抗炎、抗风湿作用。木香能抗炎止痛。豨莶草具有抗炎及抑制细胞免疫的作用。

112. 除痹汤

【组成】黄芪40 g，鸡血藤30 g，熟地黄20 g，乌梢蛇20 g，制附子（先煎）15 g，骨碎补15 g，巴戟天15 g，淫羊藿15 g，当归12 g，杜仲12 g，制川乌（先煎）10 g，血竭5 g。

【功效】温补肝肾，补血活血，祛风通络止痛。

【主治】腰椎间盘突出症属阳虚肝肾不足，血虚血瘀，风邪内扰经脉骨节者。

【用法】每日1剂，水煎分服2次。

【加减】痰瘀交结，疼痛不已者，加炮穿山甲（先煎）10 g，全蝎5 g，地龙12 g，蜈蚣1条，以搜剔络道；风寒偏盛者，加防风12 g，葛根15 g，以发散风寒，祛湿通络；小便不利，浮肿者，加茯苓20 g，泽泻12 g，车前子（包煎）10 g，以利水渗湿；痹病缠绵日久者，加独活12 g，秦艽15 g，以祛风散寒除湿；肝肾阴虚，腰膝酸痛，头晕目眩，午后潮热者，加龟甲（先煎）15 g，熟地黄15 g，女贞子12 g。

【方解】方中制附子、巴戟天、淫羊藿温补肾阳；黄芪补气生阳，益卫固表，助制附子温阳化气；熟地黄、骨碎补、杜仲补肝肾，强筋骨；血竭、当归、鸡血藤补血活血调经；乌梢蛇、制川乌祛风通络止痛。全方共奏温补肝肾，补血活血，祛风通络止痛之功。

【药理】现代药理学研究发现，方中制附子、制川乌所含乌头碱、次乌头碱、消旋去甲基乌药碱对甲醛性和蛋清性关节肿有明显的消炎作用。淫羊藿含淫羊藿总黄酮、多糖，具有雄性激素样作用，能提高机体免疫功能，特别是对肾虚患者免疫力低下有改善功能，扩张微循环，增加血流量。熟地黄、巴戟天、淫羊藿补肾药物具有调节机体代谢，增强机体免疫功能的作用。鸡血藤、当归活血祛瘀药物具有扩张血管，减少血小板及红细胞凝聚，减低血液黏稠度，改善血管通透性及循环，消除炎症，改善局部营养，促进组织修复和再生，有利于周围组织、神经的修复。

113. 灵枢利节汤

【组成】鸡血藤20 g，熟地黄15 g，山药15 g，枸杞子15 g，菟丝子15 g，骨碎补15 g，补骨脂15 g，续断15 g，杜仲15 g，威灵仙15 g，狗脊15 g，淫羊藿12 g，鹿衔草12 g，全当归12 g，白芍12 g，仙茅10 g，肉苁蓉10 g，蕲蛇10 g，土鳖10 g，僵蚕10 g，炮穿山甲（先煎）10 g，地龙10 g，全蝎5 g，蜈

蚣2条。

【功效】补益肝肾，活血化瘀，祛寒除湿，通经活络。

【主治】腰椎间盘突出症属肝肾亏虚，瘀血寒湿阻痹经脉骨节者。

【用法】每日1剂，水煎分服2次。15日为1个疗程。

【加减】风邪甚者，加独活12 g，海风藤30 g；寒邪重者，加制川乌（先煎）10 g；湿邪甚者，加豨莶草15 g；湿邪化热者，加寒水石30 g，黄芩10 g，龙胆10 g，知母20 g；气血虚者，加黄芪20 g，党参15 g；痰邪明显者，加制南星10 g，白芥子10 g；血瘀甚者，加红花10 g，桃仁12 g；脊柱疼痛明显者，加延胡索15 g，羌活12 g；大小腿后外侧疼痛者，加牛膝20 g，青风藤15 g，槟榔12 g；腰膝骨刺明显者，加制乳香10 g，制没药10 g，生龙骨（先煎）15 g。

【方解】肾主骨生髓，方中淫羊藿、仙茅、肉苁蓉、熟地黄、补骨脂、菟丝子补肾。肝主筋，筋束骨，熟地黄、枸杞子、菟丝子、白芍补益肝肾，肝润筋柔，则骨节坚固。蕲蛇、土鳖、僵蚕、炮穿山甲、全蝎、蜈蚣、地龙为血肉有情之品，通经活络，活血化瘀，祛除外邪。蕲蛇《玉楸药解》谓其"通关透节，泄湿驱风"，《本草纲目》谓其"内走脏腑，外彻皮肤，无处不到也"，本品透骨搜风之力最强，被称为"截风要药"。狗脊入督脉，补肝肾，强腰膝，除风湿。杜仲入肾经气分，补肝肾，强筋骨，壮腰膝。续断入肾经血分，补肝肾，通血脉，利关节。熟地黄配当归补血，配白芍养肝，配山药滋肝肾，填精髓。山药、枸杞子滋补肝肾。菟丝子补肝肾，益精血，强腰膝，固下元。骨碎补坚肾却骨中毒风，补骨脂补肾阳，暖脾胃。淫羊藿补肾阳，祛风寒，强筋骨。仙茅温肾壮阳，鹿衔草、肉苁蓉补肾阳而滋辛燥。全当归、白芍、鸡血藤养血缓燥，治风先治血。"有一分胃气，便有一分生机"，配以山药健脾益胃，生发后天以补先天。全方共奏补益肝肾，活血化瘀，祛寒除湿，通经活络之功。

【药理】现代药理学研究发现，方中淫羊藿、仙茅、肉苁蓉、熟地黄、补骨脂、菟丝

子能使血钙水平上升，调整体内激素平衡，抑制破骨细胞增殖分化，使骨密度升高。蕲蛇、土鳖、僵蚕、炮穿山甲、全蝎、蜈蚣、地龙能改善微循环。威灵仙能延缓关节软骨退变，抑制新骨增生。

114. 灵仙三虫汤

【组成】威灵仙20 g，杜仲20 g，续断15 g，丹参15 g，牛膝12 g，炮穿山甲（先煎）10 g，土鳖10 g，制乳香10 g，制没药10 g，全蝎10 g，生甘草5 g，蜈蚣2条。

【功效】补肾强骨，活血化瘀，舒筋通络。

【主治】腰椎间盘突出症属肝肾亏虚，风邪内扰，瘀血阻痹经脉骨节者。

【用法】每日1剂，水煎分服2次。10日为1个疗程。

【加减】夹风寒湿邪者，加制川乌（先煎）10 g，细辛3 g，独活15 g；兼体虚、慢性劳损及反复发病者，加党参15 g，当归12 g，川芎10 g。

【方解】方中威灵仙、土鳖、全蝎、蜈蚣、炮穿山甲舒筋通络；制乳香、制没药、牛膝活血化瘀；杜仲、续断补肾强骨。诸药合用，共奏补肾强骨，活血化瘀，舒筋通络之效。

115. 龙胆泻肝苡仁汤

【组成】薏苡仁30 g，忍冬藤30 g，板蓝根30 g，猪苓20 g，茯苓20 g，龙胆10 g，柴胡10 g，黄芩10 g，黄柏10 g，当归10 g，栀子10 g，牛膝10 g，泽泻10 g，制川乌（先煎）5 g，制草乌（先煎）5 g，甘草5 g。

【功效】清肝火，导湿热，祛壅滞，通经络。

【主治】腰椎间盘突出症属湿热阻痹经脉骨节者。

【用法】每日1剂，水煎分服2次。30日为1个疗程。

【加减】湿重者，加加车前子（包煎）12 g，茵陈15 g；热重者，加大黄10 g，知母12 g。

【方解】方中龙胆荡涤湿热；黄芩、黄柏、栀子、柴胡助龙胆清肝经湿热；泽泻、

猪苓、茯苓利水消肿；制川乌、制草乌祛风通络；当归养血活血，濡润筋膜；忍冬藤、板蓝根清热解毒，疏通经络；牛膝引药下行；甘草调和诸药。诸药合用，清肝火，导湿热，祛壅滞，通经络。

116. 芍甘五藤汤

【组成】白芍30 g，宽筋藤30 g，海风藤30 g，络石藤30 g，石楠藤30 g，鸡血藤30 g，威灵仙20 g，延胡索15 g，入地金牛15 g，甘草12 g。

【功效】养血柔肝，清利湿热，祛风散寒，活血通络。

【主治】腰椎间盘突出症属阴血亏虚，湿热风寒瘀血阻痹经脉骨节者。

【用法】每日1剂，水煎分服2次。7日为1个疗程。

【加减】疼痛明显偏肾虚者，加桑寄生30 g，骨碎补15 g，杜仲12 g；偏血瘀者，加川芎15 g，郁金12 g；偏寒湿者，加木瓜20 g，制川乌（先煎）12 g；偏湿热者，加薏苡仁30 g，桑枝20 g，黄柏12 g。

【方解】方中白芍性微寒、味酸苦，养血柔肝止痛。甘草性平味甘，补脾益气，缓急止痛。宽筋藤、石楠藤、海风藤、鸡血藤、络石藤藤类药均有祛风湿，舒筋活络。宽筋藤性凉，善舒筋活络；海风藤气香善行散；石楠藤补肝肾，强腰膝；络石藤凉血消肿。威灵仙性温，善散寒通络，消骨鲠。入地金牛为广东道地药材，性寒祛湿通络。延胡索善行气活血止痛。全方寒温并用，攻补兼施，既补肝肾之本，又除风、寒、湿、热、瘀之标。组方严谨，同时根据患者自身体质及临床表现的差异进行加减变化，或注重补益肝肾，或注重清热祛湿通络，或注重活血通络止痛。

【药理】现代药理学研究发现，方中白芍对平滑肌有不同程度的松弛作用，可解痉止痛；甘草的主要成分为甘草甜素、多种黄酮、甘草次酸等，有抗炎、镇痛、解痉等肾上腺皮质样作用；延胡索主要含延胡索甲、乙、丑素，主要有镇痛、镇静的作用；鸡血藤、络石藤、石楠藤具有抗炎、镇静、镇痛、抗

氧化等药理作用。

117. 鹿丹通督汤

【组成】鹿衔草30 g，丹参20 g，赤芍20 g，茯苓20 g，党参20 g，牛膝20 g，白术15 g，当归15 g，续断15 g，桑寄生15 g，杜仲15 g，徐长卿15 g，红花12 g，川芎12 g，地龙12 g，威灵仙10 g，全蝎10 g，土鳖10 g，甘草5 g。

【功效】活血化瘀，行气止痛，补益肝肾，祛风除湿。

【主治】腰椎间盘突出症属肝肾亏虚，风湿瘀血阻痹经脉骨节者。

【用法】每日1剂，水煎分服2次。

【方解】方中鹿衔草、丹参为君药，两药共用，以补虚益肾，活血通络，祛风除湿，强健筋骨；杜仲、续断、牛膝、桑寄生补肝益肾，强筋壮骨，祛风除痹；当归、红花、川芎、赤芍活血补血，行气止痛；再辅以健脾益气药之党参、白术、茯苓、甘草以达到补益中焦，使气血得以运化，血脉流通；佐以土鳖、地龙、全蝎虫类之品，剔骨除痹搜风通络，使药效力达诸经；徐长卿、威灵仙搜络除脉之邪。全方共用，共奏活血化瘀，行气止痛，补益肝肾，祛风止痛之功。

【药理】现代药理学研究发现，本方具有改善机体血液循环，消除受挤压的神经根充血、水肿的作用；通过活血化瘀，行气止痛可加快机体代谢功能，加快炎性介质代谢，通过这一作用而达到改善微循环、消肿止痛、消除神经根的无菌炎症、缓解神经粘连的功效；通过内服中药可以调整机体内环境的物质和能量代谢、改善全血低切黏度、红细胞聚集指数等血液流变学的状态，从而延缓退变，改善微循环。

118. 补肾益气除湿汤

【组成】黄芪20 g，土鳖20 g，牛膝15 g，延胡索15 g，熟地黄15 g，薏苡仁15 g，当归12 g，桑寄生12 g，白芍12 g，木瓜10 g，独活10 g，赤芍10 g，白术10 g。

【功效】补益肝肾，益气滋阴，祛风除湿活血。

【主治】腰椎间盘突出症属肝肾亏虚，气阴不足，风湿瘀阻经脉骨节者。

【用法】每日1剂，水煎分服2次。药渣用纱布袋装外敷患处。

【加减】气滞血瘀者，加制乳香15 g，陈皮10 g，青皮10 g，制没药10 g；肝肾亏虚者，加山茱萸10 g，生地黄20 g；偏阳虚者，加制附子（先煎）10 g，杜仲10 g，巴戟天10 g，鹿角霜（包煎）10 g，淫羊藿12 g；偏阴虚者，加山茱萸12 g，女贞子15 g，枸杞子15 g；偏气虚者，加党参15 g，山药20 g；兼行痹者，加防风12 g，秦艽15 g，细辛5 g；湿邪痹阻而重痛者，加茯苓20 g，猪苓10 g，炒苍术12 g；湿热内阻者，加苍术15 g，石膏20 g，龙胆12 g；久病不愈者，加地龙10 g，全蝎5 g，蜈蚣2条；兼脾胃虚弱者，加茯苓20 g；兼剧痛者，加制川乌（先煎）5 g，制草乌（先煎）5 g。

【方解】方中黄芪、白芍、当归补益气血，肝肾之品扶补正气，使正盛而邪衰；以独活、桑寄生、木瓜祛风湿舒筋活络；以延胡索、制川乌、制草乌止痛治标；以熟地黄、杜仲、巴戟天、山茱萸滋阴壮阳，调节阴阳平衡；为防止滋阴药及伤药伤害脾胃，用薏苡仁、茯苓健脾胃药，又能促进药物的吸收；牛膝引药至病所。由于病位深在筋骨之处，单用草木之品不能通达，用虫类药物如土鳖等搜风通络，舒筋止痛，使气血宣通，经舒络畅。本方以扶正祛邪并用。补益肝肾、益气滋阴，祛风除湿活血，改善微循环，消除致痛物质，促使病愈。

119. 芪鹿通督汤

【组成】黄芪30 g，党参20 g，酒炒当归20 g，防风20 g，盐炒牛膝20 g，鹿角片（先煎）15 g。

【功效】补肾通督，益气养血，调畅经络。

【主治】腰椎间盘突出症属肾阳不足，督脉空虚，气虚寒凝阻痹经脉骨节者。

【用法】每日1剂，水煎分服2次。

【加减】中焦脾胃湿重，纳差苔腻者，去酒炒当归，黄芪用量减至15 g，党参用量减至12 g，酌加苍术15 g，法半夏10 g，陈皮10 g，神曲10 g，茯苓15 g，薏苡仁30 g；湿热滞于下焦肾经者，去酒炒当归，黄芪用量减至12 g，党参用量减至10 g，酌加苍术12 g，盐炒黄柏10 g，薏苡仁30 g，土茯苓30 g，泽泻15 g；腰腿痛而伴下肢麻木，苔白不渴，畏冷者，加桑寄生15 g，独活12 g，桂枝10 g。

【方解】方中以黄芪之大力补气以充督；鹿角之雄健补阳以通督；两味为君。党参补中益气，治诸虚不足；当归养血活血，松弛肌肉，解痉镇痛；两味为臣。李东垣谓："凡脊痛项强，不可回顾，腰似折，项似拔者，乃手足太阳证，正当用防风"；牛膝原为补益之品，而善引气血下注，是以用药欲其下行者，恒之为引经，故善治肾虚腰腿疼痛；两味为佐使。全方补肾通督，益气养血，调畅经络，药性平和，无辛燥刚烈之品。

120. 牵正活血祛瘀汤

【组成】丹参30 g，鸡血藤20 g，伸筋草20 g，红花10 g，地龙10 g，白僵蚕10 g，全蝎5 g，白附子5 g，甘草5 g，蜈蚣2条。

【功效】驱风通络，活血祛瘀。

【主治】腰椎间盘突出症属风邪内扰，瘀血阻痹经脉骨节者。

【用法】每日1剂，水煎分服2次。20日为1个疗程。

【加减】麻木甚者，加黄芪30 g；疼痛甚者，加延胡索15 g，三七（研末冲服）5 g；伴痰湿者，加苍术12 g，陈皮10 g；伴灼热感者，加黄柏12 g；热甚者，加生石膏15 g。

【方解】方中白附子、白僵蚕、全蝎驱风通络力强；蜈蚣、地龙搜风活血最捷，改善血液循环；丹参、红花活血祛瘀，消肿止痛，改善腰部血液循环，消除椎间盘受压引起的肿胀；鸡血藤、伸筋草加强活血祛风，舒筋活络的作用，以消除椎间盘压迫神经引起的放射痛。诸药合用，共奏驱风活血，舒筋通络镇痛的作用，改善腰部血液循环，消除突出之椎间盘受压引起的肿胀，有利于椎间盘复位。

121. 强筋壮骨汤

【组成】威灵仙20 g，淫羊藿12 g，续断12 g，牛膝12 g，狗脊12 g，杜仲10 g，桂枝10 g，仙茅10 g，桑寄生10 g，制川乌（先煎）10 g，制草乌（先煎）10 g，醋龟甲（先煎）10 g，土鳖5 g，降香5 g。

【功效】补益肝肾，强筋壮骨，祛风除湿，活血通络止痛。

【主治】腰椎间盘突出症属肝肾亏虚，风湿瘀血阻痹经脉骨节者。

【用法】每日1剂，水煎分服2次。第3煎加水3 L，大火煎煮10分钟，煎出药汤，水温高时熏蒸足部，待水温合适则浸泡足部，每次20分钟，每日2次。取药物残渣，分成2份用布包裹，趁热敷于腰骶部压痛明显处，药包温度高时采用上下快速拍打的方式进行点烫，不甚烫时则将药包压在腰部患处，待其温度降低，则更换药包，根据患者耐受情况，随时翻换接触面，每次20分钟，每日1次。

【方解】方中仙茅、淫羊藿为君药，助命火，强筋骨，补腰膝，祛风湿。狗脊、续断、桑寄生、杜仲、牛膝、威灵仙、制川乌、制草乌、土鳖为臣药，加强补益肝肾，通络搜风之效。狗脊祛风除湿，甘温补肾，强筋壮骨；续断补肝肾，续折伤；桑寄生助筋骨，益血脉；杜仲、牛膝相配伍，增强补养肝肾及强壮筋骨之效；威灵仙祛风除湿，通络止痛；土鳖破瘀通络，接骨续筋；制川乌、制草乌搜风入骨，祛湿止痛。醋龟甲、桂枝、降香为佐药，调和阴阳，温通气血。醋龟甲滋阴潜阳，益肾健骨；桂枝温经通阳；降香行气，活血，止痛。牛膝为使药，引诸药下行。诸药合用，共奏补益肝肾，强筋壮骨，祛风除湿，活血通络止痛之功。

应用本方熏洗、热敷治疗，是借助热力，使皮毛腠理开泄，药物气味和药力渗透皮肤，直达病所，起到温经通络，活血散瘀，祛风散寒之效，从而祛邪外出。熏蒸足部、热敷疗法加速腰腿部血液循环，改善局部血液供应，促进药物扩散、吸收，以及炎症、水肿吸收，具有一法多效作用。熏洗、热敷疗法作用于局部皮肤，避免口服疗法产生胃肠道反应，减少不良反应。以外治法相辅，克服中药内服起效慢的缺点，提高中医保守治疗的效果。

【药理】现代药理学研究发现，方中杜仲、续断、淫羊藿、狗脊对成骨细胞均有促进增殖、抑制凋亡作用，延缓骨质疏松进展，达到补益肝肾效果。桑寄生中的桑寄生总黄酮有抗炎镇痛、保护神经作用。牛膝中的多糖硫酸酯能提高细胞和体液的免疫反应。

122. 强肾拈痛汤

【组成】黄芪20 g，杜仲15 g，狗脊15 g，续断15 g，白芍15 g，延胡索15 g，骨碎补12 g，当归12 g，土鳖10 g，鹿角（先煎）10 g，川芎10 g，白芷10 g，泽兰10 g，全蝎5 g，甘松5 g。

【功效】温阳补益肝肾，益气活血化瘀，通络止痛。

【主治】腰椎间盘突出症属阳气亏虚，肝肾不足，瘀血阻痹经脉骨节者。

【用法】每日1剂，水煎分服2次。20日为1个疗程。

【加减】寒湿者，加独活10 g，制川乌（先煎）10 g，苍术12 g，威灵仙15 g；湿热者，加秦艽12 g，黄柏12 g，薏苡仁20 g，生地黄15 g，老鹳草15 g；瘀血者，加红花10 g，五灵脂包煎10 g，制乳香10 g，制没药10 g；肾阴虚者，加熟地黄15 g，山茱萸12 g，龟甲胶（烊化冲服）12 g；肾阳虚者，加肉桂5 g，补骨脂15 g。

【方解】方中鹿角温补腰脊肾，活血消肿；杜仲温肾促阳，益精壮骨；狗脊补肾壮阳，祛风止痛；续断补肝肾，强筋骨，续折伤，调血脉，有补而不滞的特点；骨碎补补肾，祛风湿，活血通络止痛；当归补血活血，化瘀通络；川芎为血中之气药，助当归活血祛瘀，并祛风除湿止痛；黄芪益气生肌，固摄，使气旺则血行，消瘀而不伤正；全蝎熄风镇痉，通络止痛；土鳖活血散瘀，续筋骨，通络止痛；延胡索行气止痛；白芷祛风解表，除湿止痛；泽兰活血行水；白芍养阴柔筋止痛，缓解局部病变的拘挛，并防补肾、祛风、

除湿等药伤阴化燥之弊，使走中寓守，散中有敛；甘松理气止痛，醒脾开胃，调理气机。综观全方，共奏温阳补益肝肾，益气活血化瘀，通络止痛之功。

123. 强腰活络汤

【组成】牛膝30 g，桑寄生15 g，独活15 g，党参15 g，熟地黄12 g，当归12 g，白芍12 g，杜仲12 g，防风10 g，川芎10 g，茯苓10 g，细辛3 g，桂枝5 g，甘草5 g。

【功效】补益肝肾，散寒除湿，养血活血。

【主治】腰椎间盘突出症属肝肾亏虚，寒湿瘀阻经脉骨节者。

【用法】每日1剂，水煎分服2次。15日为1个疗程。

【方解】方中杜仲、牛膝补肝肾，强筋骨，且牛膝可引药下行，二者共为君药。桂枝温通经脉，散寒解表；细辛祛风散寒，通窍止痛；防风祛风解表，除湿止痛；三者合用而为臣药。党参、当归、川芎均为活血、补血、养血的良药；茯苓具有利水作用；白芍养血柔肝、散郁祛瘀；二者共为佐药。甘草调和诸药为使药。诸药合用，共奏补益肝肾，散寒除湿，养血活血之功。

124. 强腰舒筋汤

【组成】淫羊藿15 g，桑寄生15 g，丹参15 g，钩藤15 g，木瓜15 g，柴胡12 g，白芍12 g，赤芍12 g，当归12 g，川芎10 g，天麻10 g，香附10 g，甘草5 g，蜈蚣2条。

【功效】补益肝肾，行气活血，舒筋通络。

【主治】腰椎间盘突出症属肝肾亏虚，气滞血瘀，筋脉不舒者。

【用法】每日1剂，水煎分服2次。

【加减】胀痛较甚者，加延胡索15 g，小茴香10 g；屈伸不利者，加黄柏10 g，地龙12 g，伸筋草15 g。

【方解】方中桑寄生、淫羊藿补肝肾，益精血，强筋骨；白芍、天麻、钩藤、蜈蚣平肝熄风止痛，舒筋通络；柴胡、香附疏肝理气；木瓜柔肝舒筋；川芎、香附芳香走窜，

相辅为用，有"通则不痛"之功；当归、丹参、赤芍养血行血，有舒筋活络之妙；甘草调和诸药。诸药合用，共达补益肝肾，行气活血，舒筋通络之功。

125. 当归四逆地龙汤

【组成】当归15 g，川芎15 g，白芍15 g，桑寄生15 g，续断15 g，制川乌（先煎）10 g，制草乌（先煎）10 g，桂枝10 g，地龙10 g，全蝎10 g，牛膝10 g，细辛5 g，炙甘草5 g。

【功效】温经散寒，养血通脉，解痉缓急。

【主治】腰椎间盘突出症属寒凝筋脉挛急，血亏骨节失养者。

【用法】每日1剂，水煎分服2次。

【加减】湿重者，加秦艽12 g，独活10 g；下肢麻木甚者，加天麻12 g，鸡血藤15 g；口干舌燥，口苦者，加知母12 g，生地黄15 g；年老体弱，胃纳不佳者，加党参15 g，焦山楂12 g，焦麦芽12 g，焦神曲10 g；口和不干，阳虚甚者，加制附子（先煎）10 g。

【方解】方中桂枝、白芍、甘草、细辛解痉缓急，通络止痛。桂枝入肝经而行血分，走经络而达营郁，善解风邪，调木气，升清阳之脱陷，降浊阴之冲逆，舒筋脉之急挛，利关节之壅阻，入肝胆而散遏，抑止痛楚，通经络，开痹涩，祛湿寒，经络得通，通则不痛。细辛与桂枝合用，能温经散寒，宣通腠理，通利血脉，除痹止痛。白芍与甘草合用，酸甘化阴，缓急止痛。桂枝与甘草合用，辛甘化阳，热气至则痛止，使肌肉痉挛得以解除。当归、川芎、牛膝主活血通络止痛之效。当归活血补血，川芎为血中之气药，上行头目，下行血海。牛膝引血下行，善治气血壅滞之病。地龙、全蝎为虫类药，走窜搜剔，有耕田耙地之功，疏流开渠之效，全蝎为攻毒散结、通络止痛之要药，地龙咸寒降泄，下行走窜，熄风止痉，合用则外达皮肤，内通经络，透骨搜风定痛，有增强活血通络止痛之功。桑寄生、续断二药合用，以补肝肾，强筋骨。桑寄生祛风湿、补肝肾、强筋骨，并配以桂枝等祛风寒湿痹。续断补肝肾、

强筋骨，走经络，止经中酸痛。制川乌、制草乌乃辛热升散苦燥之品，疏利迅速，开通关腠，驱逐寒湿，善于祛风除湿，温经散寒为风寒湿痹证之佳品。诸药合用，共奏温经散寒，养血通脉，解痉缓急之功。

126. 祛风定痛汤

【组成】丹参30 g，炙黄芪20 g，独活12 g，威灵仙12 g，全当归12 g，牛膝12 g，秦艽10 g，制川乌（先煎）12 g，制草乌（先煎）10 g，蕲蛇10 g，炮穿山甲（先煎）10 g，炙地龙10 g，炙甘草5 g，桂枝5 g，细辛5 g。

【功效】祛风散寒止痛，益气活血破瘀。

【主治】腰椎间盘突出症属气虚血瘀，风寒阻痹经脉骨节者。

【用法】每日1剂，水煎分服2次。30日为1个疗程。

【加减】下肢麻木者，加老鹤草15 g，木瓜12 g；湿热内阻者，酌加藿香12 g，佩兰12 g，黄柏10 g，薏苡仁30 g，忍冬藤30 g；疼痛剧烈者，加全蝎5 g，蜈蚣2条；肾阴亏损者，加制何首乌12 g，制黄精12 g，鳖甲（先煎）10 g；肾阳亏虚者，加仙茅12 g，巴戟天12 g，鹿角胶（烊化冲服）10 g。

【方解】方中以独活、桂枝、细辛、秦艽、威灵仙、制川乌、制草乌祛风散寒，通络止痛为君药。蕲蛇、炮穿山甲、炙地龙性善走窜活血破瘀，搜络中之风湿为臣药。当归、丹参、黄芪益气活血，舒通血脉为佐药。"血行风自灭"，活血益气有助于祛风，又能缓和祛风药辛燥之弊，提高镇痛作用；牛膝入肾，引药下行为使药。诸药合用，共奏祛风散寒止痛，益气活血破瘀之功。

127. 三痹散寒汤

【组成】白芍20 g，延胡索20 g，续断20 g，山楂20 g，鸡内金20 g，当归10 g，杜仲10 g，牛膝10 g，秦艽10 g，鬼箭羽10 g，甘草10 g，细辛3 g，制川乌（先煎）5 g，制草乌（先煎）5 g，全蝎5 g。

【功效】祛风散寒除湿，补益肝肾止痛。

【主治】腰椎间盘突出症属肝肾亏虚，风

寒湿邪阻痹经脉骨节者。

【用法】每日1剂，水煎分服2次。10日为1个疗程。

【方解】方中当归、白芍补血养血，行血通经；延胡索、全蝎、鬼箭羽祛瘀止痛；续断、杜仲、牛膝补肝肾，养筋骨，牛膝还有散瘀血，治痹痛的功效；细辛、制川乌、制草乌、秦艽祛风除湿，散寒止痛，其中细辛还可温通肾经，通阳化气；山楂、鸡内金消食健脾，其中山楂的选用，既考虑到脾胃为后天之本，又起到活血化瘀之效。诸药共用，标本兼顾，共奏祛风散寒除湿，补益肝肾止痛之功效，使气血足而邪气除，肝肾强而痹痛止。

128. 三痹温通汤

【组成】黄芪30 g，牛膝15 g，党参12 g，续断12 g，白芍12 g，茯苓12 g，熟地黄12 g，当归12 g，杜仲12 g，独活10 g，秦艽10 g，防风10 g，川芎10 g，桂枝10 g，细辛3 g，甘草5 g。

【功效】益气养血，补益肝肾，温通血脉。

【主治】腰椎间盘突出症属气血、肝肾亏虚，寒凝经脉骨节者。

【用法】每日1剂，水煎分服2次。30日为1个疗程。

【加减】腰痛甚者，加制乳香10 g，制没药10 g；腰膝怕冷者，加淫羊藿12 g，制附子（先煎）10 g；失眠多梦者，加酸枣仁15 g，首乌藤20 g。

【方解】方中黄芪、党参、茯苓、甘草补中益气，温经通脉；熟地黄、当归、白芍、川芎补血养血，活血通脉；独活、细辛能入足少阴肾经，温通血脉；秦艽、桂枝、防风疏通经络，升发阳气而祛风邪；续断、牛膝、杜仲强筋骨而固肝肾。诸药合用，补益肝肾，温经通络，活血止痛。既能祛邪，又能扶正。

【药理】现代药理学研究发现，方中黄芪的主要有效成分是黄芪多糖，对机体免疫功能有广泛的调节作用，能促进周围神经再生的机制并不是药物对神经的直接刺激作用，而是通过作用于免疫系统，进而影响复杂的

细胞因子网络来发挥作用的。秦艽具有解热、镇痛、抗炎作用；川芎具有对平滑肌的解痉及抗自由基损伤作用；牛膝能延长痛反应时间，具有镇痛作用，并有较强的抗炎消肿作用。当归、川芎、白芍、熟地黄能促进神经根周围的血液循环，改善神经缺血、缺氧状态，促使神经组织的修复，以保持神经纤维功能的完整性。

129. 身痛逐瘀行气汤

【组成】当归15 g，秦艽10 g，川芎10 g，桃仁10 g，红花10 g，羌活10 g，五灵脂（包煎）10 g，香附10 g，制没药10 g，牛膝10 g，地龙5 g，甘草5 g。

【功效】行气活血化瘀，祛风除湿舒筋。

【主治】腰椎间盘突出症属风湿瘀血阻痹经脉关节者。

【用法】每日1剂，水煎分服2次。

【加减】腰腿痛有定处，疼痛较甚，局部拘急僵硬，舌紫暗或瘀斑者，加三七（研末冲服）5 g，炮穿山甲（先煎）10 g，以加强活血祛瘀；腰腿痛较甚，多为胀痛，且痛处走窜不定者，加青皮5 g，木香10 g，以行气活血；腰膝酸软，反复发作者，加桑寄生20 g，肉苁蓉10 g，以补益肝肾，强筋壮骨；腰腿疼痛，时轻时重，酸胀重着，遇寒加重，得温则减者，加细辛3 g，肉桂10 g，以温经散寒；腰腿酸痛，有热感者，加黄柏10 g，薏以仁20 g，以清热利湿；伴气虚者，加黄芪20 g。

【方解】方中桃仁、红花活血化瘀为君药；五灵脂、制没药、香附活血行气为臣；羌活、秦艽祛风胜湿，地龙、牛膝舒筋利血脉，川芎、当归养血活血，甘草调和共为佐使。全方具有活血祛瘀，通经止痛，祛风除湿之功，并于临证加减，从而取得明显效果。正如王清任所谓"能使周身之气通而不滞，血活而不瘀，气通血活，何患疾病不除"。

【药理】现代药理学研究发现，方中当归、川芎、桃仁、红花活血化瘀类药物具有扩血管，改善微循环，调节机体代谢，促进组织恢复及抗炎等作用，因此可使腰椎间盘突出造成的局部软组织及神经根周围血管扩

张，改善其微循环，加强组织的有氧代谢，使炎症、渗出及水肿得到改善，减轻突出物压迫神经而造成的无菌性炎症及粘连而改善临床症状。

130. 身痛逐瘀通痹汤

【组成】黄芪20 g，牛膝20 g，丹参15 g，羌活15 g，当归15 g，杜仲15 g，秦艽15 g，香附15 g，桃仁10 g，红花10 g，川芎10 g，制没药10 g，五灵脂（包煎）10 g，地龙10 g，木瓜10 g，甘草5 g。

【功效】活血行气，祛瘀通络，通痹止痛。

【主治】腰椎间盘突出症属气滞血瘀阻痹经脉骨节者。

【用法】每日1剂，水煎分服2次。

【方解】方中川芎辛香行散，温通血脉，既能活血祛瘀以调经，又能行气开郁以止痛，古代医家称之为血中气药，实具通达气血之功；当归、桃仁养血活血兼有润肠通便之功，可预防该病卧床导致的便秘；制没药、五灵脂活血兼有止痛之功；秦艽、羌活、地龙通络宣痹止痛；香附调理气机；牛膝引血下行；甘草调和诸药。诸药合用，使药达病所，最大限度地发挥活血行气，祛瘀通络，通痹止痛之功。

131. 身痛逐瘀温阳汤

【组成】威灵仙30 g，狗脊30 g，葛根30 g，延胡索15 g，白屈菜15 g，羌活15 g，地龙15 g，白芷15 g，红花10 g，制乳香10 g，制没药10 g，牛膝10 g，炮穿山甲（先煎）10 g，制附子5 g，水蛭5 g，蜈蚣2条。

【功效】补肾温阳除湿，活血化瘀止痛。

【主治】腰椎间盘突出症属肾阳亏虚，寒湿内盛，瘀血阻痹经脉关节者。

【用法】每日1剂，水煎分服2次。

【加减】伴肾虚者，加熟地黄15 g，山茱萸10 g，续断12 g；伴寒湿痰阻者，酌加独活12 g，秦艽12 g，桂枝10 g，桑寄生15 g；伴湿热痹阻者，加薏苡仁30 g，土茯苓15 g，防己12 g。

【方解】方中蜈蚣具有通络止痛之功，其走窜之力最速，内而脏腑，外而经络，凡气血凝聚之处，皆能开之，与炮穿山甲、水蛭配伍用于多种顽固性疼痛的治疗。制乳香、制没药活血止痛，消肿生肌；红花、白芷、羌活、葛根、牛膝、延胡索、白屈菜具有活血化瘀，解痉止痛功效；狗脊、制附子、威灵仙、地龙具有补肾温阳，除湿通络的作用。诸药合用，使气血得行，筋脉得养，标本兼治而愈。

132. 升降定痛汤

【组成】黄芪30 g，桑寄生30 g，续断30 g，牛膝30 g，补骨脂30 g，钩藤25 g，当归12 g，白术10 g，升麻10 g，独活10 g，防风10 g，小茴香10 g，桃仁10 g，红花10 g，土鳖10 g，木香5 g，甘草5 g。

【功效】补气血，祛风除湿散寒，活血消瘀止痛。

【主治】腰椎间盘突出症属气血亏虚，风寒湿瘀阻痹经脉骨节者。

【用法】每日1剂，水煎分服2次。

【加减】腰腿发冷者，加制川乌（先煎）10 g；腰腿酸困明显者，加木瓜30 g。

【方解】方中黄芪、白术甘温，补气运血，利水消肿；补骨脂、牛膝壮筋骨，祛风湿，散寒邪；桃仁、红花、当归、土鳖活血化瘀止痛；木香行气止痛；钩藤治筋脉拘急作痛不已；防风、独活祛风除湿；小茴香辛温，入肾经，温经散寒。诸药合用，具有补气血，强筋骨，通经络，祛风除湿散寒，活血消瘀止痛之功。

【药理】现代药理学研究发现，方中黄芪、白术具有利尿作用，能促进局部水肿的吸收；补骨脂、牛膝有抑制葡萄球菌生长，减少炎性渗出作用；桃仁、红花、当归、土鳖有镇痛，改善局部组织血液循环，促进水肿的吸收作用；木香、钩藤有镇静镇痛，解痉作用；防风、独活有镇痛，抗炎作用；小茴香中的茴香油有缓解痉挛，减轻疼痛的作用。

133. 理气固腰汤

【组成】香附12 g，当归12 g，桑寄生

12 g，狗脊 12 g，延胡索 12 g，川楝子 10 g，桃仁 10 g，白芥子 10 g，制草乌（先煎）10 g，陈皮 5 g，青皮 5 g。

【功效】活血化瘀止痛，行气祛风通络，补益肝肾强骨。

【主治】腰椎间盘突出症属肝肾亏虚，风湿瘀血阻痹经脉骨节者。

【用法】每日 1 剂，水煎分服 2 次。

【方解】方中香附、川楝子、陈皮均有理气功效，同时陈皮、青皮可行气健脾；延胡索、桃仁活血化瘀，其中延胡索止痛之功效显著，配以制草乌祛风散寒而止痛，增强行气活血之效；桑寄生、狗脊强筋骨，补肝肾。因腰椎间盘突出症肾气不利，气滞血瘀，久瘀成湿成痰。白芥子能开结宣滞，通导行气，从而使全方的疗效增强。诸药合用，共奏活血化瘀止痛，行气祛风通络，补益肝肾强骨之功效。

134. 温经强腰汤

【组成】威灵仙 15 g，狗脊 12 g，地龙 12 g，制川乌（先煎）10 g，制草乌（先煎）10 g，泽漆 10 g，桂枝 10 g，红花 10 g，白芷 10 g，细辛 5 g，麻黄 5 g。

【功效】温经散寒祛风，活血止痛固肾。

【主治】腰椎间盘突出症属风寒凝滞，瘀阻经脉骨节者。

【用法】每日 1 剂，水煎分服 2 次。

【方解】方中麻黄辛温，发散风寒，开启腠理；桂枝通阳解肌，助麻黄之力；制川乌、制草乌温少阴之经，引太阳督脉之阳气；用肾经表药之细辛，辅佐其用，从里及外，以祛逐风寒之邪。风为百病之长，寒主收引，风寒凝滞，则经脉闭阻，气血不行，故用通行十二经脉之威灵仙、辛散之白芷、通络之地龙引散之，用红花、泽漆活血通利之，并辅以狗脊固肾，从而达到温经散寒祛风，活血止痛固肾之效。

135. 舒腰汤

【组成】鸡血藤 30 g，葛根 20 g，杜仲 15 g，牛膝 15 g，续断 15 g，桑枝 15 g，独活 12 g，川芎 12 g，地龙 10 g。

【功效】补肾壮腰，祛风散寒，温经活血。

【主治】腰椎间盘突出症属肾虚风寒瘀血阻痹经脉关节者。

【用法】每日 1 剂，水煎分服 2 次。

【加减】气滞血瘀者，加桃仁 12 g，红花 10 g，枳壳 10 g；风寒湿阻者，加制川乌（先煎）10 g，桂枝 12 g，秦艽 15 g；肝肾亏损者，加补骨脂 15 g，枸杞子 15 g，五加皮 12 g。

【方解】方中杜仲、续断、牛膝补肾壮腰；桑枝、独活祛风寒湿邪；川芎、鸡血藤、地龙活血通络。全方共奏补肾壮腰，祛风散寒，温经活血之功。药中病机，故而疗效理想。

136. 舒腰痛安汤

【组成】羌活 30 g，独活 30 g，狗脊 25 g，泽泻 20 g，丹参 20 g，党参 20 g，秦艽 15 g，当归 15 g，杜仲 15 g，续断 15 g，姜黄 15 g，土鳖 15 g，牛膝 15 g，地龙 15 g，柴胡 15 g，白芷 15 g，猪苓 15 g，延胡索 15 g，泽兰 10 g，川芎 10 g，三七（研末冲服）5 g，甘草 5 g。

【功效】补益肝肾，祛风除湿，利水消肿，活血化瘀定痛。

【主治】腰椎间盘突出症属肝肾亏虚，水湿瘀血阻痹经脉骨节者。

【用法】每日 1 剂，水煎分服 2 次。

【加减】下肢麻甚者，加木瓜 15 g，天麻 10 g；髋骨疼痛为主者，加薏苡仁 30 g，威灵仙 20 g，伸筋草 15 g，豨莶草 12 g；疼痛甚者，加全蝎 5 g，制乳香 10 g，制没药 10 g，蜈蚣 2 条。

【方解】方中当归、杜仲、牛膝、续断、狗脊、党参扶正补虚；羌活、独活、秦艽祛风除湿，一则补肾强筋，二则祛除宿邪，正所谓治病求本之意。腰椎间盘突出，压迫脊髓神经根产生疼痛麻木，感觉减退等症状，同时压迫周围的软组织产生充血水肿，又加重对神经根的压迫，治疗急当缓解压迫，解除症状，故以猪苓、泽泻利水消肿；川芎、地龙、土鳖、泽兰、姜黄、丹参通行瘀血；三七化瘀消肿定痛；延胡索、柴胡、白芷行气止痛，局部气血通畅，水肿消退疼痛减轻，有利于椎间盘的回纳；甘草调和诸药。全方标本兼顾，既解标急症状，又能培本除痹，以防再发。本方与众不同之处在于利水，观世人治该病皆以补肾强筋，祛风除湿，行气活血之法，本方亦不脱离这个成熟之法，但配伍利水消肿药以治标，却收显著疗效。

137. 疏风活络汤

【组成】制何首乌20 g，桑寄生15 g，独活15 g，豨莶草15 g，当归12 g，肉桂5 g。

【功效】补益肝肾，祛风除湿，活血化瘀。

【主治】腰椎间盘突出症属肝肾亏虚，风湿瘀血阻痹经脉骨节者。

【用法】每日1剂，水煎分服2次。

【加减】寒湿者，加防风10 g，制附子（先煎）10 g，秦艽12 g，威灵仙15 g，细辛5 g；湿热者，加黄柏10 g，苍术12 g，薏苡仁20 g，威灵仙15 g；肾虚者，加狗脊15 g，杜仲15 g，山茱萸12 g，山药20 g；血瘀者，加桃仁12 g，赤芍12 g，红花10 g。

【方解】方中以制何首乌补肝肾，益精血，强筋骨，壮腰膝；桑寄生补肝肾，祛风湿；独活祛风胜湿，散止痛；豨莶草祛风除湿，健筋骨，止痛；当归活血化瘀，疏经通络；少佐以肉桂温补肾阳，温经散寒。诸药合用，共奏补益肝肾，祛风除湿，活血化瘀之功。

【药理】现代药理学研究发现，方中制何首乌具有明显抗衰老、增强免疫、抗炎及神经保护作用；独活有抗炎、镇痛、镇静、解痉作用；桑寄生有镇静、抗炎作用，能扩张血管、促进血液循环；豨莶草所含生物碱、豨莶苷等，具明显抗炎、抑制免疫反应、扩张血管和较好的镇痛作用。

138. 四妙身痛逐瘀汤

【组成】薏苡仁20 g，木瓜20 g，威灵仙12 g，当归12 g，苍术10 g，黄柏10 g，牛膝10 g，桃仁10 g，制没药10 g，炒五灵脂（包煎）10 g，香附10 g，川芎10 g，红花10 g，羌活10 g，地龙10 g。

【功效】祛风清热利湿，活血通络止痛。

【主治】腰椎间盘突出症属风邪湿热瘀血阻痹经脉骨节者。

【用法】每日1剂，水煎分服2次。

【方解】方中羌活、苍术、威灵仙祛风除湿；黄柏、薏苡仁清热利湿；桃仁、红花、当归、川芎活血祛瘀；制没药、炒五灵脂、香附行气血，止疼痛；牛膝、地龙疏通经络，以利关节。诸药合用，共奏祛风清热利湿，活血通络止痛之功。

139. 四藤Ⅰ号汤

【组成】海风藤20 g，青风藤20 g，络石藤20 g，鸡血藤20 g，牛膝15 g，泽泻15 g，茯苓15 g，红花12 g，制乳香12 g，制没药12 g，木通12 g，桃仁10 g，土鳖10 g，路路通10 g，甘草10 g。

【功效】活血通络，利水渗湿，消肿止痛。

【主治】腰椎间盘突出症属水湿内盛，瘀血阻痹经脉关节者。

【用法】每日1剂，水煎分服2次。

【方解】方中海风藤、青风藤、络石藤、鸡血藤四藤合用，重在祛风通络定痛；桃仁、红花、牛膝、制乳香、制没药重在活血止痛；土鳖在祛瘀止痛，乃治腰之圣药；泽泻、茯苓、木通、路路通、甘草淡渗利湿；杜仲重在固肾引经。诸药合用，共奏活血通络，利水渗湿，消肿止痛之功，使肿随水消，瘀去络通，从而达到肿消痛止的目的。

140. 四藤Ⅱ号汤

【组成】海风藤20 g，青风藤20 g，络石藤20 g，鸡血藤20 g，淫羊藿20 g，牛膝15 g，杜仲15 g，山药15 g，木瓜15 g，熟地黄15 g，赤芍12 g，当归12 g，川芎10 g，狗脊10 g，土鳖10 g，甘草5 g。

【功效】活血祛瘀，通络止痛，强腰壮骨。

【主治】腰椎间盘突出症属肾虚瘀血阻痹经脉骨节者。

【用法】每日1剂，水煎分服2次。

【方解】方中山药、熟地黄、狗脊强腰固

肾，通痹助阳；牛膝、川芎、当归、赤芍、土鳖活血祛瘀；杜仲、淫羊藿、木瓜、甘草助四藤祛风通络兼以除痹。诸药合用，共奏活血祛瘀，通络止痛，强腰壮骨之功。

141. 搜络逐瘀汤

【组成】黄芪30 g，党参15 g，葛根15 g，炒白芍15 g，炒白术15 g，丹参15 g，当归15 g，狗脊15 g，威灵仙15 g，续断15 g，巴戟天15 g，盐杜仲15 g，桑寄生15 g，穿山龙15 g，木瓜12 g，桂枝10 g，牛膝10 g，川芎10 g，醋延胡索10 g，独活10 g，地龙10 g，全蝎10 g，炒白芥子5 g，甘草5 g，蜈蚣1条。

【功效】活血通络，温肾除痹。

【主治】腰椎间盘突出症属肾阳气虚，瘀血阻痹经脉骨节者。

【用法】每日1剂，水煎分服2次。

【加减】血瘀较甚者，加红花10 g，桃仁12 g，活血祛瘀；寒湿者，加防风10 g，羌活12 g，祛风散寒通络；湿热者，加黄连10 g，苍术12 g，清热祛湿；肝肾亏虚者，加骨碎补12 g，淫羊藿12 g，枸杞子15 g，补肝肾强筋骨。

【方解】方中重用黄芪，其一补脾升阳，使气血生化有源，扶助正气祛邪外出，辅以炒白术、党参补益脏气，辅以当归补血生血；其二促进气血津液的输布，辅以独活、木瓜、白术祛风除湿，桂枝散寒通络。本病病位多在腰部，腰为肾之府，多见肾气亏虚，故佐以巴戟天、狗脊、续断、杜仲培补肾阳，外可祛邪，内可化髓养骨，使骨骼致密，腰膝强健。甘草益气补中，调和诸药，与延胡索共奏缓急止痛之功。葛根、牛膝、川芎引导诸药直达病所，共祛外邪，葛根升举阳气，牛膝引血下行，川芎走而不守，能行能散，上达巅顶，下达血海，三药相合，气血同调。此外痹病日久，必气血亏虚，肝肾耗损，邪入于血络，叶天士《临证指南医案》："邪留经络，须以搜剔动药"，又吴鞠通谓："以食血之虫，飞者走络中气分，走者走络中血分，无坚不破。"故方中多种爬行虫类药物相须使用，搜剔血络余邪。地龙药性咸寒，气味厚

重，攻伐之力峻猛，最善破坚消积，乃祛瘀通脉之良药。穿山龙能散寒止痛，祛湿利水，祛瘀生新，调畅血络。全蝎、蜈蚣性味甘温，其甲壳坚硬，牙爪颇多，最善通经络，止痹痛。虫类药乃血肉有情之品，填补人体之下元，达到调整气血阴阳，补益冲任之目的。炒白芍柔肝敛阴，养血通脉；白芥子善祛皮里膜外之痰。诸药合用，温肾补气，搜络逐瘀，标本兼治，共奏活血通络，温肾除痹之功。

142. 脊柱Ⅱ号汤

【组成】狗脊12 g，白芍12 g，川芎10 g，延胡索10 g，牛膝10 g，独活10 g，酒大黄5 g，三七（研末冲服）3 g。

【功效】活血化瘀，祛风除湿，行气止痛。

【主治】腰椎间盘突出症属瘀血风湿阻痹经脉骨节者。

【用法】每日1剂，水煎分服2次。

【方解】方中三七散瘀止血，消肿定痛，取三七的活血化瘀，通利血脉为用，以祛除在经之瘀血，"通则不痛"。川芎活血行气，祛风止痛；延胡索具有活血、行气、止痛之功；白芍养血敛阴，柔肝止痛，平抑肝阳；川芎、延胡索、白芍活血化瘀，行气止痛；狗脊补肝肾，除风湿，健腰脚，利关节；独活祛风胜湿，散寒止痛；酒大黄破积滞，泻热毒，行瘀血；狗脊补肝肾，强筋骨；狗脊、独活又祛风湿治寒痹痛，加强止痛；牛膝善引气血下注。以上诸药共奏活血化瘀，祛风除湿，行气止痛之功。

143. 桃红四物补肾汤

【组成】熟地黄15~30 g，当归15 g，桃仁15 g，独活15 g，红花10 g，白芍10 g，川芎10 g，杜仲10 g，牛膝10 g，甘草10 g，细辛3 g。

【功效】补益肝肾，活血化瘀，祛风除湿，疏经止痛。

【主治】腰椎间盘突出症属肝肾亏虚，瘀血风湿阻痹经脉骨节者。

【用法】每日1剂，水煎分服2次。

【加减】肾阳虚者，加巴戟天15 g，肉苁蓉12 g；肾阴虚者，加龟甲（先煎）15 g，山茱萸12 g；气血瘀阻者，加制乳香10 g，制没药10 g；感受风寒湿邪者，酌加桑寄生15 g，茯苓15 g，防己12 g，泽泻12 g；麻木不仁者，加黄芪15 g，桂枝10 g，地龙10 g。

【方解】方以熟地黄养血滋阴，补精益髓；以当归益血和营，活血止痛；配以桃仁、红花并入血分而逐瘀行血；白芍、川芎养血又兼活血；杜仲为补肝肾强筋骨，治疗肾虚腰痛的要药；牛膝既可补肝肾强筋骨，又兼为引经药；独活祛肌肉关节之风寒湿邪；细辛发散阴经风寒，搜剔筋骨风湿而止痛；甘草调和诸药。诸药合用，共奏补益肝肾，活血化瘀，祛风除湿，疏经止痛之功。

144. 补肾强筋活血汤

【组成】熟地黄30 g，扶芳藤30 g，桑寄生30 g，炙黄芪30 g，牛膝30 g，续断15 g，鹿衔草15 g，巴戟天15 g，白芍15 g，山药15 g，徐长卿15 g，山茱萸12 g，当归尾12 g，地龙12 g，炙甘草5 g。

【功效】补益肝肾，益气养血，活血通经。

【主治】腰椎间盘突出症属肝肾亏虚，气血不足，瘀血阻痹经脉骨节者。

【用法】每日1剂，水煎分服2次。20日为1个疗程。

【方解】方中以熟地黄、山茱萸、山药补其肝肾脾；巴戟天、续断、桑寄生强筋壮骨；鹿衔草、扶芳藤、徐长卿祛风湿止痛痹；黄芪、当归尾配芍药、甘草补气滋阴养血，又兼活血；地龙、牛膝通行经络，引药归经，直达病所。诸药合用，共奏补益肝肾，益气养血，活血通经之功。标本兼顾，使气血足而风湿消，肝肾强而痹痛愈。

145. 通督定痛汤

【组成】鸡血藤30 g，白芍30 g，黄芪15 g，骨碎补15 g，威灵仙15 g，当归12 g，泽兰12 g，川芎10 g，炒杜仲10 g，狗脊10 g，土鳖10 g，木瓜10 g，桂枝10 g，制乳香10 g，制没药10 g，炙甘草5 g。

【功效】行气活血，祛风除湿，补肾填精。

【主治】腰椎间盘突出症属肾虚瘀血风湿阻痹经脉骨节者。

【用法】每日1剂，水煎分服2次。

【方解】方中黄芪益气生津，与当归、川芎、泽兰、鸡血藤、制乳香、制没药合用行气活血，通络定痛；白芍养阴柔肝，缓急止痛；威灵仙祛风除湿，通络止痛；桂枝有横通肢节的特点，能引诸药横行至肩、臂、四肢，故又为四肢引经药；骨碎补、炒杜仲、狗脊、土鳖补肾填精，强筋壮骨；炙甘草调和诸药，以达缓急止痛之功。诸药合用，共奏行气活血，祛风除湿，补肾填精，通络定痛之效。

146. 通督活血止痛汤

【组成】黄芪18 g，丹参18 g，鹿角片（先煎）18 g，狗脊12 g，当归12 g，杜仲10 g，赤芍10 g，地龙10 g，苏木10 g，泽兰10 g。

【功效】补益肝肾，活血化瘀通络，消肿止痛。

【主治】腰椎间盘突出症属肝肾亏虚，瘀血阻痹经脉骨节者。

【用法】每日1剂，水煎分服2次。

【方解】方中黄芪补气固表，当归补血活血；丹参、赤芍活血祛瘀，通经止痛；苏木行血破瘀，消肿止痛；泽兰活血祛瘀，利水消肿；地龙平肝熄风，通经活络；杜仲、狗脊补益肝肾，强筋健骨；鹿角片补肾阳，益精血，强骨，行血消肿。诸药合用，共奏补益肝肾，活血化瘀通络，消肿止痛之功效。

147. 通督温经散寒汤

【组成】黄芪30 g，威灵仙30 g，党参15 g，熟地黄15 g，鸡血藤15 g，杜仲15 g，桑寄生15 g，牛膝15 g，川芎15 g，当归12 g，肉桂10 g，桂枝10 g，白附子10 g，独活10 g，柴胡10 g，甘草5 g。

【功效】益气补血活血，补肾固本，温经散寒，祛风除湿。

【主治】腰椎间盘突出症属肾虚血亏，风寒湿邪阻痹经脉骨节者。

《颈肩腰腿痛中医奇效良方全书（珍藏本）》

【用法】每日1剂，水煎分服2次。

【加减】偏阴虚者，酌加女贞子15 g，枸杞子15 g，龟甲（先煎）12 g，生地黄12 g；偏阳虚者，酌加制附子（先煎）10 g，制川乌（先煎）10 g，制草乌（先煎）10 g，花椒5 g，补骨脂15 g，续断15 g；疼痛剧烈者，酌加白芍20 g，全蝎5 g，蜈蚣1条。

【方解】方中当归、川芎、鸡血藤、牛膝补血活血；黄芪、党参补气以活血；独活、威灵仙、桑寄生、白附子祛风湿，止痉痛；肉桂、桂枝温经通阳，散寒止痛；杜仲、牛膝、桑寄生补肾以固本。诸药合用，共奏益气补血活血，补肾固本，温经散寒，祛风除湿之功效。

【药理】现代药理学研究发现，方中黄芪、党参具有提高免疫功能，扩张血管，明显抑制血小板聚集的作用；桂枝其所含桂皮油有扩张血管，调整血液循环作用，所含桂皮醛对中枢神经系统的兴奋有镇静作用；川芎其所含川芎嗪能扩张肢体血管，提高受伤组织抗缺氧能力，并能降低血小板表面活性，抑制血小板聚集，且能使已聚集的血小板解聚，其所含生物碱、阿魏酸、川芎嗪及藁本内酯均有平滑肌解痉作用；当归能抑制血小板聚集，有抗血栓作用；柴胡有抗炎和促进免疫功能，其对炎症过程的许多环节如渗出、毛细血管通透性增加、炎症介质的释放、结缔组织的增生等均有一定的抑制作用。

148. 痛麻宁汤

【组成】黄芪15 g，狗脊15 g，炒杜仲15 g，续断15 g，桑枝12 g，泽兰12 g，牡丹皮12 g，牛膝12 g，桃仁12 g，当归12 g，龟甲（先煎）12 g，延胡索12 g，熟地黄12 g，生地黄12 g，赤芍10 g，土鳖10 g，羌活10 g，白芷10 g，桂枝10 g，紫菀10 g，制川乌（先煎）10 g，制草乌（先煎）10 g，三七（研末冲服）5 g，细辛5 g，甘草5 g。

【功效】散寒除湿，补益肝肾，活血祛瘀，通经活络。

【主治】腰椎间盘突出症属肝肾亏虚，寒湿瘀血阻痹经脉关节者。

【用法】每日1剂，水煎分服2次。7日为1个疗程。

【方解】方中牛膝、三七、桃仁、当归、泽兰、土鳖、赤芍活血化瘀；黄芪、牡丹皮、熟地黄、生地黄、续断、炒杜仲、狗脊、龟甲补益肝肾；细辛、羌活、白芷、紫菀祛风散寒止痛；甘草、桑枝、延胡索缓急止痛；桂枝、制川乌、制草乌温经散寒。诸药合用，共奏散寒除湿，补益肝肾，活血祛瘀，通经活络之功效。

149. 温经通络化瘀汤

【组成】桑枝30 g，独活15 g，桂枝15 g，鸡血藤15 g，制川乌（先煎）10 g，制乳香10 g，制没药10 g，炮穿山甲（先煎）10 g，全蝎5 g，甘草5 g。

【功效】温经散寒，祛风除湿，活血化瘀。

【主治】腰椎间盘突出症属风寒湿瘀阻痹经脉骨节者。

【用法】每日1剂，水煎分服2次。10日为1个疗程。治疗期间卧床休息，腰部用热水袋热敷。

【加减】阳虚寒邪偏重者，加制草乌（先煎）10 g；瘀血偏重者，炮穿山甲、制乳香、制没药用量各加至15 g；下肢麻木者，加木瓜30 g，白芍15 g；病程长者，加续断15 g，黄芪30 g。

【方解】方中制川乌温经散寒止痛，大辛以散寒凝之害，《神农本草经》谓其能"除寒湿痹"，为治疗风寒湿痹的要药。桂枝、桑枝、独活温经散寒，祛风除湿，舒筋活络，通利关节，以助制川乌治痹痛。独活善治腰以下痹证，对痹证不论病之新久，用之皆宜。"久病入络"，治风先治血，故用炮穿山甲、制乳香、制没药、鸡血藤、全蝎活血化瘀，通经活络。将虫类、藤类、芳香药一同使用，搜剔宣通之力更强。炮穿山甲、全蝎搜剔络道，善治顽痹。《医学衷中参西录》谓穿山甲"其走窜之性，无微不至，故能宣通脏腑，贯彻经络，透达关窍，凡血凝血聚为病，皆能开之"。甘草调和诸药。诸药合用，使寒邪得散，瘀血得化，络脉通畅，痹痛自除。

150. 温经通络利湿汤

【组成】熟地黄30 g，土茯苓30 g，醋延胡索15 g，牛膝12 g，制附子（先煎）10 g，桂枝10 g，泽泻10 g，陈皮10 g，胆南星10 g，甘草10 g，全蝎5 g，蜈蚣2条。

【功效】温肾祛寒利湿，活血化瘀通络。

【主治】腰椎间盘突出症属肾虚寒湿瘀血阻痹经脉骨节者。

【用法】每日1剂，水煎分服2次。

【加减】肝肾阴虚者，加狗脊15 g，山茱萸12 g；血瘀者，加莪术10 g，三棱10 g，水蛭10 g，当归12 g；湿热者，加黄芩10 g，黄柏12 g；寒湿者，加独活12 g，羌活10 g；舌苔腻者，加佩兰12 g；下肢麻痛剧者，酌加地龙12 g，土鳖10 g，乌梢蛇10 g，制乳香10 g，制没药10 g。

【方解】方中制附子散寒止痛；桂枝温经通脉；泽泻、土茯苓利湿；全蝎、蜈蚣通络止痛；胆南星、陈皮化痰镇惊；醋延胡索活血行气止痛；熟地黄补精髓，强筋骨；牛膝补肝肾，引药下行，通达病所；甘草和中缓急止痛。诸药合用，共奏温肾祛寒利湿，活血化瘀通络之功。

151. 温经止痛汤

【组成】熟地黄25 g，杜仲20 g，茯苓15 g，续断15 g，当归15 g，山茱萸12 g，制川乌（先煎）10 g，制草乌（先煎）10 g，土鳖10 g，细辛5 g。

【功效】补益肝肾，补血活血，温经散寒，祛风止痛。

【主治】腰椎间盘突出症属血虚肝肾亏损，风寒瘀阻经脉骨节者。

【用法】每日1剂，水煎分服2次。15日为1个疗程。

【方解】方中制川乌、制草乌温经散寒止痛，大辛以散寒凝之害；杜仲、续断补肝肾，壮筋骨；当归、熟地黄补血活血；细辛祛风止痛；土鳖通经活络。诸药合用，共奏补益肝肾，补血活血，温经散寒，祛风止痛之功，使风寒湿邪得散，络脉通畅，痹痛自除。

152. 温经止痛除痹汤

【组成】地龙30 g，鸡血藤20 g，淫羊藿15 g，制川乌（先煎）12 g，白芍12 g，当归12 g，桂枝10 g，独活10 g，炮穿山甲（先煎）10 g，制乳香10 g，制没药10 g，炙甘草5 g。

【功效】温经散寒，祛风除湿，活血通络，止痛除痹。

【主治】腰椎间盘突出症属风寒湿瘀阻痹经脉骨节者。

【用法】每日1剂，水煎分服2次。

【加减】阳虚寒邪偏重者，加制草乌（先煎）10 g；瘀血偏重者，制乳香用量加至15 g，制没药用量加至15 g；风重者，加秦艽15 g；湿重者，加薏苡仁15 g；腰痛者，加续断12 g，桑寄生15 g；下肢麻木者，加木瓜30 g；病程长者，加黄芪50 g。

【方解】方中制川乌、淫羊藿温经散寒，通痹止痛；桂枝、独活、地龙温通经脉，助祛风湿药祛风止痛，温通经脉，舒筋活络，通利关节，以助制川乌治痛痹；善祛风湿止痹痛，对痹症不论新旧，用之皆宜。"久病入络"，"治风先治血，血行风自灭"，故用炮穿山甲、制乳香、制没药、当归、白芍、鸡血藤、地龙活血化瘀，通经活络，养血柔筋；白芍、甘草缓急止痛，将虫类、藤类、芳香药共用，搜剔宣通之力更强；炮穿山甲、地龙搜剔通络，善治顽痹；炙甘草调和诸药。诸药合用，共奏温经散寒，祛风除湿，活血通络，止痛除痹的功效。从而使寒邪得散，瘀血得化，经脉通畅，痹痛自除。

153. 温肾通痹汤

【组成】薏苡仁20 g，木瓜20 g，川芎15 g，制附子（先煎）10 g，肉桂10 g，狗脊10 g，牛膝10 g，桂枝10 g，伸筋草10 g，泽泻10 g，茯苓10 g，白术10 g，细辛3 g，甘草5 g

【功效】温肾散寒，活血除湿。

【主治】腰椎间盘突出症属肾阳亏虚，寒湿瘀血阻痹经脉骨节者。

【用法】每日1剂，水煎分服2次。

【方解】方中君药制附子、肉桂，臣药狗脊、细辛温肾散寒止痛，佐使泽泻、薏苡仁、茯苓、白术、木瓜除湿健脾止痛，牛膝、川芎、伸筋草活血行气，使药甘草调和诸药。诸药合用，共奏温肾散寒止痛，活血除湿之功效。

154. 温肾通化汤

【组成】黄芪50 g，白芍30 g，丹参30 g，当归20 g，菟丝子20 g，鹿角胶（烊化冲服）20 g，威灵仙20 g，益母草20 g，制附子（先煎）15 g，肉苁蓉10 g，仙茅10 g，续断10 g，狗脊10 g，川芎10 g，牛膝10 g，全蝎10 g，延胡索10 g，蜈蚣2条。

【功效】温肾益督，补血活血，逐寒化瘀，通络止痛。

【主治】腰椎间盘突出症属肾督阳虚，血虚血瘀，寒瘀阻痹经脉骨节者。

【用法】每日1剂，水煎分服2次。

【加减】寒邪偏盛者，加细辛5 g，桂枝10 g；血瘀明显者，加土鳖10 g，水蛭5 g；肝肾亏虚，瘀兼痿症者，加鳖甲胶（烊化冲服）15 g，龟甲胶（烊化冲服）20 g；阴虚明显者，加玉竹15 g，生地黄20 g。

【方解】方中制附子引补气药通行十二经，以追散失之元阳；引补阴药滋不足之真阴；引发散药开腠理，逐在表之风湿，使凝寒痼冷，着于筋骨，痹阻经络，开之通之，通阳止痛。鹿角胶、肉苁蓉、菟丝子、仙茅、续断、狗脊温肾阳，益精髓，通督脉。大剂黄芪温阳补气，黄芪为补气诸药之最。喻嘉言："统摄营卫、脏腑、经络而令无周之间，环流不息，通体关节皆灵者，全赖胸中大气，为之主持。"黄芪得当归、川芎养血活血，散瘀行滞。牛膝、蜈蚣、全蝎通血脉，散凝滞。威灵仙以走窜消克之能事，延胡索行血中气滞，气中血瘀止痛。益母草行血不伤新血，养血而不致瘀，其性善走，血家圣药，因剧痛为寒，非辛热不能取胜。且当归、白芍养血活血，血行风自灭，全方温肾益督，补血活血，逐寒化瘀，通络止痛，使肝肾强，精髓满，督脉强，营血调，挛急舒，气血以流，骨正筋柔，腰腿痛止，痹痿渐复。

【药理】现代药理学研究发现，方中黄芪、当归、川芎能改善受压神经根处血液循环，使神经根瘀滞缓解，神经功能恢复，减轻症状；丹参能改善微循环、消除神经根水肿及肌肉痉挛；牛膝、蜈蚣、全蝎能抗粘连、抗炎，减轻化学性神经根炎的炎性反应程度，缩短恢复期。

155. 温肾通络汤

【组成】鹿茸1 g，黄芪25 g，淫羊藿15 g，枸杞子15 g，女贞子15 g，地龙15 g，露蜂房15 g，血竭15 g，桃仁15 g，赤芍15 g，延胡索15 g，炮穿山甲（先煎）12 g，全蝎10 g，红花10 g，川芎10 g，蜈蚣2条，黄酒少许为引。

【功效】温补肾阳，活血化瘀，通络止痛。

【主治】腰椎间盘突出症属肾阳亏虚，瘀血阻痹经脉骨节者。

【用法】每日1剂，水煎分服2次。30日为1个疗程。

【方解】方中鹿茸、淫羊藿温补肾阳，益精血，强筋骨，止腰膝冷痛；蜈蚣、露蜂房解毒散结，通络止痛；炮穿山甲、地龙、全蝎活血化瘀，破坚散结，专攻风、寒、湿痹疼痛；红花、血竭、赤芍、川芎活血通络止痛。诸药合用，功能温补肾阳，活血化瘀，通络止痛，用之于临床，每能获效。

156. 温肾宣痹汤

【组成】薏苡仁15 g，白茯苓12 g，制狗脊10 g，制附子（先煎）10 g，桂枝10 g，天麻10 g，炒白术10 g，广木香10 g，泽泻10 g，炙甘草10 g，细辛5 g。

【功效】温补肝肾，祛风散寒，淡渗利湿。

【主治】腰椎间盘突出症属肝肾亏虚，风寒湿邪阻痹经脉骨节者。

【用法】每日1剂，水煎分服2次。15日为1个疗程。

【加减】气滞血瘀者，去细辛，加全当归12 g，鸡血藤15 g，青皮10 g；寒湿痹阻者，去广木香，加木瓜10 g，桑枝15 g，伸筋草

12 g；肝肾不足者，加杜仲12 g，牛膝15 g。

【方解】方中制狗脊、制附子、细辛、桂枝重在温补肝肾，强腰膝，祛风散寒止痛，乃扶其本，但补中有泻；以天麻、炒白术、广木香祛风通络，健脾除湿，行气止痛；伍以泽泻、薏苡仁、白茯苓淡渗利湿，舒筋除痹，乃治其标，以泻为主；炙甘草缓急止痛，调和诸药。诸药合用，补泻并举，共奏温补肝肾，祛风散寒，淡渗利湿之功效。药切病机，相辅相成，共奏佳效。

157. 温通化瘀汤

【组成】党参30 g，白芍30 g，木瓜20 g，牛膝20 g，当归12 g，三七10 g，制川乌（先煎）10 g，制草乌（先煎）10 g，秦艽10 g，甘草10 g，细辛5 g，蜈蚣1条。

【功效】补气养血，化瘀通络，柔筋止痛。

【主治】腰椎间盘突出症属气血阴精亏虚，瘀血阻痹经脉骨节者。

【用法】每日1剂，水煎分服2次。

【加减】兼风寒者，加麻黄10 g，羌活12 g；肝肾亏虚者，加熟地黄15 g，枸杞子15 g，山茱萸12 g。

【方解】方中三七、当归、牛膝化瘀通络，使经脉通畅瘀去痛止；白芍、木瓜、甘草酸甘化阴，柔筋止痛；细辛、秦艽疏风止痛；党参、当归补气养血，补益肝肾，强腰壮筋。诸药合用，共奏补气养血，化瘀通络，柔筋止痛之功效，故获良效。

158. 乌头健肾汤

【组成】炒白芍45 g，黄芪30 g，威灵仙30 g，桑寄生20 g，续断20 g，丹参20 g，独活20 g，麻黄12 g，制川乌（先煎）12 g，杜仲10 g，牛膝10 g，炙甘草10 g。

【功效】温经散寒，强壮筋骨，除湿止痛，活血通络。

【主治】腰椎间盘突出症属寒湿瘀血阻痹经脉骨节者。

【用法】每日1剂，水煎分服2次。7日为1个疗程。

【方解】方中制川乌为君药，温经止痛，

散寒祛风。炒白芍、甘草缓急止痛，共为臣药。黄芪益气固表，助麻黄、制川乌温经止痛，又防麻黄发散太过，为佐药。威灵仙性善行，通经络，祛风湿，为使药。牛膝、续断、杜仲补益肝肾，强壮筋骨；独活、桑寄生祛风湿，养血和营；丹参活血化瘀，通络止痛。诸药相配，具有温经散寒，强壮筋骨，除湿止痛，活血通络之功。

【药理】现代药理学研究发现，方中制川乌中的川乌总碱对各种致炎剂所致炎症反应有抑制作用，并有明显的镇痛作用，可明显提高痛阈值。麻黄、甘草具有肾上腺素样作用，能够调节体内代谢及电解质平衡，抑制炎性介质的产生和抗氧化作用。黄芪、炒白芍能显著降低一氧化氮水平，降低炎症介质表达，抑制炎症反应，改善微循环。牛膝中的牛膝多糖在体外能促进T淋巴细胞、B淋巴细胞增殖，促进淋巴T细胞分泌细胞因子，促进NK细胞的杀伤活性。续断、杜仲能显著降低血清低密度脂蛋白，升高血清高密度脂蛋白，具有调节脂质代谢的作用。独活、桑寄生具有抗炎、镇痛，改善微循环的作用，能够增加毛细血管管径，对抗肾上腺素引起的血管闭合。丹参能够扩张冠状动脉血管，增加器官血流量。威灵仙能显著抑制大鼠肉芽组织生长，具有抗炎镇痛和松弛平滑肌的作用。

159. 乌头汤

【组成】黄芪30 g，白芍30 g，制川乌（先煎）10 g，麻黄10 g，甘草5 g。

【功效】温经通络，强筋健骨，祛风除湿，活血止痛。

【主治】腰椎间盘突出症属风寒湿瘀阻痹经脉骨节者。

【用法】每日1剂，水煎分服2次。

【加减】疼痛明显，伴肢体发凉，遇寒加重，得热缓解，属寒痹者，酌加制草乌（先煎）10 g，桂枝10 g，秦艽10 g，羌活15 g，独活15 g，熟地黄12 g；行痹下肢疼痛酸楚，游走不定，屈伸不利者，酌加木瓜30 g，防风10 g，荆芥10 g，秦艽10 g，地龙10 g，土鳖10 g，防己12 g，桑寄生15 g，独活15 g，牛膝15 g；瘀瘀痹阻肢体重着，困倦乏力，疼痛以夜间为著，麻木明显者，酌加丹参30 g，牡丹皮30 g，薏苡仁30 g，生地黄15 g，茯苓15 g，陈皮15 g，地龙10 g，土鳖10 g，全蝎10 g，桂枝10 g，红花10 g；疼痛日久不愈属久痹证虚者，酌加人参30 g，葛根30 g，补骨脂30 g，党参30 g，桑寄生15 g，狗脊15 g，熟地黄15 g，当归12 g，淫羊藿10 g，杜仲10 g，独活10 g，秦艽10 g。

【方解】乌头汤出自《金匮要略》，治寒湿历节，原文为"病历节不可屈伸，疼痛，乌头汤主之"。方中制川乌温经散寒为君，麻黄疏散卫表风寒，发汗宣痹为臣，佐以黄芪益气固表，白芍、甘草酸甘化阴，缓急止痛，且甘草调和诸药。临证伍以杜仲、淫羊藿、续断、桑寄生、牛膝、狗脊等温阳补肾，强筋健骨；桂枝温通十二经脉；丹参、三七、红花、牡丹皮等活血化瘀；土鳖、地龙、全蝎等虫类药内走脏腑，透骨剔风，外彻皮肤，入络搜风。诸药合用，共奏温经通络，强筋健骨，祛风除湿，活血止痛之功。

160. 五劳七损汤

【组成】桑寄生15 g，熟地黄15 g，续断15 g，赤石脂15 g，牛膝15 g，山药12 g，杜仲12 g，山茱萸12 g，肉苁蓉10 g，桔梗10 g，黄柏10 g，桂枝10 g，制附子（先煎）10 g，防风10 g，远志10 g。

【功效】补肝益肾，强筋壮腰，祛风除湿，活血通经。

【主治】腰椎间盘突出症属肝肾亏虚，风湿瘀血痹阻经脉骨节者。

【用法】每日1剂，水煎分服2次。

【方解】方中熟地黄滋阴补肾，填精益髓；山药补益脾阴，亦能固肾；山茱萸补养肝肾，并能涩精，取"肝肾同源"之意，三药合用，肝、脾、肾三脏同补。赤石脂收涩止遗，配合补肾之药，防肾精暗耗；牛膝、肉苁蓉、杜仲能补肝肾，强筋骨，肉苁蓉还能益精血，牛膝活血通经，引药下行，《本草经疏》谓牛膝"走而能补，性善下行"，三药合用，既强筋健骨，又能养血活血，通络止痛。桑寄生、续断能补肝益肾、强筋壮腰，

桑寄生还可祛风除湿，调和血脉，二者常相须为用，不仅可增加益肾壮腰，补肝强筋之效，还兼顾通络祛邪之功。桂枝发汗解肌，温阳通脉；防风、桔梗疏风通络，理气止痛；远志宁心安神，以防心神耗伤太过；黄柏清热燥湿，以防桂附之品温燥伤阴。全方配伍补而不腻，温而不燥，可谓补肾强腰，温经通络之良方。

161. 豨莶狗脊地骨皮汤

【组成】豨莶草15 g，狗脊15 g，地骨皮12 g，炒白芍12 g，淫羊藿12 g，青藤根12 g，炒延胡索12 g，当归12 g，地龙10 g，牛膝10 g，小茴香10 g，炙甘草5 g。

【功效】补肝益肾，祛风除湿，理气养血，缓急止痛。

【主治】腰椎间盘突出症属肝肾阴血亏虚，经脉失养，风湿内扰者。

【用法】每日1剂，水煎分服2次。15日为1个疗程。

【加减】疼痛剧烈，卧床不起者，加全蝎5 g，乌梢蛇10 g；腰痛者，加羌活12 g；腿痛者，加独活12 g；血瘀者，加炮穿山甲（先煎）10 g，川芎10 g，丹参15 g；偏肝肾亏虚者，加杜仲12 g，肉苁蓉10 g，熟地黄15 g，鳖甲（先煎）15 g；偏寒湿者，加制附子（先煎）10 g，桂枝10 g，威灵仙15 g，薏苡仁30 g；偏湿热者，加大黄10 g，薏苡仁20 g；久病体虚者，加黄芪15 g，白术12 g。

【方解】方中豨莶草、狗脊、地骨皮为主药以补肝肾，祛风湿，舒筋通络止痛，特别是地骨皮滋养经脉；配以当归、白芍以养血敛阴，活血行瘀，缓急止痛；淫羊藿、牛膝以补肝肾，强筋骨；地龙、青藤根以舒筋活络止痛；炒延胡索、小茴香以理气活血止痛；炙甘草调和诸药。诸药相伍，共奏补肝益肾，祛风除湿，理气养血，缓急止痛之功。

162. 先天定坤汤

【组成】黄芪120 g，白术90 g，生山茱萸60 g，炙甘草60 g，干姜30 g，姜炭30 g，制附子（先煎60分钟）15～20 g。

【功效】补肾壮督，散寒温通血脉，健脾

《颈肩腰腿痛中医奇效良方全书》（珍藏本）

燥湿。

【主治】腰椎间盘突出症属脾肾亏虚,寒湿阻痹经脉骨节者。

【用法】每日1剂,水煎分服2次。7日为1个疗程。

【加减】伴腰痛,膝酸软,头眩耳鸣者,酌加枸杞子15 g,菟丝子15 g,补骨脂15 g,淫羊藿12 g,巴戟天12 g,骨碎补30 g;伴口干,口舌生疮,失眠多梦,舌红少苔者,加熟地黄30～60 g,乌梅30 g,五味子5 g;伴头晕身重,大便黏滞不畅,舌苔白腻者,加茯苓15～30 g,泽泻15～20 g,牛膝15～25 g;腰痛日久,肢体麻木,舌质紫暗或有瘀点者,加鸡血藤30 g,红花10 g,全蝎5 g,蜈蚣2条。

【方解】方中大剂量黄芪定中轴,大补督脉;大剂量白术崇土制水,收敛阳明燥气,主治足太阴脾经己土湿气及足阳明戊土燥气;制附子、干姜、炙甘草化解人体寒水之邪,并达火生土、土伏火;生山茱萸针对土不载木,风木太过,同时与黄芪、干姜配伍,达酸甘化阴,辛甘化阳之效;姜炭温通血脉。伴腰困,膝酸软,头眩耳鸣,加枸杞子、菟丝子、补骨脂等鼓舞肾气,强腰骨;伴口干,口舌生疮,失眠多梦,舌红少苔,加熟地黄、乌梅、五味子以收敛相火,滋补肾阴;伴头晕身困,大便黏滞不畅,舌苔白腻,加茯苓、泽泻、牛膝以清除寒湿阴霾;腰痛日久,肢体麻木,舌质紫暗或有瘀点,加鸡血藤、红花、全蝎、蜈蚣养血活血,搜风通络。诸药合用,共奏补肾壮督,散寒温通血脉,健脾燥湿之效。

163. 消痛化骨健步汤

【组成】杜仲30 g,炙鳖甲(先煎)30 g,海螵蛸30 g,白芍30 g,延胡索30 g,威灵仙30 g,桑寄生30 g,牛膝25 g,红花15 g,狗脊15 g,独活15 g,当归15 g,制乳香15 g,制没药15 g,炮穿山甲(研末冲服)15 g,甘草10 g。

【功效】补肾强筋壮骨,活血化瘀,通络止痛。

【主治】腰椎间盘突出症属肾虚瘀血阻痹经脉骨节者。

【用法】每日1剂,水煎分服2次。

【加减】气血不足者,加黄芪20 g,鸡血藤20 g,鹿衔草15 g;寒湿偏重者,加制川乌(先煎)10 g,制草乌(先煎)10 g,细辛5 g,秦艽15 g;湿热偏重者,加苍术12 g,黄柏12 g,泽泻12 g,薏苡仁20 g。

【方解】方中红花、当归、制乳香、制没药、延胡索、炮穿山甲活血化瘀,通络止痛,即达到通则不痛之目的;杜仲、桑寄生、狗脊、炙鳖甲、牛膝补肾强筋壮骨以治其本;独活、海螵蛸、威灵仙破瘀通经,除湿软坚,化骨健步,同时海螵蛸可防药物辛燥损伤胃黏膜;白芍、甘草解痉缓急止痛。诸药合用,共奏补肾强筋壮骨,活血化瘀,通络止痛之效。

【药理】现代药理学研究发现,方中红花、当归、制乳香、制没药、延胡索、炮穿山甲能改善微循环,消除局部组织充血水肿,缓解疼痛解除痉挛。

164. 消痹止痛汤

【组成】黄芪30 g,山药20 g,白芍20 g,威灵仙20 g,桑寄生20 g,蒲公英20 g,川芎20 g,白花蛇舌草20 g,桃仁15 g,红花15 g,牛膝15 g,茯苓15 g,络石藤15 g,肉桂10 g,蜈蚣2条。

【功效】补益肝肾,温经散寒,活血化瘀,搜风通络止痛。

【主治】腰椎间盘突出症属肝肾亏虚,风寒瘀血阻痹经脉骨节者。

【用法】每日1剂,水煎分服2次。

【方解】方中肉桂温经散寒,通阳宣痹;蜈蚣性寒,能剔络除邪,透骨搜风;牛膝、桑寄生强筋骨,补肝肾;黄芪防风湿,补气血;威灵仙、白花蛇舌草止痹痛,通经络,理气血;红花和桃仁相辅相成,通络活血。诸药合用,补益肝肾,温经散寒,活血化瘀,搜风通络止痛,祛邪而不伤正。

165. 补肝肾活血舒筋汤

【组成】黄芪20 g,续断15 g,当归15 g,杜仲15 g,牛膝15 g,狗脊15 g,乌梢蛇15 g,

《颈肩腰腿痛中医奇效良方全书》(珍藏本)

独活15 g，鸡血藤15 g，伸筋草15 g，丹参15 g，延胡索15 g，制没药10 g，土鳖10 g，川芎10 g，甘草5 g。

【功效】调理气血，补肾益肝，活血散瘀，散寒除湿舒筋。

【主治】腰椎间盘突出症属肝肾亏虚，气血不调，寒湿瘀血阻痹经脉骨节者。

【用法】每日1剂，水煎分服2次。

【加减】寒邪偏盛者，加干姜5 g，制附子（先煎）10 g，以温经散寒；湿热偏盛者，加苍术12 g，黄柏10 g，以清利湿热；偏阳虚者，加制附子（先煎）10 g，肉桂5 g，以温阳益气；偏阴虚者，加生地黄12 g，龟甲（先煎）15 g，以滋阴养血。

【方解】方中续断性味辛，微温，补肝肾，强筋骨，调血脉；黄芪性味甘微温，益元气而补三焦；当归性味甘辛温，治气血壅而不流致痛；三药鼎足，合而为君。杜仲补肾益肝，强腰坚骨，为治疗肾虚腰痛之要药；牛膝与之配伍，增强补肝肾，强筋骨之力，兼能活血通经；狗脊补益肝肾，祛风除湿；乌梢蛇性走窜，搜风邪，通利关节；独活善祛下焦与筋骨间之风寒湿邪；川芎祛风散寒，舒筋缓急；鸡血藤行血活血，舒筋活络；伸筋草舒筋活血，祛风除湿；上药共为臣药。丹参养血通络，逐瘀止痛；制没药既活血行气止痛，又化瘀伸筋蠲痹；土鳖逐瘀血，续筋骨；延胡索活血散瘀，理气止痛；上药共为佐药。甘草味甘性平，有补中益气，缓急止痛，调和药性之功效，是为使药。诸药合用，共奏调理气血，补肾益肝，温经通络，散寒除湿之效。

166. 新身痛逐瘀汤

【组成】牛膝20 g，茯苓20 g，杜仲15 g，羌活15 g，白芍15 g，秦艽15 g，延胡索15 g，当归15 g，香附15 g，川芎10 g，桃仁10 g，木瓜10 g，红花10 g，甘草5 g。

【功效】补益肝肾，祛风除湿，活血祛瘀止痛。

【主治】腰椎间盘突出症属肝肾亏虚，风湿瘀血阻痹经脉骨节者。

【用法】每日1剂，水煎分服2次。

【加减】偏于湿热，口干口苦，舌质红，舌苔黄腻者，加苍术10 g，薏苡仁20 g，黄柏12 g；湿重无热，肢体沉重，舌质淡红，舌苔白厚腻者，加薏苡仁30 g；夜间疼痛不能入睡者，加首乌藤15 g；大便秘结者，加火麻仁20 g。

【方解】方中杜仲、牛膝补益肝肾，补血活血，强筋壮骨。牛膝专治腰腿疼痛，能引药直达病所。羌活、秦艽祛风除湿，通经活络，舒筋止痛。延胡索活血祛风，行气止痛。桃仁、红花、川芎、当归活血补血，祛瘀行气，祛风止痛。茯苓、木瓜利水渗湿，舒筋活络，有利于消除神经根水肿。香附疏肝理气；白芍养血敛阴，柔肝止痛；甘草缓急止痛，调和诸药。诸药合用，共奏补益肝肾，祛风除湿，活血祛瘀止痛之效。

【药理】现代药理学研究发现，方中牛膝有镇痛和促进组织再生的作用；羌活、秦艽二药有抗炎、镇痛作用；延胡索有镇痛、解痉作用，其所含有的生物碱成分能产生类吗啡的效果，提高痛阈。全方各药协同作用，能增强体质、促进局部血液循环、改善组织氧供、促进炎症水肿吸收消散、缓解局部肌肉痉挛、消除疼痛、促进组织修复、有利于突出的椎间盘回纳。

167. 醒脾化浊汤

【组成】土茯苓30 g，炮穿山甲（先煎）30 g，泽泻30 g，萆薢15 g，苍术15 g，厚朴10 g，黄柏10 g，陈皮10 g，防己10 g，炙甘草5 g。

【功效】健脾清热利湿，化痰泄浊，通利关节。

【主治】腰椎间盘突出症属脾虚湿热痰浊内盛阻痹经脉骨节者。

【用法】每日1剂，水煎分服2次。

【方解】方中苍术燥湿健脾；厚朴除湿散满，助苍术除湿运脾；陈皮理气化痰；黄柏清利湿热；重用泽泻利水轻身；防己利湿消肿；炮穿山甲祛风除湿，活血通络；土茯苓祛湿毒而利关节；萆薢利湿浊而舒筋络；炙甘草缓急，调和诸药。全方从病机入手，以健脾化湿为主，兼顾清热利湿，化痰泄浊、通利关节。

【药理】现代药理学研究发现，方中土茯苓有抗炎、利尿和镇痛功效，还具有明显的抗痛风性关节炎作用；炮穿山甲醇提取物可以降低高尿酸血症小鼠的血尿酸水平；萆薢中的萆薢总皂苷对慢性高尿酸血症大鼠具有降尿酸作用，可显著促进高尿酸血症大鼠尿酸排泄。

168. 益肾通痹止痛汤

【组成】枸杞子15 g，熟地黄12 g，鹿衔草12 g，鸡血藤12 g，淫羊藿12 g，桑枝12 g，杜仲12 g，牛膝12 g，桑寄生12 g，当归12 g，地龙10 g，土鳖10 g，肉桂8 g，甘草5 g。

【功效】滋肝阴，补肾阳，祛风除湿，活血化瘀，通络止痛。

【主治】腰椎间盘突出症属肝肾阴阳亏虚，风湿瘀血阻痹经脉骨节者。

【用法】每日1剂，水煎分服2次。15日为1个疗程。

【加减】偏寒湿腰腿痛剧烈，下肢发凉，舌淡苔白，脉沉紧者，去地龙，加制附子（先煎）10 g，白术12 g；血瘀病程较长，伴下肢麻木不仁，舌红苔暗紫者，加桃仁12 g，红花10 g；气虚血弱，面色苍白，下肢乏力，麻木不仁，舌淡苔薄白，脉细弱者，去鹿衔草，加黄芪15 g，白术12 g。

【方解】方中熟地黄、枸杞子滋肝肾之阴；肉桂、淫羊藿温肾之阳，阴阳俱补，可谓阴中求阳，阳中求阴。杜仲、桑寄生、牛膝滋补肝肾之品，具有强腰膝、除风湿、通经络的功效；桑枝、鹿衔草性温，善于除湿祛风；鸡血藤、当归具有养血功效，共用可达"血行风灭"的临床疗效；地龙、土鳖善于通利血脉关节，直捣黄龙，祛除病邪；甘草缓急止痛可调和诸药。诸药合用，滋肝阴，补肾阳，祛风湿外邪，活血化瘀，通络止痛，标本兼顾。

169. 阳和活血化痰汤

【组成】熟地黄30 g，葛根30 g，骨碎补30 g，狗脊20 g，白芍20 g，牛膝20 g，桑寄生18 g，白附子15 g，杜仲15 g，木瓜15 g，

鹿角胶（烊化冲服）10 g，土鳖10 g，水蛭10 g，三七10 g，白芥子10 g，甘草10 g，肉桂5 g，姜炭5 g，麻黄5 g，细辛5 g。

【功效】补肾壮骨，祛风除湿，活血化痰。

【主治】腰椎间盘突出症属肾虚精亏，风湿痰瘀阻痹经脉关节者。

【用法】每日1剂，水煎分服2次。

【加减】夹湿者，加苍术12 g，薏苡仁30 g。

【方解】方中熟地黄温补营血；白芥子祛皮里膜外之痰湿；鹿角胶是血肉有情之品，能填精补髓，强筋壮骨；肉桂、姜炭温中通脉，以解寒凝痰湿；麻黄发表邪以开腠理；木瓜、白芍柔肝以缓筋之挛急；杜仲、牛膝、狗脊、骨碎补、桑寄生以补肾祛风；细辛通络止痛；葛根疏通太阳经脉；土鳖、水蛭、三七、白附子活血化痰；甘草调和诸药。诸药合用，使肾气得以充养，髓海充，筋骨壮，痰化瘀消，故椎间盘可复原，则腰不弯，腿不痛，诸症皆除。诸药合用，共奏补肾生精壮骨，祛寒除湿，散结通络止痛之功。

170. 温肾利湿汤

【组成】葛根40 g，桑白皮30 g，大腹皮30 g，补骨脂30 g，白芍15 g，制附子（先煎）10 g，干姜10 g，桂枝10 g，茯苓10 g，陈皮10 g，炙甘草10 g。

【功效】温肾助阳，祛风散寒，渗湿利水消肿。

【主治】腰椎间盘突出症属肾阳亏虚，风寒水湿阻痹经脉关节者。

【用法】每日1剂，水煎分服2次。

【加减】阳虚肢体发凉，腰部冷痛较甚者，加仙茅10 g，淫羊藿30 g，以温补肾阳；湿盛下肢肿胀者，加土茯苓30 g，以利湿消肿，强筋骨，祛风湿，利关节；腰部疼痛难以转侧者，白芍用量加至20 g，加醋延胡索30 g，细辛5 g，以行气止痛；下肢麻木重者，加秦艽15 g，乌梢蛇10 g，以疏通经络。

【方解】方中制附子辛甘大热，《本草备要》："补肾命火，逐风寒湿。"其温肾助阳，具有逐风寒湿邪之功效，主治寒湿痹痛。干

姜辛热，温中逐寒，回阳通脉，主治肢冷脉微，风寒湿痹，《药性论》："治腰肾中疼冷，冷气……通四肢关节。"大腹皮下气宽中，利水消肿，功专利湿。茯苓性平，健脾渗湿，无论寒、温、风、湿诸疾，均可使用；桑白皮利水消肿，以增强利湿之功；葛根解痉止痛；陈皮燥湿理气健脾；补骨脂温肾助阳，治肾气虚弱，风冷乘之，腰痛如折，转侧不利。桂枝温阳化气，祛风散寒；白芍养血敛阴，缓急而止痛，两者配伍，一散一收，调和阴阳。炙甘草甘温益气，和里缓急，与桂枝相配伍，辛甘化阳，并能调和诸药。诸药合用，共奏温肾助阳，祛风散寒，渗湿利水消肿之功。

171. 萆薢桂枝葛根汤

【组成】葛根40 g，土茯苓30 g，萆薢20 g，石菖蒲20 g，白芍15 g，乌药10 g，益智仁10 g，桂枝10 g，僵蚕10 g，羌活10 g，独活10 g，甘草10 g。

【功效】温肾强筋，祛风除湿，通络止痛。

【主治】腰椎间盘突出症属肾虚风寒湿邪阻痹经脉骨节者。

【用法】每日1剂，水煎分服2次。20日为1个疗程。

【加减】偏气血不足者，加黄芪20 g，当归12 g；寒甚者，加肉桂5 g，干姜10 g，制附子（先煎）10 g；腰痛如刺拒按者，加延胡索20 g，制乳香10 g，制没药10 g；老年女性者，加补骨脂15 g，骨碎补20 g。

【方解】方中葛根解肌，开腠理；土茯苓健脾胃，强筋骨，祛风湿，利关节……治拘挛骨痛；羌活、独活，祛风胜湿，除痹止痛，合用治全身痹痛，且能起到风能胜湿的作用；乌药、益智仁温肾培元，行气散寒；萆薢、石菖蒲利湿化浊，《神农本草经》：萆薢"主腰背痛，强骨节，风寒湿周痹"；石菖蒲亦主风寒湿痹。桂枝合白芍，调和营卫，解腰背部膀胱经的挛痛；加甘草，取芍药甘草汤缓解全身肌肉的痉挛。僵蚕祛风通络止痛。诸药合用，共奏温肾强筋，祛风除湿，通络止痛之功。

【药理】现代药理学研究发现，方中葛根能改善血液流变学，扩张血管，调节平滑肌的活动及缓解肌肉痉挛；土茯苓具有降低毛细血管通透性，改善微循环，抗炎消肿和镇痛作用，缓解椎间盘退变的炎症反应；羌活、独活具有抗炎、镇痛，调节免疫功能，扩张血管，抑制血小板聚集作用；乌药、益智仁能扩张局部血管，加速血液循环，缓解肌肉痉挛疼痛。

172. 养血固肾汤

【组成】菟丝子20 g，淫羊藿20 g，当归15 g，熟地黄15 g，杜仲15 g，牛膝12 g，巴戟天12 g，独活10 g，山茱萸10 g，狗脊10 g。

【功效】补肝肾，壮筋骨。

【主治】腰椎间盘突出症属肝肾阴血亏虚，骨节失养者。

【用法】每日1剂，水煎分服2次。7日为1个疗程。

【加减】偏寒者，加桂枝10 g，肉桂5 g；湿重者，加制草乌（先煎）10 g；腰部酸软者，加桑寄生15 g，五加皮15 g，胡桃肉12 g。

【方解】方中巴戟天壮血气，强筋骨，祛风湿，滋补壮阳；菟丝子补肾益精，养肝明目，适用于肝肾不足的腰膝筋骨酸痛；当归养血活血；熟地黄味甘微温质润，既补血滋阴，又能补精益髓，用于肝肾精血亏虚的腰膝酸软；山茱萸补益肝肾；牛膝补肾壮腰，其性下走如奔，引诸药下行，古有"无牛膝，不过膝"之说。全方共奏补肝肾，壮筋骨之功。

173. 腰痹舒筋汤

【组成】茯苓25 g，桃仁20 g，土鳖20 g，续断20 g，白术20 g，乌梢蛇20 g，当归15 g，丹参15 g，制乳香10 g，三七10 g，红花10 g，骨碎补10 g，甘草5 g，蜈蚣2条。

【功效】活血化瘀止痛，祛寒化湿舒筋。

【主治】腰椎间盘突出症属瘀血寒湿阻痹经脉骨节者。

【用法】每日1剂，水煎分服2次。30日为1个疗程。

【方解】方中三七、丹参、当归化瘀止痛，养血活血；制乳香、红花活血止痛；白术、茯苓祛寒化湿，止痹痛；蜈蚣解痉止痛；骨碎补舒筋活络，强筋健骨。诸药合用，共奏活血化瘀止痛，祛寒化湿舒筋之功效。

174. 腰痹汤

【组成】当归20 g，桑寄生20 g，黄芪15 g，牛膝15 g，川芎12 g，丹参12 g，秦艽12 g，土鳖12 g，地龙12 g，鸡血藤12 g，桂枝12 g，威灵仙12 g，制没药12 g，续断12 g，狗脊12 g，陈皮12 g，赤芍12 g，白芍12 g，全蝎10 g，甘草5 g。

【功效】补肝肾益气血，祛风除湿，活血化瘀止痛。

【主治】腰椎间盘突出症属肝肾、气血亏虚，风湿瘀血阻痹经脉骨节者。

【用法】每日1剂，水煎分服2次。药渣外用热敷患处，每日1次。

【加减】偏肾阳虚者，加制附子（先煎）10 g，鹿角胶（烊化冲服）12 g；偏肾阴虚者，加生地黄15 g，知母12 g；兼痰湿者，加炒白芥子10 g，制南星12 g；兼湿热毒内蕴者，加金银花15 g；疼痛剧者，加延胡索15 g，蜈蚣2条。

【方解】方中以桑寄生、牛膝、续断、狗脊补肾强腰，桑寄生、牛膝既可补肾，又有祛风湿之力，而牛膝亦可通利血脉，引血下行。黄芪、桂枝、赤芍、白芍益气和营，温阳散寒，通脉利痹。鸡血藤、威灵仙、秦艽通络止痛，活血祛风。当归、川芎、丹参既可补血，又有通络止痛之能，使补中寓通。地龙、土鳖、全蝎、制没药以化瘀通络，着眼于通以治标；配以陈皮、甘草以顾护后天。本方紧扣病机，共奏补肝肾，益气血，祛风湿，通络止痛之功。综合全方，攻补兼施，寓补于通，祛邪扶正，标本兼顾，使血气足而风湿除，肝肾强而痹痛愈，且祛邪而不伤正。

175. 腰痹祛湿汤

【组成】薏苡仁25 g，白术25 g，白芍25 g，盐补骨脂20 g，牛膝20 g，盐杜仲20 g，鸡血藤15 g，葛根15 g，桑寄生15 g，独活15 g，千年健15 g，乌梢蛇15 g，熟地黄15 g，当归12 g，枸杞子12 g，制乳香10 g，桂枝10 g，细辛3 g，甘草5 g。

【功效】补肝肾，祛风湿，益气血，通络止痛。

【主治】腰椎间盘突出症属肝肾、气血亏虚，风湿瘀血阻痹经脉骨节者。

【用法】每日1剂，水煎分服2次。10日为1个疗程。

【加减】急性疼痛剧烈者，加全蝎5 g，蜈蚣2条；病程日久，体质偏虚者，加山茱萸12 g，续断15 g；兼有风寒湿者，加威灵仙15 g，制川乌（先煎）10 g，炒白芥子10 g；气滞较重者，加陈皮12 g，木香10 g。

【方解】方中熟地黄、枸杞子、补骨脂补肝肾，强筋骨；牛膝、杜仲壮腰益肾；桂枝、细辛、白芍散风寒，温通经脉，补气血；当归、制乳香、鸡血藤活血行气，通络止痛；白术、薏苡仁燥湿渗湿；桑寄生、独活、千年健祛风胜湿；乌梢蛇祛风通络止痉；葛根解除肌肉酸痛；甘草调和诸药。全方补肝肾，祛风湿，益气血，通络止痛。

【药理】现代药理学研究发现，方中枸杞子具有类激素作用，能增强免疫力；杜仲、甘草能改善垂体促肾上腺皮质激素的分泌，减轻软组织损伤及炎症反应；葛根能扩张血管，增加血流量，改善微循环，同时能减轻神经根性炎症反应程度，从而起到抗炎作用；独活具有镇静，止痛作用。

176. 腰痹痛汤

【组成】黄芪25 g，当归25 g，熟地黄25 g，独活20 g，茯苓20 g，桑寄生15 g，地龙15 g，牛膝12 g，全蝎10 g，细辛5 g。

【功效】祛风湿，补肝肾，温通经络，活血止痛。

【主治】腰椎间盘突出症属肝肾亏虚，风寒湿瘀阻痹经脉骨节者。

【用法】每日1剂，水煎分服2次。20日为1个疗程。

【方解】方中独活驱散风寒湿邪；全蝎消炎攻毒，熄风镇痉，通络止痛；细辛祛风散

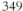

结，消肿止痛；牛膝疗风、寒、湿，强筋骨补肾；桑寄生温补肝肾；当归活血养血，透达关节；地龙通经止痛，活血祛瘀，温经通血；黄芪益气固表，利水消肿；熟地黄填精益髓，滋阴补肾；茯苓利水渗湿，益脾和胃。全方祛风湿，补肝肾，舒筋，温通经络，活血止痛，标本兼顾，可减轻神经根水肿，改善局部血液供应，改善神经血管营养，促进炎症介质吸收，减轻炎症和免疫反应。

177. 腰痹痛煎汤

【组成】黄芪30 g，独活25 g，当归20 g，桑寄生15 g，牛膝12 g，全蝎10 g，细辛5 g。

【功效】祛风湿，补肝肾，活血止痛。

【主治】腰椎间盘突出症属肝肾亏虚，风湿瘀血阻痹经脉骨节者。

【用法】每日1剂，水煎分服2次。10日为1个疗程。

【加减】肝肾亏虚者，酌加熟地黄20 g，山茱萸20 g，山药20 g，茯苓20 g，赤芍20 g，鹿角（先煎）20 g，鸡血藤20 g，制乳香15 g，乌梢蛇15 g，狗脊15 g，淫羊藿15 g；血瘀气滞者，酌加红花20 g，地龙20 g，羌活15 g，秦艽15 g，川芎15 g，制没药15 g，五灵脂（包煎）15 g，桃仁10 g，制附子（先煎）10 g。

【方解】方中以独活为君，取其理伏风，善驱下焦与筋骨间之风寒湿邪；桑寄生、鹿角、狗脊、牛膝等温补肝肾；当归、川芎、赤芍活血养血；桃仁、红花、制乳香、地龙等活血化瘀，通络止痛。综合全方祛风湿，补肝肾，活血止痛，标本兼顾。

178. 腰痹饮

【组成】当归20 g，桑寄生20 g，黄芪15 g，牛膝15 g，丹参12 g，桃仁12 g，薏苡仁12 g，川芎12 g，鸡血藤12 g，陈皮12 g，秦艽12 g，制没药12 g，威灵仙12 g，土鳖12 g，地龙12 g，续断12 g，桂枝12 g，狗脊12 g，白芍12 g，赤芍12 g，红花10 g，全蝎10 g，甘草5 g。

【功效】补益肝肾气血，祛风除湿散寒，活血化瘀止痛。

【主治】腰椎间盘突出症属肝肾、气血亏虚，风寒湿瘀阻痹经脉骨节者。

【用法】每日1剂，水煎分服2次。20日为1个疗程。

【加减】偏肾阴虚者，加知母12 g，生地黄15 g；偏肾阳虚者，加鹿角胶（烊化冲服）12 g，制附子（先煎）10 g；兼痰湿者，加制南星12 g，炒白芥子10 g；兼湿热毒内蕴者，加金银花15 g；剧烈疼痛者，加延胡索15 g，蜈蚣2条。

【方解】方中牛膝、续断、桑寄生补肾祛风湿；桂枝、黄芪、赤芍、白芍温阳散寒，通脉利痹；川芎、当归、丹参既能补血，又通络止痛；鸡血藤、秦艽、威灵仙通络止痛，活血祛风。诸药合用，共奏补益肝肾气血，祛风除湿散寒，活血化瘀止痛之功效。

179. 腰痹愈汤

【组成】淫羊藿15 g，盐杜仲15 g，茯苓15 g，秦艽15 g，独活15 g，桑寄生15 g，枸杞子15 g，醋延胡索15 g，醋制没药10 g，地龙10 g，大伸筋10 g，细辛3 g。

【功效】补益肝肾壮阳，祛风除湿，活血祛瘀止痛。

【主治】腰椎间盘突出症属肝肾阳气亏虚，风湿瘀血阻痹经脉骨节者。

【用法】每日1剂，水煎分服2次。

【方解】方中淫羊藿补肾阳，强筋骨，祛风湿；盐杜仲补肝肾，强筋骨；独活祛风除湿，通痹止痛；三者共用，补肾壮阳，强筋骨，祛风止痛。大伸筋温经通络，健脾利湿；茯苓利水渗湿健脾；秦艽祛风除湿，和血舒经；三者合用，祛风除湿，利水通络。桑寄生补肝肾，强筋骨；枸杞子补益肝肾益精；二者合用，加强补益肝肾作用。脉络不通则血行受阻，不通则痛，醋制没药散血祛瘀，消肿定痛；延胡索活血利气止痛；二者合用，治经络不畅血行受阻而致的疼痛。地龙通络清热，既能疏通经络止痛，又能防止诸药温性太过。诸药共用，共奏补益肝肾壮阳，祛风除湿，活血祛瘀止痛之功效。

180. 腰骨痹痛汤

【组成】茯苓20 g，丹参18 g，当归15 g，

木瓜15 g，杜仲15 g，乌梢蛇15 g，白术15 g，牛膝15 g，骨碎补15 g，续断12 g，桃仁10 g，土鳖10 g，红花10 g，三七（研末冲服）5 g，甘草5 g，蜈蚣2条。

【功效】温补肝肾，祛寒化湿，活血祛瘀止痛。

【主治】腰椎间盘突出症属肝肾亏虚，寒湿瘀血阻痹经脉骨节者。

【用法】每日1剂，水煎分服2次。30日为1个疗程。

【方解】方中杜仲、续断、白术、骨碎补、茯苓、土鳖温补肝肾，祛寒化湿；乌梢蛇、蜈蚣解痉止痛；牛膝配木瓜舒经活络，强筋健骨。诸药合用，共奏温补肝肾，祛寒化湿，活血祛瘀止痛之功效。

181. 腰间盘汤

【组成】鸡血藤30 g，赤芍30 g，当归15 g，桑寄生15 g，泽兰15 g，路路通15 g，桃仁12 g，牛膝12 g，乌药10 g，炮穿山甲（先煎）10 g，红花10 g，甘草5 g。

【功效】活血祛瘀通经，除湿行水消肿，补肾壮腰强筋。

【主治】腰椎间盘突出症属肾虚瘀血、水湿阻痹经脉骨节者。

【用法】每日1剂，水煎分服2次。

【加减】血瘀腰腿疼痛，痛处不移，疼痛拒按，腰僵腿硬，活动受限，舌质紫暗者，加延胡索15 g，三七（研末冲服）5 g，青皮10 g，以活血化瘀，解痉止痛；痰湿腰腿疼痛，转侧不利，静卧疼痛不减，食欲欠佳，舌苔白厚或白腻者，加白芥子12 g，萆薢15 g，以化痰利湿，活血通络；气虚腰腿疼痛，胫足麻木，面色不华，神疲乏力，舌质淡，舌苔薄白者，加黄芪30 g，炒白术15 g，以益气活血，逐瘀通络；肾气亏虚，腰腿疼痛，足膝无力，遇劳更甚，甚至肌肉瘦削，舌质淡嫩，舌苔薄白者，加炒杜仲12 g，骨碎补15 g，续断15 g，以补肾壮腰，活血通络；肝肾不足，腰腿疼痛，腰膝酸软，倦怠乏力，心烦耳鸣，舌质淡红，甚少或无苔者，加山茱萸15 g，枸杞子30 g，木瓜12 g，以补益肝肾，舒筋活络。

【方解】方中当归、赤芍、红花、桃仁以活血祛瘀；牛膝、泽兰、炮穿山甲破血通经，行水消肿；鸡血藤、路路通舒筋活络，行血利水；桑寄生补肾壮腰，强筋除湿；乌药顺气止痛；甘草调和诸药，安胃和中，减缓胃肠反应。诸药合用，共奏活血祛瘀通经，除湿行水消肿，补肾壮腰强筋之功效。

182. 腰痛安汤

【组成】川芎15 g，红花15 g，桃仁15 g，当归15 g，五灵脂（包煎）10 g，威灵仙10 g，牛膝10 g，香附10 g，延胡索10 g，狗脊10 g，杜仲10 g，桑寄生10 g。

【功效】活血化瘀，祛风散寒除湿，补益肝肾。

【主治】腰椎间盘突出症属肝肾亏虚，瘀血风寒湿邪阻痹经脉骨节者。

【用法】每日1剂，水煎分服2次。

【方解】方中川芎、红花、桃仁、当归为君药，活血化瘀，行气止痛；臣药五灵脂、香附、威灵仙祛风散寒，除湿通经，行气止痛；佐药延胡索、杜仲、桑寄生、狗脊行气止痛，祛风除湿，补益肝肾；使药牛膝疏通经络，以利关节，引药下行，并强壮腰膝。诸药合用，共奏活血化瘀，祛风散寒除湿，补益肝肾之功效。

【药理】现代药理学研究发现，方中五灵脂、桂枝、牛膝、威灵仙、狗脊能抑前列腺素合成及释放，具有较强的抗炎作用。延胡索中的延胡索素具有显著的镇痛作用。红花、五灵脂、牛膝具有扩张血管，降低血液黏稠度，明显改善微小血管通透性及循环，消除炎性刺激，抑制血小板凝聚及抗血管血栓作用，同时改善局部营养状况。五灵脂、川芎能增加体内超氧化物歧化酶活性，减少身体自由基的浓度，减少炎性刺激，改善内环境，同时对神经功能恢复有显著效果。

183. 腰痛汤

【组成】白芍20 g，桑寄生15 g，伸筋草15 g，丹参15 g，当归12 g，延胡索12 g，枳壳10 g，牛膝10 g，防风10 g，独活10 g，柴胡10 g，甘草5 g。

【功效】祛风除湿通经，理气活血化瘀。

【主治】腰椎间盘突出症属风湿瘀血阻痹经脉骨节者。

【用法】每日1剂，水煎分服2次。

【方解】方中独活、桑寄生、伸筋草祛风湿，通经络，止痹痛；当归、丹参、枳壳、牛膝理气活血化瘀；防风、延胡索加强祛风止痛；柴胡、白芍、甘草合用以柔筋缓急止痛。诸药合用，共奏祛风除湿通经，理气活血化瘀之功效。

184. 腰痛康汤

【组成】薏苡仁30 g，木瓜15 g，五加皮15 g，羌活12 g，独活12 g，川芎12 g，萆薢12 g，当归12 g，防风10 g，牛膝10 g，豨莶草10 g，炒苍术10 g，鹿衔草10 g，麻黄5 g，桂枝5 g，制川乌（先煎）3 g。

【功效】祛风除湿散寒，活血化瘀止痛。

【主治】腰椎间盘突出症属风寒湿瘀阻痹经脉骨节者。

【用法】每日1剂，水煎分服2次。

【方解】方中薏苡仁性甘淡微寒，归脾胃肺经，利水渗湿，健脾除痹；羌活、独活祛风除湿，散寒止痛；共为君药。制川乌祛风湿止痹痛；麻黄、桂枝温通经脉，助阳化气；五加皮、防风、萆薢祛风除湿，通络止痛，善治腰膝痹痛，屈伸不利；共为臣药，以助君药之散寒除湿，祛痹止痛之效。川芎、当归活血化瘀，兼有行气之功；配伍鹿衔草、豨莶草、炒苍术以加强通经活络之力；共为佐药。木瓜既善治下肢麻木，且性温和又能佐制诸药的燥烈之性；牛膝补肾壮腰，其性下走如奔，破血癥，引诸药下行，古有"无牛膝，不过膝之说"；为使药。诸药共奏祛风除湿散寒，活血化瘀止痛之功。

【药理】现代药理学研究发现，方中薏苡仁、麻黄、桂枝、羌活、独活、防风、制川乌、木瓜、牛膝具有消除炎症，缓解疼痛，改善微循环，消除神经根局部炎性水肿，提高机体的免疫力和髓核 pH 值的作用。

185. 腰痛灵汤

【组成】骨碎补20 g，当归12 g，土鳖10 g，红花10 g，自然铜10 g，透骨草10 g，三七5～10 g，水蛭5 g。

【功效】补肾强筋，活血化瘀，疏通经络，消肿定痛。

【主治】腰椎间盘突出症属肾虚瘀血阻痹经脉骨节者。

【用法】每日1剂，水煎分服2次。

【加减】腰痛剧者，加杜仲12 g，全蝎5 g；下肢麻木者，加丹参15 g；下肢发凉，脉沉细者，加制附子（先煎）10 g；气虚乏力者，加黄芪20 g，党参15 g，白术12 g；血虚者，熟地黄15 g；气阴两虚者，加菟丝子12 g，龟甲（先煎）15 g。

【方解】方中骨碎补补肾强筋骨；水蛭破血消瘀，疏通经络，通利血脉；当归活血养血，行血化瘀；三七活血化瘀，抗炎止血，利水消肿定痛；土鳖破瘀血，续筋骨，疏通经络，通利血脉；红花活血化瘀，疏通经络；自然铜散瘀血，接骨止痛；透骨草活血止痛，散风消肿。诸药合用，共奏补肾强筋，续伤止痛，活血化瘀，疏通经络，抗炎消肿定痛之功。

186. 腰痛温经汤

【组成】独活12 g，制乳香12 g，当归12 g，延胡索12 g，制川乌（先煎）10 g，制草乌（先煎）10 g，羌活10 g，地龙10 g，红花10 g，木瓜10 g，川芎10 g，桂枝10 g，台乌10 g，全蝎5 g。

【功效】祛风经胜湿，活血化瘀止痛。

【主治】腰椎间盘突出症属风寒湿瘀阻痹经脉骨节者。

【用法】每日1剂，水煎分服2次。药渣用毛巾包裹，晚间睡前温热后敷于腰椎疼痛部位，药袋上面放置热水袋，以保持热度。

【加减】外伤所致者，加血竭（冲服）3 g；疼痛剧烈者，加制没药10 g，三七（研末冲服）5 g；伴寒热往来者，加柴胡12 g，黄芩10 g；寒盛肢体发冷者，加制附子（先煎）10 g，桂枝12 g；遇风疼痛加重者，加细辛3 g，威灵仙12 g；寒凝血瘀痛重者，酌加丹参30 g，赤芍12 g；顽固久治不愈者，加乌梢蛇12 g。

【方解】方中红花、三七、川芎、血竭活血化瘀；桂枝温经通脉；制川乌、制草乌、独活、羌活祛风散寒止痛，降解邪气；延胡索活血止痛；全蝎、乌梢蛇、地龙祛风通络止痛。诸药合用，共奏祛风温经胜湿，活血化瘀止痛之效。

【药理】现代药理学研究发现，方中红花、三七、川芎、血竭活血化瘀药能使损伤或坏死的软骨终板和纤维环细胞得以清除，髓核得以吸收，解除其对椎管内神经的压迫。

187. 腰痛消肿散

【组成】伸筋草50 g，路路通50 g，桑枝50 g，艾叶50 g，威灵仙30 g，羌活20 g，独活20 g，牛膝20 g，苏木20 g，红花20 g，制川乌10 g，制草乌10 g，细辛10 g。

【功效】祛风除湿，温经散寒，活血化瘀，消肿止痛。

【主治】腰椎间盘突出症属风寒湿瘀阻痹经脉骨节者。

【用法】将以上诸药共为粗末，装入两个20 cm×25 cm白布袋中。用醋浸泡30分钟，再隔水蒸30分钟，待温度适宜后敷于患处，药凉再蒸，反复使用，每次60～90分钟，1日2次。

【方解】方中伸筋草、桑枝、威灵仙、路路通以祛风除湿，舒筋活络；佐以细辛、制川乌、制草乌、羌活、独活辛温散寒，行气止痛；又配以苏木、红花活血化瘀；牛膝补益肝肾，强筋壮骨，利关节。诸药合用，温经散寒，芳香通络，活血化瘀，消肿止痛，能使患者腰部、腿部血液循环加快，促使腰椎间盘突出附近组织无菌性炎症消退。

188. 腰痛舒合剂

【组成】泽泻30 g，丹参20 g，威灵仙20 g，熟地黄15 g，千年健15 g，青风藤15 g，乌梢蛇15 g，赤芍15 g，白芍15 g，杜仲15 g，枸杞子15 g，牛膝15 g，制川乌（先煎）10 g，红花10 g，炒桃仁10 g，全蝎10 g，麻黄8 g，甘草5 g。

【功效】滋补肝肾强骨，散寒祛风湿，活血祛瘀止痛。

【主治】腰椎间盘突出症属肝肾亏虚，风寒湿瘀阻痹经脉骨节者。

【用法】每日1剂，水煎分服2次。

【方解】方中制川乌温经散寒止痛，缓解肢萎畏冷；乌梢蛇祛风活络，透骨搜风，为治风痹之要药；全蝎通络止痛，《玉楸药解》谓其"穿筋透骨，逐湿除风"；麻黄增强温散寒邪；熟地黄、枸杞子、杜仲滋补肝肾，杜仲还具有强筋骨作用，《别录》谓其"治脚中酸疼，不欲践地"，《本经》谓其"主腰脊痛，补中益精气，坚筋骨"；赤芍、白芍、红花、桃仁、牛膝活血祛瘀；千年健、威灵仙祛风湿，通经络止痛，《本草正义》谓千年健"今恒用于宣通经络，祛风逐痹，颇有应验"；泽泻利水消肿。诸药合用，共奏滋补肝肾强骨，散寒祛风除湿，活血祛瘀止痛之效。

【药理】现代药理学研究发现，方中杜仲有促进受损的脊髓、坐骨神经再生、营养的作用；熟地黄、枸杞子、杜仲补肾中药能有效避免自体髓核引起的神经根运动纤维和感觉纤维的损伤，起到保护神经根功能的作用；泽泻能减轻神经根水肿。故本方可改善微循环，降低毛细血管通透性，消除水肿及肌肉疼挛，增强人体抵抗力，缓解对神经根的机械性压迫及化学性刺激等。

189. 腰痛舒汤

【组成】干姜20 g，制附子（先煎）15 g，炙甘草15 g，制川乌（先煎）10 g，麻黄10 g，酒乌梢蛇5 g，细辛5 g，肉桂5 g，全蝎3 g，蜈蚣1条。

【功效】祛风散寒除湿，熄风通络止痛。

【主治】腰椎间盘突出症属风寒湿邪阻痹经脉骨节者。

【用法】每日1剂，水煎分服2次。10日为1个疗程。

【方解】方中制川乌祛风除湿、温经活络止痛；制附子散寒除湿；两者合为君药，共奏祛风散寒除湿，通络止痛之用。蜈蚣、全蝎、酒乌梢蛇合用，熄风通络止痛；干姜散寒；共为臣药。麻黄、肉桂散寒祛风；甘草为使，调和诸药。诸药合用，共奏祛风散寒除湿，熄风通络止痛之功效。

络，解痉止痛之功。

190. 腰痛补肾汤

【组成】杜仲20 g，鹿茸15 g，狗脊15 g，当归12 g，黄芪12 g，丹参12 g，泽兰10 g，苏木10 g，地龙10 g，赤芍10 g，甘草5 g。

【功效】祛风湿，补肝肾，补血活血，行气止痛。

【主治】腰椎间盘突出症属肝肾亏虚，血虚血瘀，风湿阻痹经脉骨节者。

【用法】每日1剂，水煎分服2次。

【方解】方中当归、丹参、黄芪补血活血，散寒止痛，行气导滞；泽兰、苏木、赤芍活血散瘀止痛；地龙通经活络，鹿茸、杜仲补肝肾，壮肾阳，强筋骨；狗脊祛风湿，强腰膝；甘草调和诸药。诸药合用，共奏祛风湿，补肝肾，强筋骨，补血活血，行气止痛之效。

191. 腰痛养血汤

【组成】黄芪50 g，牛膝30 g，鸡血藤30 g，地龙25 g，狗脊25 g，延胡索25 g，威灵仙20 g，续断20 g，丹参15 g，白芍15 g，木瓜15 g，制乳香12 g，制没药12 g，甘草12 g，土鳖10 g，蜈蚣2条。

【功效】培补肝肾，益气养血，活血通络，解痉止痛。

【主治】腰椎间盘突出症属肝肾、气血亏虚，风邪内扰，瘀血阻痹经脉骨节者。

【用法】每日1剂，水煎分服2次。

【加减】腰痛腿麻，屈伸不利者，去狗脊，加千年健15 g；腰两侧酸痛乏困，绵绵不止，遇劳加重者，去木瓜、白芍，加菟丝子20 g，枸杞子30 g，杜仲15 g；腰腿酸痛，女性月经不调者，加桑寄生15 g；腰腿不痛，仅下肢麻木者，加丝瓜络15 g；腰腿痛伴腿脚发凉者，加制附子（先煎）10 g；伴便秘者，加火麻仁15 g，郁李仁12 g。

【方解】方中以黄芪为主药行气，扶正祛邪；以制乳香、制没药、丹参、延胡索活血化瘀止痛；以蜈蚣、土鳖、地龙虫类搜剔之品逐瘀通络；以续断、狗脊、牛膝滋养肝肾；配以白芍、甘草、木瓜以柔肝止痛解痉。诸药合用，共奏培补肝肾，益气养血，活血通

192. 腰突汤

【组成】鸡血藤30 g，葛根20 g，白芍20 g，熟地黄15 g，杜仲15 g，狗脊15 g，牛膝15 g，独活15 g，桑寄生15 g，秦艽15 g，延胡索15 g，桂枝15 g，红花12 g，全蝎5 g。

【功效】补肾填精壮骨，祛风除湿散寒，活血化瘀止痛。

【主治】腰椎间盘突出症属肾虚精亏，风寒湿瘀阻痹经脉骨节者。

【用法】每日1剂，水煎分服2次。同时，另用腰突散（伸筋草50 g，透骨草50 g，鸡血藤50 g，陈艾叶50 g，威灵仙30 g，羌活20 g，独活20 g，红花20 g，制乳香15 g，制没药15 g，制川乌10 g，制草乌10 g，细辛10 g）外敷。将诸药共为粗末，老陈醋拌后（湿润为度），装入两个20 cm×25 cm白布袋中，用时先隔水蒸1小时，待温度适宜时交替敷于患处，每次30分钟，每日2次。

【方解】内服方中以熟地黄、杜仲、狗脊、桑寄生补肾填精，强筋壮骨；独活、桂枝、秦艽祛风除湿，温经散寒；葛根、白芍、鸡血藤、红花、延胡索活血化瘀，通络止痛；全蝎搜风通络止痛，可直入骨络发挥作用。外敷方温经散寒，芳香通络，活血止痛，直接作用患处，见效迅速。如此里应外合，内外兼治，收事半功倍之效。

193. 腰突止痛汤

【组成】鸡血藤30 g，当归30 g，透骨草30 g，桑寄生30 g，老鹳草30 g，香附20 g，独活15 g，续断15 g，制川乌（先煎）10 g，制草乌（先煎）10 g。

【功效】培补肝肾，补血活血，祛风除湿，散寒止痛。

【主治】腰椎间盘突出症属肝肾亏损，血虚血瘀，风寒湿邪阻痹经脉骨节者。

【用法】每日1剂，水煎分服2次。

【加减】外伤瘀血痛甚者，加桃仁12 g，制乳香10 g，制没药10 g，红花10 g，焦三仙各15 g；病程久者，加黄芪30～50 g；下肢沉重者，加萆薢12 g，防己12 g，薏苡仁

20 g；麻木者，加白术15 g，乌梢蛇12 g，地龙10 g，蜈蚣1 条；下肢热痛难忍者，去独活、续断，加败酱草15 g，金银花15 g，知母12 g。

【方解】方中当归、鸡血藤补血活血，则麻消胀减；香附、当归调经络，止疼痛；透骨草引药内行；桑寄生、续断强筋骨，益肝肾；老鹳草、独活祛风除湿，止痹痛；制川乌、制草乌祛风除湿，散寒温经止痛。诸药合用，共奏培补肝肾，补血活血，祛风除湿，散寒止痛之功。

194. 腰突痛消汤

【组成】黄芪30 g，当归30 g，白芍30 g，徐长卿30 g，穿山龙30 g，青风藤30 g，寻骨风20 g，姜黄20 g，牛膝20 g，续断20 g，狗脊20 g，穿破石20 g，红花15 g，桃仁15 g，苍术15 g，乌梢蛇15 g，伸筋草15 g，透骨草15 g，制香附15 g，制乳香15 g，制没药15 g，桂枝15 g，杜仲15 g，甘草15 g，制川乌（先煎）10 g，制草乌（先煎）10 g，制附子（先煎）10 g，蜈蚣2 条。

【功效】温肾助阳益气，祛风温经通络，活血化瘀止痛。

【主治】腰椎间盘突出症属肾阳气虚，风寒瘀血阻痹经脉骨节者。

【用法】每日1 剂，水煎分服2 次。30 日为1 个疗程。药渣高粱酒和老陈醋适量炒至湿润温热为度，用白纱布包裹外敷腰脊部，上面用温水袋压盖以保持温度稳定。每次1～2 小时，每日1～2 次。

【方解】方中黄芪、当归、白芍补肾益气，鼓舞元气；续断、杜仲、制附子、桂枝、牛膝、狗脊温肾助阳，温经通络；制草乌、制川乌、寻骨风、伸筋草、透骨草、苍术、穿山龙、青风藤祛风止痛；红花、桃仁、姜黄、穿破石、蜈蚣、制香附行气活血止痛。诸药合用，共奏补肾活血，温经通络，祛风止痛之功效。药渣用醋酒炒热外敷，以增强温肾活血和祛风通络止痛之功效，既能祛邪，又能扶正，达到标本兼顾之目的。

195. 腰突补肾丸

【组成】狗脊300 g，炒杜仲200 g，熟地黄200 g，白芍200 g，独活200 g，桑寄生200 g，续断200 g，党参150 g，茯苓150 g，当归150 g，秦艽150 g，牛膝150 g，黄芪100 g，防风100 g，赤芍100 g，川芎100 g，桃仁100 g，炙甘草90 g，细辛60 g，神曲60 g，肉桂60 g，红花60 g。

【功效】补肝肾强腰膝，祛风除湿散寒，活血祛瘀止痛。

【主治】腰椎间盘突出症属肝肾亏虚，风寒湿瘀阻痹经脉骨节者。

【用法】将诸药共为细末，水泛为丸，烘干装袋备用。每服10 g，每日2 次。

【方解】方中独活、熟地黄、杜仲、桑寄生、续断、狗脊、秦艽补肝肾，强腰膝，祛风除湿；当归、赤芍、川芎、桃仁、红花活血祛瘀，通络止痛；党参、黄芪补气扶正而祛邪；白芍柔肝缓急止痛；防风、细辛、肉桂祛风温经，通络止痛；茯苓祛湿健脾；神曲顾护胃气；炙甘草调和诸药，缓和药性。诸药合用，共奏补肝肾强腰膝，祛风除湿散寒，活血祛瘀止痛之功效。

196. 腰腿痛胶囊

【组成】薏苡仁30 g，川芎12 g，木瓜15 g，五加皮15 g，当归12 g，萆薢12 g，羌活12 g，独活12 g，防风10 g，牛膝10 g，豨莶草10 g，炒苍术10 g，鹿衔草10 g，麻黄5 g，桂枝5 g，制川乌3 g。

【功效】散寒除湿，祛痹止痛，通经活血。

【主治】腰椎间盘突出症属寒湿瘀血阻痹经脉骨节者。

【用法】将诸药共为细末，装入胶囊，每粒0.5 g，每次2 粒，每日2 次。

【方解】方中薏苡仁性甘淡微寒，归脾、胃、肺经，利水渗湿，健脾除痹；羌活、独活祛风除湿，散寒止痛；共为君药。制川乌祛风湿止痹痛；麻黄、桂枝温通经脉，助阳化气；五加皮、防风、萆薢祛风除湿，通络止痛，善治腰膝痹痛，屈伸不利；六味共为臣药，以助君药之散寒除湿，祛痹止痛之效。川芎、当归活血化瘀，兼有行气之功；配伍鹿衔草、豨莶草、炒苍术以加强通经活络之力；共为佐药。木瓜既善治下肢麻木，且性温和又能制诸药的燥烈之性；牛膝补肾壮腰，其性下走如奔，破血引诸药下行，古有"无牛膝，不过膝之说"；为使药。全方共奏散寒除湿，祛痹止痛，通经活血之功。

197. 腰腿痛汤

【组成】当归15 g，牛膝15 g，川芎12 g，秦艽10 g，桃仁10 g，红花10 g，制乳香10 g，五灵脂（包煎）10 g，香附10 g，地龙10 g，炮穿山甲（先煎）10 g，制没药10 g，三七（研末冲服）5 g，甘草5 g。

【功效】活血祛瘀止痛，行气通络宣痹。

【主治】腰椎间盘突出症属气滞血瘀阻痹经脉骨节者。

【用法】每日1剂，水煎分服2次。20日为1个疗程。

【方解】方中川芎辛香行散，温通血脉，既能活血祛瘀以调经，又能行气开郁而止痛，前人称之为血中气药，实具通达气血之功；当归、桃仁补血活血，兼有润肠通便之功，可预防该病因卧床所导致的便秘；制没药、五灵脂活血兼有止痛之功；三七归肝胃经，既能止血，又能化瘀，有止血而不留瘀，化瘀而不伤正之特点，为血证良药，尤以有瘀血为宜；秦艽、地龙通络宣痹止痛；炮穿山甲味咸性微寒，系血情所生，其性走窜，功专行散，内通脏腑，外透经络，直达病所，佐以香附调理气机；牛膝引血下行；甘草调和诸药。诸药合用，共奏活血行气，祛瘀通络，通痹止痛之功。

【药理】现代药理学研究发现，方中川芎有降低外周血管阻力和扩血管作用，能降低血小板表面活性，抑制血小板聚集，增加血流量，改善神经纤维营养障碍，使神经传导速度明显提高；秦艽有镇痛、镇静、解热利尿等作用，并具有一定的抗组胺作用，能使毛细血管通透性明显降低；桃仁中的甲醇提取物有较强的镇痛作用；红花有抑制血小板聚集和增加纤溶、抗血栓形成作用；当归有抗血小板聚集和抗血栓作用，并能促进血红蛋白和红细胞的生成，改善外周循环作用；五灵脂有扩血管、抑制血小板聚集和抗血栓

形成以及增加血管通透性作用；地龙有增强纤维蛋白的溶解活性，抗血栓形成；甘草具有抗炎、抗过敏及解毒作用。

198. 苡仁二活汤

【组成】薏苡仁25 g，羌活15 g，独活15 g，苍术15 g，桂枝12 g，当归12 g，防风12 g，川芎10 g，续断10 g，狗脊10 g，杜仲10 g，麻黄10 g，甘草10 g，制川乌（先煎）5 g。

【功效】祛风除湿，散寒通络，强腰健肾，祛瘀止痛。

【主治】腰椎间盘突出症属风寒湿瘀阻痹经脉骨节者。

【用法】每日1剂，水煎分服2次。

【方解】方中薏苡仁渗湿利水而健脾，使湿邪从下焦而去；苍术辛散苦燥，长于健脾燥湿；羌活、独活皆为辛苦温燥之品，祛风散寒除湿，通利关节而止痹痛；当归、川芎行气止痛，活血养血；桂枝温阳化气，温通经络，以祛风散寒除湿；制川乌、麻黄温经散寒，除湿止痛；防风祛风胜湿，散寒止痛；续断、狗脊、杜仲温经通督，补肝肾，强腰膝，祛风湿，利血脉；甘草益脾和中，调和诸药。诸药合用，共奏祛风除湿，散寒通络，强腰健肾，祛瘀止痛之功。

199. 益痹健脾补肾汤

【组成】独活15 g，桑寄生15 g，枸杞子15 g，杜仲15 g，威灵仙15 g，海桐皮15 g，当归15 g，白鲜皮藤12 g，黄芪12 g，党参12 g，茯苓12 g，秦艽12 g，川芎12 g，赤芍12 g，防风10 g，姜黄10 g，桂枝10 g，炙甘草10 g。

【功效】健脾补肾，祛风除湿，温运气血，通络止痛。

【主治】腰椎间盘突出症属脾肾气虚，风寒湿瘀阻痹经脉骨节者。

【用法】每日1剂，水煎分服2次。

【加减】寒偏重者，加细辛5 g；湿偏重者，加苍术12 g，薏苡仁30 g。

【方解】方中黄芪、党参、茯苓、炙甘草、枸杞子、杜仲、桑寄生健脾补肾；独活、

防风、秦艽、威灵仙、姜黄、海桐皮、白鲜皮藤祛风除湿；当归、川芎、赤芍，桂枝温运气血，通络止痛。全方扶正祛邪，攻补兼施，标本同治，正中病机。

200. 益肾地龙汤

【组成】徐长卿15 g，乌梢蛇15 g，地龙12 g，桑寄生12 g，杜仲12 g，桃仁12 g，苏木10 g，当归尾10 g，黄柏5 g，肉桂5 g，麻黄5 g，甘草5 g。

【功效】补肾益肝，活血化瘀，利水消肿，温经散寒。

【主治】腰椎间盘突出症属肝肾亏虚，寒湿水浊瘀血阻痹经脉骨节者。

【用法】每日1剂，水煎分服2次。10日为1个疗程。

【加减】疼痛较甚者，加制川乌（先煎）12 g，细辛5 g；麻木较甚者，加豨莶草15 g，钩藤12 g；气血不足者，加黄芪20 g，党参15 g，丹参12 g；肾阳虚者，加熟地黄15 g，鹿角胶（烊化冲服）12 g；肾阴虚者，加生地黄15 g，女贞子12 g。

【方解】方中桑寄生、杜仲补肝肾，强筋骨，祛风湿；地龙、桃仁、苏木、当归尾活血化瘀，利水消肿，和营通络；乌梢蛇、徐长卿祛风活络，解痉止痛；黄柏苦寒坚肾；肉桂、麻黄温经散寒，且归肾、膀胱之脉，使药达病所；甘草调和药性，缓急止痛。诸药配伍，攻补兼施，补则补肾益肝，筋骨得以濡养；攻则血活脉通，邪气自清，痹痛可除。

201. 益肾定痛汤

【组成】丹参30 g，鸡血藤30 g，伸筋草30 g，续断15 g，杜仲15 g，牛膝15 g，白芍15 g，补骨脂12 g，狗脊12 g，枸杞子12 g，桂枝10 g，细辛5 g。

【功效】补肾强骨，活血化瘀止痛，温经散寒通络。

【主治】腰椎间盘突出症属肾虚精亏，瘀血寒滞经脉骨节者。

【用法】每日1剂，水煎分服2次。15日为1个疗程。

【加减】偏寒者，加制草乌（先煎）10 g，制附子（先煎）12 g；偏湿者，加苍术12 g，薏苡仁15 g；偏风者，加防风12 g，威灵仙15 g；病久痛剧，痰瘀交阻者，加五灵脂（包煎）12 g，炮穿山甲（先煎）10 g，制乳香10 g，制没药10 g，全蝎5 g；气虚者，加党参12 g，黄芪15 g。

【方解】方中补骨脂、狗脊、续断、牛膝、杜仲、枸杞子补肾强筋骨；白芍、丹参、鸡血藤活血化瘀，养血通络；伸筋草舒筋活络；桂枝、细辛温经散寒通络。诸药合用，共奏补肾化瘀，通络止痛之功效。

202. 益肾活血止痛汤

【组成】鸡血藤20 g，当归15 g，狗脊15 g，枸杞子15 g，白芍15 g，延胡索15 g，续断12 g，骨碎补12 g，牛膝12 g，巴戟天12 g，川芎12 g，独活12 g，苏木12 g，红花12 g，木瓜12 g，肉桂（后下）3 g。

【功效】补益肝肾强骨，活血祛瘀止痛，祛风舒筋活络。

【主治】腰椎间盘突出症属肝肾亏虚经脉失养，瘀血阻痹骨节者。

【用法】每日1剂，水煎分服2次。同时，用伸筋草30 g，苏木30 g，鸡血藤30 g，红花30 g，刘寄奴30 g，杜仲30 g，骨碎补30 g，桂枝30 g，细辛10 g。将上药装入布袋，扎口后浸泡于冷水中半小时，然后隔水（用浸药之水）蒸20分钟，取出冷却至皮肤能耐受时，患者取俯卧位，将药袋敷于腰部，上敷热水袋以保持药袋温度，每日热敷2次，每次30～40分钟。用毕将药冷藏，每袋药可连用2日。内服、外敷均以30日为1个疗程。

【加减】偏肝肾亏损，腰痛喜按，舌质淡苔薄白，脉沉细者，加桑寄生12 g，菟丝子15 g，杜仲15 g；偏气虚血瘀，舌质紫暗或有瘀点瘀斑，脉细涩者，加黄芪30 g，泽兰12 g。

【方解】方中狗脊、巴戟天、杜仲补肾助阳，强筋健骨；续断补肝肾，行血脉，续筋骨；骨碎补活血补肾，散瘀止痛，接骨续筋；枸杞子滋补肝肾，与温补肾阳之品同用，可免除诸药助火伤阴之虞，且其性平不寒，无

《颈肩腰腿痛中医奇效良方全书（珍藏本）》

伤阳之弊；红花、泽兰活血祛瘀；川芎、苏木活血祛瘀止痛；当归补血活血，行滞止痛；牛膝活血祛瘀，引药下行；"肾主骨""肝主筋"，本病为筋骨俱伤，加入养血敛阴，柔肝止痛之白芍，助其筋脉功能恢复；肉桂补火助阳，温通经脉；延胡索活血行气止痛；独活祛风通络止痛；鸡血藤、木瓜舒筋活络，鸡血藤兼以行血补血。诸药合用，共奏补益肝肾强骨，活血祛瘀止痛，祛风舒筋活络之功，能促使局部炎症水肿消除，组织功能恢复。

203. 益肾活血强督汤

【组成】牛膝30 g，狗脊20 g，鸡血藤20 g，鹿角胶（烊化冲服）12 g，鸡内金12 g，川芎12 g，当归12 g，阿胶（烊化冲服）10 g，红花10 g，地龙10 g，赤芍10 g，白芍10 g，三七（研末冲服）3 g。

【功效】补肾填精强督，活血补血通经。

【主治】腰椎间盘突出症属肾精亏损，血虚血瘀阻痹经脉骨节者。

【用法】每日1剂，水煎分服2次。

【加减】湿重者，加苍术12 g，薏苡仁15 g；气虚者，加黄芪15 g；血虚者，加熟地黄12 g。

【方解】方中鹿角胶、阿胶补血填精，补督脉强筋骨；狗脊、牛膝补肝肾，强筋健骨，又能活血通络；三七散瘀消肿定痛；当归补血活血；川芎、红花活血祛瘀；地龙、鸡血藤活血补血，通经活络；赤芍、白芍并用既能凉血活血，又能养血敛阴；伍以鸡内金健脾消食，以利诸药之吸收。诸药合用，共奏补肾填精强督，活血补血通经之功。

204. 益肾活血消肿汤

【组成】黄芪30 g，狗脊15 g，桑寄生15 g，牛膝15 g，木瓜15 g，茯苓15 g，泽泻15 g，延胡索15 g，当归15 g，丹参15 g，续断10 g，杜仲10 g，制乳香10 g，制没药10 g，制附子（先煎）10 g，木瓜10 g，干姜10 g，细辛10 g，制川乌（先煎）5 g，制草乌（先煎）5 g，炙甘草5 g，白酒50 g。

【功效】活血化瘀止痛，补益肝肾强骨，祛风除湿散寒。

【主治】腰椎间盘突出症属肝肾亏虚，风寒湿瘀阻痹经脉骨节者。

【用法】每日1剂，水煎分服2次。

【方解】方中重用细辛，取其辛温走窜，散表里寒邪以温经，活血通络以止痛，内之宣脉络而疏利关节，外之行孔窍而直透肌肤，为通窍止痛之要药。当归、丹参、制乳香、制没药系活络效灵丹，出自清代名医张锡纯的《医学衷中参西录》，其中当归、丹参活血化瘀，通络止痛，兼以养血；配伍制乳香、制没药以增强活血行气，消肿定痛之效；共奏活血通络，化瘀止痛之能，是骨伤科活血止痛常用的基础方剂。延胡索、牛膝祛瘀生新，活血行气，疏通血脉，且牛膝配独活能够引药下行，直接达到疾病所在。狗脊、续断、杜仲、桑寄生温经通络，补益肝肾，通利关节，强腰脊壮筋骨，填精补髓。制附子、制川乌、制草乌、木瓜、干姜、黄芪通阳化气，疏经活络，祛风除湿，散寒止痛，其中制附子、制川乌、制草乌药性猛急，走窜不守，能宣通十二经络，适用于寒凝气滞血阻，积湿停痰等实证。茯苓、泽泻通经利窍，健脾胜湿，利水消肿。炙甘草调药和中。诸药配伍，相得益彰，共奏活血化瘀止痛，补益肝肾强骨，祛风除湿散寒之功。使经脉贯通，气血调畅，水行湿化，阴阳平衡。

205. 益肾蠲痹止痛汤

【组成】黄芪30 g，熟地黄30 g，当归15 g，威灵仙15 g，白术12 g，制狗脊12 g，炒杜仲12 g，牛膝12 g，枳壳10 g，陈皮10 g，防风10 g，砂仁5 g，细辛3 g。

【功效】补益肝肾气血，祛风除湿，散寒止痛。

【主治】腰椎间盘突出症属肝肾气血亏虚，风寒湿邪阻痹经脉骨节者。

【用法】每日1剂，水煎分服2次。15日为1个疗程。

【方解】方中熟地黄、当归补气养血，润燥滑肠；黄芪、白术健脾益气，燥湿利水；牛膝、杜仲、制狗脊补益肝肾，调理冲任，强筋壮骨；细辛、陈皮、枳壳解表散寒，祛风止痛，宣畅气机。诸药合用，共奏补益肝肾气血，祛风除湿，散寒止痛之功效。

【药理】现代药理学研究发现，方中细辛、牛膝、当归、杜仲具有镇静和镇痛的作用；熟地黄能够有效地抑制神经根周围组织的无菌性炎症，改善神经根受压所致的周围血液循环受阻，消除组织充血水肿等。因此，本方能够促进患者局部组织血液循环，减轻水肿，改善神经根的缺血缺氧，防止神经根粘连，从而有效地促进神经功能的恢复。

206. 益肾通痹行血汤

【组成】鹿衔草15 g，枸杞子15 g，熟地黄12 g，桑枝12 g，鸡血藤12 g，杜仲10 g，鹿角胶（烊化冲服）10 g，地龙10 g，土鳖10 g，桑寄生10 g，淫羊藿10 g，白芥子10 g，生甘草5 g。

【功效】补益肝肾，祛风除湿，补血行血。

【主治】腰椎间盘突出症属肝肾阴血亏虚，风湿阻痹经脉骨节者。

【用法】每日1剂，水煎分服2次。15日为1个疗程。

【加减】偏寒湿者，去地龙，加肉苁蓉12 g；血瘀者，去桑寄生，加当归12 g；气血虚弱者，去鹿衔草，加黄芪15 g。

【方解】方中熟地黄、枸杞子甘温甘平，滋补肾阴；杜仲、淫羊藿温壮肾阳；桑枝、桑寄生、鹿衔草祛风除湿，协助君药温养下元，达邪宣痹；白芥子剔络利气逐痰，合地龙通利关节；鸡血藤、鹿角胶以补血行血，寓血行风灭之义；再以土鳖通利血脉，使诸药直达病所。诸药相须为用，使肝肾得补，气血充足，且风寒湿邪得除，则痹痛自愈。

207. 益肾壮骨强筋汤

【组成】熟地黄30 g，生地黄30 g，狗脊15 g，菟丝子15 g，杜仲15 g，山茱萸15 g，山药15 g，茯苓12 g，泽泻12 g，当归12 g，续断12 g，牛膝10 g，甘草5 g。

【功效】补益肝肾，强健筋骨。

【主治】腰椎间盘突出症属肝肾亏虚，筋骨失养者。

【用法】每日1剂，水煎分服2次。

【方解】方中重用熟地黄滋阴补肾，填精益髓；山茱萸补养肝肾，并能涩精；山药补益脾阴固肾；三药合用，肝脾肾三阴并补。生地黄与熟地黄合用，共同滋补肾阴以培本；泽泻利湿而泄肾浊，并能减熟地黄之滋腻；茯苓淡渗脾湿，同时助山药之健运，与泽泻共泄肾浊；当归补血活血；菟丝子、狗脊、牛膝、杜仲、续断合用补肝肾，强筋骨，共治肾虚腰痛；甘草调和诸药，缓和药性。诸药合用，共奏补益肝肾，强健筋骨之效。

208. 益血通痹汤

【组成】熟地黄30 g，当归30 g，白芍30 g，川芎30 g，续断20 g，薏苡仁15 g，威灵仙15 g，防风10 g，牛膝10 g，制附子（先煎）10 g，秦艽10 g，全蝎10 g，木香10 g，制乳香5 g，制没药5 g。

【功效】养血活血，柔肝补肾，祛风散寒，除湿通络。

【主治】腰椎间盘突出症属肝肾亏损，血虚血瘀，风寒湿邪阻痹经脉骨节者。

【用法】每日1剂，水煎分服2次。

【加减】腰腿痛遇寒更甚者，加干姜10 g；舌苔白腻者，薏苡仁用量加至30 g，加苍术12 g。

【方解】方中熟地黄、当归、白芍、川芎配制乳香、制没药、木香养血活血行气，使痹阻之气血得以畅通，使拘急、麻木之筋脉得以濡养；熟地黄、牛膝、续断补肾精，壮腰膝，固本以祛邪；威灵仙、防风、秦艽祛风除湿；制附子散寒止痛；全蝎祛风通络，散寒除湿；薏苡仁健脾渗湿除痹。全方养血活血行气，柔肝补肾，祛风散寒，除湿通络。

209. 薏仁胜湿通络汤

【组成】薏苡仁30 g，鸡血藤15 g，杜仲15 g，威灵仙15 g，独活12 g，五加皮12 g，续断10 g，牛膝10 g，白芍10 g，川芎10 g，防风10 g，萆薢10 g，甘草5 g。

【功效】温肾壮腰，散寒胜湿，通络止痛。

【主治】腰椎间盘突出症属肾虚寒湿阻痹

经脉骨节者。

【用法】每日 1 剂，水煎分服 2 次。

【方解】方中薏苡仁味甘淡，性凉，健脾益气利湿，脾主运化，"土强可以胜湿，气足自无顽麻"；杜仲甘温，入肝肾经，补肝肾强筋骨，善走经络关节；续断苦甘辛微温，归肝肾经，既补肝肾，又行血脉，续筋骨，有补而不滞之优点；威灵仙辛散温通，其性善走，既可祛在表之风，又可化在里之湿，通经达络，可导可宣，主治风湿痹痛，止痛作用较强；鸡血藤甘苦温，入肝经，既能活血，又能补血，有舒筋活络之功，无论血瘀、血虚，或血虚兼瘀滞之证，对风湿痹痛、筋骨麻木疗效卓著；独活味辛苦性温，入肾、膀胱经，祛风除湿止痛；白芍味苦酸微寒，养阴柔筋止痛，可缓解局部病变的拘挛，并能缓和祛风除湿药之温燥，使走中寓守，散中有敛；五加皮、防风、萆薢祛风除湿，通络止痛，善治腰膝痹痛，屈伸不利；川芎活血化瘀，兼有行气之功。全方标本兼治，共奏温肾壮腰，散寒胜湿，通络止痛之功。

210. 右归汤

【组成】菟丝子15 g，山药15 g，熟地黄12 g，山茱萸12 g，枸杞子12 g，杜仲12 g，当归12 g，鹿角胶（烊化冲服）10 g，制附子5 g，肉桂5 g。

【功效】补肾阳，滋肾阴，填精益髓。

【主治】腰椎间盘突出症属肾阴阳精髓亏虚，经脉骨节失养者。

【用法】每日 1 剂，水煎分服 2 次。10 日为 1 个疗程。

【加减】伴臀、腿痛者，加牛膝15 g，地龙10 g，木瓜12 g；疼痛剧烈者，加制川乌（先煎）5 g，制草乌（先煎）5 g；阴虚火旺明显者，去制附子、肉桂、鹿角胶，加生地黄12 g，麦冬12 g，知母10 g；足腿麻木明显者，加黄芪30 g，蜈蚣 1 条；牵拉痛明显者，加白芍30 g，炙甘草20 g。

【方解】本方始载于《景岳全书》。方中制附子、肉桂、鹿角胶培补肾中之元阳；熟地黄、山茱萸、枸杞子、当归滋补肝肾之阴；菟丝子、杜仲补肝肾，强腰膝；山药平补后

天之本。诸药合用，阴阳兼顾，肝脾肾同补，阴中求阳，使元阳得归。其应用一是对于肾虚有寒者，用以温补肾阳；二是肾虚肾主藏精低下，用之培补元阳，以升命门之火，恢复肾主藏精的功能。肾主骨、生髓，椎间盘中的髓核正是肾精的一种表现形式。

211. 愈痛灵合剂

【组成】丹参30 g，鸡血藤30 g，牛膝15 g，透骨草15 g，千年健15 g，当归12 g，五灵脂（包煎）10 g，桃仁10 g，赤芍10 g，制没药10 g，土鳖10 g，钻地风10 g，黄酒适量。

【功效】祛风活血化瘀。

【主治】腰椎间盘突出症属风邪内扰，瘀血阻痹经脉骨节者。

【用法】每日 1 剂，水煎分服 2 次。15 日为 1 个疗程。

【加减】寒湿腰痛得温则缓，双下肢重着，肌肤麻木，舌淡苔白腻者，加制川乌（先煎）10 g，制草乌（先煎）10 g；气滞血瘀，腰痛拒按，痛处固定并向下肢放射，下肢肌肤麻木，舌紫暗者，加红花10 g，川芎12 g；肾虚腰腿痛麻，肢冷酸软无力，遇劳加重，反复发作者，加杜仲15 g，补骨脂12 g，续断12 g；湿热型，腰痛处有热感，热天及雨天加重，活动后减轻，小便赤，苔黄腻者，加苍术12 g，黄柏10 g，薏苡仁30 g。

【方解】方中丹参、桃仁、当归、赤芍活血祛瘀为君药；牛膝、鸡血藤祛瘀血，通血脉，并引瘀血下行为臣药；千年健、五灵脂、透骨草、钻地风、土鳖活血祛风为佐；使以黄酒调和诸药。合而用之，活血而不耗血，祛瘀又能生新，瘀祛血行，诸症可愈。

212. 展筋活血汤

【组成】炒白术20 g，茯苓15 g，白芷15 g，杜仲15 g，枳壳15 g，姜黄15 g，独活15 g，当归12 g，川芎10 g，牛膝10 g，桃仁10 g，红花10 g，血竭5 g，麝香（冲服）0.1 g。

【功效】展筋活血，行气止痛，强腰壮肾，祛风除湿。

【主治】腰椎间盘突出症属肾虚气滞血

瘀，风湿阻痹经脉关节者。

【用法】每日1剂，水煎分服2次。

【方解】方中以当归、川芎、桃仁、红花养血活血，行气通经为君药。枳壳、牛膝、杜仲助君行气活血为臣药，其中牛膝、杜仲滋补肝肾，强筋健骨，通血脉，使气通则血行，此外牛膝引药下行，直达病所；茯苓、炒白术、独活、白芷健脾除湿，脾健则气血俱生，为佐药。姜黄、血竭、麝香破血行瘀行气，为使药。诸药相合，共奏展筋活血，行气止痛，强腰壮肾，祛风除湿之功。

213. 活血化瘀通督汤

【组成】黄芪30 g，地龙10 g，泽兰10 g，牛膝10 g，川芎10 g，赤芍10 g，白芍10 g。

【功效】益气活血，化瘀通督。

【主治】腰椎间盘突出症属气虚血瘀阻痹经督骨节者。

【用法】每日1剂，水煎分服2次。

【加减】兼气虚者，加党参15 g；兼阳虚者，加杜仲15 g，补骨脂15 g，鹿角胶（烊化冲服）12 g；兼阴虚者，加生地黄15 g，沙参15 g，麦冬12 g；腰背部痛甚者，加杜仲12 g，狗脊15 g；下肢疼痛较重者，牛膝用量加至20 g；下肢麻木较甚者，加鸡血藤20 g；痛剧、睡眠欠佳者，加延胡索15 g，茯神12 g，酸枣仁12 g；大便不通畅者，加桃仁10 g。

【方解】方中黄芪性甘温，归肺、脾经，补气升阳，行气活血；地龙性咸寒，归肝、脾经，通经活络，活血化瘀，贯通督脉，强筋治痿；泽兰性辛温，归肺、脾、肾经，理气活血，通利督脉，利水消肿；赤芍性微寒，归肝经，长于活血散瘀止痛，白芍性微寒，归肝、脾经，长于养血调经，柔肝止痛，两者共用，以通督脉，活血散瘀，缓急止痛；川芎性辛温，乃血中气药，善于活血行气、祛风止痛；牛膝性甘平，散瘀血，补肝肾，强筋骨，活血通经，利水通淋，引血下行。诸药合用，标本兼治，共奏益气活血，化瘀通督之效。

214. 杜仲腰痛汤

【组成】杜仲15 g，牛膝15 g，桑寄生15 g，狗脊15 g，山茱萸15 g，当归12 g，川芎12 g，赤芍12 g，延胡索12 g，红花10 g，土鳖10 g，桃仁10 g，制乳香10 g，制没药10 g，木香10 g，炙甘草5 g，三七（研末冲服）5 g。

【功效】补肾壮腰，活血化瘀，消肿止痛，通经活络。

【主治】腰椎间盘突出症属肝肾亏虚，瘀血阻痹经脉骨节者。

【用法】每日1剂，水煎分服2次。

【方解】方中杜仲补益肝肾，强筋壮骨；山茱萸滋补肝肾；牛膝、桑寄生、狗脊补肝肾，强腰膝，除风湿，通经络；当归、川芎、赤芍、制乳香、制没药、延胡索、土鳖、红花、桃仁、三七活血化瘀通滞，行气消肿止痛；当归兼有补血和血之效；川芎兼有祛风燥湿之效；木香行一身之气，兼带止痛；甘草缓急止痛，补益气血。全方共奏活血化瘀，消肿止痛，补肾壮腰，通经活络之效。

【药理】现代药理学研究发现，方中杜仲具有保护神经根、提高痛阈、减轻髓核对神经根损伤后所致的痛觉过敏作用。

215. 温养通络止痛汤

【组成】黄芪30 g，威灵仙20 g，炒白术12 g，制附子（先煎）10 g，制川乌（先煎）10 g，天麻10 g，红花10 g，全蝎3 g，炙甘草5 g。

【功效】温养肾气，健脾除湿，祛风散寒，通络止痛。

【主治】腰椎间盘突出症属脾肾亏虚，风寒湿邪阻痹经脉骨节者。

【用法】每日1剂，水煎分服2次。

【加减】风寒湿痹，腰部重着冷痛，转侧不利，得温稍舒，静卧不减，下肢重着麻木，每因阴雨天气症状加重者，加独活12 g，防己12 g，牛膝15 g，桂枝10 g，细辛5 g；肾气亏虚，起病缓慢，隐隐作痛，绵绵不已，腰腿酸软无力，喜揉按，遇劳加重，下肢麻木，酸重乏力者，加补骨脂12 g，杜仲12 g，续断12 g，桑寄生15 g，牛膝15 g；经脉瘀阻，腰部不能活动，疼痛难忍，有固定痛点，下肢麻木疼痛，咳嗽时加重，日久可出现肌肉萎

颈肩腰腿痛中医奇效良方全书（珍藏本）

第五章　腰椎间盘突出症

缩者，加当归12 g，制乳香10 g，制没药10 g，地龙10 g，川芎10 g。

【方解】方中制附子补火助阳，温养肾气，祛风散寒止痛；制川乌其温阳散寒止痛作用比制附子更强；二者共为君药，使人体阳气充足，肾气得养，气血流畅，疼痛得止，"益火之源，以消阴翳……乌附是也"。炒白术健脾除湿，《本草纲目》引张元素谓："附子以白术为佐，乃除寒湿之圣药。"全蝎熄风镇痉，通络止痛，能"穿筋透骨，逐湿除风"，临床对各种神经性疼痛都有特效。天麻熄风止痉，缓急止痛，尤其是对伴有下肢麻木抽痛者有明显的缓解作用。红花舒筋活血通络，《药品化义》谓其"善通利血脉，为血中气药，能泻而又能补"。威灵仙祛风湿，通经络，其性走而不守，善于宣通经络。黄芪益气利湿，并助制附子、制川乌通阳。甘草缓急止痛，通过蜜炙既能解制附子、制川乌之毒，又能增强和延长诸药止痛药效，还能和胃安中，调和诸药。黄芪、炙甘草合用，能扶正固本，防止诸药宣散太过。诸药配伍，共奏温养肾气，健脾除湿，祛风散寒，通络止痛之功。

216. 补益肝肾止痛汤

【组成】鸡血藤30 g，白芍30 g，乌梢蛇30 g，海风藤30 g，牛膝25 g，骨碎补20 g，独活20 g，桑寄生20 g，伸筋草20 g，秦艽15 g，木瓜15 g，川芎15 g。

【功效】补益肝肾，祛风除湿，通络止痛。

【主治】腰椎间盘突出症属肝肾亏虚风湿阻痹经脉骨节者。

【用法】每日1剂，水煎分服2次。15日为1个疗程。

【加减】湿盛者，加防己12 g，茯苓25 g；肾虚者，加肉苁蓉10 g，山茱萸12 g；血瘀者，加制乳香10 g，制没药10 g。

【方解】方中以秦艽、桑寄生、牛膝、骨碎补补益肝肾；独活、木瓜、白芍、海风藤祛风除湿，缓急止痛；乌梢蛇、川芎、伸筋草、鸡血藤活血通络。全方共奏补益肝肾，祛风除湿，通络止痛之功效。

217. 枳壳甘草汤

【组成】丹参15 g，当归12 g，枳壳10 g，三棱10 g，莪术10 g，牵牛子5 g，生甘草5 g。

【功效】理气活血，化瘀逐水。

【主治】腰椎间盘突出症属气滞血瘀，水湿阻痹经脉骨节者。

【用法】每日1剂，水煎分服2次。15日为1个疗程。

【加减】寒湿痹阻者，加制川乌（先煎）5 g，制草乌（先煎）5 g，白附子5 g，桂枝10 g，杜仲12 g，狗脊15 g；风湿痹阻者，加羌活12 g，独活12 g，防己10 g，防风10 g，木瓜15 g；便秘者，加制大黄10 g，虎杖15 g；骨质疏松严重者，加山茱萸12 g，补骨脂12 g，骨碎补12 g，枸杞子12 g。

【方解】方中枳壳以行气宽中除胀，下气消积除痞；生甘草益气补中，缓急止痛，调和诸药；当归、丹参活血化瘀，补血养心；三棱、莪术破血逐瘀；牵牛子逐水利湿。诸药合用，共奏理气活血，化瘀逐水之功。

【药理】现代药理学研究发现，方中枳壳有消炎镇痛以及松弛平滑肌作用，从而降低腹压、椎间盘内压的功能；生甘草有类糖皮质激素的功能，能缓解炎症水肿；当归能降低血小板聚集及抗血栓，通过降低血浆纤维蛋白原浓度，增加细胞表面电荷而促进细胞解聚，降低血液黏度，当归中的当归多糖及其分离出的多种组分均有镇痛作用；三棱、莪术有抑制血小板聚集、延长血栓形成时间、缩短血栓，还有延长凝血酶原时间以及降低全血黏度的作用。

218. 椎间盘汤

【组成】川芎15 g，威灵仙15 g，丹参15 g，鸡血藤15 g，当归12 g，萆薢12 g，赤芍10 g，桃仁10 g，茯苓10 g，泽泻10 g，苍术10 g，红花10 g，香附10 g，制乳香5 g，制没药5 g，炙甘草5 g，细辛3 g。

【功效】补血活血止痛，祛风除湿活络。

【主治】腰椎间盘突出症属血虚血瘀，风湿阻痹经脉骨节者。

【用法】每日1剂，水煎分服2次。

【方解】方中以川芎、当归为主药，当归性温，味辛、甘，补血活血止痛；川芎性温味辛，行气活血，祛风止痛，为血中之气药，有通达气血之功，每与当归配伍，可增强活血祛瘀，行气止痛之功；两味主药合用，除有补血活血止痛之外，还能通经络，祛风湿。威灵仙、鸡血藤、桃仁、赤芍、制乳香、制没药为佐药。香附、川芎行气活血以助药力；当归、赤芍养血又兼活血；茯苓补气健脾；丹参、红花、鸡血藤行血补血，舒筋活络；甘草缓和药性，调和诸药，为使药。诸药合用，共奏补血活血止痛，祛风除湿活络之功效。

219. 补肾壮骨散寒汤

【组成】熟地黄15 g，黄芪15 g，党参15 g，鸡血藤15 g，白芍12 g，牛膝12 g，防风12 g，川芎12 g，当归12 g，干姜10 g，制附子（先煎）10 g，狗脊10 g，独活10 g，淫羊藿10 g。

【功效】补肾壮骨，活血化瘀，散寒除湿。

【主治】腰椎间盘突出症属肾阳亏虚，寒湿瘀血阻痹经脉关节者。

【用法】每日1剂，水煎分服2次。同时，用细辛10 g，独活15 g，木瓜15 g，秦艽15 g，威灵仙15 g，红花15 g，透骨草15 g，海风藤15 g，川乌20 g，干姜20 g，桂枝20 g，附子20 g，牛膝30 g，杜仲30 g，桑寄生30 g，煎水熏蒸患处。每日1次，每次30分钟。15日为1个疗程。

【方解】方中川芎、党参、黄芪、当归补血益气；淫羊藿温肾壮阳；熟地黄补肾填精；狗脊坚肾益血；干姜、制附子益肾温阳散寒。熏蒸方中红花、木瓜、透骨草活血化瘀，舒筋通络；川乌、干姜散寒止痛；秦艽、独活祛风除湿。中药熏蒸腰部可以使药物直接作用于病患处，可有效促进血液循环，缓解腰部肌肉痉挛。诸药合用，共奏补肾壮骨，活血化瘀，散寒除湿之功。

220. 独活寄生僵龙汤

【组成】牛膝20 g，当归15 g，白芍15 g，

茯苓15 g，熟地黄15 g，桑寄生12 g，独活12 g，秦艽12 g，杜仲12 g，狗脊12 g，防风12 g，人参10 g，肉桂10 g，白僵蚕10 g，地龙10 g，川芎10 g，炙甘草10 g，全蝎5 g，细辛3 g，蜈蚣2条。

【功效】益肝肾，补气血，祛风湿，止痹痛。

【主治】腰椎间盘突出症属肝肾、气血亏虚，风湿阻痹经脉骨节者。

【用法】每日1剂，水煎分服2次。同时，用当归120 g，枸杞子120 g，木瓜100 g，伸筋草100 g，桂枝100 g，透骨草100 g，牛膝100 g，苍术100 g，红花50 g，秦艽50 g，防风50 g，威灵仙50 g，艾叶50 g，制川乌30 g，制草乌30 g。将上药混匀后平均分成2份，分别装入两个长30 cm、宽20 cm的布袋内，以5000 mL清水浸泡约1小时后，将两个药袋置笼屉上，用所浸泡之药水蒸约20分钟，待药袋温度冷却至50 ℃～60 ℃时，将1个药袋敷于俯卧患者的腰椎部位，待药温度低于体温时，再换另1个药袋热敷，每日1次。10日为1个疗程。

【方解】方中独活取其理伏风，善祛下焦与筋骨间之风寒湿邪，伍以细辛发散阴经风寒，搜剔筋骨风湿而止痛；桑寄生、狗脊、杜仲、牛膝祛风湿兼补肝肾；防风、秦艽除风湿而舒筋；当归、熟地黄、白芍、川芎、人参、茯苓、肉桂补气养血活血，兼温通血脉；白僵蚕、地龙、全蝎、蜈蚣四药合用具有极强的祛风、通络、止痛作用。诸药合用，共奏益肝肾，祛风湿，止痹痛，补气血之效。同时给予中药热敷治疗，是因为中药热敷具备药疗和热疗的特点，药物直接作用于腰部而起作用，药力经皮肤直达病变部位，它能扩张血管，推动血液循环，增强代谢率，减轻肌肉痉挛，缓解患者疼痛。进一步加强了祛风寒湿邪、温经通络的作用。且外敷法安全性高、副作用少、无创伤、无痛苦，易于被患者接受。

221. 活血化瘀除湿散

【组成】桃仁30 g，藿香15 g，桂枝15 g，晚蚕沙10 g，赤芍10 g，川芎10 g，独活10 g，

第五章 腰椎间盘突出症

颈肩腰腿痛中医奇效良方全书（珍藏本）

363

干姜10 g，海风藤10 g，木瓜10 g，制没药10 g，佩兰10 g，青风藤10 g，羌活10 g，制乳香10 g，透骨草10 g，制川乌10 g，伸筋草10 g。

【功效】活血化瘀，祛风除湿，温经通络。

【主治】腰椎间盘突出症属瘀血风寒湿邪阻痹经脉骨节者。

【用法】将以上药物装入纱布袋中，把纱布袋放在冷水中浸泡40分钟，后放在蒸锅中蒸30分钟，取出用毛巾包裹，以温度42 ℃～60 ℃为宜，放在患者腰部疼痛部位，每次30分钟，每日1次。10日为1个疗程。

【方解】方中桂枝、羌活疏风散寒；藿香、佩兰芳香化湿；独活、羌活、制草乌、伸筋草、晚蚕沙、青风藤祛风除湿；干姜温经通络，赤芍、川芎、制乳香、制没药、桃仁活血化瘀。诸药共奏活血化瘀，祛风除湿，温经通络之功。

222. 壮腰健肾通络汤

【组成】威灵仙30 g，山药20 g，白芍20 g，葛根20 g，桑寄生15 g，续断15 g，牛膝15 g，木瓜15 g，伸筋草15 g，延胡索15 g，川芎15 g，杜仲12 g，当归12 g，红花10 g，土鳖10 g，全蝎10 g，甘草5 g。

【功效】壮腰健肾，活血通络，祛风散寒，消肿止痛。

【主治】腰椎间盘突出症属肾虚风寒瘀血阻痹经脉骨节者。

【用法】每日1剂，水煎分服2次。同时，外用金药膏。功能祛风胜湿，活血化瘀，通络止痛。主要成分为川乌、川芎、羌活、乳香、没药、牛膝、桑寄生、木瓜、防己、黄柏、绵萆薢、金钱白花蛇、伸筋草。加温软化，贴于患处，每次1帖，5日换1帖。内服、外用均30日为1个疗程。

【加减】寒湿重者，加桂枝10 g，秦艽15 g，独活12 g；湿热重者，加黄柏10 g，苍术15 g，萆薢12 g；气血虚者，加黄芪15 g，党参12 g；偏肾阳虚者，加菟丝子15 g，淫羊藿12 g。

【方解】方中桑寄生、杜仲、续断壮腰健肾，补肝肾，强筋骨为君药。土鳖、全蝎、红花、川芎、当归、延胡索活血通络，消肿止痛为臣药。威灵仙、牛膝、木瓜、伸筋草祛风胜寒，舒经活络；山药健脾和胃；共为佐药。白芍、甘草酸甘化阴，缓急止痛，调和诸药，为使药。诸药合用，共奏壮腰健肾，活血通络，祛风散寒，消肿止痛之功。

金药膏是以中药做成的一种膏剂，具有祛风胜湿，活血化瘀，通络止痛之功。外用膏剂，直达病所。外敷、内服其效更佳。

【药理】现代药理学研究发现，方中桑寄生、杜仲、续断、土鳖、全蝎、川芎、红花、当归、延胡索具有提高机体免疫力；减轻炎性反应程度，抗炎镇痛，消除周围组织水肿作用。金药膏合内服方能促进局部的血液循环，促进血肿吸收和抑制神经根及周围组织水肿，从而改善神经的缺血缺氧状态，防止神经根粘连，促进神经功能恢复。

223. 补肾活血地黄汤

【组成】熟地黄20 g，杜仲12 g，枸杞子12 g，菟丝子12 g，山茱萸12 g，肉苁蓉12 g，补骨脂12 g，当归尾12 g，制没药10 g，独活10 g，红花10 g。

【功效】补益肝肾，活血化瘀。

【主治】腰椎间盘突出症属肝肾亏虚，瘀血阻痹经脉骨节者。

【用法】每日1剂，水煎分服2次。10日为1个疗程。

【加减】偏肾阳虚者，加胡桃肉15 g，鹿角片（先煎）12 g，制附子（先煎）10 g；偏肾阴虚者，熟地黄用量加至30 g，加生地黄15 g，知母12 g，黄柏10 g；风寒湿者，加威灵仙15 g，木瓜12 g，炒白芥子10 g，细辛5 g；瘀血阻滞者，加三七（研末冲服）5 g，制乳香10 g，土鳖10 g，赤芍12 g，丹参15 g。

【方解】方中用熟地黄、枸杞子、菟丝子、山茱萸、肉苁蓉、胡桃肉、杜仲、当归尾、鹿角片、制附子补益肝肾，养气血，强壮腰腑之品固其本，同时根据痹症之邪不同的致病特点，分别佐以独活、威灵仙、炒白芥子、木瓜、细辛等祛风散寒除湿之品祛邪，并辅以赤芍、丹参、红花、制乳香、制没药、土鳖、三七疏通经络，活血止痛。诸药合用，共奏补益肝肾，活血化瘀之功。

224. 身痛逐瘀鳖蝎汤

【组成】桃仁12 g，红花12 g，当归12 g，川芎12 g，赤芍10 g，秦艽10 g，羌活10 g，制没药10 g，五灵脂（包煎）10 g，香附10 g，地龙10 g，牛膝10 g，土鳖10 g，全蝎10 g，甘草5 g。

【功效】活血行气，祛瘀通络，通痹止痛。

【主治】腰椎间盘突出症属气滞血瘀阻痹经脉骨节者。

【用法】每日1剂，水煎分服2次。

【加减】兼气虚者，加炙黄芪30 g；兼血热者，加生地黄15 g；兼肾虚者，加续断15 g，炒杜仲12 g。

【方解】方中川芎辛香行散，温通血脉，既能活血祛瘀以调经，又能行气开郁而止痛，前人称之为"血中之气药"，实具通达气血之功；当归、桃仁兼有润肠通便之功，可预防该病卧床导致的便秘；制没药、五灵脂活血兼有止痛之功；辅以秦艽、羌活、地龙通络宣痹止痛；佐以香附调理气机；牛膝引血下行；甘草调和诸药，使药到病所，最大限度地发挥活血行气，祛瘀通络，通痹止痛之功效。

225. 补肾健腰汤

【组成】鸡血藤20 g，熟地黄20 g，续断20 g，茯苓20 g，龟甲（先煎）15 g，牛膝15 g，杜仲15 g，补骨脂15 g，桑寄生15 g，独活15 g，伸筋草15 g，枸杞子15 g，黄芪15 g，鹿角霜（包煎）15 g，甘草5 g，蜈蚣2条，黄酒为引。

【功效】补益肝肾，益精填髓，祛风除湿，通络止痛。

【主治】腰椎间盘突出症属肝肾亏虚，风湿阻痹经脉骨节者。

【用法】每日1剂，水煎分服2次。药渣布包好趁热外敷腰部。

【加减】痛剧者，加延胡索15 g，乌梢蛇12 g，制乳香10 g，制没药10 g；寒瘀明显者，加制附子（先煎）12 g，炮穿山甲（先煎）10 g；湿邪重者，加防己15 g，猪苓12 g；麻木者，加全蝎5 g。

【方解】方中鹿角霜、龟甲为血肉有情之品，鹿角霜偏于补阳，龟甲长于补阴，两药合用，沟通任督两脉，益精填髓；牛膝、杜仲、续断、补骨脂、桑寄生祛风湿，补肝肾，强筋骨；黄芪、茯苓、甘草益气扶正；独活、伸筋草、蜈蚣祛风除湿，通络止痛；用黄酒为引，可助药力，增强通经活络功效。药渣外敷可发挥温经散寒，祛风除湿等作用，通过热效应促进局部和全身的血液循环，调节微血管、神经功能，减轻神经根所受的刺激和压迫。

226. 祛风除湿益肾汤

【组成】大血藤30 g，川芎30 g，骨碎补20 g，独活20 g，杜仲20 g，狗脊20 g，生地黄20 g，桑寄生15 g，当归15 g，续断15 g，地龙15 g，制川乌（先煎）10 g，制草乌（先煎）10 g，炙甘草10 g，细辛5 g。

【功效】补益肝肾，散寒祛风除湿，补血行血活血。

【主治】腰椎间盘突出症属肝肾亏虚，风寒湿瘀阻痹经脉骨节者。

【用法】每日1剂，水煎分服2次。10日为1个疗程。

【加减】肾阴虚者，加枸杞子15 g，知母12 g，黄柏10 g；肾阳虚者，加制附子（先煎）10 g，桂枝10 g，干姜5 g；风寒湿盛，疼痛剧烈者，加防己10 g，苍术12 g，木瓜5 g；气滞血瘀者，加桃仁12 g，红花10 g，制乳香10 g，制没药10 g；脊柱变形者，加全蝎5 g，炮穿山甲（先煎）10 g，蜈蚣2条。

【方解】方中制川乌、制草乌均为辛热之品，功能祛风除湿，温通经络，并有较强的止痛作用，共为君药。细辛辛温发散，祛寒止痛；独活、续断、桑寄生、骨碎补、杜仲、狗脊祛风除湿，补益肝肾，强筋壮骨；共为臣。生地黄、当归、川芎、大血藤行血、活血、补血为佐。地龙性善走窜，为通络之佳品，功能通经活络；炙甘草调和诸药；共为使药。诸药合用，共奏补益肝肾，散寒祛风

颈肩腰腿痛中医奇效良方全书（珍藏本）

除湿，补血行血活血之功。

227. 祛风除湿柔肝汤

【组成】丹参15 g，当归15 g，玉米15 g，栀子12 g，苍术12 g，柴胡12 g，杜仲12 g，牛膝12 g，白芍12 g，桂枝10 g，川芎10 g，黄连10 g，白芷10 g，大黄10 g，全蝎5 g，细辛3 g。

【功效】祛风除湿散寒，祛瘀血止疼痛，柔肝理气通络。

【主治】腰椎间盘突出症属风寒湿瘀阻痹经脉骨节者。

【用法】每日1剂，水煎分服2次。10日为1个疗程。

【加减】寒湿较重者，去黄连、栀子，加威灵仙15 g；湿热较重者，去桂枝、白芍，加黄柏10 g，龙胆12 g；瘀血阻滞者，加三棱10 g，莪术10 g。

【方解】方中苍术、细辛、桂枝、玉米祛风湿，温经通阳散寒；大黄、丹参活血祛瘀；黄连制约细辛、桂枝之热；全蝎通络止痛；柴胡梳理气机；白芍养血柔肝之痛；牛膝、杜仲补肝肾，强筋骨。诸药合用，共奏祛风除湿散寒，通经络，祛瘀血，止疼痛，柔肝理气通络之功。

228. 独活寄生阳和汤

【组成】桑寄生15 g，熟地黄15 g，牛膝15 g，全当归12 g，鹿角胶（烊化冲服）12 g，川芎12 g，赤芍12 g，独活12 g，桃仁12 g，白芥子10 g，炒地龙10 g，红花10 g，炮姜10 g，肉桂5 g，生甘草5 g。

【功效】滋补肝肾，祛风散寒，化痰散结，活血化瘀。

【主治】腰椎间盘突出症属肝肾亏虚，风寒痰瘀阻痹经脉骨节者。

【用法】每日1剂，水煎分服2次。

【加减】疼痛甚者，加制川乌（先煎）10 g，制草乌（先煎）10 g；麻木甚者，加仙鹤草15 g。

【方解】方中熟地黄滋阴补血，益精填髓；鹿角胶滋补肝肾，肉桂温肾散寒消瘀血；白芥子祛皮里膜外之痰；配肉桂温阳散寒凝

而化痰滞；炮姜温中助阳散寒；生甘草缓急和中，调营达卫，散寒通痹，协同炮姜、肉桂以宣通气血；独活、红花、桃仁活血通络，祛风散寒，使阴破阳回，寒消痰化；地龙通血脉；牛膝散瘀血，消肿痛，引血下行；全当归、川芎、赤芍理血祛瘀生新。诸药相伍，滋补肝肾，祛风散寒，化痰散结，活血化瘀，使阴寒痰湿凝结之症得除，肝肾气血筋骨得补，达到治疗腰腿痛之功。

229. 益气活血止痛丸

【组成】黄芪30 g，党参30 g，熟地黄30 g，续断30 g，狗脊30 g，桑寄生30 g，白术30 g，茯苓30 g，泽泻30 g，当归30 g，白芍30 g，川芎30 g，甘草30 g，羌活15 g，独活15 g，秦艽15 g，防风15 g，苍术15 g，威灵仙15 g，炮穿山甲10 g，牛膝10 g，桃仁10 g，红花10 g，乳香10 g，没药10 g，三七10 g，全蝎5 g，僵蚕5 g。

【功效】益气养血活血，祛风除湿，散寒通络止痛。

【主治】腰椎间盘突出症属气虚血瘀，风寒湿邪阻痹经脉骨节者。

【用法】将诸药共研为细末，炼蜜为丸，每丸10 g。每次1丸，每日2次，温开水冲服，30日为1个疗程。

【方解】方中重用黄芪、党参、白术、茯苓、甘草益气健脾，滋生气血之化源，使气旺则血旺，气行则血通；当归、白芍、熟地黄、川芎、桃仁、红花、三七、乳香、没药养血活血，祛瘀止痛；炮穿山甲、牛膝活血通络，引药直达病所；羌活、独活、秦艽、防风、苍术、威灵仙祛风除湿，散寒止痛；熟地黄、续断、桑寄生、狗脊、牛膝补肾填精，强筋壮骨，固本止痛。以上诸药配合共奏益气养血活血，祛风除湿，散寒通络止痛之功。

230. 散寒除湿活血汤

【组成】独活15 g，续断15 g，牛膝15 g，路路通12 g，杜仲12 g，鸡血藤12 g，制川乌（先煎）10 g，羌活10 g，全蝎5 g。

【功效】补肾强腰壮骨，养血活血止痛，

祛风散寒除湿。

【主治】腰椎间盘突出症属肾亏血虚血瘀，风寒湿邪阻痹经脉骨节者。

【用法】每日 1 剂，水煎分服 2 次。同时，用鸡血藤30 g，桃仁25 g，红花25 g，牛膝20 g，制乳香12 g，制没药12 g，醋延胡索10 g，土鳖10 g，细辛5 g，将上述药物共研为粗末，装入药袋加水煎煮 30 分钟，取出药袋，凉至40 ℃左右，将药袋置于腰部外敷 30 分钟，早、晚各 1 次。

【方解】方中鸡血藤、路路通、制川乌、羌活、独活、桃仁、红花、土鳖、全蝎等药功专养血活血，祛风散寒，除湿通络，直达病所荡涤经络瘀滞，舒筋活络；腰为肾之府，肾主骨，故辅以补肾药物杜仲、续断、牛膝以补肾强腰，壮骨止痛。且中药热敷可以将药力、热力直接作用于病变局部，使局部血管扩张，促进血液循环，利于局部水肿和炎症的吸收，减轻粘连，缓解腰椎旁纤维的紧张和痉挛，达到疏通经络，活血化瘀的目的，以缓解腰部疼痛。

231. 祛风除湿舒通汤

【组成】鸡血藤30 g，山茱萸15 g，杜仲15 g，狗脊15 g，牛膝15 g，红花15 g，独活15 g，桑寄生15 g，桂枝15 g，姜黄10 g，制乳香10 g，制没药10 g，全蝎5 g，甘草5 g。

【功效】祛风除湿，温经散寒，活血止痛，舒筋通络。

【主治】腰椎间盘突出症属风寒湿瘀阻痹经脉骨节者。

【用法】每日 1 剂，水煎分服 2 次。同时，用威灵仙60 g，艾叶60 g，千年健60 g，络石藤50 g，伸筋草50 g，透骨草50 g，羌活20 g，红花20 g，制川乌10 g，制草乌10 g，细辛10 g，制没药10 g，陈醋适量煎水，用毛巾浸药汁外熨腰部。7 日为 1 个疗程。

【方解】方中鸡血藤、络石藤散寒邪，祛风湿，通络止痛；伸筋草、透骨草、威灵仙、制川乌、制草乌、独活透关节舒挛急，并有驱散风寒湿邪之功效；艾叶、制没药、红花活血舒筋，温通经络，促进血液循环，化瘀止痛；山茱萸、杜仲补益肝肾；全蝎熄风镇

痉，消炎攻毒，通络止痛；狗脊、牛膝、桑寄生治疗风寒湿，强筋骨补肾；桂枝性味辛温，散寒解表；制乳香、甘草搜筋骨间风湿，开通经络，透达关节，止痛；千年健祛风湿，壮筋骨，止痛消肿；羌活解表散寒，祛风胜湿止痛，与制草乌、细辛合用祛风，解表止痛；陈醋通筋透骨，散结消肿止痛。诸药合用，共奏祛风除湿，温经散寒，活血止痛，舒筋通络之功。

232. 腰痛通络散

【组成】桑枝30 g，秦艽30 g，当归20 g，赤芍20 g，刘寄奴20 g，独活20 g，五加皮20 g，续断20 g，木瓜20 g，花椒20 g，艾叶20 g，透骨草20 g，牛膝15 g，红花15 g，附子15 g，川乌10 g，草乌10 g，干姜10 g，大黄10 g，甘草10 g。

【功效】祛风胜湿，温经散寒，活血消肿，通络止痛。

【主治】腰椎间盘突出症属风寒湿瘀阻痹经脉骨者。

【用法】将以上诸药共研为末，用醋调拌，干湿度适宜，分装于自制的两个棉布袋中，上锅蒸热至40 ℃左右，两个布袋交替在患者腰背部痛处来回不停热熨，以患者皮肤微微发红为佳，早、晚各 1 次，每次 30 分钟，每剂药用 3～5 日。

【方解】方中当归、红花、赤芍、牛膝活血化瘀，舒筋活络；刘寄奴为破血，其性善走，专入血分；独活、秦艽祛风胜湿，舒筋止痛；川乌、草乌、干姜、附子祛风除湿，温经止痛；牛膝加强除湿止痛之功效；五加皮、续断治风湿痿痹，壮筋骨；木瓜舒筋活络，且能化湿，为治风湿痹痛所常用；桑枝祛风湿，通经络，行水气；大黄泻热祛瘀，攻积滞；花椒、艾叶、透骨草温经活血，散寒止痛；甘草调和诸药。通过对患处局部进行熨烫，达到活血通络，舒筋止痛之目的。

233. 疏风蠲痹汤

【组成】鸡血藤12 g，桑寄生12 g，茯苓12 g，独活10 g，五加皮10 g，桑枝10 g，续断10 g，牛膝10 g，制乳香10 g，雷公藤（先

煎50～90分钟）10 g，白术10 g，甘草10 g，蜈蚣2条。

【功效】补益肝肾，祛风利湿，活血通络止痛。

【主治】腰椎间盘突出症属肝肾亏虚，风湿瘀血阻痹经脉骨节者。

【用法】每日1剂，水煎分服2次。

【方解】方中独活、五加皮祛风湿止痹痛；桑枝温通经脉；续断、桑寄生、牛膝补益肝肾，牛膝并有引药下行之功；制乳香、鸡血藤活血通络定痛；雷公藤、蜈蚣祛湿搜风；白术、茯苓健脾利湿；甘草意在调和诸药，并以其解毒缓急之功降低雷公藤之毒性。诸药合用，共奏补益肝肾，祛风利湿，活血通络止痛之功。

234. 逐瘀止痛汤

【组成】鸡血藤30 g，桑寄生30 g，泽泻20 g，海风藤20 g，茯苓20 g，络石藤20 g，苍术15 g，萆薢15 g，白术15 g，秦艽15 g，滑石（包煎）12 g，车前子（包煎）12 g，杜仲12 g，土鳖10 g，连翘10 g，姜黄10 g。

【功效】活血化瘀止痛，祛湿散寒除风，补益肝肾强腰。

【主治】腰椎间盘突出症属肝肾亏虚，瘀血风寒湿邪阻痹经脉骨节者。

【用法】每日1剂，水煎分服2次。

【方解】方中鸡血藤祛瘀活血，补血益气；桑寄生强腰补肾，祛风除湿，补益肝肾，强筋健骨；茯苓化痰除湿；海风藤、络石藤长于通络止痹，清热祛湿；车前子可祛湿通淋；萆薢祛湿祛浊；白术、苍术利水渗湿，除湿祛风；土鳖逐瘀续骨。诸药合用，共奏活血化瘀止痛，祛湿散寒除风，补益肝肾强腰之效。

【药理】现代药理学研究发现，方中的多种成分具有扩血管、拮抗血小板及红细胞凝聚，改善微循环的作用，且具有抑炎镇痛、增强机体免疫、促进组织修复、再生的作用。

235. 壮骨舒筋汤

【组成】熟地黄15 g，杜仲15 g，牛膝15 g，续断15 g，当归12 g，党参12 g，枸杞子12 g，泽兰10 g，木瓜10 g，红花10 g，川芎10 g，防风10 g，白芷10 g，穿山龙10 g，厚朴10 g，山楂10 g。

【功效】补肝肾壮筋骨，活血祛瘀止痛，祛风除湿散寒。

【主治】腰椎间盘突出症属肝肾亏虚，瘀血风寒湿邪阻痹经脉骨节者。

【用法】每日1剂，水煎分服2次。

【加减】疼痛甚者，加两面针15 g，全蝎5 g，蜈蚣1条。

【方解】方中红花、川芎、泽兰活血祛瘀，通经止痛；枸杞子、杜仲、续断补肝肾，壮筋骨；党参、山楂益气消食补脾，以固后天之本；当归、熟地黄补血和血；穿山龙、木瓜、厚朴祛风除湿，舒经活络；白芷、防风为散风寒湿痹之要药也，辛温升阳，解表发汗，性善祛风，使湿邪随汗而解，以风药胜湿；牛膝善引诸药气血下注，筋骨痛在下者，加用之可使瘀血、湿阻自然下降，随气而化，阳气上升，顽疾解除。全方诸药并用，具有补肾壮骨，化瘀舒筋之功效。

236. 壮腰补肾汤

【组成】熟地黄30 g，茜草30 g，木瓜15 g，桂枝10 g，杜仲10 g，牛膝10 g，红花10 g，制川乌（先煎）5 g，制草乌（先煎）5 g。

【功效】壮腰强肾，散寒温通经脉，活血化瘀。

【主治】腰椎间盘突出症属肾虚寒凝血瘀阻痹经脉骨节者。

【用法】每日1剂，水煎分服2次。

【加减】下肢发凉甚者，加细辛3 g，木通5 g；疼痛剧烈者，制川乌、制草乌用量分别各加至10 g，加白芥子10 g；汗出不畅者，加麻黄5 g。

【方解】方中制川乌、制草乌、桂枝能温通经脉，其中制川乌、制草乌煎出物有强烈镇痛作用，能迅速使局部炎症消退，久煎又能大大降低其毒副作用；茜草、木瓜、红花活血化瘀，以改善局部血运，减少局部粘连；杜仲、牛膝、熟地黄壮腰强肾，增强腰肌张力，加强和维持椎体间的平衡。诸药配伍，共奏壮腰强肾，散寒温通经脉，活血化瘀之功效。

237. 壮腰复脱汤

【组成】黄芪40 g，鸡血藤25 g，桑寄生18 g，白芍18 g，熟地黄15 g，威灵仙15 g，当归12 g，地龙12 g，独活12 g，防风12 g，土鳖12 g，秦艽12 g，木瓜12 g，牛膝12 g。

【功效】补益肝肾，祛风胜湿，益气活血，化瘀通络。

【主治】腰椎间盘突出症属肝肾亏虚，气虚血瘀，风湿阻痹经脉骨节者。

【用法】每日1剂，水煎分服2次。20日为1个疗程。

【加减】疼痛重者，加制乳香10 g，制没药10 g。

【方解】方中当归补血活血；熟地黄补肾阴之不足；鸡血藤、制乳香、制没药化瘀；秦艽、威灵仙益气祛风湿；牛膝补肝肾，通经络；桑寄生补肾壮腰；防风、独活散风胜湿；白芍、木瓜平肝养阴；黄芪补中益气；地龙、土鳖活血通络。各药相互协调，共奏补益肝肾，祛风胜湿，益气活血，化瘀通络之功效，使瘀消而脱复。

238. 壮腰活血汤

【组成】鹿衔草30 g，伸筋草30 g，骨碎补20 g，千年健20 g，追地风20 g，当归12 g，熟地黄12 g，杜仲12 g，狗脊12 g，牡丹皮10 g，牛膝10 g，独活10 g。

【功效】补肾强筋，壮骨助阳，化湿散寒，活血化瘀止痛。

【主治】腰椎间盘突出症属肾虚寒湿瘀血阻痹经脉骨节者。

【用法】每日1剂，水煎分服2次。30日为1个疗程。

【加减】急性期症状重者，加猪苓12 g，车前子（包煎）10 g；气虚甚者，加人参10 g，黄芪30 g；血虚甚者，加制何首乌30 g，墨旱莲20 g；寒甚者，加制川乌（先煎）10 g，干姜10 g；瘀甚者，加全蝎10 g，蜈蚣2条。

【方解】方中杜仲、狗脊、骨碎补补肾助

阳，壮骨为君药；鹿衔草、千年健、追地风、当归、熟地黄、牡丹皮补肾强筋，补血活血，祛风湿，通经脉为臣药；独活、牛膝祛风湿，通经脉，引药下行为佐使。合而用之，配伍精当，共奏补肾强筋，壮骨助阳，化湿散寒，活血化瘀止痛之功，补而不腻，行而不滞，切中病机，故效果良好。

239. 壮腰健肾通痹汤

【组成】丹参30 g，黄芪15 g，赤芍15 g，白芍15 g，鸡血藤15 g，续断15 g，桑寄生15 g，当归12 g，苍术12 g，白术12 g，延胡索12 g，桂枝10 g，黄柏10 g，杜仲10 g，红花10 g，桃仁10 g，制乳香10 g，制没药10 g，木香10 g，炙甘草5 g。

【功效】补益肝肾气血，活血祛瘀通痹，清热祛湿止痛。

【主治】腰椎间盘突出症属肝肾、气血亏虚，瘀血湿热阻痹经脉骨节者。

【用法】每日1剂，水煎分服2次。30日为1个疗程。

【方解】方中黄芪、当归补气养血；杜仲、续断、桑寄生壮腰健肾，补肝以固其本。苍术、白术、黄柏祛湿热，坚脾肾；不通则痛，桂枝配黄芪、当归升阳通脉；久痛必瘀，丹参、鸡血藤、红花、桃仁、制乳香、制没药活血祛瘀，通络止痛以养血；延胡索、木香理气止痛，以利复位；白芍、甘草养血柔筋，缓急止痛以治其标。全方共奏扶正祛邪，补益肝肾气血，活血祛瘀通痹，清热祛湿止痛之功。

240. 壮腰祛风镇痛汤

【组成】威灵仙15 g，狗脊15 g，杜仲15 g，熟地黄12 g，羌活12 g，秦艽12 g，乌梢蛇10 g，独活10 g，全蝎5 g，制川乌（先煎）5 g，制草乌（先煎）5 g，蜈蚣2条。

【功效】补益肝肾，祛风通络，除湿散寒，解痉止痛。

【主治】腰椎间盘突出症属肝肾亏虚，风寒湿邪阻痹经脉骨节者。

【用法】每日1剂，水煎分服2次。石拍疗法：以石拍包（选取玉米粒大小的石子约

《颈肩腰腿痛中医奇效良方全书（珍藏本）》

1500 g，用白棉布包裹线绳扎紧即可）由轻到重拍击腰椎突出病变部位，每日 1 次，每次约 2000 拍。

【加减】腿痛屈伸不利者，加牛膝15 g，伸筋草12 g，木瓜10 g；有损伤史，局部压痛明显，痛有定处者，加当归12 g，桃仁12 g，赤芍10 g；肢体寒湿麻木者，加苍术12 g，白术12 g，鸡血藤15 g；病久肌肉萎缩者，加黄芪15 g，党参12 g。

【方解】方中杜仲、狗脊补肝肾，强筋骨；乌梢蛇、全蝎、蜈蚣、制川乌、制草乌、独活、秦艽、威灵仙祛风通络，除湿散寒，解痉止痛；熟地黄养血活络。诸药合用，共奏补益肝肾，祛风通络，除湿散寒，解痉止痛，固本扶正之功。

石拍疗法可恢复肌肉痉挛所致小关节错位，减少椎体移位对神经根的刺激，有利于突出的髓核还纳或吸收；此外，还可松解神经根粘连，使脊柱各组织正常功能得到恢复，充分减轻炎症、充血、水肿对神经根的压迫，加速气血运行，起到通则不痛的效果。

241. 壮骨通络汤

【组成】黄芪20 g，狗脊20 g，鸡血藤20 g，威灵仙15 g，骨碎补15 g，山药15 g，当归12 g，赤芍10 g，白芍10 g，杜仲10 g，枳壳10 g。

【功效】益气养血活血，补肾通络止痛。

【主治】腰椎间盘突出症属气血亏虚，肾虚血瘀阻痹经脉骨节者。

【用法】每日 1 剂，水煎分服 2 次。20 日为 1 个疗程。

【加减】伴气血瘀阻者，加土鳖10 g，地龙10 g，全蝎5 g，三七（研末冲服）5 g；伴风寒者，加细辛5 g，肉桂5 g，制川乌（先煎）10 g，蔓荆子10 g；伴气血亏虚者，加党参15 g，白术12 g，茯苓12 g，阿胶（烊化冲服）10 g，山茱萸10 g；肝肾不足者，加熟地黄15 g，枸杞子15 g，续断15 g，山茱萸12 g，鹿角胶（烊化冲服）10 g，独活10 g。

【方解】方中黄芪、当归、白芍、鸡血藤益气养血，活血通络；狗脊、骨碎补、杜仲、山药补肾强筋；威灵仙、枳壳行气祛湿，通

络止痛。伴瘀阻者加土鳖、地龙、全蝎、三七活血祛瘀，祛风通络；伴风寒者加细辛、肉桂、蔓荆子温经散寒；伴气血亏虚者加党参、白术、茯苓、山茱萸、阿胶益气养血；肝肾不足者加鹿角胶、熟地黄、枸杞子、续断等补肾柔肝。诸药合用，共奏益气养血活血，补肾通络止痛之功。

【药理】现代药理学研究发现，方中黄芪、当归、白芍补益药物能改善人体内分泌系统及免疫系统，调整内环境的物质与能量代谢，改善软骨及软骨下营养，延缓退变。鸡血藤、当归、赤芍活血化瘀药对腰痛患者血液流动、血流动力以及微循环均有一定调节作用，特别是通过改善微血流，微血管形态，毛细血管通透性及其渗出来改善椎管内外的微循环、微环境。

242. 壮腰逐瘀汤

【组成】川芎15 g，杜仲15 g，续断15 g，威灵仙15 g，当归12 g，牛膝12 g，延胡索12 g，香附10 g，地龙10 g，三七10 g，甘草5 g。

【功效】补肝肾强筋骨，活血化瘀止痛，祛风湿通经络。

【主治】腰椎间盘突出症属肝肾亏虚，瘀血风湿阻痹经脉骨者者。

【用法】每日 1 剂，水煎分服 2 次。

【方解】方中川芎辛香行散，温通血脉，既能活血祛瘀，又能行气止痛，前人称之为血中气药；《医学衷中参西录》："三七……善化瘀血，化瘀而不伤新血，为理血妙品"；两药合用，活血化瘀，行气止痛，为君药。杜仲、续断归肝肾经，补肝肾，强筋骨，行血脉；当归能补血、活血、止痛；延胡索能活血行气止痛，助君药加强活血化瘀作用；共为臣药。威灵仙祛风湿，通经络，止痹痛；香附调理气机；地龙通经活络；共为佐药。牛膝归肝、肾经，既可补益肝肾、强筋骨，又可活血化瘀，还能引血下行，善引诸药下达腰膝，为使药。甘草调和诸药。诸药合用，共奏补肝肾强筋骨，活血化瘀止痛，祛风湿通经络之功。

【药理】现代药理学研究发现，方中川芎

中的川芎嗪能降低血小板聚集，增强红细胞变形能力，缓解高凝状态，使血流加快；三七能改善血液"浓、黏、聚、凝"状态；当归能显著延缓肌肉萎缩，促进神经功能的恢复；杜仲有镇静及镇痛、抗炎、双向调节免疫功能的作用；续断能显著抑制毛细血管通透性亢进，并具有明显的抗炎作用；延胡索具有很强的镇痛以及镇静、催眠等作用；香附有解热镇痛作用；牛膝具有抗炎、镇痛，改善微循环及血液流变性的作用。

243. 紫草芍药寄生汤

【组成】白芍20 g，紫草15 g，当归15 g，威灵仙15 g，木瓜15 g，海桐皮15 g，艾叶15 g，防风12 g，桑寄生12 g，川芎10 g，甘草5 g。

【功效】清热解毒凉血，活血养血化瘀，祛风胜湿通络。

【主治】腰椎间盘突出症属血热血瘀，风湿阻痹经脉骨节者。

【用法】每日1剂，水煎分服2次。15日为1个疗程。

【加减】偏寒者，加制附子（先煎）10 g；偏热者，加石膏30 g；偏湿者，加苍术15 g；疼痛剧烈者，加制乳香10 g，制没药10 g。

【方解】方中紫草清热凉血，化瘀解毒消肿；白芍养血、通气、止痹；桑寄生补肾壮骨，祛风胜湿；威灵仙、木瓜、海桐皮宣痹通络，缓急止痛；当归、防风、川芎、艾叶养血活血，祛风行气，舒筋止痛。诸药合用，共奏清热解毒凉血，活血养血化瘀，祛风胜湿通络之功。

【药理】现代药理学研究发现，方中紫草通过改善微循环作用，能消除局部组织充血水肿，缓解疼痛，解除痉挛，有利于病变部位充血水肿的吸收。白芍具有杀菌消炎作用，还有抗凝血，免疫调节的作用。

244. 强筋健骨汤

【组成】狗脊30 g，续断15 g，木瓜15 g，熟地黄15 g，延胡索15 g，狗脊15 g，骨碎补12 g，香附12 g，杜仲12 g，当归12 g，菟丝子12 g，萆薢12 g，苏木10 g。

【功效】补益肝肾，养血活血，祛风除湿，清热化痰。

【主治】腰椎间盘突出症属肝肾亏虚，风湿痰热瘀血阻痹经脉骨节者。

【用法】每日1剂，水煎分服2次。15日为1个疗程。

【加减】有外伤史者，加桃仁12 g，三七（研末冲服）5 g；单纯腰腿痛者，加桑寄生15 g；伴下肢疼痛者，加千年健12 g，牛膝15 g；舌苔黄腻者，加薏苡仁20 g，黄柏10 g；舌苔厚腻者，加法半夏12 g，茯苓15 g。

【方解】方中杜仲、续断、牛膝、骨碎补、熟地黄、菟丝子补益肝肾，强筋健骨；桃仁、苏木、当归、延胡索、香附行气养血活血，祛瘀通经；狗脊、千年健、桑寄生、木瓜、萆薢祛风除湿，舒筋活络；薏苡仁、黄柏、法半夏、茯苓清热利湿化痰。诸药合用，共奏补益肝肾，祛风除湿，疏通气血之功，以达到"通则不痛"的目的。

【药理】现代药理学研究发现，方中千年健、苏木、牛膝、桃仁具有抗炎、镇痛的作用；骨碎补能促进钙的吸收，提高血钙和血磷的水平，能改善软骨细胞，推迟骨细胞的退行性改变，此外还有明显的镇痛作用。

245. 补肾通痹止痛汤

【组成】黄芪20 g，当归15 g，葛根15 g，白芍15 g，威灵仙15 g，狗脊15 g，续断15 g，党参15 g，白术15 g，穿山龙15 g，巴戟天15 g，茯苓15 g，独活10 g，川芎10 g，桂枝10 g，牛膝10 g，全蝎10 g，地龙10 g，木瓜10 g，延胡索10 g，杜仲10 g，甘草5 g，蜈蚣2条。

【功效】补益肝肾，祛风除湿，活血化瘀，通络止痛。

【主治】腰椎间盘突出症属肝肾亏虚，风湿瘀血阻痹经脉骨节者。

【用法】每日1剂，水煎分服2次。

【方解】方中牛膝活血化瘀，补肝肾，强筋骨；杜仲补益肝肾，强筋壮骨；狗脊补肝肾，壮筋骨，祛风湿；续断补肝肾，调血脉；巴戟天温补肾阳，祛除寒湿，健脾和胃；蜈蚣、全蝎熄风镇痉，攻毒散结，通络止痛；

川芎活血行气，祛风止痛；桂枝温经通络，散寒解表；甘草调和诸药。诸药合用，祛风除湿，活血化瘀，通络止痛以其标；补益肝肾，强筋健骨以固其本。经脉气血通畅，则经气通，瘀血化，痹痛止。

246. 补益肝肾通络汤

【组成】丹参30 g，白芍30 g，黄芪15 g，杜仲15 g，熟地黄15 g，牛膝15 g，伸筋草15 g，续断12 g，茯苓12 g，三七10 g，桑椹10 g，全蝎5 g，甘草5 g，蜈蚣1条。

【功效】补益肝肾，活血化瘀，通络止痛。

【主治】腰椎间盘突出症属肝肾亏虚，瘀血阻痹经脉骨节者。

【用法】每日1剂，水煎分服2次。10日为1个疗程。

【加减】寒湿者，加白芷10 g，防风10 g，羌活12 g，独活12 g；湿热者，加秦艽12 g，生地黄15 g，薏苡仁20 g；肾虚阴虚者，加山药15 g，山茱萸12 g；肾虚阳虚者，加淫羊藿15 g，菟丝子20 g；瘀血者，加川芎12 g，制乳香10 g，制没药10 g。

【方解】方中以杜仲、熟地黄、续断补益肝肾为君药；白芍、三七活血化瘀通络，缓急止痛，共为臣药；佐药川芎、蜈蚣、全蝎、牛膝、黄芪、桑椹、茯苓有加强补益肝肾，活血通络止痛，助药力直达病所之功；使药为甘草，调和诸药。诸药合用，共奏补益肝肾，活血化瘀，通络止痛之功。

247. 活血化瘀壮腰汤

【组成】熟地黄30 g，鸡血藤30 g，杜仲20 g，伸筋草20 g，当归15 g，菟丝子15 g，续断15 g，山茱萸15 g，牛膝12 g，桃仁12 g，红花10 g，制乳香10 g，制没药10 g，甘草5 g。

【功效】补肾壮腰，活血祛瘀，通络止痛。

【主治】腰椎间盘突出症属肾虚瘀血阻痹经脉骨节者。

【用法】每日1剂，水煎分服2次。10日为1个疗程。

【加减】下肢抽搐疼痛者，加木瓜20 g，白芍30 g，川芎12 g；麻木者，加全蝎5 g，乌梢蛇10 g，丝瓜络12 g；腰腿冷痛者，加细辛5 g，桂枝10 g，制附子（先煎）10 g；腰腿灼痛者，加黄柏10 g，薏苡仁20 g。

【方解】方中取红花、桃仁、制乳香、制没药活血祛瘀，行气止痛；鸡血藤、当归、伸筋草行血补血，通关活络；杜仲、续断、牛膝、菟丝子、山茱萸、熟地黄补肾壮腰以治其本；甘草调和诸药，并益滋脾胃之气，既针对病因，又标本兼顾，达活血化瘀，通络止痛，益肾壮腰之效。临床及实验研究，活血化瘀药物可抑制淋巴细胞的致炎细胞因子的分泌，从而减轻非细菌性炎性反应而引起的疼痛的症状和发生、发展。另外以通关活络药物为引，使活血化瘀药物和补肾壮腰药物的药力直接到达病位，能迅速消除或改善局部组织水肿、充血、渗出、粘连、钙化、挛缩、缺血等病理变化，从而加快循环，促进代谢，使受损组织和神经恢复。

248. 固本蠲痹汤

【组成】黄芪30 g，熟地黄30 g，当归15 g，制狗脊15 g，威灵仙12 g，炒杜仲12 g，牛膝12 g，防风10 g，白术10 g，枳壳10 g，陈皮10 g，砂仁5 g，细辛3 g。

【功效】补益肝肾，益气养血，祛风散寒胜湿，强骨通痹止痛。

【主治】腰椎间盘突出症属肝肾、气血亏虚，风寒湿邪阻痹经脉骨节者。

【用法】每日1剂，水煎分服2次。

【加减】素体虚弱，气血不足，困倦乏力者，加党参15 g，黄精12 g；阳虚畏寒，面色㿠白，手足不温，腰腿发冷者，加肉桂10 g，菟丝子15 g；阴虚咽干口渴，心烦失眠者，加枸杞子15 g，山茱萸12 g。

【方解】方中熟地黄、当归补血养血和营；黄芪、白术益气扶脾；牛膝、杜仲、制狗脊补益肝肾，强壮筋骨；以细辛以搜肾经风痹；陈皮、枳壳宣畅气机。综合全方，扶正祛邪，标本兼治，共奏补益肝肾，益气养血，祛风散寒胜湿，强骨通痹止痛之效，使患者肝肾强，血气足，风湿除而痹损愈。

【药理】现代药理学研究发现，方中细辛、当归、牛膝、杜仲具有镇痛、镇静作用；当归、熟地黄能抑制或消除神经根周围组织的无菌性炎症，还能改善或解除机械压迫神经根所造成其周围血液循环受阻，增强血液循环，消除周围组织充血、水肿；熟地黄对关节炎有显著抑制作用和抗渗出作用。本方能促进局部的血液循环，促进血肿吸收和抑制神经根及其周围水肿，从而改善神经根的缺血缺氧状态，防止神经根粘连，促进神经功能的恢复。

249. 化湿通痹活血汤

【组成】独活15 g，牛膝15 g，桑寄生15 g，杜仲15 g，透骨草15 g，伸筋草15 g，鸡血藤15 g，泽兰15 g，当归15 g，炒白芍12 g，地龙12 g，五灵脂（包煎）10 g，炮穿山甲（先煎）10 g，全蝎5 g，蜈蚣2条。

【功效】补益肝肾，强壮筋骨，补血活血，通络止痛。

【主治】腰椎间盘突出症属肝肾亏损，血虚血瘀阻痹经脉骨节者。

【用法】每日1剂，水煎分服2次。10日为1个疗程。

【方解】方中桑寄生、独活、杜仲、五灵脂补肝肾，强筋骨，舒筋活络，活血止疼，祛风湿为君；地龙、蜈蚣、炮穿山甲、全蝎为血肉有情之品，活血通络止痛为臣；当归、炒白芍、鸡血藤、伸筋草、透骨草补血活血，舒筋活络，泽兰活血祛瘀，行水消肿，共为佐；牛膝补肝肾，强筋骨，引药入经为使。诸药合用，共奏补益肝肾，强壮筋骨，补血活血，通络止痛之功效。

250. 活血通络地龙汤

【组成】川芎20 g，桃仁20 g，红花15 g，秦艽15 g，羌活15 g，五灵脂（包煎）15 g，地龙15 g，当归12 g，香附12 g，牛膝12 g，炙甘草10 g。

【功效】活血化瘀，通畅经络，行气止痛。

【主治】腰椎间盘突出症属气滞血瘀阻痹经脉关节者。

【用法】每日1剂，水煎分服2次。

【方解】方中川芎、红花、桃仁祛除阻滞，活血化瘀；当归能活血和血，化瘀血不伤正；香附、五灵脂则有行气活血及止痛之功；羌活、秦艽祛风除湿，疏通经络；地龙、牛膝则能疏通经络，以利关节。诸药合用，共奏活血化瘀，通畅经络，行气止痛之效果。

【药理】现代药理学研究发现，方中川芎、红花、桃仁具有抗炎抗氧化，抑制诸多炎性因子的生成及清除氧自由基的功效，亦具有抑制血小板活性、改善局部受损组织的血流动力学，降低毛细血管的通透性，进而改善组织的微循环，减轻患者神经根水肿，发挥抗炎镇痛的疗效。

251. 活血通络二乌汤

【组成】鸡血藤20 g，当归15 g，丹参15 g，牛膝15 g，威灵仙15 g，橘络10 g，青皮10 g，石菖蒲10 g，木瓜10 g，三棱10 g，莪术10 g，红花10 g，制川乌（先煎）10 g，制草乌（先煎）10 g，炙甘草5 g。

【功效】行气活血破瘀，散寒祛风除湿。

【主治】腰椎间盘突出症属瘀血风寒湿邪阻痹经脉骨节者。

【用法】每日1剂，水煎分服2次。15日为1个疗程。

【加减】肝肾亏虚者，去三棱、莪术、红花，加杜仲15 g，白芍15 g，桑寄生20 g，独活12 g；风寒阻络者，加桂枝12 g，麻黄10 g；湿热郁滞者，加黄柏10 g，苍术12 g，薏苡仁20 g。

【方解】方中当归、红花、丹参以活血祛瘀为功；橘络、青皮、三棱、莪术破气行气，以助血行；鸡血藤、威灵仙、木瓜以通络祛风除湿；制川乌、制草乌散寒通络止痛；牛膝一为引经之药，一为辅助活血通络；甘草调和诸药。诸药合用，共奏行气活血破瘀，散寒祛风除湿之功效。

【药理】现代药理学研究发现，方中当归、红花、丹参具有抑制血小板聚集及抗血栓形成、改善微循环、抗炎镇痛、增强机体免疫功能等作用，因此能促进局部的血液循环，促进血肿吸收和抑制神经根及其周围水肿，从而改善神经根的缺血缺氧状态，防止神经根粘连，促进神经功能的恢复。牛膝的醇提物可以增大骨小梁密度、面积、总体积及密质骨面积，减小骨髓腔面积，阻止维甲酸所造成的大鼠骨矿质的丢失，提高骨密度；牛膝脱皮甾酮对体外培养成骨样细胞有显著的促进增殖作用。制川乌、制草乌提取物乌头碱有类似非甾体消炎镇痛功效；鸡血藤、威灵仙、木瓜有利水消肿，促进瘢痕组织软化功效。

252. 活血壮骨饮

【组成】威灵仙15 g，鸡血藤15 g，狗脊15 g，骨碎补15 g，透骨草15 g，续断12 g，杜仲12 g，秦艽12 g，桑寄生12 g，当归12 g，防风10 g，白花蛇10 g，地龙10 g，土鳖10 g，川芎10 g，甘草5 g，血竭5 g。

【功效】补益肝肾，祛风除湿，舒筋活络，活血止痛。

【主治】腰椎间盘突出症属肝肾亏虚，风寒湿瘀阻痹经脉骨节者。

【用法】每日1剂，水煎分服2次。

【方解】方中狗脊性味苦甘温，祛风湿，补肝肾，强腰膝；威灵仙性味辛咸温，祛风湿，通经络；秦艽性味苦辛微寒，祛风湿，舒筋络，退虚热，清湿热；防风性味辛甘微温，祛风解表，胜湿止痛，解痉；桑寄生性味苦甘平，祛风湿，补肝肾，强筋骨；骨碎补性味苦温，活血续筋，补肾强骨；续断性味苦甘辛微温，补肝肾，续筋骨；白花蛇性味甘咸温，祛风通络，定惊止痉；血竭性味甘咸平，活血疗伤，止血生肌；鸡血藤性味苦甘温，行气补血，活血调经，舒筋活络；地龙性味咸寒，清热熄风通络，用于热痹之关节红肿疼痛、屈伸不利；土鳖性味咸寒，破血逐瘀，续筋接骨；透骨草性味苦辛温，祛风除湿，舒筋活络，活血止痛；甘草缓解急迫，调和诸药。各药相合，共奏补益肝肾，祛风除湿，舒筋活络，活血止痛之功。

253. 健腰舒筋汤

【组成】丹参15 g，徐长卿15 g，桑寄生15 g，杜仲15 g，白芍15 g，制川乌（先煎）10 g，独活10 g，甘草5 g。

【功效】温经散寒，祛风除湿，活血止痛。

【主治】腰椎间盘突出症属风寒湿瘀阻痹经脉骨节者。

【用法】每日1剂，水煎分服2次。

【加减】气滞血瘀者，加三七（研末冲服）5 g，当归15 g，川芎10 g，红花10 g；寒湿凝滞者，加秦艽12 g，威灵仙15 g，肉桂10 g，制草乌（先煎）5 g；肾阴虚者，加枸杞子15 g，山茱萸12 g；肾阳虚者，加鹿角胶（烊化冲服）10 g，淫羊藿15 g。

【方解】方中制川乌温经散寒，独活祛风除湿，丹参、徐长卿活血止痛，桑寄生、杜仲补肾壮腰，白芍、甘草缓急止痛，全方共奏温经散寒，祛风除湿，活血止痛之目的。

254. 芥兰祛瘀消痰汤

【组成】白芥子30 g，泽兰30 g，薏苡仁30 g，桑寄生30 g，生山楂25 g，苍术15 g，白术15 g，牛膝15 g，当归尾15 g，黄芪15 g，王不留行15 g，鸡血藤12 g，茯苓12 g，制乳香10 g，制没药10 g，炮穿山甲（先煎）10 g，麻黄5 g。

【功效】活血祛瘀，消痰通络，健脾益肾。

【主治】腰椎间盘突出症属脾肾亏虚，痰瘀互结阻痹经脉骨节者。

【用法】每日1剂，水煎分服2次。15日为1个疗程。

【加减】疼痛重者，去鸡血藤，加延胡索15 g，蜈蚣2条；下肢麻木，肌肉紧张者，加炒丹参25 g，白芍30 g；肝阳偏亢者，去黄芪、苍术、白术，加地龙15 g；痰多者，加海蛤壳15 g，皂角刺12 g；伴骨质增生者，加淫羊藿30 g。

【方解】方中重用泽兰、白芥子祛瘀通络，消皮里膜外之痰；以生山楂、牛膝、当归尾、王不留行、制乳香、制没药、炮穿山甲活血祛瘀；而薏苡仁、苍术、白术、茯苓、黄芪既能行水消痰以治标，又可燥湿健脾而治本；更有桑寄生配麻黄益肾通阳。各药相合，共奏活血祛瘀，消痰通络，健脾益肾之功。

255. 蠲痹止痛活血汤

【组成】鸡血藤30 g，白芍30 g，熟地黄15 g，牛膝15 g，黄芪15 g，茯苓15 g，乌梢蛇15 g，千年健15 g，当归12 g，川芎10 g，桂枝10 g，细辛3 g，土鳖5 g，三七（研末冲服）5 g，制川乌（先煎）5 g，甘草5 g。

【功效】温经散寒，活血祛瘀，搜风通络，健脾补肾。

【主治】腰椎间盘突出症属脾肾亏虚，风寒瘀血阻痹经脉骨节者。

【用法】每日1剂，水煎分服2次。

【方解】方中以制川乌、桂枝、细辛温经散寒；当归、川芎养血活血；三七、土鳖化瘀通络；千年健、牛膝、熟地黄补肝肾，强筋骨；白芍、甘草缓急止痛；黄芪、茯苓健脾益气渗湿；乌梢蛇搜风通络；鸡血藤养血通经。诸药合用，共奏温经散寒，活血祛瘀，搜风通络，健脾补肾之功。

256. 强脊健骨汤

【组成】黄芪30 g，菟丝子30 g，桑寄生15 g，巴戟天15 g，肉苁蓉15 g，牛膝15 g，续断15 g，鸡血藤15 g，川芎15 g，桂枝15 g，延胡索12 g，白术12 g，防风10 g，红花10 g，生甘草5 g。

【功效】补养肝肾，祛风除湿，活血化瘀，通络止痛。

【主治】腰椎间盘突出症属肝肾亏虚，风湿瘀血阻痹经脉骨节者。

【用法】每日1剂，水煎分服2次。

【加减】湿盛者，加苍术15 g，独活12 g；寒盛者，加制附子（先煎）10 g，肉桂5 g；痛剧者，加制川乌（先煎）5 g，制草乌（先煎）5 g；下肢麻木者，加木瓜12 g，全蝎5 g。

【方解】方中以菟丝子、桑寄生为君，补肝肾，祛风湿，强筋骨，壮阳补虚。巴戟天补肾助阳，祛风除湿；肉苁蓉暖腰膝，健骨肉，滋肝肾精血；牛膝滋补肝肾，强腰壮脊；续断补肾强筋，通行百脉，续绝伤而调气血；黄芪补中益气，活血生血；此五味为臣。佐以鸡血藤、红花、川芎、延胡索补血活血，

行气散瘀，止痛；桂枝温通经脉、助阳化气；防风乃风药之润剂，各经皆至，邪去而外无所扰；白术培中固里，脾健而内有所据。甘草调和诸药。诸药合用，共奏补养肝肾，祛风除湿，活血化瘀，通络止痛之功。

【药理】现代药理学研究发现，方中菟丝子水煎液给"阳虚"小鼠灌胃，可使其体重、肾重、胸腺重、白细胞数、红细胞数、血红蛋白以及超氧化物歧化酶的活力显著增加。黄芪有类激素作用，对损伤的椎间盘纤维环细胞有较好的保护作用。

257. 强腰止痛汤

【组成】黄芪30 g，葛根30 g，白芍25 g，杜仲20 g，骨碎补20 g，防风15 g，牛膝15 g，制乳香15 g，制没药15 g，红花15 g，熟地黄15 g，土鳖12 g，制川乌（先煎）10 g，制草乌（先煎）10 g，血竭（研末冲服）5 g，蜈蚣2条。

【功效】补益肝肾强腰，活血化瘀止痛，祛风散寒通络。

【主治】腰椎间盘突出症属肝肾亏虚，风寒瘀血阻痹经脉骨节者。

【用法】每日1剂，水煎分服2次。15日为1个疗程。

【方解】方中制川乌、制草乌、防风祛风通络止痛；制乳香、制没药、蜈蚣、土鳖、红花、血竭舒经活络，祛瘀止痛，改善微循环；葛根发表解肌止痛；白芍养血柔肝；黄芪补气健脾，加强益气活血，消肿功效；杜仲、牛膝、骨碎补、熟地黄补肾强腰，养血通络。诸药合用，共奏补益肝肾强腰，活血化瘀止痛，祛风散寒通络之功。

258. 清热通痹利水汤

【组成】木瓜20 g，徐长卿20 g，黄芩15 g，栀子15 g，金银花15 g，连翘15 g，生地黄15 g，赤芍12 g，白芍12 g，桑枝12 g，伸筋草12 g，茜草10 g，地龙10 g，猪苓10 g，泽泻10 g。

【功效】清热祛湿，利水消肿，活血止痛。

【主治】腰椎间盘突出症急性发作属湿热

颈肩腰腿痛中医奇效良方全书（珍藏本）

水浊瘀血阻痹经脉骨节者。

【用法】每日1剂，水煎分服2次。

【加减】痛甚者，加制乳香10 g，制没药10 g。

【方解】方中黄芩、金银花、连翘清热祛湿，泻火解毒；猪苓、泽泻利水渗湿，消肿止痛；生地黄、赤芍凉血活血；白芍、木瓜缓急止痛；桑枝、伸筋草祛风除湿；茜草、地龙活血通络。全方共奏清热祛湿，利水消肿，活血止痛之功效。

259. 三甲补肾健骨汤

【组成】伸筋草30 g，熟地黄20 g，龟甲（先煎）20 g，鳖甲（先煎）20 g，鹿角霜（包煎）20 g，杜仲20 g，巴戟天15 g，续断15 g，菟丝子15 g，狗脊15 g，威灵仙12 g，牛膝12 g，土鳖10 g，炮穿山甲（先煎）10 g，川芎10 g。

【功效】补益肝肾，益精填髓，祛风除湿，活血通瘀。

【主治】腰椎间盘突出症属肝肾精髓亏虚，风湿瘀血阻痹经脉骨节者。

【用法】每日1剂，水煎分服2次。

【加减】疼痛剧烈者，加延胡索15 g，制没药10 g，制乳香10 g，乌梢蛇10 g；寒湿瘀滞者，加制川乌（先煎）10 g，制草乌（先煎）10 g；湿邪较重者，加防己12 g，木瓜15 g。

【方解】方中以龟甲、鳖甲、鹿角霜阴阳双补，补肾健肾，濡润宗筋，疏通经络，益精填髓；炮穿山甲活血消癥，沟通任督；辅以杜仲、巴戟天、狗脊、续断、菟丝子、熟地黄补肝肾强筋骨，除湿通痹；以牛膝、土鳖、伸筋草、威灵仙祛风除湿，活血通瘀，直达患处。诸药合用，共奏补益肝肾，益精填髓，祛风除湿，活血通瘀之功。

260. 三藤当归通络汤

【组成】忍冬藤60 g，鸡血藤30 g，熟地黄25 g，胆南星20 g，独活20 g，大枣20 g，络石藤18 g，杜仲18 g，当归12 g，桂枝12 g，白芍12 g，川芎12 g，土鳖10 g，牛膝10 g，蜈蚣1条。

【功效】养血活血止痛，散寒通经入络，祛风化痰渗湿。

【主治】腰椎间盘突出症属风寒痰湿瘀血阻痹经脉骨节者。

【用法】每日1剂，水煎分服2次。同时，用桂枝、当归、制川乌、制草乌、白芥子、土鳖、炒杜仲、三棱、莪术各10份，透骨草、寻骨风各30份，共研细末，300 g一袋，用时加陈醋炒热，外敷患处，每日1～2次，每次40～60分钟，每袋连续用1～2周。

【加减】偏寒者，加细辛5 g，制川乌（先煎50～90分钟）15 g，制草乌（先煎50～90分钟）15 g；偏热者，熟地黄改生地黄，加牡丹皮12 g，败酱草20 g；下肢麻木疼痛甚者，加木瓜25 g，五加皮20 g；湿热盛者，去熟地黄、桂枝，加防己15 g，黄柏10 g，萆薢12 g；腰痛重者，加续断18 g，桑寄生15 g；血瘀重者，去白芍，加制乳香10 g，制没药10 g；阴虚内热者，加生地黄25 g，黄柏12 g；痰浊湿阻者，去熟地黄，加姜法夏12 g，威灵仙18 g；大便干结者，加桃仁15 g，大黄10 g。

【方解】方中忍冬藤、络石藤、鸡血藤为藤类药物，凡藤蔓之属，皆能通经入络；蜈蚣、土鳖通络活血止痛，有虫蚁搜剔之能，更增"三藤"之功效，共为之君。桂枝、白芍、大枣入足太阳经，温通经络而达营郁，开痹涩而利关节；伍以独活、杜仲，一则独活气味雄烈，芳香四溢，能宣统百脉，调和经络，通利筋骨，二则杜仲归肝肾经，《本经》谓其"主腰膝痛，补中，益精气，坚筋骨"，两药助桂枝、白芍通达营郁、利关节、强肝肾，以治风湿痹症而为之臣。熟地黄、白芍、当归、川芎为之佐，一是活血养血，为祛风之要诀，因"治风先治血，血行风自灭"之故，二是补血生血，为扶正之要，与他药共达祛邪而不伤正之目的。胆南星化痰燥湿，病久瘀湿生痰浊用之首选。牛膝味厚气薄，走而能补，性善下行，故引诸药入经络。纵观全方，君臣佐使，配伍得当，直中病机。既能通络活血散寒于上，又能化痰渗湿于下，还可调气血、达营郁、坚筋骨、强止痛。

261. 升降定痛化瘀汤

【组成】黄芪30g，丹参30g，续断15g，狗脊15g，木瓜15g，桑寄生12g，牛膝12g，伸筋草12g，路路通12g，茯苓10g，白术10g，杜仲10g，桃仁10g，红花10g，白芷10g，僵蚕10g，升麻5g，蝉蜕5g，全蝎（研末冲服）3g，细辛3g，炙甘草3g，大枣3枚，蜈蚣（研末冲服）1条。

【功效】健脾补肝益肾，活血化瘀通络，祛风散寒除湿。

【主治】腰椎间盘突出症属肝脾肾亏虚，风寒湿瘀阻痹经脉骨节者。

【用法】每日1剂，水煎分服2次。

【加减】下肢肿胀明显者，加泽泻15g，车前子（包煎）12g；血瘀明显者，加土鳖10g，鳖甲（先煎）15g；畏寒肢冷者，加制附子（先煎）10g；夹风湿者，加独活12g，威灵仙15g，秦艽10g；疼痛剧烈者，加制乳香10g，制没药10g；疼痛难忍者，加血竭3g。

【方解】方中黄芪、茯苓、白术健脾补气；续断、杜仲、桑寄生补肾祛风湿，强筋健骨；丹参、桃仁、红花活血化瘀；升麻、牛膝一升一降，以降为主，引血归经；狗脊、木瓜强腰脊，利关节；白芷、细辛、僵蚕、蝉蜕祛风通络止痛；伸筋草、路路通通筋脉，利经络；全蝎、蜈蚣搜风通络，起日久之顽疾沉疴；炙甘草、大枣补气调和诸药。诸药合用，健脾补肝益肾，活血化瘀通络，兼以祛风散寒除湿。扶正固本为主，兼以祛邪通络。

262. 舒腰止痛汤

【组成】威灵仙30g，熟地黄20g，丹参15g，骨碎补15g，桑寄生15g，杜仲15g，续断15g，当归12g，独活12g，防风10g，桂枝10g，川芎10g，赤芍10g，牛膝10g，茯苓10g，地龙10g，细辛5g，甘草5g。

【功效】补益肝肾，祛风散寒祛湿，活血通经止痛。

【主治】腰椎间盘突出症属肝肾亏虚，风寒湿瘀阻痹经脉骨节者。

【用法】每日1剂，水煎分服2次。

【方解】方中独活、桑寄生祛风湿，止痹痛，为君药。威灵仙、防风、细辛助君药祛风散寒，胜湿止痛，为臣药。桂枝发汗解肌，温通经脉，助阳化气；杜仲、熟地黄补益肝肾，强筋健骨；茯苓利水渗湿，健脾安神；川芎活血行气，祛风止痛；赤芍、当归、丹参活血通经止痛；续断、骨碎补补肾续筋；地龙通经活络止痛，共为佐药。甘草调和药性；牛膝引药下行至病所，为使药。全方共奏补益肝肾，祛风散寒祛湿，活血通经止痛之功效。

263. 通痹止痛补肾汤

【组成】桑寄生25g，木瓜25g，白芍20g，杜仲20g，牛膝15g，秦艽12g，当归12g，独活10g，桂枝10g，细辛5g。

【功效】补益肝肾，祛风除湿，温经散寒止痛。

【主治】腰椎间盘突出症属肝肾亏虚，风寒湿邪阻痹经脉骨节者。

【用法】每日1剂，水煎分服2次。

【加减】病程长，疼痛剧烈者，加制川乌（先煎）10g，制草乌（先煎）10g，威灵仙15g；下肢麻木者，加地龙10g，全蝎5g，鸡血藤15g。

【方解】方中桂枝、细辛温经散寒止痛；当归、白芍养血调营，使邪去而正不虚；牛膝、木瓜舒筋活络，引血下行；独活、秦艽祛风除湿；桑寄生、杜仲补肝肾，强筋骨。诸药合用，共奏温经散寒，行气止痛之效。达到风寒湿去而邪气自除，元气充肝肾补而正气得复。

264. 通络活血汤

【组成】穿山龙20g，赤芍15g，牛膝15g，透骨草12g，延胡索12g，独活12g，秦艽12g，川芎10g，地龙10g，制川乌（先煎）5g。

【功效】祛风除湿散寒，活血化瘀，通络止痛。

【主治】腰椎间盘突出症属风寒湿瘀阻痹经脉骨节者。

【用法】每日 1 剂，水煎分服 2 次。

【加减】湿热重者，加泽泻12 g，黄柏15 g；疼痛明显者，加全蝎5 g，乌梢蛇12 g；胸胁胀痛者，加香附12 g，陈皮10 g；腰膝冷痛者，加制附子（先煎）10 g，桂枝10 g。

【方解】方中穿山龙、透骨草扶正活血，通络止痛；制川乌、延胡索有搜风散寒定痛之功效，且药物中的有效成分均有止痛作用；独活、秦艽祛风湿，通经络；川芎、赤芍活血化瘀，通络止痛；牛膝补肝肾，强筋骨；地龙为血肉有形之品，搜剔经络，善治顽痹。诸药合用，共奏祛风除湿散寒，活血化瘀，通络止痛之功效，使得经络通而痹痛止。

265. 温通汤

【组成】狗脊30 g，续断30 g，白芍30 g，木瓜30 g，透骨草30 g，伸筋草30 g，牛膝15 g，当归12 g，茯苓12 g，制附子（先煎）10 g，桂枝10 g，制乳香10 g，制没药10 g，川芎10 g，泽泻10 g，白术10 g，甘草5 g。

【功效】补益肝肾壮骨，散寒除湿利水，活血化瘀止痛。

【主治】腰椎间盘突出症属肝肾亏虚，寒凝水湿瘀血阻痹经脉骨节者。

【用法】每日 1 剂，水煎分服 2 次。药渣装入自制布袋中，趁热外敷腰部患处，每日 2 次，每次 30 分钟。10 日为 1 个疗程。

【加减】偏气虚者，加黄芪30 g，党参20 g；病久瘀甚者，加三棱10 g，莪术10 g。

【方解】方中制附子、桂枝、白术、甘草取仲景甘草附子汤意，温振表里阳气，并走表里，扶正祛邪，散寒除湿；制乳香、制没药、当归、川芎活血化瘀；伸筋草、透骨草祛筋骨间风寒，通络止痛；茯苓、泽泻利水渗湿，消除神经根水肿；牛膝、狗脊、续断补肝肾，壮筋骨，强腰膝；木瓜《别录》："主湿痹邪气……转筋不止"，舒筋活络；白芍配甘草养血柔筋，缓急止痛，三药合用对缓解因神经根受刺激引起的腓肠肌痉挛有较好疗效。诸药合用，共奏补益肝肾壮骨，散寒除湿利水，活血化瘀止痛之功。

药渣外敷可通过温热刺激，引起皮肤和患处的血管扩张，促进局部血液和淋巴循环，加速新陈代谢，改善局部组织营养和整体功能，从而消除或减轻神经根的充血水肿及炎症反应。

266. 养肝柔筋汤

【组成】白芍30 g，鸡血藤30 g，首乌藤30 g，当归15 g，山茱萸15 g，木瓜15 g，丹参15 g，延胡索15 g，炒杜仲12 g，柴胡12 g，枳壳12 g，炙甘草5 g。

【功效】养肝阴血，濡筋柔筋，化瘀止痛。

【主治】腰椎间盘突出症属肝之阴血亏虚，瘀血阻痹经脉骨节者。

【用法】每日 1 剂，水煎分服 2 次。

【加减】腿痛剧烈者，加炒五灵脂（包煎）30 g；腰痛剧烈者，加制鳖甲粉（冲服）10 g；伴心烦易怒者，去杜仲，加炒栀子15 g，合欢花10 g；腰痛腿麻木者，加防己12 g，全蝎10 g，蜈蚣 2 条；腰疼下肢无力者，去延胡索，加龙骨（先煎）30 g，牡蛎（先煎）30 g，制龟甲粉（冲服）10 g。

【方解】方中当归、白芍、山茱萸、鸡血藤、首乌藤、杜仲养肝血，濡筋肌；柴胡、枳壳疏肝解郁；延胡索、丹参化瘀止痛；炙甘草伍白芍能缓急止痛而养肝阴，又能濡养筋肌，兼可调和诸药。诸药伍用，共奏养肝阴血，濡筋柔筋，化瘀止痛之功。

267. 腰痛补肾壮骨汤

【组成】续断40 g，生白术30 g，熟地黄30 g，伸筋草30 g，当归15 g，白芍15 g，杜仲15 g，牛膝15 g，红花15 g，威灵仙15 g，木瓜15 g，延胡索15 g，川芎12 g，狗脊12 g，木香10 g，川楝子10 g，三七10 g，制乳香10 g，制没药10 g，甘草5 g。

【功效】补肾强筋壮骨，活血化瘀止痛，祛风湿通经脉。

【主治】腰椎间盘突出症属肾虚瘀血风湿阻痹经脉骨节者。

【用法】每日 1 剂，水煎分服 2 次。

【加减】急性期症状重者，加车前子（包煎）10 g；气虚甚者，加人参10 g，黄芪30 g；阳虚甚者，加制附子（先煎）12 g，干姜10 g；

瘀甚者，加全蝎10 g，蜈蚣 2 条；湿热重者，去熟地黄，加薏苡仁30 g，黄柏12 g。

【方解】方中杜仲、狗脊、续断补肾助阳，壮筋骨；当归、熟地黄、川芎、木瓜、三七、红花、延胡索、制乳香、制没药补肾强筋，补血活血，祛风湿，通经脉，止痹痛；伸筋草、威灵仙、牛膝、木香、生白术、川楝子祛风湿，通经脉，行气止痛，引药下行；甘草缓急止痛。合而用之，共奏补肾强筋壮骨，活血化瘀止痛，祛风湿通经脉之功。补而不腻，行而不滞，切中病机，效果良好。

268. 腰痛补气化瘀汤

【组成】党参20 g，黄芪15 g，知母15 g，麦冬15 g，当归12 g，制没药12 g，制乳香10 g，三棱5 g，莪术5 g。

【功效】补气扶正，活血化瘀止痛。

【主治】腰椎间盘突出症属气虚血瘀阻痹经脉骨节者。

【用法】每日 1 剂，水煎分服 2 次。

【加减】风邪偏盛者，加防风12 g，海风藤10 g；寒邪偏盛者，加制附子（先煎）12 g，干姜10 g；湿邪偏盛者，加苍术12 g，防风10 g；痛剧者，加制川乌（先煎）12 g，地龙10 g；肢节屈伸不利者，加木瓜15 g，蜈蚣 2 条；外伤新发者，加桃仁12 g，红花10 g。

【方解】方中党参、黄芪补气扶正，正气旺盛则邪气自散；当归补血行血；三棱、莪术、制乳香、制没药合用以行气祛瘀，活血散结，通络定痛；瘀血日久，必伤阴血，故用知母、麦冬滋阴清热。诸药伍用，共奏补气扶正，祛瘀通络之功。瘀血得通，则疼痛自止。

269. 腰腿祛痛散

【组成】淫羊藿30 g，骨碎补30 g，川楝子30 g，炮穿山甲20 g，全蝎20 g，牛膝20 g，甘草20 g，乌梅15 g，威灵仙15 g，红花10 g，桃仁10 g，蜈蚣10 条。

【功效】补益肝肾壮骨，活血化瘀，祛风通络止痛。

【主治】腰椎间盘突出症属肝肾亏虚，风

邪内扰，瘀血阻痹经脉骨节者。

【用法】将诸药共研为细末（虫类药物需先单独加工），分 30 包。早、晚用黄酒各冲服 1 包，15 日为 1 个疗程。

【加减】寒湿者，加桂枝10 g，独活15 g；湿热者，加苍术15 g，黄柏12 g；肝肾不足者，加杜仲12 g，续断15 g；气血不足者，加黄芪15 g，当归12 g；痰瘀互结者，加白芥子10 g，制乳香10 g，制没药10 g。

【方解】方中炮穿山甲、全蝎、蜈蚣祛风通络，三药合用，药宏力专，止痛效好；川楝子、桃仁、红花行气活血；淫羊藿、骨碎补补肾壮骨治其本；乌梅、威灵仙柔肝舒筋，祛风通络；牛膝既能补肝肾，强筋骨，又能通血脉，利关节，且能引药下行；甘草解毒调和诸药。以黄酒为引可助药势，增强通经活络功效。诸药合用，共奏补益肝肾壮骨，活血化瘀，祛风通络止痛之功。邪祛络通，气血调和。

【药理】现代药理学研究发现，方中炮穿山甲、全蝎、蜈蚣虫类药物有明显抗炎镇痛作用；桃仁、红花活血化瘀药有扩张血管，改善微循环作用；淫羊藿、骨碎补、牛膝补肾药物具有调节免疫作用，抑制骨质增生。黄酒能使病变处肌肉痉挛解除，炎症水肿消失，减轻神经根部所受的刺激和压迫，从而改善腰腿痛症状。

270. 腰腿痛宁汤

【组成】黄芪30 g，桑寄生30 g，杜仲20 g，牛膝18 g，党参15 g，续断15 g，独活12 g，白术12 g，桃仁12 g，红花10 g，全蝎10 g，小茴香5 g，升麻5 g，甘草5 g。

【功效】补肾益气，祛风散寒，活血通络。

【主治】腰椎间盘突出症属肾气亏虚，风寒瘀血阻痹经脉骨节者。

【用法】每日 1 剂，水煎分服 2 次。

【方解】方中黄芪、党参、白术补气，配合升麻之升提，可缓解压迫症状；续断、杜仲补肾；独活、桑寄生祛风；小茴香温中行气；桃仁、红花、牛膝、全蝎活血化瘀，通络止痛。诸药共奏益气补肾，祛风散寒，活血通络之效，可缓解腰椎间盘突出症局部充血水肿，改善局部肌肉痉挛，促进炎性物质的吸收，迅速缓解疼痛。

271. 益肾蠲痹汤

【组成】黄芪30 g，熟地黄30 g，当归15 g，制狗脊15 g，威灵仙15 g，炒杜仲12 g，牛膝12 g，防风10 g，白术10 g，枳壳10 g，陈皮10 g，砂仁5 g，细辛3 g。

【功效】益气养血，补益肝肾，祛风除湿，散寒止痛，宣畅气机。

【主治】腰椎间盘突出症属肝肾、气血亏虚，气机不畅，风寒湿邪阻痹经脉骨节者。

【用法】每日1剂，水煎分服2次。

【加减】气虚困倦乏力，气血不足者，加党参15 g，黄精12 g；阳虚面色㿠白，手足不温，腰腿发冷，畏寒者，加肉桂10 g，菟丝子15 g；阴虚咽干口渴，心烦失眠者，加枸杞子15 g，山茱萸12 g。

【方解】方中熟地黄、当归补血养血；黄芪、白术益气扶脾；牛膝、杜仲、制狗脊补益肝肾，强壮筋骨；威灵仙、细辛祛风除湿，散寒止痛；陈皮、枳壳宣畅气机。综合全方，共奏益气养血，补益肝肾，祛风除湿，散寒止痛，宣畅气机之效，扶正祛邪，标本兼治，使患者肝肾强，血气足，风湿除而痹损愈。

272. 益肾通痹散寒汤

【组成】熟地黄20 g，黄芪20 g，党参15 g，当归15 g，鸡血藤15 g，木瓜15 g，大伸筋15 g，杜仲15 g，骨碎补12 g，淫羊藿12 g，山茱萸12 g，山药12 g，制附子（先煎）10 g，桂枝10 g，牡丹皮10 g，茯苓10 g，牛膝10 g，三七10 g，独活10 g，乌梢蛇10 g，秦艽10 g，五加皮10 g，炙甘草5 g。

【功效】补肾强筋壮骨，散寒除湿，活血通络止痛。

【主治】腰椎间盘突出症属肾虚筋骨失养，寒湿瘀血痹阻经脉骨节者。

【用法】每日1剂，水煎分服2次。药渣装袋热敷腰部痛处20～30分钟。

【方解】方中熟地黄、山药、山茱萸滋补肾阴；诸补阴药得制附子、桂枝之温化则滋

而不滞，制附子、桂枝得补阴药之润则温而不燥，如此则能平补肾阴肾阳；淫羊藿、杜仲、牛膝、骨碎补、五加皮补肾强筋壮骨；独活、木瓜、秦艽、大伸筋舒筋活络，散寒除湿止痛；当归、三七活血通络止痛；黄芪、党参、山药平补阴阳，益气生津以助先天之气生化；桂枝辛温芳香温通经脉，通达一身之阳气；牡丹皮主阴清肝，木瓜、大伸筋舒筋通络；乌梢蛇搜风通络；茯苓健脾而渗湿；甘草调和诸药。全方共奏补肾强筋壮骨，散寒除湿，活血通络止痛之功。药渣局部热敷，使药力直达病所，增强活血通络止痛之效，是为标本兼顾、扶正祛邪之剂。

【药理】现代药理学研究发现，方中制附子、桂枝、独活、秦艽、五加皮、三七有镇痛、镇静、抗炎作用，能提高痛阈值；制附子、独活、黄芪、五加皮、牡丹皮、党参、杜仲、淫羊藿、茯苓能调节机体免疫功能；黄芪、当归能抗血栓，改善微循环；甘草有抗炎、抗过敏和类皮质激素作用，能降低毛细血管通透性，减轻炎性致痛物质渗出，使局部炎症、水肿消退；三七、鸡血藤能扩张血管、改善局部组织微循环，有利于髓核水分吸收；骨碎补、牛膝能增强腰椎稳定性；木瓜含有皂苷、黄酮，具有明显消肿作用。综合本方所含药物成分主要是镇痛、镇静、抗炎作用和改善机体局部免疫功能，有效地缓解了神经根局部炎性水肿，减轻组织粘连，缓解疼痛，降低了髓核组织自身的免疫反应。

273. 益肾通络舒筋汤

【组成】熟地黄30 g，盐杜仲25 g，续断15 g，牛膝15 g。

【功效】补益肝肾，强筋壮骨，祛风除湿，舒筋通络。

【主治】腰椎间盘突出症属肝肾亏虚，风湿阻痹经脉骨节者。

【用法】每日1剂，水煎分服2次。

【加减】风盛者，加当归12 g，川芎10 g，以活血行气，祛风通络；寒盛者，加制草乌（先煎）10 g，麻黄5 g，以温经散寒通络；湿盛者，加苍术12 g，白术10 g，以健脾燥湿通络；湿热者，加泽泻12 g，车前子（包煎）

10 g，以清热利湿通络；血瘀者，加土鳖10 g，丹参15 g，以化瘀通络；气滞者，加川楝子12 g，延胡索15 g，以行气活血通络；气虚者，加白术12 g，黄芪15 g，以益气利水通络；肾阳虚者，加肉桂5 g，制附子（先煎）10 g，以温阳通络；肝肾阴虚者，加生地黄15 g，枸杞子15 g，以滋阴通络；肾精不足者，加紫河车10 g，鹿角胶（烊化冲服）12 g，以益精填髓，壮督通络。

【方解】方中杜仲温补肝肾，强筋壮骨，补肾火之衰；熟地黄养血滋阴，补精益髓，补肾水之亏。《本草汇言》谓"凡下焦之虚，非杜仲不补，下焦之湿，非杜仲不利；足胫之酸，非杜仲不去，腰膝之痛，非杜仲不除……补肝益肾，诚为要剂"。《本草秘录》谓"杜仲补中强志，益肾填精，尤治腰痛不能屈伸者神效"。其又谓"熟地主折跌绝筋伤中，逐血痹，填骨髓……通血脉，益气力"。续断补肝肾，强筋骨，通利血脉、续筋接骨。牛膝既补肝肾，强筋骨，又通血脉而利关节，行善下走，治下半身腰膝关节酸痛，为其专长。诸药合用，共奏补益肝肾，强筋壮骨，祛风除湿，舒筋通络之功。

274. 甲片豨莶草汤

【组成】豨莶草15 g，地龙15 g，丹参15 g，杜仲15 g，桑寄生15 g，狗脊15 g，淫羊藿15 g，当归12 g，延胡索12 g，炮穿山甲（先煎）10 g，红花10 g，土鳖10 g，牛膝10 g。

【功效】补肝肾壮筋骨，活血化瘀止痛，祛风湿通经络。

【主治】腰椎间盘突出症属肝肾亏虚，瘀血风湿阻痹经脉骨节者。

【用法】每日1剂，水煎分服2次。

【加减】疼痛剧烈者，加细辛5 g，制川乌（先煎）10 g，制没药10 g；麻木者，加全蝎5 g，僵蚕10 g，蜈蚣2条；腰腿酸痛者，酌加老鹳草15 g，鸡血藤15 g，独活12 g，秦艽12 g，木瓜12 g，乌梢蛇10 g，全蝎5 g；关节僵硬者，酌加炒白芍20 g，伸筋草15 g，木瓜12 g，全蝎5 g；胃纳欠佳者，加佛手10 g，焦山楂15 g；胃胀痛者，加枳壳12 g，木香10 g；大便溏滞者，去当归，酌加党参15 g，焦山楂15 g，山药15 g，白术12 g，鸡内金10 g；气血亏虚者，加黄芪20 g，党参15 g，山药15 g，熟地黄12 g，制何首乌12 g，枸杞子12 g，炒白芍12 g。

【方解】方中炮穿山甲善于走窜，性专行散，能活血散瘀，通行经络，用于风湿痹痛，关节不利，筋脉拘挛，麻木等症为君药。豨莶草苦寒，有小毒，入肝、肾二经，祛风湿，利筋骨，治四肢麻痹，腰膝无力，风湿疼痛为臣药。地龙调通经络；杜仲、桑寄生、狗脊补肝肾，壮筋骨；红花、丹参、土鳖、当归辅助君药活血化瘀；制没药活血止痛消肿；延胡索行气止痛；牛膝补肝肾及作为下肢的引经药；淫羊藿祛风湿补肾阳共为佐药。诸药合用，共奏补肝肾壮筋骨，活血化瘀止痛，祛风湿通经络之效。本方通、活、补兼施，邪瘀去除，经脉通畅，通则不痛，诸症自可渐愈。

275. 逐瘀汤

【组成】桑寄生30 g，威灵仙20 g，茯苓20 g，白芍20 g，当归15 g，地龙15 g，香附15 g，牛膝12 g，鸡血藤12 g，桃仁12 g，红花10 g，川芎10 g，苍术10 g，甘草5 g。

【功效】补益肝肾，活血化瘀，通络止痛，祛风除湿化痰。

【主治】腰椎间盘突出症属肝肾亏虚，瘀血风湿痰瘀阻痹经脉骨节者。

【用法】每日1剂，水煎分服2次。20日为1个疗程。

【方解】方中桃仁、红花、川芎、当归、地龙活血化瘀；当归、鸡血藤补血活血；白芍、甘草酸甘化阴，缓急止痛；桑寄生、牛膝、威灵仙、苍术祛风湿，补肝肾，强筋骨；香附理气；茯苓健脾祛湿化痰。诸药配伍，共奏补益肝肾，活血化瘀，通络止痛，祛风除湿化痰之功。

【药理】现代药理学研究发现，方中桃仁、红花、川芎、当归具有改善微循环，扩张血管，抑制红细胞和血小板聚集，调节血液黏稠度的作用，且有显著的抗炎、镇痛、调节机体免疫力，促进组织修复与再生的作用。地龙具有纤溶、抗凝、溶栓和改善血液循环、促愈合、增强免疫、解热镇痛等作用。牛膝具有消炎抗菌、镇痛、蛋白同化、增强人体免疫力等作用。茯苓具有利尿、增强免疫功能、抗炎、镇静、保肝等作用。苍术具有镇静镇痛、保肝等作用。香附具有解热、镇静、镇痛、消炎等作用。甘草具有解毒、抗炎、抗过敏、抗变态反应、双向免疫调节等作用。白芍具有镇痛、抗炎、增强免疫功能等作用。

276. 助促化核汤

【组成】黄芪30 g，续断20 g，鸡血藤15 g，木瓜15 g，威灵仙15 g，当归12 g，防己12 g，杜仲12 g，地龙10 g，土鳖10 g，茯苓10 g，制乳香10 g，制没药10 g，水蛭5 g，白芥子5 g，炙甘草5 g。

【功效】补肝益肾，益气活血，化瘀通络，利湿散结。

【主治】腰椎间盘突出症属肝肾亏虚，气虚血瘀，瘀血水湿阻痹经脉骨者。

【用法】每日1剂，水煎分服2次。

【方解】方中重用黄芪大补脾胃之气，气行则血行，祛瘀不伤正；威灵仙、木瓜活血化瘀通络；当归活血化瘀，通络止痛；黄芪以益气升提为主，防己以降浊为主，一升一降，益气行水，利水消肿，能消除腰椎神经根水肿及其无菌性炎症；杜仲、续断补肝肾，强筋骨，杜仲善走经络关节，续断善调筋节气血，二药同用，相得益彰；地龙、土鳖均为虫类药物，善祛经络之风；水蛭破血逐瘀，以治疗腰肌紧张等症；鸡血藤活血舒筋；茯苓利水渗湿，增强消除神经根水肿之效；白芥子散结通络止痛。诸药配伍，共奏补肝益肾，益气活血，化瘀通络，利湿散结之功，使局部无菌性炎症消退，粘连减轻，从而有利于髓核的还纳，消除神经根的水肿及炎症，使腰肌痉挛缓解。

277. 壮督蠲痹汤

【组成】黄芪20 g，龟甲（先煎）15 g，鳖甲（先煎）15 g，熟地黄15 g，杜仲15 g，鸡血藤12 g，续断12 g，菟丝子12 g，伸筋草12 g，补骨脂12 g，枸杞子12 g，骨碎补12 g，独活12 g，牛膝12 g，三七10 g，鹿角霜（包煎）10 g，茯苓10 g，甘草5 g，黄酒30 mL。

【功效】补益肾督，强筋壮骨，滋阴养血活血，祛风胜湿止痛。

【主治】腰椎间盘突出症属肾督阴血亏虚，瘀血风湿阻痹经脉骨节者。

【用法】每日1剂，水煎分服2次。药渣趁热外敷腰部患处。

【加减】痛剧者，加延胡索15 g，乌梢蛇12 g，制乳香10 g，制没药10 g；寒痹明显者，加制附子（先煎）10 g，炮穿山甲（先煎）10 g；湿邪重者，加防己12 g，猪苓10 g。

【方解】方中鹿角霜、龟甲为血肉有情之品，鹿角霜偏于补阳，龟甲长于补阴，两药合用，沟通任督二脉，益精填髓，寓"阴中求阳"之意，可到达腰、脊、髀、尻等处；杜仲、续断、菟丝子、补骨脂、骨碎补通补督脉，强筋壮骨；鳖甲、枸杞子、熟地黄、牛膝、鸡血藤补阴养血活血；黄芪、茯苓、甘草益气扶正；独活、伸筋草、三七祛风胜湿，通经止痛。诸药配伍，共奏补益肾督，强筋壮骨，滋阴养血活血，祛风胜湿止痛之功。

用黄酒为引可助药势，增强通经活络功效。药渣热敷温经散寒，祛风除湿，而且通过热敷可促进局部和全身血液循环，调节微血管神经功能，减轻神经根部所受的刺激和压迫，使腰腿疼痛症状得到改善和消失。

278. 活络通痹散寒散

【组成】当归25 g，白芷25 g，牛膝20 g，乳香15 g，羌活15 g，血竭15 g，羌活15 g，生香附15 g，煅自然铜15 g，独活15 g，续断15 g，川芎15 g，木瓜15 g，炮穿山甲10 g，肉桂10 g，桂枝10 g，厚朴10 g，制川乌5 g，制草乌5 g，木香5 g。

【功效】祛风散寒除湿，活血化瘀，通痹止痛。

【主治】腰椎间盘突出症属风寒湿瘀阻痹经脉骨节者。

【用法】将上药共研为细末，用黄酒或凡士林调和，待加热后（不宜太热，谨防烫伤）

装入纱布袋，以腰部压痛点为中心熨敷，每次 30 分钟，每日 2 次，7 日为 1 个疗程。

【方解】方中川乌、草乌祛风通痹，散寒止痛；白芷、桂枝辛温解表，长于发散肌表游风及寒湿之邪；川芎、当归、乳香、没药活血化瘀，通络止痛；木香、香附理气止痛；牛膝能强筋骨，治足膝软弱无力。诸药合用，使风寒得散，寒湿得除。同时借助药物外敷温热刺激，使药力、热力直达病所，达到"瘀去则新生，络通则痛止"的治疗效果。

279. 葛芍续威木瓜汤

【组成】葛根 30 g，白芍 20 g，木瓜 15 g，续断 15 g，黄芪 15 g，骨碎补 15 g，威灵仙 15 g，延胡索 15 g，豨莶草 15 g，秦艽 12 g，杜仲 12 g，补骨脂 12 g，枸杞子 12 g，当归 12 g，牛膝 12 g，乌药 10 g，香附 10 g。

【功效】补益肝肾气血，活血化瘀，祛风湿通经络。

【主治】腰椎间盘突出症属肝肾气血亏虚，瘀血风湿阻痹经脉骨节者。

【用法】每日 1 剂，水煎分服 2 次。

【加减】寒凝者，加独活 12 g，川芎 10 g，桂枝 10 g，细辛 5 g；风湿者，加地龙 10 g，白芥子 10 g，防己 10 g，石菖蒲 12 g，茯苓 15 g；瘀滞者，加水蛭 5 g，川芎 10 g，地龙 10 g，苏木 12 g；肝肾亏虚者，枸杞子用量加至 20 g；偏阴虚者，加龟甲（先煎）15 g，熟地黄 15 g，制何首乌 12 g，鸡血藤 20 g；偏阳虚者，加锁阳 10 g，肉苁蓉 10 g，制附子（先煎）10 g，淫羊藿 12 g。

【方解】方中葛根升阳解肌，宣通督脉经气，善治项背经腧不利；威灵仙、秦艽、豨莶草祛风湿，通经络，威灵仙尚能软坚散结；补骨脂、续断、骨碎补、枸杞子补肝肾，益精生髓充骨；黄芪、当归补益气血；当归、牛膝、延胡索活血化瘀，与软坚散结药合用加强软坚散结作用，与补血药相伍有祛瘀生新之效，与祛风湿药合用又可加强祛风湿作用；黄芪补气升阳，与葛根相合，可加强宣通督脉之功，白芍与甘草配伍，酸甘化阴，养血柔肝舒筋；延胡索尚能止痛，香附、乌药理气止痛，合用则加强止痛作用；牛膝引

血下行，通督脉，与葛根、黄芪相伍则升降相济，增强通络舒经之功。诸药合用，共奏补益肝肾气血，活血化瘀，祛风湿通经络之效。

280. 消髓化核汤

【组成】生黄芪 20 g，威灵仙 15 g，川芎 15 g，当归 12 g，防己 10 g，白芥子 10 g，地龙 10 g，木瓜 10 g，生甘草 10 g，水蛭 5 g。

【功效】行气利水消肿，逐瘀化痰，活血祛湿通络。

【主治】腰椎间盘突出症术后属气虚水湿内停，痰瘀互结阻痹骨节者。

【用法】每日 1 剂，水煎分服 2 次。15 日为 1 个疗程。

【加减】气虚明显者，加党参 15 g；血虚明显者，加熟地黄 15 g；肝肾阴虚者，加熟地黄 15 g，枸杞子 12 g；肝阳上亢者，加龙骨（先煎）20 g，牡蛎（先煎）20 g；寒邪明显者，加制川乌（先煎）10 g，制草乌（先煎）10 g，肉桂 3 g；疼痛明显者，加延胡索 12 g，三七（研末冲服）5 g；心悸失眠者，加酸枣仁 12 g，柏子仁 10 g。

【方解】方中生黄芪、防己行气利水消肿；当归、川芎、白芥子逐瘀化痰通络；白芥子化痰散结；地龙、水蛭长于活血通络；木瓜祛湿通络、柔肝转筋；威灵仙软坚散结止痛。诸药合用，共奏行气利水消肿，逐瘀化痰，活血祛湿通络之功。

281. 补气活血止痛汤

【组成】黄芪 30 g，桂枝 12 g，赤芍 12 g，当归 12 g，川芎 12 g，制乳香 12 g，制没药 12 g，牛膝 12 g，地龙 10 g，大枣 5 g。

【功效】补肝肾益气血，活血行气止痛。

【主治】腰椎间盘突出症术后综合征属气血肝肾亏虚，瘀血阻痹经脉关节者。

【用法】每日 1 剂，水煎分服 2 次。

【加减】湿重者，加茯苓 15 g，白术 12 g，以健脾利湿；寒重者，加肉桂 10 g，以温阳散寒；脾胃虚弱者，加党参 15 g，白术 12 g，以补气健脾；腹胀、大便困难者，加枳实 10 g，厚朴 10 g，火麻仁 12 g，以润肠通便。

【方解】方中黄芪、桂枝为君药，重用黄芪大补元气，益气固表，鼓舞卫气以畅血行；桂枝辛温解肌，温经通痹活血；二者相配伍，相辅相成，寓通于补，通中有补，补气固表，疏通肌表经脉，祛邪而不伤正。赤芍、当归、川芎活血化瘀，通利血脉；制乳香、制没药活血行气止痛；共为臣药。黄芪、当归合用，具有补益气血，使气血旺盛，气能行血，血行则麻木无力自消。牛膝逐瘀通经，引血下行，补肝肾，强筋骨；地龙解痉活络；均为佐药。大枣调和诸药，为使药。诸药合用，共奏补气活血，通络止痛之效。

【药理】现代药理学研究发现，方中黄芪中的黄芪皂苷甲和黄芪苷有抗炎、镇痛作用。赤芍、当归、川芎活血化瘀药物有减轻炎性反应程度，缩短炎症期和减轻结缔组织形成的作用。地龙能解除血管痉挛，改善局部微循环，促进神经系统损伤修复。

282. 活血健腰汤

【组成】熟地黄25 g，活血藤15 g，当归15 g，赤芍15 g，川芎12 g，续断12 g，延胡索10 g，全蝎3 g，甘草5 g，蜈蚣1条。

【功效】活血化瘀，通络止痛。

【主治】腰椎间盘突出症射频消融术后属瘀血阻痹经脉骨者。

【用法】每日1剂，水煎分服2次。15日为1个疗程。

【方解】方中当归、熟地黄、赤芍、川芎组成的"四物汤"活血化瘀为君药；活血藤、续断、蜈蚣、全蝎加强活血通络止痛之功，共为臣药；延胡索缓急止痛为佐药；使药为甘草，调和诸药。全方共奏活血化瘀，通络止痛之功，故对血瘀型腰椎间盘突出症实施射频消融术患者收效满意。

283. 祛瘀利水汤

【组成】黄芪35 g，鸡血藤35 g，延胡索25 g，白芍25 g，当归25 g，杜仲25 g，地龙25 g，牛膝15 g，赤芍15 g，五灵脂（包煎）15 g，泽泻15 g，车前子（包煎）15 g，三棱10 g，莪术10 g，蜈蚣10 g，甘草10 g。

【功效】益气活血化瘀，利水消肿健骨。

【主治】腰椎间盘突出症术后属气虚血瘀，水湿阻痹经脉骨节者。

【用法】每日1剂，水煎分服2次。7日为1个疗程。

【方解】方中黄芪、赤芍、当归、五灵脂以益气活血化瘀；配三棱、莪术增强其破血散瘀功效；延胡索、白芍有缓急行气止痛之功；牛膝、杜仲配合蜈蚣、鸡血藤能直达下部气血，舒筋活络，治疗下肢麻木；泽泻、车前子、地龙渗水利湿，利尿消肿；甘草调和诸药。众药合之，共奏活血止痛，化瘀利水，强筋健骨之功效。

【药理】现代药理学研究发现，方中黄芪具有抗血小板聚集作用；泽泻使尿中钠、氯、钾及尿素的排泄量增加；延胡索的主要药理成分是10余种生物碱，有明显的止痛作用；车前子能使尿素、氯化物及尿酸排出增多而有利尿作用。

284. 腰痛活血汤

【组成】鸡血藤30 g，白芍30 g，牛膝15 g，威灵仙15 g，当归12 g，木瓜12 g，杜仲12 g，桂枝10 g，制乳香10 g，制没药10 g，防己10 g，薏苡仁10 g，制川乌（先煎）5 g，炙甘草5 g。

【功效】补益肝肾，补血活血养肝，温经祛风胜湿。

【主治】腰椎间盘突出症术后腰腿痛属肝肾亏虚，风寒湿瘀阻痹经脉骨节者。

【用法】每日1剂，水煎分服2次。

【加减】腰膝酸痛，得热痛减者，去防己、薏苡仁，加细辛5 g，桑寄生15 g，鹿角霜（先煎）12 g；下肢麻木者，加地龙10 g，全蝎5 g。

【方解】方中牛膝、杜仲补益肝肾，壮督活血而通利关节；白芍、当归、炙甘草补血而活血，养肝而柔肝，缓急止痛；制乳香、制没药气味香窜入络，配合桂枝、鸡血藤、木瓜、威灵仙温经活血通络，祛风胜湿之品，使经脉通，气血行，风寒湿祛，筋脉肌肉得以气血濡养而痹自解。

【药理】现代药理学研究发现，方中牛膝、杜仲补肾药通过作用于下丘脑-垂体-肾上腺素轴系统，对神经、内分泌、免疫功能进行整体调节，且可清除致病物质的自由基。制乳香、制没药、当归、鸡血藤活血化瘀药能改善局部微循环，调控椎管内的炎症反应和成纤维细胞的增生与活性，降低胶原合成与沉积，预防椎管内瘢痕组织增生与粘连形成。

285. 龙马汤

【组成】黄芪30 g，白芍30 g，熟地黄20 g，地龙15 g，丹参15 g，鸡血藤15 g，桂枝15 g，威灵仙15 g，当归15 g，川芎15 g，杜仲12 g，桑寄生12 g，牛膝10 g，马钱子粉（冲服）0.25 g，甘草5 g。

【功效】补肾强壮腰膝，活血化瘀通络，祛风除湿止痛。

【主治】腰椎间盘突出症术后腰腿痛属肾虚瘀血风湿阻痹经脉骨节者。

【用法】每日1剂，水煎分服2次。服药期间忌食膏粱厚味、油腻、生冷食物。

【加减】肾虚者，酌加续断15 g，补骨脂15 g，枸杞子12 g，女贞子12 g，仙茅10 g；寒湿者，酌加秦艽15 g，独活12 g，木瓜12 g，防风12 g，制川乌（先煎）10 g，制草乌（先煎）10 g；血瘀者，酌加延胡索15 g，川芎12 g，桃仁12 g，土鳖10 g，制乳香10 g，制没药10 g；湿热者，酌加金银花15 g，蒲公英15 g，紫花地丁15 g，连翘10 g，赤芍12 g，牡丹皮12 g。

【方解】方中以马钱子、威灵仙、秦艽通络止痛，活血祛风除湿；以黄芪、熟地黄顾气血之本而扶正。桑寄生、牛膝、杜仲补肾强壮腰膝，而牛膝具有通利血脉，引药下行的作用，以解决下肢症状。地龙、土鳖、制乳香、制没药化瘀通络以治其标。当归、川芎、鸡血藤、丹参既可补血，又通络止痛；桂枝、白芍益气和营，温阳通痹。甘草调和诸药。诸药合用，共奏补肾虚，强腰膝，祛风湿，益气血，调营卫，通经络，止痹痛之功。

286. 独活除痹胶囊

【组成】薏苡仁20 g，木瓜15 g，独活12 g，羌活12 g，延胡索12 g，当归12 g，萆薢12 g，杜仲12 g，牛膝10 g，鹿衔草10 g，桂枝5 g，制川乌3 g。

【功效】散寒祛湿，祛风除痹止痛，通经活血。

【主治】腰椎间盘突出症属风寒湿瘀阻痹经脉骨节者。

【用法】将诸药共研为细末装入胶囊，1次3粒，1日3次。

【方解】方中薏苡仁利水渗湿，健脾除痹，羌活、独活祛风湿，散寒凝，止痹痛，共为君药；制川乌祛风除湿，散寒止痛，桂枝温通经脉，助阳化气，萆薢祛风除湿，通络止痛，善治腰膝痹痛，屈伸不利，共为臣药，以助君药之散寒祛湿，除痹止痛之效；杜仲温肾壮阳，强健筋骨，延胡索、当归行气活血，化瘀止痛，配伍鹿衔草、木瓜以加强通经活络之力；共为佐药；牛膝活血通经、补肝肾、强筋骨，引诸药下行，为使药。全方共奏散寒祛湿，祛风除痹止痛，通经活血之功，标本兼治。

287. 伸筋活血汤

【组成】土鳖15 g，枳壳15 g，木香15 g，独活10 g，桑寄生10 g，伸筋草10 g，丹参10 g，地龙10 g，当归10 g，川芎10 g，赤芍10 g，延胡索10 g，杜仲10 g，苏木10 g。

【功效】行气活血化瘀，补肾强筋健骨，通痹止痛。

【主治】腰椎间盘突出症属肾亏气滞血瘀阻痹经脉骨节者。

【用法】每日1剂，水煎分服2次。

【方解】方中丹参、当归、苏木、地龙、伸筋草伸筋通络止痛；土鳖、延胡索、川芎、赤芍行气活血化瘀，消瘀散积；杜仲、桑寄生补肾之虚；枳壳行气之力甚强，有"冲墙倒壁"之功，推动诸药到达病所；木香除助枳壳行气外，尚能顾护胃气；独活"治诸风，百节痛风无久新者"。《活幼新书》若与桑寄生、杜仲配伍，可治痹证日久正虚，腰膝酸软，关节屈伸不利。诸药相配，共奏活血化瘀，强筋健骨，通痹止痛之功。证法相符，筋骨得养，瘀血祛除，经脉通畅，从而药到病除，效果显著。

288. 身痛逐瘀散寒汤

【组成】独活12 g，桑寄生12 g，当归12 g，羌活10 g，牛膝10 g，川芎10 g，赤芍10 g，泽兰10 g，桃仁10 g，制没药10 g，香附10 g，秦艽10 g，地龙10 g，甘草5 g。

【功效】活血化瘀止痛，补益肝肾气血，祛风散寒除湿。

【主治】腰椎间盘突出症属肝肾气血亏虚，祛寒湿瘀阻痹经脉骨节者。

【用法】每日1剂，水煎分服2次。30日为1个疗程。

【加减】气血不足者，加黄芪20 g，丹参15 g，熟地黄12 g；腰部冷痛喜温者，加独活12 g，桂枝10 g，干姜5 g，制附子5 g；腰痛酸软无力明显者，酌加黄芪20 g，熟地黄15 g，山药15 g，枸杞子15 g，女贞子12 g，杜仲12 g，鹿角胶（烊化冲服）10 g，白术10 g；腰痛如刺拒按者，加延胡索15 g，五灵脂（包煎）12 g，红花10 g；腰痛有热感，口苦烦热者，酌加苍术12 g，黄柏12 g，木瓜10 g，防己10 g，龟甲（先煎）20 g。

【方解】方中桑寄生补肝肾，壮筋骨，具有止腰腿疼痛之功；独活善祛深伏之风寒湿邪，且具止腰膝痹痛之功；地龙通经活络；当归、川芎、赤芍调补气血；牛膝助桑寄生补益肝肾，强筋壮骨；秦艽助独活祛风散寒除湿；桃仁、泽兰、制没药活血化瘀止痛，且泽兰具有行水消肿之功。气血不足，则加黄芪、丹参、熟地黄以增强益气养血活血之功；腰部冷痛喜温，兼杂寒湿，则加干姜、桂枝、制附子以散寒暖中止痛；腰痛酸软无力，肾虚明显，则加熟地黄、枸杞子、女贞子、杜仲、鹿角胶以强腰益肾通督，黄芪、山药、白术以健脾益气，使脾肾两脏相济，温运周身；腰痛如刺拒按，瘀血明显，则以延胡索、五灵脂、红花增强活血止痛之功；腰痛有热感，口苦烦热，兼有湿热，则以苍术、黄柏、木瓜、防己清热利湿通络，龟甲滋肾清热，既防苦燥伤阴，又寓已病防变之意。

第六章　腰椎骨质增生症

腰椎骨质增生症，又称腰椎增生性骨关节炎，腰椎退行性骨关节炎，肥大性脊椎炎。其主要病理改变为关节软骨，关节囊，韧带的纤维化和腰椎、软骨下骨质增生，椎间隙变窄。由于各种因素所致椎间关节和椎间盘负荷不匀，应力过大处软骨退变，弹性减退，丧失减震能力，导致椎间隙狭窄，使后方关节突成半脱位，挤压神经造成顽固性的腰痛和根性坐骨神经痛。

根据本病的临床特征，其病属于中医学"腰痹""痹证"范畴。中医认为，本病多是由于长期弯腰工作，或工作姿势不正，或腰部外伤治之失时，或年老久病，房劳伤损，以致肾虚腰部不健，经气不利，气血运行不畅，再加寒湿或湿热之邪侵袭，邪气留滞腰部，阻痹经气，以致腰部经常疼痛，形成腰痹。

1. 补肾通络活血汤

【组成】鸡血藤45 g，熟地黄30 g，骨碎补30 g，白芍20 g，续断15 g，牛膝15 g，木瓜15 g，独活15 g，延胡索15 g，威灵仙15 g，当归15 g，狗脊12 g，五加皮10 g。

【功效】补肾健骨，祛风除湿，活血通络。

【主治】腰椎骨质增生症属肾虚风湿瘀血阻痹经脉骨节者。

【用法】每日1剂，水煎分服2次。10日为1个疗程。

【加减】气虚明显者，加黄芪30 g；瘀血阻滞或有外伤者，加制乳香15 g，制没药15 g，桃仁12 g，红花10 g；疼痛剧烈者，加制川乌（先煎）12 g，制草乌（先煎）12 g，制乳香15 g，制没药15 g。

【方解】方中熟地黄、骨碎补、狗脊、续断、五加皮、牛膝补肾强筋健骨；白芍、当归、木瓜养血柔筋缓急止痛；鸡血藤、威灵仙、独活祛风除湿通络止痛；延胡索、鸡血藤活血止痛。诸药合用，标本兼治，共奏补肾健骨，祛风除湿，活血通络之功，疗效满意。

2. 杜仲壮腰汤

【组成】杜仲12 g，续断12 g，狗脊12 g，全当归12 g，熟地黄12 g，菟丝子12 g，桑枝12 g，龟甲胶（烊化冲服）10 g，补骨脂10 g，肉苁蓉10 g，巴戟天10 g，佩兰10 g，泽兰10 g，制附子5 g，肉桂5 g。

【功效】补益肝肾，温阳滋阴，祛风除湿。

【主治】腰椎骨质增生症属肝肾不足，阴阳亏虚，风湿阻痹经脉骨节者。

【用法】每日1剂，水煎分服2次。

【加减】疼痛剧烈，走窜不定者，去龟甲胶、熟地黄，加乌梢蛇10 g，制全蝎5 g，蜈蚣5 g；疼痛缠绵，湿邪留滞者，加茯苓12 g，苍术12 g，白术10 g；兼有外伤，痛如针刺者，去龟甲胶、肉苁蓉、菟丝子、巴戟天，加苏木10 g，红花10 g，桃仁12 g。

【方解】方中杜仲、续断、狗脊补肝肾，强腰膝；肉桂、制附子、巴戟天、肉苁蓉补肾助阳；龟甲胶、全当归、补骨脂、熟地黄养血补阴；少佐桑枝、佩兰、泽兰祛风除湿。诸药合用，共奏补益肝肾，温阳滋阴，祛风除湿之功，阴阳并补，使肾气充实，则腰部酸痛自止。

颈肩腰腿痛中医奇效良方全书（珍藏本）

3. 白花蛇透骨草散

【组成】白花蛇3条、透骨草（凤仙花全草）18 g，威灵仙72 g，防风36 g，骨碎补36 g，赤芍36 g，血竭36 g，土鳖36 g，延胡索36 g，甘草10 g。

【功效】补肝肾，强筋骨，散瘀血，祛风湿。

【主治】腰椎骨质增生症属肝肾亏虚，风湿瘀血阻痹骨节者。

【用法】将诸共研为细末，每次12 g，每日3次，温开水送服，10日为1个疗程。

【加减】瘀血凝滞重者，加制乳香36 g，制没药36 g；肝肾亏虚甚者，加锁阳18 g，肉苁蓉18 g，仙茅10 g；痰湿者，加白芥子18 g，制南星10 g。

【方解】方中白花蛇甘咸，入肝经血分，善透骨搜风，性温能通络，又因蛇性走窜，长于祛风，能外达皮肤，内走脏腑，凡人体内外风湿之邪，皆可应用，为治风湿顽痹要药；透骨草甘温，归肾经，有活血化瘀，通经透骨之功效；二药合用为君，既能祛风除湿，又能活血化瘀，畅通气血，力专效宏，直达病所。骨碎补苦温，归肝、肾经，活血续伤，补肾强骨；威灵仙、防风都能祛风除湿，通络止痛；赤芍、血竭、土鳖活血散瘀，消肿定痛；以上共为臣药。佐以止痛良药延胡索，解决骨痹所致疼痛；甘草缓和药性，调和诸药，为使药。诸药合用，共奏补肝肾，强筋骨，散瘀血，祛风湿以蠲骨痹。

4. 白芍木瓜汤

【组成】白芍30 g，威灵仙30 g，鸡血藤20 g，当归15 g，木瓜15 g，甘草15 g，五加皮10 g。

【功效】养血敛阴，缓急止痛，活血祛风除湿。

【主治】腰椎骨质增生症属阴血亏虚，经脉挛急，风湿瘀阻骨节者。

【用法】每日1剂，水煎分服2次。15日为1个疗程。

【加减】气血亏虚者，加熟地黄20 g，黄芪30 g；肾虚者，加杜仲15 g，续断20 g，骨

碎补12 g；腰痛重者，白芍用量加至60～100 g；服药后腹泻者，加白术20 g，茯苓15 g。

【方解】方中白芍养血敛阴，缓急止痛，柔肝舒筋，配伍木瓜、甘草酸甘化阴，养阴生肌，疏通脉络，解除痉挛；佐以鸡血藤、当归补血活血；威灵仙发散风湿，舒筋活络，软化骨刺；五加皮增强祛风除湿，强筋壮骨之功。诸药合用，共奏养血敛阴，缓急止痛，活血祛风除湿之功。

【药理】现代药理学研究发现，方中白芍对中枢神经有镇静作用，对骨骼肌有抗痉挛作用，对平滑肌有降低张力和抑制运动的作用，同时有抑制中枢和脊髓反射弧兴奋作用。

5. 白芍木瓜黄芪汤

【组成】白芍30～50 g，黄芪20 g，菟丝子15 g，木瓜15 g，鸡血藤15 g，杜仲15 g，怀牛膝15 g，续断15 g，威灵仙15 g，当归15 g，徐长卿12 g，制乳香10 g，制没药10 g，甘草10 g。

【功效】补益肝肾，补血活血祛瘀，祛风除湿。

【主治】腰椎骨质增生症属肝肾不足，血虚血瘀，风湿阻痹经脉骨节者。

【用法】每日1剂，水煎分服2次。

【加减】畏寒肢冷者，加桂枝12 g；夹热者，加黄柏12 g；夹瘀者，加丹参20 g；夹痰者，加白芥子12 g；纳差、大便溏者，加白术15 g；下肢胀痛者，加土鳖10 g，地龙10 g，全蝎5 g。

【方解】方中杜仲、菟丝子、续断补肾强筋骨；当归、鸡血藤补血活血；黄芪益气行血；徐长卿、木瓜祛风除湿；怀牛膝补益肝肾；制乳香、制没药活血祛瘀止痛；威灵仙发散风湿舒筋活络通行十二经脉；甘草调和诸药。全方具有补益肝肾，柔筋活血，软坚止痛之功。

6. 痹康汤

【组成】麻黄5 g，全蝎5 g，黄芪15 g，熟地黄15 g，当归12 g，骨碎补12 g，杜仲12 g，淫羊藿12 g，炮穿山甲（先煎）10 g，土鳖10 g，炙甘草10 g。

【功效】补气血，养肝肾，行气活血，止痛逐痹。

【主治】腰椎骨质增生症属气血、肝肾亏虚，瘀血阻痹骨节者。

【用法】每日1剂，水煎分服2次。

【加减】寒甚者，加制附子（先煎）10 g，桂枝10 g，细辛5 g；湿甚者，加苍术15 g，薏苡仁30 g；湿热者，去黄芪、熟地黄，加苍术12 g，黄柏10 g，薏苡仁30 g。

【方解】方中黄芪、当归、炙甘草补气调血；熟地黄、杜仲、骨碎补、淫羊藿补肝肾，壮筋骨，祛风除湿；炮穿山甲、土鳖、全蝎活血祛瘀，祛风通络。诸药合用，共奏补气血，养肝肾，行气活血，止痛逐痹之功。

7. 补肾活血化痰汤

【组成】桑寄生30 g，续断30 g，骨碎补30 g，鹿角胶（烊化冲服）20 g，白芥子20 g，胆南星20 g，独活20 g，威灵仙20 g，防己20 g，牛膝20 g，熟地黄20 g，制附子（先煎）10 g，土鳖10 g，三七（研末冲服）5 g，炙甘草5 g。

【功效】补肝益肾，温阳散寒，活血化瘀，化痰散结。

【主治】腰椎骨质增生症属肝肾不足，阳虚寒凝，痰瘀互结阻痹经脉骨节者。

【用法】每日1剂，水煎分服2次。药渣用布袋包好热敷患处。

【方解】方中桑寄生、续断、骨碎补、牛膝补肝益肾，强筋壮骨，治其本；鹿角胶、制附子温补肾阳散寒；熟地黄滋阴补血；三七、土鳖活血化瘀；白芥子、胆南星化痰散结通络；独活、威灵仙、防己祛风散湿止痛。诸药合用，共奏补肝益肾，温阳散寒，活血化瘀，化痰散结之功。药渣热敷患处，温经活络，促进气血运行。

8. 补肾活血祛风汤

【组成】熟地黄30 g，白芍30 g，鸡血藤20 g，威灵仙15 g，鹿衔草15 g，木瓜15 g，防风15 g，肉苁蓉12 g，骨碎补12 g，淫羊藿12 g，莱菔子12 g，秦艽10 g，炮穿山甲（先煎）10 g，细辛3 g，生甘草5 g。

【功效】补肾益精健骨，祛风除湿通络。

【主治】腰椎、颈椎骨质增生症属肾虚精亏，筋骨失养，风湿阻痹经脉骨节者。

【用法】每日1剂，水煎分服2次。30日为1个疗程。

【加减】颈椎骨质增生者，加羌活12 g；腰椎骨质增生者，加桑寄生15 g，狗脊15 g，杜仲12 g，川牛膝12 g；痛甚者，加徐长卿15 g。

【方解】方中熟地黄、鹿衔草、肉苁蓉、淫羊藿、骨碎补、鸡血藤补血气，滋肾水，添骨髓，健筋骨，祛风湿；威灵仙、木瓜、防风、细辛、秦艽祛风除湿，散结通络；莱菔子祛痰降气，消食除胀，《本草纲目》："治痰消食止气痛，皆是利气之功"；白芍、生甘草补血柔肝，缓急止痛。诸药合用，共奏补肾益精健骨，祛风除湿通络功效。

9. 补肾活血鹿角汤

【组成】熟地黄20 g，鹿角霜（包煎）20 g，狗脊20 g，丹参20 g，当归15 g，骨碎补15 g，独活15 g，补骨脂12 g，淫羊藿12 g，牛膝12 g，川芎12 g，延胡索12 g，炮穿山甲（先煎）10 g，细辛5 g，蜈蚣2条。

【功效】补肝益肾，活血祛瘀，驱风除湿散寒。

【主治】腰椎骨质增生症属肝肾亏虚，风寒湿瘀阻痹经脉骨节者。

【用法】每日1剂，水煎分服2次。

【加减】痛甚者，加制乳香10 g，制没药12 g；寒重者，去熟地黄，鹿角霜用量加至30 g，加桂枝12 g；偏热者，去淫羊藿、补骨脂，加忍冬藤20 g，苍术12 g；血虚便秘者，去细辛，加肉苁蓉12 g，制何首乌15 g；气虚明显者，去川芎，加党参15 g，黄芪20 g；尿频或夜尿多者，加益智仁12 g，金樱子12 g；体胖痰多者，加白芥子12 g。

【方解】方中熟地黄、当归养阴补血；补骨脂、淫羊藿、骨碎补、狗脊、牛膝补益肝肾，强筋健骨；独活、细辛、蜈蚣驱风除湿，通络止痛；川芎、丹参、炮穿山甲、延胡索、鹿角霜活血祛瘀，行气散寒。全方配合达到补肝益肾，强筋健骨，活血通络，行气散寒止痛作用。

【药理】现代药理学研究发现，方中骨碎补参与骨代谢，能加强钙在骨骼关节的沉着，使退化的骨质得到填充而修复；淫羊藿则有雌激素样作用，对钙磷代谢有调节作用；丹参、川芎有较好的扩张血管，降低血黏稠度，改善循环的作用，血液循环加快，有利于骨刺引起的韧带、滑膜、软骨、神经等周围组织出现的非特异性炎症的消退、吸收、缓解肌肉痉挛，从而达到治疗目的。

10. 补肾活血祛瘀汤

【组成】黄芪20 g，山茱萸20 g，当归20 g，菟丝子20 g，川芎20 g，延胡索20 g，枸杞子20 g，红花15 g，桃仁15 g，牛膝20 g，杜仲15 g，香附10 g，制没药10 g，五灵脂（包煎）12 g。

【功效】补益肝肾，活血祛瘀，除湿散寒。

【主治】腰椎骨质增生症属肝肾亏虚，瘀血寒湿阻痹经脉骨节者。

【用法】每日1剂，水煎分服2次。15日为1个疗程。

【加减】气滞血瘀者，加赤芍15 g，香附12 g；寒湿者，加麻黄5 g，细辛5 g，干姜10 g，制附子（先煎）10 g；湿热者，酌加车前子（包煎）12 g，茵陈15 g，滑石（包煎）15 g，黄连10 g，黄芩10 g，知母10 g；肝肾亏虚者，加五加皮12 g，狗脊15 g，桑寄生15 g。

【方解】方中当归、川芎、桃仁、红花活血祛瘀，疏通经络；香附、制没药、五灵脂行气活血，通络止痛，祛瘀消肿；牛膝活血化瘀，引药下行，强壮筋骨；共奏活血化瘀，通络止痛之功效。麻黄、制附子、细辛、干姜发表散寒，助阳化气温经；山茱萸、枸杞子、杜仲、菟丝子补益肝肾；当归、黄芪补气养血。全方共奏活血止痛，补益肝肾，助气除湿散寒，故能针对腰椎间盘突出症收到良好疗效。

11. 补肾克刺汤

【组成】薏苡仁30 g，续断20 g，黄芪20 g，狗脊20 g，淫羊藿15 g，骨碎补15 g，杜仲15 g，木瓜15 g，独活15 g，白芍15 g，生地黄12 g，当归12 g，牛膝12 g，巴戟天10 g，川芎10 g，鹿角胶（烊化冲服）10 g，炙甘草5 g，炮穿山甲（研末冲服）3 g，全蝎（研末冲服）3 g，地龙（研末冲服）3 g，蜈蚣（研末冲服）2条。

【功效】补肾养血敛阴，活血祛瘀止痛，熄风除湿通络。

【主治】腰椎骨质增生症属肾虚阴血不足，风湿瘀血阻痹经脉骨节者。

【用法】每日1剂，水酒各半煎服，每日服2次。

【加减】寒湿盛者，加制川乌（先煎）10 g，晚蚕沙（包煎）12 g；夹热重者，加地龙12 g；夹痰者，加白芥子12 g；夹瘀者，加土鳖10 g，红花12 g；痛剧者，加葛根20 g，秦艽15 g，延胡索12 g；身体极度衰弱者，加紫河车（研末冲服）12 g，黄精15 g，枸杞子15 g；伴有下肢胀痛者，加土鳖10 g，丹参15 g。

【方解】方中巴戟天、淫羊藿、鹿角胶、杜仲、狗脊、骨碎补补肾壮督强筋骨；当归、白芍、生地黄养血敛阴止痛；黄芪益气；薏苡仁渗湿除痹；独活、木瓜祛风除湿止痛；炮穿山甲、牛膝、川芎活血祛瘀；全蝎、地龙、蜈蚣熄风止疼镇痛；炙甘草调和诸药。诸药合用，共奏补肾养血敛阴，活血祛瘀止痛，熄风除湿通络之功，临床疗效满意。

12. 补肾祛瘀通络汤

【组成】丹参30 g，枸杞子20 g，怀牛膝15 g，续断15 g，杜仲12 g，山茱萸12 g，当归12 g，制乳香10 g，制没药10 g。

【功效】补益肝肾，活血祛瘀，通络止痛。

【主治】腰椎骨质增生症属肝肾亏虚，瘀血阻痹经脉骨节者。

【用法】每日1剂，水煎分服2次。15日为1个疗程。

【加减】偏肾阴虚者，加生地黄15 g，黄柏10 g，知母12 g；偏肾阳虚者，加巴戟天12 g，补骨脂12 g，肉桂（后下）5 g；兼风寒湿者，加桑寄生15 g，独活12 g，防风10 g；下焦湿热者，加黄柏10 g，苍术12 g，薏苡仁30 g；气血亏虚者，加黄芪20 g，熟地黄15 g，川芎10 g。

【方解】方中怀牛膝、续断、杜仲、山茱萸、枸杞子补益肝肾，强筋壮骨；制乳香、制没药、丹参、当归活血祛瘀，通络止痛。并随证酌情加减，临床应用得心应手，收效颇佳。

13. 补肾散寒化瘀汤

【组成】生地黄20 g，杜仲15 g，续断15 g，狗脊12 g，制川乌（先煎）10 g，制草乌（先煎）10 g，制乳香10 g，制没药10 g，甘草5 g。

【功效】补肾壮腰，化瘀止痛，散寒通痹。

【主治】腰椎骨质增生症属肾虚寒盛瘀血阻痹经脉骨节者。

【用法】每日1剂，水煎分服2次。30日为1个疗程。

【加减】伴坐骨神经痛者，加牛膝15 g，大伸筋15 g；湿重见苔白腻、脉沉缓者，加苍术12 g，薏苡仁30 g，黄柏10 g；胃脘疼痛不适者，去制乳香、制没药，加土鳖10 g，三七（研末冲服）5 g。

【方解】方中以杜仲、续断、狗脊补肾壮腰；制川乌、制草乌散寒通痹；制乳香、制没药化瘀止痛；以生地黄、甘草监制乌头之燥热毒性。湿重者用苍术、黄柏、薏苡仁祛其湿热，故当为本病标本兼治之法。诸药合用，共奏补肾壮腰，化瘀止痛，散寒通痹之效。

14. 补肾通络二藤汤

【组成】鸡血藤20 g，络石藤20 g，熟地黄15 g，桑寄生15 g，续断15 g，秦艽15 g，牛膝15 g，乌梢蛇15 g，杜仲15 g，当归12 g，独活12 g，炮穿山甲（先煎）10 g，细辛5 g，甘草5 g。

【功效】补肾壮骨，祛风散寒除湿，养血活血通络。

【主治】腰椎骨质增生症属肾虚血亏，风

寒湿瘀阻痹经脉骨节者。

【用法】每日1剂，水煎分服2次。15日为1个疗程。

【加减】偏寒者，加桂枝12 g，制附子（先煎）10 g；偏热者，加雷公藤（先煎50～90分钟）20 g，金银花12 g，忍冬藤30 g；偏湿者，加防己15 g，苍术12 g，薏苡仁20 g；气虚明显者，加人参10 g，黄芪20 g；瘀血刺痛者，加莪术10 g，桃仁12 g；疼痛较剧者，加地龙12 g，蜈蚣2条。

【方解】方中桑寄生、续断、牛膝、杜仲补肾壮骨，兼祛风湿；独活、细辛、秦艽祛风散寒除湿；当归、熟地黄、鸡血藤养血活血通络；炮穿山甲结通络；乌梢蛇、络石藤祛风通络；甘草调和诸药。诸药相须为用，共奏补肾壮骨，祛风散寒除湿，养血活血通络之功。且根据临床表现，随症加减，故取得满意疗效。

15. 补肾壮骨逐瘀汤

【组成】鸡血藤30 g，菟丝子30 g，山药30 g，生地黄15 g，熟地黄15 g，杜仲15 g，茯苓15 g，补骨脂12 g，牛膝12 g，续断12 g，山茱萸12 g，牡丹皮10 g，制没药10 g，泽泻10 g，土鳖10 g。

【功效】补肾壮骨，养肝舒筋，逐瘀通络。

【主治】腰椎骨质增生症属肝肾亏虚，瘀血阻痹经脉骨节者。

【用法】每日1剂，水煎分服2次。

【加减】下肢麻木者，加伸筋草30 g，路路通20 g；瘀血较重，舌质紫暗，疼痛较甚者，加红花12 g。

【方解】方中生地黄、熟地黄、山茱萸、山药、牡丹皮、泽泻补肾阴，以濡养骨髓筋脉；菟丝子味辛温，禀气中和，既可补阴又可益阳，温而不燥，补而不滞；续断苦辛甘，入肝肾经，补益肝肾，活络止痛；杜仲补肝肾，强筋骨，肝主筋，肾主骨，肝充则筋健，肾充则骨强；牛膝和血通脉，舒筋利痹，是治肝肾不足之腰痛要药；制没药行血散瘀止痛；鸡血藤活血行血，舒筋活络，尤适于筋骨麻木，为血痹虚劳常用之品；土鳖咸寒入肝经，能续筋接骨，逐瘀止痛。诸药合用，补肾壮骨，养肝舒筋，逐瘀通络，使骨得以壮，筋得以润，瘀得以除，故疼痛麻木消。

16. 当归蛇蝎散

【组成】黄芪140 g，当归120 g，威灵仙120 g，怀牛膝100 g，杜仲100 g，独活100 g，鸡血藤80 g，蕲蛇80 g，血竭70 g，土鳖70 g，防风70 g。

【功效】搜风除湿，补益肝肾，行血补血，通络止痛。

【主治】腰椎骨质增生症属肝肾亏虚，风湿瘀阻经脉骨节者。

【用法】将诸药共研为细末制成散剂，过40目筛。每服5 g，温开水送服，1日3次。

【方解】方中当归补血活血；蕲蛇搜风活络；血竭活血止痛；黄芪补气固表；威灵仙除风除湿，通络止痛；土鳖破血瘀，续筋接骨；防风除湿止痛，解表祛风；怀牛膝补肝肾，强筋骨，活血祛瘀；独活祛风胜湿止痛；杜仲补肝肾，强筋骨；鸡血藤行血补血，舒筋活络。诸药合用具有搜风除湿，补益肝肾，行血补血，通络止痛的功用。

17. 消刺散

【组成】海桐皮30 g，透骨草30 g，制乳香25 g，制没药25 g，当归15 g，花椒15 g，川芎10 g，红花10 g，威灵仙10 g，防风10 g，白芷5 g，甘草5 g。

【功效】温经散寒，祛风除湿，活血消肿止痛。

【主治】腰椎骨质增生症属风寒湿瘀阻痹经脉骨节者。

【用法】将诸药共研细末制成散剂，装入布袋内（20 cm×30 cm），为1剂药，1剂药用3～5日。第1次煎前，入水浸3小时，煎沸后，加入陈醋50 mL，再煮半小时，当患者能忍受时，用布袋敷腰部增生椎体部位，冷后取掉，再加热再热敷，每次40分钟至1小时。以后将布袋放入第1次所煎药液中煮沸即可热敷，每日热敷1次，15次为1个疗程。

【方解】方中海桐皮、透骨草、威灵仙、川椒温经散寒，祛风湿，通络止痛；制乳香、制没药、当归、川芎、红花活血止痛；防风、甘草、白芷祛风消肿止痛；陈醋能软化骨刺，散结止痛，滑利关节。诸药合用，共奏温经散寒，祛风除湿，活血消肿止痛之效。

18. 独活寄生狗脊汤

【组成】桑寄生30 g，熟地黄25 g，白芍20 g，狗脊20 g，续断20 g，骨碎补15 g，杜仲15 g，牛膝15 g，威灵仙15 g，鹿衔草15 g，独活12 g，秦艽12 g，淫羊藿12 g，木瓜12 g，茯苓12 g，当归12 g，川芎10 g，防风10 g，桂枝10 g，甘草10 g。

【功效】补益肝肾，祛风除湿散寒，通络活血。

【主治】腰椎骨质增生症属肝肾亏虚，风寒湿瘀阻痹经脉骨节者。

【用法】每日1剂，水煎分服2次。7日为1个疗程。

【方解】方中独活祛风湿散寒止痛；桑寄生补肝肾，强筋骨，祛风湿，通经络；秦艽祛风除湿，和血舒筋；防风镇痛祛风胜湿；川芎行气开郁，祛风燥湿，活血止痛；当归补血和血；杜仲补肝肾，强筋骨；牛膝祛风利湿，通络活血；茯苓渗湿益脾；桂枝温通经脉；白芍养血柔肝，缓中止痛；熟地黄滋阴补血；骨碎补补肾活血；续断补肝肾，续筋骨，调血脉；淫羊藿补肾壮阳，祛风除湿；木瓜平肝和胃，祛湿舒筋；威灵仙祛风湿，通经络，消痰涎，散癖积；鹿衔草补虚益肾，祛风除湿；狗脊补肝肾，除风湿，健腰脚，利关节；甘草调和诸药。综观全方，补益肝肾，祛风除湿散寒，通络活血。

19. 独活寄生碎补汤

【组成】白芍40 g，桑寄生30 g，续断30 g，骨碎补30 g，独活20 g，秦艽15 g，杜仲15 g，牛膝15 g，熟地黄15 g，党参15 g，三七15 g，威灵仙15 g，当归12 g，桂枝10 g，制附子（先煎）10 g，防风10 g，细辛5 g，甘草5 g。

【功效】补益肝肾，祛风除湿散寒，活血化瘀，消肿止痛。

【主治】腰椎骨质增生症属肝肾亏虚，风

寒湿瘀阻痹经脉骨节者。

【用法】每日1剂，水煎分服2次。

【方解】方中独活、细辛、防风、秦艽祛风除湿；桂枝温散寒邪，通利血脉；桑寄生、牛膝、杜仲补肝肾，强筋骨；党参、甘草补气实卫；当归、熟地黄、白芍养血调营，共补肝肾，益气血；再加续断、骨碎补加重补肝肾；制附子温补肾阳散寒；威灵仙祛风散湿止痛；三七活血化瘀，消肿止痛。诸药合用，共奏补益肝肾，祛风除湿散寒，活血化瘀，消肿止痛之功。

20. 独活乳没汤

【组成】白芍30 g，黄芪15 g，狗脊15 g，当归15 g，炒杜仲12 g，鸡血藤12 g，续断12 g，桑寄生12 g，川牛膝12 g，独活12 g，木瓜12 g，制乳香10 g，制没药10 g，桂枝10 g，细辛5 g，三七（研末冲服）5 g，甘草5 g。

【功效】补益肝肾气血，活血化瘀止痛。

【主治】腰椎骨质增生症属肝肾、气血亏虚，瘀血阻痹经脉骨者。

【用法】每日1剂，水煎分服2次。

【方解】方中黄芪、鸡血藤、白芍补气养血行血；独活、桑寄生、炒杜仲、川牛膝、续断、木瓜补益肝肾，强筋健骨；制乳香、制没药活血化瘀止痛；细辛、桂枝温通经脉，通络止痛；狗脊以增强补肝肾，强腰脊，祛风湿之功；三七以散瘀消肿止痛。全方补益肝肾，益气活血，通络止痛。

21. 骨刺灵汤

【组成】当归15 g，鸡血藤15 g，生地黄15 g，威灵仙15 g，丹参15 g，桃仁10 g，赤芍10 g，地龙10 g，乌梢蛇10 g，三棱10 g，莪术10 g，川芎5 g，土鳖5 g，红花5 g，生甘草5 g。

【功效】补肾益肝，活血化瘀，祛风镇痛。

【主治】腰椎骨质增生症属肝肾亏虚，风邪内扰，瘀血阻痹经骨节者。

【用法】每日1剂，水煎分服2次。30日为1个疗程。

【方解】方中当归、川芎、丹参、桃仁、鸡血藤、红花活血化瘀；生地黄、鸡血藤祛邪补肾，疏经通脉；土鳖、地龙舒筋活络，消除血肿；川芎、赤芍、当归镇静止痛；甘草缓急止痛，调和诸药。诸药合用，舒筋活血，补肾益肝，祛风镇痛。

【药理】现代药理学研究发现，方中当归、川芎、丹参、桃仁、鸡血藤、红花对骨质增生所在部位的血液供应能起到改善作用，使气血恢复到正常状态；生地黄、鸡血藤有改善关节功能的作用；土鳖、地龙具有镇静、止痛作用。以上药物相配伍使用，能够加速增生所在位置的血液供应，缓解腰椎关节水肿，缓解受损椎骨软骨与腰椎间盘组织，加速骨膜康复的目的。

22. 黄芪杜仲益气汤

【组成】黄芪60 g，桑寄生60 g，狗脊60 g，杜仲30 g，莪术30 g，补骨脂25 g，刘寄奴20 g，灯盏花20 g，淫羊藿20 g，三棱15 g，续断15 g，海风藤15 g，当归10 g，鸡血藤10 g，怀牛膝10 g。

【功效】补肾活血，化瘀止痛，祛风除湿通络。

【主治】腰椎骨质增生症属肾虚血瘀，风湿阻痹经脉骨节者。

【用法】每日1剂，水煎分服2次。10日为1个疗程。

【加减】伴下肢疼痛麻木者，加木瓜20 g，威灵仙15 g，独活10 g。

【方解】方中杜仲、狗脊、怀牛膝、续断、淫羊藿、桑寄生、补骨脂补肾生精，强筋骨；当归、鸡血藤、三棱、莪术、刘寄奴、黄芪活血化瘀，行气止痛；木瓜、威灵仙、独活、海风藤祛风除湿，舒经通络止痛。全方共奏补肾活血，化瘀止痛，祛风除湿通络之功，以达到消痹止痛之目的。

【药理】现代药理学研究发现，方中杜仲、狗脊、怀牛膝、续断、淫羊藿、桑寄生、补骨脂补肾药能促进骨细胞生成，使钙化骨形成增加，防止骨量丢失，增加骨骼强度；当归、鸡血藤、三棱、莪术、刘寄奴活血化瘀药能增加血液流量，改善血流状态，加快新陈代谢。

23. 活血化瘀行气汤

【组成】生地黄18 g，川芎15 g，苏木15 g，延胡索15 g，炒香附15 g，桃仁12 g，红花10 g，牛膝10 g，当归10 g，炮穿山甲（先煎）10 g。

【功效】活血化瘀，行气止痛。

【主治】腰椎骨质增生症属气滞血瘀阻痹经脉骨节者。

【用法】每日1剂，水煎分服2次。15日为1个疗程。同时，另用制乳香30 g，制没药30 g，细辛15 g，共研细末，调醋热敷患部，睡前热敷半小时后，再将药末用纱布包扎敷贴于患部，次日解除。1剂药敷2～3次。

【加减】遇寒痛甚者，加细辛5 g，肉桂10 g；剧痛者，加制川乌（先煎）10 g；天气变化时疼痛者，加防风10 g，独活10 g；腰痛重者，加茯苓12 g，五加皮15 g；肾虚者，加杜仲12 g，续断15 g；体虚乏力者，加炙黄芪20 g，党参15 g。

【方解】方中生地黄、川芎、桃仁、红花、苏木、炮穿山甲、牛膝活血化瘀；延胡索、香附行气止痛，以利瘀血的消散。以制乳香、制没药、细辛研末调醋热敷，温经活血，散瘀止痛，可使药物直达病所，促进组织修复，减少炎性刺激。诸药合用，以活血化瘀为主，对症治疗为辅，药证相宜，标本同治，故收效满意。

24. 加味身痛逐瘀汤

【组成】黄芪40 g，伸筋草20 g，当归12 g，地龙10 g，川芎10 g，桃仁10 g，红花10 g，羌活10 g，秦艽10 g，香附10 g，五灵脂（包煎）10 g，制没药10 g，牛膝10 g，炮穿山甲（先煎）10 g，杜仲10 g，补骨脂10 g，狗脊10 g，甘草5 g。

【功效】填精补髓，活血化瘀，行血理气，祛风除湿。

【主治】腰椎骨质增生症属精髓亏虚，气滞血瘀，风湿阻痹经脉骨节者。

【用法】每日1剂，水煎分服2次。

【加减】久痛兼瘀者，加丹参20 g，赤芍

12 g；痛甚者，加制乳香10 g，蜈蚣2条；肝肾不足者，加续断15 g，熟地黄12 g，骨碎补12 g，鹿角胶（烊化冲服）10 g；兼风寒者，加桂枝10 g，独活12 g。

【方解】方中秦艽、羌活祛风除湿；桃仁、红花、炮穿山甲、当归、川芎活血化瘀；制没药、香附行血理气止痛；牛膝、伸筋草、地龙通经络，以利关节；甘草调和诸药。重用黄芪之意在于气为血之帅，气行则血行，气滞则血瘀。由于本病的病变部位在骨，发病关键在于精髓不足，本着"其病在骨"，"守骨夺骨"，"肾生骨髓"，"髓满则骨强"之意，所以加填精补髓之品杜仲、狗脊、补骨脂，以助骨质强壮，瘀滞消散，血脉流利，则其增生之骨逐渐消失，疼痛随之解除，运动功能恢复。

25. 抗骨增生活络汤

【组成】熟地黄15 g，续断12 g，牛膝12 g，菟丝子12 g，木瓜12 g，千年健12 g，骨碎补12 g，肉苁蓉10 g，天麻10 g，补骨脂10 g，白芍10 g，杜仲10 g，甘草5 g。

【功效】补肾健骨，舒筋活络。

【主治】腰椎骨质增生症属肾虚阴阳亏损，筋骨失养，经脉不舒者。

【用法】每日1剂，水煎分服2次。

【加减】畏寒肢冷明显者，加制附子（先煎）10 g，干姜10 g；气血不足者，加黄芪15 g；午后潮热者，加龟甲（先煎）15 g，女贞子12 g。

【方解】方中熟地黄、白芍滋阴补肾，养血荣筋，缓急舒挛；续断、补骨脂补肾阳，壮筋骨；肉苁蓉润燥温肝；菟丝子补肾荣木；牛膝补肝肾壮筋骨；天麻散风湿发肝阳；骨碎补、杜仲补肾强骨，续伤止痛；木瓜、千年健舒筋活络；甘草调和诸药。诸药相伍，共奏补肾健骨，舒筋活络之功。

26. 抗骨增生三藤汤

【组成】丹参35 g，猴骨（无猴骨者可用60～80鲜猪骨代替，以猪脊椎骨为佳）35 g，伸筋藤25 g，络石藤25 g，鸡血藤25 g，秦艽20 g，木瓜15 g，杜仲15 g，蕲蛇15 g，续断

12 g，牛膝12 g，地龙12 g，桃仁10 g，红花10 g，海马10 g。

【功效】活血祛瘀，疏风利湿，散结软坚，疏通经络。

【主治】腰椎骨质增生症属瘀血风湿阻痹经脉骨节者。

【用法】每日1剂，水煎分服2次。10日为1个疗程。

【方解】方中桃仁、红花、丹参活血祛瘀；地龙通经活络；伸筋藤、牛膝、络石藤、鸡血藤、木瓜、蕲蛇祛风湿、利关节、通经络；猴骨（鲜猪骨）、杜仲、海马补肾壮腰。诸药合用，共奏活血祛瘀，散风利湿，散结软坚，疏通经络之功。能有效改善局部血液循环，消除组织间水肿，促进损伤的椎间盘及其周围组织以及椎体端的软骨和骨膜的修复，而达到改善症状，消除体征，解除神经根受压，以至彻底治愈的目的。

27. 补肾活血散寒散

【组成】当归35 g，防风35 g，土鳖35 g，广血竭35 g，鹿衔草35 g，乌梢蛇60 g，威灵仙70 g。

【功效】补肾壮骨，补血活血，散寒祛瘀止痛。

【主治】腰椎骨质增生症属肾虚血瘀，寒凝经脉骨节者。

【用法】将上药共研为细末，装瓶备用。每次3 g，每日2次，温开水送服。

【方解】方中当归补血活血，又兼能散寒止痛，既能活血消肿止痛，又能补血生肌，故为常用。防风用于风寒湿痹，肢节疼痛，筋脉挛急者，有祛风散寒，胜湿止痛之功效；土鳖有很强的"破瘀"作用，能促进血管形成，改善局部的血液循环，增加骨生成细胞的活性和数量，加速钙盐沉积和骨痂增长，从而促进骨愈合；广血竭用于跌打损伤，入血分而散瘀止痛，为伤科要药；鹿衔草有补虚、益肾、祛风除湿、活血止痛之功效；乌梢蛇用于风湿痹痛，本品有搜风邪、透关节、治手足缓，不能伸举之行痹；威灵仙用于风湿痹痛，既能祛风湿，又能通经止痹痛，为风湿痹痛的要药，且本品味咸，有软坚消骨

刺的作用。综上所述，全方共奏补肾壮骨，补血活血，散寒祛瘀止痛之功。

【药理】现代药理学研究发现，方中当归、广血竭活血祛瘀，乌梢蛇、威灵仙祛风除湿补肾之品具有抗炎、镇痛、扩张血管、调节免疫的作用，有减轻炎症反应、缩短炎症期、减轻结缔组织形成，使局部炎症消退、粘连减轻的作用，从而使腰肌痉挛缓解，腰腿疼痛解除。

28. 三甲抗增消刺汤

【组成】透骨草30 g，鳖甲（先煎）25 g，龟甲（先煎）25 g，菟丝子12 g，骨碎补12 g，牛膝12 g，炮穿山甲（先煎）10 g，地龙10 g，皂角刺10 g，苏木10 g，三棱10 g，仙茅10 g，淫羊藿10 g，杜仲10 g，狗脊10 g，巴戟天10 g，制没药10 g，乌梢蛇5 g。

【功效】补肝益肾，活血化瘀，祛风除湿，温经散寒，软坚散结。

【主治】腰椎骨质增生症属肝肾亏虚，风寒湿瘀阻痹经脉骨节者。

【用法】每日1剂，水煎分服2次。药渣加入食醋200 mL，文火煎熬，乘热装入布袋敷腰部。

【方解】方中鳖甲、龟甲、仙茅、淫羊藿、杜仲、狗脊、巴戟天、菟丝子、骨碎补、牛膝补肝益肾，温阳壮骨；炮穿山甲、皂角刺、苏木、三棱、制没药活血化瘀，软坚散结，通络止痛；透骨草、仙茅、淫羊藿祛风除湿，温经散寒，疏筋活络；又根据叶天士"久病入络"的理论，故用地龙、乌梢蛇搜剔窜透，疏络通痹。诸药共用，共奏补肝益肾，活血化瘀，祛风除湿，温经散寒，软坚散结之功效。内服外敷同时应用，不但药物作用全身，还使药力直达病变部位，并可借助食醋的渗透作用以及温热的刺激，促进腰部血液循环，加速皮肤对药物的吸收，加强温通散寒，减轻疼痛之作用，能够标本兼顾，增强治疗效果。

29. 益督活络效灵汤

【组成】山药20 g，枸杞子20 g，炒杜仲15 g，续断15 g，菟丝子15 g，当归15 g，丹参

15 g，骨碎补15 g，鹿蹄草15 g，生乳香10 g，生没药10 g，鹿角胶（烊化冲服）10 g，炮穿山甲（先煎）5 g，土鳖5 g，三七（研末冲服）5 g。

【功效】温补肝肾强骨，活血散瘀止痛，祛风除湿散寒。

【主治】腰椎骨质增生症属肝肾亏虚，风寒湿瘀阻痹经脉骨节者。

【用法】每日1剂，水煎分服2次。药渣加透骨草50 g，紫草10 g，花椒5 g，陈醋适量，蒸热布包外敷局部，每日1次。

【加减】风寒者，加独活12 g，秦艽12 g，防风10 g；寒湿者，加独活12 g，仙茅10 g，薏苡仁20 g；湿热者，加黄柏12 g，薏苡仁20 g，木防己12 g；痛甚者，加延胡索15 g，白芍20 g；偏肾阳虚者，加巴戟天15 g，淫羊藿12 g，制附子（先煎）10 g；肾阴虚者，加山茱萸15 g，熟地黄20 g，龟甲（先煎）15 g；并下肢痛者，加牛膝20 g，威灵仙15 g，木瓜12 g；下肢痉挛抽筋而痛者，加晚蚕沙（包煎）10 g，伸筋草15 g，生龙骨（先煎）20 g；筋软无力者，加五加皮12 g，狗脊15 g，桑寄生15 g。

【方解】方中杜仲、续断、菟丝子、鹿角胶温补肝肾，益精填髓，强壮筋骨，主治腰膝疼痛，筋软无力；生乳香、生没药行气活血止痛，善治风湿痹痛，生用疏通之力更强；当归、丹参补血活血，祛瘀通络，同治风湿痹痛，腰肌劳损；山药、枸杞子滋补肝肾，滑润血脉，益精血，加强补肝肾，强筋骨，益肾精之力，达阴阳同求之目的；骨碎补、鹿蹄草补肾健骨，祛风除湿，散寒以助除痹之功；炮穿山甲、土鳖、三七软坚散结，活血散瘀。诸药合用，温补肝肾强骨，活血散瘀止痛，祛风除湿散寒，治本为主，标本兼治，能促进病变部位的血液循环，改善局部的新陈代谢和营养状态，有利于病变组织的修复，故用之临床取得满意疗效。

30. 益气活血补血汤

【组成】黄芪30 g，炒白芍30 g，桑寄生30 g，丹参20 g，续断20 g，牛膝20 g，当归12 g，川芎10 g，桃仁10 g，红花10 g，甘草10 g。

【功效】益气补血，活血化瘀，补益肝肾。

【主治】腰椎骨质增生症属肝肾、气血亏虚，瘀血阻痹经脉骨节者。

【用法】每日1剂，水煎分服2次。20日为1个疗程。

【加减】湿热甚者，去当归，加忍冬藤30 g，薏苡仁20 g，黄芩12 g；寒湿甚者，酌加独活12 g，桂枝10 g，制川乌（先煎）10 g，制草乌（先煎）10 g，细辛5 g；血瘀甚者，加制乳香10 g，制没药10 g，鸡血藤20 g，苏木12 g；气虚者，加党参15 g，白术12 g；肾阴虚者，加熟地黄15 g，枸杞子15 g，黄精12 g；肾阳虚者，加制附子（先煎）10 g，巴戟天12 g，淫羊藿12 g，肉桂5 g；病久入络者，加全蝎5 g，地龙10 g，土鳖10 g，蜈蚣2条。

【方解】方中黄芪、当归益气养血活血；桃仁、红花、丹参、川芎活血祛瘀，通络止痛；桑寄生、续断、牛膝补益肝肾，强筋壮骨；炒白芍、甘草柔肝缓急止痛。诸药合用，益气补血，活血化瘀，补益肝肾。

【药理】现代药理学研究发现，方中黄芪含苷类、多糖、氨基酸及微量元素，能增强肌肉弹性，扩张外周血管，减少血栓形成及利尿作用；当归含多种氨基酸，维生素 A、维生素 B_{12}、维生素 E 及人体必需的多种元素，能促进血红蛋白及红细胞的生成，营养神经，缓解外周血管平滑肌痉挛，扩张外周血管，增加血流量，改善外周循环，消炎、镇痛、利尿作用；桃仁、红花、丹参、川芎具有改善微循环，抑制血管收缩，抑制血小板聚集，解痉、消炎、镇痛作用；桑寄生、续断、牛膝具有扩张血管，改善微循环，消炎、消肿、镇痛作用；炒白芍含芍药苷，具有解除血管平滑肌痉挛，扩张外周血管，抗血小板聚集，抗炎、镇痛作用；甘草具有消炎、镇痛作用。诸药合用具有良好的扩张外周血管，增加血流量，改善外周血液循环，降低血小板聚集，消炎、消肿、镇痛作用，并能改善腰肌、韧带、纤维环及神经的营养供应，使腰肌及韧带的弹性增强，促进破裂损伤的纤维环修复，使突出的椎间盘自然复位，从根本上消除了腰椎间盘突出压迫周围血管及神经引起的局部血液循环障碍，组织水肿等一系列病理变化，从而达到治疗的目的。

31. 益肾壮骨止痛汤

【组成】鸡血藤30 g，熟地黄15 g，杜仲15 g，狗脊15 g，川芎15 g，桑寄生15 g，牛膝15 g，木瓜15 g，制乳香10 g，制没药10 g，全蝎10 g，甘草5 g，蜈蚣（研末冲服）1条。

【功效】补肾填髓，温阳散寒，活血舒筋，通络止痛。

【主治】腰椎骨质增生症属肾虚精亏，阳虚寒凝血瘀阻痹骨节者。

【用法】每日1剂，水煎分服2次。

【加减】阳虚较重者，加补骨脂12 g，续断12 g，淫羊藿15 g，巴戟天15 g；阴虚明显者，加枸杞子12 g，墨旱莲12 g，女贞子12 g，制鳖甲（先煎）15 g；寒盛者，加制川乌（先煎）10 g，制草乌（先煎）10 g，制附子（先煎）10 g；瘀血较重者，酌加丹参20 g，虎杖15 g，姜黄10 g，苏木10 g，刘寄奴10 g，土鳖10 g；疼痛较著者，酌加三七（研末冲服）5 g，细辛5 g，白芷10 g，地龙10 g，炮穿山甲（先煎）10 g。

【方解】方中杜仲、桑寄生皆补肝肾，强筋骨，为治疗肝肾亏损，腰膝酸痛之要药，而杜仲尤为重要，诚如《神农本草经》谓："主腰脊痛，补中，益精气，坚筋骨，强志"；熟地黄养血滋阴，补精益髓；狗脊补肝肾，强腰膝，主腰背强；川芎辛香行散，温通血脉，既能活血祛瘀以通络，又能行气开郁而止痛，为血中之气药，具有通达气血之功效；制乳香功擅活血伸筋，制没药偏于散血化瘀，合用化瘀散滞止痛；全蝎、蜈蚣穿筋透骨，通络止痛；牛膝走而能补，性善下行，既补肝肾，强筋骨，又能通血脉而利关节，引诸药直达病所，长于治疗腰膝关节酸痛；鸡血藤、木瓜舒筋活络；甘草调和诸药，缓和药性。综观全方，集补肾填髓，温阳散寒，活血舒筋，通络止痛之效和扶正祛邪，标本兼治之功为一体。

32. 壮骨抗增汤

【组成】鸡血藤30 g，桑寄生30 g，续断30 g，白芍30 g，山药30 g，秦艽20 g，狗脊15 g，牛膝15 g，当归15 g，地龙15 g，蒲公英15 g，白术12 g，全蝎10 g，大枣10枚。

【功效】滋补肝肾，强筋壮骨，宣痹通络，活血镇痛。

【主治】腰椎骨质增生症属肝肾亏虚，血虚血瘀阻痹经脉骨节者。

【用法】每日1剂，水煎分服2次。10日为1个疗程。

【方解】方中狗脊、桑寄生、续断、牛膝补肝肾，壮筋骨，祛风通络；山药、白术、大枣健脾补中；白芍养血；当归、鸡血藤补血活血，祛瘀生新；秦艽祛风湿通经络；更加全蝎、地龙走窜之品，以增强通络止痛之功；为防久服蕴热伤胃，加蒲公英清热养胃。诸药合用，共奏滋补肝肾，强筋壮骨，宣痹通络，活血镇痛之功。

33. 腰痛寒湿汤

【组成】延胡索20 g，荔枝核15 g，海风藤15 g，牛膝15 g，杜仲15 g，桑寄生15 g，续断12 g，独活10 g，防风10 g，小茴香10 g，露蜂房10 g，木瓜10 g，制川乌（先煎）5 g，豆蔻5 g，细辛3 g。

【功效】祛寒湿，壮筋骨，温经止痛。

【主治】腰椎骨质增生症属寒湿阻痹经脉骨节者。

【用法】每日1剂，水煎分服2次。

【方解】方中独活、防风、细辛祛风止痛、祛湿通络；续断、牛膝、杜仲、桑寄生补肝肾，强筋骨，通经络；荔枝核、小茴香、延胡索、制川乌散寒止痛。诸药合用，共奏祛寒湿，壮筋骨，温经止痛之功。

34. 腰痛灵验汤

【组成】黄芪60 g，杜仲30 g，白术30 g，淫羊藿30 g，补骨脂30 g，菟丝子30 g，枸杞子30 g，土鳖30 g，制何首乌30 g，当归25 g，红花20 g，地龙20 g，桃仁15 g，血竭15 g，全蝎12 g，枳壳10 g，鹿茸10 g，制川乌（先

《颈肩腰腿痛中医奇效良方全书》（珍藏本）

煎）10 g，制草乌（先煎）10 g，甘草10 g，炮穿山甲（先煎）10 g，蜈蚣2条。

【功效】活血化瘀，补气养血，补肾助阳，祛风除湿散寒，熄风通络止痛。

【主治】腰椎骨质增生症术后属肾阳亏损，气血亏虚，风寒湿瘀阻痹经脉骨节者。

【用法】每日1剂，水煎分服2次。

【方解】方中桃仁、红花、血竭、炮穿山甲、土鳖活血化瘀，通经活络；黄芪、当归、制何首乌补气养血；鹿茸、枸杞子、菟丝子、淫羊藿、补骨脂、杜仲补肾助阳，强筋壮骨；制川乌、制草乌祛风湿，散寒止痛；全蝎、蜈蚣、地龙熄风止痉，通络散结止痛；白术、枳壳以健脾，燥湿行气；甘草调和诸药，并制约制川乌、制草乌的毒性。诸药合用，共奏活血化瘀，补气养血，补肾助阳，祛风除湿散寒，熄风通络止痛之效。

35. 活血化瘀补肾汤

【组成】独活20 g，延胡索20 g，鸡血藤20 g，威灵仙20 g，当归20 g，木瓜15 g，狗脊15 g，骨碎补15 g，牛膝15 g，地龙15 g，杜仲12 g，续断12 g，桑寄生12 g，制乳香10 g，制没药10 g，甘草5 g。

【功效】补肾养血壮骨，活血化瘀止痛，祛风除湿通经。

【主治】腰椎骨质增生症属肾亏血虚，瘀血风湿阻痹经脉骨节者。

【用法】每日1剂，水煎分服2次。同时，用乳香30 g，没药30 g，骨碎补10 g，巴戟天10 g，川乌10 g，淫羊藿10 g，草乌10 g，天南星10 g，牛膝10 g，独活10 g，将上药共研为细末后，过120目筛备用。制成1个规格为30 cm×10 cm的棉质药袋，使用前将备用的药粉用加热的白酒进行调和，以不稀不干为最适状态，然后将调制好的药物装入药袋并密封，药袋敷于患处，并在其上覆以热水袋，使药袋始终保持一定的温度，每天早、晚2次敷用。内服外敷均30日为1个疗程。

【方解】方中制乳香、制没药、延胡索活血化瘀止痛；杜仲、续断、骨碎补、狗脊、当归补肾养血，强筋壮骨；地龙则舒筋通络，祛风除湿止痛；桑寄生、木瓜、牛膝、独活

既能补肝肾强筋骨，又能通血脉利关节；威灵仙为风湿痹痛之要药，能祛风除湿，通经络止痛；鸡血藤补血活血通络，用治风湿痹痛；甘草则调和诸药。诸药合用，共奏补肾养血壮骨，活血化瘀止痛，祛风除湿通经之功。

外敷方中乳香、没药活血化瘀，通经活络；川乌、草乌散寒除湿，祛风止痛；骨碎补、巴戟天、淫羊藿、独活、牛膝固肾壮骨；天南星既能去除经络之风痰，又能祛风除湿。内服外敷合用，内外合治能有效疏通患者经络，促使其气血通畅，以实现其通则不痛的目的，达补肾强筋壮骨的治疗效果。

36. 壮骨消刺汤

【组成】骨碎补15 g，牛膝15 g，伸筋草15 g，透骨草15 g，威灵仙15 g，淫羊藿12 g，宽筋藤12 g，土鳖10 g，制没药10 g，桃仁10 g，泽兰10 g，北刘寄奴10 g，木瓜10 g，血竭5 g，肉桂5 g，蜈蚣2条。

【功效】益肾壮骨，祛风胜湿通络，活血化瘀止痛。

【主治】腰椎骨质增生症属肾虚风湿瘀血阻痹经脉骨节者。

【用法】每日1剂，水煎分服2次。15日为1个疗程。同时，用马钱子、急性子、苍耳子、威灵仙、独活各等份共研成细末，过100目筛，装瓶备用。使用时取药粉5 g，用醋、酒各半调成厚糊状，放在麝香追风膏中央外贴于腰椎压痛处，或骨质增生发生的部位。3日换药1次。5次为1个疗程。孕妇禁用。

【加减】疼痛较甚者，加全蝎5 g，延胡索15 g；遇阴雨天加重者，加独活12 g，制川乌（先煎）10 g，制草乌（先煎）10 g；麻木者，加天麻10 g，防风12 g，海桐皮15 g；伴颈椎骨质增生者，加葛根30 g，桂枝10 g，狗脊15 g；伴膝关节骨质增生者，加苍术12 g，薏苡仁30 g，黄柏10 g；伴跟骨骨质增生者，加地骨皮12 g，鹿衔草15 g；小腿肚发胀者，加白芍20 g。

【方解】内服方中骨碎补、牛膝、淫羊藿有壮骨、延缓骨质退变作用；血竭、威灵仙

活血化骨，消刺止痛；土鳖、宽筋藤、肉桂、伸筋草、透骨草、威灵仙、制没药、刘寄奴、泽兰、蜈蚣、木瓜均祛风胜湿，活络止痛；泽兰、刘寄奴、桃仁有活血化瘀，消除局部水肿作用。诸药合用，共奏益肾壮骨，祛风胜湿通络，活血化瘀止痛之功。

外用方中马钱子散血热，消肿止痛，治风痹疼痛。急性子破血消积，软坚下骨鲠。《玉楸药解》谓其："软坚，化骨，消癖，落牙"，且具有渗透之功。苍耳子散风，止痛，祛湿。《本草备用》谓其："去刺。"威灵仙祛风湿，通经络，治诸骨鲠。独活祛风散寒，胜湿止痛。《本草化义》："独活能宣通气道，自顶至膝，以散肾经伏风，凡颈项难舒，臀腿疼痛，两足痿痹，不能动移，非此莫能效也。"内外同归，直达病所，收效甚妙。壮消相合，标本兼治，故不易复发。

37. 补肾强筋壮骨汤

【组成】牛膝 25～30 g，杜仲 15～30 g，续断 15～30 g，狗脊 15～30 g，白芍 10～30 g，川芎 10～20 g，赤芍 10～20 g，当归 10～15 g，木香 10～15 g，独活 10～15 g，地龙 10～15 g。

【功效】补肾强筋壮骨，行气活血通络。

【主治】腰椎骨质增生症属肾亏气滞血瘀阻痹经脉骨节者。

【用法】每日 1 剂，水煎分服 2 次。

【加减】兼气虚者，加黄芪15 g，党参12 g；阳虚者，加制附子（先煎）12 g，桂枝10 g；风寒湿痹阻者，加桂枝10 g，蕲蛇10 g，细辛5 g，薏苡仁30 g；病程久者，加全蝎5 g，海风藤15 g，蜈蚣 2 条。

【方解】方中杜仲、续断、狗脊、牛膝以补肾强筋壮骨；当归、川芎、白芍养血活血，白芍一则滋补阴血，二则缓急止痛；气滞血瘀久则容易化热，故以赤芍凉血活血；木香行气，助血行；以独活、地龙疏通腰腿部经络之气。诸药合用，共奏补肾强筋壮骨，行气活血通络之功。

38. 逐痹散瘀汤

【组成】黄芪20 g，桑寄生20 g，威灵仙15 g，牛膝15 g，当归12 g，赤芍12 g，熟地黄12 g，制乳香10 g，制没药10 g，土鳖（先煎）10 g，炮穿山甲（先煎）10 g，炙甘草5 g。

【功效】补肝肾，益气血，行气活血，祛风胜湿，散瘀止痛。

【主治】腰椎骨质增生症属肝肾、气血亏虚，风湿瘀血阻痹经脉骨节者。

【用法】每日 1 剂，水煎分服 2 次。药渣炒热布包，熨贴患处，每晚 1 次。10 日为 1 个疗程。

【加减】寒甚者，加制附子（先煎）10 g，细辛5 g；风甚者，加防风12 g，海风藤15 g；湿甚者，加苍术12 g，薏苡仁30 g；外伤瘀血者，加红花10 g，全蝎10 g，蜈蚣 2 条；肾虚明显者，加杜仲12 g，骨碎补15 g；病程日久，关节僵硬者，加全蝎5 g，白芥子10 g；气血虚甚者，加党参15 g，丹参12 g。

【方解】方中黄芪、炙甘草补气；熟地黄、当归、赤芍养血调血；桑寄生、熟地黄、牛膝补益肝肾，兼行血脉；威灵仙、土鳖、炮穿山甲祛风胜湿，逐瘀通络，软坚消骨；制乳香、制没药行气活血，散瘀止痛。临证再根据病机及兼症，进退化裁，确具补气血，养肝肾，行气活血，软坚消骨，止痛逐痹之良效。

39. 壮骨如神汤

【组成】丹参15 g，当归15 g，黄芪15 g，鸡血藤15 g，豨莶草15 g，牛膝15 g，杜仲15 g，葛根12 g，威灵仙12 g，狗脊12 g，鹿角胶（烊化冲服）10 g，乌梢蛇10 g。

【功效】补益肝肾强骨，活血化瘀止痛，祛风除湿通络。

【主治】腰椎骨质增生症属肝肾亏虚，瘀血风湿阻痹经脉骨节者。

【用法】每日 1 剂，水煎分服 2 次。

【方解】方中鹿角胶补肝肾，强筋骨，益精血；乌梢蛇透骨通络祛风，专治骨节疼痛，；丹参、当归活血化瘀，养血止痛；黄芪健脾益气，乃气行则血行之意；鸡血藤行血补血，通经活络；黄芪、鸡血藤相伍补气养血活血，祛瘀而不伤正，补气而不滞邪，用

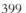

于治疗手足麻木疼痛之症；威灵仙、豨莶草舒筋开痹，丹溪谓："威灵仙，痛风之要药，其性好走，通十二经，朝服暮效。"《新修本草》谓其能治腰膝冷痛；牛膝、杜仲、狗脊补肝肾，强筋骨，壮腰膝；葛根解肌止痛。诸药合用，共奏补益肝肾强骨，活血化瘀止痛，祛风除湿通络之功。

40. 补肾祛痛汤

【组成】炒杜仲15 g，续断15 g，桑寄生15 g，骨碎补15 g，威灵仙15 g，牛膝15 g，当归12 g，鸡血藤12 g，独活10 g，川芎10 g，炙甘草5 g。

【功效】补益肝肾，强筋壮骨，祛风除湿，补血活血止痛。

【主治】腰椎骨质增生症属肝肾亏虚，风湿瘀血阻痹经脉骨节者。

【用法】每日1剂，水煎分服2次。20日为1个疗程。

【加减】阴虚者，加熟地黄15 g，枸杞子12 g；阳虚者，加淫羊藿15 g，肉苁蓉10 g；血瘀者，加红花10 g，三七（研末冲服）5 g；湿重者，加苍术12 g，薏苡仁20 g；有热者，加黄柏10 g；顽固病程长者，加乌梢蛇10 g，蜈蚣2条。

【方解】方中以杜仲、牛膝、桑寄生、骨碎补补益肝肾，强筋壮骨；续断、独活、鸡血藤、威灵仙祛风湿止痹痛，舒筋活络；当归、川芎补血活血；炙甘草甘缓止痛，调和诸药。全方配伍，共奏补益肝肾，强筋壮骨，祛风除湿，补血活血止痛之功，切合病机，故疗效佳。

41. 骨痹补肾汤

【组成】白芍 30～60 g，盐炒续断30 g，桑寄生30 g，肉苁蓉25 g，威灵仙15 g，熟地黄15 g，制狗脊15 g，骨碎补15 g，露蜂房15 g，土鳖10 g，羌活10 g，木瓜10 g，鹿角胶（烊化冲服）10 g，细辛5 g，甘草5 g。

【功效】补督肾，养精血，祛风湿，活血止痛。

【主治】腰椎骨质增生症属肾督亏虚，精血不足，风湿瘀血阻痹经脉骨节者。

【用法】每日1剂，水煎分服2次。

【加减】气虚者，加黄芪15～30 g；疼痛剧烈者，加桃仁12 g，红花10 g，炮穿山甲粉（冲服）10 g；素体脾弱服药后出现腹泻者，加白术10～15 g，以健脾祛湿。

【方解】方中白芍、甘草酸甘化阴以缓筋急，药性守而不走；木瓜、威灵仙温通经络祛风止痛；骨碎补温肾活血，强筋骨，止疼痛，祛风湿；露蜂房祛风攻毒，消肿止痛；土鳖逐瘀，通经脉，续筋骨，两药一擅祛风，一擅祛瘀，合用攻逐之力较佳；肉苁蓉补肾益精；狗脊补肝肾强腰膝，利督脊；鹿角胶补督助阳养精血；羌活入膀胱经，祛风胜湿止痹痛，启督脉阳气，随狗脊、鹿角胶达督肾祛风寒邪风，三药合用，共奏补督肾，祛风湿，利腰脊之功；熟地黄以守为主，细辛以走为要，两药配伍，一守一走，互制其短，而扬其长，故有补真阴，填骨髓，止腰痛之妙用。诸药合用，共奏补督肾，养精血，祛风湿，活血止痛之功，敛而不守，行而不燥，阴阳兼顾。

42. 乳没独鳖汤

【组成】狗脊30 g，白芍20 g，续断20 g，牛膝15 g，独活15 g，杜仲15 g，露蜂房15 g，制南星15 g，制乳香10 g，制没药10 g，土鳖10 g，甘草5 g。

【功效】活血通络，祛风除湿，化痰散寒，舒筋止痛。

【主治】腰椎骨质增生症属风寒痰湿瘀血阻痹经脉骨节者。

【用法】每日1剂，水煎分服2次。

【加减】疼痛甚，寒湿明显者，加制川乌（先煎）10 g，制草乌（先煎）10 g，细辛5 g；热明显者，去独活、制南星，加黄柏12 g，豨莶草15 g，秦艽15 g；麻木突出者，加木瓜12 g，千年健15 g，地龙10 g；腰部重着、苔白厚腻者，加苍术12 g，薏苡仁30 g，桂枝10 g；伴疲倦乏力、舌淡者，去制乳香、制没药、土鳖，加黄芪20 g，五加皮15 g。

【方解】方中以制乳香、制没药、土鳖、牛膝活血祛瘀，通络止痛；独活、露蜂房、制南星祛风散寒，除湿化痰；白芍、甘草缓急止痛；杜仲、续断、狗脊、牛膝强腰补肾，舒筋止痛；牛膝引药达病所；甘草调和诸药。诸药合用，共奏活血通络，祛风除湿，化痰散寒，舒筋止痛之功。

43. 益气活血强骨汤

【组成】鸡血藤30 g，桑寄生30 g，生牡蛎（先煎）30 g，独活20 g，生黄芪20 g，续断20 g，淫羊藿20 g，威灵仙20 g，牛膝20 g，制乳香15 g，制没药15 g，制川乌（先煎）10 g，土鳖10 g。

【功效】补肝肾强筋骨，益气活血化瘀，祛风化痰通络。

【主治】腰椎骨质增生症属肝肾亏虚，气虚血瘀，风痰阻痹经脉骨节者。

【用法】每日1剂，水煎分服2次。

【加减】湿热者，加蒲公英20～30 g。

【方解】方中黄芪、鸡血藤益气补血行血；桑寄生、续断、独活补肝肾，强筋骨，祛风湿止痛；土鳖、制乳香、制没药活血化瘀，消肿止痛；制川乌、淫羊藿温补肾阳止痛；牛膝补肝肾，强筋骨，并引药下行；生牡蛎化痰软坚；威灵仙通行十二经，祛风通络止痛。诸药合用，效专力宏，共奏补肝肾强筋骨，益气活血化瘀，祛风化痰通络之功。

44. 木瓜牡蛎汤

【组成】木瓜30 g，牡蛎（先煎）30 g，鸡血藤30 g，狗脊20 g，当归15 g，白芍15 g，桑寄生15 g，独活15 g，透骨草15 g，威灵仙15 g，乌梢蛇15 g，牛膝15 g，骨碎补15 g，甘草10 g。

【功效】补益肝肾，祛风除湿，补血活血，通络止痛。

【主治】腰椎骨质增生症属肝肾阴血亏虚，风湿瘀血阻痹经脉骨节者。

【用法】每日1剂，水煎分服2次。15日为1个疗程。

【加减】寒重者，加制川乌（先煎）10 g，细辛5 g，以增强散寒止痛之效；湿重者，加防己15 g，苍术12 g，以利水胜湿；肾阴虚者，加山茱萸12 g，熟地黄15 g，以培补肾阴；肾阳虚者，加淫羊藿12 g，杜仲10 g，菟丝子15 g，以温壮肾阳。

【方解】方中重用木瓜舒筋活络；牡蛎软坚散结；牛膝、桑寄生、骨碎补、狗脊益肝肾，强筋骨，止痛痹；当归、白芍、鸡血藤补血活血；独活、透骨草、威灵仙、乌梢蛇祛风除湿，通络止痛。综观全方，活血通络止痛而不伤正气，补血养肝益肾而不恋邪气。

【药理】现代药理学研究发现，方中木瓜有良好的抗炎镇痛作用；牡蛎具有恢复疲劳、提高免疫力的作用。

45. 腰痹补肾汤

【组成】黄芪30 g，熟地黄25 g，狗脊25 g，鸡血藤25 g，当归20 g，独活20 g，威灵仙20 g，川芎15 g，制乳香10 g，制没药10 g，苏木10 g，细辛5 g，蜈蚣2条。

【功效】滋阴补肾强筋骨，补气养血活血，祛风除湿散寒。

【主治】腰椎骨质增生症属肾阴亏损，气虚血瘀，风寒湿邪阻痹经脉骨节者。

【用法】每日1剂，水煎分服2次。20日为1个疗程。

【加减】酸胀感者，加木瓜15 g；疼痛剧烈者，加九香虫10 g；腰膝酸软者，加杜仲15 g，桑寄生25 g；麻木较重者，去蜈蚣，加乌梢蛇20 g，防己15 g；舌质红苔黄者，加黄柏12 g，生地黄15 g；舌苔厚腻者，加苍术20 g，薏苡仁30 g。

【方解】方中以熟地黄、狗脊、鸡血藤滋阴补肾，强筋壮骨以治本；黄芪、川芎、当归补气养血，活血行气；独活、威灵仙、蜈蚣祛风除湿，散寒止痛；配以细辛、制乳香、制没药活血祛瘀，温经止痛，并搜肾经之风痹。全方共达滋阴补肾强筋骨，补气养血活血，祛风除湿，散寒止痛之功。

46. 腰痛宁汤

【组成】熟地黄30 g，黄芪30 g，白芍30 g，骨碎补30 g，当归30 g，三七30 g，威灵仙30 g，鸡血藤30 g，淫羊藿30 g，川芎30 g，续断30 g，防风30 g，杜仲30 g，牛膝30 g，补骨脂20 g，制乳香20 g，制没药20 g，桂枝15 g，小茴香15 g，阿胶（烊化冲服）

15 g，红参10 g，土鳖10 g，甘草10 g。

【功效】补肾壮骨，益气活血化瘀，通络止痛。

【主治】腰椎骨质增生合并腰椎间盘突出症属肾亏气虚血瘀阻痹经脉骨节者。

【用法】每日1剂，水煎分服2次。10日为1个疗程。

【方解】方中杜仲、续断、淫羊藿、补骨脂、骨碎补补益肝肾，强筋壮骨为君药。熟地黄、白芍、当归、川芎、三七、制乳香、制没药、阿胶、鸡血藤活血化瘀，行气止痛为臣药。红参、黄芪、土鳖、威灵仙益气通络，祛风除湿为佐药。牛膝引药入肝肾，甘草调和诸药为使药。全方配伍严谨，标本兼治，共奏补肾壮骨，益气活血化瘀，通络止痛之功，量大、效专、力宏。看似平常，其效卓著。

第七章　腰椎管狭窄症

腰椎管狭窄症，又称为腰椎椎管狭窄综合征，多见于中老年人，其发病率在椎管内疾病中仅次于腰椎间盘突出症，是导致腰腿痛的常见疾病之一。是因腰椎椎管、椎间孔及神经根管狭窄或者变性，引起神经根或者马尾神经受压，以间歇性跛行、腰痛、下肢感觉障碍为主要临床表现。现代医学的脊柱解剖位置，与中医学督脉的循行位置极为相似，而且脊柱的脊椎，血管，神经根，肌肉等部位，也与督脉有着密切联系。督脉循身之背，为阳脉之海，阳为动，主功能。督脉总统一身之阳气，络一身之阴气。如果督脉脉气失调，督脉经络之气受阻，就会出现一系列腰椎管狭窄症的症状，如腰痛、间歇性跛行等功能障碍。

根据本病的临床特征，其属于中医学"腰痛""痹症"等范畴。中医认为，肾主骨生髓，肝主筋藏血，肝肾同源，精血互生，共同濡养筋骨。老年人，肾气匮乏，肝血不足，不能滋养筋骨，骨失强壮之性，筋脉约束无力，加之常年劳作，筋骨不断损伤、增生肥厚，气血瘀滞不通，日久成痰瘀之结，阻碍经脉气血循行，气血运行不畅则下肢乏力、麻木、疼痛，治当培补肝肾以治本，活血软坚散结以治标。

1. 补肾祛寒治尪汤

【组成】伸筋草30 g，熟地黄20 g，透骨草20 g，骨碎补15 g，续断15 g，威灵仙15 g，牛膝15 g，补骨脂15 g，淫羊藿10 g，独活10 g，苍术10 g，防风10 g，土鳖10 g，桂枝10 g，自然铜10 g，制附子（先煎）10 g，白芍10 g，知母10 g，赤芍10 g，麻黄5 g。

【功效】补肾祛寒，祛风除湿，化瘀通络，强筋壮骨。

【主治】腰椎管狭窄症属肾虚风寒湿瘀阻痹经脉者。

【用法】每日1剂，水煎分服2次。

【方解】方中补骨脂、续断补肾阳，壮筋骨；熟地黄补肾填精，养肝益血；制附子温阳，祛寒邪；淫羊藿补肾阳，祛肾风；骨碎补祛骨风，活血化瘀；透骨草、自然铜祛风壮骨；白芍养血荣筋，缓急舒挛；独活、桂枝、威灵仙善搜太阳、少阴经以及四肢的风寒湿邪；防风散风，合用熟地黄能够温肌腠；赤芍、土鳖活血化瘀，壮筋骨；苍术化湿，知母滋肾清热，伸筋草舒筋活络；知母、赤芍、土鳖兼为反佐之用，防止温药化热；牛膝益肾而引众药入肾。诸药共奏补肾祛寒，祛风除湿，化瘀通络，强筋壮骨之效。

2. 补肾壮骨汤

【组成】骨碎补30 g，穿山龙20 g，熟地黄15 g，杜仲15 g，独活15 g，海桐皮12 g，土鳖10 g。

【功效】补肝益肾，疏风散寒，舒筋通络化瘀。

【主治】腰椎管狭窄症属肝肾亏虚，风寒瘀邪阻痹经脉者。

【用法】每日1剂，水煎分服2次。

【方解】方中骨碎补补肾壮阳，化瘀止痛，为治疗腰腿痛的要药；杜仲补肝益肾，强筋壮骨；两药相伍，补肾填精，壮督补髓，强筋健骨，故为君药。海桐皮祛风利湿，通经活络；土鳖化瘀活血；共为臣药。穿山龙活血舒筋；熟地黄补肝益肾，滋阴养血；独活祛风胜湿，散寒止痛；三药共为佐使。诸药合用，共奏补肝益肾，疏风散寒，舒筋通络化瘀之功效。

3. 扶阳通络汤

【组成】黄芪30 g，鸡血藤30 g，鹿角霜（包煎）20 g，制附子（先煎）15 g，全当归15 g，川芎15 g，片姜黄15 g，淫羊藿15 g，薏苡仁15 g，广木香10 g，地龙10 g，茯苓10 g，细辛5 g，甘草5 g。

【功效】补肾扶阳通络，补气养血活血，祛风除湿散寒。

【主治】腰椎管狭窄症术后属肾阳亏虚，气血不足，风寒湿瘀阻痹经脉者。

【用法】每日1剂，水煎分服2次。

【方解】方中以制附子、淫羊藿、鹿角霜补肾扶阳；黄芪、当归、川芎补气养血活血；片姜黄、广木香理气止痛；细辛、地龙、鸡血藤搜风通络止痛；佐以薏苡仁、茯苓利水消肿；甘草调和诸药。本方重用黄芪，补气健脾，意在益气行血，利水消肿；制附子大辛大热，为温阳诸药之首，补火助阳，散寒止痛，逐经络中风寒湿邪；两药合用，益气扶阳，温经通络，祛风除湿。诸药配伍，使肾阳补，气血通，风邪祛，水肿消，标本同治，内外兼施，扶正祛邪而诸症得解。

4. 黄芪桂枝骨脂汤

【组成】黄芪50 g，白芍15 g，牛膝15 g，补骨脂15 g，丹参12 g，红花10 g，当归10 g，桂枝10 g，杜仲10 g，生姜10 g，全蝎（研末冲服）3 g。

【功效】补益肝肾，补血活血，通络止痛。

【主治】腰椎管狭窄症属肝肾亏虚，气虚血瘀，经脉阻滞者。

【用法】每日1剂，水煎分服2次。

【方解】方中重用黄芪益气；白芍、桂枝温阳除痹，和营理血；红花、丹参、当归补血活血；杜仲、牛膝、补骨脂补益肝肾；全蝎通络止痛。诸药相配，风寒祛散，筋肉充养，筋络通顺，症状消除。

5. 健腰通络活血汤

【组成】黄芪30 g，桑寄生15 g，狗脊15 g，牛膝15 g，当归15 g，白芍15 g，木瓜15 g，伸筋草15 g，鸡血藤15 g，茯苓15 g，杜仲12 g，独活12 g，川芎12 g，熟地黄12 g，路路通12 g，桂枝10 g。

【功效】补益肝肾，健腰壮骨，益气活血化瘀。

【主治】腰椎管狭窄症属肝肾亏虚，气虚血瘀阻痹经脉者。

【用法】每日1剂，水煎分服2次。30日为1个疗程。

【方解】方中黄芪补气健脾，配以当归以资气血生化之源，以后天滋养先天，促进肾气功能的恢复。桑寄生、狗脊、牛膝、杜仲专善补肝肾，强筋骨，壮腰膝，诸药相伍，效宏力专。川芎、鸡血藤、牛膝、路路通善于活血通络，化瘀止痛。木瓜、伸筋草舒筋活络，白芍、熟地黄、当归补益肝肾，养阴柔筋，且能制约黄芪、狗脊、杜仲等温补之品的燥烈之性。桂枝温通经络，助阳化气，推动气血运行，配以独活，增强散风、祛寒、除湿之效。路路通、牛膝、茯苓能够利水渗湿，减轻局部水肿。全方配伍，共奏补肾益气，健腰壮骨，活血化瘀，通经活络之功。

【药理】现代药理学研究发现，方中杜仲能通过抑制末梢神经对疼痛及炎症因子刺激的敏感性而发挥镇痛作用，同时具有显著的抗炎作用。狗脊能够促进成骨细胞增殖，抗骨质疏松，同时能够抑制血小板聚集、抑制白细胞介素-1、白细胞介素-6及肿瘤坏死因子等炎性因子，减轻炎症反应。牛膝能够抑制骨吸收，减轻急性炎症反应，改善血液流变学指标，发挥抗炎镇痛作用。当归能够抑制血小板聚集，延长血凝时间，促进造血干细胞及祖细胞分化；川芎能够改善血液高凝状态，同时具有较好的镇痛、镇静作用；二者配伍能够起到协同增效作用。

6. 通督活血汤

【组成】黄芪18 g，鹿角片（先煎）15 g，当归12 g，丹参12 g，狗脊12 g，赤芍10 g，泽兰10 g，杜仲10 g，苏木10 g，地龙10 g。

【功效】滋肝补肾，补益脾气，活血通经。

【主治】腰椎管狭窄症属肝肾亏虚，气虚血瘀阻痹督脉者。

【用法】每日1剂，水煎分服2次。

【加减】疼痛剧烈者，加延胡索15 g，徐长卿12 g，乌药10 g；风湿偏重者，酌加豨莶草15 g，木瓜12 g；偏于肝肾亏虚者，加黄精12 g，骨碎补15 g。

【方解】方中黄芪补益脾气，脾脏健运，气血生化有源，气能行血，气旺血行；丹参、赤芍活血通经，兼以凉血；当归、赤芍、苏木活血止痛，又取当归补血之意；再加血肉有情之品地龙，通络之力更强。杜仲、狗脊、鹿角片滋肝补肾，强壮筋骨，通督活络。全方配伍，共奏滋肝补肾，补益脾气，活血通经之功。

【药理】现代药理学研究发现，本方能抗血小板聚集，从而改善椎管狭窄症病灶的微循环灌注量，改善局部神经根缺血缺氧状况，加速局部炎性介质及致病因子的运转，改善病灶区水肿、瘀血病理变化。

7. 通督祛瘀汤

【组成】党参20 g，丹参20 g，狗脊15 g，全当归12 g，赤芍12 g，泽兰12 g，杜仲12 g，牛膝12 g，地龙10 g。

【功效】补肾益精，祛瘀通络。

【主治】腰椎管狭窄症属肾虚瘀血阻痹督脉者。

【用法】每日1剂，水煎分服2次。同时，另用络石藤30 g，鸡血藤30 g，海风藤30 g，透骨草30 g，伸筋草30 g，威灵仙20 g，莪术20 g，炒三棱20 g，千年健20 g，海桐皮20 g，白芷15 g，艾叶10 g，炒桃仁10 g，花椒10 g，红花10 g。煎水熏洗，每日上、下午各1次，每次30分钟，15日为1个疗程。

【加减】下肢放射性疼痛者，加天麻12 g，桑寄生15 g；腰部酸痛者，加威灵仙15 g；不能久站、久坐者，加千年健20 g。

【方解】方中杜仲味甘性温，补肝肾，治腰脊酸疼。《药性论》谓："杜仲，治肾冷臀腰痛，腰病人虚而身强直，风也。腰不利加而用之。"狗脊味苦甘性温，补肝肾，强筋骨。二者共为君药。赤芍味苦微寒，散瘀止

痛；全当归取活血之功用；泽兰、丹参并用，祛瘀活血；三药共用为臣。党参味平甘，补益肾气，地龙可疏通全身经络，二药共为佐药，加强扶正祛邪之功。牛膝为少阴、厥阴之药，既可协助君药补肝益肾，强筋壮骨，且能引诸药下行以达病所，故为使药。诸药合用，寒湿同治，瘀血可散，经络疏通，疾患可除。

8. 通脉健步汤

【组成】鹿角霜（包煎）15 g，黄芪15 g，狗脊15 g，牛膝15 g，丹参15 g，杜仲12 g，赤芍12 g，当归12 g，地龙10 g，全蝎5 g，甘草5 g。

【功效】温肾助阳，补益肝肾，活血祛瘀，祛风除湿。

【主治】腰椎管狭窄症属阳气亏虚，肝肾不足，瘀血风湿阻痹经脉者。

【用法】每日1剂，水煎分服2次。

【方解】方中鹿角霜温肾助阳；地龙性走窜通行经络，治疗各种痹症引起的肢体麻木疼痛；杜仲补肝肾、强筋骨，治疗肾虚腰痛及各种腰痛；黄芪治疗痹症日久引起的气虚诸症；牛膝既补肝肾、强筋健骨又能活血祛瘀，祛除风湿，治疗腰膝酸痛，下肢萎软；全蝎通络止痛，善于治疗风湿顽痹；赤芍入肝经血分，清泻肝火，与当归配伍治疗瘀肿疼痛；当归为活血行气要药，辛行温通，散寒止痛；丹参通行血脉，祛瘀止痛；狗脊祛风湿、补肝肾、强腰膝，能行能补，对于肝肾不足兼有风寒湿邪之腰痛脊强者最为适宜；甘草调和诸药。本方鹿角霜、黄芪助阳补气为君药；杜仲、狗脊补肝肾、强筋骨为臣药；牛膝既助臣药之效，又能引药下行为佐药，地龙、全蝎通经活络，当归、赤芍、丹参补血活血共为佐药；甘草调和诸药为使药。诸药合用，共奏温肾助阳，补益肝肾，活血祛瘀，祛风除湿之功。

9. 活化汤

【组成】丹参20 g，鸡血藤20 g，黄芪20 g，当归12 g，桃仁12 g，白芍12 g，钩藤12 g，炮穿山甲（先煎）10 g，水蛭10 g，地

龙10 g，红花10 g，桂枝10 g，木耳10 g，天麻10 g，僵蚕5 g，全蝎5 g，甘草5 g。

【功效】养阴润燥，柔肝缓痛，活血化瘀定痛。

【主治】腰椎管狭窄症属阴血亏虚，经脉挛急，瘀血阻痹督脉者。

【用法】每日1剂，水煎分服2次。

【方解】方中当归、丹参、鸡血藤行血活血，养心血，补肝血；炮穿山甲、水蛭、地龙活血逐瘀，通经络，破瘀积；红花、桃仁活血化瘀，通利气血；黄芪、桂枝温通行痹，温运活血；白芍和肝血，养肝阴，柔肝解痉；钩藤疏肝风，调肝气，解痉止痛；木耳、天麻一柔一刚，刚柔相济，益精气，濡经络，祛风化瘀止痛；僵蚕、全蝎一缓一急，缓急相得，祛风邪，缓拘挛，通经活络止痛；甘草调和诸药，且与白芍相伍，酸甘化阴，养阴益血，并治挛急。诸药合用，滋润而不滋腻，疏通而不辛燥，养阴不显寒凉，通络不过分疏泄，具有养阴润燥，柔肝缓痛，活血化瘀定痛之功。

10. 强腰宣痹汤

【组成】黄芪30 g，熟地黄20 g，丹参20 g，桑寄生20 g，鸡血藤20 g，狗脊15 g，独活15 g，威灵仙15 g，淫羊藿12 g，延胡索12 g，鹿角胶（烊化冲服）12 g，桂枝10 g，甘草10 g，全蝎5 g，蜈蚣5 g，细辛3 g。

【功效】补肝益肾，强腰壮骨，祛风除湿，活血通络止痛。

【主治】腰椎管狭窄症属肝肾亏虚，风湿瘀血阻痹经脉骨节者。

【用法】每日1剂，水煎分服2次。同时，另用生川乌、生草乌、生南星、生半夏、生乳香、生没药、细辛、伸筋草、透骨草、川芎、桂枝各等量，以上饮片，装入布袋，每包200 g。用时先将药包浸入水中，水刚好没过药，然后将浸过水的药包放于微波炉专用容器内，加热15分钟左右后，熨烫腰骶部，每次30分钟，每日2次。

【方解】内服方中熟地黄滋阴补血，益精填髓；鹿角胶温补肝肾，益精养血；淫羊藿补肾壮阳，祛风除湿；狗脊、桑寄生补肝肾，

强腰膝；黄芪、甘草补气，黄芪还能利水消肿；丹参、鸡血藤活血通络；独活祛风除湿；桂枝、细辛散寒通络；全蝎、蜈蚣搜风通络化痰；威灵仙祛风除湿，通络止痛；延胡索活血散瘀，理气止痛。全方标本兼顾，共奏补肝益肾，强腰壮骨，祛风除湿，活血通络止痛之功。

热熨方中生川乌、生草乌辛温祛风除湿，温经止痛；生南星、生半夏燥湿化痰，祛风止痉，散结消肿；生乳香、生没药活血散瘀止痛；桂枝、细辛温经通络；伸筋草、透骨草祛风散寒，除湿消肿，舒筋活络；川芎活血行气止痛。全方针对寒、湿、瘀、痰等标实而设，共奏温经散寒，祛风除湿，活血通络止痛之功。中药热熨患处一则药物直到病处，二则热力可起到舒通经络作用。

11. 通督活血化瘀汤

【组成】党参20 g，丹参20 g，狗脊15 g，全当归12 g，赤芍12 g，泽兰12 g，杜仲12 g，牛膝12 g，地龙10 g。

【功效】补肝益肾强骨，益气活血化瘀。

【主治】腰椎管狭窄症属肝肾亏虚，气虚血瘀阻痹经脉骨节者。

【用法】每日1剂，水煎分服2次。

【加减】伴下肢放射性疼痛者，加天麻12 g，桑寄生15 g；伴腰部酸痛者，加威灵仙15 g；不能久站、久坐者，加千年健15 g。

【方解】方中杜仲味甘性温，补肝肾，强筋骨，治疗肾虚之要药，《神农本草经》谓其"主治腰膝痛，补中益精气，坚筋骨"。狗脊味苦甘性温，具有滋补肝肾，强腰健膝之功效。赤芍味苦微寒，散瘀止痛；全当归取活血之功用。泽兰、丹参并用，祛瘀活血，《名医别录》谓其："养血，去心腹痼疾结气，腰脊强"。党参味平甘，补益肾气，具有扶正祛邪的功效；地龙疏通全身经络。牛膝为少阴、厥阴之药，既可补肝益肾，强壮筋骨，且能引诸药下行以达病所。诸药合用，共奏补肝益肾强骨，益气活血化瘀之功效。

12. 益气养血活络汤

【组成】黄芪30 g，鹿角胶（烊化冲服）

30 g，当归20 g，丹参20 g，赤芍20 g，杜仲15 g，苏木15 g，地龙15 g，狗脊15 g。

【功效】益气温阳，活血化瘀，养血濡筋。

【主治】腰椎管狭窄症属阳气亏虚，瘀血阻痹经脉骨节者。

【用法】每日1剂，水煎分服2次。

【加减】气滞血瘀者，加青皮12 g，制乳香10 g，制没药10 g；风寒湿滞者，加制附子（先煎）12 g，制川乌（先煎）12 g，白术15 g，肉桂10 g；湿热痰滞者，加牛膝15 g，黄柏10 g，苍术12 g；肝肾亏虚者，加黄精12 g，牛膝15 g，补骨脂15 g。

【方解】方中当归活血化瘀；黄芪益气活血，补气固表；丹参益气活血；杜仲滋阴补血益精；赤芍活血补血，补益肝肾，强筋健骨；鹿角胶、狗脊强筋健骨。诸药合用，共奏益气活血，养血化瘀，濡养筋脉之功效。

13. 益肾活血填精汤

【组成】黄芪30 g，鹿角胶（烊化冲服）30 g，当归20 g，丹参20 g，赤芍20 g，泽兰20 g，杜仲20 g，狗脊20 g，苏木20 g，地龙20 g，葛根20 g。

【功效】益肾填精通脊，活血化瘀止痛。

【主治】腰椎管狭窄症属肾精亏虚，瘀血阻痹经脉骨节者。

【用法】每日1剂，水煎分服2次。10日为1个疗程。

【加减】气滞血瘀者，加青皮10 g，制乳香10 g，制没药10 g，陈皮5 g；风寒湿滞者，加制附子（先煎）10 g，制川乌（先煎）10 g，薏苡仁20 g，茯苓15 g，白术15 g，肉桂5 g；湿热痰滞者，加防己12 g，牛膝12 g，苍术12 g，黄柏10 g，麦冬10 g；肝肾亏虚者，加黄精15 g，补骨脂15 g，党参12 g，杜仲12 g。

【方解】方中当归、丹参、赤芍、泽兰、苏木、地龙活血化瘀通络；杜仲、狗脊、鹿角胶益肾填精；葛根解肌通利脊背，为引经药物。方药切症，共奏益肾填精通脊，活血化瘀止痛之效，故疗效显著。

14. 强健筋骨汤

【组成】熟地黄30 g，杜仲20 g，桑寄生15 g，当归15 g，菟丝子12 g，补骨脂12 g，肉苁蓉10 g，枸杞子10 g，独活10 g，红花10 g。

【功效】补益肝肾，祛风胜湿散寒，活血散瘀止痛。

【主治】腰椎管狭窄症属肝肾亏虚，风寒湿瘀阻痹经脉骨节者。

【用法】每日1剂，水煎分服2次。30日为1个疗程。

【加减】疼痛甚者，酌加全蝎5 g，土鳖10 g，蜈蚣1条；兼夹风寒者，酌加桂枝10 g，麻黄10 g，羌活12 g；舌红少尿者，酌加黄柏10 g，萆薢12 g，土茯苓20 g；手足心热者，酌加牡丹皮12 g，知母10 g，地骨皮15 g。

【方解】方中以杜仲、桑寄生共为君药，取其补肝肾、强筋骨之功效，其性味平和，不寒不热，沉下入肾以坚肾气，使肾气得补则筋骨有力。熟地黄味甘、性温，归肝、肾经，功能补血滋阴，益精填髓，养肝益肾。《神农本草经》将菟丝子列为上品，功能补肾益精，养肝明目，尤其适用于肝肾不足所致的腰膝酸软，筋骨无力。补骨脂性温、味辛、苦，归肺、肾经，功能补肾助阳，纳气平喘。当归补血活血，调经止痛；肉苁蓉补肾阳，益精血；枸杞子滋补肝肾，益精明目；独活祛风胜湿，散寒止痛；红花活血通经，散瘀止痛。诸药合用，共奏补益肝肾，祛风胜湿散寒，活血散瘀止痛，强健筋骨，扶正祛邪之功效。

15. 祛风散寒益肾汤

【组成】黄芪30 g，炒白芍30 g，牛膝30 g，鸡血藤30 g，木瓜15 g，威灵仙15 g，当归15 g，泽兰15 g，独活15 g，桑寄生15 g，补骨脂15 g，枸杞子15 g，鹿角霜（包煎）15 g，地龙10 g，生甘草5 g。

【功效】祛风散寒除湿，益肾通络止痛。

【主治】腰椎管狭窄症属肾虚风寒湿邪阻痹经脉骨节者。

颈肩腰腿痛中医奇效良方全书（珍藏本）

【用法】每日 1 剂，水煎分服 2 次。同时，用透骨草 30 g，伸筋草 30 g，忍冬藤 30 g，鸡血藤 30 g，独活 30 g，丹参 30 g，苏木 15 g，红花 15 g，陈皮 15 g，甘草 10 g，冰片 3 g。将上药共研为粗末，密闭避光容器保存于干燥通风处。取药末适量，用食醋拌湿后炒热外敷患处，每日 2 次，每次 30 分钟。内服外敷均 30 日为 1 个疗程。

【方解】内服方中炒白芍、生甘草为芍药甘草汤，缓急止痛；木瓜舒筋活络止痛；牛膝祛风湿，益肝肾，活血脉；独活、威灵仙祛风散寒除湿止痛；当归、泽兰、地龙、鸡血藤养血活血，通络止痛；桑寄生、补骨脂、枸杞子补肾祛风湿；鹿角霜壮肾阳，益精血，通血脉；黄芪益气健脾。全方共奏祛风散寒除湿，益肾通络止痛之功。

外用方中透骨草、伸筋草、苏木、红花、陈皮、甘草、忍冬藤、鸡血藤、独活、丹参活血舒筋，补肾通络，祛风散寒，止痛；冰片外用可加速药物有效成分的渗透；同时借醋散瘀活血，助行药力之功，协同增效。

16. 温经散寒止痛散

【组成】秦艽 30 g，桑枝 30 g，独活 20 g，刘寄奴 20 g，伸筋草 20 g，透骨草 20 g，五加皮 20 g，续断 20 g，木瓜 20 g，花椒 20 g，艾叶 20 g，川芎 15 g，红花 15 g，赤芍 15 g，附子 15 g，制川乌 10 g，制草乌 10 g，干姜 10 g，大黄 10 g。

【功效】温经散寒，祛湿活血，通络止痛。

【主治】腰椎管狭窄症属风寒湿瘀阻痹经脉骨节者。

【用法】每日 1 剂，将上述药物拌匀装入 2 个布袋，用食醋 400 mL 拌匀，加入葱白 30 g 用纱布袋包好，蒸热 20 分钟，用毛巾包裹，以温度 42 ℃～60 ℃为宜，取出 1 个置于腰部，以患者能承受温度为准，待药包凉后换另 1 个，交替使用，每次 30 分钟，每日 2 次。每剂药用 3～4 日。15 日为 1 个疗程。

【方解】方中川芎、红花、大黄、透骨草、伸筋草活血通络止痛；刘寄奴、独活、秦艽散风除湿，蠲痹止痛；五加皮、木瓜利水消肿；制川乌、制草乌、附子、干姜、花椒温阳祛寒，通络止痛，且制川乌、制草乌、附子还有麻醉止痛作用，用治湿痹或劳损疼痛效佳；葱白具有散寒解表，温通阳气之功。用醋为引使药液随蒸气透过皮肤直达病所，透药深入，适于治疗劳损和风湿痹证。通过中药热敷，达温经散寒，祛湿活血，通络止痛，加强祛邪治标之力。

17. 壮骨通督汤

【组成】鹿角胶（烊化冲服）18 g，桑寄生 18 g，丹参 18 g，杜仲 15 g，牛膝 15 g，人参 12 g，延胡索 12 g，肉桂 10 g，泽兰 10 g，细辛 5 g。

【功效】补益肝肾，益气通督，活血祛瘀，温经止痛。

【主治】腰椎管狭窄症属肝肾亏虚，气虚血瘀，阳虚寒凝经脉骨节者。

【用法】每日 1 剂，水煎分服 2 次。

【加减】下肢痹顽萎废，麻木疼痛甚者，加地龙 10 g，木瓜 12 g，五加皮 15 g；口渴不欲饮，怠倦困重，舌苔白腻者，加苍术 12 g，茯苓 15 g，防己 10 g；阴虚火炎，面色红赤，口渴欲饮，舌红少苔者，加炙黄柏 12 g，生地黄 15 g；疼痛甚者，加乌药 10 g，三七（研末冲服）5 g；兼游走窜痛，痛无定处，顽麻不仁者，加威灵仙 15 g，秦艽 12 g，羌活 10 g。

【方解】方中丹参活血祛瘀，宣络通痹，治腰膝痹痿，病重难履，为活血药物之首；鹿角胶补血益精，善通督脉，峻补元阳，补益肝肾，强精活血，以助丹参行兼益气；人参补气，"气行则血行，气滞则血停"，补气不致滞塞，活血不损元气；延胡索活血祛瘀，理气止痛，通滞散结；牛膝既能补肝肾，强筋骨，又能通血脉而利关节；桑寄生、杜仲补肾壮腰，肾气足则骨强，肝气充则筋健；肉桂温通经脉，散寒止痛；细辛用之加强肉桂温经止痛之功。综观本病，非行瘀，不能祛督脉之瘀滞，非滋养，不能补肝肾之亏损。诸药配伍，具补益肝肾，益气通督，活血祛瘀，温经止痛之功效，使多数患者免除手术治疗之痛苦。

18. 活血通督汤

【组成】黄芪18 g, 鹿角片（先煎）18 g, 丹参18 g, 当归12 g, 赤芍12 g, 狗脊12 g, 杜仲10 g, 制没药10 g, 地龙10 g, 苏木10 g, 泽兰10 g。

【功效】补益肝肾, 通督活血。

【主治】腰椎管狭窄症术后属肝肾亏虚, 瘀血阻痹督脉者。

【用法】每日1剂, 水煎分服2次。30日为1个疗程。

【方解】方中当归、黄芪补气生血; 丹参去瘀生新, 行而不破; 赤芍祛瘀止痛, 常与当归、黄芪相伍行瘀血滞, 发散内外之风气; 地龙走血分, 能通血脉, 利关节, 消瘀滞, 疗痹痛; 诸药均有活血通经、消肿止痛之功效。鹿角片益肾, 行血消肿; 杜仲温肾助阳, 益精补髓, 强筋壮骨; 狗脊补肾壮腰, 祛风定痛, 壮腰益肾。诸药配伍, 共奏补益肝肾, 通督活血之效。

【药理】现代药理学研究发现, 本方能改善微循环, 增加神经缺血区域的血流供应, 从而有利于消退水肿, 减轻纤维组织粘连, 促进神经功能的恢复。通过改善椎管内血液循环, 提高神经对缺血缺氧的耐受能力, 改善临床症状, 有利于促进患者术后的康复, 提高患者的生活质量。

19. 补肾壮督汤

【组成】鹿角胶（烊化冲服）15 g, 骨碎补15 g, 杜仲10 g, 黄精10 g, 全蝎10 g, 甘草5 g, 蜈蚣3条。

【功效】补肾填精壮督, 活血通络止痛。

【主治】腰椎管狭窄症术后属肾虚精亏, 瘀血阻痹经脉者。

【用法】每日1剂, 水煎分服2次。

【方解】方中鹿角胶为君药, 味甘咸性温, 入肝、肾经, 能补肾益精, 壮督脉之阳。杜仲、骨碎补为臣药, 补肾强骨, 活血止痛。其中杜仲补肝肾, 强筋骨, 《神农本草经》谓其:"主腰脊痛, 补中, 益精气, 坚筋骨, 强志"。骨碎补取槲蕨的根茎入药, 其性苦温, 归肝、肾经, 补肾强骨, 活血止痛。黄精、全蝎、蜈蚣为佐药, 益肾填精, 活血通络止痛。其中黄精益肾填精, 肾精足则骨髓化生有源, 髓足骨强。全蝎、蜈蚣通络止痛, 督脉通则腰有所养。甘草为使药, 调和诸药。诸药合用, 共奏补肾填精壮督, 活血通络止痛之功效。

【药理】现代药理学研究发现, 方中鹿角胶能显著提高小鼠血中血小板、白细胞数量, 起到抗炎止痛作用。鹿角胶通过抗炎止痛可提早术后患者功能锻炼的时间, 提高功能锻炼的质量, 从而促进椎间融合。鹿角胶能降低钙流失, 抑制骨吸收, 减少骨转化, 从而提高骨质量。杜仲能提高大鼠血中碱性磷酸酶含量, 使骨形成增强。骨碎补能促进血钙磷沉积, 提高血清碱性磷酸酶活性, 从而起抗骨质疏松作用, 其成分总黄酮还具有抗炎、降低毛细血管通透性的作用, 可以改善术后神经水肿, 加快功能恢复。黄精中的黄精多糖能降低大鼠骨钙素及抗酒石酸酸性磷酸酶, 促进骨质疏松骨折的愈合。全蝎中蝎毒具有较强镇痛作用。

第八章　强直性脊柱炎

强直性脊柱炎是一种慢性、进行性的炎症疾病，以脊柱僵硬并逐渐变强直为特点。病变主要累及骶髂关节、脊柱、脊柱骨软组织及四肢关节，表现为椎间盘纤维环和纤维环附近结缔组织的骨化，椎间可动关节和四肢关节滑膜的炎症和增生。部分患者还可累及眼睛、心血管、肺和神经系统，分别表现为虹膜炎或葡萄膜炎、上行性主动脉瓣下纤维化、主动脉瓣关闭不全、心脏传导障碍、肺上叶纤维化、肺大泡、肾淀粉样变、马尾综合征等。本病具有明显的家族集聚发病趋势。

根据本病的临床特征，其病属于中医学"脊痹""顽痹""肾痹""大偻"范畴。中医认为，本病多因肾虚于先，寒邪深入骨髓，使气血凝滞，脊失温煦所致。以腰脊疼痛，两胯活动受限，严重者脊柱弯曲变形，甚至强硬僵直，或背部酸痛，肌肉僵硬沉重感，阴雨天及劳累为甚的脊痹。

1. 清热解毒除湿汤

【组成】白花蛇舌草30 g，土茯苓20 g，葛根20 g，半枝莲15 g，虎杖15 g，金银花15 g，连翘15 g，白芍15 g，白鲜皮10 g，牡丹皮10 g，桂枝10 g，制川乌（先煎）10 g，制草乌（先煎）10 g，甘草10 g。

【功效】清肝解毒，化浊除湿，祛瘀消肿，舒筋蠲痹。

【主治】强直性脊柱炎急性发作期属湿浊热毒瘀血阻痹督脉者。

【用法】每日1剂，水煎分服2次。

【方解】方中以白花蛇舌草、半枝莲、虎杖三味为君。白花蛇舌草甘淡而凉，入胃、肝、大肠经，清热解毒，消肿止痛，有较强

的消炎作用。半枝莲辛苦寒，归肝、肺、肾经，清热解毒，化瘀利尿，凉血止血，利湿退黄，为治肝之经筋湿热之要药。虎杖酸凉入肝，清热利湿，活血通络，治"风在关节，瘀血"。三药合用，直入肝经，力达经筋关节骨骼肌肉，共奏清热解毒，凉血消肿，化瘀除湿，活血止痛之效。金银花、连翘清热解毒，透邪热于外，加强君药解毒清热之功。白芍、甘草酸以养肝体，甘以缓筋之急，酸甘化阴，柔筋止痛。四药为臣，使毒邪外达而肝体得护。土茯苓、白鲜皮、牡丹皮、制川乌、制草乌、桂枝为佐药。土茯苓甘淡而平，功专解毒利小便，除湿利关节。白鲜皮气寒善行，祛风胜湿，通关节利小便，给邪以出路。桂枝、制川乌、制草乌辛热之品，配大队清热解毒药中，一方面防热遏冰伏之弊，另一方面温通经脉，载寒凉之味达热毒聚集之处，而利关节止疼痛，腰骶膝关节疼痛，非此不能解，湿痰浊气，非此难以化。牡丹皮辛甘而寒，凉肝清热，破瘀通脉，泻肝中之伏火，去血中之热毒，退骨蒸之烦热。葛根解肌生津，引经达使，一方面解肌舒痉，透邪外达，另一方面引药直达脊柱为使药。全方共奏清肝解毒，化浊除湿，祛瘀消肿，舒筋蠲痹之功。

2. 养肝柔筋解毒汤

【组成】黄芪30 g，白芍30 g，薏苡仁30 g，忍冬藤30 g，生地黄20 g，熟地黄20 g，制何首乌20 g，葛根20 g，虎杖15 g，威灵仙10 g，山慈菇10 g，炮穿山甲（先煎）10 g，甘草10 g，蜈蚣2条。

【功效】养肝柔筋，缓急止痛，清热解毒，逐瘀通络。

【主治】强直性脊柱炎属肝阴亏虚，经筋挛急，热毒瘀血阻痹督脉者。

【用法】每日1剂，水煎分服2次。

【方解】方中以熟地黄、生地黄、制何首乌、白芍为君药。生地黄甘苦而寒，养阴生津，清热润燥，消瘀通络。熟地黄甘而微温，滋肝肾补真阴，生精血，填骨髓，荣筋骨。制何首乌甘苦温，补肝阴，养肝血，强筋骨，乌须发。白芍酸微寒，养血柔筋，缓急止痛。柯韵伯谓其："头痛项强，下连于背，牵引不宁，是筋伤于风也。白芍既能养肝柔筋，筋有所生，肝有所养，乃治本也，又通利脉络，缓急止痉。"诸药生精养血，养肝柔筋，清热通络，缓急止痛。《素问·脏气法时论》："肝苦急，急食甘以缓之。"甘味药具有缓解痉挛的作用，故用黄芪、薏苡仁、葛根、甘草为臣，缓解筋之急，舒筋展肌，阻断筋肉痉挛，致气血瘀滞，痰湿瘀继生之恶性循环。《神农本草经》谓薏苡仁："甘微寒，主筋脉拘挛不可屈伸，风湿痹。"《日华子本草》称黄芪"助气、壮筋骨、长肉、补血"。张锡纯认为黄芪补肝气。葛根味甘辛凉，为治疗颈项强直之专药，有起阴气而生津液，滋筋脉而舒其颈之功，同时引诸药直达病所。甘草配白芍乃芍药甘草汤之用。忍冬藤、虎杖、山慈菇清热解毒，祛瘀通络。威灵仙辛温祛风，胜湿止痛。炮穿山甲、蜈蚣逐瘀破结，解痉止痛，共为佐药。诸药合用，共奏养肝柔筋，缓急止痛，清热解毒，逐瘀通络之功。

3. 鹿地仙脊汤

【组成】鹿衔草30 g，狗脊30 g，续断30 g，独活30 g，熟地黄15 g，淫羊藿15 g，炒杜仲15 g，山茱萸15 g，萆薢15 g，当归12 g，鹿角片（先煎）10 g，川芎10 g，牛膝10 g，细辛3 g，甘草5 g，蜈蚣2条。

【功效】补益肝肾通督，祛风除湿散结，养血活血通络。

【主治】强直性脊柱炎属肝肾精血亏虚，风湿寒瘀阻痹督脉者。

【用法】每日1剂，水煎分服2次。30日为1个疗程。

【加减】寒湿盛者，加木瓜15 g，制川乌（先煎）10 g，肉桂5 g；湿热甚者，加薏苡仁30 g，苍术12 g，黄柏10 g；下肢关节肿痛者，加海桐皮15 g，防己12 g，虎杖10 g；颈项肩背僵痛者，加葛根30 g，威灵仙15 g，羌活12 g；病程顽缠，痰瘀征象明显者，酌加刘寄奴12 g，苏木12 g，法半夏10 g，制南星10 g。

【方解】方中取鹿衔草、淫羊藿、狗脊、续断、杜仲甘辛微温，补肝肾，益精气，除风湿；熟地黄、山茱萸、牛膝味甘质润，滋肝肾，壮腰膝；鹿角片味咸性温，益肝肾，填精血，通督脉，止筋骨疼痛；独活、萆薢祛风除湿；当归、川芎、蜈蚣养血活血，搜剔通络；细辛辛温走窜，能里能外，既散少阴肾经在里之寒邪以通阳散结，又搜筋骨之间风湿而蠲痹止痛；甘草调和诸药。诸药合用，共奏补益肝肾通督，祛风除湿散结，养血活血通络之功。全方攻补兼施，阴阳双补，阴充阳旺，自可祛邪外出，也可御敌再侵。

4. 五虎强督通痹汤

【组成】熟地黄20 g，狗脊20 g，白芍20 g，续断15 g，制何首乌15 g，黑蚂蚁15 g，地龙15 g，白花蛇15 g，制附子（先煎）10～15 g，青风藤12 g，穿山龙12 g，虎杖12 g，全蝎5～10 g，白芥子5 g，甘草5 g，蜈蚣1条。

【功效】补肾强督，祛风散寒，祛湿通络，散瘀止痛，舒筋暖骨。

【主治】强直性脊柱炎属肾督亏虚，风寒湿瘀阻痹经脉者。

【用法】每日1剂，水煎分服2次。30日为1个疗程。

【加减】腰骶、骶髂、髋、膝诸关节呈游走性疼痛，阴雨天加重，早晨起床时腰背僵痛，活动不利，活动后痛减者，加羌活（后下）10 g；膝关节肿痛甚者，加酒牛膝12 g；腰背僵硬不舒，晚上疼痛加重，不能平卧，翻身困难，晨僵时间90分钟以上者，蜈蚣用量加至2条，白芍、狗脊用量各加至30 g，续断、穿山龙用量各加至20 g，加葛根30 g，骨碎补20 g；脊柱关节疼痛加重，伴低热、口干、口渴而不欲饮，舌质红，苔黄或黄腻，

411

脉滑数，为肝肾阴虚，湿热痹阻者，去熟地黄，制附子用10 g，加黄柏12 g，薏苡仁60 g，泽泻15 g；体虚畏寒，得暖则舒者，制附子用15 g；加生姜60 g；脘痞、纳呆、大便稀溏，为脾虚不运者，去熟地黄，加白术15 g，厚朴10 g，焦神曲12 g；静止时腰脊疼痛明显，活动后减轻，舌质紫暗有瘀斑，脉沉涩，为气滞血瘀者，加丹参15 g，三七（研末冲服）5 g；脊背疼痛不重，颈项背脊强直性畸形，胸闷如束，俯仰转则不利，或伴髋、膝关节屈伸活动明显受限，X线检查显示骨质严重受损，关节硬化者，加木瓜12 g，络石藤15 g。

【方解】方中熟地黄、制何首乌入足少阴肾经，具滋肾水、补真阴、填骨髓、生精血、聪耳明目之功，治劳伤风痹，为补血强筋壮骨乌须发之良药；续断苦温补肾，辛温补肝，能通血脉而理筋骨；狗脊苦坚肾，甘益血，温养气，专疗腰痛寒湿周痹，为强督脉、利俯仰主药，与白芍、熟地黄、制何首乌、续断为伍，以增强滋补肝肾、填髓强督之用；白芥子辛温入肺，具有祛痰散结消肿之功，能够逐皮里膜外和筋骨关节之痰；制附子大热纯阳，性走而不守，通十二经，能引补气药以复散失之元阳，引补血药以滋不足之真阳，引发散药开腠理以逐在表之风寒，引温暖药达下焦以祛在内之寒湿；白芍味酸入肝脾血分，酸能走筋，与甘草为伍酸甘化阴，缓急止痛，又有润滑关节和缓解肌肉关节僵硬之效，甘草还有调和诸药的作用。诸药合用，共奏补肾强督，祛风散寒，祛湿通络，散瘀止痛，舒筋暖骨之功。

【药理】现代药理学研究发现，方中黑蚂蚁、蜈蚣、地龙、全蝎、白花蛇虫类药均有抗风湿、提高人体免疫功能的作用；青风藤其主要成分青藤碱具有抗炎、镇痛、镇静作用；穿山龙主要成分为薯蓣皂苷等多种甾体皂苷，有类似甾体激素样作用，可有效抑制过敏介质释放，具有明显的抗炎作用；虎杖中蒽醌类成分，能缓解关节肿痛；与青风藤、穿山龙合用具有增强消肿、镇痛、抗炎和抗风湿之作用。

5. 温经蠲痹补肾汤

【组成】鹿衔草30 g，熟地黄15 g，淫羊藿15 g，当归12 g，桂枝10 g，乌梢蛇10 g，制川乌10 g，炙甘草5 g。

【功效】补肾强筋健骨，补血活血益精，祛风散寒除湿。

【主治】强直性脊柱炎属肾精血亏虚，风寒湿瘀阻痹督脉者。

【用法】采用全电脑多功能治疗熏蒸机，对颈椎至腰骶部位进行蒸汽熏蒸治疗，温度设定为46 ℃，每次30分钟，每日1次。每周更新药物1次。口服尼美舒利每次0.1 g，每日2次。

【方解】方中当归补血活血，《日华子本草》谓其："主治一切风、一切血，补一切劳"；熟地黄补血养阴，填精益髓，《本草纲目》谓其："填骨髓，长肌肉，生精血，补五脏内伤不足"；淫羊藿能补肾壮阳，祛风除湿，《日华子本草》谓其："治一切冷风劳气，补腰膝，强心力，筋骨挛急，四肢不任"；桂枝温通经脉，通阳化气，《本草经疏》谓其："实表祛邪，主风痹骨节疼痛"；乌梢蛇祛风通络，善治病久邪深，《开宝本草》谓其"解顽痹"；鹿衔草祛风湿，强筋骨，《安徽志》谓其："性益阳，强筋健骨，补腰肾，生津液"；制川乌祛风湿，温经止痛，《神农本草经》谓其："主中风恶风，洗洗出汗，除寒湿痹"；炙甘草补脾益气，缓急止痛，调和诸药，《本草正》谓其："味至甘，得中和之性，有调补之功"。以上诸药，有补有伐，有通有和，祛风除痹，强筋健骨。药味简洁，深深体现中医精髓。

【药理】现代药理学研究发现，方中当归煎剂含有挥发油。熟地黄有促肾上腺皮质激素合成的作用。淫羊藿有增强肾上腺皮质轴、胸腺轴的分泌和促蛋白合成、调节细胞代谢的功能，且含有挥发油成分。桂枝有镇痛、镇静、解热等作用，也含挥发油成分。乌梢蛇水煎液和醇提取液有抗炎、镇静、镇痛作用，治疗关节、肌肉疼痛效果良好。鹿衔草有抗炎、免疫调节、增加组织器官血流量的作用。制川乌有明显的抗炎镇痛和局部麻醉的功效。炙甘草既可解痉、镇痛、保肝，还有类似肾上腺皮质激素样作用。

6. 五藤归芪汤

【组成】黄芪30 g，鸡血藤30 g，当归20 g，青风藤15 g，络石藤15 g，海风藤15 g，忍冬藤15 g，淫羊藿12 g，蕲蛇10 g，白芥子10 g。

【功效】益气补血，祛风散寒除湿，化痰通络止痛。

【主治】强直性脊柱炎属气血亏虚，风寒湿痰阻痹督脉者。

【用法】每日1剂，水煎分服2次。30日为1个疗程。

【加减】湿热痹阻者，加白术10 g，黄柏12 g，苍术15 g；寒湿痹阻者，加桂枝10 g，细辛3 g；瘀血痹阻者，加川芎10 g，丹参15 g；肾阳亏虚者，加鹿角胶（烊化冲服）20 g，巴戟天15 g；肝肾不足者，加牛膝12 g，杜仲15 g。

【方解】方中青风藤、络石藤、海风藤、忍冬藤、鸡血藤祛风湿，通经络，利关节；蕲蛇祛风、通络、解痉，是治疗痹症的常用药；淫羊藿温肾壮阳；白芥子散寒、化痰、通络；当归、黄芪益气补血。诸药合用，共奏益气补血，祛风散寒除湿，化痰通络止痛之功。

7. 桂枝二乌汤

【组成】桑寄生30 g，熟地黄30 g，当归12 g，白芍12 g，桂枝10 g，制川乌（先煎）10 g，制草乌（先煎）10 g，川芎10 g，独活10 g，制乳香10 g，制没药10 g，红花10 g，炙甘草5 g，细辛3 g。

【功效】温补肾阳，祛风散寒除湿，活血舒筋止痛。

【主治】强直性脊柱炎属肾虚风寒湿瘀阻痹督脉者。

【用法】每日1剂，水煎分服2次。

【方解】方中桂枝、白芍、制川乌、制草乌重在补肾助阳，逐风散寒止痛；合熟地黄补肾填精，且防温补之药过于温热；当归、川芎、红花活血养血；细辛、制乳香、制没

药温通血脉，祛寒止痛；桑寄生、独活舒筋除湿。诸药合用，共奏温补肾阳，祛风散寒除湿，活血舒筋止痛之效。

8. 芍药乳没汤

【组成】生地黄30 g，白芍25 g，麦冬15 g，丹参15 g，木瓜15 g，鳖甲（先煎）12 g，续断12 g，桑寄生12 g，制乳香10 g，制没药10 g，五味子10 g，独活10 g，知母10 g，甘草5 g，细辛3 g。

【功效】滋补肾阴，凉血活血，舒筋强骨止痛。

【主治】强直性脊柱炎属肾阴亏虚，瘀血阻痹督脉者。

【用法】每日1剂，水煎分服2次。

【方解】方中重用白芍一能镇痛解痉，二能滋阴补肾，三能软化骨刺；配生地黄、麦冬、鳖甲加强滋阴补肾作用，且能凉血生津；木瓜、独活、桑寄生、细辛、续断舒筋络，强筋骨，兼可散寒除湿止痛；丹参、制乳香、制没药凉血活血，生肌止痛；五味子、知母敛阴。诸药合用，共奏滋补肾阴，凉血活血，舒筋强骨止痛之功。

9. 解毒通络汤

【组成】土茯苓30 g，薏苡仁30 g，丹参20 g，忍冬藤20 g，络石藤20 g，雷公藤（先煎50～90分钟）20 g，虎杖15 g，赤芍15 g，地龙15 g，僵蚕15 g，苍术12 g，黄柏10 g，牛膝10 g，桂枝10 g。

【功效】清热利湿解毒，活血通络止痛。

【主治】活动期强直性脊柱炎属湿热毒邪内盛，瘀血阻痹督脉者。

【用法】每日1剂，水煎分服2次。

【方解】方中雷公藤大苦大寒，清热解毒，利湿通络；虎杖清热利湿，活血通络；二药合用，清热解毒利湿之功力增，以直折嚣张之湿热毒邪，是为君药。黄柏苦寒，清热解毒利湿；苍术方香燥烈，祛风运脾燥湿；薏苡仁健脾渗湿；土茯苓功专解毒除湿，利关节；忍冬藤、络石藤通经活络，为风湿热痹要药；以上六药助君药清热解毒，利湿通络，是为臣药。丹参、赤芍清热凉血，祛瘀

颈肩腰腿痛中医奇效良方全书（珍藏本）

止痛，清血中伏火；地龙、僵蚕解痉通络，助君臣以活血通络；桂枝温通经脉，防全方大队寒凉清热之剂热遏冰伏之弊，乃阴中求阳；以上五药为佐。牛膝活血通络，引药直达病所为使。诸药合用，共奏清热利湿解毒，活血通络止痛之功，可较快地控制活动期强直性脊柱炎病情急性发作。

10. 扶正通督汤

【组成】黄芪30 g，威灵仙30 g，当归20 g，枸杞子20 g，狗脊15 g，牛膝15 g，鹿角胶（烊化冲服）15 g，龟甲胶（烊化冲服）15 g，露蜂房15 g，白芥子10 g，炮穿山甲（先煎）10 g，制附子（先煎）10 g，细辛5 g，蜈蚣2条。

【功效】扶正固本，散寒祛湿涤痰，逐瘀搜剔。

【主治】强直性脊柱炎属气血阴阳亏虚，寒湿痰瘀互结阻痹督脉者。

【用法】每日1剂，水煎分服2次。

【方解】方中黄芪味甘性温，补气兼能扶阳，既可走里而补肺健脾，又能行外而实卫固表；鹿角胶咸平入肝肾，温补肝肾，强筋壮骨，活血消肿；二药合用，肾阳气盛，瘀血痰浊自然消除，故为君药。当归养血补血活血，与黄芪合用，养血生气，气血双补；龟甲胶咸平，滋补肾阴，"善补阳者，必于阴中求阳，则阳得阴助而生化无穷"。（张景岳）故委以为臣。君臣相辅，补气养血，益肾充督，温而不燥，补而不腻，气血阴阳俱补。制附子辛温大热散阴寒，搜风祛湿；细辛辛温散寒，温肾助阳，通经活络；二药合用，上下内外之寒皆能祛除，同为臣药以祛深伏督脉之寒。枸杞子滋肾益阴，狗脊补肝肾，强筋骨，祛风湿，二药以助君臣补肾；白芥子性善走窜，能化寒湿凝聚老痰，善搜骨骱筋间顽痰；威灵仙善于行经通络，祛风除湿止痛之功颇强；穿山甲走窜经络，行散瘀滞，对久病入络，肢体强直者效佳；露蜂房、蜈蚣祛风解痉，搜剔各种入络伏邪，此非草木之品所能胜任；以上七味，或佐助君臣，或各祛其邪（风湿寒痰瘀）是为佐药。牛膝补肝肾，祛风湿，并引领诸药达病所，是为使

药。综观全方，补气血阴阳而督脉充盈，乃养而通之、盈而通之；攻选散寒祛湿涤痰逐瘀搜剔，乃攻而通之、逐而通之，攻补兼施，督脉充盈通达，筋骨得养，强直性脊柱炎早中期痊愈有望，晚期可持续稳定改善。

11. 补肾强骨汤

【组成】狗脊30 g，巴戟天15 g，淫羊藿15 g，续断15 g，桑寄生15 g，羌活15 g，独活15 g，白僵蚕15 g，牛膝15 g，青风藤15 g，海风藤15 g，络石藤15 g，泽泻15 g，泽兰15 g，土鳖10 g。

【功效】滋补肾阴，温补肾阳，祛风散寒胜湿，化瘀散结止痛。

【主治】强直性脊柱炎属肝肾亏虚，风寒湿瘀阻痹督脉者。

【用法】每日1剂，水煎分服2次。30日为1个疗程。

【加减】腰痛者，续断用量加至25 g，加杜仲12～15 g；项脊痛者，羌活用量加至20 g，加葛根12～18 g；身体拘挛，脊痛发僵者，加薏苡仁30～40 g，姜黄10～12 g，生苍耳子5～10 g；骨质受损严重，关节僵化者，加透骨草20 g，寻骨风15 g；病程缠绵，久治不愈，痰湿重者，加白芥子5～10 g；髋关节活动受限，两腿屈伸不利者，加伸筋草30 g，薏苡仁20 g，威灵仙15 g。

【方解】方中牛膝、续断、狗脊、桑寄生补肝肾，强筋骨，祛风湿，其补肝肾主要侧重于滋补肝肾之阴；淫羊藿、巴戟天补肝肾，强筋骨则侧重于滋补肾阳，与牛膝、续断、桑寄生合用达到调补元阴元阳之作用。青风藤、海风藤、络石藤祛风通络；羌活、独活祛风散寒，胜湿止痹痛；白僵蚕、土鳖化瘀、散结、止痛；泽泻、泽兰利水渗湿。诸药合用，共奏滋补肾阴，温补肾阳，祛风散寒胜湿，化瘀散结止痛之功。

12. 补骨祛痛汤

【组成】桑寄生20 g，独活15 g，羌活15 g，威灵仙15 g，桂枝15 g，吴茱萸15 g，干姜15 g，补骨脂15 g，当归12 g，续断12 g，葛根12 g，白芍12 g，牛膝10 g，川芎10 g，

苍术10 g，薏苡仁10 g，桃仁10 g，制没药10 g，土鳖10 g，全蝎10 g，地龙10 g，炙甘草5 g。

【功效】补肝肾益气血，祛风散寒除湿，温通经脉止痛。

【主治】强直性脊柱炎属肝肾、气血亏虚，风寒湿邪阻痹督脉者。

【用法】每日1剂，水煎分服2次。30日为1个疗程。

【加减】邪深入络，疼痛甚者，加红花10 g，制川乌（先煎）12 g；关节热痛，湿热甚者，加黄柏12 g，忍冬藤30 g；风邪偏盛，疼痛游走者，加防风12 g，秦艽15 g；寒邪偏盛，疼痛固定，拘急冷痛者，加麻黄10 g，细辛5 g。

【方解】方中桑寄生祛风湿、补肝肾、强筋骨，对痹症日久，伤及肝肾者尤宜，为君药。独活辛散苦燥，气香温通，功善祛风湿、止痹通，有止腰膝痹痛之长；羌活辛散祛风，味苦燥湿，胜湿止痛效佳，配伍独活，辛散周身，舒利经络、通痹止痛；威灵仙辛散温通，性猛善走，既可祛风湿，又可通经络而止痛；桂枝温通经脉，散寒止痛；吴茱萸辛散苦泄，性热驱寒，既散肝经之寒邪，又疏肝气之瘀滞；以上同为臣药。补骨脂苦辛温燥，善壮肾阳；牛膝活血祛瘀，补肝肾，强筋骨；当归补血活血、散寒止痛，与川芎合用活血通络；川芎活血化瘀、行气止痛，配独活、桂枝除风湿痹痛效佳；干姜温中散寒，回阳通脉；续断甘温助阳，辛以散瘀，又可补益肝肾、强健筋骨、通利血脉之功；同为佐药。苍术辛散苦燥，长于祛湿；薏苡仁渗湿除痹，能舒筋脉，缓和拘谨，与苍术合用可增强健脾燥湿之力；桃仁活血祛瘀，没药活血止痛、消肿生肌；土鳖咸寒入肝，性散走窜，破血逐瘀；全蝎善通络止痛，对风寒湿痹久治不愈，筋脉拘紧；地龙通络止痛，用于经络阻滞，血脉不畅，关节不利；葛根既能辛散发表以退热，又可缓解外邪郁阻、气机不利、筋脉失养；白芍养血敛阴、柔肝止痛；以上药物为佐药。甘草调和诸药，同为佐使药。诸药相合，以祛风散寒、祛湿止痛为主，兼以补肝肾、益气血，温通经脉，

兼顾扶正，以祛邪为主。

13. 补肾除湿化瘀汤

【组成】土茯苓20 g，鸡血藤20 g，狗脊15 g，独活20 g，枸杞子15 g，杜仲15 g，牛膝15 g，当归12 g，青风藤12 g，黄芪12 g，白芍12 g，续断12 g，生地黄12 g，红藤12 g，黄柏10 g，制川乌（先煎）10 g，炮穿山甲（先煎）5 g。

【功效】温阳强肾健骨，散寒活血除湿，益气养血通痹。

【主治】强直性脊柱炎属肾亏气血不足，寒湿瘀血阻痹督脉者。

【用法】每日1剂，水煎分服2次。30日为1个疗程。

【加减】血瘀重明显者，炮穿山甲用量加至10 g，加土鳖10 g；热毒炽盛者，加金银花20 g，蒲公英30 g；湿重者，加防己15 g，薏苡仁30 g；兼肾精亏虚者，酌加熟地黄20 g，补骨脂15 g；颈项僵痛者，加葛根15 g，蜈蚣2条；伴盗汗潮热者，加知母15 g，黄柏12 g；畏寒者，加肉桂10 g，细辛5 g。

【方解】方中狗脊坚肾温阳强督，利俯仰；杜仲补肝肾，健骨强筋；续断补肾阳，强健筋骨；牛膝补益肝肾入督脉，强筋骨，壮腰膝，活血化瘀，通利血脉而利关节；三药共为君药。制川乌散寒止痛；青风藤、独活祛风湿，通经络；红藤活血散瘀止痛；共为臣药。白芍缓急止痛；黄芪、当归、鸡血藤益气养血；黄柏、土茯苓益肾清热，又制约制川乌燥热之性；共为佐药，使祛邪不伤正，温通不伤阴，活血不伤络。炮穿山甲搜风通络除痹，引药直达病所，用为使药。诸药合用，共奏温阳强肾健骨，散寒活血除湿，益气养血通痹之功。全方攻补兼施，标本同治，使肾阳得充，筋骨强壮，寒湿去，痹证却，则诸症自除。

14. 补肾和血汤

【组成】狗脊40 g，熟地黄30 g，龟甲（先煎）30 g，酒当归30 g，川芎30 g，鸡血藤30 g，鹿角片（先煎）20 g，制水蛭10 g，血竭（包煎）5 g。

【功效】补肾强督，补血和血，化瘀通络。

【主治】强直性脊柱炎属肾亏血虚血瘀阻痹督脉者。

【用法】每日1剂，水煎分服2次。30日为1个疗程。

【方解】方中熟地黄、龟甲、狗脊、鹿角补肾强督；酒当归、川芎、鸡血藤用量皆大，意在补血、养血的基础上活血、通络、化瘀；佐以水蛭、血竭以强化活血通络。诸药合用，共奏补肾强督，补血和血，化瘀通络之功。

15. 补肾化瘀除痹汤

【组成】鸡血藤30 g，桑寄生30 g，制何首乌20 g，熟地黄20 g，白芍20 g，生白术20 g，狗脊15 g，牛膝15 g，威灵仙15 g，秦艽15 g，木瓜15 g，丹参15 g，淫羊藿12 g，甘草10 g。

【功效】补肾益气，祛风除湿，活血化瘀。

【主治】强直性脊柱炎属肾气亏虚，风湿瘀血阻痹督脉者。

【用法】每日1剂，水煎分服2次。30日为1个疗程。

【加减】颈椎受累而颈痛肢麻者，加葛根20 g，羌活15 g，桂枝10 g；胸椎受累而背痛者，加羌活15 g，骨碎补20 g；腰椎受累而腰痛强硬者，加巴戟天20 g，杜仲15 g，续断12 g；伴坐骨神经痛者，加延胡索20 g，独活15 g；遇寒受风加重者，加青风藤30 g，制附子（先煎）10 g；遇热加重者，加忍冬藤30 g，地龙15 g；局部顽麻者，加白芥子12 g，胆南星10 g；气血虚弱者，加黄芪30 g，阿胶（烊化冲服）10 g；晨僵明显或有畸形者，加炮穿山甲（先煎）12 g，全蝎10 g。

【方解】方中制何首乌、熟地黄、淫羊藿、狗脊、桑寄生、牛膝补肾中药具有抗炎和抑制免疫反应，调节内分泌系统，抗氧化等功能；鸡血藤、丹参活血化瘀，有调节微循环的功能；威灵仙、秦艽、木瓜抗风湿中药有抑制免疫反应作用，故合用更利于调节免疫反应。白芍、生白术、甘草补益气血。诸药合用，共奏补肾益气，祛风除湿，活血

化瘀之功。

16. 补肾活血脊骨汤

【组成】狗脊35 g，骨碎补25 g，熟地黄15 g，淫羊藿15 g，青风藤15 g，续断15 g，牛膝15 g，白芍12 g，鹿角胶（烊化冲服）12 g，制附子（先煎）10 g，羌活10 g，独活10 g，桂枝10 g，赤芍10 g，知母10 g，乌梢蛇10 g，炮穿山甲（先煎）10 g，土鳖5 g，全蝎5 g。

【功效】补肾温督，祛寒除湿，散风活血，强筋壮骨。

【主治】强直性脊柱炎属肾阳亏虚，风寒湿瘀阻痹督脉者。

【用法】每日1剂，水煎分服2次。30日为1个疗程。

【加减】寒甚痛重者，加制川乌（先煎）5 g，制草乌（先煎）5 g；脊柱僵直、舌苔白厚者，去熟地黄，加生薏苡仁40 g，白僵蚕12 g，白芥子10 g；脾运不健、脘胀纳呆者，去熟地黄、鹿角胶，酌加焦山楂30 g，麦芽20 g，陈皮12 g，神曲10 g；午后低热或药后出现咽喉干痛、口渴、便秘者，桂枝、制附子用量各减至5 g，加生地黄15 g，秦艽12 g，酒黄柏10 g。

【方解】方中熟地黄味甘性温，质重而沉，能补肝肾二经，生血填精，《本草纲目》谓其能"填骨髓，长肌肉，生精血，补五脏内伤不足，通血脉"；狗脊坚肾益血，壮督脉，利俯仰，《本草纲目》谓之"强肝肾，健骨，治风虚"；淫羊藿补肾阳，坚筋骨，除风冷，益气力，《日华子本草》谓其"主一切冷风劳气，筋骨挛急，四肢不仁，补腰膝"；三药共为君药。鹿角胶通督脉，补肾生精血，强骨壮腰膝；续断、骨碎补补肾行血，壮骨接骨；制附子温肾助阳，逐风寒湿，并治脊强拘挛疼痛；羌活、独活、青风藤祛风散寒，搜风除湿；以上共为臣药。以桂枝温太阳经而通血脉；赤芍行血散瘀；白芍养肝缓筋急；知母润肾滋阴，能防辛燥之品化热；土鳖搜剔积血，接骨疗伤，与方中补肾之品同用，有利于破骨复原；全蝎、乌梢蛇搜风通络；共为佐药。而牛膝专入肾经，引药入肾，治

腰膝骨痛；炮穿山甲散瘀通络，引药直达病所，合为使药。众药合之，共奏补肾温督，祛寒除湿，散风活血，强筋壮骨之功效。

17. 补肾活血桑脊汤

【组成】桑寄生 15 g，狗脊 15 g，杜仲 12 g，淫羊藿 12 g，苍术 10 g，独活 10 g，三七 10 g，牛膝 10 g，山茱萸 10 g，王不留行 10 g，雪莲花 5 g，甘草 5 g。

【功效】补肾强督，强筋壮骨，散寒除湿，活血化瘀。

【主治】强直性脊柱炎属肾虚寒湿瘀血阻痹督脉者。

【用法】每日 1 剂，水煎分服 2 次。

【方解】方中狗脊性温味甘苦，苦能坚肾，味甘益血，性温以散寒，补肾元，强督脉，利俯仰；淫羊藿温壮肾阳，除冷风劳气；雪莲花味甘性温，壮阳除寒；三药共为君药。杜仲甘温，归肝、肾经，甘温助阳，补肝肾，强筋骨，《神农本草经》谓其"主腰脊痛，补中，益精气，坚精骨，强志"；牛膝补肝肾，能直达下部气血，使骨健筋强；山茱萸酸微温质润，性温而不燥，补而不峻，既可以补益肝肾，又可以助阳，以达平补阴阳之效，《神农本草经》谓其"温中，逐寒湿痹"；桑寄生固肾秘精，益肝养阴，使阴阳平衡；苍术、独活健脾除湿，祛风散寒，二者合用擅除下部之湿寒；以上诸药共为臣药。三七甘微苦温，归肝、胃经，能入肝经血分，善止血，化瘀生新，具有止血不留瘀、祛瘀不伤正的特点，故以活血化瘀、消肿止痛，《玉楸药解》载"三七和营止血，通脉行瘀，行瘀血而敛新血"；王不留行行气之力甚强；二者合用，行气活血化瘀之力倍增，共为佐药。甘草调和诸药。众药合之，共奏补肾强督，强筋壮骨，散寒除湿，活血化瘀之功效。

18. 补肾活血膝芎汤

【组成】牛膝 30 g，川芎 20 g，独活 15 g，桑寄生 15 g，炒杜仲 15 g，白术 15 g，当归 12 g，茯苓 12 g，桃仁 10 g，红花 10 g，香附 10 g，干姜 10 g，制乳香 5 g，制没药 5 g，甘草 5 g。

【功效】补肾壮督，化瘀通络。

【主治】强直性脊柱炎属肾虚血瘀阻痹督脉者。

【用法】每日 1 剂，水煎分服 2 次。

【加减】膝关节肿痛明显者，加土茯苓 30 g，薏苡仁 30 g，青风藤 20 g；肩关节痛重者，加姜黄 10 g，桑枝 15 g；颈部疼痛僵硬者，加葛根 30 g。

【方解】方中独活、桑寄生、牛膝、杜仲补肾壮督，祛风除湿；制乳香、制没药、桃仁、当归、川芎化瘀通脉；甘草、干姜、茯苓、白术四味合用，燠土胜湿。全方药物合用，补肾壮督，祛瘀通络，则肾壮督强，瘀去络通而痹自愈。

19. 补肾活血骨碎汤

【组成】骨碎补 20 g，杜仲 20 g，牛膝 20 g，当归 20 g，川芎 20 g，赤芍 20 g，熟地黄 15 g，枸杞子 15 g，狗脊 15 g，独活 15 g，山茱萸 12 g，黄柏 12 g，全蝎 10 g，甘草 10 g，水蛭 5 g。

【功效】补肾强骨，活血化瘀，祛风除湿。

【主治】强直性脊柱炎属肾虚瘀血风湿阻痹督脉者。

【用法】每日 1 剂，水煎分服 2 次。

【加减】病变早期以湿热为主者，加金银花 30 g，土茯苓 20 g，苍术 12 g；疼痛较甚者，加制乳香 10 g，制没药 10 g。

【方解】方中熟地黄、枸杞子、狗脊、山茱萸、杜仲补肝肾，强筋骨以治本。中医认为，肾为先天之本，主骨生髓，肾精充沛，则髓满骨充，腰脊强壮，《本草纲目》谓熟地黄"填精髓，长肌肉，生精血，补五脏内伤不足，通血脉"；《本经》记载，狗脊能"主腰背强，机关缓急，周痹，寒湿膝痛"；骨碎补补肾活血，续筋骨伤；黄柏、牛膝、独活清热利筋，祛风除湿，专用于腰膝以下风湿痹痛，尤其是独活，主入少阴肾经，善搜少阴经伏风，多用于腰膝足胫的筋骨痹痛诸证；当归、川芎、赤芍、水蛭、全蝎活血化瘀，搜风通络，缓急止痉，能有效地解除或缓解腰脊强直疼痛，且水蛭、全蝎虫类祛风止痛药物，能引各种风药直达病所，起到通血脉，缓拘急，柔利关节的作用；甘草调和诸药。本方标本兼治，共奏补肾强骨，活血化瘀，祛风除湿之功。

20. 补肾活血透邪汤

【组成】熟地黄30 g，川芎20 g，鸡血藤20 g，淫羊藿15 g，狗脊15 g，桑寄生15 g，秦艽15 g，续断15 g，盐牛膝15 g，骨碎补15 g，杜仲15 g，丹参12 g，赤芍12 g，红花12 g，地龙12 g，忍冬藤12 g，虎杖12 g，土茯苓12 g，升麻10 g，青蒿10 g，甘草5 g。

【功效】补肾强督，活血通络，清热祛湿，托毒透邪。

【主治】强直性脊柱炎属肾虚瘀血湿热毒邪阻痹督脉者。

【用法】每日1剂，水煎分服2次。

【加减】血瘀甚者，加土鳖10 g；湿热甚者，加薏苡仁30 g，黄柏12 g；关节僵痛甚者，加蜈蚣2条；风寒甚者，加羌活12 g，桂枝10 g；热毒甚者，加金银花30 g，蒲公英20 g。

【方解】方中熟地黄补肾填精；淫羊藿温补肾阳；狗脊坚肾强督；桑寄生、秦艽、续断、盐牛膝补肝肾，祛风湿；骨碎补、杜仲强筋壮骨；丹参、赤芍、红花、川芎、鸡血藤活血化瘀，通络止痛；地龙善走窜，化痰泄热通络；忍冬藤、虎杖、土茯苓清热解毒祛湿。多药协同，清解内伏之湿热痰瘀，以防外邪引动伏邪而病情复发。本方关键用升麻托毒透邪，如《本草汇言》："升解之药，凡风可散，热可清，疮疹可解，下陷可举，内伏可托，诸毒可拔"。青蒿芳香清热透络，与升麻合用，使深伏之邪外达而易于祛除，使清热解毒，祛湿化瘀之药更能彻底清除湿热毒瘀，防"隐毒""伏邪"候机而发。甘草调和诸药。诸药合用，共奏补肾强督，活血通络，清热祛湿，托毒透邪之功。

21. 补肾健督汤

【组成】黄芪20 g，威灵仙20 g，狗脊15 g，枸杞子15 g，牛膝15 g，秦艽15 g，姜黄15 g，当归12 g，熟地黄12 g，淫羊藿12 g，补骨脂12 g，炮穿山甲（先煎）10 g，地龙10 g。

【功效】益肾强督，活血化瘀，祛风除湿，温经止痛。

【主治】强直性脊柱炎属肾虚瘀血风寒湿邪阻痹督脉者。

【用法】每日1剂，水煎分服2次。药渣加川乌10 g，草乌10 g，再加水4000～5000 mL，煎煮后熏洗患处，每日2次，每次40分钟。

【加减】急性活动期者，加虎杖15 g，白花蛇舌草20 g；疼痛剧烈者，加鸡血藤30 g，蜈蚣2条；腰僵痛者，加炒杜仲15 g，续断20 g；颈项强直疼痛者，加骨碎补20 g，桂枝10 g；瘀血甚者，加川芎12 g，丹参20 g；湿邪盛者，加土茯苓30 g，薏苡仁20 g。

【方解】方中狗脊、淫羊藿、枸杞子、补骨脂、牛膝补益肝肾，入督脉，强筋骨，壮腰膝，活血化瘀，通利血脉而利关节；威灵仙、秦艽祛风除湿，舒筋通络，除痹止痛；地龙清热熄风，通络除痹；姜黄活血化瘀，通络止痛；黄芪补气健脾，生血行滞；熟地黄、当归益精填髓，补血活血；炮穿山甲祛风通络除痹，引药直达病所。川乌、草乌祛风除湿，温经止痛。其药渣加入川乌、草乌后熏洗患处，可驱散外侵诸邪，通经调气血，畅经痹阻经络，减轻疼痛、僵硬，扩大关节活动范围。诸药内外合用，攻补兼施，标本同治，共奏益肾强督，活血化瘀，祛风除湿，温经止痛之功。

【药理】现代药理学研究发现，方中狗脊、淫羊藿、威灵仙、秦艽、枸杞子、黄芪、当归、熟地黄均能增强机体免疫力，可不同途径调节免疫功能，并有显著抑菌、抗菌、镇痛作用，能扩张血管、改善骨内微循环，增加骨与软骨的营养，促进受伤组织的修复。

22. 补肾强督祛寒汤

【组成】狗脊30 g，杜仲30 g，续断30 g，桑寄生30 g，骨碎补20 g，海风藤20 g，补骨脂15 g，淫羊藿15 g，海桐皮15 g，桂枝12 g，白芍12 g，知母12 g，羌活12 g，防风12 g，鹿角片（先煎）10 g，独活10 g。

【功效】补肾壮骨，祛风散寒，活血通络止痛。

【主治】强直性脊柱炎属肾虚风寒瘀血阻痹督脉者。

【用法】每日1剂，水煎分服2次。

【方解】方中骨碎补、补骨脂，配狗脊、鹿角片入督脉，补肾壮骨兼以活血，共为君药；桑寄生、续断、杜仲、淫羊藿温补肾精，强腰壮肾为臣药；佐以羌活、独活、桂枝、防风祛风散寒止痛；以白芍缓急止痛，并反佐知母防止温药伤正；使以海风藤、海桐皮通络止痛。诸药合用，共奏补肾壮骨，祛风散寒，活血通络止痛之功。

23. 补肾强督清化汤

【组成】薏苡仁30 g，金银藤30 g，狗脊20 g，桑枝20 g，络石藤20 g，青风藤20 g，桑寄生20 g，秦艽20 g，豨莶草15 g，知母15 g，姜黄12 g，炒黄柏12 g，防风12 g，羌活12 g，独活10 g，苍术10 g。

【功效】补肾强督，清热除湿，利节止痛。

【主治】强直性脊柱炎属肾虚湿热阻痹督脉者。

【用法】每日1剂，水煎分服2次。

【方解】方中以苍术、炒黄柏、知母、金银藤、络石藤清热燥湿，利节止痛为君；以狗脊、桑寄生补肾治本，豨莶草、秦艽、防风祛风清热除湿，助君药祛邪止痛共为臣药；羌活、独活祛风除湿止痛；薏苡仁淡渗利湿，兼能除僵，为佐药；姜黄、桑枝横走肢节，引药直达病所为使药。诸药合用，共奏补肾强督，清热除湿，利节止痛之功。

24. 补肾强督脊仲汤

【组成】狗脊30 g，杜仲20 g，骨碎补18 g，续断18 g，熟地黄15 g，补骨脂12 g，淫羊藿12 g，羌活12 g，防风12 g，赤芍12 g，白芍12 g，牛膝12 g，独活10 g，桂枝10 g，知母10 g，鹿角胶（烊化冲服）5～10 g，炙麻黄5 g，干姜5 g，炮穿山甲（先煎）5 g。

【功效】补肾壮骨，活血通络，散寒除湿。

【主治】强直性脊柱炎属肾虚瘀血寒湿阻痹督脉者。

【用法】每日1剂，水煎分服2次。

【加减】膝、踝、肩、肘关节疼痛或上下肢游走窜痛者，酌加青风藤30 g，海风藤20 g，威灵仙15 g，松节12 g；有化热征象者，酌加秦艽15 g，桑枝20 g，忍冬藤30 g，络石藤30 g。

【方解】方中以骨碎补补肾壮骨，行血疗伤；补骨脂温补肾阳，暖丹田；熟地黄补肾生精，填髓充骨；共为君药。鹿角胶功专补督脉，益精血；淫羊藿补肝肾，益精气；狗脊补肾壮腰膝，利俯仰，《神农本草经》谓其"主腰背，强关机，缓急，周痹寒湿，膝痛"，尤宜于治疗本病之腰背僵痛诸症；羌活主治"督脉为病，脊强而厥"（《本草备要》）；防风祛风胜湿，善治身痛项强；共为臣药。续断、杜仲补肾壮腰，强健筋骨；独活搜少阴伏风，协羌活能散全身上下之湿气；桂枝温太阳经而通血脉；白芍和血脉，缓筋急；知母润肾滋阴，以防诸药之燥热；牛膝活血益肾，引药入肾，以治腰膝骨痛；麻黄散风寒，配熟地黄能温肌腠，化阴疽；干姜辛温，守而不走，温里散寒化湿；赤芍、炮穿山甲活血化瘀；共为佐使。诸药合用，共奏补肾壮骨，活血通络，散寒除湿之功。

25. 补肾强督祛湿汤

【组成】狗脊30 g，桑寄生30 g，葛根30 g，白芍30 g，青风藤30 g，茯苓25 g，威灵仙15 g，鹿角胶（烊化冲服）10 g，制附子（先煎）10 g，生甘草10 g。

【功效】散寒除湿，补肾强督。

【主治】强直性脊柱炎属肾虚寒湿阻痹督脉者。

【用法】每日1剂，水煎分服2次。

【方解】方中狗脊补肾通督强腰；制附子、桑寄生祛风除湿，补肾强筋；葛根发散风寒；白芍缓急柔肝止痛；青风藤、威灵仙、茯苓祛风除湿，通络止痛；鹿角胶引诸药入督脉；生甘草缓急止痛，调和诸药。诸药合用，共奏散寒除湿，补肾强督之功。

26. 补肾强督通痹汤

【组成】续断15 g，熟地黄15 g，狗脊15 g，牛膝15 g，补骨脂12 g，肉桂10 g，土鳖10 g，白芥子10 g，威灵仙10 g，台乌药10 g，甘草10 g。

【功效】补肾祛寒，化痰除湿，活瘀通络，强筋壮骨。

【主治】强直性脊柱炎属肾虚寒湿痰瘀互结阻痹督者。

【用法】每日1剂，水煎分服2次。

【加减】寒邪偏盛者，加海风藤30 g，乌梢蛇12 g，桂枝10 g；风邪偏盛者，加防风12 g，羌活10 g；湿邪偏盛者，加薏苡仁30 g；阴虚火旺者，加黄柏10 g，知母12 g，生地黄15 g。

【方解】方中续断、补骨脂补肾阳，壮筋骨；肉桂温阳祛寒；熟地黄补肾填精，养肝益血；骨碎补、狗脊补肝肾，壮腰膝，有温煦督脉，引药力直达病所之功；威灵仙、土鳖祛瘀通络，除湿止痛；白芥子祛风化痰，尤善祛皮里膜外之痰；牛膝补肾强筋，并能引药入肾为引经药；乌药行气止痛；甘草调和诸药。数药合用，共奏补肾祛寒，化痰除湿，活瘀通络，强筋壮骨之功。

27. 补肾强督治脊汤

【组成】狗脊30 g，熟地黄15 g，续断15 g，骨碎补15 g，淫羊藿12 g，制附子（先煎）12 g，鹿角胶（烊化冲服）12 g，桂枝12 g，赤芍12 g，白芍12 g，防风12 g，牛膝12 g，羌活10 g，独活10 g，知母10 g，白术10 g，土鳖10 g，干姜5 g，炮穿山甲（先煎）5 g，制草乌（先煎）5 g，炙麻黄3 g。

【功效】壮督补肾，祛寒除湿，散风通络，壮骨活血。

【主治】强直性脊柱炎属肾虚风寒湿瘀阻痹督脉者。

【用法】每日1剂，水煎分服2次。30日为1个疗程。

【加减】腰痛显著、僵硬不舒者，加桑寄生20 g，杜仲15 g，补骨脂12 g；项背痛显著者，加葛根20 g，伸筋草15 g；身体拘挛、脊

背发僵者，酌加生薏苡仁25 g，姜黄10 g，白僵蚕10 g，苍耳子5 g；痰湿重者，加白芥子10 g，苍耳子5 g；髋关节活动受限、两腿屈伸不利者，加伸筋草20 g，威灵仙15 g，泽兰10 g；病程较长、久病入络者，加蕲蛇10 g，全蝎3 g。

【方解】方中以熟地黄、淫羊藿、狗脊为君药，补肝肾，壮督脉，强筋骨。辅以制附子补肾助阳，逐风寒湿，并治脊强拘挛；鹿角胶、续断、骨碎补加强补肝肾，强筋骨之力；羌活、防风散风祛湿，治督脉为病，脊强而折；独活搜肾经伏风；桂枝、麻黄散寒祛风；赤芍、土鳖疏通气血；制草乌逐寒搜风，善治腰脚冷痛；白芍和血脉，缓筋急；知母润肾滋阴，以防桂附之燥热；牛膝引药入肾，治腰膝骨痛；炮穿山甲散瘀通络，引药直达病所。总之，诸药合用，共奏壮督补肾，祛寒除湿，散风通络，壮骨活血之功。在治疗中要抓住补肾助阳、壮督祛寒之关键，只有肾气旺，精血足，髓生骨健，筋脉方能得以荣润；肾阳壮，督阳得以布化，寒湿之邪才易于化除。

28. 补肾强督治偻汤

【组成】狗脊30 g，薏苡仁30 g，杜仲20 g，骨碎补20 g，熟地黄15 g，防风15 g，土鳖15 g，补骨脂15 g，桂枝15 g，羌活15 g，知母15 g，白芍15 g，独活15 g，制附子（先煎）15 g，赤芍15 g，牛膝15 g，当归12 g，鹿角霜（包煎）10 g，干姜10 g。

【功效】补肾壮阳强督，活血逐瘀止痛，祛风散寒化湿。

【主治】强直性脊柱炎属肾阳亏虚，瘀血风寒湿邪阻痹督脉者。

【用法】每日1剂，水煎分服2次。30日为1个疗程。

【方解】方中补骨脂补脾健胃，补肾壮阳；熟地黄养血补血、滋阴补肾；鹿角霜温肾助阳；桂枝助阳化气、温经通脉；杜仲强筋壮骨、补益肝肾；狗脊强腰膝，补肝肾；白芍平肝止痛；土鳖续筋接骨，破血逐瘀；赤芍散瘀止痛；知母滋阴润燥；防风胜湿止痛，祛风解表；羌活解表祛风；制附子逐风

寒湿邪；独活通痹止痛，祛风除湿；薏苡仁解毒散结；干姜温中散寒；牛膝补肝益肾；当归补血活血。诸药合用，具有补肾壮阳强督，活血逐瘀止痛，祛风散寒化湿功效。

29. 补肾强脊定痛汤

【组成】黄芪20 g，葛根15 g，白芍15 g，当归15 g，狗脊15 g，熟地黄15 g，续断15 g，补骨脂15 g，桑寄生15 g，威灵仙15 g，党参15 g，独活12 g，千年健12 g，川芎10 g，桂枝10 g，姜黄10 g，全蝎10 g，地龙10 g，延胡索10 g，甘草10 g。

【功效】培补肝肾，益气养血，活血定痛，通阳行痹。

【主治】强直性脊柱炎属肝肾、气血亏虚，瘀血阻痹骨节督脉者。

【用法】每日1剂，水煎分服2次。30日为1个疗程。

【方解】方中以狗脊、熟地黄、续断、补骨脂、桑寄生滋补肝肾；以黄芪、党参、当归、白芍大补气血，令肝肾充实，气旺血行，痹阻诸症自然通畅；独活、桂枝、姜黄、千年健通阳行痹，祛风散寒；以川芎、全蝎、地龙、延胡索活血定痛；葛根不但为督脉引经之品，而且配以甘草解肌止痛。诸药合用，共奏培补肝肾，益气养血，活血定痛，通阳行痹之功。通过培元之治疗，使其本元有所恢复，阴阳俱虚之症渐解。

30. 补肾强脊丸

【组成】蚂蚁300g，制川乌200 g，乌梢蛇150 g，葛根150 g，伸筋草150 g，蒲公英125 g，木瓜125 g，鸡血藤100 g，狗脊75 g，海桐皮75 g，续断75 g，杜仲60 g，全蝎50 g，当归50 g，乳香50 g，没药50 g，土鳖50 g，苍术50 g，三七50 g，红花50 g，僵蚕50 g，丹参50 g，川芎50 g，神曲50 g，甘草40 g，大黄30 g，人参20 g。

【功效】补益肝肾气血，活血消瘀化痰，祛风散寒通筋。

【主治】强直性脊柱炎属肝肾、气血亏虚，风寒痰瘀互结阻痹督脉者。

【用法】将以上诸药共研细末过筛，炼蜜为丸，每丸10 g，每日3丸，分早、中、晚用白开水空腹送服。3个月为1个疗程。

【方解】丸中蚂蚁及乌梢蛇、全蝎、土鳖、僵蚕虫类搜剔之品，疏通筋络，并且能调理气血，消瘀化痰，祛风散寒。人参、当归补气血，培本生源；鸡血藤、川芎、丹参、红花、三七活血定痛；蒲公英解毒消肿；狗脊、续断、杜仲等滋补肝肾；伸筋草、木瓜、海桐皮以祛风散寒，通阳行痹；葛根不但是督脉引经药，而且伍甘草解肌止痛；神曲健脾益胃，固护胃气。全方温阳补肾，以祛风寒湿邪，加虫类药入骨搜邪以活络，归经理气，乃标本兼治之法。

31. 补肾祛风壮督汤

【组成】狗脊30 g，熟地黄15 g，秦艽15 g，牛膝15 g，淫羊藿15 g，炮穿山甲（先煎）15 g，白花蛇15 g，乌梢蛇15 g，续断12 g，千年健12 g，防风10 g，制附子（先煎）10 g，羌活10 g，独活10 g，千斤拔10 g，黑蚂蚁10 g。

【功效】补肾温阳壮督，祛风除湿逐寒，散瘀通络止痛。

【主治】强直性脊柱炎属肾阳亏虚，风寒湿瘀阻痹督脉者。

【用法】每日1剂，水煎分服2次。30日为1个疗程。

【加减】湿热明显者，酌加桑枝12 g，葛根15 g，忍冬藤30 g，茯苓20 g；寒湿明显者，制附子用量加至12 g，羌活、独活用量各加至15 g，加桂枝12 g，麻黄10 g；气血亏虚者，酌加鸡血藤30 g，制何首乌15 g，黄芪15 g，当归12 g，党参12 g；关节疼痛僵硬明显者，酌加僵蚕10 g，土鳖10 g，自然铜（醋淬先煎）10 g，全蝎5 g，蜈蚣2条。

【方解】方中狗脊坚肾益血，壮督脉，强腰脚；熟地黄补肝肾，生血填精长髓；秦艽祛风湿，除痹痛，前人谓其是"三痹必用之药"；防风解毒祛风胜湿，善祛经络及筋骨中的风湿，能随所引而治一身尽痛，亦为治疗痹痛常用之品；制附子补火助阳，逐风寒湿邪；牛膝补肝肾，并能引药入肾，治腰膝骨痛；续断、黑蚂蚁补肝肾，强筋骨；羌活散风祛湿，治督脉为病；独活搜肾经伏风；淫羊藿温肾壮阳，坚筋骨，除冷风劳气；炮穿山甲散瘀通络，引药直达病所；千年健、千斤拔祛风湿，强筋骨、止痛消肿；白花蛇、乌梢蛇祛风湿，通经络。诸药合用，共奏补肾温阳壮督，祛风除湿逐寒，散瘀通络止痛之功。

32. 补肾祛寒除湿汤

【组成】骨碎补15 g，狗脊15 g，鹿角胶（烊化冲服）15 g，延胡索15 g，续断15 g，秦艽15 g，青风藤12 g，杜仲12 g，羌活12 g，生甘草5 g。

【功效】散寒除湿，补肾强督。

【主治】强直性脊柱炎属肾虚寒湿阻痹督脉者。

【用法】每日1剂，水煎分服2次。

【方解】方中狗脊补肾通督强腰；骨碎补、杜仲祛风除湿，补肾强筋；青风藤祛风除湿，通络止痛；鹿角胶引诸药入督脉；生甘草缓急止痛，调和诸药。全方共奏散寒除湿，补肾强督之功。以杜仲、续断作为温补肾阳的基础，另一方面，应用秦艽、延胡索等味辛主行走的药物，交通全身阳气，促进阳气在体内的分布。

33. 补肾柔肝舒督汤

【组成】鸡血藤30 g，葛根30 g，白芍30 g，桑寄生20 g，山慈菇20 g，生甘草20 g，狗脊15 g，枸杞子15 g。

【功效】滋补肝肾，壮腰强筋，柔肝舒督，祛风除湿。

【主治】强直性脊柱炎属肝肾亏虚，风湿阻痹督脉者。

【用法】每日1剂，水煎分服2次。

【加减】虚寒重者，加桂枝10 g，鹿角霜（包煎）12 g，淫羊藿15 g；关节僵痛者，加全蝎5 g，蜈蚣2条；湿热偏重者，加薏苡仁30 g，威灵仙15 g。

【方解】方中以桑寄生、狗脊、枸杞子滋补肝肾，其中狗脊能强腰膝，祛风湿，《本经》谓之："主腰脊病，机关缓急"；桑寄生能祛风湿，补肝肾，强筋骨；枸杞子能滋补

肝肾，补益精气，《食疗本草》谓其："能益人，去虚劳"。葛根能解肌发表生津，《本经》谓其："主诸痹，起阴气，解诸毒"，为治颈项强痛之主药。威灵仙能通经络，《药品化义》谓其："性猛急，善走而不守，宣通十二经络"。诸药合用，共奏滋补肝肾，壮腰强筋，柔肝舒督，祛风除湿之功。

【药理】现代药理学研究发现，方中狗脊具有升高血小板作用；山慈菇含秋水仙碱等多种微生物，有镇静、消炎作用；葛根有抑制血小板聚集，消炎镇痛，改善血循环作用；白芍有解痉、扩血管镇痛作用；甘草有肾上腺皮质激素样作用，从而抑制非特异性炎症产生，且有免疫调节作用，镇痛、抗血凝；白芍、甘草合用有镇痛、镇静，松弛平滑肌等作用。

34. 补肾疏肝养血汤

【组成】桑寄生30 g，青风藤30 g，葛根30 g，柴胡15 g，白芍15 g，杜仲15 g，牛膝15 g，合欢皮15 g，木瓜15 g，香附10 g，川芎10 g，甘草5 g。

【功效】补益肝肾精血，疏肝理气解郁。

【主治】强直性脊柱炎伴抑郁状态属肝肾精血亏虚，肝气郁结不舒者。

【用法】每日1剂，水煎分服2次。

【方解】方中柴胡功擅条达肝气而疏肝解郁，用以为君。香附能理气疏肝止痛；川芎擅活血行气止痛；香附与川芎相合，共为臣药，既可助柴胡解肝经郁滞，又能增行气活血止痛之效。桑寄生、杜仲、牛膝补肝肾强筋骨，同时牛膝有活血逐瘀之功，可通利肢节筋脉；桑寄生兼有祛风湿、通经络、养血功效；青风藤、木瓜祛风通络；葛根舒经活络，善治项背僵痛；合欢皮安神解郁，善治忧郁、失眠；白芍、甘草养血柔肝，缓急止痛；均为佐药。甘草调和诸药，为使药。上述诸药相合，共奏补益肝肾精血，疏肝理气解郁之功。既补肝肾精血之虚，治肾虚之本，又治肝郁气滞之标，实现肝肾同治与标本同治。

35. 补肾通督祛邪汤

【组成】独活15 g，淫羊藿15 g，杜仲

15 g，狗脊15 g，牛膝15 g，葛根15 g，羌活15 g，熟地黄12 g，补骨脂12 g，龟甲胶（烊化冲服）12 g，当归12 g，白芍12 g，秦艽12 g，防风12 g，地龙10 g，全蝎5 g，甘草5 g。

【功效】补肾壮骨，搜风祛湿散寒，祛邪通督。

【主治】强直性脊柱炎属肾虚风寒湿邪阻痹督脉者。

【用法】每日1剂，水煎分服2次。

【方解】方中淫羊藿补命门，益精气，坚筋骨；独活主入肾经和督脉，可下达腰膝足胫以搜风祛湿，善祛风寒湿邪；二药合用可达补肾壮骨，祛邪通督之效，共为君药。补骨脂温壮肾阳；龟甲胶滋补肾阴；狗脊、杜仲强健筋骨，治脊强拘挛；当归、白芍养血活血补血；秦艽、防风善祛风胜湿，善治脊痛项强；痰湿瘀毒胶着，仅草木之品不能宣达，必加全蝎、地龙等虫类药搜剔；重用牛膝、葛根、羌活引药直达督脉。诸药相合，共奏补肾壮骨，搜风祛湿散寒，祛邪通督之功。全方攻补兼施，寓补于通，具有祛邪而不伤正的特点。正气存内，自可祛邪外出，督络通畅，关节滑利，客邪不会留注不去，湿浊瘀血无从由生。

36. 补肾通督活血汤

【组成】续断30 g，桑寄生30 g，骨碎补30 g，狗脊30 g，炒薏苡仁30 g，菟丝子20 g，补骨脂20 g，川芎20 g，威灵仙20 g，鹿衔草15 g，牛膝15 g，当归12 g，知母10 g，红花10 g，制没药10 g，独活10 g，甘草5 g。

【功效】补益肝肾，活血通督，祛风散寒除湿。

【主治】强直性脊柱炎属肝肾亏虚，瘀血风寒湿邪阻痹督者。

【用法】每日1剂，水煎分服2次。30日为1个疗程。

【方解】方中桑寄生、续断、狗脊、补骨脂、骨碎补、鹿衔草补益肝肾，壮督通督；没药、川芎、牛膝、红花活血化瘀通络；炒薏苡仁、独活、威灵仙祛风散寒除湿；当归、知母、甘草防止以上诸药辛燥耗伤津液阴血。

诸药相合，共奏补益肝肾，活血通督，祛风散寒除湿之功。

37. 补肾通督散寒汤

【组成】狗脊30 g，牛膝30 g，石楠藤30 g，淫羊藿15 g，杜仲15 g，独活15 g，川芎15 g，青风藤15 g，桂枝10 g，苍耳子10 g。

【功效】补肾通督，活血通络，祛风散寒除湿。

【主治】强直性脊柱炎属肾虚瘀血风湿寒邪阻痹督脉者。

【用法】每日1剂，水煎分服2次。30日为1个疗程。

【方解】方中淫羊藿、狗脊、牛膝、杜仲温肾填督，以扶正气之虚；独活、青风藤祛风除湿，以除外来之邪；桂枝、石楠藤通阳开痹；川芎活血祛瘀；苍耳子散风祛湿止痛，《本草正义》谓其："流利关节，宣通脉络……乃主治风寒湿三气痹著而最有力而驯良者"。全方以补肾养督为根本，祛风除湿，活血通络为辅佐，俾肾气充沛，督脉通畅，风寒遁去，气血周流，疾病自然向愈。

38. 补肾通阳汤

【组成】狗脊30 g，防风20 g，续断20 g，杜仲20 g，知母20 g，骨碎补15 g，熟地黄12 g，补骨脂12 g，淫羊藿12 g，羌活10 g，鹿角胶（烊化冲服）10 g，赤芍10 g，桂枝10 g，白芍10 g，炮穿山甲（先煎）10 g，牛膝10 g。

【功效】温肾通阳，散寒通经，祛风除湿。

【主治】强直性脊柱炎属肾阳亏虚，寒湿风邪阻痹督脉者。

【用法】每日1剂，水煎分服2次。30日为1个疗程。

【方解】方中君药为骨碎补、熟地黄以及补骨脂，取骨碎补的强肾壮骨功效，结合熟地黄的补肾益精生髓作用以及补骨脂的温养补肾作用，共同发挥补肾通阳的效果。而臣药为狗脊、鹿角胶、淫羊藿、防风、羌活。其中狗脊具有强腰壮脊，补肝益肾的功效；鹿角胶以补肝温肾，益血养精，对于督脉滋补有特别的功效；淫羊藿补肾助阳，强筋健骨；防风解表祛风、散湿止痉，羌活祛湿止痛、疏风散寒；二者都对督脉脊骨疾病有良好的治疗效果。其他药物为佐使，桂枝温经通脉，升阳化气；续断与杜仲强筋壮骨，补肝益肾；白芍以平肝止痛，赤芍凉血清热；知母祛火清热，润燥生津，用于缓解补肾药物中的燥热；炮穿山甲舒经通络，散结活血，能够加速药物到达患处；而牛膝补肝益肾，强筋壮骨，通经散瘀，能够引血向下运行，将药力导引进入肾脏。多种药物联合应用，以共同发挥散寒通经，温肾通阳的功效。

39. 补肾逐瘀化痰汤

【组成】黄芪30 g，党参30 g，菟丝子30 g，杜仲25 g，独活20 g，川芎20 g，茯苓20 g，炒薏苡仁20 g，法半夏15 g，牛膝15 g，土鳖15 g，骨碎补12 g，陈皮10 g，炙甘草10 g。

【功效】补肾健脾，活血祛瘀，除湿化痰。

【主治】强直性脊柱炎属脾肾亏虚，痰湿瘀血阻痹督脉者。

【用法】每日1剂，水煎分服2次。30日为1个疗程。

【方解】方中黄芪、党参、茯苓、杜仲、独活、菟丝子补肾健脾，使肾气充足，肾不亏则生髓无碍，髓有余则骨有所养；川芎、牛膝、骨碎补、土鳖活血祛瘀；炒薏苡仁、法半夏、陈皮理气去湿化痰；炙甘草调和诸药。诸药合用，共奏补肾健脾，活血祛瘀，除湿化痰之功。

【药理】现代药理学研究发现，方中骨碎补、杜仲补肾药物有较好的抗炎及镇痛作用，能有效改善大关节的活动功能；黄芪、杜仲、牛膝、川芎能抑制强直性脊柱炎成纤维细胞的增殖，改善骨代谢。

40. 补肾壮督化瘀汤

【组成】狗脊30 g，续断20 g，骨碎补20 g，杜仲20 g，熟地黄15 g，桂枝12 g，赤芍12 g，白芍12 g，知母12 g，补骨脂12 g，防风12 g，牛膝12 g，淫羊藿10 g，制附子

（先煎）10 g，羌活10 g，独活10 g，炮穿山甲（先煎）10 g，土鳖5 g。

【功效】补肾壮督祛寒，活血化瘀通络。

【主治】强直性脊柱炎属肾阳亏虚，寒瘀互结阻痹督脉者。

【用法】每日1剂，水煎分服2次。30日为1个疗程。

【方解】方中以熟地黄补肾填精；淫羊藿温壮肾阳，除冷风劳气；狗脊坚肾益血，强督脉，利俯仰；共为君药。制附子补肾助阳、逐风寒湿、解脊强拘挛；杜仲补肝肾、健骨强筋；骨碎补坚肾壮骨、行血补伤；补骨脂补肾阳、暖丹田；羌活散风除湿、利督强脊、独搜肾经伏风；共为臣药。桂枝温太阳经而通血脉；续断补肝肾，强筋骨；赤芍散血滞，白芍和血脉，缓筋急；配知母润肾滋阴以防桂枝、制附子之燥热；防风祛风胜湿，善治脊痛项强；土鳖破瘀血，活血通经，续筋接骨；共为佐药。牛膝活瘀益肾，引药入肾；炮穿山甲散瘀通经活络；同为使药。同时方中运用骨碎补活血止痛、桂枝温太阳经而通血脉、赤芍活血散血滞、土鳖破瘀活血通经、牛膝活瘀益肾、炮穿山甲散瘀通经活络等诸多活血化瘀药，妙在炮穿山甲除通活血脉之外，并有"引药直达病所"之作用。诸药合之，共奏补肾壮督祛寒，活血化瘀通络之功。使肾元复，督脉壮，经脉通，筋骨强而诸证自除。

41. 补肾壮骨除湿汤

【组成】忍冬藤30 g，薏苡仁30 g，狗脊20 g，络石藤20 g，桑枝20 g，知母15 g，淫羊藿15 g，防风12 g，炒黄柏12 g，独活10 g，苍术10 g。

【功效】补肾壮骨，清热除湿，祛风通络，利通骨节。

【主治】强直性脊柱炎属肾虚湿热风邪阻痹督脉者。

【用法】每日1剂，水煎分服2次。30日为1个疗程。

【加减】骨质变形严重者，加阿胶（烊化冲服）10 g，骨碎补12 g，自然铜15 g；气滞血瘀者，加丹参20 g，枳壳12 g，红花10 g；

寒湿重者，酌加寻骨风15 g，透骨草15 g，威灵仙12 g。

【方解】方中淫羊藿温肾壮阳，祛风除寒；知母强筋骨，壮腰膝；防风祛风除湿；忍冬藤除痹、通络、清热；薏苡仁缓和挛急，通利关节，除湿清；苍术散风除湿，运脾燥湿；独活祛风除湿通络。诸药合用，共奏补肾壮骨，清热除湿，祛风通络，利通骨节之功效。

【药理】现代药理学研究发现，本方能够调节免疫功能，阻止关节进一步损坏，改善机体关节活动和脊柱活动度，促进平滑肌及骨的生长，同时还能改善机体血循环，增加血容量，扩张外周血管，抑制凝血，减轻血管内皮细胞损伤性，改善血液高黏滞状态，降低血脂，提高骨密度，促进骨形成，改善微循环。

42. 补肾壮骨通阳汤

【组成】桑寄生30 g，骨碎补20 g，续断20 g，杜仲20 g，狗脊20 g，补骨脂15 g，熟地黄12 g，桂枝12 g，白芍12 g，知母12 g，淫羊藿10 g，炮穿山甲（先煎）5 g。

【功效】补肾壮骨通阳，散寒祛风除湿，活血化瘀止痛。

【主治】强直性脊柱炎属肾虚风寒湿瘀阻痹督脉者。

【用法】每日1剂，水煎分服2次。30日为1个疗程。

【方解】方中桑寄生、骨碎补、续断、杜仲补肝肾，通经络，强筋骨；狗脊固肾气，强腰膝，祛风湿；熟地黄补精益髓，补血滋阴；桂枝通阳散寒温通经脉；白芍柔肝止痛，养血敛阴；知母生津润燥，泻火清热；补骨脂温肾助阳；炮穿山甲通经活血，消肿透脓；淫羊藿补肾阳，祛风湿，强筋骨。上述诸药合用，共奏补肾壮骨，散寒通阳，祛风除湿，滋阴清热，活血化瘀，消肿止痛之功。

43. 补阳还五芪桂汤

【组成】黄芪50 g，当归20 g，桂枝15 g，赤芍15 g，白芍15 g，桃仁12 g，红花10 g，地龙10 g，川芎10 g，全蝎（研末冲服）5 g，

生姜3片，大枣5枚，蜈蚣（研末冲服）1条。

【功效】补气活血，逐瘀通络。

【主治】强直性脊柱炎属气虚瘀血阻痹督脉者。

【用法】每日1剂，水煎分服2次。30日为1个疗程。

【方解】方中黄芪益气固表，气行则血行，气滞则血瘀，重用黄芪使机体气旺促进血行；当归补血活血，调经止痛，其活血祛瘀不伤气；赤芍、川芎、桃仁与当归共同发挥活血祛瘀的功效；白芍补血柔肝，缓中止痛；地龙具有通络的功效。诸药合用，共奏补气活血，逐瘀通络之功。

44. 益肾温督化痰汤

【组成】川芎30 g，熟地黄15 g，桑寄生15 g，杜仲15 g，牛膝15 g，鹿角片（先煎）12 g，独活12 g，狗脊12 g，当归12 g，细辛10 g，麻黄5 g，白芥子5 g，肉桂3 g。

【功效】益肾温督壮骨，化痰祛风散寒，和营养血通络。

【主治】强直性脊柱炎属肾阳亏虚，痰浊风寒阻痹督脉者。

【用法】每日1剂，水煎分服2次。30日为1个疗程。

【方解】方中熟地黄、鹿角片、桑寄生、狗脊、杜仲、牛膝温督补血，强壮筋骨；川芎、当归和营养血，所谓治风先治血，血行风自灭；独活、细辛入肾经搜风外出，合肉桂共解肾经风寒；白芥子祛皮里膜外之痰；藉麻黄开腠达表之功，使凝邪外出。诸药合用，共奏益肾温督壮骨，化痰祛风散寒，和营养血通络之功。

45. 补肾强骨益气汤

【组成】黄芪30 g，熟地黄30 g，薏苡仁25 g，白芍25 g，丹参15 g，牛膝15 g，党参15 g，炒白术15 g，炒酸枣仁15 g，杜仲12 g，淫羊藿12 g，山茱萸10 g，白芷10 g，仙茅10 g，炮穿山甲（先煎）5 g，甘草5 g，全蝎3 g，蜈蚣1条。

【功效】益肾填髓通络，健脾益气化湿。

【主治】强直性脊柱炎属肾虚髓亏，脾虚湿浊内盛阻痹督脉者。

【用法】每日1剂，水煎分服2次。

【方解】方中重用熟地黄、黄芪养阴填精益髓，健脾益气升阳，同时还有"阴中求阳"的妙用；淫羊藿、仙茅即为二仙汤的方义，以补肾阳，强筋骨；丹参活血化瘀；炮穿山甲破血逐瘀；白芍入肝经，酸枣仁入肝、心经，前者养血柔肝，补肝血之不足，体现肾、肝、脾同治的思想；党参、白术取四君子汤方义，以增强黄芪健脾之功。诸药合用，共奏益肾填髓通络，健脾益气化湿之功。

46. 除痹散寒止痛汤

【组成】淫羊藿30 g，生地黄20 g，独活20 g，地龙20 g，土鳖15 g，杜仲15 g，骨碎补15 g，狗脊15 g，续断15 g，白芍12 g，制川乌（先煎）10 g，制草乌（先煎）10 g，乌梢蛇10 g，炮穿山甲（先煎）5 g，细辛5 g，全蝎5 g，炙甘草5 g。

【功效】补肝肾强筋骨，散寒疏风祛湿，通络止痛。

【主治】强直性脊柱炎属肝肾亏虚，寒邪内盛，风湿阻痹督脉者。

【用法】每日1剂，水煎分服2次。30日为1个疗程。

【方解】方中制川乌、制草乌、细辛辛热之品以散寒止痛，制草乌药速而难以持久，制川乌力缓而持久，故二药合用效速而持久。独活入肾督，祛督脊间邪气，补肝肾强筋骨，引诸药入督，直达病所，有疏风祛湿止痛之功。乌梢蛇、炮穿山甲、地龙、全蝎、土鳖类药物为治痹症之要药，叶天士提出治疗痹证时非迅疾飞走之品不能奏效，主张用搜剔止动药物，炮穿山甲"走窜之性无处不至，尤善疗痹"。全蝎除风蠲痹，通络止痛。针对虫类药性燥热，故加入生地黄以养血滋阴。狗脊入督脉，强机关利仰俯。诸药合用，共奏补肝肾强筋骨，散寒疏风祛湿，通络止痛之功。

47. 除湿蠲痹汤

【组成】萆薢30 g，鸡血藤30 g，青风藤

30 g，徐长卿30 g，葶苈子30 g，七叶莲30 g，红花20 g，赤芍20 g，麻黄15 g，防风15 g，黄柏15 g，细辛15 g。

【功效】清利湿热，祛风解表，活血散寒，通络止痛。

【主治】强直性脊柱炎属湿热风寒瘀血阻痹督脉者。

【用法】将上方加水约3000 mL，煎煮至1000 mL药液。采用全电脑多功能治疗熏蒸机，将药液放入熏蒸机药缸中，调节温度至40 ℃，嘱患者暴露治疗部位并置于熏蒸机上熏蒸。每次15分钟，以微汗出为宜。15日为1个疗程。

【方解】方中重用麻黄、防风为君，以祛风除湿，散寒止痛。配伍臣药黄柏、萆薢清利湿热；红花、赤芍活血通络。徐长卿、鸡血藤、青风藤、七叶莲为佐药，以散寒止痛，通络除痹。再以细辛、葶苈子为使药，祛风解表通窍之功效，使邪从肌表散出，邪有出路，湿邪由卫气营血分出。诸药合用，共奏祛风除湿，清利湿热，活血通络，散寒止痛，发汗解表之功。

【药理】现代药理学研究发现，方中红花有抑制血小板聚集和增加纤溶作用；赤芍中的芍药苷具有镇静、抗炎、镇痛、解热作用；青风藤的主要成分为青风藤碱，具有抗炎、镇痛、镇静、抑制免疫作用。

药物加热熏蒸，通过温热作用及药物有效成分的透皮吸收，局部药物浓度高，作用直接，具有增加血液循环、改善局部代谢、促进炎性物质排泄作用，能增强人体体液免疫和细胞免疫功能，解除肌肉痉挛，而且避免了消炎止痛药物对胃肠道的损害及不良反应的发生。

48. 当归拈痛清利汤

【组成】当归20 g，葛根20 g，羌活20 g，泽泻20 g，玄参20 g，党参18 g，白术15 g，薏苡仁15 g，威灵仙12 g，独活12 g，猪苓10 g，茵陈10 g，苦参10 g，防风10 g，延胡索10 g，苍术10 g，黄芩10 g，知母10 g，升麻5 g，甘草5 g。

【功效】益气健脾养血，清热利湿，疏风

通络止痛。

【主治】强直性脊柱炎属脾虚湿热内盛，风邪内扰督脉者。

【用法】每日1剂，水煎分服2次。

【方解】方中羌活、独活辛温发表，强散外风，胜湿通利关节而止痛，茵陈苦泻下降，善于清热利湿，配合猪苓、泽泻、薏苡仁、苦参通利小便，使湿热从小便而出；防风、升麻、葛根疏风散寒，配合羌活、独活外可散风邪，内可除湿热；延胡索、威灵仙通络止痛；黄芩、知母、玄参清热养阴；党参、白术、苍术益气健脾；当归养血、活血、止痛；甘草调和诸药。本方表里同治，邪正兼顾，外可散风邪，内可降湿热；散风清热利湿，以祛其邪；益气健脾养血，以扶其正。诸药合用，共奏益气健脾养血，清热利湿，疏风通络止痛之效。

49. 温肾通督汤

【组成】黄芪20 g，续断15 g，桑寄生15 g，牛膝15 g，白芍15 g，当归12 g，制附子（先煎）12 g，淫羊藿12 g，炮穿山甲（先煎）10 g，土鳖10 g，干姜10 g，桂枝10 g，川芎10 g，炙甘草5 g。

【功效】补益肝肾气血，祛风除湿散寒，破血逐瘀止痛。

【主治】强直性脊柱炎属肝肾气血亏虚，风寒湿瘀阻痹督脉者。

【用法】每日1剂，水煎分服2次。

【加减】肾阴虚者，加牡丹皮10 g，地骨皮12 g，生地黄15 g，以退虚热，疗骨蒸；酸困、晨僵明显者，加白术15 g，木瓜15 g，茯苓12 g，以健脾除湿，舒筋活络；气虚乏力者，加党参15 g，以益气养血，扶正祛邪；血虚者，加熟地黄15 g，以养血通脉，填精益髓；气郁者，加郁金10 g，香附12 g，疏肝解郁，行气活血；髋骨痛者，加独活12 g，威灵仙15 g，以祛风湿，通络止痛；肩背痛者，加羌活12 g，葛根15 g，以引经上行，祛邪止痛。

【方解】方中当归、黄芪以补气养血为主；桑寄生、牛膝、续断、淫羊藿既可补益肝肾、强筋健骨以扶正固本，又可祛风除湿

以祛除外邪；土鳖破血逐瘀，续筋接骨；白芍、甘草养血柔肝，缓急止痛；制附子、干姜、桂枝温通经脉，散寒止痛为辅；炮穿山甲、川芎通督引经，并祛风湿为使。诸药合用，共奏补益肝肾气血，祛风除湿散寒，破血逐瘀止痛之效。

50. 补肾祛寒化湿汤

【组成】骨碎补20 g，续断20 g，杜仲20 g，桂枝15 g，赤芍15 g，白芍15 g，知母15 g，生地黄15 g，熟地黄15 g，补骨脂15 g，狗脊15 g，当归12 g，制附子（先煎）12 g，薏苡仁12 g，土鳖10 g，防风10 g，羌活10 g，干姜10 g，牛膝10 g。

【功效】补益肝肾，散寒活血，除湿通络。

【主治】强直性脊柱炎属肝肾亏虚，寒湿瘀血阻痹督脉者。

【用法】每日1剂，水煎分服2次。30日为1个疗程。

【方解】方中骨碎补滋阴强骨，续断补肾续骨，杜仲补肾壮骨，桂枝温经散寒，赤芍行瘀止痛，白芍养血敛阴，知母滋阴泻火，生地黄清热凉血，熟地黄滋阴补肾，补骨脂、狗脊补肾祛湿，土鳖破血逐瘀，防风散寒胜湿，薏苡仁利湿除痹，羌活散寒祛风，制附子助阳逐寒，干姜温经助阳，当归补血活血，而牛膝则壮骨强筋。诸药合用，共奏补益肝肾，散寒活血，除湿通络之效。消补兼施，相得益彰。

51. 独活寄生加附汤

【组成】桑寄生30 g，牛膝30 g，白芍15 g，独活12 g，当归12 g，熟地黄12 g，党参12 g，炒杜仲12 g，制附子（先煎）10 g，防风10 g，秦艽10 g，川芎10 g，茯苓10 g，桂枝5 g，细辛3 g。

【功效】补益肝肾，祛风湿除寒凝，健脾补气活血。

【主治】强直性脊柱炎属肝脾肾虚，风寒湿瘀阻痹督脉者。

【用法】每日1剂，水煎分服2次。30日为1个疗程。

【方解】方中桑寄生、杜仲、熟地黄、牛膝补益肝肾，强壮筋骨；独活、细辛、防风、桂枝祛风湿，除寒凝，温通经脉；秦艽祛风湿，强筋骨；川芎、当归、党参、茯苓健脾补气活血；白芍养阴血，柔肝止痛。诸药合用，共奏补益肝肾，祛风湿除寒凝，健脾补气活血之效。纵观本方，标本兼顾，扶正祛邪，使肝肾足、气血充、风湿除、寒凝消、痰瘀散、筋骨健、痹痛止。

【药理】现代药理学研究发现，本方有抗炎、镇痛作用，能明显增加毛细血管管径、毛细血管开放数，延长肾上腺素引起血管的潜伏期，对抗肾上腺素引起的毛细血管闭合。秦艽、熟地黄、甘草皆能抑制炎性致痛物质渗出，防止组织变性和粘连。川芎、牛膝、当归可减轻炎性反应程度、缩短炎症期，减轻结缔组织形成。

52. 独活寄生二藤汤

【组成】熟地黄30 g，独活20 g，桑寄生20 g，茯苓20 g，牛膝15 g，秦艽15 g，杜仲15 g，当归15 g，白芍15 g，狗脊15 g，忍冬藤15 g，络石藤15 g，防风12 g，人参10 g，川芎10 g，细辛3 g，肉桂5 g，甘草5 g。

【功效】益肝肾，补气血，祛风湿，温血脉，止痹痛。

【主治】强直性脊柱炎属肝肾气血亏虚，风寒湿邪阻痹督脉者。

【用法】每日1剂，水煎分服2次。30日为1个疗程。

【方解】方中独活为君，祛下焦与筋骨间之风寒湿邪；配伍细辛，发散阴经风寒，搜剔筋骨风寒止痛；防风为治风之通用药，善行，祛风胜湿；秦艽祛风湿，舒筋骨；桑寄生、杜仲、牛膝祛风湿，补肝肾，当归、川芎、熟地黄、白芍养血活血，是谓治风先治血，血行风自灭；人参、茯苓补气健脾；肉桂温通血脉；狗脊补肾强督；甘草调和诸药。诸药合用，共奏益肝肾，补气血，祛风湿，温血脉，止痹痛之效。

53. 二仙健骨汤

【组成】桑寄生20 g，牛膝20 g，独活

20 g，白芍20 g，茯苓20 g，淫羊藿15 g，党参15 g，当归15 g，炒秦艽15 g，杜仲15 g，川芎12 g，仙茅10 g，肉桂10 g，肉苁蓉10 g，制乳香10 g，制没药10 g，甘草10 g。

【功效】温肾阳补肝脾，益气血祛风寒，除湿浊化瘀血。

【主治】强直性脊柱炎属肾阳亏虚，肝脾气血不足，风寒湿瘀阻痹督脉者。

【用法】每日1剂，水煎分服2次。

【加减】畏寒明显者，加制附子5 g，桂枝10 g，巴戟天15 g；腰背酸痛者，加骨碎补15 g，菟丝子20 g，续断20 g，狗脊15 g；颈肩部疼痛麻木者，加蔓荆子10 g，天麻15 g，葛根20 g；下肢疼痛者，加木瓜15 g，青风藤20 g，鸡血藤20 g；久病多瘀者，加红花10 g，地龙15 g，蜈蚣2条；痛甚者，加延胡索15 g，白芷10 g，细辛5 g，蜈蚣2条。

【方解】方中以仙茅、淫羊藿为君药，与肉桂、肉苁蓉同用重在温补肾中阳气；独活善治伏风，搜剔筋骨间的风寒湿气，和秦艽、川芎共为臣药，长于驱经络之风寒湿邪，共助君药祛邪外出；由于痹证日久，易致肝肾亏虚，则取牛膝、杜仲、桑寄生补肝肾，强筋骨；病程日久，则耗气伤血，用党参、当归、茯苓、白芍、甘草为佐，能健脾益气，补气养血，辅助正气，利于肢体功能康复。诸药合用，祛风寒湿邪以治其标，温肾阳、补肝脾、益气血，以治其本，标本同治，邪正兼顾，组方周密，配伍严谨，临床应用多年，疗效显著。

54. 二陈活络平胃汤

【组成】当归15 g，丹参15 g，制乳香15 g，制没药15 g，法半夏15 g，陈皮15 g，茯苓12 g，苍术12 g，厚朴10 g，乌梅10 g，炙甘草5 g，生姜18 g。

【功效】温阳散寒，燥湿化痰，活血化瘀。

【主治】强直性脊柱炎属寒湿痰瘀互结阻痹督脉者。

【用法】每日1剂，水煎分服2次。

【加减】痰甚者，加制南星，以燥湿化痰；瘀甚者，丹参用量加至25 g，以活血通

络止痛；寒甚者，加桂枝12 g，吴茱萸10 g，以温阳散寒；湿甚者，苍术用量加至15 g，茯苓用量加至20 g，加白术15 g，以健脾益气，燥湿化湿。

【方解】方中生姜、法半夏醒脾燥湿化痰；茯苓渗利痰湿；苍术燥湿醒脾运脾，使脾能运化水湿；厚朴理气化湿，助苍术行气燥湿；陈皮理气和胃醒脾，助苍术燥湿化湿；乌梅兼防化痰化湿药伤阴；丹参活血化瘀消肿；制乳香、制没药，行气活血，化瘀止痛；当归补血活血，兼防化瘀药伤血；炙甘草益气和中，并调和诸药。诸药合用，共奏温阳散寒，燥湿化痰，活血化瘀之功效。

55. 香砂六君归草汤

【组成】白术18 g，茯苓18 g，当归12 g，人参10 g，陈皮10 g，法半夏10 g，木香10 g，砂仁10 g，水蛭5 g，虻虫5 g，炙甘草5 g。

【功效】益气化痰，活血化瘀。

【主治】强直性脊柱炎属气虚痰瘀互结阻痹督脉者。

【用法】每日1剂，水煎分服2次。

【加减】气虚甚者，人参用量加至12 g，白术用量加至25 g，加黄芪20 g，以补益中气；痰甚者，法半夏用量加至12 g，加制南星10 g，以燥湿化痰；瘀甚者，加桃仁12 g，红花10 g，以活血化瘀；肢体困重者，加川芎10 g，羌活12 g，以行气理血胜湿；疼痛甚者，加制乳香10 g，制没药10 g，白芍20 g，以活血缓急止痛。

【方解】方中人参健脾益气，化生气血；白术健脾燥湿；法半夏醒脾燥湿；陈皮理气化湿；木香、砂仁芳香化湿，和胃降逆；茯苓益气渗利湿浊；水蛭、虻虫破血逐瘀；当归补血活血，兼防化瘀药伤血；炙甘草益气和中，并调和诸药。诸药合用，共奏益气化痰，活血化瘀之功效。

56. 六味地黄蛭虻汤

【组成】熟地黄25 g，女贞子15 g，墨旱莲15 g，当归12 g，山茱萸12 g，山药12 g，茯苓10 g，牡丹皮10 g，泽泻10 g，水蛭5 g，虻虫5 g，炙甘草5 g。

【功效】滋补肝肾阴血，清热凉血化瘀。

【主治】强直性脊柱炎属肝肾阴血亏虚，瘀血阻痹督脉者。

【用法】每日1剂，水煎分服2次。

【加减】阴虚甚者，加龟甲（先煎）15 g，鳖甲（先煎）15 g，以滋阴散结；瘀甚者，加桃仁12 g，红花10 g，以活血化瘀；热甚者，牡丹皮用量加至15 g，加赤芍12 g，玄参15 g，以清热凉血；盗汗者，加五味子10 g，牡蛎（先煎）20 g，以敛阴止汗。

【方解】方中熟地黄滋阴补肾，养血补肝，填精益髓；女贞子、墨旱莲滋补肾精，化生精血；山药补益脾胃，生化气血，助熟地黄滋补阴血；山茱萸补养肝肾，强健筋骨，固涩精气；泽泻泻熟地黄浊腻壅滞；茯苓渗湿健脾，既助山药补气健脾益肾，又使山药固脾不恋湿；牡丹皮既能清虚热，又能制约山茱萸温不助热；水蛭、虻虫破血逐瘀；当归补血活血，兼防化瘀药伤血；炙甘草益气和中，并调和诸药。诸药合用，共奏滋补肝肾阴血，清热凉血化瘀之功效。

57. 补阴贝蒌失笑汤

【组成】熟地黄15 g，龟甲（先煎）15 g，黄柏12 g，知母12 g，五灵脂（包煎）12 g，蒲黄（包煎）12 g，贝母10 g，瓜蒌10 g，天花粉10 g，茯苓10 g，橘红10 g，桔梗10 g。

【功效】滋补阴津，清热化痰，活血化瘀，通络止痛。

【主治】强直性脊柱炎属阴津亏虚，痰热瘀血阻痹督脉者。

【用法】每日1剂，水煎分服2次。

【加减】阴虚甚者，加天冬12 g，麦冬12 g，玉竹15 g，以滋补阴津；痰甚者，贝母用量加至12 g，瓜蒌用量加至15 g，加胆南星12 g，以清热化痰；瘀甚者，加水蛭5 g，虻虫5 g，以破血逐瘀；潮热者，加银柴胡12 g，胡黄连10 g，以清退虚热；大便干结者，加火麻仁15 g，桃仁12 g，以润肠通便。

【方解】方中龟甲滋补阴精，偏于滋阴；熟地黄滋补阴血，偏于补血，与龟甲相配，以大补阴血；知母清热养阴；黄柏泻热坚阴；瓜蒌、贝母清热化痰；天花粉润燥生津，清热化痰，助瓜蒌化痰；橘红理气化痰，使气顺痰消；茯苓渗湿健脾，杜痰生之源；桔梗宣利气机，使气能化痰；五灵脂、蒲黄活血化瘀止痛。诸药合用，共奏滋补阴津，清热化痰，活血化瘀，通络止痛之功。

58. 桂枝人参乌桃汤

【组成】桂枝12 g，大黄12 g，黄芪12 g，炙甘草12 g，干姜10 g，人参10 g，白术10 g，麻黄10 g，白芍10 g，制川乌（先煎）10 g，芒硝（冲服）10 g，桃仁10 g。

【功效】温阳补气，散寒除湿，活血化瘀。

【主治】强直性脊柱炎属阳气亏虚，寒湿瘀血阻痹督脉者。

【用法】每日1剂，水煎分服2次。

【加减】阳虚甚者，桂枝用量加至15 g，加巴戟天12 g，鹿角片（先煎）10 g，以温补阳气；气虚甚者，人参用量加至12 g，白术用量加至15 g，以补益中气；瘀甚者，加水蛭5 g，虻虫5 g，以破血逐瘀；热甚者，加忍冬藤30 g，丹参20 g，牡丹皮15 g，赤芍12 g，以清热凉血止痛。

【方解】方中人参、白术健脾益气，化生阳气；干姜温阳散寒；制川乌逐寒除湿，通利关节，温通经脉；黄芪益气固表，补益营卫；麻黄宣发营卫，通利关节；白芍养血补血，缓急止痛；桃仁活血化瘀；大黄荡涤实热，通下瘀热；芒硝软坚散结消瘀；桂枝通经散瘀，助桃仁破血祛瘀；炙甘草益气和中，帅血祛瘀，兼防攻伐药损伤正气。诸药合用，共奏温阳补气，散寒除湿，活血化瘀之功。

59. 右归四妙汤

【组成】熟地黄30 g，黄柏25 g，薏苡仁25 g，苍术12 g，牛膝12 g，山药12 g，山茱萸12 g，枸杞子10 g，杜仲10 g，肉桂5 g，制附子5 g，炙甘草5 g。

【功效】温补阳气，清热燥湿。

【主治】强直性脊柱炎属阳气亏虚，湿热内盛阻痹督脉者。

【用法】每日1剂，水煎分服2次。

【加减】阳虚甚者，加巴戟天15 g，补骨脂12 g，以温补阳气；气虚者，加人参10 g，黄芪15 g，以健脾益气；湿甚者，薏苡仁用量加至30 g，加茯苓15 g，黄芪15 g，车前子（包煎）12 g，以渗利湿浊；热甚者，加黄连10 g，黄芩10 g，以清热燥湿。

【方解】方中肉桂、制附子温壮阳气；山药健脾益气，化生气血；熟地黄滋补阴血，使阳从阴中化生；山茱萸固涩肾精，枸杞子益肾助阴化阳；杜仲温肾强健筋骨；黄柏清热燥湿；苍术醒脾燥湿；薏苡仁健脾利湿，清热舒筋；牛膝强筋骨，通脉络；炙甘草益气和中，并调和诸药。诸药合用，共奏温补阳气，清热燥湿之功。

60. 解痉舒督汤

【组成】薏苡仁40 g，葛根30 g，白芍30 g，忍冬藤30 g，黄芪30 g，威灵仙20 g，红藤20 g，白花蛇舌草20 g，乌梢蛇15 g，制乳香10 g，制没药10 g，山慈菇10 g，生甘草10 g，蜈蚣2条。

【功效】养血濡筋通痹，祛风解痉散结，活血化瘀止痛。

【主治】强直性脊柱炎属阴血亏虚，虚风内扰，瘀血阻痹督脉者。

【用法】每日1剂，水煎分服2次。

【方解】方中葛根养筋通痹；白芍养血濡筋，并合甘草组成芍药甘草汤以缓急止痛；蜈蚣、乌梢蛇祛风解痉，攻毒散结，通络止痛；薏苡仁舒筋除痹；白花蛇舌草、山慈菇清热散结，活血止痛；忍冬藤、威灵仙、红藤强筋壮骨，祛风通络，活血解毒；黄芪肝脾同调，使脾旺肝宁，有养肝舒筋之妙；制乳香、制没药行气活血散瘀止痛。诸药合用，共奏养血濡筋通痹，祛风解痉散结，活血化瘀止痛之功。

61. 藤蛇壮督清痹汤

【组成】忍冬藤30 g，白花蛇舌草30 g，盐狗脊20 g，生地黄15 g，知母15 g，骨碎补15 g，络石藤15 g，猫爪草15 g，土茯苓15 g，制南星15 g，白芍15 g，鹿角霜（包煎）10 g，蜈蚣2条。

【功效】补益肝肾壮督，清热解毒利湿，

化痰活血止痛。

【主治】活动期强直性脊柱炎属肝肾亏虚，湿热毒邪内盛，痰瘀阻痹督脉者。

【用法】每日1剂，水煎分服2次。

【加减】颈脊疼者，加葛根30 g，伸筋草15 g；高热不退者，加生石膏30 g，寒水石15 g；关节红肿热痛伴积液者，去鹿角霜、骨碎补，加萆薢15 g，肿节风12 g，泽兰10 g；疼痛甚者，加制没药10 g，延胡索15 g。

【方解】方中忍冬藤驱风除湿，散热疗痹；白花蛇舌草清热解毒，活血散瘀利湿；盐狗脊补肝肾，坚脊骨，壮督任，利关节，驱痹着；三药共为君药。土茯苓、制南星、猫爪草、络石藤解毒凉血，除湿化痰，散结止痛，为臣药。佐以鹿角霜、骨碎补、生地黄补益肝肾，滋阴凉血。使以蜈蚣引经入脊。诸药相伍，共奏补益肝肾壮督，清热解毒利湿，化痰活血止痛之效。

【药理】现代药理学研究发现，方中白花蛇舌草、忍冬藤、猫爪草清热解毒药有抗炎、对抗内毒素之作用，对非特异性免疫及特异性免疫有抑制作用；对细胞免疫有双向调节作用，可减缓自身免疫的发生与发展，从而减轻炎症及组织损伤，使病情趋于稳定。

62. 鹿藤补肾蠲痹汤

【组成】穿山龙40 g，熟地黄18 g，骨碎补18 g，狗脊18 g，乌梢蛇18 g，白芍18 g，淫羊藿15 g，土茯苓15 g，杜仲12 g，鹿角胶（烊化冲服）10 g，石楠藤10 g，制川乌（先煎）10 g，露蜂房5 g，蜈蚣2条。

【功效】温补肾阳，益肾壮督，搜风散寒，通络止痛。

【主治】强直性脊柱炎属肾督阳亏虚，风扰寒盛阳痹督脉者。

【用法】每日1剂，水煎分服2次。

【加减】腰骶部疼痛明显者，加延胡索20 g，全蝎10 g，制草乌（先煎）10 g，制南星10 g；腰脊坚硬如石、刺痛、不能行走者，加寻骨风15 g，急性子12 g，自然铜10 g；关节沉痛、僵重肿胀者，加炒白芥子10 g；四周关节游走窜痛者，加海风藤15 g，青风藤15 g，炮穿山甲10 g；停激素后疼痛明显，伴

低热者，熟地黄用量加至20 g，加生地黄30 g。

【方解】方中鹿角胶性温入奇经，有壮督脉之阳、通督脉之气、补督脉之血、强筋壮骨之效；石楠藤补益肝肾，驱风止痛，健强筋骨；二药为君药。狗脊、杜仲、淫羊藿温补肾阳，强筋壮骨为臣药。熟地黄、骨碎补滋补肾阳，活血壮督；制川乌、土茯苓、露蜂房、乌梢蛇、穿山龙、白芍祛风散寒，通络止痛，利关节共为佐药。使以蜈蚣搜风祛邪，通经络，引诸药直达病所。诸药相伍，共奏温补肾阳，益肾壮督，搜风散寒，通络止痛之功。

【药理】现代药理学研究发现，方中熟地黄、鹿角胶、淫羊藿温补肾阳的药物具有免疫调节作用；制川乌、骨碎补、石楠藤、狗脊、蜈蚣祛风散寒，活血通络药物能改善微循环，增进脊柱关节及其周围组织的血液循环，有助于免疫复合物的消除，加强组织的再生能力，促进脊柱炎症的吸收，使致痛物质堆积减少，消除关节肿胀，从而解除脊柱关节的疼痛和僵硬。

63. 补肾化瘀藤丹汤

【组成】鸡血藤30 g，丹参20 g，桑寄生15 g，续断15 g，盐牛膝15 g，狗脊15 g，骨碎补15 g，杜仲15 g，延胡索12 g，赤芍10 g，红花10 g，川芎10 g，土鳖10 g，甘草5 g。

【功效】补益肝肾，活血化瘀，祛风除湿，通络止痛。

【主治】强直性脊柱炎属肝肾亏虚，瘀血风湿阻痹督脉者。

【用法】每日1剂，水煎分服2次。15日为1个疗程。

【加减】关节红肿疼痛明显者，加防己12 g，姜黄10 g；关节遇寒痛甚、恶寒者，加细辛5 g，桂枝12 g；阳虚者，加巴戟天15 g，淫羊藿12 g；气虚者，加黄芪20 g，党参15 g。

【方解】方中以桑寄生、续断、盐牛膝补肝肾，祛风湿；狗脊、骨碎补、杜仲强筋壮骨；丹参、赤芍、红花、鸡血藤活血化瘀，通络止痛；川芎、延胡索、土鳖祛风除湿，

活血止痛。诸药相伍，共奏补益肝肾，活血化瘀，祛风除湿，通络止痛之功，能改善血液循环，促进损伤组织修复。

64. 补肾强筋健骨汤

【组成】黄芪30 g，炒山药30 g，桑寄生20 g，补骨脂20 g，骨碎补20 g，炒杜仲20 g，牛膝20 g，油松节20 g，延胡索20 g，川芎20 g，党参15 g，当归15 g，续断15 g，甘草5 g。

【功效】补益肝肾，强壮筋骨，行气活血，通络止痛。

【主治】强直性脊柱炎属肝肾亏虚，气滞血瘀阻痹督脉者。

【用法】每日1剂，水煎分服2次。

【方解】方中补骨脂、骨碎补、炒杜仲、桑寄生、牛膝补益肝肾，强壮筋骨，以抵御外邪入侵。重用黄芪，因其性甘味温，能补中气，因此素有"东北小人参""补气诸药之最"之称。黄芪具有促进肝脏合成蛋白质的作用，又能增强机体免疫功能。当归、党参益气扶正，助推黄芪之效力。川芎、牛膝、延胡索配伍以行气活血，疏通经络，使补而不过，补而不滞。油松节芳香辛散，通络止痛，效果极佳。延胡索活血行气又止痛，两药合用，是止痛之特色。配炒山药，其性甘甜，直入中焦，既调补脾胃，又补益肾精。甘草调和诸药。诸药配伍，共奏补益肝肾，强壮筋骨，行气活血，通络止痛之功，合理对症，其效叠加，效果满意。

65. 附子加味汤

【组成】桑寄生20 g，补骨脂20 g，淫羊藿20 g，制附子（先煎）15 g，党参12 g，白术12 g，赤芍12 g，桂枝12 g，茯苓10 g，炮穿山甲（先煎）10 g，地龙10 g，全蝎5 g。

【功效】温阳补益肝肾，祛风散寒化湿，活血通络止痛。

【主治】强直性脊柱炎属阳虚肝肾亏损，风寒湿瘀阻痹督脉者。

【用法】每日1剂，水煎分服2次。

【方解】方中制附子、白术、茯苓温肾助阳，祛寒化湿；桑寄生、补骨脂、淫羊藿入肝肾经，补肾阳，强筋骨；党参补气血，以增强淫羊藿扶正固本之力，使气血旺而病邪除；桂枝、赤芍调和营血；地龙、全蝎、炮穿山甲活血通络，祛风止痛。诸药合用，肝肾气血得充，筋骨得壮，风寒湿邪得除，祛寒化湿，温经助阳，调节机体整体功能。

66. 脊痹Ⅰ号汤

【组成】当归15 g，枸杞子15 g，丹参15 g，杜仲15 g，茯苓15 g，独活12 g，羌活12 g，桑寄生12 g，续断12 g，威灵仙12 g，细辛10 g，红花10 g，全蝎10 g，甘草5 g，蜈蚣（研末冲服）2条。

【功效】补益肝肾强骨，祛风散寒除湿，行气活血通络。

【主治】强直性脊柱炎属肝肾亏虚，风寒湿瘀阻痹督脉者。

【用法】每日1剂，水煎分服2次。15日为1个疗程。

【加减】疼痛较重者，加制乳香12 g，制没药15 g；风寒湿邪阻络者，羌活、独活用量各加至15 g；湿邪较重，舌苔黄腻者，加苍术15 g，薏苡仁20 g；病程后期，痰瘀交阻，腰背关节僵强变形者，酌加狗脊20 g，续断20 g，牡蛎（先煎）20 g，桃仁12 g，地龙10 g，白附子10 g，三棱10 g，莪术10 g，以扶正固本，软坚散结，化瘀通络；肝肾阴虚者，酌加熟地黄15 g，秦艽15 g，山茱萸12 g，泽泻12 g，以滋阴补肾，养血通络。

【方解】方中以独活、羌活、桑寄生以祛风散寒，舒筋活络，通阳行痹；全蝎、蜈蚣为搜剔之品，祛经络之瘀，使瘀闭开通，经络通畅；当归、丹参、红花、细辛活血化瘀，行气止痛；以续断、威灵仙、枸杞子、杜仲滋补肝肾；又配以茯苓利水除湿，甘草调和诸药。诸药合用，令气旺血行，肝肾充实，筋骨强健，痹阻诸证自然迎刃而解。诸药合用，共奏补肝肾，益气血，祛风散寒，活血通络之功，攻补兼施，寓补于通，具有祛邪而不伤正的组方特点。

67. 骨痹通络汤

【组成】青风藤30 g，桑寄生20 g，补骨脂20 g，骨碎补20 g，续断20 g，狗脊20 g，杜仲20 g，威灵仙20 g，红花15 g，赤芍15 g，甘草10 g。

【功效】补肾强督，祛风除湿，活血通络。

【主治】强直性脊柱炎属肾虚风湿瘀血阻痹督脉者。

【用法】每日1剂，水煎分服2次。

【加减】湿热痹阻者，加黄柏10 g，苍术12 g，牛膝15 g，薏苡仁20 g；项背痛甚者，加葛根20 g，羌活15 g；外周关节肿痛者，加土茯苓20 g，海风藤20 g，乌梢蛇20 g，肩背晨僵明显、怕冷恶寒者，加姜黄15 g；骨质破坏、脊柱变形者，加炮穿山甲（先煎）10 g；周身乏力者，加黄芪30 g；瘀血较重者，加三棱15 g，莪术20 g。

【方解】方中桑寄生、补骨脂、骨碎补、狗脊、杜仲益肾壮督，强壮筋骨；威灵仙祛风除湿通络；青风藤善于通行经络，疏利关节，有疏筋、通络、引经之功；红花、赤芍活血化瘀，通经活络；甘草调和诸药。全方扶正祛邪，标本兼顾，补肾强督，除湿通络，使痹痛得愈。

68. 骨痹通督汤

【组成】葛根30 g，白芍30 g，桑寄生20 g，狗脊20 g，续断20 g，补骨脂20 g，延胡索15 g，威灵仙15 g，牛膝15 g，青风藤15 g，木瓜12 g，独活12 g，制附子（先煎）12 g，鹿角片（先煎）10 g，制乳香10 g，制没药10 g。

【功效】补肾温阳通督，理气活血止痛，养血柔肝缓急。

【主治】强直性脊柱炎属肾督阳气亏虚，血虚筋挛，瘀血阻痹督脉者。

【用法】每日1剂，水煎分服2次。

【方解】方中葛根解肌舒筋，活血通络；白芍、木瓜养血柔肝，缓急止痛；制附子、鹿角片、狗脊、续断、补骨脂、独活、桑寄生补肾温阳通督，扶正祛邪蠲痹；延胡索、威灵仙、牛膝、制乳香、制没药理气活血通络止痛；青风藤清热镇痛，祛风活血。诸药合用，共奏扶正祛邪，补肾温阳通督，理气活血止痛，养血柔肝缓急之效。

【药理】现代药理学研究发现，方中白芍具有抗炎、免疫调节及保肝作用；青风藤有效成分为青藤碱，具有镇痛抗炎、抑制肉芽肿形成和免疫抑制作用，对非特异性免疫、体液免疫和细胞免疫均有抑制作用。

69. 益肾壮督治偻汤

【组成】狗脊40 g，盐杜仲20 g，续断20 g，桑寄生20 g，盐知母20 g，骨碎补18 g，淫羊藿18 g，盐补骨脂18 g，牛膝15 g，鹿角胶（烊化冲服）15 g，熟地黄12 g，独活12 g，白芍12 g，桂枝10 g，羌活10 g，白僵蚕10 g，土鳖10 g，木瓜10 g，生甘草5 g。

【功效】补肾督强腰脊，祛风除湿散寒，通络散结止痛。

【主治】强直性脊柱炎属肾虚风寒湿邪阻痹督脉者。

【用法】每日1剂，水煎分服2次。

【加减】指关节痛者，加桑枝20 g；脊背疼痛甚者，加葛根30 g，桂枝12 g；肩背发僵者，加姜黄15 g；病程日久者，加泽兰12 g。

【方解】方中狗脊、鹿角胶、骨碎补、牛膝、淫羊藿、盐杜仲、盐补骨脂、续断补肾督，强腰脊；熟地黄滋肾水，补真阴，填骨髓，生精血；羌活、独活祛风除湿散寒；桑寄生祛风湿，补肾督，强筋骨；盐知母、白芍养阴清热，防温药过多而伤津；桂枝温通经脉，与羌活、独活配合疗风寒湿引起的关节疼痛；木瓜祛湿舒筋；白僵蚕、土鳖通络散结，搜剔经络深部余邪；生甘草缓急止痛，调和诸药。诸药合用，共奏补肾督强腰脊，祛风除湿散寒，通络散结止痛之效。

70. 独活寄生山龙汤

【组成】穿山龙50 g，延胡索25 g，牛膝18 g，桑寄生18 g，威灵仙15 g，麸炒白术15 g，狗脊15 g，秦艽15 g，盐杜仲15 g，茯苓12 g，熟地黄12 g，生地黄12 g，当归12 g，赤芍12 g，独活10 g，川芎10 g，生甘草5 g，细辛3 g。

【功效】补肝肾强筋骨，祛风除湿散寒，养血和血通痹。

【主治】强直性脊柱炎属肝肾阴血亏虚，

风寒湿邪阻痹督脉者。

【用法】每日 1 剂，水煎分服 2 次。

【加减】热重者，生地黄用量加至 15 g，加牡丹皮 15 g，忍冬藤 20 g；湿重者，加防己 12 g，茯苓 15 g，薏苡仁 30 g；痰瘀互结者，加法半夏 10 g，制南星 12 g，丹参 20 g。

【方解】方中盐杜仲、牛膝、桑寄生、威灵仙、穿山龙补益肝肾，强筋骨，祛风湿；独活、细辛善祛深伏筋骨之风寒湿邪以除久痹；麸炒白术、茯苓益气健脾，使气血充而筋骨经脉得养；秦艽、威灵仙祛风湿，舒筋络而利关节；熟地黄、生地黄滋阴养血，补肾填精；当归、赤芍、川芎养血和血；生甘草益气健脾，调和诸药。诸药合用，共奏补肝肾强筋骨，祛风除湿散寒，养血和血通痹之效。

71. 补肾清热治偻汤

【组成】穿山龙 50 g，忍冬藤 30 g，络石藤 30 g，秦艽 20 g，狗脊 18 g，威灵仙 15 g，续断 15 g，苍术 12 g，知母 12 g，地骨皮 10 g，炒黄柏 10 g，羌活 10 g，独活 10 g，地龙 10 g，生甘草 5 g，全蝎 3 g。

【功效】补肾壮骨强腰，清热除湿和血，通经络止痹痛。

【主治】强直性脊柱炎属肾虚湿热阻痹督脉者。

【用法】每日 1 剂，水煎分服 2 次。

【加减】腰痛明显者，加杜仲 12 g，桑寄生 15 g；脊柱僵直、弯曲变形者，加白僵蚕 10 g，葛根 30 g；湿热重者，炒黄柏用量加至 15 g，加生薏苡仁 30 g。

【方解】方中狗脊、桑寄生、续断、威灵仙补肾壮骨强腰膝；秦艽清热除湿，和血舒筋；黄柏、苍术清热燥湿；知母、地骨皮清热生津，防湿热过燥耗伤津液；忍冬藤、络石藤清湿热，通经络，利血脉；穿山龙活血舒筋，有抗炎作用；羌活、独活相伍通利关节，止痹痛；地龙、全蝎通经络，并能深入经络搜剔余邪；生甘草调和诸药。诸药合用，共奏补肾壮骨强腰，清热除湿和血，通经络止痹痛之效。

72. 化痰祛瘀补肾汤

【组成】狗脊 15 g，鹿衔草 15 g，牛膝 15 g，白芥子 12 g，制南星 10 g，海藻 10 g，昆布 10 g，露蜂房 10 g，炮穿山甲（先煎）10 g，淫羊藿 10 g，续断 10 g，杜仲 10 g，鹿角片（先煎）10 g，制川乌（先煎）5 g，制草乌（先煎）5 g。

【功效】补益肝肾，通督强骨，化痰祛瘀，祛寒除湿。

【主治】强直性脊柱炎属肝肾亏虚，痰瘀寒湿阻痹督脉者。

【用法】每日 1 剂，水煎分服 2 次。30 日为 1 个疗程。

【加减】气虚明显者，加黄芪 30 g；累及胸颈椎者，加葛根 15 g；痛甚者，加制乳香 5 g，制没药 5 g，土鳖 10 g。

【方解】方中白芥子乃化痰祛瘀，消肿散结之要药。《本草纲目》谓其："利气豁痰，除寒暖中，散肿止痛，治……筋骨腰节诸痛。"制南星善祛经络骨节之痰，兼有除湿止痛之效，配合海藻、昆布软坚化痰散结。炮穿山甲、土鳖、露蜂房祛瘀通络，散结止痛。上药合用，深入骨骱，共奏化痰逐瘀，疏通络脉之功。腰为肾之府，乃督脉所主，肾之精气所溉之域。"邪之所凑，其气必虚。"肾虚乃本病发病的基础，正如《医学心悟》所谓，腰痛一证："有风、有寒、有湿、有热、有瘀血、有气滞、有痰饮，皆标也。肾虚其本也。"故补肾壮督应贯穿于本病治疗的始终，而不应等到疾病的晚期。因而方中用淫羊藿、鹿角片、狗脊、续断、杜仲、鹿衔草、牛膝补肝肾，通督脉，强筋骨，祛寒湿。

73. 化痰通瘀止痛汤

【组成】葛根 45 g，莪术 15 g，秦艽 15 g，牛膝 15 g，杜仲 15 g，山慈菇 15 g，三七 15 g，白芍 15 g，当归 15 g，炮穿山甲（先煎）15 g，细辛 10 g，甘草 5 g，全蝎 5 g，蜈蚣 3 条。

【功效】补肾健督通脉，化痰通瘀止痛。

【主治】强直性脊柱炎属肾虚痰瘀互结阻痹督脉者。

【用法】每日1剂，水煎分服2次。

【方解】方中莪术行气破血，消积止痛；葛根解肌疏利，《伤寒论》中有葛根可缓太阳经输不利致"项背强几几"之说，中轴关节的疼痛、僵直为本病主要临床表现，且部位与循行于项背的督脉及膀胱经关系密切。当归"温中止痛，补五脏，生肌肉"，补血、活血功效强。白芍"通顺血脉、缓中、散恶血、逐贼血、去水气、利膀胱"，养血敛阴，柔肝止痛。牛膝"补肝肾、强筋骨、逐瘀通经、引血下行"。杜仲补肝肾，强筋骨，益精气，对本病经久不愈、腰脊失养而出现的腰膝酸痛效果较好。三七具有活血散瘀消肿之功。细辛辛香走散，通络止痛。秦艽退热舒筋功效较强。全蝎、蜈蚣"搜剔钻透驱邪"，祛风定惊，化痰散结，通督缓急止痛。山慈菇清热解毒，化痰散结。炮穿山甲搜风通络，主治风湿痹痛，中风瘫痪，肢体麻木拘挛。甘草调和药性。诸药配伍，共奏补肾健督通脉，化痰通瘀止痛之功效。

【药理】现代药理学研究发现，方中莪术有效成分莪术油及姜黄素类成分具有抗肿瘤、抗菌、抗病毒等广泛的药理活性；当归有效成分能够较好地改善血液的黏稠度；白芍有效成分对免疫系统有多向调节作用，能明显抑制非特异性炎症反应；牛膝药理学成分能够促进软骨细胞修复，改善软骨细胞功能，减少或阻断炎性物质局部组织的刺激；三七能够防止出现椎体韧带钙化，控制病情进展；山慈菇所含成分具有抗血管生成，对酪氨酸酶具有激活作用，能抑制细胞分裂，并有抗辐射、降血糖、镇痉作用；炮穿山甲具有抗炎、抗病毒、扩张血管、促进血液循环作用。

74. 化痰逐瘀解汤

【组成】土茯苓20 g，败酱草20 g，重楼20 g，海浮石15 g，牛膝15 g，南蛇藤15 g，海蛤壳15 g，红藤12 g，白芥子10 g，制南星10 g，鬼箭羽10 g，黄柏10 g，白附子5 g，香附5 g。

【功效】清热解毒，化痰散结，活血化瘀。

【主治】强直性脊柱炎属热毒内盛，痰瘀互结阻痹督脉者。

【用法】每日1剂，水煎分服2次。30日为1个疗程。

【加减】血瘀重明显者，加炮穿山甲（先煎）10 g，土鳖12 g；热毒炽盛者，加金银花20 g，蒲公英30 g；痰凝显著者，加浙贝母15 g，瓜蒌皮20 g；兼肾精亏虚者，加紫河车（研末吞服）10 g，山茱萸12 g。

【方解】方中白芥子、白附子、海蛤壳、海浮石、制南星化痰散结；牛膝、鬼箭羽、香附、南蛇藤、红藤活血散瘀；土茯苓、败酱草、黄柏、重楼、红藤清热解毒。诸药配伍，共奏清热解毒，化痰散结，活血化瘀之功效。

【药理】现代医学认为，强直性脊柱炎是感染后引起的自身免疫性疾病，而方中土茯苓、败酱草、黄柏、重楼、红藤清热解毒药能有效地抑制或杀灭细菌、病毒等病原体，减轻或消除炎症反应，抑制自身抗体的形成，对抗炎症介质，消除氧自由基。白芥子、制南星化痰散结药能减轻局部组织疼痛，并有助于消炎。

75. 补肾活血芪藤汤

【组成】鸡血藤30 g，黄芪20 g，熟地黄15 g，杜仲15 g，骨碎补15 g，狗脊15 g，续断15 g，鹿角霜（包煎）12 g，延胡索12 g，牛膝12 g，桂枝10 g，川芎10 g，赤芍10 g，甘草5 g。

【功效】温阳补肾，活血散瘀，祛风除湿。

【主治】强直性脊柱炎属肾阳亏虚，瘀血风湿阻痹督脉者。

【用法】每日1剂，水煎分服2次。30日为1个疗程。

【加减】肾阳虚明显，腰背酸冷而痛者，加巴戟天12 g，肉苁蓉12 g，淫羊藿15 g，以温补肾阳；肾阴虚明显，腰背酸软，五心烦热者，加墨旱莲15 g，女贞子15 g，龟甲12 g，滋补肾阴；肺卫亏虚，面白神疲者，加人参10 g，灵芝12 g，以补益肺气；脾胃虚弱，纳差便溏，腰背沉重而痛者，加茯苓12 g，白术15 g，薏苡仁30 g，以健脾化湿；肝血不足，头晕眼花，腰背拘急而痛者，加当归12 g，白芍20 g，以养血敛阴；阴寒较甚，脊背、腰骶冷痛剧烈者，加制川乌（先煎）10 g，制附子（先煎）12 g，细辛5 g，以温散沉寒；血瘀甚，关节肌肉刺痛者，加桃仁12 g，土鳖10 g，炮穿山甲（先煎）10 g，红花10 g，以破血逐瘀；痰阻甚，关节硬肿者，加法半夏12 g，制南星12 g，僵蚕10 g，白芥子10 g，以化痰散结；痰瘀交阻，腰背顽麻刺痛，屈伸不利者，加法半夏12 g，白芥子10 g，全蝎5 g，蜈蚣2条，以涤痰散结，祛瘀搜风。

【方解】方中熟地黄甘温质润，为补血养阴、封精填髓之圣药；鹿角霜咸涩性温，长于补肾助阳，兼能收敛精血；二者一阴一阳，一柔一刚，肾精得充而阴阳化气，精血不亏则筋骨劲强，共为君药。杜仲、续断、骨碎补温助肾阳，长于补肝肾，强筋骨；川芎、赤芍、延胡索活血行气，功擅散瘀血，止痹痛，合为臣药，同主药一起组成补肾活血方的主体部分。黄芪补肺固卫托邪外出，牛膝补肾强骨兼以活血，狗脊益肾强腰并祛风湿，鸡血藤行血补血善通筋络，桂枝温太阳经而通血脉，加强补肾活血，兼顾补肺实卫，祛风除湿，为佐药。甘草调和诸药，为使药。全方益肾填精，阴阳化气，活血散瘀，强筋壮骨，药味不杂而功效全面，执方中正而效力平和。

76. 活血化瘀芪续汤

【组成】黄芪30 g，续断20 g，当归15 g，炮穿山甲（先煎）10 g，延胡索10 g，白芍10 g，桃仁10 g，红花10 g，姜黄10 g，桑寄生10 g，川芎5 g，甘草3 g。

【功效】补益肝肾，活血化瘀。

【主治】强直性脊柱炎属肝肾亏虚，瘀血阻痹督脉者。

【用法】每日1剂，水煎分服2次。

【方解】方中黄芪、当归、白芍、川芎益气养血，令气旺血行，肝肾充实，筋骨强健，痹阻诸症自然迎刃而解；续断配桑寄生，续断补肝肾，强腰膝，为"疏利气血筋骨第一药"，"补而不滞，行而不泄"，桑寄生既能补肝肾，强筋骨，又可祛风湿，调血脉；桃仁、

红花活血化瘀通络；延胡索、姜黄行气活血；白芍和血脉，缓筋急；炮穿山甲解筋骨挛急，散瘀通经，引药直达病所；甘草调和诸药。诸药合用，共奏补益肝肾，活血化瘀之功。

【药理】现代药理学研究发现，方中黄芪、白芍具有双向免疫调节功能，白芍同时能消炎镇痛；桑寄生、当归、川芎的水煎提取液的有效成分能消除局部瘀滞，降低毛细血管通透性，抑制致炎物的渗出；当归、川芎、桃仁、红花活血化瘀药能改善微循环，抑制血管增生和新生血管形成，对血栓素有较强的拮抗作用，从而抑制了血小板的聚集和释放，并能促进微小血栓的溶解，使红细胞通过正常，同时可降低细胞内的Ca^{2+}浓度，从而缓解血管痉挛，增加局部血液供应；甘草具有类固醇样作用。

77. 活血通络三藤汤

【组成】鸡血藤20 g，青风藤20 g，络石藤20 g，桃仁12 g，红花10 g，赤芍10 g，牛膝10 g，郁金10 g，炮穿山甲（先煎）10 g，香附10 g。

【功效】活血祛瘀通络，补肝肾强筋骨。

【主治】强直性脊柱炎属肝肾不足，瘀血阻痹督脉者。

【用法】每日1剂，水煎分服2次。

【方解】方中红花性辛温，入心、肝经，为活血祛瘀的要药，同时具有通经止痛作用。《本草汇言》："红花，破血、行血、和血、调血之药也。"桃仁性平，味苦甘，入心、肝、大肠经，活血祛瘀、善泄血滞，祛瘀力较强。鸡血藤性温，味苦甘，入肝经，舒筋活络，行血补血。牛膝性平，味苦酸，入肝、肾经，活血祛瘀通经，补肝肾，强筋骨。青风藤、络石藤舒筋通络。《本草汇言》："凡藤蔓之属，皆可通经入络。"藤类药善走经络，有舒筋通络之功，临床配合使用，药力可达四肢病所，增强疗效。赤芍性微寒，味苦，归肝经，清热凉血，散瘀止痛。郁金性寒，味辛苦，入肝、胆、心经，活血行气止痛，解郁凉血。香附性平，味微苦、微甘，归肝、脾、三焦经，疏肝解郁，理气止痛。炮穿山甲性微寒，味咸，入肝经，活血通经，散瘀活络，

并有"引诸药直达病所"之作用。诸药合用，共奏活血祛瘀通络，补肝肾强筋骨之功。

78. 益肾壮督蠲痹汤

【组成】黄芪25 g，白芍20 g，乌梢蛇20 g，炒麦芽20 g，熟地黄15 g，党参15 g，肉苁蓉15 g，焦杜仲15 g，焦神曲15 g，淫羊藿12 g，补骨脂12 g，葛根12 g，当归12 g，鸡血藤12 g，延胡索12 g，制附子（先煎）10 g，炮穿山甲（先煎）10 g，桂枝10 g，地龙10 g，土鳖10 g，蝉蜕10 g，僵蚕10 g，露蜂房10 g，炙甘草10 g，全蝎5 g，水蛭3 g。

【功效】益肾壮督，补益气血，蠲痹通络，散瘀止痛。

【主治】强直性脊柱炎属肾督阳虚，气血不足，瘀血阻痹督脉者。

【用法】每日1剂，水煎分服2次。30日为1个疗程。

【方解】方中熟地黄、淫羊藿、露蜂房、补骨脂、肉苁蓉、葛根补肾壮督；黄芪、党参、当归、白芍补益气血；制附子、桂枝、鸡血藤温经通痹；全蝎、土鳖、地龙、延胡索、炮穿山甲活血定痛；甘草协和诸药。诸药合用，共奏益肾壮督，补益气血，蠲痹通络，散瘀止痛之功。

79. 脊痹通经汤

【组成】鸡血藤20 g，狗脊20 g，葛根20 g，黄芪20 g，丹参20 g，淫羊藿15 g，续断15 g，杜仲15 g，青风藤15 g，当归12 g，牛膝12 g，茯苓12 g，延胡索12 g，炮穿山甲（先煎）10 g，甘松10 g，甘草5 g。

【功效】补肾强督，化瘀止痛，祛风除湿，舒经活络。

【主治】强直性脊柱炎属肾虚瘀血风湿阻痹督脉者。

【用法】每日1剂，水煎分服2次。

【方解】方中以丹参、当归、牛膝、续断活血化瘀，通痹止痛；淫羊藿、杜仲、黄芪扶正气，强督补肾；鸡血藤、当归养血活血，扶助正气；青风藤、甘松祛风除湿，舒筋活络；炮穿山甲、延胡索活血散瘀，通络止痛；狗脊引药直达病所；甘草调和诸药。诸药合

用，共奏补肾强督，化瘀止痛，祛风除湿，舒经活络之功。

【药理】现代药理学研究发现，方中丹参具有改善微循环，促进组织的修复与再生的作用，对过度增生的纤维母细胞有抑制作用；当归具有抗缺氧作用，能调节机体免疫功能，具有抗癌、抑菌、抗动脉硬化、镇痛、抗炎作用；淫羊藿对机体免疫功能有双向调节作用，具有抗衰老作用；杜仲能明显增强机体的免疫功能，对淋巴细胞有特异性促细胞分裂的作用，具有延缓衰老作用；黄芪具有增强机体免疫功能，增强造血功能，改善物质代谢，增强性腺功能、抗应激、延缓衰老等作用；鸡血藤具有抗癌作用，可增强造血功能；青风藤具有镇痛、镇静、抗炎作用；甘松有中枢镇静作用，甘松挥发油有微弱的抗菌、驱风及解痉作用，对皮肤、黏膜无局部刺激性；炮穿山甲有抗炎作用；延胡索有镇痛作用，还具有升高血小板、抗癌作用。

80. 脊痹丸

【组成】鸡血藤30 g，全当归20 g，赤芍20 g，杜仲15 g，牛膝15 g，制乳香10 g，制鳖甲10 g，羌活10 g，制没药10 g，川芎10 g，肉桂5 g，鹿骨3 g。

【功效】补肾活血，温经通痹，祛风化湿。

【主治】强直性脊柱炎属肾虚血瘀，风寒湿邪阻痹督脉者。

【用法】将诸药烘干共研为细末，加蜜、酒制成丸剂，每次10 g，每日3次，温开水送服。

【方解】方中鹿骨、制鳖甲、牛膝入肝、肾经，补肝肾，强筋骨，共为君；全当归补血活血，制乳香、制没药、鸡血藤、赤芍、川芎补血活血，行气止痛，共同辅佐君药，为臣；肉桂补火助阳、散寒止痛、温经通脉，羌活散寒祛风、胜湿止痛，川芎兼祛风功效，共为佐使。诸药合用，共奏补肾活血，温经通痹，祛风化湿之功。

81. 脊得舒丸

【组成】柴胡60 g，杜仲60 g，狗脊60 g，

牛膝60 g，木瓜60 g，当归60 g，鸡血藤60 g，川芎45 g，枸杞子45 g，制乳香45 g，制没药45 g，黄芩45 g，白芍45 g，五味子45 g，白芷45 g，法半夏44g，熟地黄30 g，三七30 g，小茴香30 g，全蝎30 g。

【功效】滋补肝肾壮骨，补血活血化瘀，疏肝散结通络。

【主治】强直性脊柱炎属肝肾亏虚，肝郁血虚血瘀阻痹督脉者。

【用法】将诸药烘干共研为细末，制成水丸，每次10 g，每日3次，温开水送服。30日为1个疗程。

【方解】方中柴胡疏散退热，疏肝解郁；杜仲滋补肝肾，强筋壮骨；枸杞子补肝肾，强筋骨；牛膝逐瘀通经，通利关节，利尿通淋；木瓜舒筋活络，化湿和胃；当归补血活血，调经止痛；鸡血藤补血活血通络；川芎为血中之气药，活血祛瘀，行气开郁，祛风止痛；制乳香、制没药活血止痛，消肿生肌；黄芩清热燥湿，泻火解毒；白芍养血敛阴，柔肝止汗；五味子收敛固涩，益气生津，补肾宁心；白芷祛风湿，生肌止痛，活血排脓；熟地黄清热凉血，养阴生津；三七活血化瘀，消肿生肌；小茴香开胃，理气散寒；全蝎熄风镇痉，散结通络；法半夏燥湿化痰。全方共奏滋补肝肾壮骨，补血活血化瘀，疏肝散结通络之效。

82. 脊舒汤

【组成】狗脊30 g，熟地黄30 g，白芍30 g，青风藤25 g，桑寄生20 g，杜仲15 g，续断15 g，白术15 g，茯苓15 g，甘草10 g。

【功效】补肾强壮筋骨，健脾燥湿利水。

【主治】强直性脊柱炎属脾肾亏虚，水湿内盛阻痹督脉者。

【用法】每日1剂，水煎分服2次。

【方解】方中狗脊为君药，性味苦、甘、温，能补肝肾，强腰膝，祛风湿，《本经》谓其："主腰背痛，机关缓急"。桑寄生性味苦、平，能祛风湿，补肝肾，强筋骨，《本经》谓其："主腰痛，小儿脊强"；熟地黄性味甘、微温，能补精益髓，养血滋阴，《本草纲目》谓其："填骨髓，长肌肉，生精血，补五

脏……通血脉"；二药共为臣药，加强君药补肾强壮筋骨之功效。白芍性味苦、酸、微寒，能养血敛阴柔肝，配甘草缓急止痛，"和血脉……固腠理"；青风藤性味苦、辛、平，能舒筋活血，疏风散寒，主治"风湿流注，历节鹤膝"；杜仲性味甘温，能补肝肾，强督脉，壮筋骨，"主腰背痛……坚筋骨"（《神农本草经》），"主下部气分"（《药品化义》），长于补养，李中梓谓："杜仲，虽温而不助火"；续断苦微温也，补肾督强筋骨，偏入肾经血分，长于宣通血脉；二药合用，补肾强督，壮腰膝，善治腰部酸痛，而与白芍、青风藤共为佐药。白术性味苦、甘、温，补气健脾燥湿；茯苓性味甘、淡、平，利水渗湿健脾，扶助后天之本以养先天之本；二药为佐药。甘草调和诸药而为使，同时与白芍相伍而缓急止痛。诸药合用，其奏补肾强壮筋骨，健脾燥湿利水之功。本方不失为扶正祛邪之良剂，治正虚邪实痹证之效方。

83. 加味益肾壮骨汤

【组成】熟地黄30 g，黄芪20 g，刘寄奴15 g，肉苁蓉12 g，杜仲12 g，骨碎补12 g，淫羊藿12 g，桃仁12 g，当归12 g，三七10 g，赤芍10 g，鹿茸3 g，甘草5 g。

【功效】补肾壮阳强骨，活血散瘀止痛，祛风除湿通经。

【主治】强直性脊柱炎属肾阳亏虚，瘀血风湿阻痹督脉者。

【用法】每日1剂，水煎分服2次。

【加减】肩痛者，加威灵仙15 g，姜黄12 g；颈痛者，加葛根20 g。

【方解】方中鹿茸补肾壮阳，补髓强筋骨；肉苁蓉壮肾益精；杜仲补肾强骨，治疗腰背酸痛；骨碎补补肾强骨，续伤止痛；淫羊藿补肾壮阳，祛风除湿；桃仁破血行瘀，润燥滑肠；当归补血活血，调经止痛；熟地黄补血滋润，益精填髓；黄芪补气固表；刘寄奴破血通经，敛疮消肿；三七止血散瘀，消肿定痛；赤芍清热凉血，散瘀止痛；威灵仙祛湿通经，消痰散瘀；姜黄破血行气，通经止痛；葛根解肌退热，治疗颈背酸痛。合方总奏补肾壮阳强骨，活血散瘀止痛，祛风

除湿通经之效。

【药理】现代药理学研究发现，方中鹿茸能提高机体免疫功能，调节体内免疫平衡；肉苁蓉对内分泌具有调节作用，能增强机体免疫力；甘草有抗炎作用，能调节细胞免疫。

84. 加味小活络汤

【组成】狗脊30 g，白芍15 g，地龙15 g，苍术15 g，防己15 g，炒山楂15 g，鹿角胶（烊化冲服）10 g，制乳香10 g，制没药10 g，制南星10 g，制川乌（先煎）5 g，制草乌（先煎）5 g，甘草5 g。

【功效】益肾强督，祛风除湿，化痰通络，活血止痛。

【主治】强直性脊柱炎属肾虚痰瘀互结，风湿阻痹督脉者。

【用法】每日1剂，水煎分服2次。

【方解】方中制川乌、制草乌辛热峻烈，善祛风散寒，除湿通痹，止痛力宏；狗脊善祛脊背之风湿而益肾督，强腰膝；鹿角胶补肝肾益精血而强督；共为君药。制南星辛温燥烈，祛风散寒，燥湿化痰，能除经络之风湿顽痰而通络，为臣药。制乳香、制没药活血行气止痛，以化经络之瘀血；地龙善行走窜，功专通经活络；苍术健脾燥湿祛风湿；防己苦寒利水消肿；白芍养阴调肝，缓急止痛；共为佐药。甘草减制川乌、制草乌、制南星之毒，并调和诸药；炒山楂健胃消食而防制乳香、制没药之碍胃；共为使药。纵观全方，以益肾强督，活血止痛，祛风湿为主，辅以健脾调肝益胃之品，邪正兼顾，祛邪不伤正，扶正不留邪。

【药理】现代药理学研究发现，方中制川乌、制草乌具有较强的抗炎镇痛作用；白芍、甘草具有"适应原样"作用，能调节机体免疫功能，使免疫恢复平衡。

85. 加味阳和祛寒汤

【组成】熟地黄30 g，骨碎补20 g，制附子（先煎60分钟）15 g，鹿角胶（烊化冲服）15 g，麻黄10 g，炮姜10 g，白芥子10 g，肉桂5 g，甘草5 g。

【功效】补肾温阳强骨，祛寒化痰除湿，

宣通经络止痛。

【主治】强直性脊柱炎属肾阳亏虚，寒痰湿浊阻痹督脉者。

【用法】每日1剂，水煎分服2次。服药期间禁食生、冷、辛、辣。

【方解】方中重用熟地黄补肾填精；麻黄宣通经络，开寒散结；骨碎补、鹿角胶补肾强筋骨；制附子、肉桂、炮姜温肾助阳；白芥子祛寒痰湿滞；甘草调和诸药。全方补阴药与温阳药合用，温补营血之不足；辛散药与温通之品相伍，以解散阴寒之凝滞，两者相辅相成，温而不燥，散不伤正，使阴破阳振，寒消痰化，更加制附子及骨碎补以增强补肾温阳，强骨止痛之功。

86. 加味左归汤

【组成】熟地黄25 g，山药12 g，枸杞子12 g，山茱萸12 g，菟丝子12 g，鹿角胶（烊化冲服）12 g，龟甲胶（烊化冲服）12 g，狗脊12 g，牛膝10 g，炮穿山甲（先煎）10 g。

【功效】补益肝肾精血，活血散结通督。

【主治】强直性脊柱炎属肝肾精血亏虚，瘀血阻痹督脉者。

【用法】每日1剂，水煎分服2次。服药期间禁食生、冷、辛、辣等刺激性食物。

【方解】方中重用熟地黄滋肾填精，以填真阴为君药。山茱萸养肝滋肾，涩精敛汗；山药补脾益阴，滋肾固精；枸杞子补肾益精，养肝明目；鹿角胶、龟甲胶为血肉有情之品，峻补精髓，均为臣药。菟丝子、牛膝、狗脊益肝肾，强腰膝，健筋骨；炮穿山甲活血散结；俱为佐药。诸药合用，共奏补肾填精，益髓通督之效。中医认为，强直性脊柱炎的发生主要与人体正气不足和外感风、寒、湿、热之邪有关。《素问·痹论》："风寒湿三气杂至，合而为痹也。"其发病多因肝肾亏虚，督脉失养，外邪入侵，内外合邪，影响筋骨的荣养淖泽而致发病。病位在肌肉关节，经络气血不通是主要病机，肾虚是发病关键，病性多为本虚标实之证。本方通过补肾以扶正，正气充盈，则病邪自灭，邪气退却，则气血和合，而病症得以控制或治愈。

颌肩腰腿痛中医奇效良方全书（珍藏本）

87. 益肾通督二胶汤

【组成】党参15 g，黄芪15 g，鹿角胶（烊化冲服）12 g，龟甲胶（烊化冲服）12 g，熟地黄12 g，山茱萸12 g，淫羊藿12 g，巴戟天12 g，胆南星10 g，水蛭（研末冲服）10 g，白芥子10 g，砂仁5 g，陈皮5 g，甘草5 g，蜈蚣1条。

【功效】健脾益气，温阳补肾，化痰通络，益精通脉。

【主治】强直性脊柱炎属脾肾阳气亏虚，痰浊阻痹督脉者。

【用法】每日1剂，水煎分服2次。

【加减】疼痛甚者，加制川乌（先煎60分钟）15 g，制草乌（先煎60分钟）15 g，细辛（先煎60分钟）10 g，以祛风散寒，除湿止痛，通经活络。

【方解】方中党参、黄芪益气健脾，扶正固本；鹿角胶温补肾阳，生精养血，填精益髓，充盈督脉；龟甲胶滋阴补肾，养血生精，充养任督；熟地黄、山茱萸、淫羊藿、巴戟天滋补肝肾，填精益髓，助鹿角胶、龟甲胶以补肾壮骨；水蛭咸平，活血化瘀，消癥破积；蜈蚣擅于祛风镇痉，通络熄风；白芥子、胆南星化痰通络，理气散结；砂仁、陈皮健脾。诸药合用，共奏健脾益气，温阳补肾，益精通脉之功。肾精得补，督脉充盈通达，筋骨得养，脊柱炎得以治愈。

88. 健脾活血补肾汤

【组成】穿山龙25 g，黄芪25 g，鳖甲（先煎）25 g，续断25 g，鸡血藤20 g，徐长卿20 g，杜仲20 g，苏木15 g，骨碎补15 g，山药12 g，白扁豆12 g，晚蚕沙（包煎）10 g，鬼箭羽10 g。

【功效】补肾壮骨，健脾益气，祛风除湿，活血化瘀。

【主治】强直性脊柱炎属脾肾亏虚，风湿瘀血阻痹督脉者。

【用法】每日1剂，水煎分服2次。

【方解】方中白扁豆、黄芪、山药健脾益气，机体气旺而邪不可干，脾健而湿邪易祛；鸡血藤通络舒筋，养血柔筋；鬼箭羽、徐长卿、穿山龙及苏木祛风湿，活血化瘀；晚蚕沙健脾和胃，祛风除湿；骨碎补、续断及杜仲补肾壮骨。全方共奏补肾壮骨，健脾益气，祛风除湿，活血化瘀功效。

【药理】现代药理学研究发现，方中杜仲对于机体细胞免疫有双相调整作用，可加速骨细胞增殖；骨碎补可促进受损骨质的生长，对骨质疏松有改善作用；鳖甲有增大骨密度及免疫调节作用；穿山龙、徐长卿及苏木有镇痛、免疫调节作用。

89. 健脾强督汤

【组成】狗脊30 g，薏苡仁20 g，山药20 g，茯苓15 g，淫羊藿15 g，杜仲12 g，桑寄生12 g，丹参12 g，青皮10 g，陈皮10 g，甘草5 g。

【功效】健脾补肾强督，祛风散寒化湿。

【主治】强直性脊柱炎属脾肾亏虚，风寒湿邪阻痹督脉者。

【用法】每日1剂，水煎分服2次。

【方解】方中薏苡仁、山药健脾除痹；狗脊、淫羊藿补肾强脊；共为君药。茯苓助君药薏苡仁、山药健脾之功；杜仲、桑寄生助君药狗脊、淫羊藿补肾之力，兼祛风湿；为臣药。丹参活血通络；青皮、陈皮理气行滞；为佐药。甘草调和诸药，为使药。全方配伍发挥健脾强督，散寒化湿之功，使脾气健，正气足，则督脉邪去，气旺疼痛轻，疾病愈。

90. 解毒除湿通督汤

【组成】忍冬藤30 g，土茯苓30 g，半枝莲15 g，苍术15 g，知母12 g，白芍12 g，生地黄10 g，狗脊10 g，桂枝5 g，蜈蚣3条。

【功效】清热解毒，健脾祛湿，活血通督。

【主治】强直性脊柱炎属热毒内盛，湿浊瘀血阻痹督脉者。

【用法】每日1剂，水煎分服2次。

【加减】热重者，加生石膏30 g；痛甚者，加制川乌（先煎）12 g，炮穿山甲（先煎）10 g；肿重者，加白芥子10 g，乌梢蛇10 g。

【方解】方中忍冬藤、半枝莲为君药。忍冬藤是金银花的藤茎，《神农本草经》载金银花性寒味甘，具有清热解毒、凉血化瘀之功效，甘寒清热而不伤胃，芳香透达又可祛邪，同时兼有活血通络的功效；半枝莲通络，清热解毒，祛风散血，行气利水，破瘀止痛，常用于疮痈肿毒等症，解毒清热力量雄厚。土茯苓、苍术、蜈蚣为臣药。土茯苓甘淡性平，《本草纲目》谓其"健脾胃，强筋骨，去风湿，利关节，止泄泻，治拘挛骨痛"，可助升清降浊、解毒利湿、舒经通络之功，使邪去正安，为治疗湿痹之要药；苍术能健胃安脾，诸湿肿非此不能除，李杲曰苍术除湿发汗，为健脾燥湿之要药；蜈蚣走窜之力最速，内而脏腑，外而经络，凡气血凝聚之处皆能开之，性虽有微毒，而专善解毒，凡一切疮疡诸毒皆能消之，蜈蚣取类比相，如人体之脊柱，清热解毒活血通督。知母、白芍、桂枝为佐药。知母苦寒质润多液，偏于滋阴，湿气日久化热伤阴，加用知母甘寒质润，清热除烦，热重时加用生石膏，取其白虎汤之意，生石膏辛甘寒，质重浊，其性走而不守，知母苦寒守而不走，二者合用，一清一滋，有清热养阴之效；白芍味苦酸，性微寒，酸能收敛，苦凉泄热，益营阴，和血脉，缓解挛急；《本草经疏》谓桂枝利肝肺气，头痛，风痹骨节挛痛，以除肢节间痰凝血滞，温阳通经络，止痛利关节，防清热解毒之药过于苦寒伤阳。生地黄味甘性寒，主治折跌，绝筋，伤中，逐血痹，填骨髓，长肌肉；狗脊强肝肾、健骨，主腰背强，机关缓急，周痹寒湿，膝痛；两药合用补肝肾，强腰脊固本，共为使药。全方配伍，共奏清热解毒，健脾祛湿，活血通督之功。

91. 金脊鹿角汤

【组成】狗脊20 g，鹿角霜（包煎）20 g，杜仲15 g，巴戟天15 g，骨碎补15 g，熟地黄15 g，白术15 g，威灵仙15 g，穿山龙15 g，白芍15 g，木瓜10 g。

【功效】补肝肾，通督脉，强筋骨，祛风湿，通络止痛。

【主治】强直性脊柱炎属肝肾亏虚，风湿阻痹督脉者。

【用法】每日1剂，水煎分服2次。

【加减】夹湿热者，加黄柏12 g。20日为

1个疗程。

【方解】方中狗脊坚脊骨，通百脉，对腰脊疼痛尤为适宜；鹿角霜为血肉有情之品，能温补督脉，添精益血，强筋壮骨；以杜仲、巴戟天、骨碎补补肝肾，强筋骨，熟地黄滋肾填精，取"善补阳者，阴中求阳"之意；白芍养血柔肝，荣筋缓急止痛，与熟地黄同用共防温燥伤阴；白术健脾益气，利腰脐，助肾元；威灵仙、穿山龙、木瓜舒筋活血，祛风通络止痛。诸药相伍，肾肝脾同调，标本兼治，共奏通督脉，补肝肾，强筋骨，祛风湿，通络止痛之功。

92. 金乌骨通汤

【组成】狗脊20 g，葛根20 g，威灵仙15 g，补骨脂15 g，淫羊藿15 g，乌梢蛇12 g，木瓜12 g，土牛膝12 g，党参12 g，姜黄10 g。

【功效】温肾补阳，祛风除湿，活血通络。

【主治】强直性脊柱炎属肾阳亏虚，风湿瘀血阻痹督脉者。

【用法】每日1剂，水煎分服2次。

【方解】方中狗脊祛风湿，补肝肾，强腰膝；乌梢蛇祛风除湿，通络止痉；淫羊藿补肾壮阳，强筋骨，祛风湿；威灵仙通络止痛；补骨脂补肾壮阳，固精纳气；以上五味药为主药。姜黄活血止血，党参健脾肾，土牛膝逐瘀除痹，木瓜舒筋活络，葛根发散表邪，为辅药。全方合，共奏温肾补阳，祛风除湿，活血通络之功。

93. 滋补肝肾柔筋汤

【组成】白芍30 g，黄芪30 g，葛根20 g，桑寄生20 g，丹参15 g，淫羊藿15 g，钩藤12 g，木瓜12 g，香附10 g，甘草5 g。

【功效】滋补肝肾，养血柔筋，活血通络。

【主治】强直性脊柱炎属肝肾阴血亏虚，筋骨失养，瘀血阻痹督脉者。

【用法】每日1剂，水煎分服2次。

【方解】方中白芍为君药，性甘寒味酸苦，养血平肝、缓急止痛，"养血柔肝，筋有所生……又通利脉络，缓急止痉"。黄芪、木

瓜、葛根、桑寄生为臣药。生黄芪味甘性微温，善升补阳气，"不但能补气，用之得当，又能滋阴"，与白芍合用，有养肝舒筋之妙；木瓜味酸性温，舒筋活络、除湿和胃，归肝脾两经，与白芍共用，解除筋脉拘挛；葛根味甘性凉，生津液，解痉挛，滋养筋脉；桑寄生味苦甘平，益肝肾，强筋骨，祛风湿。丹参、香附、淫羊藿共为佐药。丹参味苦性微寒，活血通络，兼安神，使血行气行，脉络得通；香附味辛能散，微苦能降，微甘能和，善疏肝解郁，调理血脉气机，为理气止痛之要药，与丹参共同佐白芍、木瓜养血柔筋活血通络；淫羊藿味甘性微温，温肾壮阳，佐桑寄生强筋骨祛风湿。甘草、钩藤为使药。甘草与白芍合用，酸甘化阴，缓挛急，止疼痛，且调和诸药；钩藤味甘性微寒，熄风止痉，清热平肝，引诸药入肝经。诸药相伍，共奏滋补肝肾，养血柔筋，行气活血通络之功效。

94. 尪痹强督汤

【组成】黄芪30 g，桑寄生25 g，杜仲20 g，骨碎补20 g，狗脊20 g，鸡血藤20 g，补骨脂15 g，淫羊藿15 g，牛膝15 g，透骨草15 g，青风藤15 g，白术15 g，陈皮12 g，土鳖10 g，炮穿山甲（先煎）10 g，甘草10 g。

【功效】补肾强督壮骨，健脾益气，疏风活血止痛。

【主治】强直性脊柱炎属脾肾亏虚，风邪内扰，瘀血阻痹督脉者。

【用法】每日1剂，水煎分服2次。

【方解】方中杜仲、桑寄生、补骨脂、骨碎补、淫羊藿、狗脊、牛膝补肾强督，强筋壮骨；透骨草、土鳖、炮穿山甲、青风藤、鸡血藤疏风活血，通络止痛；白术、黄芪、陈皮、甘草健脾益气，调和诸药。诸药相伍，共奏补肾强督壮骨，活血通络止痛之功，祛邪而不伤正，宜于长期服用。

【药理】现代药理学研究发现，方中青风藤的主要有效成分青藤碱，具有抗炎、抗风湿、免疫抑制、镇痛、镇静等多方面的药理作用；骨碎补、杜仲具有调节免疫、抗骨质疏松作用；狗脊有抗炎抗风湿作用。

95. 尪痹活血化痰汤

【组成】熟地黄20 g，淫羊藿20 g，桑寄生20 g，狗脊20 g，丹参20 g，杜仲15 g，茯苓15 g，牛膝15 g，地龙15 g，秦艽12 g，威灵仙12 g，白芥子10 g，制南星10 g，三七（研末冲服）10 g，生甘草10 g，蜈蚣2条。

【功效】补肾壮督，活血化瘀，祛湿化痰，通络止痛。

【主治】强直性脊柱炎属肾虚瘀血痰湿阻痹督脉者。

【用法】每日1剂，水煎分服2次。

【方解】方中熟地黄、淫羊藿、桑寄生、狗脊、牛膝、杜仲补肾温阳；丹参、三七活血化瘀；茯苓、秦艽、蜈蚣、地龙、威灵仙祛风除湿通络；白芥子、制南星涤痰燥湿，消肿止痛；生甘草调和诸药。诸药相伍，共奏补肾壮督，活血化瘀，祛湿化痰，通络止痛之功。

96. 尪痹益气养血汤

【组成】杜仲20 g，黄芪20 g，牛膝15 g，青风藤15 g，延胡索15 g，当归12 g，茯苓12 g，独活12 g，防己10 g，甘草5 g。

【功效】补肾强脊，益气养血，祛风除湿，活血止痛。

【主治】强直性脊柱炎属肾督气血亏虚，风湿瘀血阻痹督脉者。

【用法】每日1剂，水煎分服2次。30日为1个疗程。

【方解】方中以牛膝、杜仲补肾强脊为君药。《本草汇言》谓："下焦之虚，非杜仲不去，下焦之湿，非杜仲不利；足胫之酸非杜仲不去，腰膝之痛，非杜仲不除。"牛膝主下部血分，杜仲主下部气分，二者相须为用。黄芪、当归、茯苓益气养血为臣药。《本草求真》谓"黄芪入肺补气，入表实卫，为补气诸药之最，是有'耆'之称"。独活、青风藤、防己祛风除湿为方中佐药。《本草正义》谓："独活为祛风通络之主药"；《本草汇言》谓："独活善行血分，祛风行湿散寒之药也。"青风藤祛风湿，通经络，《本草汇言》谓："青风藤，散风寒湿痹之药也，能舒筋治血，正骨利髓。"甘草健脾和胃，调和诸药。诸药相合，共奏补肾强脊，益气养血，祛风除湿，活血止痛之功。本方祛邪而不伤正，扶正而不滞邪，故宜于患者长期服用，且无明显毒副作用，确属行之有效、切实可行的方剂。

【药理】现代药理学研究发现，方中杜仲对细胞免疫显示双向调节作用，对体液免疫有一定抑制作用；牛膝有较强的抗炎、消肿作用；黄芪具有双向免疫调节作用，与当归合用，能显著提高 NK（自然杀伤）细胞的活性；独活具有较强的抗炎作用；青藤碱是青风藤的主要成分，具有抗炎、抗风湿免疫抑制等药理作用，主要不良反应为组胺样作用，少数患者用药后可出现瘙痒、颜面充血、皮肤发红等，故在方中配以防己，除抗炎作用外，兼有抗过敏作用。

97. 蠲痹化痰通络汤

【组成】炒白芍30 g，狗脊30 g，白术30 g，黄芪20 g，山茱萸20 g，益母草20 g，虎杖18 g，僵蚕15 g，骨碎补15 g，千年健15 g，透骨草15 g，鸡血藤15 g，白芥子10 g。

【功效】滋补肝肾，健脾益气，祛风散湿，化痰通络。

【主治】强直性脊柱炎属肝肾阴血亏虚，脾气不足，风湿痰浊阻痹督脉者。

【用法】每日1剂，水煎分服2次。

【加减】气虚明显者，加党参15 g；阴虚明显者，加熟地黄15 g；寒湿明显者，加制川乌（先煎）12 g，鹿角胶（烊化冲服）12 g，桂枝10 g；湿热明显者，加炒黄柏10 g，苍术12 g，忍冬藤30 g；瘀血明显者，加土鳖10 g；肢体困重者，加茯苓15 g，薏苡仁30 g；颈项强痛者，加葛根30 g；伴上肢关节症状者，加桑枝20 g，羌活12 g，姜黄10 g；伴下肢关节症状者，加威灵仙15 g，牛膝15 g，独活12 g；经久难愈者，加全蝎5 g，蜈蚣2条。

【方解】方中炒白芍酸苦，归肝经，补益肝肾，养血敛阴，柔肝止痛，以补为功，且能破坚积；山茱萸酸甘，归肝、肾经，能补肝肾之阴，又能温补肾阳，为平补阴阳要药；狗脊苦甘，益肝肾而壮腰膝，兼能祛风湿；以上三药重用，酸甘化阴，补肝肾阴血之不足，以达养血柔筋，通络止痛之功。黄芪、白术益气健脾，固表补虚，并能化湿；骨碎补、千年健强骨益肾，祛风散湿，通络定痛；益母草、虎杖清利湿热，活血息痛，又能解毒；僵蚕、白芥子辛散易入经络，善搜剔痰积而开顽痹；透骨草祛风活络止痛，透筋骨伏邪外达力颇强；鸡血藤养血活血，舒筋活络，化瘀止痛，补血不滋腻，活血不伤正。诸药相合，共奏滋补肝肾，健脾益气，祛风散湿，化痰通络之功。

98. 蠲痹化瘀通络汤

【组成】透骨草30 g，薏苡仁30 g，续断15 g，牛膝15 g，杜仲15 g，骨碎补15 g，煅自然铜15 g，生地黄12 g，伸筋草12 g，白芍12 g，独活12 g，知母10 g，羌活10 g，防风10 g，土鳖10 g，红花10 g，僵蚕10 g，赤芍10 g，甘草10 g，蜈蚣2条。

【功效】补肝肾强筋骨，活血化瘀止痛，祛风除湿通络。

【主治】强直性脊柱炎属肝肾亏虚，瘀血风湿阻痹督脉者。

【用法】每日1剂，水煎分服2次。

【加减】阳虚者，加制附子（先煎）12 g，桂枝10 g；阴虚发热者，加黄柏12 g，连翘10 g，忍冬藤30 g。

【方解】方中以生地黄、知母滋补肾阴；续断、杜仲、牛膝、骨碎补、自然铜补肝肾，强筋骨；以蜈蚣、红花、僵蚕、赤芍、土鳖活血通络；以伸筋草、透骨草、羌活、独活、白芍、防风、薏苡仁祛风除湿，舒筋通络；以甘草调和诸药；以牛膝引药入肾直达病所。全方以补肾祛风除湿，活血通络为治，补肾以治其本虚，祛风通络、活血通络以治其标实。阳虚则加桂枝、制附子，以温补肾阳；阴虚发热则加连翘、忍冬藤、黄柏，以滋阴清热。本причем重则补肾为先，标实则分而辨之，重点攻之，左右逢源。

99. 抗风除湿散

【组成】海狗肾60 g，补骨脂60 g，杜仲60 g，当归60 g，防风60 g，羌活50 g，枳实50 g，制草乌50 g，木香50 g，郁金50 g，肉桂50 g，白芍50 g，桂枝50 g，川芎50 g，牛膝50 g，陈皮30 g，三七30 g，天麻30 g。

【功效】滋补肝肾壮骨，补血活血止痛，散寒祛风除湿，化痰消积散痞。

【主治】强直性脊柱炎属肝肾阴血亏虚，风寒痰湿瘀血阻痹督脉者。

【用法】将以上诸药共研为细末，过100目筛，每袋50 g。服用时取药末1袋，加白酒500 mL浸泡，每隔4～6小时摇动1次，24小时后方可服用。每日3次，每次10～15 mL，饭前服。30日为1个疗程。有结核、胃溃疡、酒精过敏者禁用。

【方解】方中海狗肾、杜仲、补骨脂、当归滋补肝肾，强筋壮骨；三七、川芎、白芍补血活血，祛风止痛；天麻、羌活、防风散寒祛风，胜湿止痉；制草乌头温经止痛，祛风除湿，舒筋活络；肉桂补火助阳，引火归原，散寒止痛，活血通经；桂枝温经以行上，牛膝活血以下行，两药配伍，通达周身；枳实、陈皮破气消积，化痰散痞，益气健脾，扶正固本。诸药合用，共奏滋补肝肾壮骨，补血活血止痛，散寒祛风除湿，化痰消积散痞，扶正固本之效。以酒浸药，借酒引药入血，驱寒行气，通络止痛，用药酒缓缓图之。

【药理】现代药理学研究发现，方中海狗肾、杜仲、补骨脂、当归对体液和细胞免疫有双向调节作用，同时有明显的镇痛作用；白芍、川芎、牛膝能增强人体体质，提高机体免疫功能，改善微循环，促进炎症的吸收；天麻具有促进机体特异性和非特异性免疫的作用；防风有增强网状内皮系统作用；制草乌能够抑制关节的炎症发展，减轻炎性水肿的损害，具有很强的镇痛作用；羌活有抗炎作用。

实践证明祛风除湿，舒筋活络，滋补肝肾，强筋壮骨的中药能增强细胞免疫，促进淋巴细胞转移，对细胞免疫低下有升高作用，对正常 T 细胞系统无影响。同时搜风除湿药与活血通络药联合应用，能改善机体关节微循环，促进炎症病灶的消退及增生病变的软化和吸收，改善机体免疫功能等作用。

100. 通痹地黄蜈蚣汤

【组成】熟地黄25 g，金银花25 g，大血藤18 g，鹿角胶（烊化冲服）12 g，桑寄生12 g，鹿衔草12 g，杜仲12 g，白术12 g，川芎12 g，土鳖10 g，甘草5 g，蜈蚣2条。

【功效】滋阴补肾，除湿祛风，化瘀止痛。

【主治】强直性脊柱炎属肾虚风湿瘀血阻痹督脉者。

【用法】每日1剂，水煎分服2次。

【加减】腰椎不适者，杜仲、桑寄生用量各加至15 g；累及外周关节者，加薏苡仁30 g，土茯苓20 g；四肢小关节明显肿痛者，加露蜂房10 g，土贝母12 g；累及上肢者，加桂枝10 g，羌活12 g；累及下肢者，加木瓜12 g，牛膝15 g。

【方解】方中熟地黄为君药，壮水制火，填精滋肾，大补真阴。鹿角胶、鹿衔草、桑寄生、杜仲为臣药，滋补肝肾，强壮筋骨。鹿角胶乃血肉有情之品，滋阴填精；桑寄生、鹿衔草味甘能补，味苦能燥，既可除风祛湿，又入肾肝，强筋骨；杜仲性温、味甘，甘温助阳，强筋壮骨。金银花、大血藤、白术、川芎、土鳖、蜈蚣为佐药。白术调理中焦，健脾益气，肾乃先天之本，脾胃乃后天之本，白术对防止滋阴药物滋腻过度、阻碍脾胃具有重要意义，可达到先天、后天兼顾的效果；川芎乃血中之气药，止痛祛风，行气活血；大血藤不仅祛风、活血、止痛，还清热、解毒，有效缓解疼痛症状，预防疾病的复发及加剧；金银花属清热、解毒佳品；土鳖与蜈蚣同用，虫药入络搜邪，具有止痛、通络、化瘀、活血之效。甘草为使药，既可缓解土鳖及蜈蚣的毒性，又可止痛缓急，调和诸药。诸药联用，共奏滋阴补肾，除湿祛风，化瘀止痛之效。

【药理】现代药理学研究发现，方中熟地黄具有调节免疫力的作用；鹿角胶可减少破骨细胞数目，增加成骨细胞数目，有助于增强骨质；鹿衔草中包含萜类、醌类、黄酮类及酚苷类等成分，具有抑菌、抗菌及抗炎作用；桑寄生具有抗炎效果；杜仲具有延缓软骨退化等作用；蜈蚣及土鳖等药物可有效促进损伤的修复。

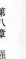

101. 仙龙止痛汤

【组成】独活15 g，桑寄生15 g，鹿衔草15 g，威灵仙12 g，秦艽12 g，制川乌（先煎）10 g，乌梢蛇10 g，穿山龙10 g，细辛5 g。

【功效】补肾肝强筋骨，祛风除湿散寒，活血通络止痛。

【主治】强直性脊柱炎属肝肾亏虚，风寒湿瘀阻痹督脉者。

【用法】每日1剂，水煎分服2次。

【加减】项背僵紧者，加葛根20 g；腰部冷痛甚者，加肉桂10 g；脾胃虚弱者，加白术15 g，山楂20 g，神曲10 g；腰膝痿软重者，加杜仲15 g；上行性疼痛（颈部、上肢、背上部）者，加桂枝12 g，姜黄10 g；下腰部及髋部疼痛为主者，加杜仲15 g，牛膝12 g。

【方解】方中威灵仙辛咸温，祛风湿，通络止痛；桑寄生、鹿衔草味甘苦，能补能燥，祛风祛湿，兼补肾肝，强筋骨；穿山龙苦寒，活血舒筋；制川乌、乌梢蛇、独活祛风除湿，温经止痛；秦艽辛温、苦平，祛风湿清热；细辛辛温，散风寒止痹痛。诸药并用，共奏补肾肝强筋骨，祛风除湿散寒，活血通络止痛之功，相得益彰。

102. 补肾益气通经汤

【组成】黄芪30 g，生地黄15 g，青风藤15 g，络石藤15 g，龙葵15 g，白花蛇舌草15 g，虎杖15 g，当归12 g，桑寄生12 g，杜仲12 g，牛膝12 g，知母10 g，肉桂5 g，全蝎5 g，蜈蚣2条。

【功效】补气养血活血，补益肝肾强骨，祛风除湿通经。

【主治】强直性脊柱炎属肝肾气血亏虚，风湿瘀血阻痹督脉者。

【用法】每日1剂，水煎分服2次。

【方解】方中重用黄芪，补气升阳，气能行水、又能行血，大剂量用为君药，补足肾气之余，还具有推动经脉骨节瘀滞之血与津液之效，使得一身瘀滞之气血津液得以运行，痹痛为之扫除。黄芪配合当归补血活血，调经止痛，使瘀血除而脉络通，去痹止

痛，当归除活血外尚有补血之效，血能载气，使补充之气有处依附，气又为血帅，推动血行，防止瘀滞，两药相辅相成，不仅能补气养血，且能为全身脏腑、形体提供充足的营养物质。桑寄生、杜仲、牛膝是常见的补益肝肾药物，兼能驱除风湿，结合牛膝性善下行，引药入肾，增强疗效。肉桂性味辛甘，辛能散能行，甘则能补，合黄芪、当归之力补气养血而不瘀滞，补益之余又能起散寒止痛之效，不仅能够增强体质，还能显著缓解强直性脊柱炎发作时的腰痛症状。青风藤、络石藤取类比象，藤类药物大多具有通经活络、舒筋止痛之效，两药性味辛苦，用于风湿痹证引起的躯干、肢体强痛颇有一定疗效，尤其对于强直性脊柱炎患者晨僵症状的改善效果为彰。同时两味藤药兼做引经之药，领全方药力直达病所，提高方药疗效。全蝎、蜈蚣祛风湿，通经络，止痹痛，能走窜四肢、搜尽一身风邪，用以缓解下腰部疼痛、僵直症状。强直性脊柱炎病位在深在筋骨关节，非全蝎、蜈蚣二药相须配伍不可得之。另外，全蝎、蜈蚣还具有攻坚破积、行气和血、壮阳益肾之功，合黄芪、当归，共奏全方补气养血活血，补益肝肾强骨，祛风除湿通经之效。

【药理】现代药理学研究发现，方中黄芪中的黄芪多糖能显著提高巨噬细胞的水平，由此发挥调节免疫的作用；黄芪配合当归能为全身提供充足的营养物质，维持神经-内分泌-免疫功能状态的平衡。

103. 灵脾宣痹强督汤

【组成】淫羊藿30 g，黄芪30 g，熟地黄30 g，葛根30 g，羌活20 g，独活20 g，牛膝20 g，全当归15 g，龟甲（先煎）15 g，鳖甲（先煎）15 g，山茱萸15 g，防风10 g，酒延胡索10 g，全蝎10 g，鹿角霜（包煎）5 g，乌梢蛇5 g，蜈蚣3 g。

【功效】补肾温阳散寒，强督宣痹解肌，疏风通络，祛瘀止痛。

【主治】强直性脊柱炎属肾阳亏虚，风邪寒瘀阻痹督脉者。

【用法】每日1剂，水煎分服2次。30日

为 1 个疗程。

【加减】腰骶或腰背疼痛，伴晨僵，肢体关节肿胀，反复低热，形体消瘦者，酌加薏苡仁20 g，生地黄15 g，地骨皮15 g，炒苍术15 g，知母12 g，女贞子12 g，黄柏10 g；颈背、腰骶僵硬疼痛，双髋疼痛，活动不利者，酌加桑寄生15 g，炒续断15 g，炒杜仲15 g，伸筋草12 g，水蛭5 g。

【方解】方中重用淫羊藿补肾壮阳，祛风除湿。《本经》谓淫羊藿"主阴痿绝伤，益气力，强志"；《日华子本草》谓其"治一切冷风劳气，补腰膝，强心力……筋骨挛急，四肢不任"；《本草纲目》谓淫羊藿"益精气，坚筋骨，补腰膝，强心力"。佐以鹿角霜补肾助阳，健脾祛寒；当归、黄芪、酒延胡索活血补血行气以培本；乌梢蛇、全蝎、蜈蚣疏风通经，熄风止痉；熟地黄、山茱萸补肝肾，祛风湿，强筋骨；龟甲、鳖甲、葛根、防风、羌活、独活祛风散寒，胜湿止痛，发表解肌，强督宣痹；牛膝引血下行，疏通下肢经络。诸药合用，共奏补肾温阳散寒，强督宣痹解肌，疏风通络，祛瘀止痛之功效。

104. 补肾通痹温经汤

【组成】熟地黄30 g，枸杞子30 g，威灵仙15 g，当归15 g，桑寄生15 g，续断12 g，鸡血藤12 g，牛膝12 g，川芎10 g，独活10 g，白芥子10 g，制川乌（先煎）10 g，雷公藤（先煎50～90分钟）10 g，炙甘草10 g，蜈蚣2条。

【功效】养肝益肾，散寒温经，祛风除湿，通络止痛。

【主治】强直性脊柱炎属肝肾亏虚，风寒湿邪阻痹督脉者。

【用法】每日 1 剂，水煎分服 2 次。

【加减】关节红肿湿热者，去制川乌、蜈蚣，酌加金银花20 g，忍冬藤30 g，防己12 g，炒黄柏10 g。

【方解】方中桑寄生、熟地黄、枸杞子、川芎强筋壮骨，补肾填精；牛膝、续断养肝补肾；白芥子、制川乌、独活散寒温经；鸡血藤、当归舒筋活络，补血化瘀；牛膝、威灵仙、蜈蚣通络止痛，散结攻毒，祛风止痉；

雷公藤祛风除湿，通络止痛；甘草调和诸药。诸药合用，共奏祛邪扶正，兼治标本，养肝益肾，散寒温经，祛风除湿，通络止痛之功效。

105. 六白菖砂汤

【组成】菟丝子30 g，巴戟天30 g，淫羊藿30 g，延胡索30 g，熟地黄20 g，当归20 g，石菖蒲20 g，白附子（先煎）15 g，白蔻仁15 g，白芍15 g，肉桂15 g，桂枝15 g，炒白芥子10 g，白芷10 g，白术10 g，砂仁10 g，干姜10 g，炮姜10 g，姜炭10 g，大枣10 g，细辛3 g，甘草5 g。

【功效】补肾强骨，温阳健脾，养血活血，散寒祛湿化痰。

【主治】强直性脊柱炎属脾肾阳气亏虚，寒痰湿瘀阻痹督脉者。

【用法】每日 1 剂，水煎分服 2 次。

【方解】方中白附子、肉桂为君药，温补元阳。淫羊藿、菟丝子、巴戟天三药合用为臣，补肾强骨。熟地黄、当归、干姜、白芍养血活血，柔肝舒筋；白术、石菖蒲、砂仁、白蔻仁、炮姜温阳健脾，祛湿化痰；桂枝、细辛、白芷、白芥子散寒解表，通络止痛；共为佐药。甘草、大枣为使，调和诸药。诸药合用，全方共奏补肾强骨，温阳健脾，养血活血，散寒祛湿化痰，柔肝舒筋，通络止痛之功效。

【药理】现代药理学研究发现，方中白附子、白芥子、白芍、白术、牛膝对病原微生物有不同程度的抑制和杀灭作用；干姜、牛膝、甘草具有不同程度的抗炎镇痛作用；白术、肉桂、当归活血化瘀药对血栓素有较强的拮抗作用，从而抑制了血小板的聚集和释放，并能促进微小血栓的溶解，降低细胞内的钙离子浓度，从而缓解血管痉挛，增加局部血液供应。因此，本方因其有抗炎镇痛，调节免疫功能，改善微循环与血液流变学，维持机体最佳免疫状态等作用，多方面、多环节达到有效改善症状，从而阻止病情进展。

106. 六味地黄二藤汤

【组成】熟地黄20 g，薏苡仁20 g，忍冬藤20 g，络石藤15 g，山茱萸15 g，山药15 g，牛膝12 g，秦艽12 g，泽泻10 g，牡丹皮10 g，茯苓10 g，黄柏10 g。

【功效】补益肝肾，渗湿清热，祛风通络。

【主治】强直性脊柱炎属肝肾亏虚，湿热风邪阻痹督脉者。

【用法】每日1剂，水煎分服2次。

【方解】方中熟地黄甘、微温，归肝肾经，滋补肝肾，益精填髓；山茱萸酸涩、微温，归肝肾经，补益肝肾；山药甘、平，补脾益肾；泽泻利湿泄浊，并防熟地黄之滋腻恋邪；牡丹皮泻火，并制山茱萸之温涩；茯苓淡渗利湿，并助山药之健运；六药合用，补益肝肾，兼能渗湿清热。黄柏苦以燥湿，寒以清热，其性沉降，长于清下焦湿热，泻相火以坚阴。薏苡仁甘、淡、凉，渗湿清热，利水消肿，健脾除痹。牛膝苦、酸、平，归肝肾经，活血化瘀，引血下行。秦艽苦、辛、微寒，祛风湿，舒筋络，清热利湿。忍冬藤甘、寒，清热解毒，通经活络；络石藤苦、微寒，祛风通络，凉血消肿。诸药合用，共奏补益肝肾，渗湿清热，祛风通络之功效。本方补益与清热利湿并用，补而不腻，清、利而不伤阴。

【药理】现代药理学研究发现，方中黄柏、薏苡仁、牛膝、忍冬藤、络石藤对革兰阳性菌、阴性菌及病毒都有一定抑制作用，抑制B细胞产生抗体，增强细胞免疫功能，抑制炎症的渗出、坏死，减少纤维粘连，这对于清除强直性脊柱炎的感染诱因是有利的。黄柏、薏苡仁、牛膝、忍冬藤能降低毛细血管通透性，抑制炎性渗出，起到抗炎解热镇痛作用。秦艽生物碱甲能减轻大鼠蛋清性"关节炎"的症状，秦艽煎剂有解热作用及一定的抗组胺作用。忍冬藤、黄柏具有免疫抑制作用，能抑制细胞体液免疫亢进，减少自身免疫反应引起的组织损伤。牛膝能提高血清免疫球蛋白，激发网状内皮系统的吞噬功能。

107. 强督补肾壮骨汤

【组成】狗脊30 g，骨碎补15 g，补骨脂

15 g，熟地黄15 g，续断15 g，杜仲15 g，赤芍12 g，白芍12 g，羌活12 g，独活12 g，牛膝12 g，制附子（先煎）12 g，防风10 g，炮穿山甲（先煎）10 g，干姜5 g。

【功效】补肾温督，祛寒除湿，散风活血，强筋壮骨。

【主治】强直性脊柱炎属肾督阳虚，风寒湿瘀阻痹督脉者。

【用法】每日1剂，水煎分服2次。30日为1个疗程。

【加减】腰脊疼痛，脊柱僵硬严重者，续断、杜仲用量各加至20 g，狗脊用量加至40 g；项背疼痛严重者，加葛根30 g；畏寒肢冷甚者，制附子用量加至15 g；痰湿较重者，加白芥子10 g，苍耳子10 g。

【方解】方中熟地黄味甘性温，质重而沉，能补肝肾二经，升血填精；狗脊坚肾益血，壮督脉，利仰俯，两药为君药。续断、骨碎补补肾行血，壮骨接骨；制附子温肾助阳；羌活、独活祛风散寒，搜风除湿；此五者共为臣药。赤芍、白芍行血瘀，养肝缓筋；为佐药。牛膝引药入肾，治腰膝骨痛；炮穿山甲散瘀通络，引药直达病所；合为使药。众药合之，共奏补肾温督，祛寒除湿，散风活血，强筋壮骨之功效。

108. 强督活络止痛汤

【组成】白芍30 g，桑寄生15 g，淫羊藿15 g，炒续断15 g，赤芍15 g，延胡索15 g，熟地黄12 g，当归12 g，山茱萸12 g，狗脊12 g，丹参12 g，枸杞子12 g，红参10 g，鹿角胶（烊化冲服）10 g，羌活10 g，独活10 g，桂枝10 g，炮穿山甲（先煎）10 g，陈皮10 g，甘草5 g。

【功效】补益肝肾精血，祛风散寒胜湿，活血化瘀止痛。

【主治】强直性脊柱炎属肝肾精血亏虚，风寒湿瘀阻痹督脉者。

【用法】每日1剂，水煎分服2次。30日为1个疗程。

【加减】血瘀甚者，加川芎15 g，红花12 g；肝肾亏虚甚者，加女贞子15 g，墨旱莲12 g；风寒湿阻甚者，加防己10 g，秦艽

12 g；阳虚甚者，加肉桂10 g，肉苁蓉12 g。

【方解】方中熟地黄、山茱萸、枸杞子补肾填精，生精养血，以滋养先天；桑寄生、狗脊、炒续断重在补肝肾，强筋骨，狗脊还利俯仰；淫羊藿重在温补肝肾，益精气；红参益气温阳；鹿角胶补督脉，养精血；当归养血活血，通络止痛；白芍养血柔肝，与桂枝配伍，有温经和营之功；羌活主治督脉为病，脊强而厥；独活祛风散寒，胜湿止痛；桂枝助阳气，和营卫，通经络，止痹痛；炮穿山甲重在通络止痛，引药物直达病所；丹参性微寒，养血活血，通络止痛，还可防止温热药物燥血生热；赤芍活血化瘀；陈皮健脾燥湿，行气防滋腻；延胡索主入气分，行气止痛；甘草调和诸药。多药配伍，共奏补益肝肾精血，祛风散寒胜湿，活血化瘀止痛之效。

109. 强督通痹汤

【组成】狗脊30 g，炒杜仲30 g，徐长卿30 g，乌梢蛇30 g，青风藤20 g，桑寄生15 g，当归15 g，川芎15 g，熟地黄12 g，制川乌（先煎）10 g，制草乌（先煎）10 g，人参（另炖）10 g，炙甘草10 g，细辛3 g，蜂蜜（分2次冲服）60 mL。

【功效】益肾强督壮筋骨，补益气血通络，逐寒祛湿蠲顽痹。

【主治】强直性脊柱炎属肾阳、气血亏虚，寒湿内盛阻痹督脉者。

【用法】每日1剂，水煎于早、晚饭后1小时温服。连服4周后停止。再予服益肾蠲痹丸（骨碎补、熟地黄、淫羊藿、鹿衔草、当归、延胡索、鸡血藤、徐长卿、老鹳草、寻骨风、青风藤、虎杖、萆草、地龙、土鳖、僵蚕、乌梢蛇、蜈蚣）。1次8～12 g，早、中、晚饭后口服。

【加减】热盛阴伤者，去人参、熟地黄，加生石膏30 g，薏苡仁30 g，忍冬藤20 g，生地黄15 g。

【方解】方中制川乌、制草乌逐肾经阴寒，有良好的止痛作用，久煎并与蜂蜜、甘草合用即可减缓其毒性，而有效成分又不至于破坏（使用时宜从小剂量开始，逐渐加量，

以口尝至唇舌无麻感为度）。桑寄生、狗脊、杜仲益肾强督，壮筋骨，利腰膝。人参、当归、川芎、熟地黄补气血，活血止痛。细辛、青风藤、徐长卿祛风湿，通经络。乌梢蛇专搜络中伏风而止痛。诸药合用，共奏益肾强督壮筋骨，补益气血通经络，逐寒祛湿蠲顽痹之效。

益肾蠲痹丸为著名老中医朱良春根据"其本在肾""久病入络"的理论研制的名方。方中骨碎补、熟地黄、淫羊藿、鹿衔草温肾壮督。当归、延胡索、鸡血藤补肾活血止痛。徐长卿、老鹳草、寻骨风、青风藤、虎杖、萆草祛风湿，通经络，其中虎杖、萆草并能清热解毒，抑制细菌生长。地龙、土鳖、僵蚕、乌梢蛇、蜈蚣虫类集聚共达搜风剔邪、蠲痹通络之效。汤剂易吸收、针对性强，用于治疗早期快速缓解症状，丸剂简便易服，取其缓缓图功。

110. 强督通络汤

【组成】狗脊30 g，杜仲20 g，续断20 g，熟地黄15 g，制附子（先煎）15 g，羌活15 g，独活15 g，泽兰15 g，牛膝15 g，补骨脂12 g，桂枝12 g，知母12 g，鹿角片（先煎）10 g，白芍10 g，赤芍10 g，土鳖10 g，炮穿山甲（先煎）10 g。

【功效】温补肝肾强督，祛风散寒除湿，活血化瘀，通经止痛。

【主治】强直性脊柱炎属肾督阳气亏虚，风寒湿瘀阻痹督脉者。

【用法】每日1剂，水煎分服2次。

【方解】方中狗脊补肾补血，强督脉，利仰俯；制附子祛风除寒湿，温肾助阳；与狗脊配合使用，作为君药。熟地黄通血脉，补肾强精；配合狗脊、制附子使用能够补益肝肾，在阴中求阳；鹿角片补肾强腰，壮督生精；杜仲补益肝肾，直达下部，强筋健骨；补骨脂强腰健膝，温补肾阳；续断补益肝肾，调经通脉，强筋壮骨；桂枝通经散寒；羌活解表除湿，祛风散寒；独活祛风止痛，除寒胜湿，配合鹿角、羌活，通畅腰部气机，作为臣药。赤芍活血化瘀、止痛、清热凉血；白芍养血，缓筋急；知母滋阴补肾，防桂枝、

制附子燥热；土鳖接骨疗伤，搜剔血积，与方剂中的补益肝肾药物同用，能够显著促进破骨复原；泽兰利水消肿，活血化瘀，为佐药。牛膝补肾化瘀，除湿祛风，配合泽兰使用可有效祛除腰膝瘀血，并将药物引至肾脏，缓解腰膝骨痛；炮穿山甲通经活络，散瘀止痛，引药直达病灶，与牛膝共为使药。诸药合用，共奏温补肝肾强督，祛风散寒除湿，活血化瘀，通经止痛之效。

【药理】现代药理学研究发现，方中熟地黄对机体的免疫功能有较好的调节作用，能够抗炎消肿，减少自由基产生，其通过对 T 淋巴细胞功能产生影响，进而调节免疫功能，有助免疫疾病预后。赤芍除对免疫功能、炎症具有显著的调节作用外，还对血栓素、前列环素、血小板均有调节作用，能够加强机体纤溶酶活性。白芍中的白芍总苷对白细胞介素有较好的调控作用，进而调节免疫系统功能，同时具有显著的镇痛作用，还能抑制血小板凝聚。炮穿山甲能降低血黏度、延长凝血，同时还具有消炎镇痛的作用。

111. 强督通脉汤

【组成】狗脊40 g，骨碎补15 g，杜仲15 g，熟地黄15 g，续断15 g，牛膝15 g，当归15 g，鸡血藤15 g，地龙15 g，赤芍12 g，白芍12 g，桂枝12 g，川芎12 g，羌活12 g，独活12 g，全蝎10 g，蜈蚣2条。

【功效】补肾壮阳，祛风散寒除湿，活血强督通脉。

【主治】强直性脊柱炎属肾虚风寒湿瘀阻痹督脉者。

【用法】每日1剂，水煎分服2次。30日为1个疗程。

【加减】疼痛剧烈者，加制乳香10 g，制没药10 g。

【方解】方中骨碎补、杜仲、熟地黄、续断、牛膝、狗脊补肾壮阳；当归、鸡血藤、地龙、赤芍、白芍、桂枝、川芎活血通脉；羌活、独活、全蝎、蜈蚣祛风散寒除湿。诸药合用，共奏补肾壮阳，祛风散寒除湿，活血强督通脉之功。

112. 强督治偻汤

【组成】狗脊 20～45 g，熟地黄 15～20 g，骨碎补 15～20 g，续断 15～20 g，杜仲10～15 g，桂枝 10～15 g，知母 10～15 g，淫羊藿 10～12 g，制附子（先煎）10～12 g，鹿角胶（烊化冲服）10～12 g，炒白术 10～12 g，补骨脂10～12 g，羌活 10～12 g，独活10～12 g，赤芍 10～12 g，白芍 10～12 g，防风10～12 g，土鳖5～10 g，干姜5～10 g，牛膝 5～10 g，炮穿山甲（先煎）5～10 g，炙麻黄 3～10 g。

【功效】补益肝肾精血，逐寒祛风除湿，散瘀通经活络。

【主治】强直性脊柱炎属肝肾精血亏虚，风寒湿瘀阻痹督脉者。

【用法】每日1剂，水煎分服2次。30日为1个疗程。

【加减】寒甚病重者，加制川乌（先煎）5 g，制草乌（先煎）5 g，以助阳散寒止痛；关节沉痛僵重，舌苔白厚腻者，去熟地黄，加炒白芥子5 g，姜黄 10～12 g，生薏苡仁30～40 g；大便溏稀者，去牛膝；久病关节僵直不能行走，或腰脊坚硬如石者，加威灵仙12～15 g，白僵蚕10～12 g。

【方解】方中以熟地黄补肾填精；淫羊藿温壮肾阳，除冷风劳气；狗脊坚肾益血，强督脉为君药。制附子温肾助阳，逐风寒湿，并治脊强拘挛；鹿角胶益肾生精，壮督强腰；杜仲补肝肾，使骨健筋强；骨碎补坚骨壮骨，行血补伤；补骨脂补肾阳，暖丹田；羌活散风祛湿，治督脉为病，脊强而厥；共为臣药。独活搜肾经伏风；桂枝温太阳经而通血脉；续断补肝肾，强筋骨；赤芍散血滞；白芍和血脉，缓筋急；知母润肾滋阴，以防桂附之燥热；土鳖搜剔血积，接骨疗伤；防风祛风胜湿，善治脊痛项强；麻黄解表散寒；干姜逐寒温经；为佐药。牛膝活瘀益肾，引药入肾，治腰膝骨痛；炮穿山甲散瘀、通经、活络，引药直达病所；为使药。诸药合用，共奏补益肝肾精血，逐寒祛风除湿，散瘀通经活络之功。标本兼治，疗效显著。

113. 强脊定痛汤

【组成】威灵仙20 g，青风藤15 g，当归12 g，白芍12 g，橘核12 g，牛膝10 g，甘草10 g，全蝎5 g，蜈蚣2条。

【功效】养血活血，祛风除湿，通络定痛。

【主治】强直性脊柱炎属血虚风湿阻痹督脉者。

【用法】每日1剂，水煎分服2次。30日为1个疗程。

【加减】寒湿痹阻者，酌加麻黄5 g，桂枝12 g，制川乌（先煎）10 g，制草乌（先煎）10 g；湿热痹阻者，加知母12 g，生石膏30 g；痰瘀阻络者，加白芥子10 g，桃仁12 g；正虚络空者，加桑寄生15 g，骨碎补20 g。

【方解】方中当归味甘辛，性温，归肝、心、脾经，养血活血止痛；白芍味苦、酸，性微寒，归肝、脾经，养血舒筋，缓急止痛；共为君药。威灵仙辛散温通，祛风除湿通络止痛；青风藤祛风除湿，通利经络；橘核行气散结止痛；蜈蚣、全蝎搜风剔络，散结止痛；以上为臣药。牛膝补肝肾强筋骨，引血下行；为佐药。甘草调和诸药，为使药。诸药合用，共奏养血活血，祛风除湿，通络定痛之功。

114. 强脊化瘀汤

【组成】薏苡仁30 g，制附子（先煎2小时）20 g，熟地黄20 g，当归20 g，桂枝15 g，白芍15 g，川芎15 g，炙麻黄15 g，防风15 g，鸡血藤15 g，牛膝15 g，杜仲15 g，狗脊15 g，淫羊藿15 g，骨碎补15 g，羌活12 g，独活12 g，海风藤12 g，土鳖10 g，地龙10 g，桃仁10 g，红花10 g，五灵脂（包煎）10 g，大枣10 g，甘草10 g，生姜10 g，细辛8 g。

【功效】温补肾督，活血化瘀，除湿通络。

【主治】强直性脊柱炎属肾虚督寒，瘀血湿邪阻痹督脉者。

【用法】每日1剂，水煎分服2次。30日为1个疗程。

【方解】本方实为附子桂枝汤（《金匮要略》）合身痛逐瘀汤（《医林改错》）化裁。方中重用制附子，助阳温经，散寒除湿，制附子、桂枝治风湿相搏，身体疼烦，不能自转侧；牛膝、熟地黄、杜仲、狗脊、骨碎补、淫羊藿温肾壮阳，强筋健骨，疗肾虚督寒大偻；羌活祛风除湿；桃仁、红花、当归、川芎活血祛瘀；五灵脂行气血止痛；牛膝、地龙疏通经络，以利关节。两方合用，诸药合用，共奏温补肾督，活血化瘀，除湿通络之功。临证加减，切合肾虚督寒型强直性脊柱炎病因病机。

115. 强脊解毒汤

【组成】白花蛇舌草30 g，土茯苓30 g，金银花25 g，白鲜皮15 g，桑寄生15 g，续断15 g，骨碎补15 g，威灵仙15 g，川芎12 g，土鳖10 g，降香5 g，蜈蚣2条。

【功效】清热解毒利湿，补肾活血强骨。

【主治】强直性脊柱炎活动期属肾虚血瘀，湿热毒邪内盛阻痹督脉者。

【用法】每日1剂，水煎分服2次。30日为1个疗程。

【方解】方中金银花味甘性寒，《重庆堂随笔》谓其"清络中风火湿热"；白花蛇舌草味苦甘性寒，功擅清热解毒，利湿散瘀；二者共为君药。土茯苓除湿解毒，健脾胃，强筋骨；白鲜皮清热解毒，祛风燥湿；二者相伍共为臣药。川芎祛风散寒燥湿，活血通经而止痹痛；降香活血祛风通络，消肿止痛；蜈蚣走窜力速，通络功强，能深入隧络，攻剔痼结之痰瘀；三者同用活血散瘀，以开督脉之阻痹。桑寄生、续断、骨碎补三药相伍，补肾活血，除湿强筋骨，与以上活血药物共为佐药。威灵仙走而不守，通达十二经脉，引诸药直达病所，故为使药。全方清热解毒与利湿活血、补肾药物同用，共奏解毒利湿，活血补肾之功效，体现了中医学标本缓急、扶正祛邪的治疗原则。

116. 强脊益肾除湿汤

【组成】黄芪20 g，续断15 g，当归15 g，络石藤15 g，桂枝15 g，枸杞子12 g，狗脊

12 g，补骨脂12 g，独活12 g，红参10 g，白
芍10 g，炒杜仲10 g，牛膝10 g，木瓜10 g，
山茱萸10 g，萆薢10 g，陈皮10 g，甘草5 g。

【功效】滋补肝肾精血，祛风除湿活血，
通络强脊止痛。

【主治】强直性脊柱炎属肝肾精血亏虚，
风湿瘀血阻痹督脉者。

【用法】每日1剂，水煎分服2次。30日
为1个疗程。

【加减】气滞血瘀甚者，加延胡索20 g，
川芎12 g，红花10 g；阴虚甚者，加女贞子
15 g，龟甲（先煎）12 g；风寒湿阻甚者，加
防己10 g，秦艽12 g。

【方解】方中黄芪大补肺气，益卫固表；
红参重于温补，以益气养阳为主；当归主入
血分，养血活血，通络止痛；白芍滋肝养血，
与桂枝配伍温经和营；续断、炒杜仲、狗脊、
补骨脂主入肾经，长于补肝肾，强筋骨，壮
腰膝，利俯仰；络石藤、牛膝、木瓜活血通
络；独活祛风除湿，通络止痛；山茱萸长于
滋养肝肾之阴，枸杞子滋补肝肾，养血补精；
萆薢祛风通络，除湿止痛；陈皮健脾行气，
防止滋腻；甘草调和诸药。诸药配伍，共奏
滋补肝肾精血，祛风除湿活血，通络强脊止
痛之功效，标本兼治。

117. 强筋化瘀汤

【组成】狗脊20 g，杜仲20 g，桑寄生
20 g，牛膝20 g，木瓜20 g，续断15 g，威灵
仙15 g，鸡血藤15 g，伸筋草15 g，千年健
15 g，血竭12 g。

【功效】益肾强筋，活血化瘀，通脉
蠲痹。

【主治】强直性脊柱炎属肾虚瘀血阻痹督
脉者。

【用法】每日1剂，水煎分服2次。15日
为1个疗程。

【加减】风寒湿稽留关节者，加制川乌
（先煎）10 g，桂枝12 g，独活15 g；气滞血
瘀者，酌加当归15 g，丹参15 g，制乳香
12 g，制没药12 g，红花10 g；肝肾不足者，
加山茱萸20 g，桑椹子12 g，枸杞子15 g；气
血湿遏者，酌加黄芪20 g，党参15 g，苍术

15 g，玉米15 g；肾阳虚衰者，酌加巴戟天
15 g，补骨脂15 g，淫羊藿15 g，鹿角胶（烊
化冲服）12 g。

【方解】方中以狗脊、杜仲、续断、牛膝
益肾荣精强骨；威灵仙、鸡血藤、血竭以养
血活血化瘀；木瓜、伸筋草、千年健以通脉
蠲痹。诸药配伍，共奏益肾强筋，活血化瘀，
通脉蠲痹之功。

【药理】现代药理学研究发现，方中杜
仲、狗脊、续断有增强动物肾上腺皮质功能，
抗衰老，提高免疫力的作用；木瓜、威灵仙、
千年健能缓解关节肿胀疼痛，有镇痛消炎
作用。

118. 强肾舒督汤

【组成】黄芪30 g，葛根30 g，金银花
30 g，枸杞子15 g，威灵仙15 g，桑寄生12 g，
白芍12 g，当归12 g，炮穿山甲（先煎）
12 g，狗肾10 g，生甘草10 g。

【功效】益肾舒督强骨，清热解毒除湿，
养血宣痹止痛。

【主治】强直性脊柱炎属肾虚血亏，热毒
湿邪阻痹督脉者。

【用法】每日1剂，水煎分服2次。药渣
再加水并放入葱茎3根，煎煮后熏洗患处，
每日2～3次，每次30分钟。30日为1个
疗程。

【加减】急性活动期者，加虎杖15 g，蒲
公英15 g，白花蛇舌草20 g；腰强而痛者，加
续断15 g，炒杜仲12 g；颈项强直疼痛者，加
骨碎补15 g，桂枝10 g；肾阳虚者，加补骨脂
15 g，菟丝子12 g，淫羊藿10 g；肾阴虚者，
加女贞子15 g，墨旱莲12 g；疼痛剧烈者，酌
加山慈菇12 g，露蜂房10 g，鸡内金15 g，蜈
蚣2条；湿邪偏盛者，加土茯苓30 g，薏苡仁
30 g，赤小豆15 g；瘀血甚者，加丹参20 g，
川芎12 g，鹿衔草15 g。

【方解】方中狗脊、桑寄生、枸杞子、威
灵仙补肝肾入督脉，强筋骨利关节，壮腰膝，
祛风湿，宣痹止痛；葛根、白芍、生甘草酸
甘化合，破阴结而缓急止痛；黄芪、当归健
脾益气，养血化瘀，养后天以滋先天之精；
炮穿山甲祛风通络除痹，又能引药直达病所；

金银花清热解毒，除湿气消肿利水，其性甘寒又可佐制辛温药之燥热之性。加之本药熏洗可使肌肤得养，卫外强健，腠理开通，阳得布化，阴得营荣，筋骨淖泽，气血畅达，迫邪外出。诸药合用，攻补兼施，标本同治，共奏益肾舒督强骨，清热解毒除湿，养血宣痹止痛之功。

【药理】现代药理学研究发现，方中狗脊、桑寄生、威灵仙、枸杞子、黄芪、当归、白芍、葛根均能增强机体的免疫功能，从不同途径调节免疫作用，并有显著的抗菌、抑菌、镇痛作用，能扩张血管，改善血液循环，并能促进附着点局部的血液循环，改善骨及软骨的营养，通过增强附着点的免疫能力，减少炎性反应及修复，促进组织的修复。如此对于早期患者即可治愈；中期患者延缓或阻止病情进展，减少致残率；晚期患者可缓解症状，提高生活质量。

119. 补肾祛痹汤

【组成】牛膝25g，桑寄生18g，杜仲15g，白芍15g，生地黄12g，茯苓12g，胡桃12g，当归12g，防风12g，川芎12g，羌活12g，独活12g，秦艽12g，人参10g，补骨脂10g，肉桂10g，甘草5g，细辛5g，大蒜6枚。

【功效】补益肝肾，养血活血，祛风散寒湿除。

【主治】强直性脊柱炎属肝肾精血亏虚，风寒湿瘀阻痹督脉者。

【用法】每日1剂，水煎分服2次。

【加减】疼痛较甚者，酌加地龙12g，制川乌（先煎）10g，白花蛇10g，红花10g；寒邪偏重者，加制附子（先煎）10g；湿邪偏重者，加防己12g。

【方解】方中胡桃即核桃，温肾助阳，滋补肝肾，强健筋骨；羌活治一切筋骨疼痛，配合补骨脂、大蒜强筋壮骨；独活取其理伏风，善祛下焦与筋骨之风寒湿邪；伍以细辛、秦艽、桑寄生、杜仲、牛膝祛风湿，兼补肝肾；当归、川芎、生地黄、白芍养血又兼活血；人参、茯苓补气健脾，温通血脉；甘草调和诸药。综合全方，共奏补益肝肾，养血

活血，祛风散寒湿除之功。祛邪扶正，标本兼顾，可使血气足而风湿除，肝肾强而痹痛愈。

120. 散寒强脊通络汤

【组成】桑寄生20g，黄芪20g，杜仲20g，菟丝子20g，狗脊20g，鸡血藤20g，熟地黄15g，川芎15g，牛膝15g，延胡索15g，淫羊藿12g，羌活12g，独活12g，全蝎10g，白术10g，陈皮10g，炙甘草10g，细辛5g，蜈蚣2条。

【功效】滋养肝肾，补益气血，散寒除湿，化瘀通络止痛。

【主治】强直性脊柱炎属肝肾、气血亏虚，寒湿瘀血阻痹督脉者。

【用法】每日1剂，水煎分服2次。

【方解】方中桑寄生、杜仲、狗脊祛风湿，补肝肾，强筋骨；熟地黄补血养阴，填精益髓；淫羊藿补肾壮阳，祛风除湿；菟丝子补肾益精，养肝明目；鸡血藤行血补血，舒筋活络；川芎活血行气，祛风止痛，为血中之气药；牛膝活血通经，补肝肾，强筋骨，利水通淋，引血下行；黄芪、白术补中益气；陈皮理气健脾，燥湿化痰；细辛、羌活、独活解表散寒，祛风胜湿止痛；延胡索活血行气止痛；蜈蚣、全蝎熄风镇痉，攻毒散结，通络止痛；甘草解毒和中，调和诸药。全方共奏滋养肝肾，补益气血，散寒除湿，化瘀通络止痛之功。

121. 清痹愈风汤

【组成】金银花15g，威灵仙15g，苦参12g，白鲜皮12g，黄柏12g，荆芥12g，防风12g，白芷12g，羌活12g，独活12g，蝉蜕12g，当归12g，制何首乌12g，生地黄12g，川芎10g，枳壳10g，炮穿山甲（先煎）10g，甘草5g。

【功效】清热解毒，祛风燥湿，活血化瘀，行气止痛。

【主治】强直性脊柱炎属热毒风湿内盛，瘀血阻痹督脉者。

【用法】每日1剂，水煎分服2次。

【方解】方中金银花清热解毒；苦参清热

燥湿；白鲜皮解毒祛风，通利关节；黄柏益肾清热，解毒化湿；荆芥、防风是临床常用药对，祛风解表，荆芥偏入血分，防风偏入气分，相须为用，加强祛风之效，治风寒湿痹症；威灵仙消瘀通络止痛；白芷祛风除湿通窍；羌活、独活亦为常用药对，祛风除湿，通络止痛，两药合用，一上一下，治脊背或者一身尽痛；蝉蜕味甘，祛风通络除湿；当归补血活血，为血中圣药；川芎祛风止痛，为气中之血药，二者合用，兼活血养血祛瘀之功；枳壳、穿山甲活血化瘀行气；生地黄清热凉血；制何首乌补肾填精；甘草调和诸药。诸药合用，共奏清热解毒，祛风燥湿，活血化瘀，行气止痛之功，使病邪除而顽疾得愈。

【药理】现代药理学研究发现，方中金银花能减少自身免疫反应引起的组织损伤，并可抑制 B 细胞体液免疫亢进；苦参所含的苦参碱及氧化苦参碱具有一定的免疫调节作用。

122. 清热补肾通络汤

【组成】蒲公英30 g，薏苡仁30 g，透骨草30 g，鸡血藤30 g，蚤休20 g，豨莶草20 g，威灵仙20 g，丹参20 g，茯苓15 g，山药15 g，续断12 g，狗脊12 g，杜仲12 g，延胡索12 g，桃仁10 g，红花10 g，甘草5 g。

【功效】清热利湿，补肾强脊，活血化瘀，通络止痛。

【主治】强直性脊柱炎属肾虚湿热内盛，瘀血阻痹督脉者。

【用法】每日 1 剂，水煎分服 2 次。同时服新风胶囊（黄芪、薏苡仁、蜈蚣、雷公藤等），每次 3 粒，每日 3 次。

【加减】湿热甚者，加苍术12 g，黄柏10 g；夹寒湿者，加制川乌（先煎）10 g，细辛5 g；下肢关节肿痛者，加海桐皮15 g，木瓜12 g；颈项肩背僵痛者，加葛根30 g，羌活15 g；病程长、痰瘀征象明显者，加法半夏10 g，制南星12 g；胃脘部不适、纳差者，加陈皮10 g，谷芽15 g，麦芽15 g；日久气血两亏者，加黄芪20 g，当归12 g。

【方解】方中蒲公英、蚤休清热解毒利湿；豨莶草、威灵仙、透骨草祛风湿，通经络，止痹痛；续断、狗脊、杜仲补肝肾，强筋骨，壮腰脊；薏苡仁、茯苓健脾益气，利水化湿；胡延索、丹参、鸡血藤、桃仁、红花活血化瘀，通络止痛；白芍、甘草缓急止痛，调和诸药。全方寓通于补，攻补兼施，共奏清热利湿，补肾强脊，健脾化湿，通络止痛之效，达到祛邪而不伤正，补正而不留邪的目的。

新风胶囊中以黄芪益气扶正；薏苡仁健脾利湿，舒筋除痹；合而益气健脾，化湿通络。雷公藤甘温而不热，甘而不滞，香而不燥，开郁醒脾，行气止痛；蜈蚣祛风止痛，攻毒散结。

【药理】现代药理学研究发现，新风胶囊中黄芪富含黄酮、多糖、苷类和多种氨基酸，能调节免疫功能，调节糖代谢，改善血液循环，加速受损组织的修复。雷公藤有免疫抑制剂样作用，能抑制强直性脊柱炎患者体内异常免疫反应。蜈蚣能通过改善血液循环而起到良好的镇痛作用。新风胶囊的基础研究及临床研究表明其具有抗炎、抑制免疫、改善血液循环、保护胃黏膜、改善贫血等作用，能显著降低强直性脊柱炎患者焦虑、抑郁症状，改善临床症状及相关指标。

123. 清热解毒消肿汤

【组成】白花蛇舌草30 g，土茯苓30 g，半枝莲15 g，虎杖15 g，金银花15 g，连翘15 g，牛膝15 g，忍冬藤12 g，白鲜皮12 g，牡丹皮10 g，桂枝10 g，制川乌（先煎）10 g，生甘草10 g。

【功效】清热解毒，利湿消肿，利节止痛。

【主治】强直性脊柱炎急性发作期属湿热毒邪内盛阻痹督脉者。

【用法】每日 1 剂，水煎分服 2 次。

【方解】方中以白花蛇舌草、半枝莲、虎杖为君药。白花蛇舌草清热解毒，消肿止痛；半枝莲善于清热解毒，利湿退黄，凉血止血；虎杖清热利湿，活血通络，善治风在关节，瘀血致痛；三药合用，共奏清热解毒之功，以直折嚣张之热毒病邪，为治疗强直性脊柱炎急性发作最为有效之配伍。以金银花、连翘为臣药，清热解毒而透表于外，君臣相伍，既可清热解毒于内，又可透发于外，寓有消肿止痛之功。以土茯苓、白鲜皮、牡丹皮、忍冬藤、桂枝、制川乌、牛膝为佐药。土茯苓功专解毒利小便，除湿利关节；白鲜皮功专利水道，通关节；桂枝、制川乌温补肾命，助阳化气，最能温通经脉，利关节，止疼痛，腰骶、膝关节疼痛非此不能解，湿痰浊气非此不能化，佐助君药、臣药镇痛利关节，化气祛湿浊，并且防止全方大队清热之剂热遏冰伏之弊，取阴中有阳、寒中有热之意，乃相反而相成也。牡丹皮善于清热凉血，破积血，通经脉，泻血中伏火，清血中之热，祛血中之毒，退骨蒸，除烦热，佐助君药、臣药破经脉中瘀血、积血、热毒，并以其甘寒约制桂枝、制川乌之辛热。忍冬藤功同金银花，解毒之力虽不及金银花，但有通经活络的作用，可消除经脉、关节中风、湿热邪气而舒筋骨，止疼痛，为治疗风湿热痹，关节红肿热痛，屈伸不利等之要药。诸药合用，共奏清热解毒，利湿消肿，利节止痛之功。

124. 清热强脊汤

【组成】黄芪30 g，金银花30 g，茯苓30 g，鸡血藤15 g，丹参15 g，薏苡仁15 g，川芎15 g，淫羊藿15 g，苦参12 g，莪术12 g，羌活10 g，续断10 g，甘草5 g。

【功效】清热解毒，活血化瘀，补肝益肾，强筋壮骨。

【主治】强直性脊柱炎属肝肾亏虚，热毒内盛，瘀血阻痹督脉者。

【用法】每日1剂，水煎分服2次。

【加减】湿热甚者，加黄柏12 g，苍术15 g；寒湿夹杂者，加细辛5 g，制川乌10 g；下肢肿胀者，加木瓜12 g，海桐皮15 g；肩背疼痛者，加威灵仙20 g，葛根18 g；胃部不适者，加陈皮12 g，麦芽15 g；气血两虚者，加当归12 g。

【方解】方中黄芪健脾益气，利水消肿；金银花清热解毒；茯苓健脾渗湿，利水宁心；鸡血藤补血活血，通经活络；丹参活血化瘀，凉血消痈，通经止痛；薏苡仁健脾渗湿，解毒散结；苦参清热燥湿利尿；莪术破血行气，

消积止痛；羌活祛风除湿，散寒止痛；续断补肝益肾，强筋壮骨；川芎活血行气，祛风止痛；淫羊藿补肾助阳、强筋壮骨，祛风除湿；甘草调和诸药。全方合用，共奏清热解毒，活血化瘀，补肝益肾，强筋壮骨之效。

125. 清热益肾汤

【组成】茯苓25 g，狗脊25 g，骨碎补20 g，杜仲20 g，地龙20 g，黄柏15 g，秦艽15 g，防己15 g，土茯苓15 g，防风15 g，赤芍15 g，川芎15 g，红花15 g，当归15 g，牛膝15 g，制没药10 g，制附子5 g。

【功效】益肾通督强腰，清热利湿除痹，活血化瘀止痛。

【主治】强直性脊柱炎属肾虚湿热瘀血阻痹督脉者。

【用法】每日1剂，水煎分服2次。

【加减】气虚体倦乏力者，加黄芪30 g；腰骶部疼痛明显者，加续断15 g，桑寄生15 g，延胡索12 g；颈项部疼痛者，加葛根20 g，桂枝15 g。

【方解】方中土茯苓、防己、黄柏、茯苓清热利湿除痹；地龙、防风、秦艽清湿热，通经络，止痹痛；赤芍、制没药、红花、川芎、当归活血化瘀止痛；狗脊、骨碎补、杜仲、制附子、牛膝益肾通督强腰。众药合之，共奏益肾通督强腰，清热利湿除痹，活血化瘀止痛之功。

【药理】现代药理学研究发现，方中狗脊、骨碎补、杜仲、牛膝补肾药能促进软骨的修复，骨细胞成熟和平滑肌及骨的生长，能够调节患者的骨代谢水平，改善强直性脊柱炎患者的脊柱、关节活动度，增加骨生成，阻止骨关节进一步遭受破坏。赤芍、制没药、红花、川芎、当归活血化瘀药能改善微循环，改善微血管形态，抑制血管增生和新生血管形成，进而阻止侵蚀骨质。土茯苓、防己、黄柏、茯苓清热利湿药能降低炎性细胞的通透性，以利于炎症的吸收，既能改善血液循环，促进炎症的吸收以及粘连的松解，改善患者的体质状态，抑制炎细胞浸润，减少纤维结缔组织增生，促进组织结构恢复，调整局部免疫功能，阻断病程的迁延发展，不仅

可以减轻和消除症状，又减少了长期服药带来的肝、肾脏损害。

126. 祛痹通络温阳汤

【组成】威灵仙20 g，生石膏15 g，金银花15 g，乌梢蛇15 g，五灵脂（包煎）15 g，制附子（先煎）12 g，秦艽10 g，防风10 g，木瓜10 g，川芎10 g，土鳖10 g，制乳香10 g，制没药10 g，蜈蚣2条。

【功效】温阳活血化瘀，祛风除湿通络。

【主治】强直性脊柱炎属阳虚瘀血风湿阻痹督脉者。

【用法】每日1剂，水煎分服2次。

【加减】寒重者，加制川乌（先煎）10 g，细辛5 g；湿重者，加茯苓20 g，防己15 g；气虚者，加黄芪15 g。

【方解】方中秦艽、防风、威灵仙祛风除湿；制附子、制川乌温阳逐湿，缓急止痛；川芎活血通络；乌梢蛇、蜈蚣、土鳖搜风通络开痹；木瓜舒筋活络，配制乳香、制没药、五灵脂化瘀散结。诸药相伍，共奏温阳活血化瘀，祛风除湿通络，开痹散结之功效。

127. 祛强汤

【组成】党参30 g，鸡血藤30 g，茯苓25 g，羌活15 g，独活15 g，桑寄生15 g，秦艽15 g，防风15 g，丹参15 g，当归15 g，延胡索15 g，赤芍15 g，桂枝15 g，杜仲15 g，牛膝15 g，细辛5 g，甘草3 g。

【功效】补益肝肾，祛风除湿，活血养血，祛瘀止痛。

【主治】强直性脊柱炎属肝肾精血亏虚，风湿瘀血阻痹督脉者。

【用法】每日1剂，水煎分服2次。15日为1个疗程。

【方解】方中羌活、独活、秦艽、防风、细辛、桂枝祛风湿，温经通络；当归、延胡索、赤芍、鸡血藤活血养血，祛瘀止痛；桑寄生、杜仲、牛膝补肝肾强筋骨；党参、甘草益气扶正，意在祛风湿，补肝肾，强筋骨。诸药相伍，共奏补益肝肾，祛风除湿，活血养血，祛瘀止痛之功效。

128. 祛湿通络散寒丸

【组成】羌活50 g，独活50 g，威灵仙50 g，防风50 g，秦艽50 g，伸筋草50 g，透骨草50 g，熟地黄30 g，黄芪30 g，桑寄生30 g，制马钱子30 g，白芍25 g，杜仲25 g，当归25 g，延胡索25 g。

【功效】补益肝肾，散寒除湿，益气活血。

【主治】强直性脊柱炎属肝肾、气血亏虚，寒湿阻痹督脉者。

【用法】诸药共研为细末，炼蜜为丸，每丸6 g。每次1丸，每日3次，温开水送服。

【方解】方中羌活辛散之力强，善治上半身痹痛；独活相对缓和，治疗痛在下半身者；两者相须为用，共为君药，治痹症之一身尽痛者。威灵仙为风药之中善走窜者，通十二经脉，为治痹之猛药；防风为风药之润剂，祛痹不伤正，升清阳并缓痉，为治痹之上品；桑寄生、杜仲补肝肾，强腰脊，祛痹痛；四药为臣，配合君药祛除一身之痹痛，并补肝肾，扶正祛邪以治其本。伸筋草、透骨草有活血舒筋，祛风除湿，止痛之效，配合使用，相得益彰；秦艽性平，为风药之润剂，祛风湿之时，尚能活血荣筋，兼清虚热，防止阴虚寒凝日久，聚而不去，积而化热，且祛寒湿痹痛之药，多性温，用秦艽反佐之，以防辛温之效太过；熟地黄、白芍滋阴填髓柔筋；黄芪、当归益气补血活血；四药合用，补血活血，益气滋阴，防祛痹之药辛散再伤久病之虚，并扶助正气而祛邪，阴血得养，并能柔筋缓急，减轻腰背僵痛，以上为佐药。延胡索为活血行气止痛之佳品，专治一身诸痛；马钱子祛风除湿、活血消肿，痹症日久，湿瘀痹阻，则宛留不去，马钱子活血消肿治脊痹之力颇彰，但有大毒，不宜大量使用，故配以延胡索共为使药。诸药联合使用，共奏补益肝肾，散寒除湿，益气活血之功效，疗效显著。

129. 强脊汤

【组成】黄芪20 g，狗脊20 g，桑寄生15 g，补骨脂15 g，续断15 g，络石藤15 g，千年健15g，独活15g，延胡索15g，当归12g，川芎12g，桂枝12g，青风藤12g，葛根12g，白芍12g，地龙10g，全蝎5g，甘草5g。

【功效】补肝肾，益气血，祛风散寒，活血通络止痛。

【主治】强直性脊柱炎属肝肾、气血亏虚，风寒瘀血阻痹督脉者。

【用法】每日1剂，水煎分服2次。

【加减】腰骶部疼痛剧烈，发热伴四肢关节肿痛者，去桂枝，加蒲公英20g，金银花15g，黄柏12g。

【方解】方中以独活、桑寄生、桂枝、青风藤、络石藤、千年健为君药，祛风散寒，舒筋活络，通阳行痹。全蝎、地龙为搜剔之品，祛经络之瘀，使痹闭开通，经络通畅，延胡索理气止痛；葛根不但为督脉引经之品，而且配以白芍、甘草解肌止痛，共为臣药。佐以狗脊、续断、补骨脂滋补肝肾；黄芪、当归、白芍、川芎益气养血，令气旺血行，肝肾充实，筋骨强健，痹阻诸证自然迎刃而解。甘草调和诸药。诸药相伍，共奏补肝肾，益气血，祛风散寒，活血通络止痛之功。全方攻补兼施，寓补于通，祛邪而不伤正。

130. 柔筋舒督汤

【组成】狗脊18g，白芍18g，黄芪15g，鸡血藤15g，山药12g，熟地黄12g，当归12g，山茱萸12g，千年健12g，僵蚕10g，三七（研末冲服）5g。

【功效】滋补肝肾，益气养血，祛风活血柔筋，除痹通络止痛。

【主治】强直性脊柱炎属肝肾、气血亏虚，风邪内扰，瘀血阻痹督脉者。

【用法】每日1剂，水煎分服2次。20日为1个疗程。

【方解】方中白芍、熟地黄、山茱萸、山药柔肝缓急止痛，补益肝肾气血为君药。狗脊、僵蚕、鸡血藤、千年健祛风除痹通络，缓解经脉痉挛为臣药。当归、三七具有活血化瘀定痛之功为佐药。黄芪补气扶正固本为使药。本方药性平和，配伍得当，共奏滋补肝肾，益气养血，祛风活血柔筋，除痹通络

止痛之效，痹痛得除。

131. 伸筋通痹丸

【组成】伸筋草15g，乌梢蛇15g，当归15g，赤芍15g，杜仲15g，五加皮12g，青风藤12g，木瓜12g，麻黄10g，桂枝10g，独活10g，甘草10g。

【功效】散寒除湿祛风，活血化瘀止痛。

【主治】强直性脊柱炎属风寒湿瘀阻痹督脉者。

【用法】将诸药共研为细末，制成水丸。每次5g，1日3次，温开水送服。30日为1个疗程。

【方解】方中麻黄、桂枝、独活、青风藤散寒除湿祛风，为祛风湿止痹痛之要药；木瓜、伸筋草、五加皮、乌梢蛇舒筋通络，缓解筋脉之挛急；杜仲补肝肾，壮腰膝，有温煦督脉，引药力直达病所之功；以当归、赤芍活血化瘀止痛；甘草调和诸药。数药合用，共奏散寒除湿祛风，活血化瘀止痛之效，可使寒湿祛，关节舒，督脉通，痹痛自止。此病病程漫长，药物做成水丸便于长期服用。

132. 肾痹活血汤

【组成】狗脊30g，熟地黄20g，制何首乌20g，淫羊藿20g，桑寄生20g，续断20g，丹参20g，杜仲15g，地龙15g，川芎12g，红花12g。

【功效】益肾养骨，祛寒除湿，活血化瘀，通络止痛。

【主治】强直性脊柱炎属肾虚寒湿瘀血阻痹督脉者。

【用法】每日1剂，水煎分服2次。

【加减】舌红少苔、脉数者，加生地黄20g，玄参15g；遇冷加重、得温则减者，加制附子（先煎）10g，桂枝15g；髋、膝、踝关节肿痛者，加牛膝15g，木瓜12g；肩及颈项部疼痛者，加葛根20g，威灵仙15g，羌活12g。

【方解】方中熟地黄、制何首乌、淫羊藿、续断、杜仲、桑寄生益肾养骨，兼除风湿；丹参、红花、川芎、地龙养血祛瘀通络；狗脊除风湿，强腰脊，利关节。数药合用，

共奏益肾养骨，祛寒除湿，活血化瘀，通络止痛之效。全方以补为主，兼顾祛邪，符合本病病机，可达到治本之目的。

133. 湿热痹清止痛丸

【组成】白花蛇舌草30 g，狗脊20 g，骨碎补20 g，淫羊藿20 g，薏苡仁20 g，忍冬藤20 g，络石藤20 g，桑寄生20 g，防己20 g，萆薢20 g，鹿角片15 g，杜仲15 g，半枝莲15 g，虎杖15 g，苍术15 g，牛膝15 g，桑枝15 g，防风15 g，泽泻15 g，熟地黄12 g，炒黄柏10 g，炙甘草10 g。

【功效】补肾填精强督，清热利湿解毒，祛风通络止痛。

【主治】强直性脊柱炎属肾虚湿热毒邪内盛，风邪内扰阻痹督脉者。

【用法】将诸药共研为细末，制成水丸，每次10 g，1日3次，温开水送服。

【方解】方中狗脊坚肾益血，强筋脉，利俯仰；熟地黄补肾填精；淫羊藿温壮肾阳，除冷风劳气；鹿角片主入督脉，补肾强骨，壮腰膝；杜仲补肝肾，能直达下部气血，使骨健筋强；骨碎补坚肾壮骨，行血补伤；白花蛇舌草清热解毒，消肿止痛；半枝莲清热解毒，利湿退黄，凉血止血；虎杖清热利湿，活血通络；苍术、黄柏、薏苡仁清热燥湿；牛膝祛风湿，补肝肾，引药下行；防风祛风解表胜湿，止痛解痉；防己、萆薢祛风湿止痛利水；泽泻利水渗湿泄热；桑寄生祛风湿，补肝肾，强筋骨；忍冬藤、络石藤祛风通络止痛；炙甘草调和诸药。诸药合用，共奏补肾填精强督，清热利湿解毒，祛风通络止痛之效。

134. 湿热痹清解毒丸

【组成】忍冬藤30 g，土茯苓30 g，薏苡仁30 g，萆薢30 g，白芍30 g，败酱草30 g，青风藤20 g，穿心莲20 g，海桐皮20 g，威灵仙20 g，苍术15 g，炒黄柏15 g，防己15 g，白鲜皮15 g，五加皮15 g，牛膝15 g，知母15 g，甘草10 g。

【功效】调肝补肾，清热解毒，泻火燥湿，消肿止痛。

【主治】强直性脊柱炎属肝肾不调，湿热毒邪内盛阻痹督脉者。

【用法】将诸药共研为细末，制成蜜丸，每次10 g，1日3次，温开水送服。

【方解】方中青风藤舒筋通络，缓急止痛，《本草纲目》："治风湿流注，历节鹤膝"，《温岭县药物资源名录》："驱风湿，通经络，治风湿热痹，鹤膝风，肢节疼痛"。穿心莲清热解毒，泻火燥湿。二者合用，共为君药。忍冬藤清热解毒通络；土茯苓清热除湿，通利关节；苍术燥湿健脾，祛肢节酸痛重着；防己利湿消肿，祛风止痛；上药合用为臣药。薏苡仁利湿健脾，舒筋除痹；白鲜皮通利关节，利尿通血脉，并治一切风痹筋骨弱之；萆薢利湿浊，祛风湿，主腰背痛，强骨节；五加皮祛风湿，补肝肾，强筋骨，活血脉，《本草纲目》："治风湿痿痹，壮筋骨"；牛膝善于活血通络，祛风湿，利关节；黄柏清热燥湿，泻火解毒，《伤寒论》："擅长清下焦湿热，治湿热蕴结"，《兰室秘藏》："湿热下注，注入下肢，关节肿大，酸痛不止"，《脉因证治》："腰软无力，湿热流注，久之下肢痿痹，则筋骨枯"；白芍养血和营，缓急止痛；威灵仙除风祛湿，通络止痛，为治尪痹、痛痹、筋脉拘挛之要药；上述诸药相得益彰，共为佐药。知母清热泻火，滋阴润燥；败酱草祛热解毒；海桐皮除风祛湿，清利关节；甘草调和诸药；共为使药。综观全方，以清热燥湿，消肿止痛为主，重在纠正湿热所致的四肢关节红肿热痛，腰骶酸痛重滞，脊柱僵硬强直之标，以健脾利湿，调肝补肾，舒筋通络以固本。攻补兼施，标本同治，切中病机。

135. 补肾壮督强脊汤

【组成】骨碎补30 g，穿山龙30 g，独活20 g，狗脊15 g，补骨脂15 g，续断12 g，桑寄生12 g，乌梢蛇12 g，白芍12 g，桂枝10 g，露蜂房10 g，土鳖10 g，甘草5 g。

【功效】补肾壮督强脊，祛风散寒，活血舒筋止痛。

【主治】强直性脊柱炎属肾虚风寒瘀血阻痹督脉者。

【用法】每日1剂，水煎分服2次。

【加减】颈部疼痛甚者，加葛根30 g，丹参15 g，地龙10 g；腰部疼痛甚者，加全蝎5 g，蜈蚣2条。

【方解】方中独活、狗脊为君药，独活性微温，狗脊主肾虚腰痛脊强，二者合用补肾壮督。续断味苦辛，强筋骨，壮腰膝效果显著；桑寄生苦甘平，不但可以祛风湿，还有补肾强筋之效，主要用于腰酸膝软、风湿痹痛等；补骨脂、骨碎补补肾阳活血；桂枝性甘温，疏风散寒，温通督滞；白芍味苦性平，补肝肾舒筋；桂枝合白芍有和营护卫提高免疫功能之功；露蜂房性甘平，具有显著的祛风以及温肾止痛的作用；土鳖有助于破瘀血，续筋骨；乌梢蛇祛风活血，通络止痛，穿山龙祛风止痛，活血舒筋；甘草性平味甜，不但可补气益脾、清热降火，还可对诸药进行调和。诸药合用，共奏补肾壮督强脊，祛风散寒，活血舒筋止痛之效，效果显著。

136. 舒督通络温阳汤

【组成】肉苁蓉30 g，锁阳30 g，党参20 g，桑寄生20 g，狗脊20 g，杜仲20 g，牛膝20 g，当归20 g，白术20 g，木瓜20 g，茯苓15 g，丹参15 g，甘草10 g。

【功效】温阳补肾健脾，活血化瘀止痛。

【主治】强直性脊柱炎属脾肾阳气亏虚，瘀血阻痹督脉者。

【用法】每日1剂，水煎分服2次。

【方解】方中重用肉苁蓉、锁阳补肾阳，益精血；白术、茯苓、党参健脾益气；以桑寄生、狗脊、杜仲补肝肾，强筋骨；以牛膝、当归、丹参补血活血，化瘀止痛。所以全方旨在补脾肾之阳气，使气血充足，兼以活血化瘀，使气血运行通畅。诸药合用，共奏温阳补肾健脾，活血化瘀止痛之效。

137. 舒督涤痰饮

【组成】牛膝20 g，鹿角霜（包煎）15 g，杜仲15 g，赤芍15 g，白芍15 g，制南星15 g，葛根15 g，续断12 g，川芎12 g，土鳖10 g，红花10 g，白芥子10 g，水蛭5 g。

【功效】温补肝肾，涤痰活血祛瘀，通达经络。

【主治】强直性脊柱炎属肝肾亏虚，痰瘀互结阻痹督脉者。

【用法】每日1剂，水煎分服2次。

【方解】方中鹿角霜、杜仲、续断温补肝肾，强壮筋骨；白芍、赤芍、水蛭、红花、牛膝通经祛瘀，攻逐血滞；白芥子、制南星豁痰利气，搜剔筋间骨骸顽痰；葛根、川芎活血通络，能增强活血通达搜剔作用，并可引诸药通达全身骨节经络。诸药合用，共奏温补肝肾，涤痰活血祛瘀，通达经络之功。

【药理】现代药理学研究发现，方中续断、白芍、杜仲均能促进巨噬细胞的吞噬功能；牛膝中的牛膝多糖能提高小鼠单核巨噬细胞吞噬功能，提高 NK 细胞杀伤活性。赤芍、红花、水蛭活血化瘀药对病原微生物都有不同程度的抑制和杀灭作用。因此，鹿角霜、杜仲、续断、赤芍、红花、水蛭补肾活血药对清除或抑制病原微生物，阻断强直性脊柱炎发病的触发环节，减少抗原对机体的刺激和免疫损伤，均有积极意义。

138. 舒筋软坚汤

【组成】海藻30 g，昆布30 g，葛根25 g，杜仲25 g，狗脊25 g，黄芪20 g，枸杞子20 g，当归20 g，仙茅20 g，骨碎补20 g，防己20 g，秦艽20 g，露蜂房15 g，牛蒡子15 g，白芥子15 g，甘草15 g，桂枝15 g，红花15 g，海风藤15 g，青风藤15 g，延胡索15 g，丹参15 g，制川乌（先煎）10 g，炮穿山甲（先煎）10 g，血竭10 g，细辛5 g，蜈蚣2条。

【功效】补肝肾强筋骨，涤痰软坚散结，搜风活血散瘀。

【主治】强直性脊柱炎属肝肾亏虚，风邪内扰，痰瘀互结阻痹督者。

【用法】每日1剂，水煎分服2次。

【方解】方中杜仲、枸杞子、骨碎补、狗脊补肝肾强筋骨；露蜂房、白芥子、海藻、昆布软坚散结；蜈蚣、血竭、当归、黄芪、桂枝、细辛补益气血，行血散瘀；青风藤、海风藤、秦艽搜风刮痹止痛。诸药合用，共奏补肝肾强筋骨，涤痰软坚散结，搜风活血散瘀之功，不失为奇效良方。

【药理】现代药理学研究发现，方中杜

仲、枸杞子、骨碎补、狗脊补肾药具有增强细胞免疫功能，增加 T 细胞数量，提高淋巴细胞转化率，升高免疫球蛋白水平，增强吞噬细胞活性等作用，全方能提高机体自身免疫功能，增强机体的抗病能力及修复能力。

139. 四妙乳没汤

【组成】牛膝15 g，土茯苓15 g，金银花15 g，淫羊藿15 g，苦参15 g，赤芍15 g，苍术12 g，黄柏10 g，秦艽10 g，羌活10 g，制乳香10 g，制没药10 g。

【功效】清热解毒除湿，散瘀消肿定痛。

【主治】强直性脊柱炎属湿热毒邪内盛，瘀血阻痹督脉者。

【用法】每日 1 剂，水煎分服 2 次。

【方解】方中苍术芳香苦温，其性燥烈，兼能升阳散郁燥湿；黄柏味苦性寒，长于清下焦湿热，治疗足膝肿痛；土茯苓解毒除湿利关节；金银花性甘寒，清络中湿热；上药合用有开上、导下、疏中、清宣、降浊的作用，而具消肿除痹清热之效，共为君药。臣以秦艽、苦参清热除湿，通络止痛；淫羊藿《本草纲目》谓其"益精气，坚筋骨，补腰膝"；赤芍入肝经血分，清血分实热，散瘀血留滞，与制乳香、制没药共用而消肿定痛。以羌活祛风胜湿，治疗颈项、脊背强痛；牛膝补肝肾，强筋骨，散瘀血，并通利关节，祛风治痹；二者共为佐使。诸药合用，共奏清热解毒除湿，散瘀消肿定痛之功。

【药理】现代药理学研究发现，方中金银花能促进淋巴细胞转化，增强白细胞的吞噬功能，能促进肾上腺皮质激素的释放，对炎症早期的毛细血管通透性增高和渗出性水肿有明显的抑制作用，还能增强免疫功能，有抗炎、解热作用。秦艽中的秦艽生物碱甲能减轻大鼠蛋清性"关节炎"的症状，其抗关节肿痛的作用与可的松相似，秦艽煎剂及醇溶性浸出物有解热作用及一定的抗组胺作用，还能使毛细血管通透性明显降低。苦参中的苦参总碱对体液免疫及细胞免疫均有显著的抑制效果，对化学、热刺激有明显镇痛效果。

140. 四物四藤止痛汤

【组成】海风藤15 g，忍冬藤15 g，络石藤15 g，石楠藤15 g，桑寄生15 g，当归12 g，生地黄12 g，川芎10 g，赤芍10 g，独活10 g，地龙5 g。

【功效】养血活血化瘀，祛风除湿止痛。

【主治】强直性脊柱炎属血虚血瘀，风湿阻痹督脉者。

【用法】每日 1 剂，水煎分服 2 次。

【加减】症状累及颈椎或胸椎者，加葛根20 g，羌活15 g；脊背僵硬疼痛者，加乌梢蛇10 g，姜黄5 g；腰部强直疼痛、活动受限者，加杜仲12 g，补骨脂15 g；足跟疼痛者，加皂角刺12 g；关节肿痛、屈伸不利者，加秦艽12 g，威灵仙15 g；形寒肢冷者，加桂枝10 g，制附子（先煎）12 g；下肢症状明显者，加牛膝15 g；偏阳虚者，加鹿角胶（烊化冲服）12 g，淫羊藿15 g；偏阴虚者，加女贞子12 g，龟甲（先煎）15 g；偏气虚者，加黄芪20 g，党参15 g；寒盛者，加制川乌（先煎）10 g，肉桂5 g；湿盛者，加泽泻15 g，薏苡仁20 g；痛甚者，加制乳香10 g，制没药10 g；疼痛久治不愈者，加全蝎10 g，蜈蚣2 条。

【方解】方中当归味辛，甘温质润，既善活血止痛，又善补血，养肝肾而活血养血，为君药。川芎味辛，性温，入血分理血中之气，素有"血中之气药"之称，川芎行气活血化瘀，祛风通络止痛为臣。改白芍、熟地黄而用赤芍、生地黄，取其凉血之效以清血分之热，取其活血养血之效以消肿散瘀，为佐药。海风藤、忍冬藤、络石藤、石楠藤均具有良好的祛风湿、止痹痛的作用，是治疗风湿痹证的常用药物，四藤合用，共为佐药。独活祛肾经伏风，桑寄生补肝肾，益筋骨，通络利节，地龙搜风通络止痛。全方扶正祛邪，治标亦治本，共奏养血凉血，活血化瘀，宣痹止痛之功。本方既有血分药，又有理气药，动静结合，温而不燥，滋而不腻，补血不滞血，活血不破血。

141. 清热解毒除湿蠲痹汤

【组成】白花蛇舌草30 g，葛根20 g，茯苓20 g，半枝莲15 g，虎杖15 g，金银花15 g，连翘15 g，白芍15 g，白鲜皮12 g，牡丹皮

12 g, 桂枝10 g, 制川乌（先煎）10 g, 生甘草10 g。

【功效】清肝解毒，化浊除湿，祛瘀消肿，舒筋蠲痹。

【主治】强直性脊柱炎属热毒湿浊内盛，瘀血阻痹督脉者。

【用法】每日1剂，水煎分服2次。

【方解】方中以白花蛇舌草、半枝莲、虎杖三味为君。白花蛇舌草甘淡而凉，入胃、肝、大肠经，清热解毒，消肿止痛，有较强的消炎作用；半枝莲辛、苦、寒，归肝、肺、肾经，清热解毒，化瘀利尿，凉血止血，利湿退黄，为治肝之经筋湿热之要药；虎杖酸凉入肝，清热利湿，活血通络，《中国医学大辞典》谓其"压一切热毒"，治"风在关节，瘀血，血痛"；三药合用，直入肝经，力达经筋关节骨骼肌肉，共奏清热解毒，凉血消肿，化瘀除湿，活血止痛之效。金银花、连翘清热解毒，透邪热于外，加强君药解毒清热之功；白芍、甘草酸以养肝体，甘以缓筋之急，酸甘化阴，柔筋止痛；四药为臣，使毒邪外达而肝体得护。茯苓、白鲜皮、牡丹皮、制川乌、桂枝为佐药。茯苓甘淡而平，功专解毒利小便，除湿利关节；白鲜皮气寒善行，祛风胜湿，通关节利小便，给邪以出路；桂枝、制川乌辛热之品，配大队清热解毒药中，一方面防热遏冰伏之弊，另一方面温通经脉，载寒凉之味达热毒聚集之处，而利关节止疼痛，腰骶膝关节疼痛，非此不能解，湿痰浊气，非此难以化；牡丹皮辛甘而寒，凉肝清热，破瘀通脉，泻肝中之伏火，去血中之热毒，退骨蒸之烦热。葛根解肌生津，引经达使，一方面解肌舒痉，透邪外达，另一方面引药直达脊柱为使药。全方共奏清肝解毒，化浊除湿，祛瘀消肿，舒筋蠲痹之功。

142. 养肝柔筋解毒止痛汤

【组成】忍冬藤30 g, 白芍30 g, 黄芪30 g, 薏苡仁30 g, 葛根20 g, 生地黄20 g, 熟地黄20 g, 制何首乌20 g, 虎杖15 g, 威灵仙12 g, 山慈菇10 g, 炮穿山甲（先煎）10 g, 甘草10 g, 蜈蚣2条。

【功效】滋养肝肾阴血，柔筋缓急止痛，清热解毒逐瘀。

【主治】强直性脊柱炎属肝肾亏虚，经筋挛急，热毒瘀血阻痹督脉者。

【用法】每日1剂，水煎分服2次。

【方解】方中以熟地黄、生地黄、制何首乌、白芍为君药。生地黄甘苦而寒，养阴生津，清热润燥，消瘀通络；熟地黄甘而微温，滋肝肾补真阴，生精血，填骨髓，荣筋骨；制何首乌甘苦温，补肝阴，养肝血，强筋骨，乌须发；白芍酸微寒，养血柔筋，缓急止痛。柯韵伯："头痛项强，下连于背，牵引不宁，是筋伤于风也。白芍既能养肝柔筋，筋有所生，肝有所养，乃治本也，又通利脉络，缓急止痉。"上药合用，生精养血，养肝柔筋，清热通络，缓急之痛。《素问·脏气法时论》："肝苦急，急食甘以缓之。"甘味具有缓解痉挛的作用，故用黄芪、薏苡仁、葛根、甘草为臣，缓解筋之急，舒筋展肌，阻断筋肉痉挛，致气血瘀滞，痰湿瘀继生之恶性循环。《神农本草经》谓薏苡仁"甘微寒，主筋脉拘挛不可屈伸，风湿痹"。《日华子本草》谓黄芪"助气、壮筋骨、长肉、补血"，张锡纯认为黄芪补肝气。葛根味甘辛凉，为治疗颈项强直之专药，有起阴气而生津液，滋筋脉而舒其颈之功，同时引诸药直达病所。甘草配白芍乃芍药甘草汤之用。忍冬藤、虎杖、山慈菇清热解毒，祛瘀通络。威灵仙辛温祛风，胜湿止痛。炮穿山甲、蜈蚣逐瘀破结，解痉止痛，共为佐药。诸药合用，共奏滋养肝肾阴血，柔筋缓急止痛，清热解毒逐瘀之功。

143. 通痹灵汤

【组成】水牛角（先煎）30 g, 白芍15 g, 制没药15 g, 白术15 g, 桂枝12 g, 知母12 g, 防风12 g, 炙麻黄12 g, 制乳香12 g, 玉竹12 g, 制川乌（先煎）12 g, 甘草10 g, 生姜5 g, 蜈蚣2条。

【功效】祛风除湿散寒，滋阴清热，活血化瘀止痛。

【主治】强直性脊柱炎属阴虚内热，风寒湿瘀阻痹督脉者。

【用法】每日1剂，水煎分服2次。

【方解】方中桂枝、炙麻黄、制川乌、白

术通阳宣痹，祛除表里内外之寒湿；防风祛风消肿；白芍、知母、玉竹和阴清热，又防燥伤筋脉；水牛角清气血之热而不伤阴；蜈蚣性善走窜，内走脏腑，外达经络，凡气血凝聚之处皆能开之，尤能透骨搜风，剔络除邪；制乳香、制没药相须为用，能宣通脏腑，透达经络，活血化瘀，舒筋活络止痛；生姜、甘草和中调药。全方宣通并用，寒热共调，气血兼顾，阴阳相济，共奏祛风除湿，散寒通阳，滋阴清热，活血通络，化瘀止痛之效，与强直性脊柱炎的病因病机特点相切合。

144. 通痹解毒活血汤

【组成】金银花30 g，白芍20 g，赤芍20 g，土茯苓20 g，牛膝20 g，独活20 g，续断20 g，杜仲12 g，土鳖10 g，红花10 g，水蛭5 g。

【功效】强肝补肾，清热解毒，活血化瘀，祛风除湿。

【主治】强直性脊柱炎属肝肾亏虚，热毒内盛，风湿瘀血阻痹督者。

【用法】每日1剂，水煎分服2次。

【加减】关节肿痛明显者，加猫爪草15 g；颈项痛、活动不利者，加葛根30 g；外感风寒加重者，加羌活12 g。

【方解】方中金银花、土茯苓清热解毒，能杀菌抗炎，调节免疫功能；独活祛风除湿止痛；杜仲和续断合用，补肝强肾壮筋，治酸痛；赤芍凉血清热，祛瘀止痛；白芍能柔筋止痛敛阴；牛膝祛邪扶正，强筋骨，补肝肾；水蛭和土鳖合用，加强祛瘀功效。诸药合用，共奏强肝补肾，清热解毒，活血化瘀，祛风除湿之功效。

145. 通痹壮督汤

【组成】狗脊35 g，桑寄生15 g，续断15 g，熟地黄15 g，白芍15 g，鹿角胶（烊化冲服）12 g，制附子（先煎）12 g，桂枝10 g，干姜10 g，牛膝10 g，杜仲10 g，五加皮10 g，独活10 g，羌活10 g，防风10 g。

【功效】补肾壮督，驱寒祛风湿，疏通经络。

【主治】强直性脊柱炎属肾虚风寒湿邪阻痹督脉者。

【用法】每日1剂，水煎分服2次。

【方解】方中狗脊强腰补肾，桑寄生益肝健骨，续断定经止痛，熟地黄益精填髓，白芍疏通经络，鹿角胶补肾养血，制附子回阳救逆，桂枝驱寒补气，干姜止咳驱寒，牛膝逐瘀通经，杜仲祛湿止痒，五加皮利水消肿，独活祛湿通痹，羌活祛风解表，防风胜湿止痉。诸药合用，共奏疏通经络，补肾壮督，祛风除湿之功效。

146. 通痹益气温阳汤

【组成】黄芪30 g，熟地黄20 g，乌梢蛇15 g，狗脊15 g，续断12 g，当归12 g，青风藤12 g，木瓜12 g，五加皮12 g，炮穿山甲（先煎）10 g，制附子（先煎）10 g，羌活10 g，独活10 g。

【功效】温阳补益肝肾，益气祛风散寒。

【主治】强直性脊柱炎属阳虚肝肾不足，气虚风寒阻痹督脉者。

【用法】每日1剂，水煎分服2次。30日为1个疗程。

【方解】方中炮穿山甲性专行散，功能通络散痹；制附子具补肾助阳，逐风散寒之功；续断补肝肾，强筋骨；熟地黄补肾填精，且防温补之药过于温热；羌活、独活祛风散寒，舒筋通络；久病必虚，虚则补之，用黄芪则益气补虚；当归养血祛风，辛散温通。诸药合用，共奏温阳补益肝肾，益气祛风散寒之功效。纵观全方，标本兼治，扶正祛邪，临证运用随证加减，收效满意。

【药理】现代药理学研究发现，方中制附子、狗脊温补肾阳药物具有免疫调节作用。羌活、独活、青风藤、五加皮、当归、炮穿山甲祛风散寒，活血通络药物可改善微循环，增进脊柱关节及其周围组织的血供，有助于免疫复合物的清除，加速组织的再生能力，促进脊柱炎症吸收，使致痛物质堆积减少，从而解除脊柱关节的疼痛和僵硬。

147. 通痹止痛涤痰汤

【组成】黄芪30 g，桑寄生15 g，牛膝15 g，杜仲15 g，熟地黄15 g，茯苓15 g，炮穿山甲（先煎）15 g，皂角刺12 g，秦艽 12 g，川芎12 g，当归12 g，党参12 g，赤芍 10 g，白芍10 g，独活10 g，防风10 g，细辛 5 g，桂心5 g，甘草3 g。

【功效】补肝肾益气血，祛除风湿，消散寒凝，化瘀涤痰。

【主治】强直性脊柱炎属肝肾、气血亏虚，风湿寒凝，痰瘀阻痹督脉者。

【用法】每日1剂，水煎分服2次。30日为1个疗程。

【加减】腰背髃疼痛明显者，加制乳香 15 g，制没药15 g；患病早期，风湿寒邪阻络者，独活、秦艽用量各加至20 g，防风用量加至15 g；病程后期，痰瘀交阻，腰背关节僵直变形者，酌加法半夏10 g，白附子12 g，土鳖15 g，狗脊20 g，枸杞子30 g。

【方解】方中桑寄生、牛膝、杜仲、熟地黄、黄芪补益肝肾，强壮筋骨；独活、秦艽、防风、细辛、桂心祛除风湿，消散寒凝，温通筋脉；川芎、当归、赤芍、白芍、党参、茯苓、甘草补益气血；炮穿山甲、皂角刺以增加通络搜痰，化瘀止痛之力。诸药相伍，共奏补肝肾益气血，祛除风湿，消散寒凝，化瘀涤痰之功效。全方标本兼顾，扶正祛邪，肯中病机，顾及周全，使肝肾足，气血充，风湿除，寒凝消，痰瘀散，筋骨健，痹痛止，故能有效地治疗强直性脊柱炎。

148. 通督补肾活血汤

【组成】鹿茸（研末冲服）3 g，熟地黄 30 g，黄芪20 g，刘寄奴15 g，杜仲15 g，骨碎补15 g，肉苁蓉12 g，当归12 g，桃仁12 g，淫羊藿12 g，三七（研末冲服）5 g，土鳖 10 g，甘草10 g。

【功效】温肾壮阳，补肾填精，活血化瘀通督。

【主治】强直性脊柱炎属肾阳亏虚，精血不足，瘀血阻痹督脉者。

【用法】每日1剂，水煎分服2次。30日为1个疗程。

【加减】肢冷畏寒者，加制附子（先煎） 10 g；颈痛者，加葛根20 g；肩痛者，加桑枝 15 g，羌活12 g。

【方解】方中鹿茸、淫羊藿、骨碎补温壮肾阳，强健筋骨；熟地黄、肉苁蓉补肾填精；杜仲补益肝肾，黄芪益气扶正固本；当归、三七、桃仁、土鳖、刘寄奴养血活血祛瘀，通督止痛；甘草调和诸药。诸药相伍，共奏温肾壮阳，补肾填精，活血化瘀通督之功效。攻补兼施，标本同治，痹痛得除。

149. 通督健肾汤

【组成】狗脊20 g，菟丝子20 g，杜仲 15 g，巴戟天15 g，补骨脂12 g，牛膝12 g，当归12 g，海马10 g，独活10 g，桂枝10 g，赤芍10 g，全蝎5 g。

【功效】温肾壮阳，通督健肾，活血化瘀。

【主治】强直性脊柱炎属肾阳亏虚，瘀血阻痹督脉者。

【用法】每日1剂，水煎分服2次。

【方解】方中海马、补骨脂温肾壮阳，强筋骨，祛风湿；狗脊温肾养血，强督脉，利俯仰；杜仲补肝肾，健骨强筋；巴戟天、菟丝子加强补肾强督之功；当归、赤芍活血化瘀，通络止痛；牛膝散瘀益肾，引药下行；桂枝温通血脉；独活搜肾中伏风；全蝎散瘀通经。诸药共奏温肾壮阳，通督健肾，活血化瘀之功。

150. 通督祛瘀散寒汤

【组成】狗脊30 g，黄芪30 g，熟地黄 20 g，当归20 g，牛膝20 g，白芍15 g，鹿衔草15 g，续断15 g，桂枝12 g，红花12 g，制乳香10 g，制没药10 g，制草乌（先煎） 10 g，细辛5 g。

【功效】补益肝肾强督，散寒除湿，益气活血化瘀。

【主治】强直性脊柱炎属肝肾亏虚，气虚血瘀，寒湿阻痹督脉者。

【用法】每日1剂，水煎分服2次。

【方解】方中狗脊祛风湿；牛膝逐瘀通经；当归、续断、熟地黄活血补血，补益肝肾；白芍养血柔肝，缓中止痛，敛阴止汗；红花、制乳香、制没药活血通络止痛。诸药相伍，共奏补益肾肝强督，散寒除湿，益气活血化瘀之功。

【药理】现代药理学研究发现，方中当归、红花、制没药、制乳香活血祛瘀药能扩张皮肤周围血管，加快血液循环，抑制炎症反应和代谢产物堆积，促进炎症和水肿消退，加快组织修复。狗脊、牛膝能降低神经末梢兴奋性，提高痛阈，消除皮肤、肌肉痉挛、僵直等症状，故改善症状效果明显。

151. 补肾通络桑脊汤

【组成】桑寄生25 g，狗脊25 g，青风藤20 g，络石藤20 g，杜仲15 g，独活12 g，白芍12 g，防风10 g，赤芍10 g，土鳖10 g。

【功效】补肝肾强筋骨，祛风胜湿止痛。

【主治】强直性脊柱炎属肝肾亏虚，风湿阻痹督脉者。

【用法】每日1剂，水煎分服2次。15日为1个疗程。

【方解】方中桑寄生祛风湿，补肝肾；狗脊暖肾壮阳，益精补髓；二药共为君药。杜仲入肝、肾经，补肝肾，强筋骨；防风入肝、膀胱经，祛风胜湿止痛，甘缓微温不峻烈；独活入肾经，祛风湿，止痛解表，性善下行，尤以缓解腰膝、下肢关节疼痛为宜；青风藤入肝、脾经，辛散苦燥，祛风湿，通经络；络石藤性苦、微寒，祛风通络，凉血消肿；赤芍入肝经，清热凉血，散瘀止痛；以上共为臣药。白芍养血敛阴，缓解肢体挛急疼痛，为佐药。使以土鳖续筋接骨，活血疗伤，引药至病所。诸药相伍，共奏补肝肾强筋骨，祛风胜湿止痛之功。

152. 新加阳和汤

【组成】熟地黄15 g，桑寄生15 g，秦艽12 g，独活12 g，桂枝10 g，苍术10 g，白术10 g，防风10 g，牛膝10 g，鹿角片（先煎）10 g，麻黄5 g，白芥子5 g，炙甘草5 g。

【功效】温肾强骨，散寒祛风，祛湿化痰。

【主治】强直性脊柱炎属肾阳亏虚，风寒痰湿阻痹督脉者。

【用法】每日1剂，水煎分服2次。15日为1个疗程。服药期间忌生、冷、辛、辣等。

【方解】方中鹿角片、熟地黄平补肾中阴阳，以阴中求阳，阳中求阴；麻黄、桂枝、防风、秦艽调和营卫，散寒祛风；苍术、白术、白芥子健脾祛湿化痰；桑寄生内外兼顾；牛膝引药下行入腰骶；炙甘草调和诸药。诸药相伍，共奏温肾强骨，散寒祛风，祛湿化痰之功。切合强直性脊柱病机，临床运用疗效满意。

153. 补肾强督骨威汤

【组成】骨碎补20 g，独活15 g，狗脊15 g，炮穿山甲（先煎）15 g，熟地黄15 g，杜仲15 g，淫羊藿15 g，威灵仙15 g，白芍12 g，续断12 g，牛膝12 g，羌活12 g，桂枝12 g，鹿角胶（烊化冲服）12 g，制附子（先煎）10 g，防风10 g，知母10 g。

【功效】补肾强督壮骨，祛风除湿散寒，活血化瘀通痹。

【主治】强直性脊柱炎属肾虚风寒湿瘀阻痹督脉者。

【用法】每日1剂，水煎分服2次。30日为1个疗程。

【方解】方中狗脊入督脉，强脊骨利关节；鹿角胶入督脉，补肾强骨壮腰膝；共为君药。骨碎补祛骨风，疗骨痿，治瘀补肾；熟地黄、淫羊藿、独活、羌活补益肝肾，祛风除湿；桂枝辛温和营卫，通经散寒；威灵仙活血通络行痹；制附子补肾助阳，逐风寒湿，并治脊强拘挛；杜仲、续断补肝肾，强筋骨；防风祛风胜湿，善治脊痛项强；牛膝引药入肾，治腰膝骨痛；共为臣药。佐以白芍和血脉，缓筋急；知母滋阴补肾，以防桂枝、制附子之燥热；炮穿山甲通经化瘀，引药直达病所；共为使药。诸药相伍，共奏补肾强督壮骨，祛风除湿散寒，活血化瘀通痹之功，使脊壮督强，风寒湿邪俱除，气血充足，痹证得除。

【药理】现代药理学研究发现，方中淫羊藿苷通过抑制细胞因子对成纤维细胞成骨型标志物的影响而达到抑制成纤维细胞进一步向成骨型的分化。

154. 补肾强督薏甲汤

【组成】薏苡仁20 g，炮穿山甲（先煎）

15 g，秦艽15 g，防己15 g，忍冬藤15 g，桑寄生15 g，络石藤15 g，黄柏12 g，苍术12 g，牛膝12 g，桑枝12 g，白蔻仁10 g，藿香10 g，萆薢10 g，泽泻10 g。

【功效】补肾强督，清热利湿，通络止痛。

【主治】强直性脊柱炎属肾虚湿热阻痹督脉者。

【用法】每日1剂，水煎分服2次。30日为1个疗程。

【方解】方中黄柏味苦燥湿，性寒清热，与苍术相配增强清热除湿之力，共为君药。牛膝补肝肾，祛风湿，引药下行；秦艽、防己祛风除湿，清热通络止痹痛；忍冬藤味甘性寒，既能清热又能祛风湿除痹；桑寄生补肾壮腰，强健筋骨；桑枝祛风湿，利关节；络石藤祛风通络，凉血消肿；共为臣药。佐以白蔻仁、藿香芳香化湿；薏苡仁、萆薢、泽泻清热利水渗湿。炮穿山甲通经化瘀，引药直达病所，为使药。诸药相伍，共奏补肾强督，清热利湿，通络止痛之功。

155. 益肾活血除痹汤

【组成】独活15 g，桑寄生15 g，木瓜15 g，杜仲12 g，熟地黄12 g，茯苓12 g，续断12 g，牛膝12 g，秦艽12 g，防风10 g，川芎10 g，当归10 g，白芍10 g，甘草10 g，肉桂5 g，细辛3 g。

【功效】补益肝肾壮骨，祛风胜湿散寒，活血祛瘀通络。

【主治】强直性脊柱炎属肝肾亏虚，风寒湿瘀阻痹督脉者。

【用法】每日1剂，水煎分服2次。30日为1个疗程。

【方解】方中独活辛苦微温，长于祛下焦风寒湿邪，蠲痹止痛，为君药。防风、秦艽祛风胜湿；肉桂温里祛寒，通利血脉；细辛辛温发散，祛寒止痛；均为臣药。佐以桑寄生、杜仲、续断、熟地黄补益肝肾，强壮筋骨；牛膝活血祛瘀通络，又可以引诸药下行；川芎、当归、白芍活血养血，取"治风先治血，血行风自灭"之意；木瓜舒筋活络，除湿和胃，既能温散风湿，又能补阴津，使筋

有所养。茯苓、甘草补气健脾，扶助正气，甘草调和诸药，为使药。诸药相伍，共奏补益肝肾壮骨，祛风胜湿散寒，活血祛瘀通络之功。使风寒湿邪俱除，气血充足，肝肾强健，腰痛得以缓解。

156. 益肾通督龟鹿汤

【组成】熟地黄30 g，枸杞子30 g，炒杜仲20 g，龟甲胶（烊化冲服）15 g，鹿角胶（烊化冲服）15 g，淫羊藿15 g，巴戟天15 g，补骨脂15 g，菟丝子15 g，山茱萸15 g，女贞子15 g，当归15 g，炒白芥子15 g，白芍15 g，桂枝10 g，水蛭10 g，降香10 g，制川乌（先煎）10 g，细辛5 g，蜈蚣2条。

【功效】肾阴阳双补，温阳益阴，活血化瘀涤痰，祛风散寒除湿。

【主治】强直性脊柱炎属肾阴阳两虚，痰瘀风寒湿邪阻痹督脉者。

【用法】每日1剂，水煎分服2次。30日为1个疗程。

【加减】命火虚衰较甚，四肢厥逆，下利清谷，脉微细者，加制附子（先煎）12 g，制川乌（先煎）10 g，肉桂5 g，以温补肾阳；阴虚津亏明显，五心烦热，骨蒸生燥者，加紫河车12 g，制鳖甲（先煎）15 g，墨旱莲15 g，以养阴生津；中气亏甚，身乏易倦，动则气喘者，酌加人参10 g，炙甘草10 g，白术12 g，党参15 g，黄芪20 g，以补中益气；血虚面部苍白不华，口唇淡白，脉细者，加黄芪20 g，阿胶（烊化冲服）12 g，以大补有形之血；痰多黏稠者，加胆南星15 g，天竺黄12 g，以豁痰涤痰；湿浊较重，胸脘痞闷，舌苔厚腻水滑者，加佩兰12 g，砂仁10 g，薏苡仁20 g，以疏中化浊。

【方解】方中鹿角胶温补肾阳，又能生精、养血、填髓，充盈督脉，强筋健骨；龟甲胶为水中至阴之物，补益肾阴之要药，潜纳浮阳，除骨蒸痨热，养血生精，充养任督，强筋健骨，疗痿瘀尪痹；共为君药，益肾充督，温而不燥，补而不腻。熟地黄滋肾水，补真阴，填骨髓，生精血，乃大补阴血津精之上品；山茱萸补肾益肝，固精强阴助阳，温煦腰膝，敛自汗；枸杞子润肺清肝，滋肾

益阴，生精助阳，补虚劳，强筋骨；女贞子滋养肝肾之阴，除骨蒸，强腰膝，明目乌须，大补肾阴，生精血，填骨髓；淫羊藿补命门，益精气，坚筋骨；巴戟天强阳益精，壮骨荣筋，祛风除湿；补骨脂善补命火，暖丹田，壮元阳，缩小便，治腰膝冷痛，肾虚泄泻，温补不燥，固涩不恋邪，温阳补肾；炒杜仲甘温能补，微辛能润，善润肝燥，补肝阴，益肾阳，肝充则筋健，肾充则骨强，为治肾虚腰膝酸痛、筋骨无力的佳品，补而不燥；菟丝子凝正阳之气，补阳脾肾阴，温阳益精，温而不燥，涩精不留邪，为平补之品。熟地黄、山茱萸、枸杞子、女贞子四药大补真阴，养血生精；淫羊藿、巴戟天、补骨脂、炒杜仲、菟丝子温补肾阳，化气育精；共为臣药，助君药鹿角胶、龟甲胶滋补元阴元阳，使阴中求阳，阳中求阴，阴阳相长，精血互化，骨健筋强。桂枝、白芍合用，辛温发散配酸寒收敛，调卫解肌中寓生津敛液之力，和营生津中有发散调卫之功，秘固阴精气液不使外泄，增强阳气温煦护卫以拒邪侵；水蛭为血肉有情之品，不寒不热，不猛不燥，主逐恶血，破积聚，化瘀破癥不伤正；当归为血中气药，治一切血证，死血可化，血虚可养，配熟地黄、白芍大补心血，配水蛭、桂枝行血中瘀滞，祛除旧血；炒白芥子化寒湿凝聚之老痰，豁痰利气，通行透达经络，善搜筋骨注痰、流痰走窜，筋骨漫肿疼痛，助治疗痰浊之邪，打通经络阻滞；细辛香窜猛烈，通行十二经，开利九窍，疗诸痹痛，助阳温肾，通经活络，善治头痛脊强；蜈蚣善于祛风镇痉解毒，通经络，熄肝风，搜风剔邪，活血化瘀力强；共为佐药，助君药、臣药补阳肾，各有兼治之功，祛除风湿痰浊瘀邪，通利筋脉关节，定痛荣筋健骨。制川乌辛而大热，走而不守，其纯阳之性，通行十二经，祛风散寒除湿定痛，使君臣佐药补而不腻；降香辛温，入心、肝经，芳香走窜，温通行滞，散瘀定痛，为群药运动力，且能引药下行，专补肝肾；二者合为使药，宣通经脉，推动药力，引药下行。

本方阴阳双补，肾精肾气并重，益肾力足。"通督"含义：一是鹿角胶、龟甲胶、熟地黄、山茱萸、枸杞子、女贞子、淫羊藿、巴戟天、补骨脂、炒杜仲、菟丝子、当归、白芍等补肾生精养血，充盈督脉，即"通"也，是养而通之、充而通之、盈而通之；二是水蛭活血化瘀，白芥子除筋骨间顽痰，蜈蚣搜剔骨骱固着风湿，制川乌、细辛、降香通行十二经之脉络，逐而通之、达而通之、攻而通之。使肾精肾气不虚，督脉盈满，经络疏通，筋骨得养。本方多血肉有情之品，质实味厚之药，体现了《素问·阴阳应象大论》"形不足者，温之以气，精不足者，补之以味"。汤者荡也，力猛速效，故在疾病治疗过程中多以汤剂为主。

157. 补肾益精通络汤

【组成】狗脊20 g，熟地黄15 g，桑寄生15 g，党参15 g，延胡索15 g，独活12 g，当归12 g，川芎10 g，白芍10 g，茯苓10 g，杜仲10 g，牛膝10 g，秦艽10 g，防风10 g，细辛5 g。

【功效】补肝肾益精血，祛风湿通血络，强腰脊止痹痛。

【主治】强直性脊柱炎属肝肾精血亏虚，风湿阻痹督脉者。

【用法】每日1剂，水煎分服2次。

【加减】活动期，血沉加快，C反应蛋白升高者，加金银花20 g，重楼15 g，以清热解毒；痰瘀痹阻较重，晨僵明显者，酌加生麻黄5 g，白芥子10 g，胆南星12 g，薏苡仁20 g，以祛痰通滞；畏寒甚者，加制附子（先煎）10 g，制川乌（先煎）10 g，制草乌（先煎）10 g，以温散沉寒；瘀血甚，疼痛显，髋关节刺痛，舌紫有瘀斑者，加鸡血藤20 g，土鳖10 g，三七（研末冲服）5 g，以破血逐瘀；脊背部疼痛明显者，加苍耳子12 g，豨莶草15 g，蜈蚣2条，以祛瘀搜风，疏通背络；颈肩活动不利者，加葛根30 g，桑枝15 g，以引药行上，舒筋活络；膝关节肿痛者，加防己12 g，木瓜15 g，露蜂房10 g，以祛风止痛，利水消肿；脾虚便溏明显者，加黄芪20 g，炒白术15 g，以健脾益气；火热甚者，加忍冬藤20 g，石膏30 g，以清热泻火；情志不遂，精神抑郁者，加香附10 g，乌药

10 g，柴胡12 g，以疏肝理气；肝血不足，眼干昏花者，加菊花10 g，桑椹子12 g，枸杞子15 g，以养肝明目；肝肾阴虚，潮热盗汗，五心烦热，失眠者，酌加桑椹子12 g，女贞子12 g，牡丹皮12 g，生地黄15 g，以滋阴清热；肾阳不足，腰酸乏力者，酌加制附子（先煎）12 g，淫羊藿12 g，肉苁蓉10 g，巴戟天10 g，以补肾助阳。

【方解】方中独活善除下焦风寒湿邪；秦艽、防风祛风胜湿；细辛通络；延胡索活血行气，具有明显的镇痛作用；狗脊、桑寄生、杜仲、牛膝补肝肾，强筋骨；当归、熟地黄、川芎、白芍养血活血，滋养肝肾；党参、茯苓健脾资后天，以绝痰源。诸药合用，标本兼顾，共奏补肝肾，益精血，强腰脊，祛风湿，通血络，止痹痛之功。

158. 补肾逐痹汤

【组成】淫羊藿15～30 g，狗脊30 g，骨碎补15 g，青风藤15 g，续断15 g，牛膝12 g，桂枝12 g，赤芍10 g，鹿角片（先煎）10 g，羌活10 g，独活10 g，制附子（先煎）10 g，知母10 g，土鳖10 g，防风10 g，白芍10 g，干姜5 g，炙麻黄5 g，制草乌（先煎）5 g。

【功效】温补肾阳，强肾壮骨，祛寒除湿，活血通络。

【主治】强直性脊柱炎属肾阳亏虚，寒湿瘀血阻痹督脉者。

【用法】每日1剂，水煎分服2次。30日为1个疗程。

【加减】腰痛显著、僵硬者，加桑寄生20 g，杜仲15 g，补骨脂12 g；脊背痛明显者，羌活用量加至15 g，加葛根20 g；寒甚痛重，畏寒肢冷者，制附子用量加至12 g，制草乌用量加至10 g；身体拘挛、脊背发僵者，加白僵蚕10 g，姜黄10～12 g，薏苡仁30 g；低热或药后咽痛口干、大便干结者，去干姜，桂枝用量减至10 g，制附子用量减至5 g，加黄柏12 g，秦艽12 g，地骨皮15 g；舌苔厚腻者，加砂仁10 g，苍术12 g；脘腹胀满、纳呆乏味者，酌加陈皮10 g，神曲10 g，炒麦芽15 g，千年健15 g；骨质受损严重，关节僵化者，加透骨草20 g，寻骨风15 g，自然铜

10 g；病程较长，久而不愈，痰湿重者，加白芥子10 g，苍耳子12 g；髋关节活动受限，两腿屈伸不利者，加伸筋草30 g，威灵仙15 g，泽兰12 g。

【方解】方中淫羊藿温肾壮阳，强筋骨；狗脊坚肾生血，壮督脉，强腰足，得俯仰，共为君药。臣以制附子补肾助阳，逐风寒湿，并治脊强拘挛；鹿角片益肾生精，壮督强腰；续断补肝肾，强筋骨；骨碎补坚肾壮骨，行血补伤；羌活散风祛湿，治督脉为病，脊强而折；独活搜肾经伏风；桂枝温太阳经而通血脉；赤芍散血滞；土鳖搜刮积血，接骨疗伤；防风祛风胜湿，善治脊痛项强；炙麻黄散寒祛风，疏通气血；干姜逐寒温经；制草乌逐寒搜风，善治腰腿冷痛。佐以白芍和血脉，缓筋急；知母润肾滋阴，以防桂枝、制附子之燥热。使以牛膝引药入肾，治腰膝骨痛；青风藤祛瘀化痰，通络止痛。总之治疗抓住补肾助阳，壮督祛寒之关键，只有肾气旺，精血足，髓生骨健，筋脉方能得以荣润。肾阳壮，督阳得以布化，寒湿之邪才易于化除。

159. 温肾蠲痹汤

【组成】黄芪30 g，薏苡仁30 g，白芍30 g，骨碎补15 g，巴戟天15 g，补骨脂15 g，川芎12 g，桂枝12 g，白术10 g，防风10 g，防己10 g，白芥子10 g，牛膝10 g，木瓜10 g，制川乌（先煎）10 g，制草乌（先煎）10 g，乌梢蛇10 g，露蜂房10 g，麻黄5 g，全蝎5 g，甘草3 g，蜈蚣1条。

【功效】温肾祛湿，散寒止痛，祛风行水，化痰通络。

【主治】强直性脊柱炎属肾阳亏虚，寒凝水湿痰浊阻痹督脉者。

【用法】每日1剂，水煎分服2次。

【方解】本方由乌头汤合防己黄芪汤加减而成。乌头汤功效散寒邪，止痹痛，是治疗痛痹的经方；防己黄芪汤有益气固表，祛湿行水之效；二者均见于《金匮要略》。方中麻黄、桂枝散寒解肌，温阳利水，通络止痛；防风质松而润，祛风之力强，为"风药之润剂"，又能胜湿止痛，二药合防风祛周身风湿

水气；白芍缓急止痛，合桂枝调和营卫；制川乌、制草乌散寒止痛，其效力捷；黄芪固表守中，防邪入内，合白术、甘草健脾利水，顾护中焦；防己利水除湿，止痹痛；薏苡仁利水消肿，渗湿健脾除痹；牛膝活血通络，利水下行；木瓜祛风除湿，活络舒经；白芥子祛痰通络；骨碎补、巴戟天、补骨脂合用温肾祛湿，以补先天；川芎活血行气，祛风止痛；乌梢蛇、露蜂房、全蝎、蜈蚣虫类药并用，加强川芎通经活络，祛风除湿之力。诸药合用，共奏温肾祛湿，散寒止痛，祛风行水，化痰通络之功。切合"督脉失温，寒邪凝滞"的基本病因病机特点，故效果显著。

160. 温肾通督祛瘀汤

【组成】薏苡仁30 g，桑寄生25 g，生地黄25 g，熟地黄25 g，川芎20 g，牛膝15 g，木瓜15 g，钻地风15 g，千年健15 g，续断12 g，杜仲12 g，狗脊12 g，肉苁蓉12 g，骨碎补12 g，制附子（先煎）10 g，补骨脂10 g，松节10 g。

【功效】温肾壮阳通督，祛瘀活络止痛。

【主治】强直性脊柱炎属肾阳亏虚，瘀血阻痹督脉者。

【用法】每日1剂，水煎分服2次。

【方解】方中桑寄生、续断、杜仲、生地黄、熟地黄、肉苁蓉、制附子温肾壮阳；狗脊、川芎、补骨脂、骨碎补通督脉，壮筋骨；松节、薏苡仁、钻地风、千年健祛瘀活络止痛。诸药合用，共奏温肾壮阳通督，祛瘀活络止痛之功。

【药理】现代药理学研究发现，方中桑寄生、续断、杜仲、生地黄、熟地黄、肉苁蓉补肾药通过神经内分泌免疫网络介导作用，对保护关节软骨细胞、阻止软骨内胶原纤维原的转型，维持软骨形态和功能的完整性，抑制关节炎的形成和发展有积极作用。

161. 温肾通督柔筋汤

【组成】黄芪30 g，炒白芍30 g，杜仲15 g，续断15 g，狗脊15 g，牛膝15 g，桑寄生15 g，威灵仙15 g，千年健15 g，伸筋草15 g，鹿衔草15 g，当归12 g，熟地黄12 g，

独活10 g，白芥子10 g，川芎10 g，桂枝10 g，制川乌（先煎）10 g，炙甘草5 g，全蝎5 g，蜈蚣2条。

【功效】补肝肾强筋骨，补血养血柔筋，祛风散寒除湿。

【主治】强直性脊柱炎属肝肾精血亏虚，风寒湿邪阻痹督脉者。

【用法】每日1剂，水煎分服2次。同时，用鸡血藤15 g，络石藤15 g，威灵仙15 g，寻骨风12 g，艾叶10 g，川芎10 g，秦艽10 g，海风藤10 g，伸筋草10 g，透骨草10 g，延胡索10 g，当归10 g，紫苏叶5 g，制川乌5 g，制草乌5 g，蜈蚣2条。煎煮取汁再加水至300 mL，应用熏蒸机熏蒸治疗，每次30分钟，每日1次。

【方解】内服方中杜仲、续断、狗脊、牛膝、桑寄生补肝肾之虚；千年健、威灵仙、伸筋草、鹿衔草强健身体，柔韧筋脉；独活、制川乌祛寒湿痹痛；全蝎、蜈蚣祛风搜络，定痉止痛，与独活、制川乌相配，相辅相成；黄芪、桂枝益气而温经通阳；白芥子善去皮里膜外之顽痰寒湿；炙甘草缓急止痛，调和药性；当归、熟地黄、炒白芍、川芎补血养血，既能制桂枝、制川乌等温燥之性，又能养筋柔筋。综观全方，补肝肾，强筋骨，温通经脉，柔筋止痛则诸痛自消。熏蒸方中以透骨草、络石藤、海风藤、寻骨风等祛风湿，通经络；配当归、川芎、鸡血藤等养血祛风之品，借熏蒸的热力与药力相辅，透达病所。内外合治，共收满意疗效。

162. 温肾蠲痹散寒汤

【组成】黄芪30 g，狗脊20 g，鹿角霜（包煎）15 g，杜仲15 g，续断15 g，骨碎补15 g，巴戟天15 g，补骨脂15 g，熟地黄15 g，白芍12 g，薏苡仁12 g，阿胶（烊化冲服）12 g，制川乌（先煎）10 g，制草乌（先煎）10 g，川芎10 g，桂枝10 g，白术10 g，防风10 g，防己10 g，白芥子10 g，麻黄5 g，甘草5 g。

【功效】温补肝肾壮骨，散寒祛风除湿，化痰缓急止痛。

【主治】强直性脊柱炎属肝肾亏虚，风寒

痰湿阻痹督脉者。

【用法】每日 1 剂，水煎分服 2 次。30 日为 1 个疗程。

【加减】顽痹日久，痰瘀阻络者，酌加乌梢蛇 10 g，露蜂房 10 g，全蝎 5 g，蜈蚣 2 条，合用虫药，群起而攻之，增通络活血，祛风除湿之力；久服西药，损伤脾胃者，加党参 15 g，茯苓 12 g，陈皮 10 g，以健脾开胃；过服祛风除湿之药，伤及阴液，舌红唇干，苔燥多饮者，加麦冬 15 g，石斛 12 g，以养阴生津；怕冷明显者，加制附子（先煎）12 g，以温补肾阳；腰膝酸软者，加牛膝 12 g，桑寄生 15 g，以补肝肾，强筋骨；腰背部僵痛者，加炮穿山甲（先煎）10 g，续断 15 g，以破瘀散结壮腰；疼痛剧烈者，加胆南星 10 g，全蝎 5 g，蜈蚣 2 条，以化痰散结，搜风定痛；顽固性关节肿痛者，加泽泻 15 g，泽兰 10 g，水蛭 5 g，以祛湿活血；累及颈部者，加葛根 30 g，以舒经络；合并下肢关节疼痛者，加牛膝 15 g，木瓜 12 g，独活 10 g，以通利关节。

【方解】方中制川乌、制草乌散寒止痛，蠲痹力捷；麻黄、桂枝发表散寒，解肌通阳；防风、防己祛风力强，胜湿止痛，合以祛全身风湿水气；鹿角霜温补肾阳，填精益髓，强壮筋骨，大补督脉；狗脊祛风湿，补肝肾，强腰脊；杜仲、续断、骨碎补、巴戟天，补骨脂五药合用以补肝肾，壮筋骨，强腰脊，祛风湿；白芍、甘草柔肝养肝，缓急止痛；黄芪益气固表，合白术以顾护中焦，健脾利水；白芥子为化痰要药，能去皮里膜外之痰，又有横行甚捷之长；木瓜祛风除湿，消肿舒经；川芎活血行气，祛风止痛；熟地黄、阿胶滋肝养阴，补血舒筋，且防诸药过于温燥；薏苡仁甘淡性凉，利水渗湿，健脾消肿，除痹止痛。诸药合用，共奏温补肝肾壮骨，散寒祛风除湿，化痰缓急止痛之功，契合"肾督阳虚，肝血亏虚"的基本病机。此方谨守病机，灵活变通，临床使用，疗效显著。

163. 温阳通络止痛汤

【组成】制附子（先煎 50～90 分钟）30 g，熟地黄 20 g，桂枝 20 g，白芍 15 g，羌活 15 g，独活 15 g，淫羊藿 15 g，牛膝 15 g，薏苡仁 15 g，鹿角胶（烊化冲服）12 g，杜仲 10 g，防风 10 g，白芥子 10 g，麻黄 5 g，甘草 5 g。

【功效】温阳补肾益精，散寒驱风除湿，宣痹通络止痛。

【主治】强直性脊柱炎属肾阳亏虚，精血不足，风寒湿邪阻痹督脉者。

【用法】每日 1 剂，水煎分服 2 次。30 日为 1 个疗程。

【加减】疼痛剧烈者，加制乳香 10 g，制没药 10 g，延胡索 15 g；僵硬明显者，加白僵蚕 10 g，炮穿山甲（先煎）10 g，全蝎 5 g；舌边尖红者，去淫羊藿，加知母 15 g，威灵仙 12 g，络石藤 12 g。

【方解】方中以制附子、熟地黄、鹿角胶为君药，具有回阳救逆，补肾益精，散寒止痛之功。桂枝、白芍、淫羊藿、牛膝共为臣药，其中桂枝温经通络、助阳化气；白芍柔肝止痛，养血敛阴；淫羊藿温阳除湿，强筋健骨；牛膝补肝益肾，强筋健骨。羌活、独活、薏苡仁、杜仲、防风、白芥子、麻黄共为佐药，其中羌活祛风除湿，通利关节，长于行上焦而理上；独活祛风胜湿，宣痹止痛，长于行下焦而理下。羌活、独活一上一下，直通足太阳膀胱经，共奏驱风胜湿，散寒止痛之功。薏苡仁健脾除痹胜湿；杜仲补肝肾，强筋骨；防风驱风除湿固表；白芥子祛寒利气通络；麻黄温散寒结。甘草调和诸药为使。诸药配伍，共奏温阳补肾益精，散寒驱风除湿，宣痹通络止痛之功。

【药理】现代药理学研究发现，方中制附子中的乌头类生物碱成分能够有效抑制炎性渗出，缓解疼痛症状，附子多糖具有增强机体免疫力的作用；熟地黄中的多糖具有促进造血和增强机体免疫功能的作用；桂枝中的桂皮醛成分具有显著的镇静和镇痛作用；白芍中的白芍总苷具有显著的镇痛、止痉作用，并能有效抑制多种急性、慢性和免疫性炎性反应；淫羊藿具有促进成骨细胞增殖和提高成骨细胞活性的作用；羌活和独活水煎液均具有显著的抗炎、镇痛活性；杜仲能够促进成骨细胞增殖、分化，抑制破骨细胞生长，并能通过促进骨髓间充质细胞增殖和矿物质化来改善骨密度及骨小梁微结构；防风中的多糖能够显著提高卵巢切除后骨质疏松大鼠的骨密度；甘草多糖能够通过刺激T淋巴细胞增殖发挥增强机体免疫力的作用。

164. 附子桂枝温经汤

【组成】制附子（先煎 50～90 分钟）30 g，黄芪20 g，桂枝20 g，白芍15 g，白术15 g，独活15 g，淫羊藿15 g，牛膝15 g，薏苡仁15 g，狗脊15 g，杜仲15 g，羌活12 g，防风10 g，生姜10 g，大枣10 g，甘草10 g。

【功效】补肝肾强腰脊，疏风散寒除湿，益气通络止痛。

【主治】强直性脊柱炎属肝肾亏虚，风寒湿邪阻痹督脉者。

【用法】每日 1 剂，水煎分服 2 次。30 日为 1 个疗程。

【方解】方中制附子温阳散寒止痛；桂枝、白芍温经通络止痛；羌活、独活疏风散寒，除湿止痛；黄芪、白术、防风益气祛邪；狗脊、杜仲、牛膝、淫羊藿强腰脊，补肝肾；薏苡仁健脾除湿；生姜、大枣、甘草合用，益气补中。诸药合用，共奏补肝肾强腰脊，疏风散寒除湿，益气通络止痛之效。

165. 补肾逐痹散寒汤

【组成】淫羊藿 15～30 g，狗脊30 g，骨碎补15 g，青风藤15 g，桂枝12 g，牛膝12 g，鹿角片（先煎）12 g，制附子（先煎）12 g，羌活10 g，独活10 g，知母10 g，续断10 g，土鳖10 g，赤芍10 g，白芍10 g，防风10 g，干姜5 g，炙麻黄5 g，制草乌（先煎）5 g。

【功效】温肾壮阳强骨，散寒祛风胜湿，祛瘀化痰止痛。

【主治】强直性脊柱炎属肾阳亏虚，风湿寒痰瘀血阻痹督脉者。

【用法】每日 1 剂，水煎分服 2 次。30 日为 1 个疗程。

【方解】方中淫羊藿温肾壮阳，强筋骨；狗脊坚肾生血，壮督脉，强腰足；共为君药。臣以制附子补肾助阳；鹿角片益肾生精，壮督强腰；续断补肾，强筋骨；骨碎补坚骨

壮骨，行血补伤；羌活散风祛湿；独活搜肾经伏风；桂枝温太阳经而通血脉；赤芍散血滞；土鳖搜刮积血；防风祛风胜湿；麻黄散寒祛风，疏通气血；干姜逐寒温经；制草乌逐寒祛风。佐以白芍和血脉，缓筋急；知母益肾滋阴，以防桂枝、制附子之燥热。使以牛膝引药入肾；青风藤祛瘀化痰，通络止痛。诸药合用，共奏温肾壮阳强骨，散寒祛风胜湿，祛瘀化痰止痛之效。在治病中要抓住补肾助阳，壮督祛寒之关键，只有肾气旺，精血足，髓生骨健，筋脉方能得以荣润。

166. 五劳七损蠲痹汤

【组成】桑寄生15 g，牛膝15 g，赤石脂15 g，熟地黄12 g，山茱萸12 g，山药12 g，肉苁蓉12 g，续断12 g，杜仲12 g，桔梗10 g，防风10 g，远志10 g，制附子（先煎）10 g，黄柏10 g，桂枝10 g。

【功效】补益肝肾精血，祛风除湿散寒，活血通督蠲痹。

【主治】强直性脊柱炎属肝肾精血亏虚，风寒湿瘀阻痹督脉者。

【用法】每日 1 剂，水煎分服 2 次。30 日为 1 个疗程。

【加减】气血亏虚者，加黄芪30 g，白术20 g，党参15 g，当归12 g；疼痛明显者，加忍冬藤30 g，全蝎10 g。

【方解】方中熟地黄、山药、山茱萸滋肾填精，养肝益脾，使精充骨健；肉苁蓉补肝肾，益精血；桑寄生既能补肝肾，强筋骨，又可祛风湿，调血脉；续断补益肝肾，强筋健骨，壮腰膝；续断配桑寄生相须为用，使补肾壮腰，强健筋骨之力大增，兼可祛邪通脉；杜仲、牛膝相须加强补肝壮腰，强筋健骨之效；防风、桂枝等祛风除湿之品共奏扶正祛邪之功；制附子温经散寒，除湿通痹，止脊强拘挛；赤石脂活血，合桔梗通络止痛，反佐黄柏清热燥湿坚阴，制约温补药物的燥热之性。诸药合用，共奏补益肝肾精血，祛风除湿散寒，活血通督蠲痹之效。

167. 仙龙蠲痹汤

【组成】威灵仙15 g，秦艽12 g，穿山龙

12 g，制川乌（先煎）10 g，乌梢蛇10 g，细辛5 g。

【功效】祛风除湿，温经散寒，通络止痛。

【主治】强直性脊柱炎属风寒湿邪阻痹督脉者。

【用法】每日1剂，水煎分服2次。30日为1个疗程。

【加减】湿邪偏重者，加薏苡仁20 g，茯苓15 g，白术12 g；寒邪偏重者，加黄芪20 g，桂枝12 g，姜黄10 g；上肢疼痛重者，加桂枝12 g；下肢各关节疼痛重者，加牛膝12 g，桑寄生15 g；腰痛甚者，加杜仲12 g，续断15 g，狗脊20 g。

【方解】方中威灵仙性温，味辛咸，祛风除湿，通络止痛；制川乌性热，味辛苦，祛风除湿，温经止痛；秦艽祛风湿，止痹痛；细辛祛风散寒；穿山龙活血舒筋，通络止痛；乌梢蛇祛风通络。诸药合用，共奏祛风除湿，温经散寒，通络止痛之效。

168. 小活络汤

【组成】地龙15 g，制南星10 g，制乳香10 g，制没药10 g，制川乌（先煎）5 g，制草乌（先煎）5 g。

【功效】祛风燥湿化痰，活血化瘀止痛。

【主治】强直性脊柱炎属风湿痰瘀阻痹督脉者。

【用法】每日1剂，水煎分服2次。30日为1个疗程。

【加减】湿邪重者，加薏苡仁30 g，白术15 g，茯苓12 g；寒邪重者，加桂枝12 g，姜黄10 g；风邪重者，加鸡血藤30 g，葛根20 g，木瓜12 g；关节肿大者，加茯苓15 g，炮穿山甲（先煎）10 g；血瘀者，加三七（研末冲服）10 g，延胡索15 g；气血虚者，加黄芪30 g，党参15 g，当归12 g；肝肾亏虚者，加杜仲30 g，狗脊20 g，牛膝15 g。

【方解】方中制川乌、制草乌大辛大热，长于祛风除湿，温通经络，并有较强的止痛作用，共为君药。制南星辛温燥烈，善能祛风燥湿化痰，以除经络中之风痰湿浊，为臣药。佐以制乳香、制没药行气活血，化痰通

络而止痛，并使经络气血流畅，则风寒湿邪不复留滞；地龙性善走窜，为入络之佳品，功能通经活络。诸药合用，共奏祛风燥湿化痰，活血化瘀止痛之效，祛除留滞于经络中之风寒湿邪与痰浊、瘀血，使气血流畅，经络宣通，则诸症可愈。

169. 补肾强督止痛汤

【组成】狗脊20～40 g，续断15～30 g，桑寄生15～30 g，骨碎补15～20 g，杜仲15～20 g，补骨脂12～18 g，姜黄12～15 g，制延胡索10～15 g，桂枝10～15 g，知母10～15 g，赤芍10～12 g，白芍10～12 g，防风10～12 g，鹿角片（先煎）5～10 g，羌活12 g，独活10 g。

【功效】益肾温阳强督，祛风除湿散寒，活血通络止痛。

【主治】强直性脊柱炎属肾虚督寒，风寒湿瘀阻痹督脉者。

【用法】每日1剂，水煎分服2次。30日为1个疗程。

【加减】《本草汇言》：“凡藤蔓之属，皆可通经入络。”藤类药善走经络，有舒筋通络之功，临床配合使用，药力可达四肢病所，增强疗效。热痹关节红肿疼痛、屈伸不利者，酌加薏苡仁20～40 g，忍冬藤20～30 g，桑枝20～30 g，络石藤15～30 g，秦艽10～15 g，牛膝10～15 g，苍术10～12 g，黄柏10～12 g，以运脾燥湿，祛风清热，活血通络，合用清热除湿之力尤胜，其中牛膝通经活瘀，清降泄热，入肾壮腰，以川牛膝为宜。关节肿痛兼有积液者，酌加寒水石20～30 g，茯苓15～30 g，泽兰15～30 g，泽泻15～30 g，白术10～12 g，泽兰配泽泻，泽兰微温活血化瘀，兼利水消肿，泽泻淡寒入肾，长于利湿泄热，两药水血同治，相得益彰，对关节肢体之肿胀疼痛，尤其痹久邪有化热之症效佳。寒痹关节冷痛者，加鸡血藤15～20 g，青风藤10～15 g，海桐皮10～15 g。寒甚重痛不移、四末不温者，加淫羊藿10～15 g，制附子（先煎）10～12 g。畏寒重伴脊背冷痛不舒者，加炙麻黄5～10 g，干姜5～10 g，祛除肌肤腠理间风邪，以复阳气温煦

之能。颈项僵痛不舒、活动受限者，酌加伸筋草 20～30 g，葛根 15～20 g，白僵蚕 10～15 g，以除足太阳膀胱经之风寒湿邪，舒筋缓急。双髋、臀部及坐骨结节反复交替性疼痛，属肝胆经部位病变者，加郁金 12～15 g，香附 12～15 g，两药均入肝、胆经，具有疏肝解郁，活血通络之效。病情重、经久不愈者，加潼蒺藜10 g，白蒺藜10 g，潼蒺藜味甘涩性温，入肝、肾经，具有补肾固精、养肝明目之用，白蒺藜苦辛平，入肝经，清阳疏宣，舒理肝气，又善祛风散结，肝肾同治，既补肝肾精血之虚，又祛肝肾经留滞之邪，补泻兼施，通经络而止痹痛，并能标本兼顾。疾病活动期红细胞沉降率（ESR）和 C 反应蛋白（CRP）高者，加炮穿山甲（先煎）10 g，解筋骨挛急，散瘀通经，引药直达病所。

【方解】方中狗脊为坚肾益血，壮督脉，利俯仰之要药，故为君药。骨碎补配补骨脂，骨碎补坚肾壮骨，行血补伤，止痛消肿，《本草述》谓其"止腰痛行痹"；补骨脂苦辛大温，入脾肾之经，气味香浓，补命门，纳肾气，益肾温阳尤有显效；两药相合，既益肝肾精血，又温化肾阳而达壮肾强督之用，凡见筋肉关节疼痛、酸软、僵硬，无论病位在大小关节、病程早晚，均可选用。续断配桑寄生，续断补肝肾，强腰膝，为"疏利气血筋骨第一药"，"补而不滞，行而不泄"；桑寄生既能补肝肾，强筋骨，又可祛风湿，调血脉；两药相须为用，使补肾壮腰，强健筋骨之力大增，兼可祛邪通脉，无论病之急性期或缓解期均可使用，尤以腰、脊背、髋、膝等大关节更为适合。杜仲配鹿角片，杜仲补益肝肾而通利下肢关节；鹿角片益肾生精，壮督强腰；两药并用，阴阳双补，益肾养肝荣筋，对久痹骨损筋挛肉削、屈伸不利、关节变形者最适合，以上药物均为臣药。风湿痹病初起，常发热、汗出、关节肿痛甚至周身酸楚，治疗必祛邪外出，首当调和营卫，而桂枝、白芍相配是遵仲景先师之旨。桂枝配白芍，桂枝气薄升浮，解肌通阳，助卫实表，祛除外邪；白芍味酸性寒，敛阴液，养营血；两药相合，调阴阳，和气血，一散一收，开阖相济，营卫畅则郁闭之风寒湿邪可解。此外慢性风湿病，伴见多汗或局部汗出，其病机为邪气日久营卫失和所致，故佐桂枝、白芍调营卫，时时保持营卫通畅，使邪有出路，是治疗风湿病的重要环节。羌活配独活，羌活散风除湿为太阳经药，主治督脉为病，脊强而厥；独活辛散通达，胜湿活络，蠲痹止痛；两药相合祛风除湿而止颈项、脊柱疼痛功效尤佳。反佐知母滋肾阴，制约温补药物的燥热之性。制延胡索、姜黄行气活血；赤芍、白芍和血脉，缓筋急；姜黄配防风，一血一气，均入肝脾经，防风兼入膀胱经，姜黄擅治风痹臂痛，活血行气，相互引领，祛风疗痹止痛效佳。诸药合用，共奏益肾温阳强督，祛风除湿散寒，活血通络止痛之效。

170. 阳和蜈蚣汤

【组成】熟地黄15 g，狗脊15 g，桑寄生12 g，青风藤12 g，鹿角片（先煎）12 g，桂枝10 g，独活10 g，露蜂房10 g，桃仁10 g，麻黄5 g，炙甘草5 g，细辛3 g，蜈蚣 3 条。

【功效】温肾养血益精，祛风散寒化湿，活血通络止痛。

【主治】强直性脊柱炎属肾阳亏虚，精血不足，风寒湿瘀阻痹督脉者。

【用法】每日 1 剂，水煎分服 2 次。30 日为 1 个疗程。

【方解】方中麻黄、桂枝、细辛辛温散寒，既加强温经散寒之功能，又开腠理，祛逐表里寒湿，使邪有出路；熟地黄温补营血；鹿角片乃血肉有情之品，能填精补髓、强筋壮骨，助熟地黄以养血；独活、桑寄生、狗脊补肾祛风湿；青风藤祛风湿，通经络；蜈蚣、露蜂房祛风通络止痛；桃仁活血化瘀；炙甘草调和诸药。全方共奏温肾养血益精，祛风散寒化湿，活血通络止痛之功效。

171. 阳和二藤汤

【组成】熟地黄20 g，独活15 g，桑寄生15 g，鹿角片（先煎）12 g，杜仲12 g，青风藤12 g，络石藤12 g，桂枝10 g，露蜂房10 g，麻黄5 g，干姜5 g，白芥子5 g。炙甘草3 g。

【功效】温阳补肾，祛风散寒，通络

止痛。

【主治】强直性脊柱炎属肾阳亏虚，风寒凝滞阻痹督脉者。

【用法】每日1剂，水煎分服2次。

【方解】方中熟地黄、鹿角片补肾填精，强筋健骨；桂枝温通经脉，助阳化气；麻黄辛温，开散寒结；桂枝、麻黄共用外以祛在表寒邪，内通在里之寒凝；干姜温中；白芥子祛寒；独活、桑寄生、杜仲则补肝肾，强筋骨；露蜂房、青风藤、络石藤以祛风通络止痛；炙甘草调和诸药。诸药合用，共奏温阳补肾，祛风散寒，通络止痛之效。

172. 附子桂枝长卿汤

【组成】徐长卿20 g，当归15 g，威灵仙15 g，续断15 g，桑寄生15 g，白芍15 g，延胡索12 g，透骨草12 g，制附子（先煎）10 g，桂枝10 g，川芎10 g，乌梢蛇10 g，土鳖10 g，苏木10 g，木瓜10 g，姜黄10 g，细辛5 g。

【功效】补益肝肾，温经散寒，祛风除湿，祛瘀止痛。

【主治】强直性脊柱炎属肝肾亏虚，风寒湿瘀阻痹督脉者。

【用法】每日1剂，水煎分服2次。30日为1个疗程。

【加减】腰痛者，加杜仲12 g，狗脊15 g；项背痛者，加葛根20 g。

【方解】《本草汇言》："附子回阳气，散阴寒，逐冷痰，通关节之猛药也。"制附子温经散寒，通行十二经，并治脊强拘挛；桂枝温经通血脉。清代邹澍《本经疏证》谓："桂枝能利关节，温经通脉，此其本也。"附子与桂枝相须为用，增强祛风除湿，温阳通痹之效。续断、桑寄生、当归、威灵仙补益肝肾精血，驱除风湿；白芍和血脉，缓筋急；细辛祛风散寒止痛；乌梢蛇、土鳖祛风通络止痛，搜剔血积，接骨疗伤；徐长卿、苏木、姜黄、延胡索祛瘀止痛，活血通经。诸药合用，共奏补益肝肾，温经散寒，祛风除湿，祛瘀止痛之效。

173. 益气补肾通督汤

【组成】黄芪30 g，白芍30 g，桑寄生30 g，熟地黄15 g，枸杞子15 g，狗脊15 g，牛膝15 g，续断12 g，威灵仙12 g，炮穿山甲（先煎）10 g，甘草5 g。

【功效】补益肝肾精血，益气强壮筋骨，祛风除湿通督。

【主治】强直性脊柱炎属气虚肝肾精血不足，风湿阻痹督脉者。

【用法】每日1剂，水煎分服2次。30日为1个疗程。

【加减】风寒明显者，加羌活12 g，桂枝10 g；湿热明显者，加忍冬藤30 g，薏苡仁20 g，虎杖15 g；关节肿久不消者，加胆南星12 g，白芥子10 g；血瘀者，加当归12 g，丹参15 g，鸡血藤20 g；腰背强直、关节强痛甚者，加全蝎5 g，白花蛇10 g。

【方解】方中黄芪益气补元，助卫阳散外邪，杜邪入侵；狗脊补肝肾，强督脉，利俯仰；续断强筋壮骨，补督通经；熟地黄、枸杞子滋阴填精补血；桑寄生补肾强筋，除风通络；威灵仙祛风湿除痹痛；炮穿山甲善于走窜，功专行散，通经散结，有搜剔之能；牛膝补肝肾，强筋骨，通血脉，利关节，引药入肾；白芍养血荣筋，缓急舒挛，配生甘草缓急止痛。诸药合用，共奏补益肝肾精血，益气强壮筋骨，祛风除湿通督之功。药证相符，取效颇佳。

174. 益气温督汤

【组成】黄芪20 g，巴戟天20 g，补骨脂20 g，黑老虎20 g，防风15 g，白术15 g，枸杞子15 g，熟地黄12 g，当归12 g，桂枝10 g，肉豆蔻10 g，白蔻仁10 g，白花蛇10 g，全蝎5 g。

【功效】温补脾肾，益气活血，祛风散寒，通督止痛。

【主治】强直性脊柱炎属脾肾阳虚，气虚血瘀，风寒阻痹督脉者。

【用法】每日1剂，水煎分服2次。30日为1个疗程。

【方解】方中巴戟天、补骨脂、熟地黄温肾壮阳，驱寒止痛，为君药。巴戟天、补骨脂、桂枝温补脾肾，散寒通络；黑老虎辛温，活血化瘀，行气止痛，为臣药。黄芪、防风、白术益气固表，用以扶正气；肉豆蔻、白蔻仁温肾健脾化湿；当归温经养血；全蝎、白花蛇祛寒通经，搜风剔邪；以上合为佐药。枸杞子滋养肝肾，有利于引药入督脉，为使药。诸药相伍，共奏温补脾肾，益气活血，祛风散寒，通督止痛之功效。

175. 益肾活血脊骨汤

【组成】熟地黄20 g，狗脊18 g，骨碎补18 g，鸡血藤15 g，赤芍15 g，山药15 g，山茱萸12 g，杜仲12 g，淫羊藿12 g，当归12 g，鹿角霜（包煎）10 g，独活10 g，知母10 g。

【功效】温润补肾，祛风除湿散寒，活血通络。

【主治】强直性脊柱炎属肾虚风寒湿瘀阻痹督脉者。

【用法】每日1剂，水煎分服2次。30日为1个疗程。

【方解】方中以熟地黄、山药、山茱萸补肝肾益精血，有阴中求阳之义；狗脊坚肾益血，强督脉，利俯仰；骨碎补坚骨壮骨，行血补伤；淫羊藿温壮肾阳，除冷风劳气；杜仲补肝肾能直达下部气血，使筋骨强健；叶天士谓："精血有形，以草木无情之物为之补益，声气必不相应"，加入鹿角霜血肉有情之品以充养，以培补人身精血，兼入奇经，温通督脉；独活搜肾经伏风；当归、赤芍、鸡血藤散血滞，且方中温药更助通阳活血行瘀；知母润肾滋阴以防燥热。诸药相伍，共奏温润补肾，祛风活血蠲痹之功效。

176. 益肾活血蛇蚣汤

【组成】黄芪50 g，桑寄生20 g，炒杜仲20 g，穿山龙20 g，当归20 g，鸡血藤20 g，威灵仙15 g，狗脊15 g，补骨脂15 g，桂枝15 g，熟地黄12 g，淫羊藿12 g，羌活10 g，独活10 g，乌梢蛇10 g，牛膝10 g，蜈蚣3条。

【功效】补养肝肾健骨，祛风散寒除湿，益气活血，化瘀止痛。

【主治】强直性脊柱炎属肝肾亏虚，气虚血瘀，风寒湿邪阻痹督脉者。

【用法】每日1剂，水煎分服2次。药渣热敷患处。30日为1个疗程。

【加减】痛重者，加延胡索15 g，制乳香10 g，制没药10 g；畏寒怕冷者，加肉桂5 g，干姜10 g，鹿角霜（包煎）12 g；湿重者，加薏苡仁20 g，苍术12 g；热重者，加知母15 g，黄柏12 g。

【方解】方中熟地黄、桑寄生、炒杜仲、淫羊藿、狗脊、补骨脂益精养肝，强筋健骨；黄芪、当归、鸡血藤活血补血，行气通络；乌梢蛇、蜈蚣、羌活、独活、威灵仙、桂枝祛风散寒，温经通络；牛膝引血下行。诸药相伍，共奏补养肝肾健骨，祛风散寒除湿，益气活血，化瘀止痛，祛邪外出之功效。

177. 益肾活血通督汤

【组成】黄芪30 g，狗脊20 g，茯苓20 g，杜仲20 g，熟地黄15 g，山茱萸15 g，骨碎补15 g，威灵仙12 g，当归12 g，淫羊藿12 g，鹿角霜（包煎）10 g，独活10 g，乌梢蛇10 g，制川乌（先煎）10 g，制草乌（先煎）10 g，制乳香10 g，制没药10 g，牛膝10 g，全蝎5 g，蜈蚣2条。

【功效】补益肝肾气血，温阳散寒祛风，活血化瘀通督。

【主治】强直性脊柱炎属肝肾气血亏虚，阳虚寒盛，风邪瘀血阻痹督脉者。

【用法】每日1剂，水煎分服2次。30日为1个疗程。

【加减】脊背痛重者，加羌活12 g；肩背痛重发僵者，加姜黄10 g；肢节痛重者，加桑枝20 g；腰骶痛重者，加桑寄生15 g；瘀血明显者，加桃仁12 g，红花10 g，川芎10 g。

【方解】方中熟地黄、山茱萸、杜仲、鹿角霜、骨碎补、淫羊藿、狗脊补益肝肾，强筋壮骨，温阳通督；黄芪、当归、茯苓滋补气血；独活、威灵仙、全蝎、蜈蚣、乌梢蛇、制川乌、制草乌、制乳香、制没药祛风活血通络止痛；牛膝引经直达病所。诸药合用，共奏补益肝肾气血，温阳散寒祛风，活血化瘀通督，强筋壮骨之功效。

178. 益肾蠲痹解毒汤

【组成】忍冬藤30 g，鸡血藤20 g，山茱萸15 g，熟地黄15 g，杜仲15 g，丹参15 g，独活15 g，野菊花15 g，狗脊12 g，补骨脂12 g，续断12 g，桂枝12 g，姜黄12 g，羌活12 g，制附子（先煎）10 g，甘草10 g。

【功效】温阳补肾，活血化瘀，祛寒除湿，清热解毒，蠲痹止痛。

【主治】强直性脊柱炎属肾阳亏虚，瘀血寒湿热毒阻痹督脉者。

【用法】每日1剂，水煎分服2次。30日为1个疗程。服药期间忌食辛辣油腻、鱼腥发物，戒烟酒，调情志，避免剧烈活动。

【方解】方中以制附子、桂枝振奋元阳，温经通络；杜仲、续断、山茱萸、熟地黄、狗脊、补骨脂温肾填精，强壮筋骨；丹参、鸡血藤活血化瘀，舒筋通络；独活、羌活、姜黄祛寒除湿，活血止痛；忍冬藤、野菊花清热解毒，抗炎消肿；甘草调和诸药。全方合用，标本兼治，扶正祛邪，共奏补肾填精，温振元阳，驱寒除湿，化瘀通络，解毒消肿，蠲痹止痛之功。

179. 益肾蠲痹延胡汤

【组成】延胡索20 g，牛膝15 g，海风藤15 g，当归15 g，桂枝12 g，熟地黄12 g，骨碎补12 g，狗脊12 g，续断12 g，桑枝12 g，羌活10 g，独活10 g，木瓜10 g，秦艽10 g，川芎10 g，泽兰10 g，黄柏10 g，全蝎5 g，木香5 g，甘草5 g。

【功效】补肝肾强筋骨，散寒祛风除湿，活血化瘀止痛。

【主治】强直性脊柱炎属肝肾亏虚，风寒湿瘀阻痹督脉者。

【用法】每日1剂，水煎分服2次。30日为1个疗程。

【加减】风湿流注关节甚者，加乌梢蛇10 g、地龙10 g；气滞血瘀甚者，加丹参20 g、制乳香12 g；阴虚甚者，加玄参12 g，枸杞子15 g；气血虚甚者，加炒党参15 g，苍术12 g；阳虚甚者，加补骨脂15 g，鹿角霜（包煎）10 g。

【方解】方中羌活主治一切风并气，筋骨挛缩，搜风活络，祛湿止痛；独活祛风除湿，通痹止痛，是治疗风寒湿痹的要药，《本草经疏》谓其"性味苦甘辛温，能辟风寒，邪散

则肌表安和，气血流通，故其痛自止也"。木瓜长于舒筋活络；桂枝性温，长于温经散寒，行气止痛；秦艽主寒热邪气，寒湿风痹；骨碎补、狗脊、续断主入肾经，重在补肝肾，强筋骨，利俯仰；海风藤祛风湿，通经络，止痹痛；桑枝长于祛风湿，利关节，《本草备要》中谓其可"利关节，养津液，行水去风"；当归养血活血；川芎主入血分，长于活血化瘀，行气止痛，其长于走窜，又可入络搜风；熟地黄滋肾填精，益肾固本；延胡索主入气分，行气止痛；全蝎为虫类药，专入肝祛风，通络止痛；牛膝活血化瘀，补肝肾，强筋骨；泽兰活血调经，祛消痛，利水消肿；黄柏清热燥湿；木香行气止痛；甘草调和诸药。诸药配伍，行中寓补，补中有行，谨守病机，标本兼治，共奏补肝肾强筋骨，散寒祛风除湿，活血化瘀止痛之功。

180. 益肾培督土苓汤

【组成】土茯苓30 g，熟地黄20 g，狗脊18 g，骨碎补18 g，鸡血藤15 g，山药15 g，赤芍15 g，山茱萸12 g，淫羊藿12 g，杜仲12 g，制附子（先煎）10 g，山慈菇10 g，鹿角片（先煎）10 g，独活10 g，知母10 g。

【功效】温补肝肾精血，活血行瘀利节，解毒化痰散结。

【主治】强直性脊柱炎属肝肾精血亏虚，瘀血痰浊毒邪阻痹督脉者。

【用法】每日1剂，水煎分服2次。30日为1个疗程。

【方解】方中熟地黄、山药、山茱萸补肝肾益精血，有阴中求阳之义；狗脊坚肾益血，强督脉，利俯仰；骨碎补坚骨壮骨，行血补伤；淫羊藿温壮肾阳，除冷风劳气；杜仲补肝肾能直达下部气血，使筋骨强健；叶天士谓："精血有形，以草木无情之物为之补益，声气必不相应"，加鹿角片以血肉有情之品充养，以栽培人身精血，兼入奇经，温通督脉；少佐刚燥之药制附子，辛热燥烈，走而不守，借纯阳刚烈之性，通精髓，蒸精气，制附子虽辛热燥烈，然与熟地黄滋阴剂合用，补阳中得以阴配，则温而不燥；土茯苓、山慈菇解毒利关节，化痰散结；独活搜肾经伏风；

赤芍、鸡血藤散血滞，更助通阳活血行瘀；知母润肾滋阴以防燥热。诸药配伍，温补肝肾精血，活血行瘀利节，解毒化痰散结，收温不助火以助气化，滋而不腻以填肾精之功。

181. 益肾强脊散寒汤

【组成】熟地黄18 g，淫羊藿15 g，骨碎补15 g，牛膝15 g，杜仲15 g，续断15 g，威灵仙15 g，独活12 g，土茯苓12 g，桂枝10 g，制附子（先煎）10 g，地龙10 g，土鳖10 g，麻黄5 g，甘草5 g。

【功效】补肾壮阳，填精强脊，温经散寒，通络止痛。

【主治】强直性脊柱炎属肾阳精血亏虚，寒邪内盛阻痹督脉者。

【用法】每日1剂，水煎分服2次。30日为1个疗程。

【方解】方中熟地黄补肾填精，补血滋阴；淫羊藿温经壮阳，祛邪散寒；骨碎补补肾强筋，续伤止痛；三者合用，主司补肾壮阳，填精滋阴，无邪散寒之职。牛膝滋补肾阳；续断调血脉，补肾气；杜仲补肝益肾；三者共用，更增补肾壮阳，温经通脉之效。威灵仙、独活、桂枝、制附子、地龙、土鳖、土茯苓、麻黄温经散寒，通络止痛。诸药合用，共奏补肾壮阳，填精强脊，温经散寒，通络止痛之功。

182. 益肾强脊通痹汤

【组成】黄芪30 g，狗脊30 g，淫羊藿15 g，杜仲15 g，桑寄生15 g，丹参15 g，海风藤15 g，牛膝12 g，熟地黄12 g，当归12 g，白芍12 g，桂枝10 g，川芎10 g，地龙10 g，乌梢蛇10 g，制乳香10 g，制没药10 g，甘草5 g。

【功效】补肾助阳强脊，益气补血活血，祛风除湿散寒。

【主治】强直性脊柱炎属肾阳亏虚，气血不足，风寒湿瘀阻痹督脉者。

【用法】每日1剂，水煎分服2次。30日为1个疗程。

【方解】方中淫羊藿辛、甘、温，入肝、肾经，补命门，益精气，坚筋骨，为补肾助

阳之上品；杜仲甘、微辛温，入肝、肾经，补肝肾，强督脉，壮筋骨，乃治肝肾不足，腰膝酸痛之要药；二药合用益肾充督，补而不燥，助阳强脊，共为君药。桑寄生、狗脊、牛膝三药除能助君药强筋骨外，又能除血中风寒湿痹；配伍熟地黄、当归、白芍、川芎、丹参、黄芪以行气补血活血；为臣药。佐以海风藤、地龙、乌梢蛇、制乳香、制没药内能宣通脏腑气血，外能透达经络，以达通络疗痹，活血止痛；桂枝辛、散、温、通，入肝、肾经，能振奋气血透达营卫，散寒止痛，活血通络；配伍白芍能调和营卫，温阳和里，缓急止痛。甘草调和诸药，为使药。诸药相伍，共奏补肾助阳强脊，益气补血活血，祛风除湿散寒之功。综观全方，扶正与祛邪并用，标本兼治，风寒湿痹得除，气血充盈，肝肾得补，痹症自除。

183. 滋肾强督荣筋汤

【组成】骨碎补30 g，熟地黄30 g，鸡血藤30 g，伸筋草30 g，补骨脂20 g，生地黄20 g，威灵仙20 g，青风藤20 g，七叶莲20 g，两面针20 g，续断18 g，山茱萸12 g，枸杞子12 g，赤芍12 g，白芍12 g，羌活12 g，独活12 g，炮穿山甲（先煎）10 g，乌梢蛇10 g，土鳖10 g，制附子（先煎）10 g，炒黄柏10 g，红花10 g，白蒺藜10 g，寻骨风10 g，蜈蚣3条。

【功效】滋补肝肾强督，祛风散寒除湿，化瘀荣筋通络。

【主治】强直性脊柱炎属肝肾亏虚，风寒湿邪内盛，瘀血阻痹骨节督脉者。

【用法】每日1剂，水煎分服2次。同时，用透骨草30 g，伸筋草30 g，喜见草30 g，木瓜30 g，祖师麻20 g，雷公藤20 g，威灵仙20 g，花椒15 g，独活15 g，麻黄15 g，洋金花10 g，红花10 g，制川乌10 g，制草乌10 g，马钱子10 g，羌活10 g，制乳香10 g，制没药10 g，五加皮10 g。将诸药研末，醋调装袋，蒸热后熏蒸患处，每次15～40分钟，每日2次。

【加减】疼痛明显者，加延胡索15 g，三七（研末冲服）5 g，以活血止痛；病久入络，

已成驼背，舌质暗脉涩者，加丹参20 g，姜黄12 g，地龙10 g，以活血通络，祛风止痛；发热者，加金银花15 g，连翘15 g，黄芩12 g，黄连10 g，石膏30 g，以清热解毒；失眠多梦者，加酸枣仁12 g，首乌藤15 g，以养血安神；气血虚弱者，加黄芪30 g，鸡血藤20 g，党参15 g，当归12 g，五味子10 g，以补气益血；关节变形者，加皂角刺12 g，白芥子10 g，以破瘀化痰散结。

【方解】方中以骨碎补、补骨脂、熟地黄、续断滋补肝肾，填精壮骨；乌梢蛇、蜈蚣、土鳖、赤芍、红花等化瘀通络，使邪有退路；炮穿山甲、伸筋草伸筋除痹；威灵仙祛风散寒除湿；黄柏、制附子一寒一热，一清一温，奇正相合，使本方补而不热，清而不凉，是一剂攻补兼施的良方。诸药相伍，共奏滋补肝肾强督，祛风散寒除湿，化瘀荣筋通络之功。

外用药醋调蒸热后熏蒸患处，直接作用于人体肌表，通过汗毛孔直达病灶，祛风寒、通经络、活血化瘀、软坚散结、消肿止痛，对于改善人体血液循环，消除晨僵，止痛有非常理想的效果。中药加醋后渗透力增大，可以引药直达病所而收效。

184. 益肾通督芪芎汤

【组成】黄芪 15～18 g，川芎 15～18 g，独活 15～18 g，桑寄生 15～18 g，当归 12～15 g，狗脊 12～15 g，续断 12～15 g，补骨脂 12～15 g，地龙 12～15 g，白芍 10～12 g，全蝎 10～12 g，葛根 10～12 g，甘草 5～10 g。

【功效】培补肝肾，补气养血，通阳行痹，活血止痛。

【主治】强直性脊柱炎属肝肾、气血亏虚，瘀血阻痹督脉者。

【用法】每日1剂，水煎分服2次。30日为1个疗程。

【加减】湿热盛者，加苍术15 g，黄柏12 g；痛甚者，加雷公藤（先煎50～90分钟）10 g；瘀血重者，加制乳香10 g，制没药10 g，乌梢蛇10 g。

【方解】方中狗脊、续断、补骨脂、桑寄生滋补肝肾；当归、白芍、黄芪大补气血；川芎、全蝎、地龙活血定痛；葛根既为督脉引经药，又配甘草解肌止痛。诸药共用，共奏培补肝肾，补气养血，通阳行痹，活血止痛之功。

【药理】现代药理学研究发现，方中桑寄生、白芍可抗炎止痛；黄芪、甘草、白芍具有免疫调节作用；川芎、当归可改善微循环。

185. 益肾温经祛湿汤

【组成】熟地黄15 g，黄芪15 g，太子参15 g，狗脊15 g，杜仲15 g，续断15 g，乌梢蛇15 g，当归12 g，茯苓12 g，制草乌（先煎）10 g，制川乌（先煎）10 g，川芎10 g，赤芍10 g，细辛5 g，甘草5 g。

【功效】益肾壮督，祛风散寒，利湿通络。

【主治】强直性脊柱炎属肾虚风寒湿浊阻痹督脉者。

【用法】每日1剂，水煎分服2次。30日为1个疗程。

【方解】方中制草乌、制川乌温经散寒；熟地黄、细辛、杜仲、续断补肾温阳；当归、赤芍、川芎活血通络；黄芪、太子参、茯苓健脾化湿，补土以制水；乌梢蛇取其搜风通络，改善脊柱关节活动不利等。诸药相伍，共奏益肾壮督，祛风散寒，利湿通络之功。

186. 益肾消痹汤

【组成】鹿衔草30 g，熟地黄15 g，全当归12 g，乌梢蛇10 g，露蜂房10 g，地龙10 g，土鳖10 g，僵蚕10 g，制南星10 g，制川乌（先煎）5 g，制草乌（先煎）5 g，甘草5 g，全蝎3 g，蜈蚣2条。

【功效】滋补肝肾，祛风除湿，化瘀祛痰，通络止痛。

【主治】强直性脊柱炎属肝肾亏虚，风湿痰瘀阻痹督脉者。

【用法】每日1剂，水煎分服2次。30日为1个疗程。

【加减】气滞者，加厚朴12 g，香附10 g；偏寒者，加制附子（先煎）10 g，肉桂5 g；湿热盛者，加苍术15 g，泽泻12 g，黄柏10 g。

【方解】方中鹿衔草甘苦微温，入肝、肾二经，能补肾壮精，强筋壮骨，祛风除湿为君药。熟地黄滋阴补血，益精填髓；当归养血活血；二者合用滋补肝肾共为臣药。土鳖、全蝎、蜈蚣、乌梢蛇、地龙、露蜂房、僵蚕祛风活血，通络止痛；制川乌、制草乌祛风湿，散寒止痛；制南星祛风燥湿化痰；共为佐药。甘草益脾缓急，调和诸药而为使药。诸药相伍，共奏滋补肝肾，祛风除湿，化瘀祛痰，通络止痛之功效。

187. 益肾壮督蠲痹止痛汤

【组成】熟地黄30 g，鸡血藤30 g，山茱萸30 g，白芍30 g，生白术30 g，茯苓30 g，枸杞子30 g，当归15 g，丹参15 g，杜仲15 g，狗脊15 g，牛膝15 g，炙黄芪15 g，独活15 g，秦艽15 g，桂枝12 g，羌活12 g，红花12 g，川芎12 g，鹿角胶（烊化冲服）12 g，炙甘草12 g，红参（另煎兑服）5 g，沉香（后下）3 g。

【功效】温肾助阳壮督，祛风除湿活血，通络蠲痹止痛。

【主治】强直性脊柱炎属肾阳亏虚，风湿瘀血阻痹督脉者。

【用法】每日1剂，水煎分服2次。30日为1个疗程。

【方解】方中鹿角胶、熟地黄为君，以温肾助阳壮督。鹿角胶《药鉴》谓其："气温，味苦咸，气薄味厚，生精血，秘精髓，止血崩，除腰脊之疼，补虚羸劳绝之剂，血家之圣药也"；《景岳全书》谓其："味甘咸，气温，大补虚羸，益血气，填精髓，壮筋骨，长肌肉"；《本经逢原》述"鹿角熬胶则益阳补肾，强精活血，总不出通督脉补命门之用"；皆说明鹿角胶具有温肾壮督之效。熟地黄《本草纲目》谓其："主折跌绝筋，伤中，逐血痹，填骨髓，长肌肉"；《本经逢原》谓其："熟地黄假火力蒸晒，转苦为甘，为阴中之阳，故能补肾中元气"；可知熟地黄能滋补肾精，肾精足则根本固。杜仲、狗脊、山茱萸、牛膝、枸杞子为臣药，以助君药补益肝肾，强筋壮骨。杜仲《神农本草经》谓其："味辛平，主治腰脊痛，补中，益精气，坚筋骨。"《药性论》谓其："味苦，能治肾冷臀腰

痛也。腰病人虚而身强直，风也，腰不利加而用之"；狗脊《神农本草经》谓其："味苦平，主治腰背强，关机缓急，周痹寒湿膝痛，颇利老人"；两药强筋骨，益精气，对腰脊疼痛有良好效果。炙黄芪、红参、桂枝、羌活、独活、秦艽、生白术、茯苓、白芍、红花、川芎、当归、鸡血藤、丹参、沉香为佐药，以益气助阳，祛风除湿，活血通络。羌活《日华子本草》谓其："治一风并气，筋骨拳挛，四肢羸劣，头旋，明目，赤目痛，及伏梁水气，五劳七伤，虚损冷气，骨节酸疼，通利五藏"；独活《药性解》谓其："味苦甘辛，性微温，无毒，入肺、肾二经，主新旧诸风湿痹，颈项难伸，腰背酸疼，四肢挛痿"；二者皆具有祛风除湿，蠲痹通络之功效。白术《日华子本草》谓其："治一切风疾……补腰膝，消痰，治水气……及筋骨弱软"，既除湿消痰以祛邪，又健脾益气以扶正。白芍《神农本草经》谓其："除血痹，破坚积……止痛"，《名医别录》谓其："主通顺血脉，缓中，散恶血，逐贼血，去水气……腹痛，腰痛"，可见其具有逐瘀除痹之功，同时与甘草配伍可缓解止痛。沉香《日华子本草》谓其："调中，补五藏，益精，壮阳，暖腰膝，去邪气……冷风麻痹，骨节不任"，说明其有温肾散寒之效。炙甘草为使药，以益气补中，调和诸药，缓急止痛。《神农本草经》谓其"坚筋骨，长肌肉，倍力"；《名医别录》谓其"通经脉，利血气，解百药毒"；《药性论》谓其"调和使诸药有功，故号国老之名矣"。诸药相伍，共奏温肾助阳壮督，祛风除湿活血，通络蠲痹止痛之功效。

188. 益肾壮督乌蛇汤

【组成】杜仲15 g，骨碎补15 g，狗脊15 g，续断15 g，熟地黄15 g，知母15 g，独活12 g，白芍12 g，乌梢蛇10 g，制川乌（先煎）10 g，桂枝10 g，炙麻黄10 g，防风10 g，炙甘草5 g。

【功效】补肾壮督，祛风散寒，宣痹止痛。

【主治】强直性脊柱炎属肾虚风寒内盛阻痹督脉者。

【用法】每日 1 剂，水煎分服 2 次。30 日为 1 个疗程。

【方解】方中杜仲、骨碎补、狗脊、熟地黄、续断补肾强腰益髓，壮筋骨；乌梢蛇搜风通络，强壮机体；桂枝、防风、炙麻黄、制川乌祛风宣痹，散寒止痛；知母、白芍、炙甘草和阴缓痛；独活入肾督，祛肾督间邪气，补肝肾强筋骨，引诸药入肾督，直达病所。诸药相伍，共奏补肾壮督，祛风散寒，宣痹止痛之功效。

189. 补肾壮督强骨汤

【组成】鸡血藤 20～30 g，桑寄生 15～30 g，续断 15～30 g，骨碎补 15～30 g，狗脊 15～30 g，杜仲 15～20 g，补骨脂 10～20 g，羌活 10～15 g，独活 10～15 g，桂枝 10～15 g，赤芍 10～15 g，白芍 10～15 g，川芎 10～15 g，制附子（先煎）10～15 g，制延胡索 10～15 g。

【功效】补益肝肾壮督，祛风除湿散寒，荣筋强骨通络。

【主治】强直性脊柱炎属肝肾亏虚，风寒湿邪内盛阻痹督脉者。

【用法】每日 1 剂，水煎分服 2 次。30 日为 1 个疗程。

【加减】化热征象者，去制附子，加知母 10 g，以养阴清热；上肢、肩背疼痛者，加姜黄 10 g，以活血行气，通经止痛；关节红肿疼痛、屈伸不利者，酌加薏苡仁 20～40 g，忍冬藤 20～30 g，桑枝 20～30 g，秦艽 10～15 g，牛膝 10～15 g，苍术 10～12 g，黄柏 10～12 g，以运脾燥湿，祛风清热，舒筋壮骨；四肢关节冷痛者，加鸡血藤 15～30 g，取其藤蔓达肢节之意，使药力达四肢病所；寒甚重痛不移、四末不温者，加巴戟天 10～12 g，淫羊藿 10～15 g，以温阳补肾祛寒；畏寒重伴脊背冷痛不舒者，加细辛 5 g，以温阳散寒止痛；颈项僵痛不舒、活动受限者，加葛根 10～30 g，伸筋草 20～30 g，白僵蚕 10～15 g，以除足太阳膀胱经之风寒湿邪，舒筋缓急；对于双髋、臀部及坐骨结节反复交替性疼痛者，加郁金 10～15 g，香附 10～12 g，以疏肝解郁，活血通络；肋软骨疼痛

者，加延胡索 10～15 g，川楝子 10～12 g，以理气活血止痛。

【方解】方中桑寄生既能补肝肾，强筋骨，又可祛风湿，调血脉；续断补益肝肾，强筋健骨，壮腰膝，为"疏利气血筋骨第一药"，续断配桑寄生"补而不滞，行而不泄"，两药相须为用，使补肾壮腰，强健筋骨之力大增，兼可祛邪通脉，无论病之急性期或缓解期均可使用，尤以腰、脊背、髋、膝等大关节更为适合；狗脊甘温以补肝肾，强腰膝，坚筋骨，能行能补，为坚肾益血，壮督脉，利俯仰之要药；羌活配独活，羌活散风除湿为太阳经药，主治督脉为病，脊强而厥，独活辛散通达，胜湿活络，蠲痹止痛，两药相合，祛风除湿而止颈项、脊柱疼痛功效尤佳；骨碎补配补骨脂，骨碎补补肾祛瘀强骨，行血补伤，补骨脂苦辛大温，入脾肾之经，补肾阳，暖丹田，两药相合，既补益肝肾精血，又温化肾阳而达强督壮骨之用；杜仲补肾壮腰，强筋健骨；赤芍、白芍祛瘀补血，桂枝配芍药以和营卫，通经络，助阳气；制附子温经散寒，除湿通痹，止脊强拘挛。诸药相伍，共奏补益肝肾壮督，祛风除湿散寒，荣筋强骨通络之功效。

190. 温养督脉汤

【组成】黄芪 30 g，熟地黄 20 g，鹿角胶（烊化冲服）15 g，盐杜仲 15 g，牛膝 15 g，桂枝 15 g，白芍 15 g，威灵仙 15 g，独活 15 g，制附子 5 g，蜜麻黄 5 g，制川乌（先煎）3 g。

【功效】温补肝肾精血，散寒搜风除湿，缓急通络止痛。

【主治】强直性脊柱炎属阳虚肝肾精血亏损，风寒湿邪阻痹督脉者。

【用法】每日 1 剂，水煎分服 2 次。30 日为 1 个疗程。

【加减】风邪偏甚，周身骨节疼痛，游走不定者，酌加寻骨风 15～20 g，丹参 15 g，羌活 12 g，防风 10 g；寒邪偏甚，疼痛明显，遇寒加重者，制附子（先煎）用量加至 12 g，加薏苡仁 30 g，干姜 3～5 g，细辛 3 g；疼痛发作剧烈者，加延胡索 15 g，姜黄 10 g；疼痛偏于颈椎者，加葛根 30 g；疼痛偏于腰椎者，

加续断15 g。

【方解】方中熟地黄入肾经，补血滋润，益精填髓，为"培助下元之首药"；鹿角胶有形精血之属，温补肝肾，益精养血，叶天士谓其："鹿性阳，入督脉"，乃补肾强督之要品；二药共为君药。桂枝温经散寒，横通肢节，解肌散风寒；白芍养血敛阴，缓急止痛，和营柔肝，桂枝、白芍相伍更能而调营卫；黄芪补中益气，而又善达表益卫，伍以桂枝、白芍则营卫气血大和，配制附子则脾肾同治，补火生土，温阳利水，而益气固表之功更健；制附子入脾、肾助元阳，能温一身之阳，又可引虚火以归元，配以熟地黄则使补而不腻，行而不散，补阳之中寓以养阴，益阴中寓以阳助，为阴阳两补之妙剂，伍以白芍，则一阳一阴，回阳而益阴，温阳而养血，祛寒而止痛，温而不燥，养而能通，共奏温阳散寒，养血和营，益阴和阳，缓急止痛之功；四药同为臣药。牛膝、盐杜仲补肾壮腰，强健筋骨；制川乌辛散温通，搜风除湿，逐督脉侵踞之寒，破积散结，与制附子配伍则散寒祛湿功倍，除痹止痛效灵，然其性燥散，恐其耗散营精，少量宜之；诸药合用共为佐药。麻黄气味俱薄，专入肺家卫分，其辛散之性，可除量重熟地黄之滋腻，使补而不滞，又可散太阳之寒，量轻盖因海隅之地湿热为重不宜辛燥之品太过；独活气香质细，阴中之阳，沉而能升，缓而善搜，入足少阴血分，搜少阴之伏风；二药合用升降相协，引药达周身百骸，共为使药。诸药相伍，共奏温补肝肾精血，散寒搜风除湿，缓急通络止痛之功效。处方君、臣、佐、使，主次有序，暗合四象，变化周详，运转中正。

191. 追风蠲痹汤

【组成】黄芪30 g，桂枝18 g，苍术15 g，鸡血藤15 g，红景天15 g，青风藤12 g，海风藤12 g，骨碎补12 g，狗脊12 g，寻骨风10 g，透骨草10 g，土鳖5 g。

【功效】培补肝肾，补益气血，祛风除湿。

【主治】强直性脊柱炎属肝肾气血亏虚，风湿内盛阻痹督脉者。

【用法】每日1剂，水煎分服2次。

【方解】方中黄芪补气畅通气血，《本草汇言》谓其："培补脾肺之气，充分卫气，抵抗外邪；又是驱除风邪托毒外出，生长肌肉的要药"。桂枝温阳利水，通利全身关节；苍术、寻骨风、透骨草除湿祛风；青风藤、海风藤、鸡血藤具活血通络止痛之功；土鳖搜络之滞；红景天、骨碎补、狗脊补肾强骨，增强机体活力，以御外邪；《本草经集注》认为红景天"其可以补脾益气，又可以活血化瘀，治疗寒热风痹之证"；《本草正义》述狗脊"能够温补濡养肝肾，疏通调达全身经脉，同时可以使腰膝强壮，利关节等"。诸药相伍，共奏培补肝肾，补益气血，祛风除湿之功效。

【药理】现代药理学研究发现，方中黄芪中含有的苷类、多糖等物质能够加速身体机能的恢复，促进身体新陈代谢、肌肉组织的修复；桂枝能通脉强心；寻骨风中含有的生物碱及透骨草的提取物对关节炎有较好的消肿止痛及改善关节活动状态的作用；鸡血藤的提取物有显著的抗炎、抗血小板堆积的功效；青风藤、海风藤有抗炎镇痛作用；骨碎补的提取物能改善软骨的细胞，延迟软骨的退行性病理改变；红景天含有红景天苷及多种维生素和微量元素，能增强机体功能，改善心肌缺血缺氧，调节肌肉代谢。

192. 补肾强脊活血汤

【组成】淫羊藿15 g，狗脊15 g，骨碎补15 g，川芎15 g，杜仲12 g，枸杞子12 g，菟丝子12 g，当归12 g，丹参12 g，赤芍12 g，牛膝10 g，莪术10 g。

【功效】补益肝肾，强脊壮腰，活血利湿。

【主治】强直性脊柱炎属肝肾亏虚，瘀血湿浊内盛阻痹督脉者。

【用法】每日1剂，水煎分服2次。30日为1个疗程。

【加减】发热者，加知母12 g，石膏25 g；口渴者，加天花粉15 g；大便干者，加火麻仁15 g，玄参12 g，大黄5 g；疼痛者，加制乳香10 g，制没药10 g；胸肋痛者，加姜黄

10 g，柴胡12 g；颈痛者，加葛根30 g；肩痛者，加威灵仙15 g，姜黄12 g；肢冷畏寒者，加制附子（先煎）12 g；关节肿甚者，加茯苓15 g，泽泻30 g；湿邪重者，加防己15 g，生薏苡仁30 g，僵蚕10 g；痰瘀互结者，加白附子10 g，胆南星12 g。

【方解】方中杜仲甘温，归肝肾经，补益肝肾，强壮筋骨，《神农本草经》谓其"主腰脊痛，补中益气，坚筋骨，强志，除阴下痒湿，小便余沥"，说明其不仅具有补益肝肾，强壮筋骨的作用，还具有利湿的作用。狗脊性苦、甘、温，归肝、肾经，补益肝肾，强壮腰膝，祛风湿，《神农本草经》谓其"主腰背痛，关节缓急，肘痹，寒湿膝痛"，两药协同，补益肝肾，强腰膝，壮筋骨。余诸药合用，共奏补益肝肾，强脊壮腰，活血利湿之效。

193. 益肾消痹血藤汤

【组成】鸡血藤20 g，威灵仙20 g，熟地黄15 g，鹿衔草15 g，酒肉苁蓉12 g，当归12 g，牛膝12 g，炒白术12 g，乌梢蛇10 g，露蜂房10 g，地龙10 g，桂枝10 g，土鳖10 g，全蝎5 g，炙甘草5 g，蜈蚣2条。

【功效】补虚益肾，祛风除湿，活血止痛。

【主治】强直性脊柱炎属肾虚瘀血风湿内盛阻痹督脉者。

【用法】每日1剂，水煎分服2次。30日为1个疗程。

【方解】方中熟地黄补血益精，酒肉苁蓉活血通络，当归补血调血、活血止痛，土鳖破血逐瘀，全蝎可通络止痛，鹿衔草补虚益肾、补肾强骨，乌梢蛇祛风通络，露蜂房祛风止痛，蜈蚣、地龙祛风通络止痛，炙甘草益气滋阴、通阳复脉，桂枝温通血脉，鸡血藤补血行血、舒筋活络，威灵仙祛风除湿，牛膝活血祛瘀，炒白术健脾益气。诸药合用，共奏补虚益肾，祛风除湿，活血止痛之功效。

194. 脊痛消汤

【组成】熟地黄30 g，黄芪30 g，伸筋草30 g，半枝莲15 g，鹿角胶（烊化冲服）

15 g，白芍15 g，虎杖15 g，全当归12 g，炙露蜂房10 g，地龙10 g，白芥子10 g，肉桂5 g，甘草5 g，炙蜈蚣2条。

【功效】滋阴壮阳，益肾通督，祛风利湿，清热散瘀。

【主治】强直性脊柱炎属肾阴阳亏虚，风湿瘀热阻痹督脉者。

【用法】每日1剂，水煎分服2次。30日为1个疗程。

【方解】方中熟地黄、黄芪、半枝莲、全当归、鹿角胶、肉桂滋阴壮阳，益肾通督，补精养血；顽痹日久，邪气久羁，深入经髓骨骱，气血凝滞不通，湿痰瘀浊胶固，经络闭塞不通，必借虫类之类搜剔穿透，方能使浊去凝开，经行络畅，故用炙蜈蚣、炙露蜂房、地龙；然痹证终究与风、寒、湿邪有关，虎杖祛风利湿，清热散瘀；白芍、甘草酸甘化阴，既能缓急止痛，又能缓解诸药燥烈之性。诸药合用，共奏滋阴壮阳，益肾通督，祛风利湿，清热散瘀之功效。

195. 补肾强督祛邪汤

【组成】威灵仙20 g，狗脊15 g，菟丝子15 g，桑寄生15 g，牛膝15 g，桂枝15 g，扶芳藤12 g，熟地黄12 g，山茱萸12 g，续断12 g，炒杜仲10 g，秦艽10 g，苍术10 g，防风10 g，地龙10 g，鸡血藤10 g，桔梗5 g，木香5 g，细辛5 g，甘草5 g。

【功效】温阳补益肝肾，祛风除湿散寒，强督消痹止痛。

【主治】强直性脊柱炎属阳虚肝肾亏损，风寒湿邪阻痹督脉者。

【用法】每日1剂，水煎分服2次。30日为1个疗程。

【加减】痛甚者，加延胡索15 g，川楝子12 g；畏寒甚者，加制附子（先煎）12 g；失眠甚者，加酸枣仁15 g，远志10 g；风寒湿阻甚者，加防己12 g；气血虚甚者，加炒党参15 g，白术12 g；情志不畅甚者，加合欢皮15 g，郁金12 g。

【方解】方中菟丝子、桑寄生、续断、炒杜仲、狗脊主入肝肾，温养肾气，填肾精，助肾阳，调血脉；熟地黄、山茱萸主入肾阴，滋肾养阴，填精益髓，与菟丝子等配伍精气双补，固本培元；威灵仙、秦艽、苍术、防风为祛风湿要药，重在祛风除湿，消痹止痛；桂枝、细辛辛温，外温经络，内温脏腑，温运阳气祛经络之寒邪，使血行畅通；地龙咸寒，入肾通督，功善走窜，搜行诸络邪气；扶芳藤、鸡血藤、牛膝主入血分，祛风活血，祛瘀止痛，乃痹症佳品。全方标本兼治，气血并调，共奏温阳补益肝肾，祛风除湿散寒，强督消痹止痛之功。

196. 温肾壮督散寒汤

【组成】狗脊60 g，骨碎补45 g，补骨脂30 g，续断30 g，制附子（研末冲服）15 g，生地黄15 g，熟地黄15 g，桂枝15 g，巴戟天15 g，独活15 g，僵蚕12 g，露蜂房10 g，鹿角胶（烊化冲服）10 g，全蝎（研末冲服）10 g，蜈蚣（研末冲服）2 条。

【功效】温肾壮督强脊，散寒搜风除湿。

【主治】强直性脊柱炎属肾阳亏虚，风寒湿邪内盛阻痹督脉者。

【用法】每日 1 剂，水煎分服 2 次。30 日为 1 个疗程。

【方解】方中狗脊味苦、性平，无毒，有强膂之名，主治腰脊强直，关机缓急，周痹寒湿膝痛，坚肾利俯仰；骨碎补味苦、性温，无毒，主骨中毒气，风血疼痛，足手不收，上热下冷，李时珍谓其："骨碎补，足少阴药也，故能入骨"；两药配合，入骨温肾治疗强直甚佳。督脉为阳经之海，对诸阳起总督统摄作用。督脉主病治在少阴。叶天士谓："鹿性阳，入督脉。"鹿茸、鹿角胶、鹿角霜为其主药，三者可交替使用。太阳经药如制附子、桂枝温肾散寒止痛；蜈蚣、全蝎搜风通络，又为血肉有情之品，领诸药穿骨入脊止痛。诸药合用，共奏温肾壮督强脊，散寒搜风除湿之功效。

197. 补肝益肾健骨汤

【组成】薏苡仁30 g，狗脊30 g，骨碎补20 g，续断20 g，杜仲20 g，补骨脂15 g，土鳖15 g，熟地黄15 g，生地黄15 g，赤芍15 g，白芍15 g，桂枝15 g，独活15 g，知母15 g，

防风15 g，牛膝15 g，羌活15 g，制附子（先煎）15 g，当归12 g，鹿角霜（包煎）10 g，干姜10 g，蜜麻黄5 g。

【功效】补肝益肾健骨，祛风散寒渗湿，逐瘀通经止痛。

【主治】强直性脊柱炎属阳虚肝肾亏损，风寒湿瘀阻痹督脉者。

【用法】每日 1 剂，水煎分服 2 次。30 日为 1 个疗程。

【方解】方中薏苡仁、独活利水渗湿，健脾除痹；狗脊、杜仲、牛膝强腰膝，补肝肾；骨碎补祛风止痛；续断、土鳖续筋骨；补骨脂补肾壮阳，治肾虚腰痛；熟地黄、生地黄补血养血；赤芍可清热凉血散瘀；白芍平肝止痛；桂枝温通经脉，助阳化气；知母清热泻火；防风可止痛止痉；羌活祛风散寒，通利关节，止痛；制附子、鹿角霜温肾助阳；干姜温中散寒，回阳通脉；当归补血活血；蜜麻黄利水消肿。诸药合用，共奏补肝益肾健骨，祛风散寒渗湿，逐瘀通经止痛之功。

198. 理气活血舒经汤

【组成】白芍30 g，菟丝子15 g，桑寄生15 g，川芎15 g，牛膝15 g，延胡索15 g，三棱15 g，炒杜仲12 g，熟地黄12 g，当归12 g，桂枝10 g，炮穿山甲（先煎）10 g，莪术10 g，陈皮10 g，炙甘草5 g。

【功效】补肝肾敛阴血，理气活血化瘀，舒筋活络止痛。

【主治】强直性脊柱炎属肝肾阴血亏虚，气滞血瘀阻痹督脉者。

【用法】每日 1 剂，水煎分服 2 次。15 日为 1 个疗程。同时，用伸筋草20 g，细辛20 g，川芎20 g，虎杖15 g，路路通15 g，羌活15 g，苏木15 g，桃仁15 g，海风藤15 g，透骨草10 g，红花10 g，徐长卿10 g，姜黄10 g，桂枝10 g，置入熏蒸机中进行煎煮，使之产生蒸汽。将蒸汽的温度保持在50 ℃～55 ℃之间。嘱患者平卧在熏蒸机上，用蒸汽熏蒸其腰背部，每次熏蒸 30 分钟，每日1 次。

【方解】方中莪术、三棱破血行气，活络筋骨，祛瘀止痛；延胡索活血化瘀，理气止

痛；陈皮理气和中，化痰燥湿；炮穿山甲祛风除痹；桂枝发汗解肌，温经通阳；熟地黄强督脉，利腰膝；当归、牛膝活血化瘀，调经止痛；桑寄生、川芎疏通经络；白芍补血敛阴，柔肝止痛；杜仲补肝肾，强筋骨；菟丝子补肾益精；甘草调和诸药。诸药合用，共奏补肝肾敛阴血，理气活血化瘀，舒筋活络止痛之功。

用中药熏蒸治疗，一方面可使药物直接作用于患者皮肤的表面，并经皮肤作用于病灶；另一方面还能促进患者皮肤毛细血管的扩张，提高其新陈代谢的速率，从而有助于将其体内的有害物质排出。

199. 补肾壮督止痛汤

【组成】狗脊30 g，熟地黄15 g，淫羊藿15 g，炮穿山甲（先煎）15 g，千年健15 g，千斤拔15 g，黑蚂蚁15 g，白花蛇15 g，乌梢蛇15 g，秦艽15 g，制附子（先煎）12 g，制何首乌12 g，牛膝10 g，羌活10 g，独活10 g，防风10 g。

【功效】温阳补肾壮督，祛风除湿逐寒，通络消肿止痛。

【主治】强直性脊柱炎属肾督阳虚，风寒湿邪内盛阻痹督脉者。

【用法】每日1剂，水煎分服2次。30日为1个疗程。

【加减】湿热明显者，酌加威灵仙15 g，桑枝15 g，葛根20 g，忍冬藤30 g；寒湿明显者，制附子用量加至15 g，羌活、独活用量各加至12 g，加桂枝10 g，炙麻黄5 g；气血亏虚者，加当归12 g，鸡血藤15 g，黄芪20 g；关节疼痛僵硬明显者，酌加白芍20 g，延胡索15 g，僵蚕10 g，土鳖10 g，全蝎5 g，甘草5 g。

【方解】方中狗脊坚肾益血，壮督脉，强腰脚；熟地黄补肝肾，生血填精长髓；秦艽祛风湿除痹痛，前人认为其是"三痹必用之药"；防风解表祛风胜湿，善祛经络及筋骨中的风湿，能随所引而治一身尽痛，亦为治疗痹痛常用之品；制附子补火助阳，逐风寒湿邪；牛膝补肝肾，并能引药入肾，治腰膝骨痛；制何首乌、黑蚂蚁补肝肾，强筋骨；羌

活散风祛湿，治督脉为病；独活搜肾经伏风；淫羊藿温肾壮阳，坚筋骨，除冷风劳气；炮穿山甲散瘀通络，引药直达病所；千年健、千斤拔祛风湿，强筋骨，止痛消肿；白花蛇、乌梢蛇祛风湿，通经络。诸药合用，共奏温阳补肾壮督，祛风除湿逐寒，通络消肿止痛之功。

200. 温肾强督蠲痹饮

【组成】黄芪30 g，杜仲15 g，牛膝15 g，枸杞子15 g，续断15 g，淫羊藿15 g，狗脊15 g，骨碎补15 g，赤芍15 g，当归15 g，土鳖15 g，威灵仙15 g，五加皮15 g，木瓜15 g，独活12 g，防风12 g，秦艽12 g，红花12 g，制没药10 g，制乳香10 g，鹿角片（先煎）10 g。

【功效】温阳补肾，强筋通督，祛瘀通络，散寒止痛。

【主治】强直性脊柱炎属肾阳亏虚，寒瘀阻痹督脉者。

【用法】每日1剂，水煎分服2次。同时，用透骨草250 g，鸡血藤250 g，威灵仙250 g，杜仲200 g，狗脊200 g，牛膝200 g，骨碎补150 g，伸筋草150 g，独活100 g，防风100 g，白芷100 g，三棱100 g，莪术100 g，红花100 g，川芎100 g，延胡索100 g，皂角刺50 g，露蜂房50 g（关节肿胀甚者，加防己100 g，泽兰100 g，刘寄奴100 g；遇冷痛甚者，加艾叶100 g，桂枝100 g，草乌100 g，川乌100 g）。将上述药物共研为末，分装成200 g一袋的药包，治疗时将一药包置入熏蒸机中进行煎煮，使之产生蒸汽。将蒸汽的温度保持在50 ℃～55 ℃。嘱患者平卧在熏蒸机上，用蒸汽熏蒸其腰背部，每次熏蒸30分钟，每日1次。内服外用均以15日为1个疗程。

【加减】关节肿胀，手足沉重者，酌加薏苡仁20 g，防己15 g，白芥子12 g；关节痛甚，得温痛减者，加艾叶10 g，桂枝12 g。

【方解】方中鹿角片、骨碎补、狗脊温肾壮阳，壮督强腰；黄芪益气升阳，填精壮骨；淫羊藿、杜仲、枸杞子补益肝肾，强筋壮骨；牛膝引药入肾；白芥子、薏苡仁利气化痰，通络除痹；独活、防风、秦艽、桂枝、艾叶

温经散寒，疏风除湿；当归、红花、制没药、制乳香活血祛瘀，通经止痛。综观全方，温性略胜，以奏温阳补肾，强筋通督，祛瘀通络，散寒止痛之功。

中药熏蒸疗法是中医学治疗劳损的重要手段之一。熏蒸方采用活血化瘀、祛风通络、软坚散结类中药，经智能汽疗仪有效控温，中药和热疗协同作用，药物经加热蒸发后形成"药汽"熏蒸患者局部或全身，透过皮肤、腧穴、毛窍等部位，渗透体内，营养病所，达到扩张血管，促进血液及淋巴循环，改善组织营养，缓解肌肉痉挛的作用，从而减轻中轴关节、韧带和肌腱的炎症反应，迅速改善关节活动度，起到"内病外治"的作用。

201. 益肾通督化瘀汤

【组成】鸡血藤30 g，黄精30 g，独活15 g，威灵仙15 g，青风藤15 g，防风12 g，骨碎补12 g，淫羊藿12 g，牛膝12 g，防己12 g，鹿衔草12 g，炮穿山甲（先煎）10 g，桂枝10 g，赤芍10 g，白芍10 g，生甘草10 g。

【功效】益肾通督化瘀，祛风除湿活络。

【主治】强直性脊柱炎属肾虚风湿瘀血阻痹督脉者。

【用法】每日1剂，水煎分服2次。30日为1个疗程。同时，用王不留行30 g，泽兰20 g，秦艽20 g，海桐皮20 g，苦参20 g，三棱15 g，莪术15 g，透骨草15 g，伸筋草15 g，生川乌15 g，生草乌15 g，白鲜皮15 g，桑寄生15 g，苏木10 g，煎水浸泡洗浴盆，水温40 ℃左右，每次30分钟，隔日1次。

【加减】痛剧者，加全蝎（研末冲服）3 g；寒重者，加制附子（先煎）10 g，干姜5 g；颈项痛者，加葛根20 g；脊柱发僵、肢体拘挛者，加白僵蚕10 g，木瓜15 g；阳虚重者，加鹿角胶（烊化冲服）12 g；阴虚重者，加熟地黄15 g；气虚重者，加黄芪20 g；低热口渴、大便干者，去淫羊藿、威灵仙、桂枝，加生地黄15 g，白花蛇舌草15 g，地骨皮12 g，黄柏12 g；脾虚失运者，加焦谷芽10 g，扁豆15 g；痰凝者，加制南星12 g，浙贝母10 g。

【方解】内服方中独活、威灵仙、青风

藤、鸡血藤祛风胜湿除痹，活血通络止痛；淫羊藿、黄精、骨碎补、牛膝补肾填精，通调督脉；防风、防己、桂枝、赤芍、白芍温经通脉，解肌利水；炮穿山甲散瘀通经，直达病所；鹿衔草补肾健骨，解骨中之毒；生甘草调和诸药。诸药合用，共奏祛风除湿活络，益肾通督化瘀之功。

外用方中王不留行、泽兰、三棱、莪术活血逐瘀，行气止痛；生川乌、生草乌温经散寒，除痹止痛；秦艽、海桐皮、苏木祛风除湿，活血通络；透骨草、伸筋草、桑寄生舒筋活络，强壮筋骨；白鲜皮、苦参清热燥湿，祛风解毒止痒。诸药合用，并借助温水的热效应，使药力由玄府直达病所。既能活血通络，祛邪外出，又可解痉止痛，松解粘连。

【药理】现代药理学研究发现，内服方中独活、威灵仙、青风藤具有抗炎镇痛、调节免疫功能的作用，能改善骨质病变，并阻止病变发展。中药浴治疗强直性脊柱炎，有明显改善微循环障碍，提高血流速度，解除红细胞聚集的作用。

202. 补肾治尪汤

【组成】狗脊30 g，骨碎补20 g，川芎20 g，熟地黄15 g，续断15 g，羌活15 g，独活15 g，牛膝15 g，赤芍12 g，白芍12 g，防风12 g，淫羊藿12 g，制附子（先煎）10 g，桂枝10 g，制草乌（先煎）10 g，炮穿山甲（先煎）10 g，鹿角胶（烊化冲服）10 g，干姜5 g。

【功效】温肾强督，祛寒化湿，活血通络。

【主治】强直性脊柱炎属肾阳亏虚，寒湿瘀血阻痹督脉者。

【用法】每日1剂，水煎分服2次。30日为1个疗程。同时，用羌活30 g，防风30 g，狗脊30 g，川芎30 g，秦艽30 g，杜仲30 g，牛膝30 g，白芍30 g，透骨草30 g，生川乌30 g，生草乌30 g，制乳香60 g，制没药60 g，川芎60 g，雷公藤100 g，鸡血藤100 g，将上述药物置入熏蒸机中进行煎煮，使之产生蒸汽。将蒸汽的温度保持在40 ℃～45 ℃。嘱患者平卧在熏蒸机上，用蒸汽熏蒸其腰背部，每次熏蒸30分钟，每日1次。

【加减】腰痛重者，加桑寄生30 g，杜仲20 g；项背僵痛者，加葛根30 g，姜黄10 g；化热者，制草乌用量减至3 g；脊柱僵直者，加白僵蚕10 g；血瘀重者，加泽兰15 g。

【方解】方中熟地黄补肾填精；淫羊藿温肾壮阳，除风冷劳气；狗脊坚肾益气，强督脉，利俯仰；制附子补肾助阳，逐风寒湿，并治筋强拘挛；鹿角胶益肾生精，壮督强腰；续断补肝肾，强筋骨；骨碎补坚肾壮骨，行血补伤；羌活散风寒，强督脉；独活搜肾风；桂枝温太阳，助阳化气且通血脉；赤芍散血滞；白芍缓筋急；防风善治脊痛项强；干姜、制草乌逐寒温经；牛膝引药入肾；炮穿山甲引药直达病所。全方配伍，共奏温肾强督，祛寒化湿，活血通络之功。

中药熏蒸疗法是中医外治方法之一，通过热、药的双重作用，促进全身血液循环，改善全身或局部代谢，促进炎性物质排泄，增强人体的体液免疫和细胞免疫能力，解除肌肉痉挛。临床起效快，作用明显，且避免了消炎止痛药物对胃肠道的损伤和不良反应的发生。药力结合热力，使药物作用发散，直达病所，气血运行，经脉通畅，既祛邪外出又减轻症状，达到通则不痛和标本兼治的目的。正如清代徐灵胎所谓："外用可补内服汤药之不足。"

203. 左归填精益髓汤

【组成】葛根30 g，山药20 g，茯苓20 g，熟地黄15 g，枸杞子15 g，山茱萸15 g，牛膝15 g，菟丝子15 g，杜仲15 g，白术15 g，狗脊15 g，鹿角胶（烊化冲服）12 g，龟甲胶（烊化冲服）12 g，知母10 g，黄柏10 g，甘草10 g，炒水蛭5 g，细辛5 g，蜈蚣2条。

【功效】滋阴补肾，填精益髓。

【主治】强直性脊柱炎属肾阴血精髓亏虚，骨节督脉失养者。

【用法】每日1剂，水煎分服2次。30日为1个疗程。

【加减】关节肿者，加泽兰12 g，泽泻12 g，薏苡仁20 g，土茯苓20 g，白茅根25 g；

晨僵明显者，加僵蚕10 g，伸筋草15 g；疼痛明显者，酌加制乳香10 g，制没药10 g，延胡索15 g，鸡血藤20 g；关节形成骨桥者，加自然铜10 g，骨碎补20 g。

【方解】方中熟地黄滋阴补肾，填精益髓；龟甲胶、鹿角胶血肉有情之品，峻补精髓，其中龟甲胶甘咸而寒，善补肝肾之阴，又能潜阳；鹿角胶甘咸微温，益精补血之中又能温补肾阳，与诸滋补肾阴之品相伍有"阳中求阴"之效；山茱萸养肝滋肾，山药补脾益阴，枸杞子补肾益精，菟丝子平补阴阳，牛膝益肾补肝，强腰壮骨。全方配伍，共奏滋阴补肾，填精益髓之功。

204. 补肾温督化瘀汤

【组成】青风藤30 g，地龙30 g，鸡血藤20 g，骨碎补20 g，狗脊20 g，桑寄生20 g，伸筋草20 g，黄芪20 g，虎杖20 g，制附子（先煎60～90分钟）20 g，木瓜20 g，熟地黄15 g，淫羊藿15 g，防己15 g，五灵脂（包煎）15 g，土鳖15 g，独活12 g，羌活10 g，川芎10 g，蜈蚣2条。

【功效】补肾强督，温经散寒，补气益血，活血化瘀。

【主治】强直性脊柱炎属肾阳亏虚，气血不足，寒瘀内盛阻痹督脉者。

【用法】每日1剂，水煎分服2次。30日为1个疗程。

【加减】指关节疼痛者，加桑枝20 g；双膝关节，足、踝、跟关节肿痛重者，加牛膝15 g；肩背痛甚僵硬者，加威灵仙15 g，姜黄10 g；腰脊痛甚者，酌加杜仲12 g，续断12 g，鹿衔草15 g，千年健15 g，老鹳草15 g；寒湿较盛者，酌加肉桂5 g，制川乌（先煎）10 g，萆薢12 g，晚蚕沙（包煎）12 g，补骨脂15 g，薏苡仁30 g；痰瘀互结重者，加白芥子10 g，胆南星12 g，水蛭5 g；气滞血瘀重者，酌加苏木10 g，泽兰12 g，郁金12 g，益母草15 g，透骨草15 g；脊柱僵直变形、筋脉拘挛重者，酌加络石藤15 g，松节12 g，僵蚕10 g，蕲蛇10 g。

【方解】方中制附子、熟地黄、骨碎补、淫羊藿、狗脊、桑寄生、木瓜补肾强督，温经散寒为君药。青风藤、虎杖、防己祛风除湿，活络止痛；五灵脂、川芎、土鳖、蜈蚣活血化瘀，祛风逐痰；共为臣药。黄芪、鸡血藤补益气血，活血通络，为佐药。羌活走上通络止痛，独活走下祛风湿通经络，共为使药。全方配伍，共奏补肾强督，温经散寒，补气益血，活血化瘀之功。

205. 清热祛湿补肾化瘀汤

【组成】桑寄生20 g，狗脊20 g，骨碎补20 g，鸡血藤20 g，续断20 g，忍冬藤20 g，姜黄20 g，透骨草20 g，薏苡仁20 g，虎杖20 g，络石藤20 g，地龙20 g，黄芪15 g，苍术15 g，炒黄柏15 g，牛膝15 g，生地黄15 g，知母15 g，秦艽15 g，白芍15 g，土鳖15 g，连翘12 g，蜈蚣2条。

【功效】补益肝肾壮督，清热祛湿解毒，益气化瘀止痛。

【主治】强直性脊柱炎属肝肾亏虚，湿热毒邪内盛，瘀血阻痹督脉者。

【用法】每日1剂，水煎分服2次。30日为1个疗程。

【加减】腰痛明显者，酌加杜仲15 g，千年健15 g，鹿衔草15 g，木瓜12 g，五加皮12 g；颈项背痛甚者，加羌活12 g，威灵仙15 g，葛根20 g；腰以下痛重者，加独活12 g；僵直变形重者，加白僵蚕10 g，鹿角霜（包煎）10 g，伸筋草15 g；湿热重者，加萆薢12 g，豨莶草15 g，土茯苓20 g；伴膝关节肿痛灼热有积液者，酌加白芥子10 g，皂角刺10 g，晚蚕沙（包煎）10 g，防己15 g。

【方解】方中苍术、炒黄柏、薏苡仁祛湿清热；忍冬藤、连翘、虎杖、生地黄、知母、白芍清热解毒，养阴清热；透骨草祛风湿，活血止痛；络石藤祛风除湿，舒筋活络；秦艽祛风湿而不燥，"风药中润剂"；土鳖活血化瘀；蜈蚣是治疗强脊炎的脊柱胀痛、僵直的要药；地龙清热利湿，通经活络，消肿止痛；续断、桑寄生、骨碎补、狗脊补肝肾，强筋骨，祛风湿；鸡血藤补血行血，舒筋活络；黄芪、白芍益气养血；姜黄活血止痛，主治肩背痛；牛膝活血祛瘀，补肝肾强筋骨，善走下肢。诸药合用，共奏补益肝肾壮督，清热祛湿解毒，益气化瘀止痛之功。

206. 补肾壮骨荣筋汤

【组成】熟地黄20 g，黄芪20 g，桑寄生20 g，杜仲20 g，牛膝20 g，青风藤20 g，骨碎补20 g，鸡血藤20 g，地龙20 g，虎杖20 g，姜黄20 g，木瓜20 g，羌活15 g，独活15 g，当归15 g，川芎15 g，土鳖15 g，五灵脂（包煎）15 g，秦艽12 g，赤芍10 g，白芍10 g，肉桂心10 g，细辛5 g，蜈蚣2条。

【功效】滋补肝肾，补气益血，活血化瘀，壮骨荣筋。

【主治】强直性脊柱炎属肝肾、气血亏虚，瘀血阻痹督脉者。

【用法】每日1剂，水煎分服2次。30日为1个疗程。

【加减】腰脊痛甚者，酌加千年健15 g，老鹳草15 g，五加皮12 g，络石藤12 g；脊柱僵直、弯曲变形者，酌加白僵蚕10 g，鹿角霜（包煎）10 g，伸筋草15 g，透骨草15 g，鹿衔草15 g，狗脊20 g；湿浊较重，肿胀明显者，酌加薏苡仁20 g，防己15 g，海桐皮12 g，白芥子10 g，晚蚕沙（包煎）10 g。

【方解】方中桑寄生、杜仲、牛膝、骨碎补、木瓜补肝肾，强筋骨，祛风湿；熟地黄、赤芍、白芍、当归、鸡血藤、黄芪补益气血，养血柔筋，扶正祛邪；青风藤、羌活、独活、秦艽、细辛、肉桂心散寒除湿，通痹止痛，主治腰脊疼痛；土鳖、地龙、蜈蚣、五灵脂、虎杖、姜黄活血化瘀，搜剔逐痰，通痹止痛，其中羌活治风湿痹痛，偏于上半身，独活治腰膝酸痛、两足湿痹、伸屈不利，偏于下半身为主，常与秦艽、细辛配用；姜黄主治肩背疼痛。诸药合用，共奏滋补肝肾，补气益血，活血化瘀，壮骨荣筋之功。

207. 散寒祛湿止痛汤

【组成】熟地黄15 g，当归12 g，杜仲12 g，党参12 g，黄芪12 g，续断12 g，独活12 g，秦艽12 g，茯苓12 g，川芎10 g，白芍10 g，桂枝10 g，牛膝10 g，防风10 g，制川乌（先煎）10 g，制草乌（先煎）10 g，细辛5 g。

颈肩腰腿痛中医奇效良方全书（珍藏本）

【功效】补益肝肾强骨，散寒祛湿疏风，益气活血止痛。

【主治】强直性脊柱炎属肝肾亏虚，气虚血瘀，风寒湿邪阻痹督脉者。

【用法】每日1剂，水煎分服2次。30日为1个疗程。

【方解】方中独活、细辛、制川乌、制草乌祛风胜湿，散寒止痛；桂枝温经通络；共为君药。熟地黄、续断、杜仲、牛膝补益肝肾，强壮筋骨；共为臣药。川芎、白芍、当归补血活血；黄芪、党参、茯苓益气扶脾；均为佐药，使气血旺盛，以助君药祛邪外出。使以秦艽、防风祛周身之风湿寒邪从外而解。诸药合用，扶正祛邪，共奏补益肝肾强骨，散寒祛湿疏风，益气活血止痛之功。

208. 补肾强督附鹿汤

【组成】补骨脂15g，续断15g，羌活15g，骨碎补15g，淫羊藿15g，狗脊15g，杜仲12g，熟地黄12g，制附子（先煎）10g，鹿角胶（烊化冲服）10g，独活10g，桂枝10g。

【功效】温补肾阳强督，散寒除湿祛风。

【主治】强直性脊柱炎属肾阳亏虚，风寒湿邪阻痹督脉者。

【用法】每日1剂，水煎分服2次。30日为1个疗程。

【方解】方中以骨碎补补肾补骨，行血疗伤；补骨脂温补肾阳，暖丹田；熟地黄补肾生精，填髓充骨；共为君药。鹿角胶专补督脉，益精血；淫羊藿补肝肾，益精气；狗脊补肾壮腰膝，利俯仰，《神农本草经》谓其"主腰背，强关机，缓急，周痹寒湿，膝痛"，尤其适于治疗腰背僵痛；《本草备要》谓羌活主治"督脉为病，脊强而厥"；共为臣药。续断、杜仲补肾壮腰，强健筋骨；独活搜少阴伏风，协羌活能散全身上下之湿气；桂枝温太阳经而通血脉；共为佐药。诸药合用，共奏温补肾阳强督，散寒除湿祛风之功效。

209. 补肾强脊通络汤

【组成】狗脊15g，续断15g，黄芪15g，白芍15g，鸡血藤15g，骨碎补15g，杜仲

12g，淫羊藿12g，桑寄生12g，威灵仙12g，僵蚕10g，甘草10g。

【功效】补益肝肾强脊，祛风除湿活血，养筋通络止痛。

【主治】强直性脊柱炎属肝肾亏虚，风湿瘀血阻痹督脉者。

【用法】每日1剂，水煎分服2次。30日为1个疗程。同时，用制乳香25g，制没药25g，伸筋草25g，威灵仙25g，桑寄生25g，千年健25g，羌活25g，独活25g，海风藤25g，木瓜25g，三棱25g，牛膝25g，补骨脂25g，续断25g，土鳖20g，红花20g，桂枝20g，生川乌10g，生草乌10g，细辛10g，将诸药共研成细末，入布袋封口，冷水浸泡20分钟，武火烧开，文火煎20分钟后取出布袋，待温度适宜敷于患处（防止烫伤）。1袋药用2日。

【加减】下肢髋膝关节痛者，加牛膝15g，桃仁12g；上肢肩背痛者，加姜黄10g，桂枝12g。

【方解】内服方中杜仲、续断、桑寄生补肝肾，强筋骨，为治痹痛要药；狗脊、骨碎补为补肾壮脊强骨之要药；白芍酸甘化阴，柔肝养筋；鸡血藤、姜黄、牛膝活血祛风，通络止痛；威灵仙祛风湿外邪；僵蚕活血散结，治风湿痹证有奇效。全方标本兼治，共奏补益肝肾强脊，祛风除湿活血，养筋通络止痛之功效。

外用方中生川乌、生草乌为风寒湿痹，关节疼痛麻木外用要药；制乳香、制没药、红花、牛膝、土鳖活血通络，化瘀止痛；续断、桑寄生、补骨脂、千年健补肝肾，强筋骨；威灵仙、羌活、独活、木瓜、伸筋草祛风行气，通络止痛；桂枝、细辛温经散寒。全方能促进血液循环，缓解疼痛，有利于关节功能恢复。

210. 竹节补肾化痰汤

【组成】松节15g，续断15g，骨碎补12g，白芍12g，当归12g，威灵仙12g，竹茹10g，防风10g，桂枝10g，独活10g，炮穿山甲（先煎）10g，地龙10g，全蝎10g，乌梢蛇10g。

【功效】补肾养血壮骨，祛风散寒化痰，活血化瘀通络。

【主治】强直性脊柱炎属肾精血亏虚，风寒痰瘀阻痹督脉者。

【用法】每日1剂，水煎分服2次。30日为1个疗程。

【加减】口干、舌红、大便干者，加生地黄20 g，玄参15 g；膝髋关节疼痛者，加牛膝15 g，雷公藤（先煎50～90分钟）10 g；腰背痛甚者，加桑寄生30 g，枸杞子15 g；肩肘关节疼痛者，加羌活12 g，桑枝20 g；颈部疼痛者，加葛根30 g，僵蚕10 g；风重者，加青风藤15 g，忍冬藤30 g；湿重者，加木通10 g，薏苡仁30 g；寒重者，加制附子（先煎）10 g，细辛5 g；化热者，加生石膏30 g，连翘12 g。

【方解】方中竹茹化痰调胃；松节、防风、独活、威灵仙祛风除湿；续断、骨碎补益肾养精；桂枝、白芍调和营卫，祛风活血；当归养血活血；地龙、全蝎、炮穿山甲、乌梢蛇活血祛瘀，通络止痛，祛风除湿。诸药合用，随症加减，共收补肾养血壮骨，祛风散寒化痰，活血化瘀通络之功效。

211. 补肾强督狗脊汤

【组成】狗脊30 g，熟地黄15 g，续断15 g，骨碎补15 g，淫羊藿15 g，桂枝12 g，赤芍12 g，白芍12 g，防风12 g，牛膝12 g，制附子（先煎）10 g，鹿角胶（烊化冲服）10 g，羌活10 g，独活10 g，知母10 g，土鳖10 g，白术10 g，炮穿山甲（先煎）10 g，制草乌（先煎）10 g，干姜5 g，炙麻黄5 g。

【功效】补肾强督壮骨，祛风散寒除湿，散瘀通络坚筋。

【主治】强直性脊柱炎属肾虚风寒湿瘀阻痹督脉者。

【用法】每日1剂，水煎分服2次。30日为1个疗程。

【加减】腰痛显著，僵硬不舒者，续断用量加至20 g，狗脊用量加至40 g，加桑寄生20～30 g，杜仲15～20 g，补骨脂10～12 g；项背痛明显者，羌活用量加至15 g，加葛根15～20 g；寒盛痛重，明显畏寒肢冷者，制附

子用量加至15 g，制草乌用量加至12 g；身体拘挛，脊背发僵者，酌加姜黄10～12 g，白僵蚕10～12 g，薏苡仁30～40 g，苍耳子5～10 g；腰脊僵硬如石者，加急性子3～5 g；低热或药后咽痛、口干、口渴、大便干者，去干姜，桂枝用量减至10 g，制附子用量减至5 g，酌加秦艽12～25 g，生地黄15～20 g，黄柏12～15 g，地骨皮10～12 g；舌苔厚腻者，去熟地黄、鹿角胶，加鹿角霜（包煎）10 g，苍术10～15 g，砂仁5～10 g；脾虚失运，脘胀纳呆者，去熟地黄，酌加千年健12～15 g，焦麦芽10～15 g，陈皮10～12 g，焦神曲10～12 g；骨质受损严重，关节僵化者，加透骨草20 g，寻骨风15 g，自然铜（醋淬先煎）5～10 g；病程较长，久而不愈，痰湿重者，加白芥子5～10 g，苍耳子5～10 g；髋关节活动受限，两腿屈伸不利者，加伸筋草30 g，泽兰12～15 g，威灵仙15 g。

【方解】方中熟地黄补肾肝之阴，生血填精长髓；淫羊藿温肾壮阳，坚筋骨，除冷风劳气；狗脊坚肾益血，壮督脉，强腰脚，利俯仰；共为君药。臣以桂枝、制附子补肾助阳，逐风寒湿，并治脊强拘挛；鹿角胶益肾生精，壮督强腰；续断补肝肾，强筋骨；骨碎补坚骨壮骨，行血补伤；羌活散风祛湿，治督脉为病，脊强而折；独活搜肾经伏风；桂枝温太阳经而通血脉；赤芍散血滞；土鳖搜剔积血，接骨疗伤；防风祛风胜湿，善治脊痛项强；麻黄散寒祛风，疏通气血；干姜逐寒温经；制草乌逐寒搜风，善治腰脚冷痛。佐以白芍和血脉，缓筋急；知母润肾滋阴，以防桂枝、制附子之燥热。使以牛膝引药入肾，治腰膝骨痛；炮穿山甲散瘀通络，引药直达病所。诸药合用，共奏补肾强督壮骨，祛风散寒除湿，散瘀通络坚筋之功效。

212. 壮骨伸筋汤

【组成】熟地黄30 g，醋延胡索30 g，淫羊藿20 g，鸡血藤20 g，鹿衔草20 g，骨碎补15 g，肉苁蓉15 g，葛根15 g，威灵仙15 g，狗脊15 g，豨莶草12 g，人参10 g，茯苓10 g，姜黄10 g，桂枝10 g，山楂10 g，洋金花5 g。

【功效】补益肝肾壮骨，祛风除湿活血，通络伸筋止痛。

【主治】强直性脊柱炎属肝肾亏虚，风寒湿瘀阻痹督脉者。

【用法】每日1剂，水煎分服2次。30日为1个疗程。

【方解】方中熟地黄补血滋润，益精填髓，以补肾中之阴；淫羊藿补肾壮阳，兴肾中之阳；为君药。臣以肉苁蓉之入肾充髓；骨碎补、鹿衔草、醋延胡索补骨镇痛，并与鸡血藤配合骨碎补等药在补肾填精、益肝舒筋基础上，加强舒筋通络，行气活血之功。故君臣药力集中在补肾生髓，髓充则骨健同时，达到养血益肝，肝舒则筋展，改善腰腿痛等症。以威灵仙、狗脊、豨莶草等为佐药的舒筋络、止痹痛之品，通达十二经络，以利关节也。人参、茯苓为使，补气健脾，安神益智，其用意，既可扶正，亦可调和气血，与行散药相结合，可提高患者的抗病能力，促进功效。洋金花与诸药偕行，其镇痉、止痛之力尤著。佐山楂之健胃消食理气，以防补而腻膈之弊，这是本方的特点所在。诸药合用，共奏补益肝肾壮骨，祛风除湿活血，通络伸筋止痛之功效。

213. 滋补壮督活血汤

【组成】淫羊藿30 g，桑寄生30 g，丹参30 g，鸡血藤30 g，狗脊20 g，青风藤20 g，络石藤20 g，生地黄20 g，白芍20 g，当归15 g，威灵仙15 g，川芎12 g，制乳香10 g，制没药10 g，雷公藤（先煎50～90分钟）10 g，甘草10 g。

【功效】补益肝肾壮督，活血化瘀通脉，通络柔筋止痛。

【主治】强直性脊柱炎属肝肾亏虚，阴血不足，瘀血阻痹督脉者。

【用法】每日1剂，水煎分服2次。30日为1个疗程。同时，用艾叶40 g，络石藤40 g，青风藤40 g，老鹳草40 g，透骨草30 g，伸筋草30 g，五加皮30 g，威灵仙20 g，防风20 g，煎水药浴。药浴时间长短及温度以患者耐受程度而定。

【加减】湿毒内蕴者，加泽泻12 g，半枝莲15 g；肾虚重者，加菟丝子20 g，山茱萸15 g；心脾虚者，加阿胶（烊化冲服）12 g，人参10 g；痰浊瘀闭者，加制南星12 g，郁金10 g。

【方解】方中狗脊、淫羊藿、桑寄生滋补肝肾，壮骨填髓；当归、丹参、鸡血藤、川芎活血通脉，化瘀生新，开郁除痹；制乳香、制没药消瘀和血，消肿定痛；青风藤、络石藤、威灵仙祛风湿通经络，散瘀止痛；雷公藤清利关节，消肿止痛；生地黄生津养阴，制约活血药的燥烈；白芍养血敛阴，柔筋止痛。诸药合用，共奏补益肝肾壮督，活血化瘀通脉，通络柔筋止痛之功效。

214. 补肾通痹散寒汤

【组成】狗脊20 g，鸡血藤20 g，白芍20 g，山茱萸20 g，杜仲15 g，川芎15 g，熟地黄15 g，补骨脂15 g，桑寄生15 g，五加皮15 g，当归15 g，羌活12 g，防风12 g，制附子（先煎）10 g，桂枝10 g，甘草10 g。

【功效】补肾填精壮骨，散寒祛风除湿，化瘀活络通痹。

【主治】强直性脊柱炎属肾精亏虚，风寒湿瘀阻痹督脉者。

【用法】每日1剂，水煎分服2次。30日为1个疗程。

【方解】方中以杜仲、川芎、山茱萸、熟地黄、狗脊、补骨脂、桑寄生、五加皮补肾填精，强壮筋骨；制附子、桂枝振奋元阳，温经通络；当归、鸡血藤补血化瘀，舒筋活络；白芍、甘草酸甘益阴，缓急止痉；防风、羌活祛风除湿，通痹止痛。全方合用，标本兼治，扶正祛邪，共奏补肾填精壮骨，散寒祛风除湿，化瘀活络通痹之功效。使肾精充，元阳振，寒湿祛，筋脉通，痹除络通则疼痛可止。

215. 益肾通络散寒汤

【组成】鸡血藤25 g，白芍25 g，黄芪20 g，狗脊20 g，熟地黄18 g，牛膝18 g，淫羊藿15 g，炒白术15 g，桑寄生15 g，当归12 g，鹿角胶（烊化冲服）12 g，制川乌（先煎）10 g，炮穿山甲（先煎）10 g，土鳖

10 g，全蝎5 g，甘草5 g。

【功效】温肾壮阳坚骨，补气益血通络，祛风散寒化瘀。

【主治】强直性脊柱炎属肾阳亏虚，气血不足，风寒瘀血阻痹督脉者。

【用法】每日1剂，水煎分服2次。30日为1个疗程。

【加减】寒湿重者，酌加制附子（先煎50～90分钟）20 g，独活15 g，羌活12 g，麻黄10 g；邪郁化热者，酌加地骨皮20 g，秦艽18 g，豨莶草15 g，黄柏12 g，知母10 g；湿热重者，酌加薏苡仁30 g，忍冬藤25 g，千年健20 g，桑枝18 g，苍术15 g。

【方解】方中鹿角胶益肾生精，壮督强腰；狗脊坚肾益血，壮督脉，强腰脚，利俯仰；淫羊藿温肾壮阳，坚筋骨，除冷风；熟地黄滋补肾肝之阴，生血填精长髓；共为君药。臣以黄芪、当归补益气血；炒白术健脾利湿；桑寄生补肾强筋健骨；鸡血藤活血补血；制川乌逐寒搜风，善治腰脚冷痛；全蝎解毒散结，搜风通络；土鳖搜剔积血，接骨疗伤。佐以白芍和血脉，缓筋急；甘草合白芍生津舒筋，缓解拘挛；炮穿山甲散瘀通络，引药直达病所。使以牛膝引药入肾，壮腰膝疗骨痛。诸药合用，共奏温肾壮阳坚骨，补气益血通络，祛风散寒，化瘀止痛之功。

第九章 坐骨神经痛

坐骨神经系由腰4～骶3神经根组成，是全身最大最长的一条神经，且包含大量自主神经。它经臀部而分布于整个下肢，沿坐骨神经通路及其分布区的疼痛综合征，称为坐骨神经痛。按病因分为原发性和继发性两类。按照病理变化，又可分为根性与干性两种。原发性坐骨神经痛，即坐骨神经炎，继发性坐骨神经痛是因坐骨神经通路中遭受邻近组织病变影响所致。其主要表现为沿臀部，大腿后面向腘窝部，小腿外侧直至踝部，足底部的牵扯性刀割样，烧灼样疼痛，麻木，多呈持续性，阵发性加剧，行走，活动，弯腰时加重，坐骨神经牵扯征阳性。病情日久可有股后侧及小腿肌肉萎缩。

根据本病的临床特征，其属于中医学"痹证""偏痹"范畴。中医认为，本病多因素有肝肾亏虚，由于腰部闪挫，负重劳累，或寒湿之邪乘虚侵袭腰部，使经气阻痹，发则腰痛连及一侧下肢，麻木、疼痛，活动受限，部分可致下肢肌肉萎缩，甚或偏瘫。

1. 痹痛汤

【组成】白芍60 g，威灵仙30 g，鸡血藤30 g，丹参20 g，当归15 g，骨碎补15 g，木瓜15 g，伸筋草15 g，牛膝15 g，续断12 g，狗脊12 g，地龙10 g，白芷10 g，制附子（先煎）10 g，细辛5 g，甘草5 g。

【功效】补肾活血通络，祛风散寒止痛。

【主治】坐骨神经痛属肾虚血瘀，风寒阻痹经脉者。

【用法】每日1剂，水煎分服2次。10日为1个疗程。治疗期间卧床休息，停用其他中西药。

【加减】风盛者，加防风12 g，秦艽10 g；寒盛者，加麻黄5 g；湿重者，加防己10 g，苍术12 g，薏苡仁20 g；久病入络者，加全蝎5 g，蜈蚣1条。

【方解】方中白芍、甘草酸甘化阴以缓筋急，药性守而不走。木瓜性味之酸，加强了补肝柔筋、缓急止痛之功；鸡血藤行血补血，通经活络，为疗腰腿疼痛，肢体麻木之上品；丹参祛瘀生新，行而不破；当归补血活血，能修复创伤；骨碎补补肾续伤；狗脊补肝肾，强腰脊；续断补肝肾而镇痛；地龙走血分，能通血脉，利关节，消瘀滞，疗痹痛；白芷气味芳香，偏重于止痛开窍，细辛芳香气浓，性善走窜，散寒止痛，"内之宣经脉而舒百节，外之行孔窍而直达肌肤"，白芷、细辛配伍为治疗肢体关节肌肉疼痛之良药；制附子温经散寒；威灵仙辛散善行，能通行十二经，既可祛在表之风，又可化在里之湿，通经达络，可导可宣，为治痹症之要药，对筋骨酸痛、肌肉麻痹，皆有一定作用；伸筋草祛风散寒，舒筋活络；牛膝引药下行，兼补肝肾，壮筋骨。诸药合用，共奏补肾活血通络，祛风散寒止痛之功效，使经络气血畅通，通则不痛。

2. 补肝益肾通络汤

【组成】桑寄生30 g，怀牛膝20 g，党参20 g，当归15 g，熟地黄15 g，茯苓15 g，川芎12 g，白芍12 g，独活12 g，秦艽12 g，肉桂10 g，甘草10 g，细辛5 g。

【功效】补肝益肾，散寒除湿，活血通络。

【主治】坐骨神经痛属肝肾亏虚，寒湿瘀血阻痹经脉者。

【用法】每日1剂，水煎分服2次。15日

为 1 个疗程。

【加减】偏寒者，加制附子（先煎）10 g；偏热者，去肉桂、熟地黄，加忍冬藤30 g，桑枝20 g；湿偏盛者，加苍术12 g，薏苡仁30 g；瘀血偏重者，加桃仁15 g，红花12 g；病久者，加乌梢蛇10 g，地龙12 g，全蝎5 g。

【方解】方中当归、熟地黄、川芎、白芍补血养血，活血行滞，使营血充足，周流无阻，筋脉得养，血盛则筋荣，血行则通，通则不痛；党参、茯苓健脾益气祛湿；牛膝以补益肝肾而强壮筋骨，且能活血以通利肢节筋脉；桑寄生兼能祛风湿；独活辛苦微温，善治伏风，除久痹，且性善下行，以祛下焦与筋骨间的风寒湿邪；秦艽祛风除湿，活血舒筋通络而利关节，壮筋骨；细辛、肉桂温阳散寒，活血脉，止痹痛，且细辛入少阴肾经，长于搜剔阴经之风寒湿邪，又除经络留湿；肉桂温经散寒，通利血脉；甘草则能调和诸药，且与芍药同用尚能柔肝缓急，以助舒筋。当归、川芎、牛膝、肉桂相合，又能活血行血，寓"治风先治血，血行风自灭"之意。纵观全方，扶正祛邪共施，祛风寒湿邪，补肝肾，益气血，邪正兼顾，祛邪不伤正，扶正不留邪，诸药合用，标本兼治，共奏补益肝肾，散寒除湿，活血通络之效。

3. 补肾安络汤

【组成】生地黄 12～25 g，熟地黄 12～25 g，山药 10～15 g，山茱萸 10～15 g，当归 10～15 g，丹参 10～15 g，苍术 10～15 g，牛膝 10～15 g，制乳香 5～10 g，制没药 5～10 g，全蝎 5～10 g，防风 5～10 g。

【功效】补肾活血化瘀，祛风燥湿止痛。

【主治】坐骨神经痛属肾虚瘀血、风湿阻痹经脉者。

【用法】每日 1 剂，水煎分服 2 次。

【加减】寒湿甚者，加独活12 g，细辛5 g，制川乌（先煎）10 g；湿热盛者，加黄柏12 g，薏苡仁15 g，忍冬藤30 g；气虚者，加黄芪15 g，人参10 g；血虚者，加阿胶（烊化冲服）12 g，白芍15 g；咳嗽痛剧者，加麻黄5 g，白芥子10 g；腹胀厌食者，加厚朴12 g，焦三仙各10 g；骨质增生引起者，加狗

脊20 g，补骨脂15 g，木瓜12 g；椎间盘突出引起者，加三七（研末冲服）5 g，泽兰12 g，土鳖10 g。

【方解】方中生地黄、熟地黄、山茱萸、当归补肾活血为君；丹参、制乳香、制没药、全蝎、防风活血通络，祛风止痛为臣；山药、苍术健脾燥湿，祛风癖秽，防生地黄、熟地黄之腻，制乳香、制没药之腥，为佐；牛膝活血止痛，引药直达病所为使。全方共奏补肾活血，祛风燥湿，通络止痛之功。

4. 补肾养肝汤

【组成】鸡血藤30 g，白芍30 g，桑寄生15 g，半枫荷15 g，熟地黄12 g，当归12 g，菟丝子12 g，杜仲12 g，木瓜12 g，延胡索12 g，鹿角胶（烊化冲服）10 g，桂枝10 g，甘草5 g。

【功效】补益肝肾，养血活血，祛风散寒，除湿止痛。

【主治】坐骨神经痛属肝肾阴血亏虚，风寒湿邪阻痹经脉者。

【用法】每日 1 剂，水煎分服 2 次。

【加减】偏寒者，加制川乌（先煎）10 g，防风12 g；偏热者，知母12 g，黄芩10 g；偏湿者，加防己12 g，薏苡仁18 g，萆薢15 g；腰痛明显者，加狗脊15 g，续断12 g；气虚明显动则汗出者，加黄芪20 g，党参15 g；痛甚筋脉拘急者，加全蝎5 g，蜈蚣5 g，地龙10 g；瘀血阻络者，加丹参15 g，当归尾12 g。

【方解】方中熟地黄、当归、白芍养肝血；菟丝子、杜仲、桑寄生补益肝肾，强壮筋骨；鹿角胶温阳补肾，取阳中求阴之意；木瓜、半枫荷、桂枝、延胡索祛风散寒，除湿止痛；鸡血藤既活血补血，又舒筋活络。诸药合用，共奏补益肝肾，养血活血，祛风散寒，除湿止痛之功。

5. 补阳还五藤灵汤

【组成】生黄芪 30～50 g，熟地黄 15～20 g，鸡血藤 15～20 g，当归尾 10～15 g，赤芍 10～15 g，川芎 10～15 g，牛膝 10～15 g，桃仁 5～10 g，红花 5～10 g，地龙 5～

10 g，威灵仙 5～10 g。

【功效】补气通络，活血化瘀，祛风除湿。

【主治】坐骨神经痛属气虚血瘀，风湿阻痹经脉者。

【用法】每日 1 剂，水煎分服 2 次。

【加减】偏风湿者，加独活 12 g，防风 12 g，桂枝 10 g，以祛风除湿；偏寒湿者，加制川乌（先煎）10 g，制草乌（先煎）10 g，细辛 5 g，以温经散寒，增强止痛；偏血瘀者，加制乳香 10 g，制没药 10 g，姜黄 10 g，以活血化瘀，行气止痛；偏气虚者，加党参 15 g，白术 12 g，以益气健脾，扶正祛邪；偏血虚者，当归尾改当归身，赤芍改白芍，合熟地黄、川芎、鸡血藤，以养血调经，和营止痛；偏肝肾阴虚者，加女贞子 15 g，墨旱莲 15 g，枸杞子 12 g，以滋肝益肾，养阴舒经；偏肾阳不足者，加制附子（先煎）10 g，肉桂 5 g，杜仲 12 g，以温阳祛寒止痛；患肢麻木者，加桂枝 10 g，乌梢蛇 12 g，全蝎 5 g。

【方解】方中黄芪生用、重用则专而善走，以补气行气通络；配合当归尾、赤芍、桃仁、川芎、红花等多种活血祛瘀药，活血祛瘀通络，实为治疗气虚血瘀的代表方。在此方基础上，再加熟地黄、鸡血藤增强养血和营，通经活络的作用；牛膝破血通经，祛风除湿，补肝益肾，强筋健骨，且能利关节，引药下行；威灵仙散风除湿，通络止痛。全方共奏活血祛瘀，通络止痛之功，使滞者能行，瘀者能散，虚者能补，以致经络通利，气血流畅，疼痛自止，诸症自除。

6. 苍麻四物汤

【组成】熟地黄 20 g，黄芪 20 g，全当归 15 g，白芍 15 g，苍术 15 g，川芎 10 g，麻黄 10 g，甘草 5 g。

【功效】补益气血，燥湿祛寒散寒，通痹止痛。

【主治】坐骨神经痛属气血亏虚，风寒湿邪阻痹经脉者。

【用法】每日 1 剂，水煎分服 2 次。10 日为 1 个疗程。

【加减】寒盛者，加制附子（先煎）12 g；

风盛者，加防风 10 g，秦艽 10 g，木瓜 12 g；湿盛者，加薏苡仁 20 g，独活 12 g；湿热者，加黄柏 10 g，汉防己 12 g；肾虚者，加杜仲 15 g，山茱萸 12 g，续断 12 g；兼瘀血者，全当归改用当归尾，加桃仁 12 g，红花 10 g。

【方解】方中熟地黄补肾养血滋阴；全当归养血活血，伍黄芪益气生血；白芍养血柔肝，配甘草酸甘敛阴，缓急止痛，为舒筋止拘挛良药；川芎行气活血；苍术辛温，燥湿祛寒止痛，驱除筋骨风寒湿邪；麻黄入四物内，善通经络阳气，且得黄芪相助，温经散寒，通痹止痛，即"补中有动，行中有补"。然后参合主因，随症加减，药中病机，故获良效。

【药理】现代药理学研究发现，方中麻黄、黄芪、苍术既能止痛，又能扩张血管，改善微循环，抗骨骼肌疲劳；麻黄、川芎、全当归均有镇痛作用；当归、白芍、川芎具有抗菌、消炎及降压作用；苍术能降血脂。

7. 柴胡桂枝四藤汤

【组成】柴胡 15 g，秦艽 15 g，木瓜 15 g，伸筋草 15 g，牛膝 15 g，豨莶草 15 g，络石藤 15 g，海风藤 15 g，鸡血藤 15 g，当归 12 g，延胡索 12 g，钩藤 10 g，肉桂 10 g，桂枝 10 g，白芍 10 g，黄芩 10 g，法半夏 10 g，炮穿山甲（先煎）10 g，生姜 10 g，甘草 5 g，大枣 5 枚，蜈蚣 2 条。

【功效】宣畅气血，散寒除湿，舒经活络。

【主治】坐骨神经痛属气血郁滞，寒湿阻痹经脉者。

【用法】每日 1 剂，水煎分服 2 次。15 日为 1 个疗程。

【加减】寒湿重者，加独活 12 g，苍术 12 g；肾虚者，加杜仲 15 g，制附子（先煎）10 g，熟地黄 12 g；气虚者，加党参 12 g，黄芪 15 g；伴骨质增生者，加威灵仙 15 g，桑寄生 12 g。

【方解】方中柴胡质轻味薄，能疏少阳郁滞，合黄芩疏肝利胆，能解少阳半表半里之邪；桂枝、白芍、生姜、大枣和营卫，以疏太阳之邪，合黄芪、甘草益气以祛邪；独活、秦艽、木瓜、桑寄生、杜仲散寒除湿，补肾强腰；肉桂、当归、鸡血藤宣畅气血；伸筋草、豨莶草、钩藤、络石藤、海风藤舒经活络，蜈蚣、延胡索解痉通络止痛；牛膝活腰间瘀血，并引血下行；炮穿山甲辛窜引药以达病所，并加强通络之功。如此诸药配合，标本兼治，自能药到病除，事半功倍。

8. 地龙汤

【组成】地龙 15 g，川牛膝 15 g，苏木 12 g，黄柏 12 g，当归 10 g，桃仁 10 g，制乳香 10 g，制没药 10 g，麻黄 5 g，甘草 5 g，肉桂 3 g。

【功效】活血化瘀，清热除湿，通络止痛。

【主治】坐骨神经痛属瘀血湿热阻痹经脉者。

【用法】每日 1 剂，水煎分服 2 次。10 日为 1 个疗程。

【加减】气虚者，加黄芪 15 g，白术 12 g；伴放射痛甚者，加延胡索 15 g，炒川楝子 12 g；大便秘结者，加大黄 10 g，郁李仁 10 g；久痛入络者，加炒杜仲 15 g，补骨脂 12 g，蜈蚣 5 g；兼寒湿者，去桃仁，加独活 12 g，桑寄生 15 g，鸡血藤 20 g。

【方解】方中地龙、牛膝通利经络，强健筋骨；苏木、桃仁、当归活血理气；制乳香、制没药散血消肿；甘草、肉桂益气通脉；黄柏清热除湿；麻黄引诸药入经，尤善走太阳经脉。全方共奏活血化瘀，清热除湿，通络止痛之效，故坐骨神经痛遂除。

9. 地龙效灵汤

【组成】地龙 30 g，黄芪 30 g，白芍 30 g，鸡血藤 30 g，丹参 25 g，牛膝 25 g，木瓜 15 g，当归 12 g，制乳香 10 g，制没药 10 g，土鳖 10 g，防风 10 g，炙甘草 5 g。

【功效】养血活血祛瘀，通利经络除痹。

【主治】坐骨神经痛属气血亏虚，瘀血阻痹经脉者。

【用法】每日 1 剂，水煎分服 2 次。20 日为 1 个疗程。

【加减】偏寒者，加麻黄 5 g，制川乌（先

煎）10 g；偏热者，加生石膏 20 g，忍冬藤 30 g；夹湿者，加苍术 12 g，薏苡仁 30 g；气虚者，加党参 15 g，白术 12 g；阴虚者，加熟地黄 15 g，知母 12 g；阳虚者，加制附子（先煎）10 g，肉桂 5 g；痛剧者，加延胡索 15 g，三七（研末冲服）5 g；病久者，加炮穿山甲（先煎）12 g，乌梢蛇 10 g；腰椎间盘突出者，加五加皮 12 g，续断 15 g；腰椎骨质增生者，加骨碎补 20 g，杜仲 12 g。

【方解】方中重用地龙通利经络，除痹止痛；当归、丹参、鸡血藤活血养血，舒筋活络；黄芪补中益气，以增强机体的免疫功能；制乳香、制没药、土鳖活血祛瘀，通络止痛；牛膝、木瓜舒筋活络，引药下行直达病所；白芍、炙甘草柔肝养阴，缓急止痛；防风祛风胜湿。诸药合用，祛瘀而不伤正，扶正而不留邪，共奏扶正祛邪，疏通经络，活血化瘀之功，以达"通则不痛"之效。

10. 定痛汤

【组成】黄芪 20～30 g，续断 20～30 g，桑寄生 20～30 g，牛膝 20～30 g，鸡血藤 20～30 g，当归 10～15 g，白术 10～15 g，补骨脂 10～15 g，土鳖 10～15 g，制乳香 10～12 g，制没药 10～12 g，桂枝 10 g，甘草 3～5 g。

【功效】补益脾肾气血，破血通经止痛，祛风除湿强筋。

【主治】坐骨神经痛属脾肾气血亏虚，瘀血风湿阻滞经脉者。

【用法】每日 1 剂，水煎分服 2 次。

【加减】湿热下注，舌质红，舌苔黄腻者，加薏苡仁 20～30 g，苍术 12～15 g，黄柏 10～12 g；腰痛重者，加杜仲 10～12 g，威灵仙 12～15 g；下肢凉者，加制附子（先煎）12～15 g，细辛 3～5 g；小腿拘急抽动者，加白芍 20～30 g，全蝎 5～10 g，蜈蚣 1～2 条；病程较长者，加狗脊 15～20 g，山茱萸 12～15 g。

【方解】方中黄芪补气升阳，意在气行则血行，配当归、鸡血藤活血养血；续断、桑寄生、牛膝、补骨脂、白术补益脾肾，除风湿强筋骨，通血脉；桂枝温经通阳；制乳香、

制没药、土鳖破血通经止痛。全方配伍精当，药证合拍，共奏补益脾肾气血，破血通经止痛，祛风除湿强筋之效。

11. 独活寄生四藤汤

【组成】桑寄生30 g，鸡血藤30 g，石楠藤15 g，络石藤15 g，宽筋藤15 g，半枫荷15 g，白芍15 g，独活12 g，威灵仙12 g，甘草10 g，全蝎5 g，蜈蚣2条。

【功效】祛风除湿，舒筋活络，活血止痛。

【主治】坐骨神经痛属血行瘀滞，风湿阻痹经脉者。

【用法】每日1剂，水煎分服2次。10日为1个疗程。

【加减】血虚者，加当归15 g；气虚者，加黄芪15 g；肾阳虚者，加淫羊藿15 g，仙茅12 g；体质偏寒者，加制川乌（先煎）10 g；阴虚者，去蜈蚣、全蝎，加玉竹15 g，知母12 g。

【方解】方中取独活苦温祛风湿止痛，善治下肢痹痛；桑寄生祛风湿，舒筋络而有补肝肾强筋骨之效；石楠藤、络石藤、宽筋藤舒筋活络；威灵仙辛散走通，表邪可散，里湿可除，经闭可启；鸡血藤祛风湿舒筋络，活血补血；半枫荷祛风湿，活血止痛；蜈蚣、全蝎走窜祛风，蠲痹通络；白芍、甘草缓急止痛。全方使风寒祛，湿邪除，脉络通，气血畅，故取良效。

12. 独活寄生还五汤

【组成】黄芪30～120 g，白芍30～60 g，川芎15～30 g，木瓜15～30 g，伸筋草30 g，独活15～20 g，桑寄生15～20 g，秦艽15～20 g，杜仲15～20 g，制乳香15～20 g，桂枝15～20 g，牛膝15～20 g，当归15～20 g，熟地黄15～20 g，桃仁15 g，红花15 g，血竭10 g。

【功效】补益肝肾，调理气血，散寒除湿，通络止痛。

【主治】坐骨神经痛属肝肾亏虚，气血不畅，寒湿阻痹经脉者。

【用法】每日1剂，水煎分服2次。

【加减】寒痛甚者，加制川乌（先煎）10 g，制草乌（先煎）10 g，制附子（先煎）10 g，细辛3 g；化热者，加忍冬藤30 g，黄柏12 g，知母15 g；虚甚者，加鹿角胶（烊化冲服）12 g，龟甲胶（烊化冲服）12 g，阿胶（烊化冲服）10 g。

【方解】本方由独活寄生汤和补阳还五汤两方合用化裁。方中熟地黄、桑寄生、牛膝、杜仲滋补肝肾；黄芪、川芎、白芍调补气血；桃仁、红花、血竭活血通络；桂枝、木瓜、独活、制乳香、伸筋草除湿止痛。诸药合用则气血畅，肝肾足，寒湿除，脉络通，疼痛止，病达治愈。

13. 独活寄生止痹汤

【组成】独活12 g，桑寄生15 g，续断15 g，怀牛膝15 g，熟地黄15 g，党参15 g，当归12 g，白芍12 g，川芎10 g，细辛5 g，肉桂5 g，炙甘草5 g。

【功效】益肝肾，补气血，祛风湿，止痹痛。

【主治】坐骨神经痛属肝肾、气血亏虚，风湿阻痹经脉者。

【用法】每日1剂，水煎分服2次。30日为1个疗程。

【加减】风邪偏重者，加防风12 g，海风藤15 g；寒邪偏重者，加制附子（先煎）10 g，干姜10 g；湿邪偏重者，加苍术15 g，防风12 g；痛剧者，加制川乌（先煎）10 g，地龙10 g；肢节屈伸不利者，加木瓜15 g，蜈蚣5 g；外伤引起者，加桃仁12 g，红花10 g。

【方解】方中重用独活，辛苦微温；桑寄生辛平，《本经》谓其"主腰痛"，《别录》谓其"去痹"；二者均入肝肾之经，能祛风除湿，通经活络而止痹痛。川芎活血散瘀，通达气血，有祛风镇痛之功；当归、白芍、熟地黄养血活血，是故治风先治血，血行风自灭；怀牛膝、续断补益肝肾，强筋健骨，且与寄生相须为用；肉桂温通血脉；细辛发散足少阴风，领邪外出，祛邪先扶正，正旺邪自却，故以党参、炙甘草扶脾益气。诸药合用，辛温以散之，甘温以补之，使风邪得祛，气血得充，肝肾得补，标本同治，则痹痛自除。

14. 独活伸筋汤

【组成】白芍20 g，鸡血藤15 g，桑寄生15 g，伸筋草15 g，当归12 g，威灵仙12 g，独活12 g，续断12 g，牛膝12 g，川芎10 g，地龙10 g，土鳖5 g，全蝎5 g，甘草5 g。

【功效】祛风除湿止痛，活血缓急通络。

【主治】坐骨神经痛属筋脉挛急，风湿瘀血阻痹经脉者。

【用法】每日1剂，水煎分服2次。

【加减】腰痛甚者，加杜仲12 g，骨碎补15 g；下肢痛甚，偏寒者，加制川乌（先煎）5 g，制附子（先煎）10 g，木瓜15 g，透骨草15 g，海风藤12 g；偏湿者，加苍术12 g，晚蚕沙（包煎）15 g；风热湿痹者，加黄柏10 g，薏苡仁30 g，络石藤12 g，桑枝15 g；津亏者，加生地黄12 g，麦冬15 g，玄参15 g。

【方解】方中独活、伸筋草、鸡血藤、威灵仙祛风胜湿而止痛；当归、川芎、地龙、土鳖活血通络而止痛；白芍、甘草缓急而止痛；全蝎穿筋透骨通络止痛；牛膝引药下行；续断、桑寄生专祛风逐湿，通调血脉，对所伤之筋骨有非此不养，所滞之关节非此不利之功。全方有祛风活络，镇静止痛之效，故疗效确切。

15. 杜仲川归汤

【组成】黄芪20 g，杜仲12 g，川芎12 g，山茱萸12 g，当归12 g，狗脊12 g，骨碎补12 g，桑寄生12 g，独活12 g，秦艽12 g，牛膝12 g，五加皮12 g，桃仁10 g，红花10 g，制乳香10 g，制没药10 g，桂枝10 g，木瓜10 g，防己10 g，大枣10 g，甘草10 g。

【功效】温补肝肾，祛风散寒除湿，活血化瘀止痛。

【主治】坐骨神经痛属肝肾亏虚，风寒湿瘀阻痹经脉者。

【用法】每日1剂，水煎分服2次。15日为1个疗程。

【加减】痛重者，加制草乌（先煎）12 g，醋延胡索15 g；沉困者，苍术12 g；腰腿酸软者，加续断15 g；气血亏虚者，加党参20 g。

【方解】方中以杜仲、山茱萸、狗脊、桑寄生补肝肾，强筋骨；桂枝温通经脉而止痛；防己、独活、秦艽利关节；当归养血通络；秦艽利关节，散风寒除寒湿；黄芪大补元气，性走周行全身，使气旺血行，瘀去络通；五加皮、骨碎补、狗脊、杜仲、木瓜、牛膝驱风湿，补肝肾，强筋健骨；桃仁、红花、制乳香、制没药活血止痛，消肿生肌；大枣补气血，缓和诸药。诸药合用，共奏温补肝肾，通经活络，祛风除湿，散寒止痛之效。使肝肾阳复，经络气血畅通，通则不痛。

16. 防风茯苓汤

【组成】威灵仙30 g，鸡血藤30 g，牛膝15 g，防己10 g，茯苓10 g，刘寄奴10 g，乌梢蛇10 g，制僵蚕10 g，制土鳖10 g，地龙10 g，甘草5 g。

【功效】祛风除湿通络，活血化瘀涤痰。

【主治】坐骨神经痛属痰瘀互结，风湿阻痹经脉者。

【用法】每日1剂，水煎分服2次。

【加减】湿盛者，酌加生薏苡仁20 g，熟薏苡仁20 g，土茯苓15 g，苍术12 g，白术12 g；寒盛者，酌加制川乌（先煎）10 g，制草乌（先煎）10 g，桂枝10 g，制附子（先煎）10 g；热盛者，加寒水石20 g，忍冬藤30 g，黄柏12 g；夹瘀者，加桃仁12 g，制乳香10 g，三七（研末冲服）5 g；痛甚者，加全蝎5 g，蜈蚣1条；肢足麻木者，加当归12 g，白芍15 g，木瓜10 g；肾虚者，加续断15 g，杜仲15 g，淫羊藿12 g；腰椎骨质增生者，酌加炮穿山甲（先煎）10 g，海藻10 g，昆布10 g，天仙藤12 g，苍耳子12 g；夹痰者，加白芥子12 g；口干者，加沙参15 g，麦冬12 g，玉竹12 g。

【方解】方中防己、威灵仙、乌梢蛇祛风除湿，蠲痹通络止痛；茯苓健脾除湿；制土鳖、鸡血藤、刘寄奴活血祛瘀，舒筋通络；牛膝补肾活血，引血下行；制僵蚕化痰消坚，通经活络；地龙清热解毒，泻热通络；甘草调和诸药药性。诸药合用，以祛风除湿通络，涤痰化瘀、虫类搜剔法并用，扶正固本，标本兼治，遣方用药，极快地控制病情，使经脉得以疏通，疾病得以痊愈。

17. 防己乳没汤

【组成】防己25 g，木瓜25 g，当归20 g，桂枝20 g，路路通20 g，威灵仙20 g，牛膝15 g，络石藤15 g，制乳香12 g，制没药12 g，寻骨风12 g，独活12 g，羌活12 g，丝瓜络10 g。

【功效】活血散寒止痛，祛风除湿通络。

【主治】坐骨神经痛属风寒湿瘀阻痹经脉者。

【用法】每日1剂，水煎分服2次。15日为1个疗程。

【加减】体弱肾虚者，去威灵仙、络石藤，加黄芪30 g，以补气健脾；肾气不足者，去牛膝，加杜仲15 g，续断12 g，狗脊10 g，以温补肾气；气血不足者，去独活、羌活，加党参15 g，以补气养血；寒偏盛者，加干姜10 g，制附子（先煎）12 g，以增强温经散寒之力；湿重者，加苍术12 g，薏苡仁20 g，以燥湿醒脾；有发热、恶寒者，加黄芩12 g，芦根15 g，薄荷10 g，以疏风清热；失眠多梦者，加远志10 g，酸枣仁15 g，以养血安神；脾胃虚弱者，加砂仁（后下）10 g，白术15 g，以燥湿健脾开胃。

【方解】方中防己、制乳香、制没药、桂枝、独活、羌活通经活血散寒止痛；络石藤、丝瓜络、路路通除湿通经，活血止痛；牛膝、当归活血通络止痛；威灵仙、木瓜、寻骨风祛风除湿通络。诸药合用，共奏活血散寒止痛，祛风除湿通络之效。

18. 黄地红汤

【组成】黄芪60 g，当归30 g，党参30 g，川芎20 g，鸡血藤20 g，赤芍18 g，桂枝15 g，地龙15 g，桃仁10 g，红花10 g，甘草5 g。

【功效】活血祛瘀，行经通络，祛风除湿。

【主治】坐骨神经痛属风湿瘀血阻痹经脉者。

【用法】每日1剂，水煎分服2次。7日为1个疗程。

【方解】方中黄芪、赤芍消肿止痛；红花、桃仁、桂枝、地龙、川芎、当归、鸡血藤活血祛瘀，行经通络，祛风除湿；党参、甘草能益气和中，补益壮筋，促进坐骨神经功能的恢复。诸药合用，舒筋活血，消肿止痛。

19. 活络补阳还五汤

【组成】黄芪30～60 g，制附子（先煎）10～15 g，鸡血藤20 g，伸筋草20 g，炙甘草20 g，地龙15 g，制南星10 g，制乳香10 g，制没药10 g，当归10 g，赤芍10 g，川芎10 g，牛膝10 g。

【功效】温阳益气，活血通络，散寒除湿。

【主治】坐骨神经痛属阳气亏虚，瘀血寒湿阻痹经脉者。

【用法】每日1剂，水煎分服2次。

【方解】方中制附子温经活络，以散络中风寒湿邪；制南星燥湿活络，以祛络中之痰；制乳香、制没药、川芎、鸡血藤行气活血，以化络中之瘀血，并能止痛；黄芪、当归、赤芍、炙甘草益气养血，使邪祛而正气不伤；地龙通经活络，牛膝引药下行，使诸药直达病所。全方共奏温阳益气，活血通络，散寒除湿之效。

20. 活络定痛汤

【组成】秦艽30 g，桑寄生30 g，汉防己20 g，姜黄20 g，威灵仙20 g，海桐皮20 g，怀牛膝20 g，白芍15 g，徐长卿15 g，独活15 g，川芎15 g，地龙15 g，甘草15 g，制川乌（先煎）5 g。

【功效】滋补肝肾，祛风除湿，行气活血，通络止痛。

【主治】坐骨神经痛属肝肾亏虚，风湿瘀血阻痹经脉者。

【用法】每日1剂，水煎分服2次。10日为1个疗程。

【加减】腰痛甚者，加杜仲20 g；下肢痛甚者，加制没药15 g；风热痛者，加忍冬藤30 g。

【方解】方中秦艽祛风除湿，舒筋通络，

蠲痹止痛；白芍养血荣筋；徐长卿、汉防己祛风止痛，利水消肿；川芎、姜黄行气活血，祛风止痛；威灵仙、独活、海桐皮祛风除湿，通络止痛；制川乌祛风除湿，温经止痛；地龙清热熄风，通络除痹；桑寄生祛风除湿，补益肝肾，强筋壮骨；怀牛膝活血祛瘀，补益肝肾，强筋壮骨，引药下行直达病所；甘草补脾益气，调和药性。诸药共奏祛风除湿，滋补肝肾，行气活血，通络止痛之功，故获良效。

21. 活络止痛饮

【组成】地龙30 g，桑寄生30 g，鹿衔草30 g，鸡血藤25 g，防己25 g，白芍15 g，秦艽15 g，姜黄15 g，海桐皮15 g，怀牛膝15 g，络石藤15 g，木瓜10 g，川芎10 g，甘草10 g，制川乌（先煎）5 g。

【功效】滋补肝肾，祛风除湿，行气活血，通络止痛。

【主治】坐骨神经痛属肝肾亏虚，风湿瘀血阻痹经脉者。

【用法】每日1剂，水煎分服2次。

【加减】腰痛甚者，加杜仲15 g，独活12 g；下肢痛甚者，加鬼箭羽10 g，制没药12 g；风热者，加黄连15 g，忍冬藤25 g。

【方解】方中秦艽祛风湿，清湿热，止痹痛，与白芍养血荣筋共为主药；防己善利水消肿，祛风止痛；络石藤、海桐皮祛风除湿，通络止痛；鹿衔草、鸡血藤祛风湿，舒筋活络，强筋骨，补血活血；怀牛膝益肝肾，强筋骨，利关节，通血脉，散瘀血，引药下行，使药力直达病所；姜黄、川芎能活血行气；甘草补脾益气，调和药性。诸药合奏祛风除湿，滋补肝肾，行气活血，通络止痛之功。

【药理】现代药理学研究发现，方中秦艽、防己、海桐皮中的生物碱对中枢神经有镇静、镇痛作用。

22. 活络汤

【组成】黄芪30 g，鸡血藤30 g，丹参20 g，当归20 g，延胡索15 g，桃仁10 g，红花10 g，制乳香10 g，制没药10 g，地龙10 g，牛膝10 g。

【功效】补益肝肾气血，活血化瘀止痛。

【主治】坐骨神经痛属肝肾气血亏虚，瘀血阻痹经脉者。

【用法】每日1剂，水煎分服2次。

【加减】腰腿痛甚者，加杜仲12 g，续断15 g；肢体麻木者，加威灵仙20 g，桂枝10 g。

【方解】方中鸡血藤补血行血，舒筋活络；当归养血，丹参补血；桃仁、红花、制乳香、制没药化瘀止痛，通络活血；黄芪、延胡索扶正气，行气止痛；牛膝补肝益肾；地龙治足疾通经络；杜仲、续断入肝肾之经，补肝肾，强筋骨，通血脉，利关节；威灵仙祛风胜湿，除关节游走不定之痛。诸药合用，共奏补益肝肾气血，活血化瘀止痛之效。

23. 活血补肾汤

【组成】鸡血藤30 g，当归15 g，延胡索15 g，续断15 g，桑寄生15 g，川牛膝15 g，川芎10 g，赤芍10 g，桃仁10 g，杜仲10 g，红花10 g，炮穿山甲（先煎）10 g，生甘草5 g。

【功效】补益肝肾，活血化瘀，通经止痛。

【主治】坐骨神经痛属肝肾亏虚，瘀血阻痹经脉者。

【用法】每日1剂，水煎分服2次。7日为1个疗程。

【加减】偏寒者，加小茴香10 g，桂枝10 g，麻黄5 g；偏热者，加知母12 g，黄柏10 g；痛甚者，加制乳香10 g，制没药5 g；肢体麻木者，加海桐皮15 g，豨莶草12 g。

【方解】方中鸡血藤行血舒筋；当归配川芎增强活血散瘀，通经脉；赤芍祛瘀行滞，并能缓解疼痛；炮穿山甲善走窜，性专行散，能通经络而达病所，并增强当归、川芎、红花活血通经之效；延胡索活血行气，具有较好的止痛效果；川牛膝既能补肝肾，强筋骨，又能通血脉而利关节，性善下走；续断、桑寄生补肝肾，行血脉，舒筋络；杜仲补益肝肾；生甘草调和诸药。"不通则痛"，"通则不痛"。诸药合用，以补肝肾，通经活络，活血止痛，使经脉畅通，气血流畅，而使疼痛缓解。

24. 活血祛瘀止痛汤

【组成】黄芪25 g，川芎15 g，制乳香15 g，制没药15 g，羌活15 g，泽兰15 g，牛膝12 g，乌药10 g，地龙10 g，炙甘草10 g，蜈蚣2条。

【功效】祛湿散寒，行气通络，活血祛瘀止痛。

【主治】坐骨神经痛属瘀血寒湿阻痹经脉者。

【用法】每日1剂，水煎分服2次。7日为1个疗程。

【加减】寒痛者，加细辛5 g，制附子（先煎）10 g，制川乌（先煎）10 g；热郁者，加生地黄12 g，桑枝20 g；血瘀明显者，加丹参15 g，三七（研末冲服）5 g；湿重者，加薏苡仁25 g，通草5 g，防己12 g；下肢麻木者，加全蝎5 g。

【方解】方中制乳香、制没药、川芎活血行气，祛瘀止痛；羌活祛风胜湿止痛；泽兰活血化瘀祛湿；蜈蚣搜风通络，解痉止痛除痹；牛膝补肝肾、强筋骨、引血下行；黄芪补气升阳；地龙疏通经络，乌药温肾散寒、行气止痛；甘草益气健脾，和胃化湿，缓解拘挛。全方共奏祛湿散寒，行气通络，活血祛瘀止痛之功。

25. 加减独活寄生三痹汤

【组成】独活20 g，桑寄生20 g，当归20 g，牛膝20 g，杜仲20 g，党参20 g，川芎15 g，白芍15 g，生地黄15 g，茯苓15 g，防风10 g，秦艽10 g，桂枝10 g，细辛5 g，甘草5 g。

【功效】补益肝肾气血，祛风除湿散寒。

【主治】坐骨神经痛属肝肾气血亏虚，风寒湿邪阻痹经脉者。

【用法】每日1剂，水煎分服2次。

【加减】气虚者，加人参5～10 g，黄芪15～30 g；寒重者，酌情加制川乌（先煎）10 g，制附子（先煎）10 g，肉桂5 g；湿热重，口渴口苦，脉数者，加黄柏12 g，苍术10 g；肢体麻木甚者，加全蝎5 g，地龙10 g，蜈蚣2条；患肢屈伸不利者，加续断15 g，木

瓜12 g；有外伤史兼瘀血内阻者，加红花10 g，骨碎补15 g；左侧坐骨神经痛甚者，加丹参20 g；右侧坐骨神经痛甚者，加黄芪30 g；肾阴虚者，加山茱萸12 g，女贞子15 g；肾阳虚者，加制附子（先煎）10 g；肾阴阳俱虚者，加紫河车12 g，鹿角胶（烊化冲服）10 g；顽痹久痛不已者，酌加白花蛇10 g，土鳖10 g。

【方解】方中独活、细辛、防风、秦艽祛风湿，止痹痛；桂枝散寒通痹，温通血脉，宣痹止痛，意在祛邪；配伍桑寄生、杜仲、牛膝补益肝肾，强筋骨，壮腰膝，兼能祛风湿；以人参、茯苓、甘草、当归、白芍、生地黄、川芎益气补血，意在扶正。诸药合用，共达补虚宣痹，泻实止痛之功。且方中生地黄、白芍、当归补血和血，川芎、桂枝、牛膝温通血脉，促进行血，血脉宣通，既可通痹止痛，又可利于风湿之邪的祛除，寓含"治风先治血，血行风自灭"之意。纵观全方，祛邪与扶正兼用，标本同治，使气血足而寒湿除，肝肾强而痹痛愈，实为一治痹之良方。

26. 加味补阳还五止痛汤

【组成】生黄芪20 g，白芍30 g，牛膝15 g，地龙12 g，当归尾10 g，桃仁10 g，红花10 g，川芎10 g，制乳香10 g，制没药10 g，甘草5 g，蜈蚣3条。

【功效】补气活血，活血祛瘀，缓急柔筋止痛。

【主治】坐骨神经痛属气虚血瘀，经脉阻痹挛急者。

【用法】每日1剂，水煎分服2次。7日为1个疗程。

【加减】臀腿及足部酸麻胀痛者，加鸟不宿15 g；咳嗽、喷嚏痛剧者，加鬼箭羽15 g，鬼针草30 g，土鳖10 g；怕冷喜温者，加制川乌（先煎）10 g，细辛5 g；湿甚苔腻者，去白芍、甘草，加薏苡仁30 g，苍术12 g；肾阴虚者，加生地黄12 g，熟地黄15 g；肾阳虚者，加巴戟天15 g，狗脊15 g，杜仲12 g。

【方解】方中以黄芪补气，使气旺血行治其本；当归、桃仁、红花、川芎、地龙活血

祛瘀通络治其标；白芍、甘草缓急止痛以柔筋；鬼箭羽、鬼针草、制乳香、制没药活血散瘀止痛；鸟不宿追风行血定痛，治坐骨神经痛有良效；牛膝引药下行直达病所；蜈蚣走窜协同诸药通络止痛。全方共奏补气活血，祛瘀通络之功。

27. 加味桂乌汤

【组成】白芍30 g，丹参30 g，桂枝12 g，制川乌（先煎）10 g，牛膝10 g，炙甘草10 g

【功效】祛湿散寒，温经通络，化瘀止痛。

【主治】坐骨神经痛属寒湿瘀血阻痹经脉者。

【用法】每日1剂，水煎分服2次。7日为1个疗程。

【加减】痛甚者，加制乳香10 g，制没药10 g；下肢麻木甚者，加全蝎10 g。

【方解】方中桂枝发散解肌，温经通阳；制川乌祛风除湿，散寒止痛；牛膝祛风利湿，破瘀通经；白芍养血敛阴，善治血不养筋之手足拘挛疼痛；丹参活血化瘀，善治风湿痹痛；甘草缓急止痛，调和诸药，炙后性温，更利于虚证、寒证。诸药合用，共奏祛湿散寒，温经通络，化瘀止痛之功。

28. 加味桂枝芍药知母汤

【组成】桂枝12 g，白术12 g，知母12 g，防风12 g，独活12 g，牛膝12 g，透骨草12 g，鸡血藤12 g，白芍10 g，制附子（先煎）10 g，生姜5 g，麻黄5 g，细辛5 g，甘草5 g。

【功效】温经散寒，除风祛湿，缓急止痛。

【主治】坐骨神经痛属风寒湿邪阻痹，经脉挛急者。

【用法】每日1剂，水煎分服2次。

【加减】疼痛剧烈，遇寒痛甚者，加制川乌（先煎）10 g，制草乌（先煎）10 g；重浊沉重者，加防己12 g，木瓜15 g，薏苡仁30 g；游走窜痛者，加威灵仙15 g，红花10 g；气虚明显者，加黄芪20 g；拘挛掣痛不可屈伸者，白芍用量加至20 g，甘草用量加至10 g，加全蝎5 g，乌梢蛇10 g。

【方解】方中桂枝、麻黄温经通阳；制附子、麻黄、细辛温经散寒而止痛；白术、防风、威灵仙除风祛湿；白芍、甘草缓急止痛；白术、甘草、生姜兼顾中阳；知母、白芍兼以护阴。独活以助除在下之风；牛膝引诸药下行。诸药合用，共奏温经散寒，除风祛湿，缓急止痛之功。

29. 加味黄芪防己汤

【组成】黄芪30 g，防己15 g，桂枝15 g，白术15 g，茯苓15 g，川芎15 g，独活15 g，薏苡仁15 g，淫羊藿15 g，生姜15 g，牛膝15 g，羌活10 g，海桐皮10 g，海风藤10 g，大枣10 g，甘草10 g，细辛3 g。

【功效】益气健脾除湿，温经散寒，祛风活络止痛。

【主治】坐骨神经痛属脾虚湿盛，阳虚寒凝，风邪内扰，经脉阻痹者。

【用法】每日1剂，水煎分服2次。

【方解】方中黄芪益气固表，并能行血通痹；防己祛风除湿，通络止痛；桂枝、细辛温经散寒，祛风除湿；独活、羌活、海桐皮、海风藤祛风散寒，除湿止痛；川芎活血通络止痛；淫羊藿温肾助阳，祛风除湿；白术、茯苓、薏苡仁健脾和胃，燥湿利水；生姜、大枣温中健胃；牛膝引药下行；甘草调和诸药。诸药合用，共奏温经散寒，祛风除湿，活络止痛之功。

30. 蠲痹养阴缓急汤

【组成】炒白芍15～60 g，熟地黄15～30 g，鸡血藤15～30 g，续断10～30 g，独活10～30 g，威灵仙10～30 g，鹿衔草10～30 g，当归10～30 g，牛膝10～30 g，狗脊10～30 g，生甘草10～15 g。

【功效】补益肝肾，祛风除湿，散寒通络。

【主治】坐骨神经痛属肝肾亏虚，风寒湿邪阻痹经脉者。

【用法】每日1剂，水煎分服2次。

【加减】兼风寒者，加制川乌（先煎）10 g，桂枝10 g；兼湿重者，加炒苍术12 g，黄柏10 g；气虚者，加生黄芪30 g；阳虚者，

颈肩腰腿痛中医奇效良方全书（珍藏本）

加制附子（先煎）10 g，肉苁蓉12 g，淫羊藿12 g，巴戟天12 g；刺痛明显者，加制乳香10 g，制没药10 g，红花10 g，桃仁12 g；痛剧者，加露蜂房10 g，蜈蚣2条。

【方解】方中熟地黄、狗脊、续断补益肝肾，强筋壮骨；独活、威灵仙、鹿衔草祛风除湿，散寒止痛；当归、白芍、鸡血藤养血和营，活血通络；白芍配甘草酸甘化阴，养阴益血，缓急止痛；牛膝活血通络，祛瘀止痛，引药下行，直达病所。诸药相伍，共奏补益肝肾，祛风除湿，散寒通络之功。

31. 雷公藤蜈蚣寄生汤

【组成】桑寄生30 g，威灵仙30 g，熟地黄20 g，独活20 g，防风20 g，生姜20 g，大枣20 g，雷公藤（先煎50～90分钟）10～15 g，当归尾15 g，鸡血藤15 g，炒秦艽15 g，丹参15 g，牛膝15 g，甘草5 g，蜈蚣2条。

【功效】祛风散寒除湿，补肝益肾，活血化瘀，搜风镇痛。

【主治】坐骨神经痛属肝肾亏虚，风寒湿瘀阻痹经脉者。

【用法】每日1剂，水煎分服2次。

【加减】寒凝血瘀剧痛者，加炮穿山甲（先煎）10 g；剧痛拘急者，加白芍20 g，木瓜15 g；血虚麻木者，加当归12 g，蝉蜕10 g；风盛剧痛者，加全蝎5 g；偏于寒者，加细辛5 g；偏于湿者，加苍术12 g，茯苓15 g；偏于热者，加黄芩10 g；肾虚耳鸣者，加山茱萸12 g，山药20 g；气虚者，加黄芪15 g。

【方解】方中雷公藤祛风镇痛抗风湿，疗效确切；蜈蚣性善走窜；蝉蜕疏风通络；全蝎穿筋透骨，搜风通络止痛；秦艽、防风、独活、威灵仙祛风除湿，通络止痛；熟地黄、当归尾、丹参活血补血，疏经通络；甘草、生姜、大枣缓急止痛，调和营卫；桑寄生、牛膝补肝益肾，强筋壮骨。诸药合用，共奏祛风散寒除湿，活血化瘀，通络止痛，补肝益肾，搜风镇痛之功。

32. 麻芥蠲痛汤

【组成】皂角刺30 g，白术30 g，制何首乌30 g，地枫皮15 g，千年健15 g，地龙15 g，车前子（包煎）15 g，麻黄10 g，荆芥10 g，制川乌（先煎）10 g，制草乌（先煎）10 g，甘草10 g，细辛5 g，全蝎（研末冲服）5 g，蜈蚣2条。

【功效】温经散寒除湿，补益肝肾，熄风解痉。

【主治】坐骨神经痛属肝肾不足，阳虚寒湿邪阻痹经脉者。

【用法】每日1剂，水煎分服2次。

【方解】方中麻黄、荆芥、细辛、制川乌、制草乌温经散寒；千年健、地枫皮、木瓜、车前子除湿祛瘀；制何首乌、白术补肝肾益气；皂角刺活血通络；地龙、全蝎熄风解痉；甘草以缓和药性，调和诸药。全方共奏温经散寒除湿，补益肝肾，熄风解痉之功。

33. 木瓜白芍灵仙汤

【组成】木瓜25 g，威灵仙15 g，白芍15 g，桑寄生15 g，牛膝15 g，续断15 g，杜仲15 g，炙甘草5 g，全蝎（研末冲服）5 g，三七（研末冲服）5 g，蜈蚣（研末冲服）1条。

【功效】驱寒除湿，调气柔筋，通络止痛。

【主治】坐骨神经属寒湿瘀血阻痹经脉者。

【用法】每日1剂，水煎分服2次。10日为1个疗程。

【加减】下肢麻木甚者，加薏苡仁30 g，乌梢蛇10 g；阳虚肢冷者，加制附子（先煎）10 g，细辛5 g；湿热盛者，加黄柏10 g，苍术15 g。

【方解】方中白芍养血敛阴和营柔肝；全蝎、蜈蚣熄风通络止痛；威灵仙祛风湿，通络止痛；桑寄生祛风湿，补肝肾，强筋骨；三七化瘀止血，活血定痛。全方共奏驱寒除湿，调气柔筋，通络止痛之功。

34. 清热利湿化瘀汤

【组成】赤芍30 g，白芍30 g，石决明（先煎）25 g，当归25 g，薏苡仁20 g，木瓜15 g，黄柏10 g，苍术10 g，牛膝10 g，川芎

10 g，延胡索10 g，甘草5 g。

【功效】清热利湿，化瘀止痛。

【主治】坐骨神经痛属湿热内盛，瘀血阻痹经脉者。

【用法】每日1剂，水煎分服2次。10日为1个疗程。服药期间禁烟酒、辛辣、煎炒、荤腥、油腻之品。

【加减】肾虚者，加杜仲10 g，续断12 g；风湿重者，加独活12 g，桑寄生15 g。

【方解】方中黄柏清热燥湿，苍术、薏苡仁健脾祛湿，以去除湿邪之来源；牛膝引药下行直达病所；当归、川芎、赤芍、延胡索养血活血，行气止痛；白芍、木瓜、甘草酸甘化阴，以缓急止痛，且有舒筋通络之功；石决明咸寒入肝经，为凉肝镇肝之要药，对牵掣样痛疗效特佳。全方合用，共奏清热利湿，化瘀止痛之功。

35. 桑鸡归芪汤

【组成】姜黄30 g，黄芪30 g，桑寄生30 g，鸡血藤30 g，当归30 g，白芍30 g，独活20 g，桂枝15 g，土鳖10 g。

【功效】益气养血，搜风除湿，通络止痛。

【主治】坐骨神经痛属气血亏虚，风湿阻痹经脉者。

【用法】每日1剂，水煎分服2次。

【加减】肝肾虚弱者，加枸杞子15 g；疼痛剧烈者，加延胡索15 g，制川乌（先煎）10 g。

【方解】方中以黄芪、白芍、当归为君药，益气养血，扶正祛邪；姜黄、鸡血藤、土鳖为臣药，逐瘀通络，搜风定痛；独活、桂枝、桑寄生为佐使之药，调和营卫，除湿止痛。诸药相配，共奏益气养血，搜风除湿，通络止痛之功效。

36. 身痛逐瘀活血汤

【组成】鸡血藤15 g，当归15 g，牛膝15 g，桃仁10 g，红花10 g，川芎10 g，秦艽10 g，羌活10 g，制没药10 g，五灵脂（包煎）10 g，香附10 g，地龙10 g，伸筋草10 g，甘草5 g。

【功效】活血通络，补益肝肾。

【主治】坐骨神经痛属肝肾亏虚，瘀血阻痹经脉者。

【用法】每日1剂，水煎分服2次。

【加减】腰腿冷痛者，加制川乌（先煎）5 g，制草乌（先煎）5 g，威灵仙15 g；湿重者，加苍术12 g，防己10 g；下肢麻木明显者，加豨莶草15 g，路路通12 g；肾虚腰膝酸软乏力，夜尿频多者，加枸杞子12 g，杜仲15 g，淫羊藿15 g。

【方解】方中桃仁、红花、制没药活血祛瘀止痛；秦艽、羌活、地龙疏风通络止痛；当归、川芎养血活血；鸡血藤活血通络；牛膝补益肝肾，引药下行直达病所；五灵脂、香附行气祛瘀止痛。诸药相合，共奏活血通络，补益肝肾之功，故获良效。

37. 身痛逐瘀血藤汤

【组成】鸡血藤30 g，当归20 g，川芎20 g，地龙20 g，苏木20 g，秦艽12 g，制没药12 g，桃仁12 g，羌活10 g，五灵脂（包煎）10 g，牛膝10 g，红花10 g，香附10 g，全蝎10 g，白芥子10 g。

【功效】活血化瘀，通络止痛，祛风胜湿散寒。

【主治】原发性坐骨神经痛属瘀血风寒湿邪阻痹经脉者。

【用法】每日1剂，水煎分服2次。15日为1个疗程。同时，另生川乌、生草乌、桂枝、吴茱萸各等份，共研为细末，加入适量食盐，炒至黑色，布包熨患处，每日3～5次。

【加减】风寒偏重，下肢凉痛，遇寒加重者，酌加制川乌（先煎）10 g，制草乌（先煎）10 g，制附子（先煎）10 g，肉桂5 g，麻黄5 g；寒湿较甚，下肢酸沉困重者，加薏苡仁30 g，苍术12 g，防己10 g；气血亏虚者，加白术12 g，熟地黄15 g，党参20 g；腰酸腰痛者，加桑寄生15 g，续断15 g，女贞子12 g；腰痛及椎旁点明显压痛者，加杜仲15 g，延胡索15 g，枸杞子12 g；阴雨天痛剧者，加淫羊藿15 g，巴戟天12 g，制乳香10 g；病久痛剧有瘀血征象者，加三棱10 g，莪术10 g，丹参20 g。

【方解】方中秦艽、羌活、白芥子祛风胜湿散寒以除外邪；当归、川芎、五灵脂、地龙、桃仁、红花、鸡血藤活血化瘀，通络止痛；牛膝、苏木驱风湿，补肝肾，强筋骨，通血脉，利关节；全蝎为虫类药，以加强活血通络止痛的力度；制没药通络止痛。诸药协同，共奏活血化瘀，通络止痛，祛风胜湿散寒之效，配合外用药祛风散寒除湿，因此疗效颇佳。

38. 舒筋活血祛瘀汤

【组成】丹参20 g，鸡血藤20 g，川芎15 g，续断15 g，独活15 g，威灵仙15 g，牛膝15 g，制乳香12 g，制没药12 g，当归12 g，木瓜12 g，甘草10 g。

【功效】活血祛瘀，祛风除湿，补益肝肾，舒筋活络。

【主治】坐骨神经痛属肝肾亏虚，风湿瘀血阻痹经脉者。

【用法】每日1剂，水煎分服2次。

【加减】腰部疼痛者，加桑寄生15 g，杜仲12 g；下肢疼痛较甚者，加地龙10 g，白花蛇10 g；冷痛者，加桂枝10 g；湿邪偏盛者，加防己12 g，薏苡仁30 g。

【方解】方中制乳香、制没药、丹参活血祛瘀；牛膝、续断、鸡血藤舒筋活络，行血脉，补肝肾；独活、威灵仙、木瓜祛风湿，通经络，止痹痛；川芎配伍当归，增强活血散瘀，行气止痛之功；用甘草既缓急止痛，又调和药性。诸药合用，共奏活血祛瘀，祛风除湿，补益肝肾，舒筋活络之功。

39. 舒络清痹汤

【组成】当归12 g，牛膝12 g，桃仁12 g，红花10 g，五灵脂（包煎）10 g，香附10 g，秦艽10 g，羌活10 g，地龙10 g，制乳香10 g，制没药10 g，甘草5 g。

【功效】补气养血，活血化瘀，驱风除湿，舒筋通络。

【主治】坐骨神经痛属气血亏虚，风湿瘀血阻痹经脉者。

【用法】每日1剂，水煎分服2次。

【加减】脾胃虚弱者，酌加白术12 g，茯苓12 g，山药15 g，山楂15 g；肝肾阴虚者，酌加枸杞子15 g，菟丝子15 g，龟甲（先煎）15 g，女贞子15 g，山茱萸12 g；气血两虚者，去五灵脂、香附，加黄芪20 g，熟地黄15 g，制何首乌15 g；风盛者，加防风12 g，乌梢蛇10 g；寒盛者，酌加制何首乌15 g，细辛5 g，桂枝10 g，血竭3 g；湿盛者，酌加薏苡仁30 g，桑枝30 g，萆薢15 g，苍术12 g，通草5 g；痛甚或屈伸不利者，酌加续断15 g，延胡索15 g，木瓜12 g，川楝子10 g；病程日久者，加土鳖10 g，全蝎5 g，白花蛇舌草30 g。

【方解】方中取桃仁、红花、制乳香、制没药活血化瘀；当归补气养血；五灵脂、香附散瘀理气止痛；羌活、秦艽驱风除湿，佐以地龙增强搜风通络之效；再以牛膝引经为使；合而有调养气血，驱风除湿，活血化瘀，舒筋通络之功。

40. 搜风通络止痛汤

【组成】地龙12 g，青风藤12 g，海风藤12 g，络石藤12 g，千年健12 g，伸筋草12 g，郁金12 g，桃仁12 g，牛膝12 g，红花10 g，白花蛇10 g，甘草5 g，蜈蚣2条。

【功效】搜风解痉舒筋，活血化瘀通络。

【主治】坐骨神经痛属风邪内扰，瘀血阻痹经脉者。

【用法】每日1剂，水煎分服2次。7日为1个疗程。

【加减】寒明显者，加制川乌（先煎）5 g，制草乌（先煎）5 g，桂枝10 g；热明显者，加生地黄20 g，忍冬藤30 g，白芍15 g；肾虚腰脊痛者，加杜仲15 g，续断12 g。

【方解】方中选用白花蛇、蜈蚣、地龙具有穿筋透骨，搜风通络解痉作用的药物为主；配伍青风藤、海风藤、络石藤、千年健、伸筋草、甘草祛风舒筋，缓急止痛；郁金、桃仁、红花、牛膝活血通络止痛，且牛膝能引药至病所。诸药合用，共奏搜风解痉舒筋，活血化瘀通络之功。

41. 桃仁独活乌头汤

【组成】黄芪30 g，威灵仙15 g，独活

15 g，桃仁12 g，羌活12 g，麻黄10 g，制川乌（先煎）10 g，制草乌（先煎）10 g，当归10 g，木瓜10 g，牛膝10 g，白芍10 g，制乳香10 g，制没药10 g，甘草5 g。

【功效】祛风散寒化湿，活血通经止痛。

【主治】坐骨神经痛属风寒湿瘀阻痹经脉者。

【用法】每日1剂，水煎分服2次。

【加减】体虚者，加党参20 g，白术10 g；沉困重者，木瓜用量加至18 g；兼腰部疼痛者，加杜仲15 g，续断12 g；寒邪偏盛者，加制附子（先煎）10 g；湿邪偏盛者，加晚蚕沙（包煎）12 g，薏苡仁20 g；风邪偏盛者，加全蝎10 g，蜈蚣1条；伴肌肉麻木者，加僵蚕10 g，全蝎5 g。

【方解】方中独活气味淡薄性善下行，善祛筋骨间风湿，专治腰以下痹痛，与麻黄、制川乌、制草乌等辛温之品合用，驱风散寒，胜湿止痛；当归、桃仁、制乳香、制没药活血养血，化瘀止痛；羌活、独活合用能散周身风湿，透肌发表，通利关节，而逐痹痛；牛膝、木瓜祛邪通络，养血柔筋，兼引药下行，以治下肢痹痛；威灵仙辛散温通，性善走窜，既可祛风除湿，又能通络止痛，专治风湿痹痛；黄芪、当归、白芍甘平之品，益气养血行血；甘草甘平能解制川乌、制草乌之毒，又能缓和诸药之烈性。综观全方，祛风散寒化湿，活血通经止痛。临床运用，随证加减，药症合拍，则诸症消失。

42. 通痹祛瘀止痛汤

【组成】炙黄芪30 g，鸡血藤30 g，威灵仙15 g，秦艽15 g，丹参15 g，醋延胡索15 g，独活12 g，牛膝12 g，当归12 g，地龙10 g，制乳香10 g，制没药10 g，桃仁10 g，红花10 g，细辛3 g。

【功效】祛风除湿止痛，益气养血活血。

【主治】坐骨神经痛属气血亏虚，风湿瘀血阻痹经脉者。

【用法】每日1剂，水煎分服2次。

【加减】下肢疼痛受凉则甚，得温则舒者，加桂枝10 g，干姜10 g，制附子5 g；痛剧者，加制川乌（先煎）10 g，制草乌（先

煎）10 g，三七（研末冲服）5 g；屈伸不利者，加伸筋草20 g；疼痛时间较长，舌质淡紫且脉涩者，加川芎10 g，赤芍12 g；痛久不愈者，加蕲蛇10 g，全蝎5 g，蜈蚣2条；伴肝肾不足，腰膝酸痛者，加杜仲12 g，桑寄生15 g。

【方解】方中独活、威灵仙、秦艽祛湿止痛；细辛散寒止痛；黄芪、当归、鸡血藤益气养血活血；牛膝补肝肾以利筋骨；地龙能入络以祛邪。诸药合用，全方共奏除风湿，通经络，补气血，强筋骨止痛之效。

43. 通痹止痛汤

【组成】杜仲15 g，桑寄生15 g，狗脊15 g，川芎15 g，牛膝15 g，威灵仙15 g，当归12 g，升麻10 g，桂枝10 g，红花10 g，白芷10 g，制南星（先煎）10 g，炙甘草5 g。

【功效】补益肝肾，活血化瘀，除湿祛痰散寒。

【主治】坐骨神经痛属肝肾亏虚，瘀血寒痰湿浊阻痹经脉者。

【用法】每日1剂，水煎分服2次。

【加减】寒湿者，加制川乌（先煎）12 g，细辛3 g；气滞血瘀者，加制乳香10 g，制没药10 g；气虚者，加黄芪30 g；肝肾不足者，加熟地黄20 g，山茱萸12 g。

【方解】方中杜仲、桑寄生、狗脊补肝肾，强腰膝，以固其本；红花、当归、川芎、牛膝活血化瘀，行气止痛；桂枝温经通络止痛；白芷散寒止痛，除湿通窍；制南星祛痰止痛；威灵仙祛风除湿，通络止痛；升麻以升阳，炙甘草和营解毒。全方共奏补益肝肾，活血化瘀，除湿祛痰散寒，行气止痛之功。

44. 通络定痛汤

【组成】杜仲15 g，狗脊15 g，木瓜15 g，僵蚕15 g，赤芍12 g，麻黄12 g，当归12 g，制乳香10 g，制没药10 g，姜黄10 g，全蝎（研末冲服）5 g，蜈蚣（研末冲服）2条。

【功效】祛风除湿，搜风通络，活血止痛，豁痰通痹。

【主治】坐骨神经痛属风湿痰瘀阻痹经脉者。

颈肩腰腿痛中医奇效良方全书（珍藏本）

【用法】每日1剂，水煎分服2次。

【加减】疼痛甚者，加乌梢蛇10g，三七（研末冲服）5g；下肢发凉者，加桂枝10g，制附子（先煎）10g；遇冷疼痛加重者，加制川乌（先煎）10g，制草乌（先煎）10g；下肢沉重，舌苔腻，脉濡缓者，加独活15g，薏苡仁30g；下肢、足趾麻木甚者，加天麻15g，细辛5g；抽掣痛者，去赤芍，加白芍30~40g，吴茱萸5g；刺痛者，加川芎12g，红花10g，泽兰10g；灼热者，去麻黄，加黄柏15g，紫草30g，栀子12g。

【方解】方中杜仲、狗脊、木瓜、当归补肾壮腰，强筋健骨；不通，非草木之品所能宣达，必借虫蚁之类搜剔窜透，方能浊去凝开，经行络畅，深伏之邪除，故用全蝎、蜈蚣、僵蚕搜风通络止痛即是此意。诸药合用，共奏祛风除湿，搜风通络，活血止痛，豁痰通痹之功效。

45. 通络止痛祛风汤

【组成】白芍25g，鸡血藤20g，延胡索20g，羌活15g，独活15g，威灵仙15g，海风藤15g，寻骨风15g，地龙15g，桑寄生15g，牛膝15g，木瓜10g，桂枝10g，丝瓜络10g。

【功效】祛风散寒除湿，活血通络止痛。

【主治】坐骨神经痛属风寒湿瘀阻痹经脉者。

【用法】每日1剂，水煎分服2次。药渣复煎外洗患肢，每日1次。

【加减】腰痛者，加续断15g，杜仲15g，骨碎补12g；下肢疼痛甚而偏寒者，加细辛5g，制川乌（先煎）10g。

【方解】方中以白芍养血和阴，平肝止痛；以羌活、独活、桂枝、威灵仙都入膀胱经，能祛风散寒除湿，通络止痛；以海风藤、寻骨风、丝瓜络、木瓜祛风湿，舒筋活络；以鸡血藤、牛膝、地龙、桑寄生养血活血，通络止痛，强壮筋骨。诸药合用，共奏祛风散寒除湿，活血通络止痛之功效。

【药理】现代药理学研究发现，方中白芍的有效成分为芍药苷，对横纹肌有不同程度的松弛作用，能缓痉止痛；延胡索有镇痛、镇静作用。

46. 止痛汤

【组成】白芍20g，续断20g，赤芍15g，延胡索15g，牛膝15g，狗脊15g，鸡血藤15g，木瓜15g，乌梢蛇12g，桂枝12g，制乳香12g，炙甘草10g，蜈蚣2条。

【功效】调补肝肾，散寒祛瘀，搜风通络。

【主治】坐骨神经痛属肝肾亏虚，寒瘀阻痹经脉者。

【用法】每日1剂，水煎分服2次。

【加减】寒痛者，加细辛5g，制附子（先煎）10g，制川乌（先煎）10g；热郁者，桂枝用量减至10g，加桑枝30g，生地黄20g，忍冬藤15g；血瘀者，加丹参15g，三七（研末冲服）5g；湿重者，加薏苡仁30g，防己12g，通草5g；下肢麻木者，加全蝎（研末冲服）5g。

【方解】方中桂枝、白芍温经养血，调卫和营；赤芍、制乳香、延胡索活血行气，祛瘀止痛；狗脊、续断、牛膝、鸡血藤调补肝肾，强壮筋骨，乌梢蛇、蜈蚣搜风通络，解痉除痹；木瓜、炙甘草益气健脾，和胃化湿，缓解拘挛。诸药合用，风寒湿邪自除。辨证加减运用，药专效宏，透达筋骨，宣痹通络，则痛麻消失。

47. 温经除痹汤

【组成】桂枝15g，漏芦15g，葛根15g，吴茱萸15g，石菖蒲15g，千年健15g，钻地风15g，当归12g，赤芍12g，生地黄12g，川芎12g，地龙12g，五加皮12g，木瓜12g，透骨草12g，伸筋草12g，牛膝10g，细辛5g。

【功效】祛寒胜湿，舒筋通络，活血止痛。

【主治】坐骨神经痛属寒湿瘀血阻痹经脉者。

【用法】每日1剂，水煎分服2次。

【加减】患肢疼痛剧烈，甚至行走困难者，加制川乌（先煎）10g，制草乌（先煎）10g；兼腰痛者，去赤芍、地龙，加狗脊

15 g，续断12 g，土鳖10 g。

【方解】方中桂枝"味辛甘，性温，能利关节，温经通脉"（《本经疏证》）；葛根"除诸痹"（《神农本草经》）；吴茱萸味辛性热，有止痛除湿逐痹之功；石菖蒲性温，"主风寒湿痹"；千年健、钻地风"宣通经络，祛风逐痹，辛温走窜之药也"。当归、赤芍、生地黄、川芎活血补血，通络止痛。地龙"治足疾而通经络也"。五加皮性温，《别录》谓其为治疗"两脚痛痹要药"。木瓜则能舒经活络，为风湿痹痛，筋脉拘挛者要药。透骨草和伸筋草皆能通络止痛。细辛性温止痛，牛膝引药下行。诸药相伍，共奏祛寒胜湿，舒筋通络，活血止痛之功。

48. 温经祛湿汤

【组成】白芍15～30 g，炙黄芪20 g，木瓜20 g，当归15 g，独活15 g，桂枝12 g，制川乌（先煎）10 g，制草乌（先煎）10 g，乌梢蛇10 g，地龙10 g，牛膝10 g，炙麻黄5～10 g，细辛5 g，全蝎5 g，甘草5 g，蜈蚣2条。

【功效】温经散寒，祛湿通络，舒筋止痛。

【主治】坐骨神经痛属寒湿阻痹经脉者。

【用法】每日1剂，水煎分服2次。

【加减】偏风者，加防风12 g；偏寒者，加制附子（先煎）10 g，干姜5 g；偏湿者，加苍术12 g，薏苡仁20 g；兼血瘀痛甚者，加制乳香10 g，制没药10 g；兼麻木拘挛者，加丝瓜络10 g，豨莶草15 g；偏肾阳虚者，加狗脊15 g，杜仲12 g；偏肾阴虚者，加熟地黄15 g。

【方解】方中制川乌、制草乌均能祛风散寒，逐湿止痛，二药合用，治诸药不能止之寒湿痹痛尤佳；乌梢蛇祛风湿，通经络，止痹痛；全蝎、蜈蚣两药相须为用，治风湿痹痛，有良好的通络止痛功效；地龙通利经络，与制川乌、制草乌配伍，治寒湿痹痛，肢体屈伸不利效佳；麻黄温经散寒，除湿止痛；桂枝温经通阳散寒而缓解疼痛；细辛辛热窜透，有通阳散寒之功，对寒湿之邪阻滞经络，用之甚效；当归活血通络，桂枝配细辛、当

归治寒滞脉络的肢冷疼痛；独活善祛风湿止痹痛，尤以下肢之疼痛为适宜；黄芪益气固表，并能活血通痹；牛膝活血脉利关节，引药下行，治下肢关节疼痛为其专长；木瓜有较好的舒筋活络作用，且能化湿治痹痛；白芍配甘草酸甘化阴，柔肝舒筋，缓急止痛。全方共奏温经散寒，祛湿通络，舒筋止痛之功效。

49. 温经通络益肾汤

【组成】黄芪20 g，鸡血藤20 g，威灵仙15 g，当归12 g，牛膝12 g，杜仲12 g，秦艽12 g，制附子（先煎）10 g，桂枝10 g，白花蛇10 g，炙全蝎5 g，甘草5 g，蜈蚣2条。

【功效】益气养血，温经通脉，祛风散寒，补肝益肾，通络止痛。

【主治】坐骨神经痛属肝肾、气血亏虚，风寒湿邪阻痹经脉者。

【用法】每日1剂，水煎分服2次。

【加减】气血两虚，头晕目眩，心悸气短者，酌加白芍20 g，党参15 g，白术12 g，熟地黄12 g；肝肾不足，腰膝酸软者，加续断15 g，桑寄生15 g，狗脊12 g；脉络瘀阻，疼痛明显者，加制乳香10 g，制没药10 g，炮穿山甲（先煎）10 g。

【方解】方中黄芪、当归、鸡血藤益气养血，活血通脉，荣经活络，补虚以治其本；制附子、桂枝、威灵仙温通十二经脉，散其寒，止其痛，配苦、辛、平的"通痹之良药"秦艽，祛风通络，舒筋止痛以治其标；牛膝、杜仲补肝肾，强筋骨，且引药下行，直达病所；久病入络，非虫类药莫能搜剔，故以全蝎、蜈蚣、白花蛇通脉络，治顽痹，祛风止痉，解经脉之拘急；甘草调和诸药。诸药相合，共奏益气养血，温经通脉，祛风散寒，补肝益肾，强筋壮骨，通络止痛之功。

50. 温经宣痹通络汤

【组成】黄芪30 g，白芍30 g，狗脊15 g，牛膝15 g，木瓜15 g，当归12 g，桂枝10 g，制川乌（先煎）10 g，制草乌（先煎）10 g，全蝎10 g，制乳香10 g，制没药10 g，甘草5 g，蜈蚣2条，生姜3片，大枣4枚。

【功效】益气养血，温经散寒止痛，搜风活血化瘀。

【主治】坐骨神经痛属气血亏虚，风寒瘀血阻痹经脉者。

【用法】每日 1 剂，水煎分服 2 次。10 日为 1 个疗程。

【加减】寒偏重者，制川乌、制草乌用量分别加至 12 g；血虚者，黄芪用量加至 40 g，当归用量加至 15 g；疼痛甚，拘挛不能伸者，酌加炮穿山甲（先煎）10 g，水蛭 10 g，地龙 12 g；肾虚明显者，狗脊用量加至 20 g，加熟地黄 15 g，续断 15 g，杜仲 12 g；湿邪盛者，木瓜用量加至 20 g，加薏苡仁 30 g，苍术 12 g；湿热并存者，去制川乌、制草乌，加黄柏 12 g，苍术 12 g，牡丹皮 10 g，土茯苓 30 g。

【方解】方中黄芪、当归、桂枝益气养血；狗脊补肾壮腰；牛膝引药下行，通利关节，且补肝肾；制川乌、制草乌温经散寒止痛；全蝎、蜈蚣为虫类搜风剔络行瘀之品；甘草、生姜、大枣调和营卫，又可解制川乌、制草乌之毒。诸药相合，共奏益气养血，温经散寒止痛，搜风活血化瘀之功。

51. 温肾活血汤

【组成】黄芪 30 g，续断 20 g，桑寄生 20 g，牛膝 20 g，木瓜 20 g，鸡血藤 15 g，当归 15 g，补骨脂 15 g，制乳香 15 g，制没药 15 g，桂枝 15 g，甘草 5 g。

【功效】祛寒除湿，活血祛瘀止痛，补益肝肾。

【主治】坐骨神经痛属肝肾亏虚，寒湿瘀血阻痹经脉者。

【用法】每日 1 剂，水煎分服 2 次。

【加减】湿热下注，舌红苔黄腻者，加薏苡仁 30 g，苍术 15 g，黄柏 12 g；腰痛甚者，加杜仲 12 g，威灵仙 15 g；下肢凉者，加制附子（先煎）12 g，细辛 3 g；小腿拘急抽动者，加白芍 20 g，全蝎 10 g，蜈蚣 2 条；病程较长者，加狗脊 15 g，山茱萸 12 g。

【方解】方中木瓜性温，既可柔肝又具温性而下行，祛寒除湿，取为君。黄芪甘温纯阳，补诸虚不足而益元气；续断、桑寄生、鸡血藤补肝肾，行气血，强筋骨，祛风除湿，

配伍牛膝，力宏且能引药下行，以达病所，共取为臣。当归、制乳香、制没药补血活血，通筋活络，祛瘀止痛，配伍桂枝，温通经络，暖筋通痹之力更强，共取为佐。甘草调和诸药，甘能缓之，取为使。诸药合用，相得益彰，共奏祛寒除湿，活血祛瘀止痛，补益肝肾之功效。效宏而力专，故获良效。

52. 乌龙煎

【组成】独活 15 g，制川乌（先煎）10 g，制草乌（先煎）10 g，秦艽 10 g，桑寄生 10 g，木瓜 10 g，地龙 10 g，威灵仙 10 g，红花 10 g，桂枝 10 g，牛膝 10 g，生甘草 10 g，细辛 5 g，全蝎 5 g，蜈蚣 2 条。

【功效】温经散寒，活血搜风通络，宣痹化湿。

【主治】坐骨神经痛属寒湿瘀血阻痹经脉者。

【用法】每日 1 剂，水煎分服 2 次。药渣加白酒适量搅匀趁热敷患部。

【方解】方中制川乌、制草乌、独活、秦艽、木瓜、细辛为君药，重在散寒除湿，温通经脉；威灵仙、红花、桂枝为臣药，助上诸药活血通络，宣痹通脉；地龙、蜈蚣、全蝎搜风散寒，通脉止痛；牛膝活血行滞通痹，且引药下行，直达病所，共为使药；甘草缓急止痛，调和诸药为佐药。药渣加白酒热敷患部更是借着酒的活血药力和热的物理作用，直接作用于病所局部，既有中医的药物效应也有西医热疗的物理效应。共奏温经散寒，活血搜风通络，宣痹化湿之功效。

53. 乌木芍甘汤

【组成】白芍 40 g，鸡血藤 30 g，黄芪 30 g，威灵仙 20 g，诃子 20 g，炙甘草 20 g，木瓜 15 g，牛膝 12 g，桑枝 12 g，制川乌（先煎）10 g，制草乌（先煎）10 g，白花蛇 1 条。

【功效】温经散寒，祛风除湿，活血通络止痛。

【主治】坐骨神经痛属风寒湿瘀阻痹经脉者。

【用法】每日 1 剂，水煎分服 2 次。

【加减】腰痛明显者，加狗脊30 g；肌肉痛者，加白芥子10 g；疼痛甚者，加延胡索15 g；寒甚者，加细辛5 g；湿甚者，加薏苡仁30 g；热甚者，加石膏20 g。

【方解】方中制川乌、制草乌温经散寒，且祛风湿，定剧痛；木瓜舒筋活络；威灵仙、桑枝、牛膝、鸡血藤加强祛风除湿，活血通络止痛之效；白芍、甘草意在酸甘化阴，柔肝缓急，解痉止痛；白花蛇能透骨搜风，舒筋通络；黄芪补气固表，扶助正气。诸药协同，使之温经散寒，祛风除湿，通络止痛。

54. 乌头黄芪汤

【组成】黄芪30～60 g，白芍20 g，续断15 g，牛膝15 g，威灵仙15 g，当归12 g，制川乌（先煎）10～12 g，制草乌（先煎）10～12 g，桂枝10 g，甘草5 g，生姜3片，大枣5枚。

【功效】益气养血，散寒定痛，祛风除湿，通利筋脉。

【主治】坐骨神经痛属气血亏虚，风寒湿邪阻痹经脉者。

【用法】每日1剂，水煎分服2次。

【加减】阳虚明显者，加制附子（先煎）10 g；拘挛掣痛、屈伸不利者，加木瓜15 g；湿邪重者，加防己12 g，羌活10 g；病程日久，顽痛不已者，加全蝎10 g，蜈蚣1条；局部麻木者，加鸡血藤30 g。

【方解】方中制川乌、制草乌合威灵仙温经散寒，搜风湿而定疼痛；黄芪、桂枝益气通阳；当归、白芍养血柔肝；白芍、甘草柔肝化阴，濡润筋脉，缓急止痛；续断强腰壮筋；牛膝活血祛瘀，引血下行以通利筋脉，且能引药下行，直达病所；生姜、大枣和营卫而调中。诸药合用，攻补兼施，相得益彰，祛邪不伤正，扶正不留邪，共奏益气养血，散寒定痛，祛风除湿，通利筋脉之效。

55. 吴萸泽泻汤

【组成】泽泻30 g，赤茯苓30 g，生地黄20 g，车前子（包煎）15 g，吴茱萸10 g，制附子（先煎）10 g，甘草10 g。

【功效】温经通阳，利水除痹。

【主治】坐骨神经痛属阳虚水湿内盛阻痹经脉者。

【用法】每日1剂，水煎分服2次。

【方解】方中吴茱萸入肝经，逐寒通痹并温肝下气，配用制附子温经通阳，伸肝气，降胆火，温肾阳为君药，并起引经报使作用；泽泻、车前子利水以通阳，并制君药在气分多余之热，赤茯苓安神定智，并有健脾利水之功，并为臣药；生地黄凉血，以纠正君药产生生热之弊，并协同君药有益肾填精，补血疏肝之功。方中各药凉热同用，配甘草以调和诸药，并缓急止痛，和生地黄同为佐药。君臣诸药配合共起温经通阳，解痛除痹之效。

56. 五虫活络汤

【组成】黄芪60 g，生地黄40 g，乌梢蛇30 g，鸡血藤20 g，当归15 g，桂枝15 g，白芍15 g，地龙15 g，制南星15 g，牛膝15 g，杜仲15 g，制川乌（先煎）12 g，制草乌（先煎）12 g，制乳香10 g，制没药10 g，炮穿山甲（先煎）10 g，全蝎10 g，甘草10 g，蜈蚣2条。

【功效】温经散寒消痰，益气活血养血，熄风止痉通络。

【主治】坐骨神经痛属寒痰凝滞，风邪内扰，气血亏虚，瘀血阻痹经脉者。

【用法】每日1剂，水煎分服2次。7日为1个疗程。

【方解】方中蜈蚣、全蝎、乌梢蛇、地龙四药合用，熄风止痉，清热通络，为治疗坐骨神经痛之要药；制乳香、制没药、炮穿山甲、制南星活血消痰，化痰通络，改善神经周围的微循环，更有利于局部的炎症消除；桂枝、白芍、甘草调和营卫，宣通气血，解除局部肌肉痉挛，缓解疼痛；黄芪、当归、鸡血藤养血活血，行一身之气血，而又益肺气，以化生肾水，行气活血祛瘀；制川乌、制草乌温经散寒，与生地黄配伍防制川乌、制草乌辛温化燥伤阴；杜仲、牛膝调补肝经、引药下行。此方组方严谨，配伍精当，使方药行血活血而不伤血，温经散寒而不伤阴化燥，熄风止痉兼能通经活络。诸药合用，共奏温经散寒消痰，益气活血养血，熄风止痉通络之功，使风寒湿邪去，条条经络通，疼痛自然除。

57. 五藤逐痹汤

【组成】忍冬藤15 g，鸡血藤15 g，络石藤15 g，海风藤15 g，红藤15 g，钻地风15 g，千年健15 g，牛膝15 g，透骨草12 g，赤芍10 g，牡丹皮10 g，地龙10 g，细辛5 g。

【功效】祛寒胜湿，活血化瘀，强筋止痛。

【主治】坐骨神经痛属寒湿瘀血阻痹经脉者。

【用法】每日1剂，水煎分服2次。15日为1个疗程。

【加减】疼痛剧烈，甚至行走困难者，细辛用量加至8 g，加制川乌（先煎）10 g；兼腰痛者，去赤芍、牡丹皮、地龙，加狗脊20 g，续断15 g，土鳖10 g。

【方解】方中忍冬藤、鸡血藤、络石藤、海风藤、红藤具有祛寒胜湿，活血通络之功，为方中主药；细辛有较强的温经散寒止痛作用，并能助五种藤类药之药力；千年健、透骨草、钻地风强筋止痛；赤芍、牡丹皮、地龙活血化瘀，疏通血脉；牛膝疏经通络活血，并引诸药下行。诸药相伍，共奏祛寒胜湿，活血化瘀，强筋止痛之功。

58. 仙甲通络汤

【组成】威灵仙15 g，独活12 g，延胡索12 g，牛膝12 g，炮穿山甲（先煎）10 g，五灵脂（包煎）10 g，牡丹皮10 g，制没药10 g，香附10 g，川芎10 g，炙土鳖10 g。

【功效】活血化瘀止痛，祛风除湿通络。

【主治】坐骨神经痛属瘀血风湿阻痹经脉者。

【用法】每日1剂，水煎分服2次。

【加减】寒湿重者，加制川乌（先煎）10 g，细辛5 g；湿热重者，加忍冬藤30 g，薏苡仁20 g，千斤拔15 g；拘挛掣痛屈伸不利者，加白芍20 g，伸筋草15 g，甘草5 g；气血亏虚者，加黄芪15 g，当归12 g；肾气亏虚者，加杜仲12 g，狗脊15 g，桑寄生15 g；病程较久，疼痛剧烈者，加蕲蛇10 g，全蝎5 g，

蜈蚣1条。

【方解】方中炮穿山甲善窜通络，无处不到，治筋骨拘挛；炙土鳖化瘀通络，善治瘀血腰腿疼痛；川芎与香附相配，气血并行；延胡索、五灵脂、制没药、牡丹皮活血通络，加强化瘀止痛之力；威灵仙善走十二经，味辛散风，苦温除湿，通经活络止痛，配独活祛风胜湿，专治下肢痹痛；牛膝既能祛瘀、通利筋脉，又能引药下行，直达病所。诸药合用，共奏舒筋活络，化瘀止痛，搜风祛湿之效，切合病机，故收效迅速，疗效满意。

59. 宣壅通痹汤

【组成】丹参20 g，白芍15 g，木瓜15 g，牛膝15 g，当归12 g，独活12 g，桔梗12 g，槟榔12 g，地龙10 g，制乳香10 g，制没药10 g，陈皮10 g，吴茱萸3 g，生姜5 g，甘草5 g。

【功效】宣壅逐湿，温经散寒，活血化瘀，通络止痛。

【主治】坐骨神经痛属寒湿瘀血阻痹经脉者。

【用法】每日1剂，水煎分服2次。10日为1个疗程。

【加减】疼痛剧烈者，加路路通12 g，蜈蚣2条；气虚者，加党参12 g，黄芪15 g；血虚者，加大枣12 g，鸡血藤20 g；肝肾亏虚者，加杜仲12 g，桑寄生15 g；痰湿盛者，加苍术12 g，石菖蒲15 g；湿热盛者，加黄柏12 g，晚蚕沙（包煎）10 g。

【方解】方中木瓜酸温走肝脾，舒筋活络，强筋健骨；白芍、甘草柔肝舒筋，缓急止痛；生姜、桔梗辛散，开宣气机促进湿化；槟榔、陈皮行气除湿和中；吴茱萸、独活温经散寒，祛风除湿；丹参、当归养血活血；制乳香、制没药活血化瘀，伸筋止痛；地龙、牛膝引血下行，直达病所，使气血运行通畅，疼痛尽除。诸药相伍，共奏宣壅逐湿，温经散寒，活血化瘀，通络止痛之功。

60. 阳和独活寄生汤

【组成】熟地黄30 g，独活20 g，当归20 g，桑寄生20 g，生地黄20 g，牛膝20 g，

杜仲20 g, 党参20 g, 茯苓15 g, 鹿角胶（烊化冲服）10 g, 白芥子10 g, 防风10 g, 秦艽10 g, 川芎10 g, 白芍10 g, 甘草10 g, 肉桂5 g, 干姜5 g, 炙麻黄3 g。

【功效】温阳补血，补益肝肾，祛风散寒，除湿止痛。

【主治】坐骨神经痛属阳虚肝肾阴血不足，风寒湿邪阻痹经脉者。

【用法】每日1剂，水煎分服2次。

【加减】气虚者，加黄芪20～30 g；寒重者，加制附子（先煎）10 g；口渴喜饮，舌苔黄者，加黄芩12 g，炒栀子10 g；肢体麻木甚者，加土鳖10 g，蜈蚣1条；患肢屈伸不利者，加伸筋草30 g，木瓜12 g；疼痛剧烈者，加制乳香10 g，制没药10 g；腰膝酸软，小便清长者，加山茱萸12 g，益智15 g；五心烦热者，加女贞子15 g，墨旱莲12 g。

【方解】方中熟地黄滋补阴血；鹿角胶填补精髓，强壮筋骨，温阳补血，藉血肉有情之品，助熟地黄养血补肾，旨在培补先天，使阳气生化有源；辅以小量干姜温经散寒，暖补中宫，使少火生气，意在促后天之生化，亦使本方温中有通；麻黄、白芥子散寒化滞，消痰散结；甘草调和诸药，并有化毒之功。独活善除下部之风湿；桑寄生、杜仲、牛膝补益肝肾，强筋骨，壮腰膝，兼能祛风湿；防风、秦艽祛风散寒，胜湿止痛；肉桂散寒通痹，温通血脉；熟地黄、白芍、当归补血和营；党参、茯苓、甘草、川芎益气健脾，意在扶正。诸药合用，祛邪与扶正兼顾，标本同治，温阳补血，补益肝肾，祛风散寒，除湿止痛。

61. 养血柔肝通络汤

【组成】白芍60 g, 牛膝30 g, 鸡血藤30 g, 威灵仙20 g, 炙甘草15 g, 独活15 g, 全蝎5 g, 蜈蚣2条。

【功效】养血柔肝，祛风通络。

【主治】坐骨神经痛属阴血亏虚，风邪内扰，筋脉不舒者。

【用法】每日1剂，水煎分服2次。10日为1个疗程。

【加减】寒重者，加制附子（先煎）10 g,

麻黄5 g, 细辛3 g；偏热者，加黄柏12 g, 苍术15 g, 土茯苓30 g；血瘀者，加当归12 g, 桃仁12 g, 红花10 g。

【方解】方中白芍、炙甘草酸甘化阴，养血柔肝，柔筋缓急，解痉止痛，治疗血不养筋而致的肢体疼痛；独活、蜈蚣、全蝎、威灵仙祛风通络，熄风止痛；牛膝补肝肾活血，引药下行；鸡血藤活血舒筋通络。全方合用则肝肾得养，气血调和，诸邪得除，经络通畅，而痹证自愈。

62. 桂枝加芍药汤

【组成】白芍30～60 g, 当归20～30 g, 桂枝15～30 g, 甘草15～30 g, 木瓜15～30 g, 鸡血藤30 g, 乌梢蛇30 g, 独活15 g, 牛膝15 g, 威灵仙15 g。

【功效】养血柔肝，舒筋通络，缓急止痛。

【主治】坐骨神经痛属肝阴血亏虚，筋脉挛急不舒者。

【用法】每日1剂，水煎分服2次。

【加减】年老体弱者，酌加狗脊15 g, 补骨脂15 g, 杜仲12 g, 续断12 g；病程超过1个月者，加制乳香10 g, 制没药10 g。

【方解】方中白芍味酸苦，入肝经敛阴养血，柔肝止痛；甘草缓急止痛，与白芍配伍酸甘化阴，补肝之阴血而缓肝急；木瓜酸温，入肝、脾经，舒筋活络，与威灵仙、独活、乌梢蛇共奏舒筋活络，祛风除湿之功；当归、鸡血藤养血活血；桂枝味辛性温，入心、肺、膀胱经，发汗解肌，温通经脉，助阳化气，并能制约白芍之寒；老年患者多兼肝肾不足，加狗脊、杜仲之类，以增强补肝肾强筋骨之效。因久病入络，加制乳香、制没药，以增强行气活血之力。诸药合用而收良效。

63. 益气通络活血汤

【组成】黄芪30 g, 白芍30 g, 丹参30 g, 鸡血藤30 g, 当归15 g, 牛膝15 g, 独活12 g, 桂枝12 g, 地龙10 g, 甘草5 g。

【功效】益气活血，祛风除湿，通络止痛。

【主治】坐骨神经痛属气虚血瘀，风湿阻

痹经脉者。

【用法】每日 1 剂，水煎分服 2 次。

【加减】风盛者，加防风12 g；寒甚者，加制川乌（先煎）10 g，制附子（先煎）12 g；湿重者，加木瓜12 g，威灵仙15 g；痛剧者，加炮穿山甲（先煎）10 g，骨碎补15 g；气虚明显者，加党参15 g；筋脉拘急，屈伸不利者，加五加皮12 g，伸筋草15 g；肝肾不足，腰酸困痛者，加续断15 g，杜仲12 g。

【方解】方中重用黄芪配当归、白芍益气养血，活血行血；丹参、鸡血藤活血补血，通利筋脉；桂枝配地龙取其通络，又可制其寒；独活祛风除湿，配牛膝活血通络，引药下行，直达病所。全方共奏益气活血，祛风除湿，通络止痛之功，扶正祛邪，标本兼治，且以益气为主，气帅血而行，瘀去经络通畅而痛自除。

64. 益气通络止痛汤

【组成】黄芪30 g，党参30 g，鸡血藤30 g，当归12 g，制乳香10 g，制没药10 g，木瓜10 g，伸筋草10 g，三棱5 g，莪术5 g，全蝎5 g，蕲蛇5 g，炙甘草5 g。

【功效】补益气血，活血化瘀，通络止痛。

【主治】坐骨神经痛属气血亏虚，瘀血阻痹经脉者。

【用法】每日 1 剂，水煎分服 2 次。7 日为 1 个疗程。

【加减】肾阳亏虚者，加制附子（先煎）12 g，桂枝10 g；肝肾不足者，加续断15 g，杜仲12 g；夹湿热者，加萆薢12 g，黄柏10 g，薏苡仁30 g。

【方解】方中黄芪、党参益气扶正；当归、鸡血藤养血活血，通经止痛；制乳香、制没药、三棱、莪术行气活血，通络散结；木瓜、伸筋草祛风舒经活络；全蝎、蕲蛇搜风通络；甘草和中。诸药合用，共奏补益气血，通络止痛之效。正气旺盛，气行则血行，闭塞宣通，通则不痛。

65. 益肾除痹活血汤

【组成】黄芪25 g，桑寄生15 g，牛膝

15 g，茯苓15 g，当归12 g，独活12 g，知母12 g，苍术12 g，制乳香10 g，小茴香5 g。

【功效】补肝益肾，祛风除湿，行气活血。

【主治】坐骨神经痛属肝肾亏虚，气滞血瘀，风湿阻痹经脉者。

【用法】每日 1 剂，水煎分服 2 次。

【加减】下肢关节屈伸不利者，加木瓜12 g，鸡血藤20 g，痛剧者，加威灵仙15 g，细辛5 g，延胡索15 g；夜尿多者，加淫羊藿15 g，狗脊12 g；气滞血瘀者，加桃仁12 g，红花10 g，制没药10 g；寒湿甚者，加细辛5 g，制附子（先煎）10 g；骨质增生者，加狗脊15 g，补骨脂15 g，木瓜12 g；椎间盘突出者，加泽兰10 g，三七（研末冲服）5 g，全蝎5 g。

【方解】方中桑寄生、黄芪补肝肾之精血，祛风湿，强筋骨；独活、当归、制乳香温经活血，通络止痛；茯苓、知母清热除燥，以制他药之燥；苍术健脾燥湿祛风；牛膝活血通络，引药下行直达病所；小茴香祛寒止痛。诸药合用，共奏补肝益肾，祛风除湿，行气活血之功，扶正与祛邪并用，动静结合，相得益彰，切中病机证候，合理化裁，验之临床，疗效满意。

66. 薏附通痹汤

【组成】薏苡仁60 g，赤芍30 g，黄芪15 g，党参15 g，当归15 g，制附子（先煎）12 g，鸡血藤12 g，秦艽12 g，海风藤12 g，牛膝12 g，炙甘草5 g。

【功效】温阳益气，散寒祛湿，舒筋止痛。

【主治】坐骨神经痛属阳气亏虚，寒湿阻痹经脉者。

【用法】每日 1 剂，水煎分服 2 次。10 日为 1 个疗程。

【加减】寒重者，加桂枝10 g，细辛5 g；湿重者，去党参，加防己10 g，苍术12 g；瘀重者，加制乳香10 g，制没药10 g。

【方解】方中薏苡仁利水渗湿，健脾除痹；制附子补火助阳，散寒止痛；两药共用，祛寒湿以宣痹止痛。赤芍清热凉血，祛瘀止

痛；炙甘草补脾益气，缓急止痛；赤芍配甘草，养阴以柔筋止痛；四药相配，刚柔相济，动静结合，相辅相成，使正气充，寒湿祛，筋脉舒。辅以党参、黄芪补中益气；当归、鸡血藤养血活血通络；秦艽、海风藤祛风湿，通经络；牛膝引药下行，直达病所。诸药合用，共奏温阳益气，散寒祛湿，舒筋止痛之功。

67. 愈痹汤

【组成】当归25 g，赤芍15 g，白芍15 g，牛膝15 g，茯苓12 g，独活10 g，桂枝10 g，川芎10 g，防风10 g，制乳香10 g，制没药10 g，地龙5 g。

【功效】散寒祛风除湿，通经活络止痛。

【主治】坐骨神经痛属风寒湿瘀阻痹经脉者。

【用法】每日1剂，水煎分服2次。

【加减】痛剧者，加延胡索15 g，炒穿山甲（先煎）10 g，全蝎5 g；遇风冷痛重者，加制川乌（先煎）10 g，制草乌（先煎）10 g；遇阴雨天痛重者，加苍术12 g，白术12 g，薏苡仁30 g，威灵仙15 g；呈烧灼样痛者，加忍冬藤30 g，防己12 g；伴气虚者，加黄芪30 g，党参15 g；伴血虚者，加鸡血藤30 g，制何首乌18 g。

【方解】方中独活、桂枝、当归散寒除湿，温经通络，为君药。防风祛风；茯苓利湿；制乳香、制没药、赤芍活血止痛；地龙善于走窜，止痛散结力尤强；为臣药。白芍养血敛阴，以制温燥药伤阴之弊，且可缓急止痛，为佐药。牛膝壮筋骨利关节，引药下行，为使药。全方共奏散寒祛风除湿，通经活络止痛之功。根据疼痛性质与兼症，加入相应药物，增强疗效。药证合拍，故效甚良。

68. 愈痹补肾汤

【组成】熟地黄20 g，僵蚕15 g，牛膝15 g，山药12 g，山茱萸12 g，茯苓10 g，牡丹皮10 g，泽泻10 g，独活10 g，全蝎5 g，甘草5 g，蜈蚣2条。

【功效】补益肝肾精血，散寒除湿祛风。

【主治】坐骨神经痛属肝肾不足，精血亏

虚，筋骨经脉失养者。

【用法】每日1剂，水煎分服2次。15日为1个疗程。

【加减】腰膝酸冷，畏寒肢凉，舌淡苔白，脉沉细无力者，加制附子（先煎）12 g，桂枝10 g；盗汗、口咽干燥，舌红少津，少苔或无苔，脉细数者，加知母12 g，黄柏10 g；纳呆便溏者，加白术15 g。

【方解】方中熟地黄滋肾阴，益精髓；山茱萸酸温滋肾益肝；山药滋肾补脾；共成三阴并补，以收补肾治本之功。泽泻配熟地黄而泻肾降浊；牡丹皮配山茱萸以泻肝火；茯苓配山药而渗脾湿。牛膝性平，味酸苦，归肝肾经，补肝肾，强筋骨，逐瘀通经，引血下行。独活与牛膝配伍，共为临床治疗下肢诸痹痿证之要药。《本草正义》："独活……能宣通百脉，调和经络，通筋骨而利机关，凡寒湿邪之痹于肌肉，着于关节者，非利用此气雄味烈之味，不能直达于经脉骨节之间，故为风痹痿软诸大症必不可少之药。"蜈蚣、全蝎、僵蚕三类虫药有较强的通络止痛和解除血管痉挛功能，将此三者合用治疗顽固性疼痛有良好的止痛效果。诸药合用，共奏补益肝肾精血，散寒除湿祛风之功。

69. 温经散寒化瘀汤

【组成】桃仁10 g，红花10 g，当归10 g，川芎10 g，党参10 g，黄芪10 g，牛膝10 g，桂枝10 g，制乳香5 g，制没药5 g，制川乌（先煎）5 g，制草乌（先煎）5 g，全蝎3 g，蜈蚣2条。

【功效】活血化瘀，温经散寒，搜风通络。

【主治】坐骨神经痛属寒凝风扰，瘀血阻痹经脉者。

【用法】每日1剂，水煎分服2次。10日为1个疗程。

【加减】湿甚者，加防己12 g，薏苡仁30 g；热甚者，去制川乌、制草乌，加知母12 g，忍冬藤20 g，薄荷10 g；寒甚者，加制附子（先煎）10 g；疼痛剧烈者，制川乌用量加至10 g，制草乌用量加至10 g；下肢屈伸不利者，加天麻10 g，钩藤12 g；腰脊酸痛者，加杜仲12 g，桑寄生15 g；阴雨天疼痛加重

511

者，加威灵仙15 g，益母草12 g。

【方解】方中以桃仁、红花、川芎、党参、黄芪行气活血；以全蝎、蜈蚣搜风通络；制乳香、制没药活血化瘀，消肿止痛；制川乌、制草乌散寒定痛；当归温中养血；以牛膝为引。诸药配伍，共奏活血化瘀，温经散寒，搜风通络之功。

70. 筋骨痹痛汤

【组成】茵陈15 g，当归12 g，白芍12 g，钩藤10 g，茜草10 g，香附10 g，延胡索10 g，透骨草10 g，狗脊10 g，伸筋草10 g，红花5 g，甘草5 g。

【功效】化湿舒筋，活血化瘀，理气止痛。

【主治】坐骨神经痛属湿浊瘀血阻痹经脉者。

【用法】每日1剂，水煎分服2次。

【加减】风甚行痹者，加防风12 g，防己10 g；寒甚痛痹者，加桂枝12 g，制附子（先煎）10 g；湿甚着痹者，加苍术12 g，薏苡仁20 g；热痹者，加黄柏12 g，牛膝15 g；跌仆损伤者，加骨碎补15 g，自然铜10 g，制乳香10 g，制没药10 g；月经先期量多者，去香附；久病虚弱者，酌加鹿角片（先煎）10 g，黄芪15 g，熟地黄15 g，枸杞子12 g，肉苁蓉12 g。

【方解】方中茵陈、钩藤化湿舒筋，甘草、白芍治挛急，当归、红花活血化瘀，香附、延胡索理气止痛，茜草、狗脊通利腰脊，透骨草、伸筋草善治筋骨痹痛。诸药性味平和，无大寒大热，偏腻偏燥之弊。诸药配伍，共奏化湿舒筋，活血化瘀，理气止痛之功，随证加减，取效尤捷。

71. 治痹通络汤

【组成】桑寄生30 g，伸筋草30 g，鸡血藤20 g，黄芪15 g，牛膝12 g，制川乌（先煎）10 g，独活10 g，桂枝10 g，红花10 g，甘草5 g，细辛3 g。

【功效】补肝益肾，祛风除湿，温经活血，通络止痛。

【主治】坐骨神经痛属肝肾亏虚，寒凝风

湿瘀血阻痹经脉者。

【用法】每日1剂，水煎分服2次。

【加减】寒盛者，桂枝改肉桂10 g，加制附子（先煎）10 g；湿重者，加苍术12 g，薏苡仁20 g，茯苓15 g；瘀痹者，加桃仁12 g，延胡索15 g，姜黄10 g；湿郁化热者，去细辛、制川乌，加黄柏12 g，防己15 g；筋脉拘急者，加白芍20 g；肢麻或痛剧者，酌加乌梢蛇10 g，土鳖10 g，全蝎5 g，蜈蚣1条；病久肾虚者，加续断15 g，狗脊12 g，骨碎补12 g。

【方解】方中以桑寄生、黄芪补肝肾之精血，祛风湿，强筋骨为主；辅以独活、鸡血藤、伸筋草、制川乌、细辛、红花祛风湿，温经活血，通络止痛；佐以桂枝温经散寒，牛膝补肾祛风湿，且引药下行；甘草调和诸药。诸药相伍，共奏补肝益肾，蠲痹通络，温经强筋，活血止痛之功。

72. 除痹通络活血汤

【组成】白芍15 g，乌梅15 g，土鳖12 g，地龙12 g，当归12 g，延胡索12 g，牛膝12 g，制乳香10 g，制没药10 g，制川乌（先煎）10 g，制草乌（先煎）10 g，生姜10 g，全蝎5 g，甘草5 g，蜈蚣1条。

【功效】祛风散寒除湿，活血通络止痛。

【主治】坐骨神经痛属风寒湿瘀阻痹经脉者。

【用法】每日1剂，水煎分服2次。

【加减】湿热者，去制川乌、制草乌、生姜，加忍冬藤30 g，黄柏12 g，防己15 g，木通10 g；气虚者，加黄芪30 g；腰椎肥大者，加骨碎补30 g，补骨脂20 g；有外伤史者，加三七（研末冲服）5 g。

【方解】方中全蝎、蜈蚣善于走窜，搜风通络；地龙通络活络；土鳖破血逐瘀，疗伤定痛。四虫合用，搜风通络，活血定痛。制川乌、制草乌温经散寒，除湿止痛。再配以当归、白芍、制乳香、制没药养血活血定痛，除血中之风；白芍配甘草，酸甘化阴，缓急止痛；牛膝活血行瘀，引药下行，直达病所；乌梅一味，《本经》谓"止肢体痛，偏枯不仁"；生姜既可助制川乌、制草乌温经散寒，又可配甘草制制川乌、制草乌之毒。综观全方具有祛风散寒除湿，活血通络止痛之功效。

73. 蠲痹益气通络汤

【组成】炙黄芪15 g，桑寄生15 g，白芍12 g，当归12 g，羌活10 g，炙甘草10 g。

【功效】益气养血通络，祛风胜湿散寒。

【主治】坐骨神经痛属气血亏虚，风寒湿邪阻痹经脉者。

【用法】每日1剂，水煎分服2次。

【加减】疼痛较甚者，加制草乌（先煎）5 g，制川乌（先煎）5 g；湿邪偏甚者，加薏苡仁20 g，五加皮12 g；热邪偏甚者，加黄柏12 g，知母10 g；痰瘀痹阻者，加法半夏12 g，白芥子10 g，陈皮10 g；肝肾虚者，加杜仲12 g，巴戟天15 g，续断15 g。

【方解】方中白芍、当归、黄芪益气养血通络止痛；羌活祛风胜湿，散寒止痛；桑寄生祛风湿，补肝肾，强筋骨；甘草缓急止痛，合白芍加强养血柔肝，缓急止痛。诸药合用，共奏益气和营，祛风胜湿，通络止痛之功。

74. 温肾养肝通痹饮

【组成】白芍30 g，黄芪20 g，牛膝20 g，制附子（先煎）15 g，淫羊藿15 g，木瓜10 g，桂枝10 g，甘草10 g。

【功效】温肾养肝通痹。

【主治】坐骨神经痛属肾阳亏虚，肝阴不足，经脉失其温养者。

【用法】每日1剂，水煎分服2次。

【加减】偏寒者，加干姜10 g；偏热者，加地龙10 g，防己12 g；偏湿者，加薏苡仁20 g，萆薢12 g；抽筋较频者，加全蝎5 g，僵蚕10 g；久病者，加三七（研末冲服）5 g，鸡血藤15 g。

【方解】方中制附子乃命门主药，引火归原，补命门益精气；淫羊藿温肾祛寒固阳，并有振奋机能之功；黄芪扶阳固表，与桂枝温通经络；牛膝治腰膝酸痛。诸药合用，共奏温肾养肝通痹之功。

75. 独活芍甘汤

【组成】鸡血藤25 g，独活15 g，白芍

15 g，茯苓15 g，女贞子15 g，海桐皮15 g，牛膝15 g，黄芪15 g，延胡索12 g，丹参12 g，木瓜10 g，甘草5 g。

【功效】补气血益肝肾，疏通脉络，祛风散寒除湿。

【主治】坐骨神经痛属肝肾、气血亏虚，风寒湿邪阻痹经脉者。

【用法】每日1剂，水煎分服2次。

【加减】腰痛甚者，加杜仲12 g，骨碎补15 g；偏寒下肢痛甚者，加桂枝12 g，制没药10 g；风热痛者，加桑枝15 g，忍冬藤20 g。

【方解】方中独活善祛下焦与筋骨之间的风寒湿邪，与白芍养血荣筋为主药。海桐皮祛风湿，通经络；鸡血藤祛风湿，舒筋活络，补血活血；延胡索活血行气镇痛；女贞子、牛膝益肝肾，强筋骨，利关节，通血脉；女贞子养阴益精；牛膝散瘀血引药下行，使药力直达病所；甘草补脾益气，调和药性；丹参活血祛瘀通经络；黄芪、茯苓补气健脾。诸药合用，共奏补气血益肝肾，疏通脉络，祛风散寒除湿之功。

76. 川乌逐瘀汤

【组成】黄芪30 g，白芍20 g，牛膝15 g，当归12 g，桃仁10 g，制川乌（先煎）10 g，生麻黄10 g，红花10 g，秦艽10 g，五灵脂（包煎）10 g，地龙10 g，制没药10 g，香附10 g，川芎10 g，乌梢蛇10 g，防风10 g，炙甘草5 g。

【功效】祛风除湿散寒，活血通络止痛。

【主治】坐骨神经痛属风寒湿瘀阻痹经脉者。

【用法】每日1剂，水煎分服2次。10日为1个疗程。

【加减】久病体虚，腰腿酸软者，加杜仲12 g，熟地黄12 g；湿邪盛者，加苍术12 g，薏苡仁20 g；寒邪盛者，去地龙；腓肠肌痉挛者，加木瓜15 g。

【方解】方中桃仁、红花、川芎、制没药、五灵脂活血化瘀通络；秦艽、川芎、防风祛风除湿；制川乌、麻黄温阳散寒；当归、白芍养血。诸药合用，共奏祛风除湿散寒，活血通络止痛之功，使经络通，气血畅，故

收效满意。

77. 温经散寒养血汤

【组成】生地黄30～40 g，生黄芪30 g，骨碎补30 g，当归12 g，白芍12 g，川芎10 g，续断10 g，牛膝10 g，生川乌（先煎60分钟）3～5 g，生草乌（先煎60分钟）3～5 g，生甘草（先煎60分钟）3～5 g，制乳香5 g，制没药5 g。

【功效】补气养血，温经散寒，祛瘀通络。

【主治】坐骨神经痛属气血亏虚，寒凝血瘀阻痹经脉者。

【用法】每日1剂，水煎分服2次。7日为1个疗程。

【方解】方中生黄芪、生地黄、当归、白芍、川芎重在补气养血；骨碎补苦温，补肝肾，壮筋骨，祛风湿活血止痛，是一味标本兼顾之药。配以续断加强补肾壮骨力度；牛膝引药下行，并能祛瘀通络；制乳香、制没药祛瘀镇痛；生川乌性猛祛风，能逐风寒湿邪；生草乌性猛气锐，搜风胜湿，化顽痰，通经络利关节而直达病所，力胜生川乌；二药同用则祛风散寒，逐湿止痛力强。前人多善用制川乌、制草乌，且又不敢重用，多畏其有毒。经过多年临床摸索与实践认为，生川乌、生草乌其镇痛效果远远超过制川乌、制草乌。使用时注意剂量应掌握在3～5 g，并用生甘草10～12 g，同时先煎1小时以上其毒性大大降低，方中大剂量生地黄足以制约其燥烈之性，并在大量补气养血药中，镇痛效果又能明显提高。

【药理】现代药理学研究发现，方中骨碎补水煎剂对大鼠实验性关节炎具有刺激骨关节软骨细胞代偿性增生作用，并能改善由于力学应力线改变造成关节软骨的退行性变，从而降低骨关节病变率。

78. 川乌活络效灵汤

【组成】生黄芪30 g，丹参20 g，当归15 g，赤芍15 g，牛膝12 g，独活12 g，制川乌（先煎）10 g，土鳖10 g，制没药5 g，制乳香5 g，蜈蚣2条，生姜3片，大枣6枚。

【功效】益气养血，活血化瘀，祛风除湿，散寒止痛。

【主治】坐骨神经痛属气血亏虚，瘀血风寒湿邪阻痹经脉者。

【用法】每日1剂，水煎分服2次。10日为1个疗程。

【加减】体弱气虚者，黄芪用量加至40 g；血虚者，去赤芍，加白芍30 g；肾虚者，加淫羊藿15 g，鹿衔草12 g；疼痛剧烈者，制没药用量加至10 g，制乳香用量加至10 g，加白芍20 g，地龙10 g，蕲蛇10 g；下肢麻木不仁，屈伸不利者，加秦艽15 g，鸡血藤20 g；下肢重着沉困，舌苔腻者，加薏苡仁30 g，苍术12 g；湿热明显者，去制川乌，加忍冬藤30 g，黄柏12 g。

【方解】方中当归、黄芪、赤芍益气养血；独活、牛膝强腰壮筋，引药下行，以祛瘀通络；制川乌长于祛除外风外寒，重于入通经络，疏通痼阴沉寒；制没药、制乳香、丹参散血祛瘀，消肿定痛，疏通经络之气血凝涩；土鳖、蜈蚣为血肉有情之品，破血攻坚，祛风胜湿止痛；生姜、大枣既可调和营卫，又可解制川乌之毒。诸药合用，相互配合，相得益彰，共奏益气养血，活血化瘀，祛风除湿，散寒止痛之功。

79. 独活寄生龙蛇汤

【组成】桑寄生20 g，熟地黄20 g，乌梢蛇20 g，地龙20 g，秦艽15 g，茯苓15 g，红参15 g，透骨草15 g，路路通15 g，络石藤15 g，独活12 g，杜仲12 g，牛膝12 g，防风12 g，当归12 g，白芍12 g，制川乌（先煎）10 g，川芎10 g，红花10 g，细辛5 g，桂心5 g，甘草5 g。

【功效】补益肝肾阴血，祛风除湿散寒，搜风活血止痛。

【主治】坐骨神经痛属肝肾阴血亏虚，风寒湿瘀阻痹经脉者。

【用法】每日1剂，水煎分服2次。

【方解】方中独活、防风、秦艽祛风除湿；桂心温散寒邪，通利血脉；细辛搜少阴风寒，除筋骨风湿而止痛；桑寄生、杜仲、牛膝补肝肾，强筋骨；红参、茯苓、甘草补气实卫；当归、熟地黄、白芍、川芎养血调营；乌梢蛇、制川乌、地龙、红花、透骨草、路路通、络石藤以助搜风通络，活血止痛之效。诸药相须为用，共奏补益肝肾阴血，祛风除湿散寒，搜风活血止痛之功，使风寒湿去而邪气得除。

80. 舒筋止痛汤

【组成】当归15 g，木瓜15 g，地龙15 g，桂枝12 g，威灵仙12 g，独活12 g，五加皮12 g，制乳香10 g，制没药10 g，制川乌（先煎）5 g。

【功效】祛风散寒，活血化瘀，舒筋止痛。

【主治】坐骨神经痛属风寒瘀血阻痹经脉者。

【用法】每日1剂，水煎分服2次。

【方解】方中桂枝、独活、制川乌祛风散寒，化气利湿，温血脉，缓挛急，走经络，止痛楚；当归破宿血生新血，与制乳香、制没药活血化瘀，消肿止痛；五加皮、威灵仙、木瓜祛风湿，强筋骨，舒筋通络；地龙搜剔攻窜，通达经络。诸药合用，共达祛风散寒，活血化瘀，舒筋止痛之功效。

81. 痹痛宁汤

【组成】黄芪30 g，党参30 g，鸡血藤30 g，牛膝30 g，皂角刺30 g，乌梢蛇20 g，川芎20 g，当归15 g，狗脊15 g，桃仁10 g，红花10 g，全蝎5 g。

【功效】益气养血，调补肝肾，活血祛瘀，疏通经络。

【主治】坐骨神经痛属气血、肝肾亏虚，瘀血阻痹经脉者。

【用法】每日1剂，水煎分服2次。7日为1个疗程。

【加减】兼风寒者，加葛根15 g，羌活12 g，细辛5 g；偏寒湿者，加豨莶草15 g，木瓜12 g，制附子（先煎）10 g；湿热明显者，加萆薢15 g，黄柏12 g，栀子12 g；肝肾虚损者，加杜仲15 g，淫羊藿15 g，山茱萸12 g；病久血瘀，麻木疼痛较重者，加制川乌（先煎）5 g，土鳖10 g。

【方解】方中黄芪、党参、鸡血藤益气养血；当归、狗脊调补肝肾；川芎、桃仁、红花、牛膝活血祛瘀；皂角刺、乌梢蛇、全蝎疏通经络。诸药合用，共奏益气养血，调补肝肾，活血祛瘀，疏通经络之功，使肝肾充，气血旺，正气足，经络通，外邪去，营卫和，诸恙悉除，疾病痊愈。

82. 除痹散寒汤

【组成】黄芪15 g，桑寄生15 g，独活12 g，牛膝12 g，当归12 g，秦艽12 g，党参12 g，薏苡仁12 g，苍术12 g，防风10 g，杜仲10 g，制何首乌10 g，赤芍10 g，桂枝10 g，茯苓10 g，甘草5 g。

【功效】补益肝肾气血，健脾渗湿，散寒化瘀通络。

【主治】坐骨神经痛属肝肾、气血亏虚，寒湿瘀血阻痹经脉者。

【用法】每日1剂，水煎分服2次。

【加减】疼痛较剧者，加红花10 g，威灵仙15 g，丹参20 g；下肢伴麻木，屈伸不利者，加伸筋草15 g，木瓜12 g；遇寒疼痛加剧者，加制川乌（先煎）10 g，制附子（先煎）10 g，细辛5 g。

【方解】方中黄芪、当归、制何首乌、党参、杜仲、桑寄生桑补气血，益肝肾；桂枝、赤芍、制附子、独活、秦艽、防风温经散寒化瘀通络；苍术、牛膝、薏苡仁、茯苓健脾渗湿。诸药合用，共奏补益肝肾气血，健脾渗湿，散寒化瘀通络之功。全方以补益肝肾气血为主，气能行血，气行血行，血行瘀自散，正与本病气血不足，气血凝滞病机相符，故取得满意疗效。

83. 杜仲乌戟汤

【组成】杜仲20 g，狗脊20 g，乌药12 g，巴戟天12 g，防己10 g，甘草5 g。

【功效】温补肝肾，通经活络，祛风除湿，散寒止痛。

【主治】坐骨神经痛属肝肾亏虚，风寒湿邪阻痹经脉者。

【用法】每日1剂，水煎分服2次。15日为1个疗程。

【加减】痛重者，加制草乌（先煎）10 g，醋延胡索15 g；沉困重者，加木瓜15 g，苍术12 g；腰酸腿软者，加续断15 g，山茱萸15 g；舌质暗者，加桃仁12 g，红花10 g；气血亏虚者，加党参20 g，当归15 g。

【方解】方中以杜仲、巴戟天、狗脊补肝肾，强筋骨；乌药温通经脉而止疼痛；防己祛湿清热，以助通经止痛；甘草调和诸药，引药归经，又能缓解疼痛。诸药合用，共奏温补肝肾，通经活络，祛风除湿，散寒止痛之功效，使肝肾阳复经络气血畅通，"通则不痛"。

84. 二乌蛇蝎汤

【组成】炙黄芪20 g，木瓜20 g，白芍15～30 g，当归15 g，独活15 g，桂枝12 g，牛膝12 g，制川乌（先煎）10 g，制草乌（先煎）10 g，乌梢蛇10 g，地龙10 g，炙麻黄5～10 g，甘草5 g，细辛5 g，全蝎5 g，蜈蚣2条。

【功效】温经散寒，祛湿通络，舒筋止痛。

【主治】坐骨神经痛属寒湿内盛阻痹经脉者。

【用法】每日1剂，水煎分服2次。

【加减】偏于风者，加羌活10 g，防风12 g；偏寒者，加制附子（先煎）10 g，干姜12 g；偏湿者，加苍术12 g，薏苡仁30 g；兼血瘀痛甚者，加制乳香10 g，制没药10 g；兼麻木拘挛者，加丝瓜络10 g，豨莶草15 g；偏肾阳虚者，加狗脊15 g，杜仲12 g；偏肾阴虚者，加熟地黄15 g，枸杞子12 g。

【方解】方中制川乌、制草乌均能祛风散寒，逐湿止痛，二药合用，治诸药不能止之寒湿痹痛尤佳；乌梢蛇祛风湿，通经络，止痹痛；全蝎、蜈蚣两药相须为用，治风湿痹痛，有良好的通络止痛功效；地龙通利经络，与制川乌、制草乌配伍，治寒湿痹痛，肢体屈伸不利效佳；麻黄温经散寒，除湿止痛；桂枝温经通阳散寒而缓解疼痛；细辛辛热窜透，通阳散寒，对寒湿之邪阻滞经络，用之甚效；当归活血通络；桂枝配细辛、当归可治寒滞脉络的肢冷疼痛；独活善祛风湿止痹

痛，尤以下肢之疼痛为适宜；黄芪益气固表，并能利血通痹；牛膝通血脉利关节，引药下行，治下肢关节疼痛为其专长；木瓜舒筋活络，且能化湿治痹痛；白芍配甘草酸甘化阴，柔肝舒筋，缓急止痛。全方共奏温经散寒，祛湿通络，舒筋止痛之功效。

85. 活血止痛化瘀汤

【组成】制香附30 g，白芷30 g，葛根30 g，黄芪20 g，姜黄20 g，威灵仙20 g，独活20 g，老鹳草15 g，牛膝15 g，当归15 g，丹参15 g，地龙15 g，狗脊15 g，制乳香10 g，全蝎5 g，细辛3 g。

【功效】祛风除湿散寒，行气活血化瘀，熄风止痉通络。

【主治】坐骨神经痛属风寒湿瘀阻痹经脉者。

【用法】每日1剂，水与酒各半入药煎3次，药液混匀，1日3次，1次约200 mL。7日为1个疗程。

【加减】寒邪凝滞，疼痛剧烈，屈伸不利，痛处有冷感者，酌加制附子（先煎）10 g，乌梢蛇10 g，制川乌（先煎）10 g，羌活10 g，防风10 g，桂枝10 g；湿邪阻络，疼痛绵绵不已，患者肢体沉重，遇雨天加重者，酌加薏苡仁30 g，土茯苓20 g，千年健15 g，苍术12 g，桂枝10 g，白术10 g，姜半夏10 g，黄柏10 g；虚寒久痛不愈，小腿发胀，剧烈运动后则疼痛加剧，朝轻暮重者，酌加太子参15 g，淫羊藿12 g，鹿角胶（烊化冲服）10 g，肉苁蓉10 g，肉桂10 g；湿蕴化热，入夜口干舌燥，大便秘结，小便微黄者，酌加伸筋草15 g，徐长卿12 g，牡丹皮12 g，知母12 g，黄柏10 g，生大黄10 g。

【方解】方中姜黄、老鹳草、威灵仙、牛膝祛风除湿活血止痛；当归、丹参活血化瘀；狗脊强筋骨除风湿；全蝎、地龙熄风止痉，并引诸药通经络；制香附、制乳香行气化瘀止痛；黄芪补气扶正祛邪；细辛祛风散寒，通窍止痛；独活祛风散寒化湿。诸药合用，共奏祛风除湿散寒，行气活血化瘀，熄风止痉通络之功效。

86. 通痹止痛散寒汤

【组成】威灵仙30 g，木瓜30 g，白芍30 g，牛膝15 g，当归12 g，独活12 g，制草乌（先煎）12 g，制川乌（先煎）12 g，制没药10 g，葛根10 g，制乳香10 g，细辛5 g，甘草5 g。

【功效】散寒祛湿通经，活血化瘀止痛，调和气血。

【主治】坐骨神经痛属气血不调，寒湿瘀血阻痹经脉者。

【用法】每日1剂，水煎分服2次。

【加减】脾胃虚弱者，加党参12 g，黄芪15 g；肾阴不足者，加玄参12 g，五味子10 g，生地黄15 g；肾阳不足者，加仙茅10 g，菟丝子15 g，淫羊藿12 g；下焦湿热者，加苍术12 g，黄柏10 g；下肢麻木、疼痛者，加乌梢蛇10 g。

【方解】方中制草乌、制川乌、细辛散寒止痛，通经活络；威灵仙、木瓜则祛湿止痛；制没药、制乳香活血化瘀；牛膝补益肝肾；当归、白芍调和气血；甘草调和诸药，缓解制草乌、制川乌及细辛毒性。诸药合用，共奏散寒祛湿通经，活血化瘀止痛，调和气血之效。

87. 温经行痹汤

【组成】白芍30 g，徐长卿20 g，牛膝20 g，威灵仙15 g，苏木15 g，独活12 g，桂枝10 g，炙甘草5 g。

【功效】温经散寒，通络止痛，祛风除湿，活血化瘀，通利筋脉。

【主治】坐骨神经痛属风寒湿瘀阻痹经脉者。

【用法】每日1剂，水煎分服2次。10日为1个疗程。

【加减】疼痛较甚者，加制川乌（先煎）5～10 g，制草乌（先煎）5～10 g，全蝎5 g；热显者，加知母12 g，黄柏10 g；伴腰椎增生者，加鹿衔草12 g，骨碎补15 g，巴戟天10 g；气虚者，加黄芪20 g；疼痛伴麻木不仁者，加当归12 g，鸡血藤20 g。

【方解】方中桂枝、独活性味辛温，温经散寒通络止痛，且独活祛风胜湿善行于下，尤宜于风寒湿痹之偏于身半以下；徐长卿温经止痛，与牛膝、苏木相配，更具活血化瘀、行血祛风之效，兼之牛膝入肝肾之经，有引药下行之功；而威灵仙能祛风湿，其性善走，无处不到，可以宣通五脏、十二经络，兼能除痰消积。诸药组方，具有温经散寒，通络止痛，祛风除湿，活血化瘀，通利筋脉之功效，故而临床应用获得满意疗效。

88. 温经通络搜风汤

【组成】黄芪30 g，桑寄生30 g，牛膝15 g，制附子（先煎）15 g，狗脊12 g，当归12 g，独活12 g，桂枝10 g，白术10 g，白花蛇10 g，蜈蚣10 g，甘草5 g。

【功效】补益肝肾、气血，搜风散寒止痛，温通经络。

【主治】坐骨神经痛属肝肾气血亏虚，寒邪凝滞，筋脉拘急者。

【用法】每日1剂，水煎分服2次。7日为1个疗程。

【加减】气血两虚者，加党参15 g，熟地黄12 g；阴虚热郁者，加生地黄15 g，知母12 g；腰痛明显者，加杜仲15 g，续断12 g；热郁失眠者，加金银藤30 g，栀子10 g；湿郁脘闷者，加法半夏10 g，厚朴12 g。

【方解】方中制附子、桂枝温经散寒，通十二经脉；狗脊、桑寄生、牛膝强腰脊，补肝肾；独活长于腰以下寒湿痛的治疗；黄芪、白术、当归益气血，固卫气；白花蛇、蜈蚣搜留驻经络、肌肉、关节风寒之邪，治筋脉之拘急；甘草调和诸药。诸药合用，共奏温通经络，补气血，益肝肾，搜风散寒止痹痛之功。

89. 益肾通络活血汤

【组成】鸡血藤30 g，川芎30 g，杜仲30 g，牛膝30 g，丹参30 g，黄芪20 g，桃仁20 g，红花20 g，骨碎补20 g，狗脊15 g，续断15 g，当归15 g，威灵仙15 g，白芍15 g，制乳香15 g，制没药15 g，苏木10 g，独活10 g，甘草5 g。

【功效】补肾壮筋，活血化瘀止痛，祛风

除湿通络。

【主治】坐骨神经痛属肾虚瘀血风湿阻痹经脉者。

【用法】每日1剂，水煎分服2次。

【方解】方中杜仲、骨碎补、狗脊、续断、牛膝能补肾强腰，壮筋骨；当归、鸡血藤、川芎、制乳香、制没药、苏木、丹参、桃仁、红花活血化滞，疏通经络以止痛；白芍、黄芪补气缓急减轻拘挛；独活、威灵仙祛风除湿；甘草调和诸药。全方共奏补肾壮筋，活血化瘀止痛，祛风除湿通络之功。

90. 镇痛饮

【组成】当归 10～15 g，生地黄 10～12 g，牛膝 10～12 g，木瓜 10～12 g，川芎 5～10 g，地龙 5～10 g，全蝎 5～10 g，独活 12 g，延胡索 12 g，制没药 10 g，赤芍 10 g，陈皮 10 g，甘草 5 g，蜈蚣 2 条。

【功效】养血活血化瘀，祛风散寒止痛。

【主治】坐骨神经痛属血虚血瘀，风寒阻痹经脉者。

【用法】每日1剂，水煎分服2次。

【加减】风寒湿阻，冷痛，舌苔薄白，脉弦紧者，加制附子（先煎）5～10 g；酸痛，舌苔白腻，脉濡缓者，加苍术12 g；血瘀者，加桃仁12 g，红花10 g，鸡血藤30 g；肾虚者，去生地黄，加熟地黄20 g，山药20 g，续断15 g，杜仲12 g，鸡血藤20～30 g。

【方解】方中当归、川芎、赤芍、生地黄养血活血；延胡索、制没药活血止痛；牛膝、独活祛风散寒，活血伸筋并引血下行；蜈蚣、全蝎搜剔经络，祛除游风，为治痹之惯用药；地龙通经活络；木瓜伸筋；陈皮和中；甘草调和诸药。诸药合用，共奏养血活血化瘀，祛风散寒止痛之效。

91. 补气养血散寒汤

【组成】生地黄 30～40 g，黄芪30 g，骨碎补30 g，当归12 g，白芍12 g，续断12 g，牛膝12 g，川芎10 g，制乳香10 g，制没药10 g，制川乌（先煎）5 g，制草乌（先煎）5 g，生甘草5 g。

【功效】补气养血，补益肝肾，活血化瘀，祛风散寒，逐湿止痛。

【主治】坐骨神经痛属气血、肝肾亏虚，风寒湿瘀阻痹经脉者。

【用法】每日1剂，水煎分服2次。15 日为1个疗程。

【加减】肾虚明显者，加巴戟天12 g，杜仲12 g，狗脊15 g；疼痛剧烈呈放射样或拘挛不伸者，加乌梢蛇15 g，地龙10 g，全蝎5 g，蜈蚣1条；麻木重者，加生薏苡仁30 g，豨莶草20 g。

【方解】方中黄芪、当归、白芍、生地黄、川芎重在补气养血；骨碎补苦温，补肝肾，壮筋骨，祛风湿，活血止痛，标本兼顾。续断补肾壮骨；牛膝引药下行，祛瘀通络；制乳香、制没药祛瘀镇痛；制川乌性猛祛风，能逐风寒湿邪；制草乌性猛气锐，搜风胜湿，化顽痰，通经络，利关节而直达病所；制川乌、制草乌同用则祛风散寒，逐湿止痛力强。诸药合用，共奏补气养血，补益肝肾，活血化瘀，祛风散寒，逐湿止痛之效。

【药理】现代药理学研究发现，方中骨碎补水煎剂对大鼠实验性关节炎具有刺激骨关节软骨细胞代偿性增生作用，并能部分改善由于力学应力线改变造成关节软骨的退行性变，从而降低骨关节病变率。

92. 坐骨神经痛汤

【组成】伸筋草40 g，当归30 g，川芎30 g，红花20 g，忍冬藤15 g，鸡血藤15 g，制乳香15 g，制没药15 g，牛膝15 g，生麦芽15 g，炒土鳖12 g，三七（研末冲服）5 g。

【功效】活血化瘀，通络柔筋，祛痹止痛。

【主治】坐骨神经痛属瘀血阻痹经脉者。

【用法】每日1剂，水煎分服2次。

【加减】腰椎退行性变者，加生白芍60 g，炒杜仲15 g，木瓜30 g；腰椎间盘病变者，加续断15 g，炒杜仲12 g，狗脊30 g；闪腰岔气者，加黄芪30 g；畏寒者，加细辛5 g。

【方解】方中当归、川芎、鸡血藤、忍冬藤、三七、红花、炒土鳖活血化瘀，通络止痛；制乳香、制没药活血理气止痛；伸筋草舒筋活络，对筋脉拘急掣痛疗效甚佳；牛膝既能活血柔筋，又能引药下行直达病所；生麦芽健胃和中，以防大剂活血化瘀药损伤脾胃。诸药合用，共奏活血化瘀，通络柔筋，祛痹止痛之效。

93. 坐骨定痛汤

【组成】鹿衔草 15 g，木瓜 15 g，川芎 15 g，乌梢蛇 15 g，牛膝 15 g，续断 15 g，全当归 12 g，萆薢 12 g，莪术 12 g，红花 10 g，泽兰 10 g，制川乌（先煎）5 g，制草乌（先煎）5 g，炮穿山甲（先煎）5 g，生甘草 5 g。

【功效】祛风除湿散寒，活血化瘀止痛，通络除痹利筋。

【主治】坐骨神经痛属风寒湿瘀阻痹经脉者。

【用法】每日 1 剂，水煎分服 2 次。

【加减】风盛者，加防风 10 g，寻骨风 15 g；寒盛者，加干姜 5 g，制附子（先煎）10 g；湿盛者，加苍术 12 g，薏苡仁 15 g；偏热者，加黄柏 12 g，忍冬藤 15 g；腰部痛甚者，加制乳香 10 g，制没药 10 g，杜仲 15 g，补骨脂 15 g；腰腿部痛甚者，加制乳香 10 g，制没药 10 g，土鳖 10 g；臀部痛甚者，加丝瓜络 10 g，白芍 20 g；气虚者，加党参 12 g，黄芪 15 g；食滞纳呆者，加鸡内金 12 g，山楂 15 g；久病入络者，加全蝎 5 g，蜈蚣 1 条；下肢麻木较甚者，加地龙 12 g。

【方解】方中以炮穿山甲、川芎、红花、乌梢蛇活血通络，搜风止痛；当归、甘草养血柔筋，缓急止痛；续断、鹿衔草祛风除湿，强筋壮骨；萆薢、木瓜舒筋活络，祛风除湿止痛；牛膝活血祛瘀，以利筋脉，且能引药下行；莪术、泽兰散瘀止痛；制川乌、制草乌温经散寒，搜风定痛。诸药相合，共奏祛风除湿散寒，活血化瘀止痛，通络除痹利筋之功。

94. 温阳活血止痛汤

【组成】黄芪 30 g，当归 15 g，鸡血藤 15 g，白芍 15 g，制附子（先煎）12 g，熟地黄 12 g，巴戟天 12 g，淫羊藿 12 g，木瓜 12 g，秦艽 12 g，杜仲 10 g，细辛 5 g。

【功效】温阳益气，祛风散寒除湿，活血通经止痛。

【主治】坐骨神经痛属阳气亏虚，风寒湿瘀阻痹经脉者。

【用法】每日 1 剂，水煎分服 2 次。

【加减】寒盛而疼痛剧烈者，加制川乌（先煎）10 g，桂枝 10 g，以温经散寒止痛；行动无力，肌肉萎缩者，加鹿角胶（烊化冲服）12 g，龟甲胶（烊化冲服）12 g，以补阳益精。

【方解】方中制附子温肾中元阳，温通十二经脉；巴戟天、淫羊藿、杜仲强筋骨，壮肾阳，温养筋脉；黄芪、当归、熟地黄、白芍补气补血，柔筋缓急；鸡血藤、当归活血通经；木瓜、秦艽、细辛、淫羊藿祛风散寒除湿止痛。诸药相合，共奏温阳益气，祛风散寒除湿，活血通经止痛之功。全方温而不燥，补而不腻，肾阳得复，气血充沛，经络通畅，肌肉筋脉骨骼得到温养则疼痛自除。

95. 育阴解挛汤

【组成】白芍 30 g，枸杞子 20 g，熟地黄 15 g，秦艽 15 g，丹参 15 g，木瓜 12 g，豨莶草 12 g，地骨皮 12 g，龟甲胶（烊化冲服）10 g，当归 10 g，鹿角胶（烊化冲服）10 g，甘草 5 g。

【功效】滋补肝肾，祛风除湿，解挛止痛。

【主治】坐骨神经痛属肝肾阴虚，筋脉挛急，风湿阻痹经脉者。

【用法】每日 1 剂，水煎分服 2 次。

【方解】方中龟甲胶、熟地黄育肝肾之阴，益精髓，濡筋骨；当归、枸杞子、白芍滋阴补血；鹿角胶补督脉，壮肾阳，阳生阴长；白芍、甘草柔肝解挛止痛；丹参活血通络，使之补而不滞；木瓜、豨莶草祛风除湿，舒筋止痛而不伤津；秦艽、地骨皮散邪舒筋骨，除虚热。全方滋肝肾之阴，祛邪止痛，阳生阴长，补而不滞，散而不伤津耗气。

96. 当归芍药汤

【组成】桑寄生 15 g，炒白芍 15 g，白术 15 g，当归 12 g，茯苓 10 g，泽泻 10 g，杜仲 10 g，川芎 5 g。

【功效】补肝肾除寒湿，养血营筋止痛。

【主治】妊娠合并坐骨神经痛属肝肾阴血亏虚，寒湿阻痹经脉者。

【用法】每日1剂，水煎分服2次。

【加减】痛甚者，加甘草5 g；小腿抽筋者，加鸡血藤15 g，木瓜12 g，枸杞子12 g；口干，手足心热者，去茯苓、泽泻，加女贞子15 g，墨旱莲15 g，麦冬12 g，山茱萸12 g；畏寒肢冷者，加黄芪15 g，防风10 g，菟丝子12 g。

【方解】方中当归、川芎养血敛阴，缓急止痛；茯苓、白术健脾和中，以益气血生化之源，源盛流畅，则疼痛自除；杜仲、桑寄生平补肝肾，兼除寒湿。全方共奏养血和营濡其筋，调中和血通其络，使虚得其补不留寇，邪得其除无碍胎，不重止痛而痛自止，不独祛邪而邪自除。

第十章　风湿性关节炎

风湿性关节炎多是由于感染了溶血性链球菌，继而全身出现变态反应，长期累及各个关节组织形成急性或慢性结缔组织炎症。临床多以游走性关节红肿热痛症状为主，发病时患者常出现患处肿痛、局部活动障碍，多由局部血液循环障碍引起局部组织肌肉营养不良而致僵硬，严重者可出现肌肉萎缩、关节残疾、内脏功能衰竭等严重后果。作为多系统性、炎症性、自身免疫性疾病，好发于中老年患者，往往累及周围关节，具有病程长、易复发等特点，临床表现以肌肉及关节游走性疼痛为主，局部可出现红肿热痛等症状和/或伴有关节软骨、骨和关节囊破坏、关节畸形及功能丧失等表现，严重影响患者的生活质量。

根据本病的临床特征，其属于中医学"痹证"范畴。《素问·痹论篇》："风寒湿三气杂至，合而为痹。"《中藏经·论痹篇》谓其"痹者，风寒湿之气中于人脏腑之为也"。《济生方》则谓"皆因体虚，腠理空虚，受风寒湿气而成痹也"。《华氏中藏经》谓"五脏六腑，感于邪气，乱于真气，闭而不仁，故曰痹也"。清代医家董西园认为"痹非三气，患在痰瘀"。《类症治裁·痹症论治》也有"痹久必有痰湿败血瘀滞经络"之论。所以，中医认为，内在正气亏虚不足，风寒湿热外邪侵袭，痰瘀互结阻滞，是为痹证病因病机之最关键，因而温阳滋阴，益气补血扶植人之正气，驱逐风寒湿热痰瘀之邪气，乃治疗风湿性关节炎的根本所在。

1. 补阳还五藤枝汤

【组成】黄芪60 g，鸡血藤30 g，桑枝30 g，当归20 g，羌活10 g，独活10 g，川芎10 g，桃仁10 g，红花10 g，地龙10 g，防风10 g，细辛3 g。

【功效】补气活血，散寒祛风，除湿通络。

【主治】风湿性关节炎属气虚血瘀，风寒湿邪阻痹经脉关节者。

【用法】每日1剂，水煎分服2次。30日为1个疗程。

【加减】关节疼痛较重者，酌加制川乌（先煎）10 g，制草乌（先煎）10 g，乌梢蛇10 g，蜈蚣5 g；上肢疼痛重者，加姜黄10 g，桂枝10 g；下肢疼痛重者，加威灵仙15 g，木瓜12 g；腰痛甚者，加杜仲15 g，续断15 g，牛膝12 g；恶寒肢冷者，加制附子（先煎）10 g，肉桂5 g；关节灼热明显者，加生石膏30 g，牡丹皮12 g。

【方解】方中黄芪用量独重，补气还阳，使气旺血亦行，祛瘀不伤正；当归、川芎活血和营；桃仁、红花、地龙化瘀通络；羌活、独活、防风以散寒祛风除湿；细辛、桑枝散寒通络止痛；鸡血藤活血行气，舒筋骨而利关节。诸药合用，补气活血，散寒祛风，除湿通络之效。

2. 萆薢化毒汤

【组成】萆薢15 g，白芍15 g，薏苡仁15 g，川牛膝12 g，秦艽12 g，防己10 g，木瓜10 g，牡丹皮10 g，当归尾10 g，延胡索10 g，甘草5 g。

【功效】化湿清热，祛风散寒。

【主治】风湿性关节炎属湿热内蕴，风寒阻痹经脉关节者。

【用法】每日1剂，水煎分服2次。

【加减】病位在上肢者，加羌活12 g，桑

颈肩腰腿痛中医奇效良方全书（珍藏本）

枝15 g；病位在下肢者，加独活12 g，桑寄生15 g；局部灼热红肿者，加忍冬藤25 g，玄参12 g；面色少华者，加龙眼肉10 g，熟地黄15 g；体倦乏力者，加党参12 g，黄芪15 g；腰膝酸软者，加杜仲12 g，续断15 g。

【方解】方中萆薢、防己、木瓜、秦艽祛风散寒；薏苡仁、牡丹皮化湿清热；川牛膝活血通络；当归尾养血和络；白芍、延胡索通络止痛；甘草缓急止痛，兼调和药性。诸药合用，共奏祛风散寒，化湿清热之功，从而使风平寒消，湿化热清而病愈。

3. 二妙防己通痹汤

【组成】石膏30 g，薏苡仁20 g，忍冬藤15 g，苍术12 g，黄柏12 g，防己12 g，赤芍12 g，晚蚕沙（包煎）10 g，杏仁10 g，木通10 g，桂枝10 g，地龙10 g。

【功效】清热除湿，活血消肿，通经活络。

【主治】风湿性关节炎、类风湿关节炎活动期属湿热内蕴，瘀血阻痹经脉关节者。

【用法】每日1剂，水煎分服2次。第3煎取药液约1000 mL，浸洗患处20分钟。

【加减】热重于湿者，加栀子12 g，连翘12 g，知母10 g；湿重于热者，加萆薢15 g，秦艽12 g，茯苓20 g；有红斑者，加牡丹皮12 g，白鲜皮15 g，丹参15 g，紫草15 g；红斑结节难消者，加夏枯草15 g，山慈菇12 g；关节肿痛呈刺痛、结节红斑紫暗、舌质隐青、脉涩而有力者，加桃仁12 g，红花10 g，香附10 g，青皮10 g；上肢关节痛甚者，加桑枝15 g；下肢关节痛甚者，加川牛膝15 g；身重、腹胀、恶心者，加法半夏12 g，陈皮10 g，厚朴10 g；头胀、胸闷、纳差者，加白豆蔻10 g，藿香12 g；关节肿胀甚者，加滑石（包煎）20 g，萆薢12 g，泽兰10 g；咽喉红肿疼痛者，加薄荷10 g，射干10 g，马勃（包煎）10 g，牛蒡子12 g。

【方解】方中黄柏性寒味苦以清热，苍术性温味苦以燥湿，取丹溪"治筋肾疼痛因湿热者"的二妙散之意。二妙散为临床治疗湿热痹的基本方，疗效显著。防己祛湿清热，利关节，宣痹止痛，治循经入络之湿；晚蚕

沙祛风除湿通痹；杏仁入上焦启上闸宣肺气，通调水道，薏苡仁、木通入下焦开支河渗湿消肿，并有清热，通血脉，除痹之功，合用上下相通达三焦之气，使湿热有外泄之路；石膏清气分热力量强，达热出表；赤芍清热凉血，活血散瘀；桂枝辛温，原非湿热所宜，但湿为阴邪，非温不解，且有横通肢节行血痹和反佐之功；更伍用忍冬藤、地龙清热利湿，通经定痛。诸药合用，三焦通达，邪从内外而解，湿去热清，经络瘀阻得通，红、肿、热、痛自止，痹证自除。

4. 归芪二乌汤

【组成】当归20 g，黄芪20 g，制川乌（先煎）10 g，制草乌（先煎）10 g，皂角刺10 g，制没药10 g，炙甘草10 g。

【功效】益气养血，散寒除湿，化瘀止痛。

【主治】风湿性关节炎属气血亏虚，寒湿瘀血阻痹关节者。

【用法】每日1剂，水煎分服2次。

【加减】行痹以风邪偏盛者，加防风10 g，秦艽12 g，威灵仙15 g；痛痹以寒邪偏盛者，加细辛3 g，蜈蚣2条；着痹以湿邪偏盛者，加苍术12 g，薏苡仁30 g，汉防己15 g；热痹以热邪偏盛者，当归、制川乌、制草乌用量各减至5 g，黄芪用量减至10 g，加石膏60 g，知母20 g，桑枝30 g，忍冬藤30 g，黄柏12 g；浑身关节疼痛者，加羌活12 g；腰痛者，加桑寄生30 g，炒杜仲15 g；下肢疼痛者，加怀牛膝15 g，独活12 g，木瓜10 g；下肢湿盛者，加汉防己15 g，木瓜15 g，苍术12 g；指（趾）关节痛者，加松节15 g，青风藤30 g；足不任地者，加五加皮20 g；关节肿大者，加白芥子10 g；瘀阻甚者，加制乳香12 g，土鳖10 g；日久肝肾亏损，腰酸腿软，筋骨拘急者，加白芍20 g，补骨脂20 g，炒杜仲12 g，续断15 g；痛甚者，加全蝎10 g，蜈蚣2条。

【方解】方中当归、黄芪补益气血，扶助正气，增强免疫功能；制川乌、制草乌长于散寒除湿，疏痛阴沍寒，善于止痛；制没药引通经络间的气血凝滞，消肿定痛；皂角刺

行药直达病所，以增强药力；甘草调和诸药，并擅解制川乌、制草乌之毒。诸药配合，具有益气养血，散寒除湿，化瘀止痛的功效，正合痹证之治。

5. 桂枝附子加味汤

【组成】薏苡仁20 g，秦艽15 g，雷公藤（先煎50～90分钟）15 g，防风12 g，羌活12 g，松节12 g，丹参12 g，桂枝10 g，制附子（先煎）10 g，生姜5 g，炙甘草5 g，细辛3 g，大枣5枚。

【功效】温经散寒，祛风除湿，活血通络止痛。

【主治】风湿性关节炎属风寒湿瘀阻痹关节者。

【用法】每日1剂，水煎分服2次。

【加减】上肢关节炎者，加桑枝15 g；下肢关节炎者，加独活12 g，牛膝15 g；偏重于湿者，加防己12 g，木瓜15 g；偏重于寒者，加干姜10 g，麻黄5 g；偏重于风者，加全蝎5 g；气虚者，加黄芪15 g，党参15 g，白术12 g；血虚者，加当归12 g，白芍15 g；痛甚者，加制乳香10 g，制没药10 g。

【方解】方中桂枝、细辛、制附子、炙甘草辛甘化阳，温经散寒，通络止痛；秦艽、羌活、防风、雷公藤祛风除湿通络；薏苡仁利湿通络；松节祛风湿，活血止痛；丹参活血化瘀止痛；生姜、大枣调和营卫。诸药合用，共奏温经散寒，祛风除湿，活血通络止痛之效。

6. 桂枝芍药灵仙汤

【组成】威灵仙30 g，黄芪15 g，桂枝12 g，当归12 g，赤芍12 g，白芍12 g，知母10 g，制附子（先煎）10 g，秦艽10 g，白术10 g，甘草10 g，生姜3片。

【功效】祛风除湿，温经宣痹，滋阴清热。

【主治】风湿性关节炎属风寒湿邪阻痹关节，化热伤阴者。

【用法】每日1剂，水煎分服2次。

【加减】关节红、肿、热、痛急性发作者，加忍冬藤30 g，蒲公英20 g；关节肿痛、

麻木不仁者，加薏苡仁30 g，防己15 g；关节紧痛不移，遇寒痛甚者，加制川乌（先煎）5 g，制草乌（先煎）5 g，乌梢蛇10 g；上肢痛重者，加羌活12 g，防风10 g；下肢痛重者，加独活12 g，牛膝15 g，木瓜10 g；腰背痛重者，加杜仲12 g，续断15 g；顽痹经久不愈者，酌加全蝎5 g，蜈蚣5 g，炮穿山甲（先煎）10 g，乌梢蛇10 g。

【方解】方中桂枝祛风通阳；制附子温经络，祛寒湿；防风、秦艽、威灵仙祛风除湿；知母、白芍清热养阴；黄芪、白术补脾肺，实腠理，与防风同用，祛邪而不伤正；当归、赤芍活血止痛，古有"治风先治血，血行风自灭"之说；生姜、甘草和胃调中。诸药共奏祛风除湿，温经宣痹，滋阴清热之功。

7. 化湿清热通络汤

【组成】海风藤30 g，忍冬藤30 g，秦艽10 g，海桐皮10 g，姜黄10 g，山慈菇10 g，威灵仙10 g，防己10 g，车前子（包煎）10 g，生甘草3 g。

【功效】祛风除湿，清热解毒。

【主治】风湿性关节炎属风湿热毒阻痹关节者。

【用法】每日1剂，水煎分服2次。

【加减】痛甚者，加炮穿山甲（先煎）10 g，土鳖10 g；局部红肿剧烈者，加虎杖12 g，黄柏10 g；屡次发作，肌肤麻木，关节变形者，加牛膝15 g，杜仲15 g，桑寄生12 g。

【方解】方中以秦艽、海桐皮、姜黄、威灵仙、海风藤祛风除湿，通络止痛；防己、车前子、忍冬藤、山慈菇清热解毒利湿；生甘草调和诸药。诸药合用，共奏祛风除湿，通络止痛之功效。

【药理】现代药理学研究发现，方中秦艽、海桐皮、姜黄、防己均有抗炎镇痛作用；山慈菇、车前子、虎杖能促进尿酸排泄，从而使患者病情得以缓解。

8. 活络祛寒汤

【组成】黄芪15 g，当归12 g，丹参12 g，制乳香12 g，制没药12 g，桂枝10 g，白芍10 g，生姜10 g。

【功效】益气活血，祛风散寒，活络止痛。

【主治】风湿性关节炎属气虚血瘀，风寒阻痹关节者。

【用法】每日 1 剂，水煎分服 2 次。7 日为 1 个疗程。

【加减】寒甚者，加干姜 10 g；寒盛痛剧者，加制草乌（先煎）5 g；关节肿胀者，加薏苡仁 12 g。

【方解】方中黄芪温补肌肉，强壮形体；佐以当归补血、活血、止痛；丹参活血通经；桂枝温经通脉，助阳化气，散寒止痛；白芍养血止痛；制乳香、制没药活血行气止痛；生姜散寒止痛。诸药合用，共奏益气活血，祛风散寒，活络止痛之效。

9. 加味大秦艽汤

【组成】生石膏 30 g，木瓜 30 g，鸡血藤 20 g，当归 15 g，生地黄 15 g，秦艽 15 g，白芍 15 g，羌活 10 g，独活 10 g，防风 10 g，白芷 10 g，川芎 10 g，茯苓 10 g，白术 10 g，黄芩 10 g，松节 10 g，细辛 3 g。

【功效】祛风散寒，清热通络，养血柔筋。

【主治】风湿性关节炎属热甚阴血亏虚，风寒之邪阻痹关节者。

【用法】每日 1 剂，水煎分服 2 次。

【加减】风邪偏盛，关节游走疼痛者，加海桐皮 12 g，豨莶草 15 g，以祛风通络；风湿偏盛，关节疼痛较甚伴重着肿胀者，加汉防己 12 g，薏苡仁 20 g，以驱风除湿；邪已化热，口干舌红身热者，加忍冬藤 30 g，知母 15 g，以清热通络。

【方解】方中秦艽味苦辛平，为通痹之良药，有祛风通络，舒筋止痛之功；羌活、独活、防风、白芷、细辛、鸡血藤、木瓜、松节祛风散寒，通经活络；同时佐以苦寒之黄芩、生石膏以凉血清热，是为风邪化热而设。当归、川芎、白芍、生地黄组成的四物汤养血荣筋，使祛风而不伤津；白术、茯苓益气健脾，渗湿和中，助生化之源，调养气血，增强机体的抗病能力。诸药合而为用，共奏祛风散寒，清热通络，养血柔筋之效。

10. 清解通痹利湿汤

【组成】石膏 40 g，黄芪 30 g，鸡血藤 30 g，生地黄 20 g，滑石（包煎）20 g，牛膝 20 g，秦艽 15 g，木瓜 15 g，黄柏 15 g，车前子（包煎）15 g，防风 10 g，桂枝 10 g，羌活 10 g，独活 10 g，红花 10 g，黄连 10 g，炒穿山甲（先煎）10 g，甘草 10 g，生姜 5 g，蜈蚣 2 条。

【功效】益气养阴补虚，祛风通络解痉，清热利湿消肿，活血化瘀止痛。

【主治】风湿性关节炎属气阴亏虚，风邪湿热瘀阻关节者。

【用法】每日 1 剂，水煎分服 2 次。

【方解】方中以黄芪、生地黄益气养阴补虚；桂枝、防风、羌活、独活、生姜、蜈蚣祛风通络解痉；秦艽、黄柏、黄连、石膏、车前子、滑石、木瓜清热利湿消肿；红花、牛膝、炒穿山甲、鸡血藤活血化瘀止痛；甘草调和诸药、缓急。综观全方，有益气养阴补虚，祛风通络解痉，清热利湿消肿，活血化瘀止痛之功。

11. 祛风通络化瘀汤

【组成】黄芪 15 g，丹参 15 g，鸡血藤 15 g，忍冬藤 15 g，羌活 10 g，防风 10 g，赤芍 10 g，制乳香 10 g，制没药 10 g，牛膝 10 g，蜈蚣 2 条。

【功效】益气活血化瘀，祛风除湿，通络止痛。

【主治】风湿性关节炎属气虚血瘀，风湿阻痹经脉关节者。

【用法】每日 1 剂，水煎分服 2 次。30 日为 1 个疗程。

【加减】阳虚甚者，加桂枝 10 g，制附子（先煎）10 g；阴虚者，加知母 12 g，黄柏 10 g；痛甚者，加制川乌（先煎）10 g，制草乌（先煎）10 g；心慌气促，心律不齐者，加炙甘草 10 g，姜皮 10 g。

【方解】方中羌活、防风祛风胜湿；丹参、赤芍、鸡血藤活血祛瘀，舒筋通络止痛；制乳香、制没药活血化瘀，消肿定痛；牛膝补肝肾，强筋骨，逐瘀通络；蜈蚣搜风通络；

黄芪补气血，周行全身，祛瘀通络。诸药合用，既祛风湿通经络，又补气血强筋骨。

【药理】现代药理学研究发现，方中丹参、赤芍、制乳香、制没药活血药既能改善微循环，又能抗炎，增强机体的防御能力；牛膝能提高机体免疫功能，扩张血管，改善循环，促进炎性病变吸收；黄芪具有减轻局部炎症反应及利尿作用。

12. 祛风通阳活血汤

【组成】黄芪30 g，葛根30 g，首乌藤30 g，当归20 g，防风20 g，羌活15 g，丹参15 g，川芎15 g，鸡血藤15 g，醋制没药10 g，醋制乳香10 g，络石藤10 g，牛膝10 g，甘草10 g，制川乌（先煎）5 g，制草乌（先煎）5 g，三七（研末冲服）5 g。

【功效】祛风除湿散寒，益气活血化瘀。

【主治】风湿性关节炎属气虚血瘀，风寒湿邪阻痹关节者。

【用法】每日1剂，水煎分服2次。

【方解】方中黄芪补气行气；当归活血养血，补阴助阳，使正气内存，祛邪外出；川芎、三七、醋制没药、醋制乳香能行气调气，活血化瘀；羌活、葛根、牛膝舒筋活络，强壮筋骨，祛风除湿；制川乌、制草乌散寒止痛。全方合用，补益正气，祛风除湿散寒，益气活血化瘀，除痹止痛，寓攻于补，攻补兼备。

13. 身痛逐瘀止痛汤

【组成】当归30 g，川芎15 g，威灵仙15 g，秦艽15 g，地龙15 g，羌活12 g，牛膝12 g，香附12 g，红花10 g，桃仁10 g，五灵脂（包煎）10 g，制乳香10 g，制没药10 g，甘草5 g。

【功效】活血逐瘀止痛，祛风除湿通络。

【主治】风湿性关节炎属瘀血风湿阻痹关节者。

【用法】每日1剂，水煎分服2次。10日为1个疗程。

【加减】气虚者，加黄芪15 g，党参12 g；湿热肿痛者，加苍术12 g，黄柏12 g；寒重者，加制附子（先煎）10 g；下肢痛重者，加木瓜15 g，独活12 g；腰痛者，加续断12 g，狗脊15 g；上肢痛而麻木者，加桂枝10 g；四肢麻木，不甚疼痛者，加丹参15 g。

【方解】方中当归、川芎、红花、桃仁活血逐瘀；五灵脂、制乳香、制没药消肿止痛，活血逐瘀；地龙、牛膝、秦艽、羌活、威灵仙祛风除湿，通络止痛；甘草调和诸药。诸药相合，共奏活血祛瘀止痛，祛风除湿之功。患者体弱气虚，酌加黄芪、党参既能益气固本，又能推动经络气血的通畅；若疼痛较剧烈，加制附子等祛风除湿，温经止痛。

14. 四妙舒筋汤

【组成】忍冬藤20 g，薏苡仁15 g，当归12 g，生地黄12 g，苍术12 g，黄柏12 g，知母10 g，牛膝10 g，木瓜10 g，白芍10 g，川芎10 g，生甘草5 g。

【功效】清热燥湿，舒筋通络，敛阴养血。

【主治】风湿性关节炎属阴血不足，湿热内盛阻痹关节者。

【用法】每日1剂，水煎分服2次。

【加减】皮肤有红斑者，加牡丹皮12 g，地肤子15 g，以凉血散风；关节红肿，疼痛剧烈，入夜尤甚者，加玄参12 g，麦冬15 g，以养阴凉血；疼痛时轻时重，关节肿大，甚至畸形者，加炮穿山甲（先煎）12 g，地龙10 g，土鳖10 g，以养血活血，化瘀通络；气虚者，加党参12 g，黄芪15 g，以益气。

【方解】方中忍冬藤清热解毒，善治热痹；黄柏苦寒清热，苍术苦温燥湿，二者配合具有清热燥湿之效；苍术、黄芪、牛膝、木瓜既能祛湿，又能舒筋通络；生地黄入血分清热凉血；白芍、甘草敛阴养血，缓急止痛；川芎、当归有助于血脉之畅通。诸药合用，药症相合，使湿祛热清，病症自除。

15. 四物通痹汤

【组成】熟地黄15 g，鸡血藤15 g，当归12 g，白芍12 g，川芎10 g，千年健10 g，追地风10 g，制川乌（先煎）5 g，制草乌（先煎）5 g，甘草5 g。

【功效】补血养血，祛风散寒除湿，通痹

止痛。

【主治】风湿性关节炎、类风湿关节炎属血虚风寒湿邪阻痹关节者。

【用法】每日 1 剂，水煎分服 2 次。

【加减】风寒外袭者，加防风 12 g，桂枝 10 g；全身痛者，加羌活 10 g，独活 12 g，细辛 5 g；偏湿者，加苍术 15 g，薏苡仁 30 g；偏热者，加知母 12 g，黄柏 10 g，牡丹皮 15 g，赤芍 20 g；痰瘀偏重者，酌加白芥子 10 g，胆南星 10 g，天竺黄 10 g，丹参 20 g，红花 12 g；疼痛较甚者，酌加炮穿山甲（研末冲服）10 g，地龙 10 g，制乳香 10 g，制没药 10 g，全蝎 5 g，延胡索 15 g，蜈蚣 1 条；肝肾阴虚者，加枸杞子 15 g，女贞子 12 g。

【方解】方中熟地黄、当归、白芍、川芎补血养血；羌活、独活、防风、桂枝、鸡血藤、千年健、追地风、延胡索、制乳香、制没药、薏苡仁、苍术祛风散寒，除湿通络，止痛蠲痹；制川乌、制草乌、蜈蚣温经散寒，通痹止痛。诸药合用，直达病所，共奏补血养血，祛风散寒除湿，通痹止痛之功。

16. 四物四藤汤

【组成】生地黄 25 g，鸡血藤 25 g，海风藤 25 g，宽筋藤 25 g，络石藤 25 g，桑寄生 25 g，当归 15 g，赤芍 15 g，川芎 10 g，独活 10 g，地龙 10 g。

【功效】清热凉血活血，祛风除湿，舒筋通络止痛。

【主治】风湿性关节炎属血热血瘀，风湿阻痹关节者。

【用法】每日 1 剂，水煎分服 2 次。5 日为 1 个疗程。

【加减】上肢关节酸痛者，加桂枝 10 g，威灵仙 15 g；下肢关节酸痛者，加牛膝 15 g，木瓜 12 g；发热及关节肿痛者，加生石膏 30 g，黄连 10 g，牡丹皮 15 g。

【方解】方中生地黄、当归、赤芍、川芎凉血清热，活血消肿行瘀；鸡血藤、海风藤、宽筋藤、络石藤祛风舒筋活络；独活祛风湿止痛；桑寄生通络利节；地龙祛瘀熄风，通络止痛。诸药合用，共奏养血凉血，祛风化湿，舒筋活络止痛之功。

17. 四物温经散寒汤

【组成】当归 15 g，生地黄 15 g，白芍 15 g，伸筋草 15 g，寻骨风 15 g，葛根 15 g，透骨草 15 g，萆薢 15 g，独活 12 g，威灵仙 12 g，牛膝 12 g，川芎 10 g，桂枝 10 g，松节 10 g，红花 10 g，秦艽 10 g，党参 10 g，地龙 10 g，制没药 10 g，制乳香 10 g，制川乌（先煎）10 g，制草乌（先煎）10 g，甘草 5 g。

【功效】益补气血，温经散寒祛湿，活血化瘀通络。

【主治】妇女风湿性关节炎属气血亏虚，寒湿瘀血阻痹关节者。

【用法】每日 1 剂，水煎分服 2 次。15 日为 1 个疗程。

【方解】本方重用当归、生地黄、白芍、川芎之意在于补血，加入适量党参以补气，"气行则血行"，血行通畅外邪得以驱散。方中生地黄不仅以补血，更重要的是制川乌、制草乌性质燥烈，易伤阴津，以生地黄防其燥烈之性；白芍为肝经要药，筋络失养而拘急者，用之有良效，与葛根相配标本兼治。伸筋草、寻骨风治风湿之对药，二者相合风湿除，疼痛止。透骨草祛风除湿通络而治标；萆薢行血通痹，逐经隧之湿，关节肿痛自除；威灵仙具有祛湿除风之功外，且兼化痰通络之功，关节软组织肿胀结节因痰浊阻痹经络者用之效佳；桂枝温经散寒，调和荣卫。独活、松节祛风湿止痛，尤以松节更是治关节之专药，它以草木之节治人体之节，每获显效。红花活血化瘀，消除肿胀；秦艽舒筋缓痉，一药多用，治疗风寒湿热皆可用之，无论发病多久，病情无问轻重，均可应用。地龙舒筋通络，专治关节屈伸不利；制乳香、制没药前者活血后者散瘀，相得益彰，为治本要药。制川乌、制草乌虽有毒性，但只要注意它的煎法，使其降低毒性，对治疗关节痛有较强止痛作用。甘草解制川乌、制草乌之毒性，调和诸药。牛膝引药下行，直达病所。全方共奏补益气血，温经散寒，祛湿通络消肿于一体，疗妇女之风湿性关节炎效果好。

18. 调营行痹汤

【组成】黄芪 30～50 g，独活 30 g，鸡血藤 30 g，防己 20 g，石楠藤 20 g，白芍 18 g，乌梢蛇 15 g，白术 12 g，防风 12 g，桑寄生 12 g，秦艽 12 g，当归 12 g，西洋参 10 g，牛膝 10 g，全蝎 5 g，甘草 5 g，蜈蚣 2 条。

【功效】调营扶卫固表，驱风除湿荣筋，和营解痉活血。

【主治】风湿性关节炎属脾虚卫表不固，营亏挛急，风湿瘀血阻痹经脉者。

【用法】每日 1 剂，水煎分服 2 次。

【加减】热重者，加石膏 30 g，知母 12 g；寒重者，加制附子（先煎）12 g；风重者，加豨莶草 15 g；湿重者，加薏苡仁 20 g；病程长者，加透骨草 15 g。

【方解】方中以黄芪、防风、白术、西洋参调营扶卫固表；独活、石楠藤、乌梢蛇、秦艽、防己驱风除湿荣筋；鸡血藤、白芍、全蝎、蜈蚣驱风和营解痉；当归、鸡血藤活血行瘀止痛；牛膝引药下行直达病所。诸药合用，共奏调营扶卫固表，驱风除湿荣筋，和营解痉活血之功效。

19. 通痹益精汤

【组成】干鱼鳔 20 g，黑木耳 20 g，威灵仙 15 g，土茯苓 15 g，徐长卿 15 g，桑枝 15 g，萆薢 12 g，牛膝 12 g，山慈菇 10 g，木瓜 10 g，杜仲 10 g，全蝎 5 g，僵蚕 5 g。

【功效】补肾益精，祛风除湿，化痰散结，活血止痛。

【主治】风湿性关节炎属肾虚风湿痰瘀阻痹关节者。

【用法】每日 1 剂，水煎分服 2 次。

【加减】湿热蕴结者，酌加薏苡仁 30 g，虎杖 15 g，泽泻 12 g，苍术 12 g；瘀热阻滞者，加秦艽 12 g，羌活 10 g，地龙 10 g；痰浊阻滞者，酌加车前子（包煎）10 g，白术 12 g，当归 12 g，薏苡仁 30 g；肝肾阴虚者，去山慈菇、徐长卿、全蝎、僵蚕，酌加独活 10 g，当归 12 g，生地黄 15 g，桑寄生 20 g，肉桂 5 g，细辛 3 g。

【方解】方中威灵仙、土茯苓、萆薢三药

祛风除湿，利水通淋，通络止痛，利关节；山慈菇与徐长卿二者配伍相须为用，化痰消肿，解毒散结，祛风止痛；桑枝配伍木瓜舒筋活络，且能化湿；全蝎、僵蚕、牛膝活血化瘀利关节；以杜仲、干鱼鳔、黑木耳补肾益精，滋养筋脉。诸药合用，共奏补肾益精，祛风除湿，化痰散结，活血止痛之功效。

20. 乌龙止痛汤

【组成】当归 15 g，海桐皮 15 g，海风藤 15 g，制川乌（先煎）12 g，威灵仙 12 g，地龙 10 g，川芎 10 g，全蝎 5 g，甘草 5 g，蜈蚣 2 条。

【功效】祛风散寒除湿，通络止痛。

【主治】风湿性关节炎属风寒湿邪阻痹关节者。

【用法】每日 1 剂，水煎分服 2 次。

【加减】寒痛甚者，加细辛 3 g；风胜者，加防风 15 g；湿甚者，加薏苡仁 30 g，苍术 12 g；气虚者，加黄芪 30 g；痛在下肢者，加牛膝 15 g，独活 12 g；痛在上肢者，加姜黄 10 g，羌活 12 g；病久不愈者，加白花蛇 5 g。

【方解】方中制川乌、海风藤、海桐皮、威灵仙祛风散寒，除湿止痛；全蝎、蜈蚣、地龙通络；当归、川芎活血行瘀；甘草调和诸药。诸药合用，共奏祛风散寒除湿，通络止痛之功。

21. 活络桂芍汤

【组成】海风藤 20 g，青风藤 15 g，地龙 15 g，白芍 15 g，白术 15 g，知母 15 g，防风 15 g，制南星 10 g，制川乌（先煎）10 g，制乳香 10 g，制没药 10 g，桂枝 10 g，甘草 10 g，麻黄 5 g。

【功效】祛风散寒，燥湿化痰，行气活血，宣痹止痛。

【主治】风湿性关节炎属风寒痰湿瘀血阻痹关节者。

【用法】每日 1 剂，水煎分服 2 次。

【加减】肾虚者，加熟地黄 30 g，桑寄生 20 g，杜仲 15 g。

【方解】方中制川乌祛风散寒，除湿通痹，有明显的止痛作用，为治风寒湿痹证之佳品；桂枝、白芍、甘草和营卫，畅气血，解肌发表；麻黄辛温，开发腠理玄府，散一身之寒邪；制南星祛风散寒，燥湿化痰，能除经络之风湿顽痰而通络；防风外散表寒，胜湿止痉；制乳香、制没药行气活血止痛；地龙善行走窜，功专通经活络；白术健脾化湿；知母清热泻火，滋阴润燥；青风藤、海风藤祛风湿，通经络，止痹痛。全方共奏祛风散寒，燥湿化痰，行气活血，宣痹止痛之功。

22. 八珍加减汤

【组成】白芍30 g，当归20 g，党参15 g，独活15 g，白术12 g，桑寄生12 g，川牛膝12 g，茯苓12 g，川芎10 g，羌活10 g，桂枝10 g，香附10 g，陈皮10 g，血竭3 g，儿茶3 g，制川乌（先煎）5 g，制草乌（先煎）5 g，生乳香5 g，生没药5 g，生甘草5 g。

【功效】补益气血，祛风散寒除湿，活血化瘀止痛。

【主治】风湿性关节炎属气血亏虚，风寒湿瘀阻痹经脉关节者。

【用法】每日1剂，水煎分服2次。

【方解】方中党参、白术、当归、白芍、川芎、茯苓补气血以治本，鼓邪外出，重用白芍配当归养阴柔肝疏筋，以通利关节；制川乌、制草乌、羌活、独活、桑寄生、川牛膝祛风散寒除湿；桑寄生、川牛膝亦补肾壮骨，防邪气入骨；生乳香、生没药、血竭、儿茶活血化瘀止痛，养血生肌；仅用一味香附通行三焦之气，恐行气之药多有耗阴液之弊，从而影响对关节的濡养作用。病之上下，用桂枝、羌活与川牛膝、独活两组药来调节，病在上者，前者量大，病在下者，后者量大。诸药合用，共奏补益气血，祛风散寒除湿，活血化瘀止痛之功。

23. 加味桂枝附子汤

【组成】制附子（先煎）15 g，桂枝15 g，

白芍15 g，防风15 g，川芎15 g，独活15 g，羌活15 g，牛膝15 g，海风藤15 g，淫羊藿15 g，薏苡仁15 g，生姜15 g，海桐皮10 g，大枣10 g，细辛3 g，甘草5 g。

【功效】温经散寒，除湿通络。

【主治】风湿性关节炎属寒湿阻痹关节者。

【用法】每日1剂，水煎分服2次。

【方解】方中以制附子温经通阳，散寒祛湿，通络止痛；桂枝温经散寒，调和营卫；生姜、大枣、甘草温阳散寒，和营缓急；白芍敛阴和营，缓急止痛；细辛温经散寒通络；川芎活血祛风止痛；防风祛风，散寒除湿；羌活善祛上部风湿，独活善祛下部风湿，两者合用，能散周身风湿，舒利关节而通痹；牛膝引药入下；海桐皮、海风藤祛湿通络；淫羊藿补肾温阳、祛风除湿；薏苡仁除湿。祛邪扶正，标本兼治，通达表里，贯通上下，从而达到温经散寒，除湿通络之功效。

24. 温经通络养血汤

【组成】鸡血藤30 g，黄芪15 g，川芎15 g，乌梢蛇15 g，制附子（先煎）15 g，当归12 g，制川乌（先煎）12 g，麻黄10 g，桂枝10 g，炒白术10 g，白芍10 g，干姜10 g，全蝎5 g，甘草5 g，蜈蚣1条。

【功效】祛风除湿，温经散寒，养血通络止痛。

【主治】风湿性关节炎属血虚风寒湿邪阻痹关节者。

【用法】每日1剂，水煎分服2次。

【方解】方中制川乌、麻黄、制附子、桂枝、乌梢蛇祛风除湿，温经止痛；鸡血藤、当归、川芎、白芍养血调经，敛阴止痛；黄芪、炒白术补气止汗、利血通痹；干姜温中散寒，回阳通脉；蜈蚣、全蝎熄风镇痉，通络止痛；甘草调和诸药。诸药同用，共奏祛风除湿，温经散寒，养血通络止痛之效。

第十一章 膝骨关节炎

膝骨关节炎，是骨关节炎中最常见的一种。骨关节炎为一种退行性病变，系由于增龄，肥胖，劳损，创伤，关节先天性异常，关节畸形等诸多因素引起的关节软骨退化损伤，关节边缘和软骨下骨反应性增生，又称骨关节病，退行性关节炎，老年性关节炎，肥大性关节炎。骨性关节炎按有无明确病因，分为原发性和继发性两类，其依据是以有无全身性和局部的致病因素作为分类标准。按关节分布可分为局限性和全身性，局限性以膝、髋、手骨为多见，膝关节骨关节炎即是其中之一。临床表现为缓慢发展的膝关节疼痛、压痛、僵硬、关节肿胀，活动受限和关节畸形等。

根据本病的临床特征，其属于中医学"膝痹""骨痹""痛痹"范畴。中医认为，脏腑经络功能失调，气血营卫内虚，肝肾亏损是导致本病的内在重要条件。中医理论认为肾藏精主骨生髓，肾精充盛则机体强健，骨骼外形及内部结构正常，故可耐劳作而抗损伤。肝藏血主筋而束骨利机关，肝血充足则筋脉劲强，静以保护诸骨，充养骨髓，动以约束诸骨，免致过度活动防止脱位。若肾精亏虚，肝血不足，则骨骼发育异常，骨骼失精血充养而不坚，导致过早过快地出现退变。风寒湿热外邪，外伤，劳损是致成本病的外在因素。外感风寒湿邪，客于经络筋骨，或扭伤，挫伤，撞伤，跌伤等外力损伤，导致血行不畅，经络筋骨气血郁滞，关节，骨骼失却滋养，结构受损，久之出现退行性变骨痹乃成。

1. 补肾活血壮骨汤

【组成】桑寄生30 g，鸡血藤30 g，黄芪30 g，白芍30 g，熟地黄30 g，补骨脂20 g，怀牛膝20 g，阿胶（烊化冲服）20 g，地龙15 g，丹参12 g，当归12 g，仙鹤草10 g。

【功效】补益肝肾壮骨，活血祛瘀通络。

【主治】膝骨关节炎属肝肾亏虚，瘀血阻痹关节者。

【用法】每日1剂，水煎分服2次。15日为1个疗程。

【加减】偏热者，加秦艽20 g；偏寒者，加制川乌（先煎）12 g；偏风者，加防风12 g，白花蛇10 g；偏湿者，加薏苡仁30 g，独活12 g；偏阴虚者，加龟甲（先煎）30 g；偏阳虚者，加淫羊藿12 g。

【方解】方中补骨脂、怀牛膝补肾壮骨；桑寄生补益肝肾；白芍柔肝止痛；黄芪、阿胶、鸡血藤、当归、熟地黄补气血；丹参、当归活血祛瘀；仙鹤草、地龙通络止痛。全方共奏补益肝肾壮骨，活血祛瘀通络之功。

【药理】现代药理学研究发现，方中熟地黄、桑寄生、补骨脂、怀牛膝、丹参、当归补肾活血药能延缓和阻止关节软骨退变，能通过调控关节软骨细胞外基质的降解以及调节基质金属蛋白酶，抑制炎症，抑制氧自由基损伤，抑制软骨细胞凋亡，延缓软骨损伤，延缓关节退变，对骨关节炎的软骨有保护和促进修复作用。

2. 补肾壮骨疏风汤

【组成】狗脊25 g，熟地黄20 g，淫羊藿20 g，杜仲20 g，鸡血藤20 g，黄芪20 g，牛膝15 g，骨碎补15 g，透骨草15 g，伸筋草15 g，穿山龙15 g，白术15 g，青风藤12 g，陈皮10 g，甘草10 g。

【功效】补肾壮骨强筋，活血通络止痛，

健脾除湿疏风。

【主治】膝骨关节炎属肾虚失养，风湿瘀血阻痹关节者。

【用法】每日1剂，水煎分服2次。30日为1个疗程。

【方解】方中熟地黄、淫羊藿、狗脊、牛膝、骨碎补、杜仲补肾填精，强筋壮骨；透骨草、伸筋草、穿山龙、青风藤、鸡血藤疏风活血，通络止痛；白术、黄芪、陈皮、甘草健脾益气，调和诸药。全方具有补肾壮骨强筋，活血通络止痛，健脾除湿疏风之功，且祛邪不伤正，适于长期服用。

【药理】现代药理学研究发现，方中青风藤的主要有效成分为青藤碱，具有抗炎、抗风湿、免疫抑制、镇痛、镇静等多方面的药理作用；骨碎补、杜仲具有调节免疫、抗骨质疏松作用；狗脊有抗炎抗风湿作用。

3. 六味骨痹汤

【组成】龟甲（先煎）20 g，怀牛膝15 g，淫羊藿10 g，五加皮10 g，骨碎补10 g，生甘草5 g。

【功效】补益肝肾，祛风除湿，活血通经。

【主治】膝骨关节炎属肝肾亏虚，风湿瘀血阻痹经脉关节者。

【用法】每日1剂，水煎分服2次。

【方解】方中淫羊藿壮肾阳、强筋骨，为君药；五加皮强筋骨，祛风湿，龟甲为血肉有情之品，补精髓，温寒并用，防过燥热，为臣药；怀牛膝补肝肾，强筋骨，利水，引药下行，骨碎补补肾强骨，两药均能活血通经止痛，俱为佐药；甘草益气补中，缓急止痛，并能调和诸药。诸药合用，共奏补益肝肾，祛风除湿，活血通经，强壮筋骨之效。本方甘苦、温寒并用，性平偏凉；归经五脏，兼顾阴阳；标本兼治，治本为主；适于腰膝酸痛，而以膝痛为主者。

4. 芪藤汤

【组成】生黄芪15～60 g，忍冬藤15 g，红藤15 g，当归12 g，川牛膝12 g，生蒲黄（包煎）10 g，生甘草5 g。

【功效】养血活血，补肾强骨，祛风除湿。

【主治】膝骨关节炎属肝肾不足，血虚血瘀，风湿阻痹经脉关节者。

【用法】每日1剂，水煎分服2次。

【加减】兼风湿痹阻者，加羌活12 g，防己10 g，防风10 g；湿热者，加黄柏10 g，苍术12 g，薏苡仁20 g；夹瘀者，加丹参15 g，地龙12 g，川芎10 g；肝肾亏虚者，加怀牛膝12 g，山茱萸15 g，枸杞子10 g；肿胀明显者，加露蜂房15 g，络石藤15 g，五加皮12 g，虎杖12 g。

【方解】方中黄芪补气活血，利水消肿；红藤祛风通经络止痛，补血强筋壮骨；当归养血活血；忍冬藤清热解毒，祛风通络；生蒲黄凉血止血，活血消瘀；川牛膝活血通经，祛风除湿；甘草调和诸药。诸药合用，共收养血活血，补肾强骨，祛风止痛之效。据证加味，使脉络通，气血畅，肝肾足，湿邪去，病症自愈。

5. 补肝肾强筋骨汤

【组成】土茯苓30 g，白芍30 g，生黄芪25 g，穿山龙20 g，海桐皮18 g，威灵仙18 g，川牛膝18 g，骨碎补15 g，晚蚕沙（包煎）15 g，白术15 g，当归12 g，乌梢蛇10 g。

【功效】补益肝肾，健脾祛湿解毒，祛风散寒。

【主治】膝骨关节炎属肝肾亏虚，风寒湿毒阻痹经脉关节者。

【用法】每日1剂，水煎分服2次。7日为1个疗程。

【加减】偏热盛者，加忍冬藤30 g；偏寒盛者，加鹿角霜（包煎）15 g；偏湿盛者，加丝瓜络30 g；疼痛甚者，加青风藤15 g。

【方解】方中黄芪、白术补气健脾祛湿；骨碎补、川牛膝温补肝肾，强壮筋骨；穿山龙舒筋活血；晚蚕沙、海桐皮祛风除湿；土茯苓除湿解毒；威灵仙搜散筋骨风寒之邪；乌梢蛇活络通经以宣痹；当归养血和营；白芍养血缓急舒筋。诸药合用，共奏补益肝肾，健脾祛湿解毒，祛风散寒之功。

6. 补肝健膝汤

【组成】白芍 30 g，熟地黄 25 g，木瓜 15 g，牛膝 15 g，生地黄 15 g，当归 12 g，僵蚕 10 g，甘草 5 g，蜈蚣 1 条。

【功效】补肝养血柔筋，搜风化痰通络。

【主治】膝骨关节炎属肝肾阴血亏虚，风痰阻痹经脉关节者。

【用法】每日 1 剂，水煎分服 2 次。7 日为 1 个疗程。

【方解】方中白芍养血补肝，缓急止痛，牛膝补肝肾，善治肝肾虚弱之膝痛，并能引药下行，共为君药；熟地黄、当归益肝肾之精血，生地黄养阴生津，共为臣药；僵蚕、蜈蚣搜风通络，化痰散结，祛风止痛，木瓜具有舒筋活络之效，并善走下肢，共为佐药；甘草调和诸药，为使药。全方共奏补肝养血柔筋，搜风化痰通络止痛之效。

7. 补骨汤

【组成】黄芪 20 g，木瓜 15 g，补骨脂 12 g，骨碎补 12 g，牛膝 12 g，红花 5 g。

【功效】补益肝肾，益气行血。

【主治】膝骨关节炎属肝肾亏虚，气虚血瘀阻痹经脉关节者。

【用法】每日 1 剂，水煎分服 2 次。药渣趁热外敷患膝 20 分钟，每日 1 次。30 日为 1 个疗程。

【方解】方中补骨脂、骨碎补具有温补肝肾之功，共为君药；重用黄芪，少量红花取其益气助血行之功，牛膝兼有补肝肾及行血之效并引药下行，共为臣药；木瓜具有舒筋活络之效，并善走下肢为使药。全方配伍以补益肝肾为主，兼有益气行血通络之功。此外，药渣热敷患膝，一方面可通过热力使药物直达病所；另一方面可以通过温热效应改善局部的血液循环。

8. 补骨健膝汤

【组成】独活 15 g，鸡血藤 15 g，桑寄生 15 g，杜仲 12 g，牛膝 12 g，秦艽 12 g，肉桂 12 g，白芍 12 g，骨碎补 12 g，生地黄 12 g，甘草 5 g。

【功效】补益肝肾，祛风除湿散寒，活血止痛。

【主治】膝骨关节炎属肝肾亏虚，风寒湿瘀阻痹经脉关节者。

【用法】每日 1 剂，水煎分服 2 次。

【加减】多个关节游走性疼痛者，加延胡索 15 g；遇寒关节痛甚者，加干姜 10 g；关节肿大明显者，加薏苡仁 30 g，茯苓 12 g；体倦乏力，自汗恶寒者，加黄芪 15 g。

【方解】方中独活功善祛风湿，止痹痛，以治风寒湿痹，为君药。秦艽祛风除湿，和血舒筋，治风湿痹痛，筋骨拘挛；肉桂补火助阳，散寒止痛，活血通经；秦艽和肉桂为臣药。桑寄生、杜仲补益肝肾，强筋壮骨；牛膝补肝肾，强筋骨，活血祛瘀；鸡血藤活血舒筋，养血调经；白芍柔肝止痛；生地黄清热凉血，养阴生津；以上均为佐药。甘草作为使药，调和诸药。诸药配伍，补益肝肾，祛风除湿散寒，活血止痛，扶正祛邪治标，补肝肾治本，标本兼治。

9. 补肾除湿汤

【组成】熟地黄 25 g，山药 20 g，炒薏苡仁 20 g，茯苓 15 g，威灵仙 15 g，山茱萸 12 g，千年健 12 g，川牛膝 12 g，泽泻 10 g，白术 10 g，制乳香 5 g，制没药 5 g。

【功效】补肾健脾，祛风除湿，活血化瘀。

【主治】膝骨关节炎属脾肾亏虚，风湿瘀血阻痹经脉关节者。

【用法】每日 1 剂，水煎分服 2 次。

【方解】方中熟地黄、山药为君药，具有补血滋阴，益精填髓之功效；山茱萸益精；茯苓祛邪扶正，益气健脾；白术益气健脾，燥湿利水；上述共为臣药，以增强补肾健脾，利水除湿的功效。威灵仙祛风湿，通络止痛；千年健祛风湿，强筋骨；制乳香、制没药活血化瘀，有助于利水除湿；诸药共为佐助药，以加强君臣治疗作用。牛膝为使药，祛除风湿，活血通经，补肝益肾。诸药合用，共奏补肾健脾，祛风除湿，活血化瘀之功。

10. 补肾化瘀温阳汤

【组成】生黄芪 30 g，丹参 15 g，鸡血藤

15 g，熟地黄12 g，补骨脂12 g，牛膝12 g，山茱萸10 g，淫羊藿10 g，肉苁蓉10 g，鹿角胶（烊化冲服）10 g，独活10 g，仙鹤草10 g。

【功效】补肾温阳，活血化瘀，祛风除湿，通络止痛。

【主治】膝骨关节炎属肾阳亏虚，瘀血风湿阻痹经脉关节者。

【用法】每日1剂，水煎分服2次。30日为1个疗程。治疗期间停用其他的中西药。

【方解】方中熟地黄、山茱萸滋养肝肾之阴；黄芪补气健脾；肉苁蓉、鹿角胶、淫羊藿温肾阳，壮腰膝；独活、鸡血藤祛风除湿，通经活络，其中鸡血藤更有活血养血之功；丹参活血养血化瘀。诸药合用，共奏补肾温阳，活血化瘀，祛风除湿，通络止痛之功。

【药理】现代药理学研究发现，方中熟地黄、补骨脂、牛膝、山茱萸、淫羊藿、肉苁蓉、鹿角胶、丹参、鸡血藤补肾活血中药能够降低血清、关节软骨及滑膜一氧化氮水平，延缓骨关节炎的组织学改变，抑制膝骨关节炎的发生与发展。同时还具有抗脂质过氧化、提高抗氧化酶活性、保护软骨细胞免于自由基损害、延缓关节软骨退变以及促进关节软骨修复的作用。

11. 补肾活血散寒汤

【组成】淫羊藿15 g，杜仲15 g，黄芪15 g，威灵仙12 g，菟丝子12 g，熟地黄12 g，续断12 g，当归12 g，丹参12 g，川牛膝12 g，知母10 g，制没药10 g，制乳香10 g，制草乌（先煎）5 g，制川乌（先煎）5 g，甘草5 g。

【功效】补益肝肾，益精填髓，养血活血，祛风散寒除湿。

【主治】膝骨关节炎属肝肾精血亏虚，风寒湿瘀阻痹经脉关节者。

【用法】每日1剂，水煎分服2次。

【方解】方中淫羊藿、杜仲合用为君药，具有强筋骨，补肝肾之功，用于四肢拘挛麻木或各种寒湿痹痛症，四肢筋骨拘挛或麻木不仁等。威灵仙具有通络止痛，祛风除湿之功，主治筋脉拘挛，腰膝冷痛，屈伸不利，肢体麻木为臣药。菟丝子、熟地黄、续断具

有益精填髓，滋阴补血之效，用于腰膝酸软，肝肾阴虚，同时续断还具有接骨续筋之功。黄芪补气，当归、丹参补血活血，三药合用共奏补气生血之效，同时可助菟丝子、熟地黄补益精血之力，共为佐药，既有补而不滞、补中寓通之意，又可达到培补后天生化之源的目的。牛膝入肝肾二经，性善下行，通经活血，祛风利湿、强筋骨、补肝肾为使药。牛膝与威灵仙合用，其活血通络、祛风胜湿、柔筋止痛之功效更著，对于治疗寒湿凝滞之关节屈伸不利、疼痛等有显效。制没药、制乳香、制草乌、制川乌具通经止痛，活血行气之功，而有祛风寒湿痹，止关节疼痛之效。以知母以防温药化热而有反佐之用，配以甘草调和诸药。诸药合用，共奏补益肝肾，益精填髓，养血活血，祛风散寒除湿之功。

12. 补肾活血祛痹汤

【组成】黄芪50 g，南蛇藤30 g，淫羊藿15 g，骨碎补15 g，丹参15 g，甘草15 g，当归12 g，五加皮10 g，枳壳10 g。

【功效】补肾益精，气血双补，活血化瘀，祛风除湿。

【主治】膝骨关节炎属肾虚精亏，气血不足，风湿瘀血阻痹经脉关节者。

【用法】每日1剂，水煎分服2次。30日为1个疗程。

【方解】方中以淫羊藿、骨碎补为君药。淫羊藿辛甘温，入肝、肾经，具有补肾益精，祛风寒湿，坚筋骨的功效。骨碎补苦温，入肝、肾经，具有补肾止痛、活血续筋的功用，与淫羊藿同用，强化其补肾益精，祛风续筋，抗风湿病功能。黄芪、当归、丹参为臣药，黄芪甘微温，入脾、肺经，具有补气固表、补脾益气、托毒排脓、益气利水的功用。当归甘辛温，入心、肝、脾经，具有补血调经，活血解毒，润肠通便功用。金元时代李东垣将黄芪和当归以5∶1比分配为当归补血汤，长期的临床使用验证其具有显著的益气生血功效。丹参苦微寒，入心、肝经，具有活血祛瘀，养血安神的功用。在补气生血的基础上，进一步强化活血祛瘀功能。五加皮、南蛇藤为佐药。五加皮辛温，入肝、肾经，具

有强腰肾，祛风湿功用。南蛇藤微辛温，具有祛风湿，散血通经功用，协助君药填精养骨，深化其抗风湿功能。枳壳、甘草为使药。枳壳苦酸微寒，入脾、胃经，具有理气消积功用。诸药合用，共奏补肾益精，气血双补，活血化瘀，通络强筋，祛风除湿，止痛祛痹功效，对膝骨关节炎具有标本同治的作用。

【药理】现代药理学研究发现，方中淫羊藿有效成分对神经、内分泌、免疫网络具有较强的调节作用，能促进睾酮分泌和环腺苷酸的生成，促进淋巴细胞增殖，增强巨噬细胞功能，降低全血黏度，改善肾功能等。黄芪和当归具有提高免疫力，改善血液循环，保肝、护肾、抗氧化、镇痛等药效。丹参其有效成分为酚酸，不仅治疗心脑血管病疗效确切，而且对产生的氧自由基有消除作用，能防止线粒体的氧化磷酸化功能损伤，抑制大鼠心脑肝等组织中线粒体的脂质过氧化，抑制系膜细胞的增殖及内皮素的释放，抑制血管内皮生长因子和血管通透因子。南蛇藤具有抗炎、镇痛、抗菌、抗病毒作用，能减轻关节损伤破坏程度。

13. 补肾活血利水汤

【组成】鹿衔草30 g，生牡蛎（先煎）30 g，熟地黄20 g，肉苁蓉15 g，淫羊藿15 g，鸡血藤15 g，当归15 g，赤芍15 g，泽泻15 g，茯苓15 g，川牛膝12 g，炙甘草5 g。

【功效】补益肝肾，行血活血，祛风利水渗湿。

【主治】膝骨关节炎属肝肾亏虚，脾虚湿盛，瘀血阻痹经脉关节者。

【用法】每日1剂，水煎分服2次。

【加减】关节积液严重者，加木通10 g，知母12 g；局部发热者，加金银花20 g，防风10 g；局部颜色黯淡者，加桃仁12 g，红花10 g。

【方解】方中熟地黄、肉苁蓉、淫羊藿补益肝肾为君；鹿衔草、鸡血藤、生牡蛎、川牛膝、当归、赤芍行血活血，祛风除湿，通络止痛为臣；泽泻、茯苓健脾化运，利水渗湿为佐；炙甘草调和诸药为使。以上诸药配伍，具有补益肝肾，活血通络，利水渗湿的

功效。本方组方严谨，紧扣膝骨关节炎"本虚标实"的病机特点，一方面补益肝肾治本，另一方面活血通络，利水渗湿治标。

14. 补肾活血逐痹汤

【组成】鸡血藤20 g，桑寄生20 g，补骨脂18 g，续断15 g，杜仲15 g，忍冬藤15 g，当归12 g，川牛膝12 g，枸杞子12 g，白术10 g。

【功效】补益肝肾，养血活血，驱风除湿。

【主治】膝骨关节属肝肾亏虚，风湿瘀血阻痹经脉关节者。

【用法】每日1剂，水煎分服2次。

【加减】风重者，加独活12 g，麻黄10 g；寒重者，加干姜10 g，巴戟天15 g；湿重者，加苍术12 g，薏苡仁20 g；热重者，加黄柏12 g，知母10 g；气血不足者，加党参15 g，黄芪20 g；瘀血重者，加延胡索12 g，赤芍15 g。

【方解】方中补骨脂温肾助阳，续断补肝肾、续筋骨、行血脉，二者共为君药，补肾行血，补中有行；当归、鸡血藤养血活血，补而不滞，忍冬藤疏风通络，可治风湿热痹筋骨疼痛，且其性寒，可防当归、鸡血藤之温燥，三者共为臣药；川牛膝、枸杞子、桑寄生、杜仲为佐，补益肝肾，强健筋骨，桑寄生又可驱风除湿，川牛膝并可引药下行直达病所；另加白术补中益气而扶正，兼除水邪，合补骨脂共同固护脾胃。全方寒温并用，补正不留邪，祛邪不伤正，共达补益肝肾，养血活血，驱风除湿逐痹之效。

【药理】现代药理学研究发现，方中当归、鸡血藤、桑寄生、补骨脂、续断、杜仲、枸杞子活血补肾药能改善患者血液流变学指标，疏通微循环，从而加速清除过氧化脂质、氧自由基，抑制关键性炎性细胞因子的产生，抑制炎性因子表达，减缓膝骨关节炎病理进展，延缓甚至修复软骨及软骨下骨损伤。

15. 补肾强筋汤

【组成】茯苓30 g，泽泻30 g，牛大力30 g，千斤拔30 g，熟地黄20 g，酒山茱萸

颈肩腰腿痛中医奇效良方全书（珍藏本）

15 g，牡丹皮15 g，山药15 g，黑老虎15 g，怀牛膝15 g，全蝎5 g，甘草5 g。

【功效】补益肝肾，祛风利水渗湿，行气止痛。

【主治】膝骨关节炎属肝肾亏虚，风湿阻痹经脉关节者。

【用法】每日1剂，水煎分服2次。

【加减】痹久肢体痉挛疼痛剧烈者，加蜈蚣5 g，疏通经络。

【方解】方中君药为熟地黄、酒山茱萸，前者补肾之阴，后者补肝之阴，两药配伍起到补益肝肾之效；怀牛膝、牛大力、千斤拔为臣药，共奏补益肝肾，强筋健骨之效；黑老虎、全蝎为佐药，具有行气止痛，祛风活络之效；山药具有健脾益肺之效，可滋养肾之源；牡丹皮为苦寒之药，具有清少阳之热之效；茯苓健脾渗湿；泽泻疏通水道，利水渗湿，泄热通淋；甘草调和诸药药性。全方共奏补益肝肾，祛风利水渗湿，行气止痛之功。

【药理】现代药理学研究发现，方中熟地黄具有止血和改善造血细胞功能的作用，其能改善细胞免疫功能；酒山茱萸具有显著的抗炎效果；怀牛膝具有抑制炎症后期结缔组织增生，明显的抗炎镇痛作用；泽泻能降血糖，调节免疫系统功能，抗痉挛作用；牛大力抗炎效果显著，抗炎效果与多糖浓度相关；千斤拔能促进感觉、运动纤维的恢复，对脑组织、血脑屏障均有保护作用；全蝎是良好的镇痛药物，具有显著的镇痛效果；黑老虎具有良好的镇静和抗炎作用；牡丹皮具有抗炎、抗血栓、抗动脉粥样硬化之效，而且具有良好的保肝作用；山药中富含多糖，具有良好的免疫调节作用；茯苓具有利尿、免疫调节、保肝、抗氧化等作用。

16. 补肾祛寒通络汤

【组成】熟地黄15 g，鸡血藤15 g，络石藤15 g，核桃12 g，补骨脂12 g，炒杜仲12 g，大茴香10 g，制川乌（先煎）10 g，三七（研末冲服）5 g，蜈蚣3 g。

【功效】补肾祛寒，化湿通络。

【主治】膝骨关节炎属肾虚寒湿阻痹经脉

关节者。

【用法】每日1剂，水煎分服2次。同时，另用透骨草40 g，当归15 g，苏木15 g，生大黄15 g，生天南星10 g，制乳香10 g，制没药10 g，煎水加冰片3 g，待水温降至35 ℃左右时，趁热外洗膝部，每日2次。

【方解】方中以核桃、补骨脂、炒杜仲补肾温阳；熟地黄补血养血滋阴；大茴香散寒止痛；络石藤祛风通络；制川乌祛风除湿，散寒止痛；三七活血止痛；蜈蚣通络止痛；鸡血藤养血活血。诸药相配，共奏补肾祛寒，化湿通络之功。外洗方以透骨草祛风除湿；当归、苏木、生大黄、制乳香、制没药活血止痛；生天南星消肿止痛；冰片清热止痛。诸药相伍，有祛风除湿止痛之效。

17. 补肾祛瘀通痹汤

【组成】黄芪30 g，鸡血藤20 g，川牛膝15 g，骨碎补15 g，熟地黄15 g，红花15 g，威灵仙12 g，当归尾10 g，川芎10 g，炒香附10 g，羌活10 g，制没药10 g，地龙10 g，秦艽10 g，炙甘草10 g，全蝎5 g。

【功效】补益肝肾，活血通络，祛风除湿。

【主治】膝骨关节炎属肝肾亏虚，瘀血风湿阻痹经脉关节者。

【用法】每日1剂，水煎分服2次。30日为1个疗程。

【方解】方中牛膝、骨碎补补肝肾，强筋骨；熟地黄补血滋润，益精填髓；黄芪补气固表，利尿托毒；红花、当归尾、鸡血藤、地龙、全蝎活血通络；川芎、炒香附行气止痛；羌活、威灵仙、秦艽、没药祛风除湿，通络止痛；炙甘草调和诸药。诸药合用，共奏补益肝肾，活血通络，祛风除湿之效。

18. 补肾散寒通络汤

【组成】鸡血藤30 g，络石藤25 g，桑寄生20 g，杜仲15 g，续断15 g，怀牛膝15 g，独活15 g，茯苓15 g，党参15 g，路路通15 g，秦艽12 g，防风10 g，肉桂5 g，细辛5 g，甘草5 g。

【功效】补肾散寒，搜风通络，益气

除湿。

【主治】膝骨关节炎属肾虚气亏，风寒湿邪阻痹经脉关节者。

【用法】每日1剂，水煎分服2次。30日为1个疗程。

【加减】兼血虚者，酌加当归15 g、白芍15 g，熟地黄20 g，川芎10 g；寒湿偏盛者，去熟地黄，酌加防己12 g，制附子（先煎）12 g，薏苡仁20 g，苍术15 g，白术15 g，木瓜15 g，干姜10 g；化热者，加地龙12 g，僵蚕10 g；夹瘀明显者，加水蛭5 g，土鳖12 g，桃仁15 g；疼痛较剧者，酌加制草乌（先煎）5 g，制川乌（先煎）5 g，全蝎10 g，蜈蚣1条。

【方解】方中以杜仲、续断、桑寄生、怀牛膝补肝益肾，强筋壮骨；肉桂入肾经血分，祛寒止痛；独活、细辛入肾经，蠲痹搜风；秦艽、防风祛风除湿；党参、茯苓、甘草健脾益气；鸡血藤、络石藤、路路通通络止痛。全方标本兼治，共奏补肾散寒，搜风通络，益气除湿之功。

19. 补肾舒筋汤

【组成】熟地黄30 g，桑寄生20 g，鸡血藤20 g，杜仲15 g，牛膝15 g，威灵仙15 g，骨碎补12 g，淫羊藿12 g，制白附子10 g，白芥子10 g，五灵脂（包煎）10 g，细辛3 g，甘草10 g。

【功效】补肾强骨，活血通络，祛风散寒，化痰舒筋。

【主治】膝骨关节炎属肾虚风寒、痰瘀互结阻痹经脉关节者。

【用法】每日1剂，水煎分服2次。第3煎加入伸筋草30 g，生艾叶30 g，马鞭草30 g，鹿衔草30 g，海风藤30 g，红花10 g，共煮沸15分钟后，先熏15分钟，后洗15分钟。30日为1个疗程。

【方解】方中以熟地黄补肾填精；淫羊藿补肾阳，强筋骨，祛风湿；杜仲、桑寄生补肾强腰；骨碎补补肾强骨；牛膝活血化瘀，载药下行；制白附子祛风燥湿，化痰散结止痛；白芥子散寒消痰，通经络，消肿毒；细辛祛风散寒止痛；鸡血藤活血通络补血；威

灵仙祛风除湿，通络止痛；五灵脂活血止痛；重用甘草调和诸药，缓急止痛。全方共奏补肾强骨，活血通络，祛风散寒，舒筋止痛之功。加入伸筋草、马鞭草、鹿衔草、生艾叶、海风藤祛风散寒，除湿消肿，舒筋活络，红花活血化瘀通络止痛。

20. 补肾通络搜风汤

【组成】桑寄生15 g，补骨脂15 g，骨碎补15 g，杜仲15 g，菟丝子15 g，伸筋草15 g，地龙15 g，乌梢蛇15 g，牛膝12 g，独活10 g，木瓜10 g，全蝎5 g，蜈蚣2条。

【功效】补益肝肾，搜风除湿，通络止痛。

【主治】膝骨关节炎属肝肾亏虚，风湿阻痹经脉关节者。

【用法】每日1剂，水煎分服2次。

【方解】方中桑寄生、补骨脂、骨碎补、杜仲、菟丝子补肝肾，强筋骨；牛膝引药下行；独活、木瓜、伸筋草祛风除湿，舒筋止痛；同时配全蝎、蜈蚣、地龙、乌梢蛇虫类药搜风剔络而止痛。诸药合用，共奏补益肝肾，祛风除湿，搜风通络止痛之功。

21. 补肾养血通络汤

【组成】黄芪30 g，鸡血藤20 g，续断20 g，白芍20 g，骨碎补20 g，木瓜20 g，当归15 g，川牛膝15 g，淫羊藿15 g，秦艽15 g，桂枝12 g，茯苓12 g，薏苡仁12 g，香附12 g，甘草5 g。

【功效】补益肝肾气血，祛风散寒除湿，活血缓急止痛。

【主治】膝骨关节炎属肝肾、气血亏虚，风寒湿瘀阻痹经脉关节者。

【用法】每日1剂，水煎分服2次。

【方解】方中续断、川牛膝、淫羊藿、骨碎补补益肝肾，强筋壮骨，通络止痛，治病之本，为君药。木瓜舒筋活络，祛湿除痹，为久病顽痹，筋脉拘急之要药；桂枝温通经脉，散寒止痛，用于四肢关节疼痛；秦艽祛风湿，止痹痛；三药共奏祛风散寒，除湿止痛之效，治疗病之标。在补益肝肾同时，兼顾补益气血，黄芪健脾益气，当归、鸡血藤

养血活血，共奏补益气血之功，当归、鸡血藤还助君药加强舒筋活络，化瘀止痛之功；茯苓、薏苡仁健脾益气，利水渗湿，薏苡仁还能清热除痹；香附行气止痛；白芍缓急止痛；甘草调和诸药。诸药相伍，使肝肾气血充足，风寒湿痹俱除，筋脉得通，痹痛得解。

【药理】现代药理学研究发现，方中续断有抗骨质疏松、抗炎作用；川牛膝、当归能提高机体免疫力、扩张血管、改善循环，促进炎症吸收；骨碎补能促进骨质对钙的吸收，提高骨钙和血磷水平，改善软骨细胞，推迟骨细胞的退行性病变，镇静、镇痛；淫羊藿有抗骨质疏松作用；木瓜能抑制外周炎性反应、镇痛；桂枝、秦艽、黄芪、当归、鸡血藤能抗炎、增强免疫；香附、白芍能抗炎、镇痛。

22. 补肾壮骨化痰汤

【组成】黄芪30 g，淫羊藿15 g，胆南星15 g，熟地黄12 g，枸杞子12 g，杜仲12 g，牛膝12 g，骨碎补12 g，当归12 g，鸡血藤12 g，白芍12 g，甘草5 g。

【功效】补肾壮骨，祛风燥湿化痰，活血通经。

【主治】膝骨关节炎属肝肾亏虚，风寒湿瘀阻痹经脉关节者。

【用法】每日1剂，水煎分服2次。30日为1个疗程。

【加减】寒甚者，加制川乌（先煎）5 g，桂枝（后下）10 g；热甚者，淫羊藿用量减至10 g，加寒水石15 g，知母10 g，生石膏20 g；关节肿胀明显者，加汉防己12 g，泽兰10 g；关节僵直屈伸不利者，加青风藤12 g，伸筋草15 g；反复发作，久治不愈，疼痛剧烈者，加蜈蚣2条，土鳖10 g，延胡索15 g；阴虚者，加生地黄15 g，麦冬12 g，石斛10 g。

【方解】方中以淫羊藿补肾中之阳，兼能强筋骨，祛风湿；以熟地黄、枸杞子补肝肾之阴；共取肝肾同源之意。杜仲、牛膝、骨碎补补肝肾，强筋骨，活血通经，引药下行，直达病所；胆南星燥湿化痰，消肿散结，善止骨痛；白芍味酸补血敛营，柔筋止痛；甘草调和诸药。全方标本兼治，攻补兼施，共

奏补肾壮骨，祛风燥湿化痰，活血通经之功。

23. 补肾壮筋汤

【组成】熟地黄25 g，五加皮15 g，白芍12 g，当归12 g，川牛膝12 g，山茱萸12 g，续断12 g，杜仲12 g，茯苓10 g，青皮10 g，甘草5 g。

【功效】补肝益肾，祛风除湿，活血化瘀，通络止痛。

【主治】膝骨关节炎属肝肾亏虚，风湿瘀血阻痹经脉关节者。

【用法】每日1剂，水煎分服2次。

【方解】方中以熟地黄、山茱萸补肝柔肾，强筋壮骨，为君药；续断、杜仲、五加皮不仅补肾壮筋，而且祛除风湿，为臣药；当归养血活血，白芍敛阴和营，柔肝止痛，茯苓补气健脾、扶助正气又能化痰除湿，青皮疏肝理气，共为佐药；川牛膝能活血通络，引血下行，为使药。诸药合用，共奏补肝益肾，祛风除湿，活血化瘀，通络止痛之效。

24. 通络治痹汤

【组成】鸡血藤20 g，五加皮15 g，徐长卿15 g，牛膝15 g，独活12 g，土鳖10 g，川芎10 g，红花10 g，白芥子10 g，地龙10 g。

【功效】化瘀通络，祛风除湿，散寒止痛。

【主治】膝骨关节炎属风寒湿瘀阻痹经脉关节者。

【用法】每日1剂，水煎分服2次。

【方解】方中土鳖化瘀通络，消肿止痛；独活祛风除湿，通痹止痛，共为君药。川芎祛风止痛，活血行气，达到气行则血行，祛瘀不伤正功效；红花活血通经，祛瘀止痛；鸡血藤养血活血补血，止痛舒筋活络；五加皮祛风湿，补肝肾，强筋骨；共为臣药。佐以徐长卿祛风除湿，温经通络，散寒止痛；白芥子豁痰利气，散结通络止痛；地龙通经行络，协助君臣之药。牛膝活血通经，补肝肾，强筋骨，性善走下，用治下半身腰膝关节酸痛，通络破血，妙用本品为佐使药，既能补肝肾，强筋骨，又能通血脉，利关节，引诸药下行，还可散结止痛。诸药合用，共

奏化瘀通络，祛风除湿，散寒止痛之效。

25. 柴胡健骨汤

【组成】柴胡12 g，白芍12 g，杜仲12 g，怀牛膝12 g，党参12 g，黄芩10 g，法半夏10 g，桂枝10 g，川芎10 g，胆南星10 g，白附子10 g，炙甘草5 g。

【功效】补益肝肾，温经散寒，化痰活血。

【主治】膝骨关节炎属肝肾亏虚，寒痰瘀血阻痹关节者。

【用法】每日1剂，水煎分服2次。

【方解】方中以柴胡、黄芩、法半夏和解少阳；桂枝温通经脉；杜仲、怀牛膝补肝肾，壮筋骨；党参、白芍补气养血；川芎活血理气；胆南星、白附子散寒化痰；炙甘草调和诸药。全方具有和解少阳枢机，补肝肾，温经散寒，化痰活血的作用，契合膝骨关节炎的病机，故而能取得好的效果。

【药理】现代药理学研究发现，方中柴胡具有镇痛、镇静、抗炎和免疫抑制作用；黄芩具有抗炎和免疫抑制作用；怀牛膝也有一定的镇痛和镇静作用；胆南星也具有镇静和镇痛作用；白附子具有镇静、抗炎的作用。

26. 防风膝痹汤

【组成】防风20 g，黄芪15 g，当归15 g，独活15 g，川芎15 g，白芍15 g，牛膝15 g，姜黄10 g，制乳香10 g，制附子（先煎）10 g，炙甘草10 g。

【功效】祛风散寒胜湿，益气补血活血。

【主治】膝骨关节炎属气血亏虚，风寒湿瘀阻痹关节者。

【用法】每日1剂，水煎分服2次。

【方解】方中防风祛风胜湿，为治风止痛之良品，风家之润剂；加之独活祛风散寒，胜湿止痛，善行血分，尤宜腰以下之风湿痹痛；二者共奏祛风胜湿，散寒止痛之力，故为君药。当归补血，黄芪益气，白芍养阴，制附子补阳，并调阴阳气血之根本，合川芎活血行气，调和阴阳，共为臣药，助君药以祛寒除痹，散寒止痛。姜黄破血行气，通经止痛；制乳香调气活血；牛膝引药下行，共

为佐药。以炙甘草调和诸药，尚能补阳以助祛寒。全方共奏祛寒除痹，疏风通络之功。

27. 扶元荣骨汤

【组成】黄芪30 g，熟地黄20 g，补骨脂15 g，党参15 g，茯苓15 g，制何首乌12 g，当归12 g，牛膝12 g，肉苁蓉10 g，木瓜10 g，制川乌（先煎）10 g。

【功效】补肾益髓填精，益气行血，散寒止痛。

【主治】膝骨关节炎属肾虚精髓亏损，气血不足，寒凝关节者。

【用法】每日1剂，水煎分服2次。药渣趁热外敷患膝30分钟，每日1次。

【方解】方中补骨脂、肉苁蓉温补肾阳为君药。熟地黄、制何首乌益髓填精；重用黄芪、党参、茯苓，少量当归，取其益气行血之功；共为臣药。木瓜具有舒筋活络之效，并善走下肢；牛膝兼有补肝肾及引血下行之效；制川乌补火助阳，散寒止痛；共为使药。全方配伍以益髓填精，培元固本为主，兼有益气行血，生津荣骨之功。此外，药渣热敷患膝通过热力使药物直达病所，改善局部的血液循环。

28. 复方穿山龙汤

【组成】薏苡仁50 g，穿山龙（过山龙）15 g，土茯苓15 g，黑蚂蚁15 g，九节风12 g，伸筋藤12 g，石楠藤12 g，透骨香12 g，炒地龙12 g，白花蛇12 g，制附子（先煎）10 g，甘草5 g。

【功效】祛风散寒，健脾祛湿，舒筋健骨，消肿止痛。

【主治】膝骨关节炎属风寒湿邪阻痹关节者。

【用法】每日1剂，水煎分服2次。30日为1个疗程。

【方解】方中穿山龙、九节风、伸筋藤、石楠藤、透骨香以祛风散寒，舒筋活络，消肿止痛；薏苡仁、土茯苓以健脾祛湿，薏苡仁还有润滑关节、缓解关节僵硬之功用；制附子大热纯阳，性走而不守，通行十二经，能引补气药以复散失之元阳，引补血药以滋

不足之真阴，引发散药开腠理，以逐在表之风寒，引温药达下焦，以祛在内之寒湿；虫类药具有走窜搜剔、透骨通络的特殊功效，黑蚂蚁、炒地龙、白花蛇三味虫类均是治疗风湿病的良药；甘草味甘性和，能协调诸药。诸药合用，共奏祛风除湿，温经散寒，行痹通络，舒筋健骨，消肿止痛之功，因配伍得当，故取满意效果。

29. 骨痹通汤

【组成】狗脊 25～30 g，杜仲 20～30 g，青风藤 20～30 g，鸡血藤 20～30 g，骨碎补 18～20 g，土贝母 15～20 g，补骨脂 10～15 g，淫羊藿 10～15 g。

【功效】补益肝肾，祛痰通络。

【主治】膝骨关节炎属肝肾亏虚，痰浊阻痹关节者。

【用法】每日 1 剂，水煎分服 2 次。

【方解】方中骨碎补、补骨脂温补肝肾，壮筋骨，祛风寒为主要药物；淫羊藿、杜仲、狗脊加强主药补肾养肝温阳作用，又能祛风除湿强筋骨；青风藤入肝散风寒湿痹，又舒筋活血；鸡血藤补血活血，舒筋通络；土贝母苦寒开泄，化痰散结，其性寒又制诸药温热太过。全方标本兼治，充分体现补益肝肾，祛痰通络的治则思想。

30. 骨痹化痰汤

【组成】鸡血藤 30 g，白芍 25 g，川牛膝 18 g，秦艽 15 g，知母 15 g，胆南星 12 g，枸杞子 12 g，当归 12 g，独活 12 g，红花 12 g，茯苓 12 g，牡丹皮 12 g，白术 12 g，徐长卿 12 g，法半夏 10 g，甘草 5 g。

【功效】补肝肾，益气血，祛风湿，化痰瘀。

【主治】膝骨关节炎属肝肾、气血亏虚，风湿痰瘀阻痹关节者。

【用法】每日 1 剂，水煎分服 2 次。10 日为 1 个疗程。

【加减】湿热者，加黄柏 12 g，薏苡仁 30 g；寒湿者，加干姜 10 g，制附子（先煎）10 g；肾阴虚者，加山茱萸 12 g，熟地黄 12 g，墨旱莲 15 g，女贞子 15 g；气滞血瘀者，加丹参 15 g，川芎 10 g。

【方解】方中胆南星、法半夏、秦艽、独活、徐长卿祛风湿，化痰浊；鸡血藤、当归活血通络；川牛膝补肝肾，引药直达病所；再佐白术、茯苓健脾胃；牡丹皮、甘草制约本方药物的燥热之性。诸药合用，共奏通经络，补肝肾，益气血，祛风湿，化痰瘀之效。

31. 止痛四物汤

【组成】丹参 20 g，木瓜 20 g，熟地黄 15 g，秦艽 15 g，高良姜 15 g，当归 12 g，川芎 12 g，延胡索 12 g，白芍 12 g，羌活 12 g，干姜 10 g，骨碎补 10 g，五加皮 10 g。

【功效】滋阴养血，行气活血，除风散寒除湿。

【主治】膝骨关节炎属阴血亏虚，气滞血瘀，风寒湿邪阻痹关节者。

【用法】每日 1 剂，水煎分服 2 次。

【方解】方中熟地黄滋阴养血；当归补血养肝，和血调经；丹参活血化瘀；白芍养血柔肝和营；川芎、延胡索活血行气，祛风止痛；秦艽祛风湿，舒筋络，流利关节；羌活散寒祛风，胜湿止痛，能祛除风寒湿邪，通利关节而止痛；木瓜舒筋活络，祛湿除痹；高良姜、干姜散寒止痛；骨碎补活血续伤，补肾强骨；五加皮祛风湿，强筋骨。诸药配伍，切中病机，具有行气活血，温经养血，通络止痛，消肿祛瘀之功效。

32. 归芍地黄汤

【组成】熟地黄 25 g，当归 15 g，白芍 15 g，山茱萸 12 g，怀山药 12 g，怀牛膝 12 g，牡丹皮 10 g，泽泻 10 g，茯苓 10 g。

【功效】补益肝肾，滋阴养血。

【主治】膝骨关节炎属肝肾阴血亏虚，筋骨关节失养者。

【用法】每日 1 剂，水煎分服 2 次。14 日为 1 个疗程。同时，另用川牛膝 20 g，怀牛膝 20 g，桑寄生 20 g，当归 20 g，赤芍 20 g，鸡血藤 20 g，伸筋草 20 g，透骨草 20 g，千年健 20 g，花椒 15 g，独活 15 g，桂枝 15 g，威灵仙 15 g，将诸药装入布袋内，缝好袋口，水中浸泡 30 分钟后将水挤出（以不滴水为宜），放入蒸锅中，隔水蒸透，热敷于膝关节处。每次热敷30分钟，每日1次。每个药包用7日，14日为1个疗程。

【加减】形寒肢冷、膝部扪之发凉者，加淫羊藿12 g，骨碎补15 g，威灵仙15 g，独活10 g；膝部扪之有热感或皮温高者，加黄柏10 g，苍术12 g，薏苡仁15 g；膝部局部硬结、皮色暗红者，加川牛膝15 g，桃仁10 g，丹参12 g；腰膝酸软、肢体麻木不仁者，加菟丝子15 g，桑寄生12 g。

【方解】本方出自《症因脉治》。方中熟地黄、山茱萸、怀山药滋补肝肾之阴；茯苓、牡丹皮、泽泻清热利湿；六味相配，补中有泻，开合得宜。再配当归、白芍养血益阴，肝肾充养则气血畅行，痹痛得以缓解，关节功能得以改善。外用热敷药中，怀牛膝、桑寄生等补益肝肾；当归、赤芍、鸡血藤等活血化瘀；伸筋草、透骨草、千年健等舒筋通络；独活、花椒、桂枝、威灵仙等温经散寒。诸药合用，共奏祛风除湿，温经通络，活血化瘀之效。中药直接热敷患处，对局部皮肤产生温热刺激，使中药透皮吸收，加速局部血液循环，促进新陈代谢、滑液再生，加强膝关节内炎性物质的代谢从而止痛消肿。

33. 海桐活血汤

【组成】花椒25 g，海桐皮18 g，透骨草18 g，制乳香18 g，制没药18 g，当归15 g，川芎12 g，红花12 g，威灵仙10 g，白芷10 g，防风10 g，甘草10 g。

【功效】祛风除湿，温经通络，活血止痛。

【主治】膝骨关节炎属风寒湿瘀阻痹关节者。

【用法】每日1剂，将药物装入纱袋，煎汤取汁，熏洗膝关节。每日2次，每次30分钟，14日为1个疗程。

【方解】方中海桐皮、透骨草祛风除湿，活血通络止痛，可治各类风湿痹痛，屈伸不利，腰膝疼痛；制乳香、制没药既能透窍以理气，又善于化瘀理血，兼具通气活血之力，同时还善治风寒湿痹、周身麻木、四肢不遂等症；花椒、川芎、红花、当归温经活血；

威灵仙、白芷、防风祛风除湿，通络止痛；甘草调和诸药。诸药合用，共奏祛风除湿，温经通络，活血止痛之功。中药煎汤熏洗膝关节，在发挥药物功效的同时，还能通过热辐射作用，使局部血管扩张，对于改善血液循环、促进炎性致痛因子吸收及关节功能恢复具有积极的作用。

34. 活血通络补肾汤

【组成】鸡血藤30 g，黄芪25 g，当归25 g，熟地黄25 g，牛膝12 g，骨碎补12 g，川芎12 g，补骨脂12 g，水蛭5 g，甘草10 g。

【功效】补益肝肾，活血行气通络。

【主治】膝骨关节炎属肝肾亏虚，气滞血瘀阻痹关节者。

【用法】每日1剂，水煎分服2次。

【加减】关节肿胀明显者，加薏苡仁30 g，泽兰12 g，以退肿除湿；寒盛者，加制草乌（先煎）10 g，制川乌（先煎）10 g，以祛寒止痛；痹久肢体拘挛者，加威灵仙15 g，三七（研末冲服）5 g，以止痛通络。

【方解】方中鸡血藤、川芎、水蛭活血行气破瘀；黄芪、当归补气益血；熟地黄、牛膝、骨碎补、补骨脂补益肝肾，强筋壮骨；甘草调和诸药。全方共奏活血行气通络，补益肝肾之功。

35. 活血消肿祛湿汤

【组成】黄芪40 g，土茯苓30 g，大腹皮30 g，茯苓皮30 g，川牛膝15 g，桂枝10 g，桃仁10 g，红花10 g，三棱10 g，莪术10 g，萆薢10 g，炙甘草10 g。

【功效】益气温阳，活血化瘀，祛湿除痹，消肿止痛。

【主治】膝骨关节炎属阳气亏虚，瘀血寒湿阻痹关节者。

【用法】每日1剂，水煎分服2次。7日为1个疗程。

【加减】寒湿者，加制附子（先煎）10 g，羌活12 g，秦艽12 g；湿热者，加苍术12 g，黄柏10 g；肝肾亏虚者，加杜仲12 g，续断12 g，淫羊藿15 g，菟丝子15 g。

【方解】方中黄芪甘温益气，补在表之

气；桂枝解肌散寒，温经通痹，与黄芪配伍益气温阳，活血通经，共为君药，桂枝得黄芪益气而振奋卫阳。桃仁、红花力主活血祛瘀，散经止痛；三棱加莪术破血行气，以助活血止痛之功；土茯苓除湿，通利关节；萆薢利湿去浊，祛风除痹；川牛膝攻破之力较胜，活血通经，祛瘀止痛，通利关节，上述诸药共为臣药，增强活血止痛消肿之功效。大腹皮、茯苓皮利水除湿消肿为佐药；配伍使药甘草调和诸药。全方具有活血化瘀，祛湿除痹，消肿止痛之功效。配伍得当，使阳气升，瘀血祛，湿邪除，气机畅。

36. 鸡鸣四神汤

【组成】黄芪30 g，生姜30 g，金银花20 g，牛膝15 g，骨碎补15 g，石斛15 g，陈皮15 g，独活12 g，秦艽12 g，木瓜12 g，紫苏叶10 g，桔梗10 g，槟榔10 g，远志10 g，土鳖10 g，吴茱萸5 g。

【功效】宣化寒湿，补气行血，消肿止痛。

【主治】膝骨关节炎属气虚寒湿阻痹关节者。

【用法】每日1剂，水煎分服2次。10日为1个疗程。药渣拌醋蒸热，外敷患膝。

【加减】疼痛甚者，加白芷12 g，延胡索15 g；寒甚者，加制附子（先煎）10 g，细辛5 g；湿盛者，加薏苡仁30 g；痹症日久，兼有气血不足及肝肾亏虚者，加人参10 g，鸡血藤20 g，女贞子15 g。

【方解】方中吴茱萸、生姜降逆；紫苏叶辛香开化宣散；槟榔、陈皮下气祛湿；数药皆以气胜，气胜则行速，是取"着者行之"之义。更用木瓜、土鳖、远志、牛膝、骨碎补除寒湿行血气，强健筋骨，活血通络；独活、秦艽以胜湿；桔梗开上，宣畅三焦，佐紫苏叶宣散；黄芪补气，以石斛为佐，共收除痹强阴，补气通闭，祛邪外出的功效；金银花清气分、血气之热，消肿止痛。诸药合用，有开上，导下，疏中，清宣，降浊，泻中寓补的作用。药渣外敷可使药物透过皮肤，进入血脉经络，直接作用于病变部位，从而使气血调和，经络畅通，恢复膝关节的活动功能。

37. 加味当归四逆长卿汤

【组成】黑老虎30 g，徐长卿18 g，牛膝15 g，当归12 g，白芍12 g，炙甘草10 g，大枣10 g，桂枝10 g，通草5 g，细辛5 g，生姜4片。

【功效】温血散寒通脉，除湿活血止痛。

【主治】膝骨关节炎属阴血不足，寒湿瘀血阻痹关节者。

【用法】每日1剂，水煎分服2次。

【方解】方中当归辛温养血和血，是养肝血之要药，辅以桂枝温经通阳，白芍益阴和营。白芍合当归，加强养血之功；桂枝配当归，提高温通之力；白芍配桂枝，内疏厥阴，外和营卫；佐细辛、通草温经脉，畅血行；尤妙在重用大枣，合甘草补益脾胃，调生化之源，既能和阴以散寒邪，又能调营卫而通阴气；徐长卿、黑老虎祛风除湿，活血止痛；牛膝引药下行，直达病所。简单几味，配合得当，共奏温血散寒通脉，除湿活血止痛之功。

38. 加味灵仙汤

【组成】威灵仙30 g，淫羊藿30 g，鸡血藤30 g，黄芪30 g，白芍20 g，透骨草15 g，木瓜15 g，当归12 g，全蝎10 g，牛膝10 g，防己10 g，甘草5 g。

【功效】补益肝肾，活血养血，祛风通络。

【主治】膝骨关节炎属肝肾亏虚，风邪内扰，瘀血阻痹经脉骨节者。

【用法】每日1剂，水煎分服2次。

【方解】方中淫羊藿、牛膝、黄芪补益肝肾；威灵仙、木瓜、透骨草、防己祛风通络；全蝎、鸡血藤、当归活血养血；白芍、甘草酸甘化阴，缓急止痛。全方配伍共达补益肝肾，活血养血，祛风通络的目的。

【药理】现代药理学研究发现，方中淫羊藿既可直接增加成骨细胞的活性，促进骨细胞的再生，又可通过保护性腺组织而维持性激素水平，增加关节软骨的厚度。

39. 加味四妙汤

【组成】薏苡仁30 g，牛膝30 g，苍术15 g，防己15 g，秦艽15 g，独活15 g，黄柏12 g，制乳香10 g，制没药10 g，炙甘草10 g，全蝎5 g，蜈蚣2条。

【功效】清热除湿，祛瘀通络，补肝益肾，搜风除痹。

【主治】膝骨关节炎属肝肾亏虚，湿热内蕴，风邪内扰，瘀血阻痹关节者。

【用法】每日1剂，水煎分服2次。7日为1个疗程。

【方解】方中以苍术、黄柏、防己、独活、秦艽清热利湿，祛风通络止痛，共为君药。牛膝补肝肾，强筋骨，活血通经，兼可引药下行，张秉成言"邪之所凑，其气必虚，若肝肾不虚，湿热决不流入筋骨。牛膝补肝肾强筋骨，领苍术黄柏，入下焦而祛湿热也"；制乳香、制没药行血止痛，活血通络，三药相合共为臣药，加强祛风湿，活血通络之功。全蝎、蜈蚣增强祛风搜邪，通络止痛之效，为佐药。薏苡仁渗湿泄浊，导湿热于小便出，甘草调和诸药，共为使药。苍术和薏苡仁配伍，增强健脾利湿之功，断湿热之源。诸药相合，全方共奏清热除湿，祛瘀通络，补肝益肾，搜风除痹之功，使湿去热退，瘀清络通，则痹痛自除。

40. 加味四妙养阴汤

【组成】黄芪80 g，石斛40 g，牛膝30 g，远志30 g，骨碎补30 g，金银花20 g。

【功效】扶正养阴祛邪，清热消肿解毒，活血通利关节。

【主治】膝骨关节炎关节积液属阴虚热毒内蕴，血行不畅，关节不利者。

【用法】每日1剂，水煎分服2次。15日为1个疗程。

【加减】风湿热者，加黄柏12 g；风寒湿者，加威灵仙15 g。

【方解】方中重用黄芪，扶助正气以统领诸药直达病所，蠲痹除滞，祛邪外出；石斛味甘淡，性偏寒，养阴生，津清热。《名医别录》谓石斛"主益精，补内绝不足，平胃气，

长肌肉，逐皮肤邪热痱气，脚膝疼冷痹弱"，用之使全方温而不伤阴，气阴两补，阴阳互调；牛膝味苦酸，性平，益阴壮阳，强健筋骨，祛瘀止瘀，善治膝关节屈伸不利。《本草经疏》谓：牛膝……主寒湿痿痹，四肢拘挛，膝痛不可屈伸者，肝脾肾虚，则寒湿之邪客之而成痹，及病四肢拘挛，膝痛不可屈伸"；骨碎补苦温，归肾肝经，功专补肾强骨，续伤止痛，用于肾虚腰痛，筋骨损伤。《本草述》谓骨碎补"治腰痛行痹，中风鹤膝风挛气证"；远志辛苦微温，补益心肾，祛痰消肿，《日华子本草》谓远志还能"长肌肉，助筋骨"；金银花甘寒，清热解毒之功颇佳，一能消除因瘀化热，二能制约黄芪温热之性。全方药简量大，功专力宏。诸药有机相伍，共奏扶正养阴祛邪，清热消肿解毒，活血通利关节之功。

41. 加味五藤一仙汤

【组成】党参30 g，威灵仙20 g，黄芪15 g，鸡血藤15 g，海风藤15 g，络石藤15 g，忍冬藤15 g，杜仲15 g，续断15 g，秦艽15 g，钩藤12 g，羌活12 g，当归12 g，川芎12 g，防风12 g，甘草5 g。

【功效】益气养血活血，补肾强筋健骨，祛风除湿止痛。

【主治】膝骨关节炎属气血亏虚，肾虚血瘀，风湿阻痹关节者。

【用法】每日1剂，水煎分服2次。7日为1个疗程。药渣用纱布包住，夜间休息之前将其加热敷于患处，直至药渣纱袋温度降低，每晚1次。

【方解】方中海风藤、络石藤、威灵仙、络石藤祛风湿，通经络；鸡血藤、忍冬藤、羌活、秦艽、防风祛风除湿，养血活血，通络止痛；当归、杜仲、续断、川芎活血止痛，强筋健骨补肾；党参、黄芪、甘草辅助正气，调和诸药，顾护脾胃。诸药合用，共奏益气养血活血，补肾强筋健骨，祛风除湿止痛功效。

药渣外敷，根据经络学说中"经脉所通，主治所及"的原理，外用到局部的药物在加热水化的条件下，药物通过皮肤的作用就会

541

增强，既可以使药物成分直达病所，又能疏通经络，加速血液循环，激发患者体内的自身免疫功能，从而将压力作用充分发挥出来，更好地缓解症状，改善患者的生活质量。

【药理】现代药理学研究发现，方中威灵仙中的威灵仙总皂苷具有显著抗痛镇痛作用，其煎剂有明显的抗菌作用；防风、秦艽有抗炎、镇痛的作用；海风藤有抗炎的作用；鸡血藤具有一定的抗炎作用。

42. 健骨伸筋汤

【组成】伸筋草50 g，鹿衔草20 g，骨碎补15 g，丹参15 g，牛膝15 g，五加皮15 g，延胡索15 g，薏苡仁12 g。

【功效】补虚益肾，活血化瘀，祛风除湿蠲痹。

【主治】膝骨关节炎属肾虚瘀血风湿阻痹关节者。

【用法】每日1剂，水煎分服2次。30日为1个疗程。

【方解】方中鹿衔草为君，其味甘苦性温，入肝、肾经，补虚益肾，祛风除湿；丹参、牛膝为臣，均以活血化瘀见长，合而用之，相得益彰，以达活血通络之效；伸筋草、薏苡仁、五加皮为佐，助君药祛风除湿蠲痹之力，兼以柔筋之效（骨病必有筋伤）；延胡索行气、活血、止痛；"气行则血行，气滞则血瘀"，共为使药，行气而助臣药活血化瘀之力。诸药合用，补虚益肾，活血化瘀，祛风除湿蠲痹，标本兼治。

43. 健脾活血汤

【组成】黄芪45 g，鸡血藤30 g，忍冬藤15 g，木瓜15 g，伸筋草15 g，薏苡仁15 g，石斛15 g，白术12 g，茯苓12 g。

【功效】补气健脾燥湿，活血化瘀利节。

【主治】膝骨关节炎属脾虚湿盛，瘀血阻痹关节者。

【用法】每日1剂，水煎分服2次。

【方解】方中黄芪善补脾肺之气；白术补气健脾燥湿利水；茯苓健脾化痰，宁心安神；石斛益精强阴，壮筋骨；薏苡仁利水渗湿；忍冬藤、木瓜活血化瘀，通利关节；伸筋草、

鸡血藤活血舒筋。诸药相伍，共奏补气健脾燥湿，活血化瘀利节之功效。

【药理】现代药理学研究发现，方中黄芪能调节免疫功能，加速受损组织修复，对关节软骨中葡糖氨基聚糖的合成具有促进作用；白术能增强机体清除自由基的能力；茯苓有免疫调节及抗炎作用；石斛具有提高机体免疫力、抗氧化、抗衰老作用；薏苡仁具有提高免疫、抗炎镇痛作用；忍冬藤、木瓜具有抗炎作用；伸筋草、鸡血藤能促进病变部位新陈代谢而发挥免疫作用。

44. 健膝止痛汤

【组成】补骨脂30 g，熟地黄30 g，骨碎补30 g，威灵仙30 g，牛膝25 g，独活20 g，土鳖15 g。

【功效】补肾壮骨，祛风除湿，活血通络，除痹止痛。

【主治】膝骨关节炎属肾虚风湿瘀血阻痹关节者。

【用法】每日1剂，水煎分服2次。

【加减】膝痛剧烈者，加制川乌（先煎）10 g，延胡索15 g；关节肿胀明显者，加薏苡仁30 g，汉防己12 g；关节僵硬屈伸障碍明显者，加木瓜12 g，伸筋草15 g；关节骨端明显增生者，加五加皮12 g，僵蚕10 g。

【方解】方中补骨脂、骨碎补、熟地黄入肝肾经，补肾壮骨，填髓健膝；独活、威灵仙祛风除湿，行痹止痛；牛膝、土鳖通络活血，软坚散结。全方配伍则标本兼顾，攻补同施，不燥不腻，共奏补肾壮骨，祛风除湿，活血通络，除痹止痛之功。

【药理】现代药理学研究发现，方中补骨脂、骨碎补、熟地黄补肾壮骨中药有减轻关节积液，改善关节软骨变性及关节骨端的萎缩作用；独活、威灵仙祛风湿类药有改善关节微循环、抗炎、消肿、止痛作用。

45. 金乌健骨汤

【组成】狗脊15 g，千年健15 g，白芍15 g，黑骨藤10 g，青风藤10 g，乌梢蛇10 g，姜黄10 g，三七（研末冲服）5 g。

【功效】补益肝肾，祛风除湿，行气活

血，通经止痛。

【主治】膝骨关节炎属肝肾亏虚，气滞血瘀，风湿阻痹关节者。

【用法】每日 1 剂，水煎分服 2 次。30 日为 1 个疗程。

【方解】方中狗脊药性咸温，补益肝肾，强壮筋骨，舒筋通络；千年健苦辛温，祛风湿，强壮筋骨，消肿止痛，与君药相合，加强补肾强壮筋骨；乌梢蛇长于祛风除湿，通经活络而止痛；姜黄善于行气活血，通经止痛，从而通畅肢节；青风藤、黑骨藤祛风湿，通络活络，配白芍之酸以收敛、止痛、养阴血；三七活血止痛。诸药合用，共奏补益肝肾，祛风除湿，行气活血，通经止痛之功。

【药理】现代药理学研究发现，方中狗脊能促进软骨抗凋亡基因的表达，抑制软骨促凋亡基因的表达，抑制软骨细胞凋亡，促进软骨细胞增殖。三七能改善微循环，降低骨内压，增快软骨的新陈代谢和炎性物质吸收，促进软骨修复、延缓软骨退变。

46. 蠲痹活血止痛汤

【组成】黄芪20 g，当归15 g，桑枝12 g，海风藤12 g，秦艽10 g，羌活10 g，制乳香10 g，木香10 g，桂枝10 g，川芎10 g，防风10 g，甘草5 g。

【功效】祛风胜湿散寒，行气活血止痛。

【主治】膝骨关节炎属风寒湿瘀阻痹经脉关节者。

【用法】每日 1 剂，水煎分服 2 次。15 日为 1 个疗程。同时，另用制川乌15 g，制草乌15 g，艾叶15 g，羌活12 g，独活12 g，桑枝12 g，伸筋草20 g，透骨草20 g，路路通20 g，海风藤20 g，将上药放入锅内，加水2000 mL煎煮 15 分钟后加入醋250 mL，将患膝置于盆上30 cm处用蒸汽熏蒸，待药液温度至能为人体耐受时，用药液淋洗患膝 15～20 分钟。熏洗同时做主动屈伸膝关节活动。每日 1 剂，每日 1 次。

【方解】方中秦艽祛风湿，通络止痛；羌活祛风胜湿，散寒止痛，善治上部风寒湿邪；独活祛风湿止痛，善治下部风寒湿邪，羌活配伍独活治一身上下之风寒湿邪；黄芪益气

固表，助桂枝温通筋脉，助阳化气；当归、川芎活血止痛；制乳香、木香活血行气止痛；桑枝祛风湿兼利关节；海风藤祛风湿，通络止痛；防风祛风胜湿，止痛兼止痉；甘草缓急止痛，调和诸药。诸药合用，共奏祛风胜湿散寒，行气活血止痛之功。

中药熏洗是借助温度、机械和药物的作用，直接针对病位发挥作用，使药液中的有效成分进入体内，提高局部血药浓度，避免肝脏的首过效应。应用中药熏洗可使药力直达病处，局部热作用可加速局部血液和淋巴液的循环，减轻静脉瘀滞，降低骨内压力，促进关节积液吸收，缓解疼痛和肿胀，从而具有改善关节功能的作用。

47. 补肾活血血藤汤

【组成】骨碎补15 g，补骨脂15 g，牛膝15 g，桑寄生15 g，鸡血藤15 g，熟地黄12 g，透骨草12 g，络石藤12 g，鹿角胶（烊化冲服）10 g，红花10 g，三七（研末冲服）5 g，甘草5 g。

【功效】补益肝肾，活血化瘀，祛风散寒。

【主治】膝骨关节炎属肝肾亏虚，瘀血风寒阻痹关节者。

【用法】每日 1 剂，水煎分服 2 次。30 日为 1 个疗程。

【方解】方中骨碎补、补骨脂补肾活血，温肾壮阳；鹿角胶、熟地黄温补肝肾，益精养血；牛膝、桑寄生补肾壮骨；鸡血藤、红花、三七活血化瘀，养血柔筋，缓解疼痛；透骨草、络石藤舒筋通络，祛风散寒；甘草缓急止痛，调和诸药。诸药相伍，共奏补益肝肾，活血化瘀，祛风散寒之功。

48. 补肾破瘀通络汤

【组成】鸡血藤30 g，黄芪25 g，当归25 g，熟地黄25 g，牛膝12 g，骨碎补12 g，川芎12 g，补骨脂10 g，甘草10 g，水蛭5 g。

【功效】补肝肾，益气血，破瘀血，通经络。

【主治】膝骨关节炎属肝肾、气血亏虚，瘀血阻痹关节者。

【用法】每日1剂，水煎分服2次。30日为1个疗程。

【加减】关节肿胀明显者，加薏苡仁30g，泽兰12g，以退肿除湿；寒盛者，加制草乌（先煎）10g，制川乌（先煎）10g，以祛寒止痛；痹久肢体拘挛者，加威灵仙15g，三七（研末冲服）5g，以止痛通络。

【方解】方中熟地黄、牛膝、骨碎补、补骨脂补益肝肾，强筋壮骨；鸡血藤、川芎、水蛭活血行气破瘀；黄芪、当归补气益血；甘草调和诸药。诸药合用，共奏补肝肾，益气血，破瘀血，通经络之功效。

49. 养血散寒除湿汤

【组成】熟地黄20g，鸡血藤15g，当归12g，牛膝12g，木瓜10g，淫羊藿10g，鹿衔草10g，桂枝10g。

【功效】补气养血，祛风散寒，除湿通络，舒筋活血。

【主治】膝骨关节炎属阴血亏虚，风寒湿瘀阻痹关节者。

【用法】每日1剂，水煎分服2次。7日为1个疗程。

【方解】方中君药为熟地黄和当归，熟地黄以温补营血，填精益髓；当归以补血养肝，和血调经，当归不仅可以增强熟地黄的补血作用，又可起到"补而不滞"的作用。臣药为桂枝和鸡血藤，桂枝以祛风散寒，温经通络；鸡血藤以祛瘀生新，活血补血，舒筋活络。佐药为淫羊藿，以温肾壮阳，强筋骨，祛风湿，与滋补肾阴的药物相伍，以起"阳中求阴"的作用。木瓜以舒筋活络，祛风除湿，通痹止痛；鹿衔草以补肝益肾，祛风除湿，活血通络；牛膝以补肝肾，强筋骨，活血通络，还有引药下行的作用。诸药合用，共奏补气养血，祛风散寒，除湿通络，舒筋活血之功效。

50. 利湿活血祛瘀汤

【组成】黄柏15g，薏苡仁15g，苍术15g，独活15g，桑寄生15g，白术15g，防己15g，丹参15g，茯苓15g，刘寄奴15g，鸡血藤15g，透骨草15g，牛膝15g，三七

（研末冲服）3g，甘草5g。

【功效】补肾健脾益气，祛风湿除痹痛。

【主治】膝骨关节炎属脾肾亏虚，风湿阻痹关节者。

【用法】每日1剂，水煎分服2次。

【加减】肾阴虚者，加山茱萸12g，熟地黄15g，女贞子15g；气虚者，加炙黄芪15g；兼内热者，加牡丹皮12g，知母15g。

【方解】方中黄柏、防己利水消肿，舒筋通络止痛；薏苡仁祛湿热而利筋络；苍术运脾，白术健脾，皆能化湿；独活苦温辛散燥湿，专理下焦风湿，治两足痛痹；刘寄奴、三七、鸡血藤、透骨草活血化瘀，通络止痛；佐以牛膝、桑寄生既能益肝肾强筋骨，又能活血化瘀，通利血脉而利关节，性善下行；甘草调和诸药。诸药合用，祛邪扶正，标本兼顾，共奏补肾健脾益气，祛风湿除痹痛之功。

【药理】现代药理学研究发现，本方具有抗炎、抗氧化、清除自由基、改善微循环、扩张血管等作用，从而起到减轻炎症反应，抑制毛细血管增生，减缓疼痛，减低关节退变的作用。

51. 利湿祛瘀汤

【组成】薏苡仁30g，白术20g，丹参15g，茯苓15g，桑寄生15g，牛膝15g，黄柏12g，苍术12g，防己12g，独活12g。

【功效】利水化湿，活血化瘀。

【主治】膝骨关节炎属湿浊瘀血阻痹关节者。

【用法】每日1剂，水煎分服2次。

【方解】方中防己利水消肿，舒筋通络止痛；薏苡仁独入阳明，祛湿热而利筋络；丹参活血化瘀，凉血消肿；苍术主运脾，白术主健脾，二者皆能化湿；茯苓补益心脾，又能利水渗湿；独活燥湿，专理下焦风湿，治两足痛痹；佐以牛膝既能益肝肾，强筋骨，又能活血化瘀，通利血脉而利关节；桑寄生祛风湿通经络兼补肝肾。全方共奏利湿祛瘀之功效。

【药理】现代药理学研究发现，方中黄柏能兴奋网状内皮系统，增强白细胞吞噬作用；

白术能调节免疫，抗氧化，减少自由基对机体的损伤；薏苡仁能解除肌肉痉挛，还能解热镇痛；独活具有镇静、催眠、镇痛、抗炎作用；牛膝能扩张下肢血管，改善微循环，使炎症易于消退，延长痛反应时间。苍术燥湿药可吸收机体组织间的水分和关节内积液，消除关节肿胀；丹参活血祛瘀药能扩张血管，改善微循环，减轻炎症反应，抑制毛细血管增生从而减缓疼痛，有利于骨关节功能的恢复。

52. 六味地黄加味汤

【组成】熟地黄20 g，山药15 g，鸡血藤15 g，白芍15 g，黄芪15 g，泽泻12 g，茯苓12 g，海风藤12 g，无花果12 g，山茱萸10 g，当归10 g，牛膝10 g，海螵蛸10 g。

【功效】补益肝肾、气血，渗利湿热，通络止痛。

【主治】膝骨关节炎属肝肾气血亏虚，湿热阻痹关节者。

【用法】每日1剂，水煎分服2次。15日为1个疗程。

【方解】方中熟地黄养血补肾，益阴填精，为君药。山茱萸补肾滋肝，固涩精气；山药健脾补肺，兼能涩精；两者合用则滋补肝肾培其本，为臣药。茯苓、泽泻渗利湿热；黄芪、当归、白芍补益气血；海风藤、鸡血藤通络止痛；无花果、海螵蛸健脾开胃，防诸药伤及胃腑；共为佐药。牛膝引药下行，且补肝肾之效，为使药。综合全方，补益肝肾，补益气血，通络止痛，补中有泻，补而不滞。

53. 千金三黄汤

【组成】土茯苓30 g，忍冬藤20 g，白头翁20 g，薏苡仁20 g，独活15 g，黄芪15 g，牛膝15 g，苍术15 g，黄芩10 g，黄柏10 g，细辛3 g，麻黄5 g，甘草5 g。

【功效】清热祛湿，补肾健脾，活血通络止痛。

【主治】膝骨关节炎属脾肾亏虚，湿热内蕴，瘀血阻痹关节者。

【用法】每日1剂，水煎分服2次。

【方解】方中三黄汤出自《金匮要略》，由麻黄、独活、细辛、黄芩、黄芪五味药共同组成，有益气解表，除湿疏风功效；原方加入有清热燥湿，补脾健肾之功效的四妙丸（薏苡仁、黄柏、牛膝、苍术），辅与土茯苓、白头翁清热解毒化湿；忍冬藤清热疏风，通络止痛；甘草调和诸药。全方具有清热祛湿，补肾健脾，活血通络止痛之功。

54. 清痹祛湿汤

【组成】薏苡仁20 g，茯苓15 g，络石藤12 g，牛膝12 g，桑寄生12 g，青风藤10 g，忍冬藤10 g，防己10 g，黄柏10 g，赤芍10 g，威灵仙10 g，独活5 g，延胡索5 g，甘草5 g。

【功效】清热祛湿，通络除痹。

【主治】膝骨关节炎属湿热内盛，痹阻关节者。

【用法】每日1剂，水煎分服2次。

【方解】方中忍冬藤、络石藤、青风藤祛风清热，通络止痛；茯苓、薏苡仁健脾渗湿，且薏苡仁独入阳明，清热除痹；防己利水消肿止痛；黄柏清下焦湿热、泻火解毒，配赤芍清热凉血，散瘀止痛；独活善治下部寒湿痹痛，配威灵仙以祛风湿、舒筋通络；延胡索行气止痛，专治一身上下诸痛；牛膝、桑寄生益肝肾强筋骨；甘草缓急止痛，调和诸药。诸药配伍，祛邪扶正，攻补兼施，共达清热祛湿，通络除痹之功。

55. 清痹活血汤

【组成】薏苡仁30 g，丹参15 g，茯苓15 g，桑寄生15 g，牛膝15 g，苍术12 g，白术12 g，防己12 g，黄柏10 g，独活10 g。

【功效】补益肝肾，祛风利湿，活血化瘀。

【主治】膝骨关节炎属肝肾亏虚，风湿瘀血阻痹经脉关节者。

【用法】每日1剂，水煎分服2次。

【方解】方中防己利水消肿，舒筋通络止痛；《内经》："阳明者主润宗筋，宗筋生束而立关节也。"薏苡仁独入阳明，祛湿热而利筋络；丹参活血化瘀，凉血消肿；苍术运脾，白术健脾，二者皆能化湿；茯苓补益心脾，又利水渗湿；独活苦温辛散燥湿，专理下焦风湿，治两足痛痹；佐以牛膝既能益肝肾强筋骨，又能活血化瘀，通利血脉而利关节，性善下行，正如《本草经疏》谓："走而能补，性善下行"；桑寄生祛风湿，通经络，兼补肝肾。诸药合用，共奏补益肝肾，祛风利湿，活血化瘀之功。

56. 清热祛痹汤

【组成】桑寄生30 g，薏苡仁30 g，鸡血藤15～30 g，络石藤15～30 g，海风藤15～30 g，秦艽15 g，杜仲15 g，山药15 g，连翘15 g，杏仁10 g，姜黄10 g，土鳖10 g。

【功效】补益肝肾，清热利湿。

【主治】膝骨关节炎属肝肾亏虚，湿热内盛阻痹经脉关节者。

【用法】每日1剂，水煎分服2次。30日为1个疗程。

【加减】疼痛甚者，加制川乌（先煎）5 g，制草乌（先煎）5 g；麻木明显者，加天麻15 g；关节屈伸不利者，加伸筋草15 g；湿热重者，加防己12 g。

【方解】方中鸡血藤活血通络；海风藤祛风湿，通经络；络石藤止痹痛，祛风除湿；土鳖破瘀血，续筋骨；四药合用称之为"三藤一虫"，起通利关节、搜风止痛之功效。杏仁宣发肺气，以助化湿；连翘清热解毒，消肿散结；秦艽祛风除湿、舒筋止痛；姜黄破血行气，通经止痛；桑寄生、杜仲补肝肾、强筋骨；薏苡仁清热除湿；山药健脾益气。诸药合用，共奏补益肝肾，清热利湿之功，使湿热清，肝肾补，痹症除。

57. 祛痹温阳散寒汤

【组成】桑寄生15 g，独活15 g，鸡血藤15 g，补骨脂12 g，牛膝12 g，威灵仙12 g，杜仲10 g，制附子（先煎）10 g，干姜10 g，骨碎补10 g，制川乌（先煎）10 g。

【功效】温补肝肾强骨，祛风散寒除湿。

【主治】膝骨关节炎属阳虚肝肾不足，风寒湿邪阻痹经脉骨节者。

【用法】每日1剂，水煎分服2次。

【加减】风盛者，加防风12 g，白芷10 g；

寒盛者，加细辛5 g；湿盛者，加薏苡仁20 g。

【方解】方中独活祛风散湿，善祛深伏骨节之风寒湿邪；桑寄生祛风湿，又长于补肝肾，有止腰腿疼痛之功，故而与独活共为君药。杜仲、牛膝补肝肾，强筋骨，善治风湿冷痛，共为臣药。骨碎补、补骨脂温补肾阳，强健筋骨；威灵仙味辛苦，性微温，以祛风除湿，通络止痛，主治风湿痹痛。再佐以制川乌、鸡血藤祛风除湿，温经散寒，通经活络，以助独活、桑寄生祛风湿之功效。制附子、干姜解寒邪入里，腰腿冷痛。方中诸药相合，以祛风散寒祛湿为主，补肝肾，温经通络为辅，以达邪正兼顾，痹消正复。

58. 祛风健骨汤

【组成】羌活30 g，鸡血藤30 g，徐长卿30 g，川芎15 g，莪术15 g，郁金15 g，骨碎补15 g，千年健15 g，寻骨风15 g，陈皮5 g，甘草5 g。

【功效】祛风除湿，活血通络，化瘀止痛，强筋健骨。

【主治】膝骨关节炎属风湿瘀血阻痹关节者。

【用法】每日1剂，水煎分服2次。

【方解】方中羌活、寻骨风祛风除湿，通络止痛；鸡血藤补血活血，兼能通络；徐长卿、川芎、郁金疏风行气，活血止痛；莪术破瘀消癥散结；骨碎补活血续伤，补肾强骨；千年健祛风湿，强筋骨；陈皮、甘草调和诸药。诸药合用，共奏祛风清热，活血通络，化瘀止痛，强筋健骨之效。

【药理】现代药理学研究发现，方中羌活挥发油具有良好的解热镇痛作用，一定的抗炎和抗变态反应的功用；鸡血藤中的鸡血藤总黄酮能有效调节机体免疫系统、造血系统功能，并具有一定抗肿瘤作用，能调控细胞因子水平，防止组织损伤；徐长卿主要提取物丹皮酚具有镇静、镇痛、催眠、解热、抗炎、抗过敏和免疫调节等多种生理活性，且毒副作用较小，吸收代谢排泄均迅速；川芎富含川芎嗪、阿魏酸等成分，具有抗血小板聚集和血栓形成、扩血管、清除氧自由基、保护脏器的缺血损伤、抗肿瘤、调节免疫等作用；郁金含姜黄二酮（莪术二酮），具有降低血黏度，红细胞解聚，调节免疫以及镇痛作用；莪术挥发油具有较好的抗血栓、抗炎、抗银屑病、抗纤维组织增生等诸多药理作用；骨碎补中的骨碎补总黄酮有保护关节软骨的作用；千年健的烯醇类提取物具有明显的抗炎止痛及抗组胺作用，其水提取液还具有较强的抗凝血作用；寻骨风能明显提高实验小鼠痛阈，并加速炎症消散，具有抗炎、调节免疫的作用。

59. 祛瘀化痰汤

【组成】丹参15 g，苍术15 g，茯苓15 g，当归15 g，法半夏15 g，陈皮12 g，白芥子12 g，川芎12 g，牛膝12 g，防己12 g，白术12 g，红花10 g。

【功效】健脾祛湿化痰，活血化瘀止痛。

【主治】膝骨关节炎属痰湿瘀血互结阻痹关节者。

【用法】每日1剂，水煎分服2次。药渣用布包裹，趁热敷膝部。

【加减】偏肾阴虚者，加熟地黄15 g，山茱萸12 g；偏肾阳虚者，加巴戟天12 g，淫羊藿15 g；偏气虚者，加党参15 g，黄芪20 g；偏血虚者，加枸杞子15 g，白芍20 g；湿热盛者，加薏苡仁15 g，萆薢12 g；风湿盛者，加威灵仙15 g，秦艽12 g；膝关节肿胀重者，加泽兰15 g；疼痛重者，加白花蛇10 g。

【方解】方中川芎辛温香窜，走而不守，能通达四肢关节，为血中之气药；丹参活血化瘀，凉血消肿，适宜因瘀血阻滞引起的肌肉关节疼痛等症；红花辛散温通，活血通经，祛瘀止痛；苍术主运脾，白术主健脾，二者皆能化湿；茯苓补益心脾，又能利水渗湿；法半夏辛温行水湿，水湿去则脾健，而痰湿自消，脉络通畅；引经药牛膝、防己以祛风湿通经络。诸药相伍，共奏健脾祛湿化痰，活血化瘀止痛之功效。

药渣热敷患膝，既有热效应，又有中药的药力，直接作用于局部，使药物直接通过皮肤的间质细胞或其间隙以及毛囊、皮脂腺、汗腺导管而达到皮下组织，如肌肉、韧带、腱鞘和骨关节内，使这些组织中的药物浓度

增加，有助于扩张患膝周围血管，促进血液循环，从而提高疗效。

【药理】现代药理学研究发现，方中丹参、红花、当归活血祛瘀药能扩张血管，降低血液黏稠度和血小板和红细胞凝集性，溶解血栓而改善血流动力学和血液流变学，从而改善微循环，降低骨内压，恢复骨关节供血，有利于骨关节功能的恢复。苍术、法半夏、陈皮、白芥子燥湿化痰药通过健脾胃，利水湿的作用，能吸收肢体组织间的水分和关节内积液，以减轻体重和消除关节肿胀，同时有镇静镇痛作用。牛膝、防己、川芎祛风湿药有明显的抗炎、镇痛作用。

60. 祛瘀通痹汤

【组成】白芍30 g，熟地黄20 g，鸡血藤20 g，黄芪20 g，牛膝18 g，当归尾15 g，威灵仙15 g，川芎10 g，木瓜10 g，羌活10 g，桂枝10 g，红花10 g，制乳香10 g，制没药10 g，全蝎5 g，制川乌（先煎）5 g，制草乌（先煎）5 g，甘草5 g。

【功效】补益肝肾，益气养血，祛风散寒除湿，活血化瘀止痛。

【主治】膝骨关节炎属肝肾、气血亏虚，风寒湿瘀阻痹关节者。

【用法】每日1剂，水煎分服2次。

【方解】方中熟地黄、黄芪、鸡血藤补益肝肾，益气养血；制川乌、制草乌、羌活、独活、威灵仙祛风散寒除湿；红花、制乳香、制没药活血止痛；全蝎搜风通络；牛膝、桂枝温经通阳，发汗解肌，引诸药下行；白芍酸敛，桂枝、甘草辛甘化阳，白芍、甘草酸甘化阴，三药共用调和营卫。诸药合用，共奏补益肝肾，益气养血，祛风散寒除湿，活血化瘀止痛之功。

61. 散寒舒筋汤

【组成】熟地黄30 g，杜仲20 g，独活20 g，桑寄生20 g，骨碎补15 g，淫羊藿15 g，牛膝15 g，威灵仙15 g，鸡血藤12 g，制白附子10 g，白芥子10 g，甘草10 g。

【功效】补肝益肾，散寒祛湿，活血舒筋止痛。

【主治】膝骨关节炎属肝肾亏虚，寒湿瘀血阻痹关节者。

【用法】每日 1 剂，水煎煮取汁 100 mL，湿敷病变部位，每次 20 分钟，每日 3 次。

【方解】方中熟地黄滋阴补肾，杜仲补肾强腰，独活祛风散寒，桑寄生祛风除湿，骨碎补壮骨滋肾，淫羊藿壮阳祛湿，牛膝散瘀消肿，威灵仙除湿通络，制白附子燥湿散结，白芥子通经散寒，鸡血藤散瘀活血，而甘草则调和诸药。诸药相配，共奏补肝益肾，散寒祛湿，活血舒筋止痛之功效。

【药理】现代药理学研究发现，方中威灵仙水提取液具有抑制局部炎症细胞因子释放、延缓关节软骨退行性病变作用；独活提取物能促进膝关节炎病变部位软骨损伤修复；牛膝能够抑制模型大鼠成纤维样滑膜细胞增殖反应，拮抗软骨细胞凋亡进程。同时，中药湿热敷有助于加快药物透皮吸收效率，改善关节局部血液循环及拮抗局部炎症反应。

62. 身痛逐瘀祛湿汤

【组成】黄芪30 g，炒薏苡仁20 g，炒桃仁15 g，红花15 g，牛膝15 g，萆薢15 g，炒苍术10 g，黄柏10 g，地龙10 g，香附10 g，羌活10 g，秦艽10 g，当归10 g，川芎10 g，制没药10 g，泽泻10 g，泽兰10 g，猪苓10 g，独活10 g，威灵仙10 g，炙甘草10 g。

【功效】祛湿化痰，活血祛瘀，温补肝肾，通络止痛。

【主治】膝骨关节炎属肝肾亏虚，痰湿瘀血阻痹关节者。

【用法】每日 1 剂，水煎分服 2 次。30 日为 1 个疗程。

【方解】方中牛膝补肝肾，强筋骨，活血祛瘀力强，兼能祛风湿，为君药。秦艽、独活功善祛风湿，止痹通；羌活有祛风胜湿，散寒止痛之功；黄芪补气健脾，益卫固表；川芎既活血化瘀，又行气止痛；当归长于补血，活血行瘀；红花辛散通通，活血祛瘀力强；共奏臣药之效。其中川芎、当归二者活血补血，以达补血不助瘀的效果；羌活善治上部风湿，独活善治下部风湿，二者合用，辛散周身，通痹止痛。同时重用苍术燥湿健

脾，祛湿散寒，以助黄芪健脾之效；制没药活血止痛；香附行气止痛，助秦艽、独活止痹痛之功。黄柏清热燥湿，长于清泄下焦湿热；地龙行善走窜，通行经络，助黄芪、川芎、当归补气行血止痛。薏苡仁健脾止泻，渗湿除痹；萆薢、威灵仙既祛风除湿，又通络止痛；泽泻、猪苓泻水湿，行痰饮，治痰饮停聚；泽兰活血祛瘀，利水消肿；此十一味共起佐药之效。甘草为使，调和诸药。诸药相合，以祛湿化痰，活血祛瘀为主，温补肝肾，通络止痛为辅，以达邪正兼顾，痹消正复之功效。

63. 逐痰通络补肾汤

【组成】黄芪15 g，木瓜 15 g，自然铜15 g，土牛膝12 g，豨莶草12 g，威灵仙12 g，淫羊藿 12 g，续断 12 g，牛蒡子10 g，僵蚕10 g，制川乌（先煎）10 g，制草乌（先煎）10 g，泽漆10 g，白芷10 g，制乳香10 g，制没药10 g。

【功效】化痰利水消肿，补肾温经除湿，活血散瘀止痛。

【主治】膝骨关节炎属肾虚寒凝痰湿瘀血阻痹关节者。

【用法】每日 1 剂，水煎分服 2 次。

【方解】方中以牛蒡子、僵蚕化痰消肿；黄芪、泽漆利水消肿；制川乌、制草乌温少阴之经，并用威灵仙、白芷引散之；土牛膝、木瓜清消之；淫羊藿温补肾阳兼除湿；续断、自然铜、制乳香、制没药、豨莶草祛风活血散瘀止痛。诸药合用，共奏化痰利水消肿，补肾温经除湿，活血散瘀止痛之功效。标本兼顾，从而达到改善循环，抑制炎症介质，保护及修复关节软骨，缓解疼痛，恢复膝关节的功能，从而提高生活质量。

64. 舒筋接骨汤

【组成】黄芪30 g，当归15 g，续断15 g，杜仲15 g，川芎15 g，狗脊15 g，骨碎补15 g，牛膝15 g，红花10 g，桃仁10 g，白芍10 g，土鳖10 g，枸杞子10 g，自然铜3 g。

【功效】补益肝肾，补气益血，滋阴养血，活血祛瘀。

【主治】膝骨关节炎属肝肾阴虚，气血不足，瘀血阻痹关节者。

【用法】每日 1 剂，将中药放入布袋中扎好，置于不锈钢锅内，加水 3L，浸泡 30 分钟，武火煮沸后，继续文火煎煮 10 分钟，后将药汤转移至盆中；将膝关节裸露，先用热气熏蒸，待温度适宜时将药汤擦洗患膝；同时将煎药的药渣布袋覆盖于患膝部位。每次熏洗外敷 20～30 分钟，每日 2 次，7 日为 1 个疗程。

【方解】方中骨碎补、狗脊、牛膝、杜仲、续断补益肝肾，强健筋骨；黄芪、当归、川芎补气血，行气止痛；桃仁、红花、土鳖活血祛瘀，疏肝开郁；白芍、枸杞子滋阴养血，养阴柔肝，同时不至于使本方过于燥热。诸药合用，共奏补益肝肾，补气益血，滋阴养血，活血祛瘀之功。全方旨在肝肾同补，补泄同用，使肾得补，肝得疏，症状自除。

65. 双藤壮骨汤

【组成】黄芪 30 g，桑寄生 30 g，杜仲 30 g，续断 30 g，白芍 30 g，牛膝 20 g，骨碎补 20 g，青风藤 15 g，海风藤 15 g，熟地黄 15 g，当归 15 g，甘草 5 g。

【功效】补益肝肾壮骨，益气养血通络，祛风散寒除湿。

【主治】膝骨关节炎肝肾、气血亏虚，风寒湿邪阻痹关节者。

【用法】每日 1 剂，水煎分服 2 次。

【加减】疼痛明显者，加细辛 3 g，蜈蚣 1 条；肥胖者，加僵蚕 12 g，牛蒡子 10 g，生薏苡仁 30 g；肾阳虚者，加巴戟天 12 g，淫羊藿 15 g；血瘀者，加土鳖 10 g，乌梢蛇 10 g；湿热者，加忍冬藤 45 g，络石藤 30 g，黄柏 10 g；肾阴虚者，加女贞子 30 g，墨旱莲 20 g。

【方解】方中青风藤、海风藤祛风通络；续断补肝肾，强筋骨，通血脉，止疼痛；白芍、熟地黄养血通络；牛膝、骨碎补补肝肾，强筋骨，通络；当归、黄芪益气养血通络；桑寄生、杜仲补肝肾，强筋骨，通血脉；甘草调和诸药。诸药合用，共收补益肝肾壮骨，益气养血通络，祛风散寒除湿之效。据证加

减，使脉络通，气血畅，肝肾足，寒湿祛，病症自愈。

66. 温阳通络汤

【组成】伸筋草 20 g，络石藤 15 g，羌活 15 g，骨碎补 12 g，淫羊藿 12 g，制附子（先煎）10 g，炮姜 10 g，补骨脂 10 g，续断 10 g，僵蚕 10 g，地龙 10 g，蜈蚣 2 条。

【功效】温补肾阳，通筋活络止痛。

【主治】膝骨关节炎属肾阳亏虚，筋脉痹阻者。

【用法】每日 1 剂，水煎分服 2 次。

【方解】方中制附子、炮姜补肾阳，除寒邪；补骨脂、续断补肾壮筋骨；骨碎补、淫羊藿温阳补肝肾，壮筋骨；络石藤、伸筋草、羌活通筋活络，以宣痹；僵蚕、蜈蚣、地龙通络止痛。诸药合用，共奏温补肾阳，通筋活络止痛之功。

67. 膝痹汤

【组成】鸡血藤 20 g，路路通 20 g，丝瓜络 20 g，海桐皮 20 g，泽兰 20 g，千年健 15 g，威灵仙 15 g，防己 15 g，黄柏 15 g，伸筋草 15 g，透骨草 15 g，秦艽 15 g，制川乌 10 g，制草乌 10 g，独活 10 g，牛膝 10 g。

【功效】活血祛瘀止痛，祛风除湿消肿，培补肝肾。

【主治】膝骨关节炎属肝肾亏虚，瘀血风湿阻痹关节者。

【用法】每日 1 剂，水煎待水温降至温度 30～40 ℃时，将患膝用毛巾包裹，并连续用药液浇洗，早、晚各 1 次，每次 20 分钟，15 日为 1 个疗程。

【加减】热邪偏重，皮温升高，局部肿胀明显者，海桐皮用量加至 30 g，加豨莶草 15 g，大黄 10 g，山慈菇 12 g；风邪偏重，恶风者，独活用量加至 15 g，威灵仙用量加至 20 g，加防风 12 g；瘀滞偏重，疼痛明显者，鸡血藤用量加至 30 g，牛膝用量加至 15 g，加川芎 10 g，延胡索 15 g。

【方解】方中以牛膝、鸡血藤为君，牛膝既能活血祛瘀，又能补益肝肾，强筋健骨，兼能祛除风湿，且能引药下行，故既可用于

肝肾亏虚之腰膝酸软，又能祛风活血止痛，是治疗膝关节疼痛的常用药；鸡血藤苦甘，归肝肾经，善行血补血活血，兼能补肝益肾，舒筋通络，久痹属虚者最为相宜。以海桐皮、泽兰、丝瓜络、路路通、伸筋草、透骨草为臣，海桐皮辛能散风，苦能燥湿，主入肝经，能祛风湿，行经络，止疼痛，达病所，尤善治下肢关节痹痛；路路通"大能通十二经穴"，既能祛风湿，又能舒筋络，通经脉，善治风湿痹痛，麻木拘挛者。伸筋草以其擅长舒筋活络而得名；透骨草以其功在祛风透骨而命名，两药合用，治肝肾不足筋骨失养，屈伸不利，肢体麻木，筋骨挛缩，有伸筋透骨之效。以千年健、独活、威灵仙、制川乌、制草乌、黄柏、秦艽、防己为佐使，独活为治风湿痹痛主药，凡风寒湿邪所致之痹证，无论新久，均可应用；威灵仙辛散温通，性猛善走，有通行十二经之功，为治风湿痹痛要药，凡风湿痹痛，肢体麻木，筋脉拘挛，屈伸不利，无论上下皆可应用；制川乌、制草乌辛热升散苦燥，"疏利迅速，开通关腠，驱逐寒湿"；黄柏味苦性寒，归肾、膀胱、大肠经，功善清热燥湿泻火，能制约以上辛热温通类药物的燥热之性。诸药合用，共奏活血祛瘀，舒筋通络，行气止痛，祛风除湿，培补肝肾，行水消肿之功。

68. 膝痹病汤

【组成】生薏苡仁50 g，炒薏苡仁50 g，丹参30 g，鸡血藤30 g，车前子（包煎）30 g，松节30 g，延胡索30 g，苍术20 g，白术20 g，桑寄生18 g，香附18 g，牛膝15 g，木瓜15 g，徐长卿15 g，威灵仙15 g，独活15 g，当归15 g，防己15 g，黄柏10 g，甘草5 g。

【功效】祛风除湿散寒，行气活血化瘀。

【主治】膝骨关节炎属风寒湿瘀阻痹关节者。

【用法】每日1剂，水煎分服2次。

【加减】湿邪重者，加茯苓15 g，泽泻12 g；寒邪重者，加桂枝10 g，姜黄10 g，制附子（先煎）15 g；风邪重者，加荆芥10 g，防风12 g；关节肿大者，加茯苓15 g，炮穿山甲（先煎）10 g；血瘀者，加三七10 g，制乳香15 g，制没药15 g；气血虚者，加党参15 g，黄芪30 g，当归12 g；肝肾亏虚者，加杜仲30 g，狗脊12 g。

【方解】方中苍术、白术、生薏苡仁、炒薏苡仁、黄柏、徐长卿、威灵仙、独活、车前子、防己祛风除湿，散寒止痛；牛膝、木瓜补肝肾，强筋骨，并引药下行，使药达病所，事半功倍；延胡索、香附、丹参、当归、鸡血藤行气活血，化瘀通络而止痛，并使经络气血流畅，则风寒湿邪不复留滞；松节祛风除湿，通络止痛，以节治节；甘草调和诸药。诸药合用，攻补兼施，温而不燥，祛邪而不伤正，祛除留滞于经络中之风寒湿邪与痰浊、瘀血，使气血流畅，经络宣通，则诸症可愈。

69. 膝痹通汤

【组成】熟地黄15 g，茯苓15 g，威灵仙15 g，延胡索15 g，山茱萸12 g，牛膝12 g，泽泻10 g，炒白术10 g，千年健10 g，甘草5 g。

【功效】补益肝肾，祛风除湿。

【主治】膝骨关节炎属肝肾亏虚，风寒阻痹关节者。

【用法】每日1剂，水煎分服2次。

【方解】方中君药熟地黄，性甘微温，归肝、肾经，补血滋阴，填精益髓。《药品化义》谓："安五脏，和血脉，润肌肤，养心神，宁魂魄，滋补真阴，封填骨髓为圣药也。"山茱萸补养肝肾，并能涩精，为臣药。配伍泽泻利湿泄浊，并防熟地黄之滋腻恋邪；茯苓健脾宁心，利水渗湿；白术健脾益气，燥湿利水，《神农本草经》谓其"主风寒湿痹"。威灵仙祛风除湿，通络止痛，《药品化义》谓其"走而不守，宣通十二经络"。主治风、湿、痰、壅滞经络中，致成痛风走注，骨节疼痛，或肿，或麻木。千年健有祛风湿，强筋骨，止痛之效，《本草正义》谓其"宣通经络，祛风逐痰颇有应验"；延胡索专治一身上下诸痛，活血行气止痛，共为佐药。牛膝补肝肾，强筋骨，通利血脉，并引药下行直达病所。甘草调和诸药，缓急止痛，共为使药。全方共奏补益肝肾，祛风除湿之功效。

70. 膝痹通络汤

【组成】鸡血藤30 g，地龙15 g，赤芍15 g，土鳖15 g，熟地黄15 g，党参15 g，牛膝12 g，胆南星10 g，制川乌（先煎）5 g，制草乌（先煎）5 g。

【功效】温经活络，搜风除湿，祛痰逐瘀。

【主治】膝骨关节炎属寒湿内盛，痰瘀互结阻痹关节者。

【用法】每日1剂，水煎分服2次。15日为1个疗程。

【加减】寒盛者，加制附子（先煎）12 g，干姜10 g；湿盛者，加防己15 g，木瓜15 g，松节12 g，苍术12 g；正虚不明显者，去熟地黄、党参。

【方解】方中制川乌、制草乌温经活络，祛风除湿，散寒止痛，为主药；胆南星燥湿活络，以祛经络之痰，并能祛风，为辅药；地龙、土鳖、赤芍通经活络，活血化瘀，牛膝引诸药直达病所，为使药。诸药合用，共奏温经活络，搜风除湿，祛痰逐瘀之功。如此，风寒、痰湿、瘀血得以祛除，经络得以通畅，营卫得以调和，肢体自得以温煦濡养，诸症悉除。

71. 膝痹消肿汤

【组成】黄芪15 g，牛膝15 g，泽泻15 g，党参15 g，白术12 g，薏苡仁12 g，延胡索12 g，茯苓12 g，姜黄10 g，苍术10 g，红花10 g，补骨脂10 g，山茱萸10 g，甘草5 g。

【功效】益气健脾，利水渗湿消肿，行气活血止痛。

【主治】膝骨关节炎属脾气亏虚，水湿内盛，气滞血瘀阻痹关节者。

【用法】每日1剂，水煎分服2次。7日为1个疗程。

【加减】下肢怕凉者，加肉桂5 g；纳差者，加砂仁10 g；失眠者，加首乌藤15 g，酸枣仁12 g；湿中夹热者，去苍术，加黄柏12 g。

【方解】方中黄芪、补骨脂、山茱萸益气固表，托毒生肌；茯苓健脾宁心，利水渗湿；泽泻、薏苡仁淡渗利湿；红花活血祛瘀止痛；

党参、苍术、白术健脾化湿；延胡索、牛膝、姜黄止痹痛；甘草调和诸药。诸药合用，共奏益气健脾，利水渗湿消肿，行气活血止痛之功效。

72. 膝骨关节炎汤

【组成】熟地黄20 g，骨碎补15 g，桑寄生15 g，牛膝15 g，伸筋草15 g，透骨草15 g，鸡血藤15 g，威灵仙12 g，丹参12 g，当归12 g，杜仲10 g，秦艽10 g，红花10 g，川芎10 g，地龙10 g，制川乌（先煎）5 g，僵蚕5 g，细辛3 g。

【功效】补益肝肾，活血化瘀止痛，祛风除湿散寒。

【主治】膝骨关节炎属肝肾亏虚，风寒湿瘀阻痹关节者。

【用法】每日1剂，水煎分服2次。

【方解】方中骨碎补入肝、肾经，补肾壮骨续伤止痛，用于肾虚腰痛、风湿痹痛，《本草从新》谓其主疗"骨痿"，与杜仲、桑寄生共用，以奏补益肝肾，强筋健骨之功；当归、川芎、丹参、红花、鸡血藤补血活血，化瘀止痛，疏通经络；威灵仙味辛咸性温，功擅祛风湿，温经络，止痹痛，消痰水，对于风湿痹痛、筋脉拘挛、屈伸不利有良好疗效，配合秦艽、制川乌疏风祛湿，散寒通络，其中酌加制川乌、细辛，其用意一是取其止痛之力，二是因本病由风寒之邪侵犯经络而起，仍有风寒之邪流注经络关节，三是配伍少量温热药，可防止寒凉药过甚伤阳；配伍伸筋草、透骨草、牛膝活血化瘀，通痹止痛，舒筋通络，祛风除湿，能使局部血管扩张，以达到通利关节，宣振筋脉的功能。祛瘀化痰是解决病情反复发作，持续不解，关节变形及皮下结节的重要方法，故配伍僵蚕能显著提高疗效。由于经络不通是本病的基本病机，故配以地龙。诸药合用，共奏补益肝肾，活血化瘀止痛，祛风除湿散寒之功效。

73. 消痛通络汤

【组成】熟地黄15 g，黄芪15 g，续断15 g，补骨脂15 g，丹参15 g，莪术15 g，独活15 g，威灵仙15 g，艾叶15 g，当归12 g，

颈肩腰腿痛中医奇效良方全书（珍藏本）

淫羊藿12 g，防风12 g。

【功效】补益肝肾，活血祛瘀，祛风除湿，散寒止痛。

【主治】膝骨关节炎属肝肾亏虚，瘀血风寒湿邪阻痹经脉骨节者。

【用法】每日1剂，水煎分服2次。第3煎药液熏蒸患病关节，每次熏蒸30分钟，水温以不烫伤为宜。

【方解】方中熟地黄、淫羊藿、续断、补骨脂补肝肾，养血活血，强筋健骨；独活、防风、威灵仙、艾叶祛风湿，通筋络，散寒止痛；当归活血补血；丹参、莪术活血通络，祛瘀止痛；配以黄芪以补脾益气。诸药合用，共奏补益肝肾，强筋健骨，活血祛瘀，舒筋活络之效。中药直接熏洗病变部位的，可以促进局部血液循环，借助药力和热力通过皮肤作用于人体，消除局部水肿，可以解除局部关节痉挛，起到解痉止痛的目的。

【药理】现代药理学研究发现，方中淫羊藿可修复骨组织损伤；补骨脂含有拟雌内酯类成分，具有雌激素活性，可以减缓骨代谢、减少骨丢失；续断能有效促进成骨细胞的分化、增殖，防止成骨细胞凋亡，促进骨折的愈合；黄芪配伍熟地黄可促进骨形成、抑制骨吸收，使骨结构得到改善。

74. 活络血藤汤

【组成】鸡血藤30 g，海桐皮15 g，秦艽15 g，地龙15 g，赤芍15 g，土鳖15 g，知母12 g，泽泻12 g，牛膝12 g，制南星10 g，黄柏10 g，制乳香10 g，制没药10 g，制川乌（先煎）5 g，制草乌（先煎）5 g，细辛5 g。

【功效】祛风散寒除湿，活血通络，宣痹止痛，消肿散结。

【主治】膝骨关节炎属风寒湿瘀阻痹关节者。

【用法】每日1剂，水煎分服2次。30日为1个疗程。

【加减】寒盛者，加制附子（先煎）10 g，干姜5 g；湿盛者，加防己10 g，松节10 g，木瓜12 g，苍术12 g。

【方解】方中制川乌、制草乌祛风除湿，温经通络，并且具有较强的止痛作用，共为

君药。制南星祛风燥湿化痰，为臣药。佐以制乳香、制没药行气活血，化瘀通络；赤芍行血散瘀止痛；土鳖破血行瘀止痛，使气血流畅，风寒湿邪不复留滞；细辛温经止痛，温化寒痰；地龙性善走窜，通经活络；鸡血藤行血活血，通经活络，称之为"血分之圣药"；海桐皮、秦艽祛风除湿；泽泻利水渗湿，消除肿胀；牛膝补肝肾，强腰膝，通经络，祛风湿；黄柏、知母清湿热，滋肾阴，同时调和诸药的热性。诸药合用，共奏祛风除湿，活血通络，宣痹止痛，消肿散结，补益肝肾，强筋壮骨之功效。

【药理】现代药理学研究发现，方中鸡血藤能显著降低实验性高黏滞血症动物的血液黏度，体外实验显示鸡血藤具有抗凝血酶、促进纤维蛋白溶解、延长优球蛋白溶解时间的作用；体内实验表明它具有缩短全血凝固时间、减少纤维蛋白、增加纤维蛋白裂解产物的作用。

75. 活络止痛汤

【组成】地龙10 g，制南星10 g，制乳香10 g，制没药10 g，制川乌（先煎）5 g，制草乌（先煎）5 g。

【功效】化痰除湿，祛风通络，活血止痛。

【主治】膝骨关节炎属风湿痰瘀阻痹关节者。

【用法】每日1剂，水煎分服2次。

【加减】伴肢体麻木者，加全蝎5 g；伴腰痛者，加牛膝12 g，杜仲12 g，续断15 g，桑寄生15 g；伴头晕目眩者，加天麻12 g，川芎10 g；伴倦怠乏力者，加黄芪15 g，党参12 g；疼痛剧烈者，加延胡索15 g，白芍20 g，白芷10 g；伴关节灼热者，酌加知母12 g，黄柏12 g，苍术12 g，石膏30 g，牛膝15 g，薏苡仁20 g。

【方解】方中制川乌、制草乌均为辛热之品，功能祛风除湿，通经活络，有较强止痛作用，为君药。制南星燥湿化痰，以除经络之痰湿，也有止痛之效，为臣药。佐以制乳香、制没药行气活血，通经活络，使气血流畅；地龙为入络之品，通经活络，引诸药直

达病所为使药。众药合而用之，直中病机，使风寒、湿邪与痰浊、瘀血均能祛除，经络得通，气血流畅诸症消失。

76. 阳和祛痰汤

【组成】熟地黄30 g，骨碎补20 g，白芥子15 g，鸡血藤15 g，威灵仙12 g，肉桂10 g，麻黄10 g，鹿角胶（烊化冲服）10 g，姜炭5 g，甘草5 g。

【功效】温阳补益精血，散寒祛痰通滞。

【主治】膝骨关节炎属阳虚精血不足，寒痰凝滞关节者。

【用法】每日 1 剂，水煎分服 2 次。

【加减】兼湿热者，去肉桂、姜炭，加黄柏10 g，苍术12 g，薏苡仁30 g；夹瘀者，加丹参15 g，地龙12 g，川芎10 g；肝肾亏虚者，加牛膝12 g，山茱萸15 g；肿胀明显者，加络石藤15 g，五加皮12 g。

【方解】方中重用熟地黄滋补阴血，填精益髓，藉血肉有情之品鹿角胶补肾助阳，强筋壮骨，并助熟地黄养血；肉桂入营血，温通血脉；姜炭温中破阴通阳；麻黄宣通经络，引阳气开寒结；白芥子祛寒痰湿滞，能达皮里膜外；鸡血藤养血活血而舒筋络；骨碎补补肾坚骨；甘草解毒而调诸药。诸药合用，共奏温阳补益精血，散寒祛痰通滞之功。气足血行，邪祛络通。

【药理】现代药理学研究发现，方中熟地黄能显著提高机体的免疫功能和抗炎作用；肉桂的主要成分桂皮醛有扩张血管，改善循环和解热镇痛功效；鹿角胶能促进软骨细胞分裂增殖，对关节软骨细胞 DNA 有促进合成作用，有利于软骨代谢，同时能促进凋亡状态软骨细胞的合成代谢，抑制软骨细胞凋亡；威灵仙具有镇痛、抗利尿、抗菌作用，对兔膝损伤软骨具有较好的修复作用；骨碎补中的骨碎补总黄酮能减轻软骨病变。

77. 养血柔肝通络汤

【组成】鸡血藤15 g，续断15 g，杜仲15 g，生龙骨（先煎）15 g，生牡蛎（先煎）15 g，当归12 g，白芍12 g，牛膝12 g，川芎10 g，柴胡10 g，郁金10 g。

【功效】养血荣筋，强筋壮骨，疏肝活血，通络止痛。

【主治】膝骨关节炎属肝之阴血亏虚，肝郁血行不畅阻痹经脉骨节者。

【用法】每日 1 剂，水煎分服 2 次。30 日为 1 个疗程。

【加减】肝血亏虚者，加熟地黄15 g，制何首乌12 g，阿胶（烊化冲服）10 g；肝阴不足者，酌加生地黄15 g，枸杞子15 g，女贞子12 g，墨旱莲12 g，石斛10 g；肝气郁结者，郁金用量加至15 g，加延胡索15 g，川楝子12 g，枳壳10 g；肝阳上亢者，加钩藤15 g，菊花12 g；疼痛甚遇冷加重者，加制附子（先煎）10 g，制川乌（先煎）10 g，细辛5 g；遇热加重者，加白花蛇舌草20 g，忍冬藤30 g，虎杖15 g；关节肿胀者，加薏苡仁30 g，萆薢12 g，防己12 g，炮穿山甲（先煎）10 g。

【方解】方中当归、白芍为君药；当归甘温而润，辛香有善走之性，专能补血，又能行血，又有消肿止痛之功；白芍酸寒入肝，守而不走，养血敛阴，柔肝止痛；当归、白芍合用，动静结合，养血补血活血，荣筋消肿止痛相得益彰。川芎为血中气药，活血行气，散瘀止痛，辅助当归养血行血，辅助白芍益肝气养肝阴，又可疏肝郁。鸡血藤入肝肾，行血补血，舒筋活络止痛；杜仲入肝肾，补肾壮骨，益肝阴，助君药养血补肝之效；续断补肝肾，强筋骨，通利血脉；四药为臣，使肝血充，肾精足，精血通利，筋健骨强。柴胡、郁金为佐药，疏肝行气，活血化瘀，精血得运，筋骨得润，又可佐上药补而不滞。牛膝为使药，补肝肾，益筋骨，活血祛瘀止痛，引药至病所。《本草逢原》："牛膝能引诸药下行，筋骨痛风在下者宜加用之。"柴胡亦为使药，引药入肝经。诸药合用，养血荣筋，强筋壮骨，疏肝活血，通络止痛。养血柔肝荣筋治病之本，根据临床实邪不同加减治标。重在治本，而又标本同治。

78. 养元柔肝汤

【组成】黄芪30 g，白芍30 g，石斛30 g，熟地黄20 g，补骨脂15 g，人参15 g，制何首乌12 g，当归12 g，肉苁蓉10 g，骨碎补10 g，柴胡10 g，木瓜10 g，牛膝10 g，甘草10 g。

【功效】补益肝肾，益气行血，柔肝舒筋。

【主治】膝骨关节炎属肝肾亏虚，筋经失养，气虚血行不畅阻痹关节者。

【用法】每日1剂，水煎分服2次。30日为1个疗程。

【方解】方中补骨脂、肉苁蓉、骨碎补温补肾阳，为君药；熟地黄、制何首乌益髓填精，于阴中求阳，滋水涵木；重用黄芪、人参大补元气；当归、白芍、石斛、甘草养血柔肝，取其益气行血之功，共为臣药；木瓜舒筋活络，并善走下肢；牛膝兼有补肝肾及引血下行之效；柴胡条达肝气，共为使药。全方配伍，以补益肝肾，益髓填精，培元固本为主，兼有柔肝舒筋，益气行血之功。

79. 益气健脾活血汤

【组成】黄芪45 g，鸡血藤30 g，薏苡仁15 g，石斛15 g，白芍15 g，忍冬藤15 g，木瓜15 g，伸筋草15 g，鸡内金15 g，威灵仙15 g，白术10 g，茯苓10 g，牛膝10 g，赤芍10 g，当归10 g，远志10 g，佩兰10 g，蛇床子10 g，全蝎5 g，蜈蚣2条。

【功效】益气健脾利水，补益肝肾壮骨，养血活血通经。

【主治】膝骨关节炎属肝脾肾亏，血虚水湿阻痹经脉者。

【用法】每日1剂，水煎分服2次。药渣趁热装入纱布袋中，外敷膝关节，1日2次，每次30分钟。

【方解】方中黄芪善补脾肺之气，具有增强免疫功能，增强机体耐缺氧及应激能力，促进机体代谢作用；配合白术、茯苓、薏苡仁健脾利水；石斛益精强阴，壮筋骨；牛膝补肝肾；白芍、木瓜酸甘化阴，柔筋止痛，能缓解韧带痉挛疼痛；当归、鸡血藤养血活血，配合全蝎、蜈蚣改善关节局部血液循环；丝瓜络、伸筋草、威灵仙、忍冬藤疏通经络；积液非阳不化，予蛇床子温肾助阳，祛风燥湿；脾胃为气血生化之源，鸡内金、佩兰健胃化湿醒脾；远志安神益智，祛痰消肿。诸

药合用，共奏益气健脾利水，补益肝肾壮骨，养血活血通经之功效。

80. 益气温阳汤

【组成】黄芪30 g，熟地黄30 g，杜仲20 g，独活20 g，桑寄生20 g，骨碎补15 g，淫羊藿15 g，牛膝15 g，桂枝15 g，鸡血藤12 g，白芥子10 g。

【功效】健脾益肾，散寒除湿，温阳活血。

【主治】膝骨关节炎属脾肾阳虚，寒湿瘀血阻痹关节者。

【用法】每日1剂，水煎分服2次。

【方解】方中黄芪健脾益气，熟地黄滋阴活血，杜仲益肾强腰，独活祛风散寒，桑寄生散寒除湿，骨碎补益肾壮骨，淫羊藿壮阳健骨，牛膝健骨止痛，桂枝温阳通络，白芥子通经祛寒，而鸡血藤则活血散瘀。诸药合用，共奏健脾益肾，散寒除湿，温阳活血之功效。

81. 益肾活血祛风汤

【组成】淫羊藿15 g，鹿衔草15 g，山茱萸15 g，生地黄15 g，丹参15 g，牛膝15 g，千年健15 g，鸡血藤12 g，当归12 g，苏木12 g，延胡索12 g，细辛3 g。

【功效】补肾活血，祛风散寒止痛。

【主治】膝骨关节炎属肾虚风寒瘀血阻痹关节者。

【用法】每日1剂，水煎分服2次。

【方解】方中淫羊藿、鹿衔草、山茱萸、生地黄补肾；丹参、牛膝、鸡血藤、当归、苏木、延胡索、千年健活血祛风止痛；细辛温经止痛。诸药合用，共奏补肾活血，祛风止痛之效。

82. 益肾祛痹汤

【组成】黄芪15 g，熟地黄15 g，牛膝15 g，淫羊藿15 g，桃仁15 g，红花15 g，党参12 g，当归12 g，续断12 g，杜仲12 g，狗脊12 g，威灵仙12 g，羌活10 g，独活10 g，秦艽10 g，川芎10 g，制没药10 g，地龙10 g，水蛭5 g，炙甘草5 g。

【功效】补益肝肾，活血祛瘀通经，祛风除湿。

【主治】膝骨关节炎属肝肾亏虚，风湿瘀血阻痹关节者。

【用法】每日1剂，水煎分服2次。

【加减】关节疼痛较甚，乏力显著者，加千年健15 g，骨碎补12 g；低热心烦，午后潮红者，去熟地黄，加生地黄15 g，制何首乌15 g，枸杞子12 g。

【方解】方中牛膝为君补肝肾，强筋骨，走而能补，性善下行，其能逐寒湿而除痹。杜仲、续断补益肝肾，强筋健骨，通利血脉；淫羊藿补肾壮阳，祛风胜湿，入肝肾强筋骨；狗脊苦温能温散风寒湿邪，补肝肾，强腰膝，坚筋骨；四者为臣，助君补益肝肾之功。威灵仙、秦艽祛风湿，通络止痛；羌活、独活二者合用辛散周身，通痹止痛；黄芪补中益气，益卫固表；党参补气补血；当归补血活血，三者相配补气生血治疗气血亏虚；熟地黄补血养阴；川芎活血行气，祛风止痛；桃仁、红花活血祛瘀，通经止痛，与川芎配伍增加其活血止痛之功；制没药活血止痛，助秦艽、独活止痹通络；以上均为佐使药。地龙通络止痛，适于血脉不畅，肢节不利；水蛭破血通经；甘草调和诸药；三者为使药。诸药相合，补益肝肾，祛风除湿，诸症得消。

83. 益肾通络止痛汤

【组成】鸡血藤30 g，威灵仙20 g，鹿衔草12 g，杜仲12 g，牛膝12 g，伸筋草12 g，续断12 g，鹿角胶（烊化冲服）12 g，延胡索12 g，补骨脂10 g，山茱萸10 g，川芎10 g，全蝎5 g，三七（研末冲服）5 g，蜈蚣1条。

【功效】补益肝肾壮骨，祛风除湿通络，活血化瘀止痛。

【主治】膝骨关节炎属肝肾亏虚，风湿瘀血阻痹关节者。

【用法】每日1剂，水煎分服2次。10日为1个疗程。

【加减】风邪偏甚者，加炒防风12 g；寒邪偏甚者，加制川乌（先煎）10 g，桂枝10 g；湿重者，去山茱萸，加苍术12 g，独活10 g，薏苡仁15 g；热重者，加黄柏10 g。

【方解】方中杜仲、牛膝、续断、鹿角胶、山茱萸、补骨脂诸味补益肝肾，强筋壮骨，祛除风湿；全蝎、蜈蚣、威灵仙、鹿衔草、伸筋草均能祛风除湿，通络止痛；三七、川芎、鸡血藤、延胡索活血化瘀，通络止痛。诸药合用，共奏补益肝肾壮骨，祛风除湿通络，活血化瘀止痛之功。

84. 益肾壮骨养血汤

【组成】白芍30 g，赤芍30 g，桑寄生15 g，续断15 g，茯苓15 g，炒党参15 g，牛膝15 g，川芎15 g，熟地黄12 g，当归12 g，独活10 g，杜仲10 g，秦艽10 g，肉桂10 g，海风藤10 g，女贞子10 g，墨旱莲10 g，陈皮10 g，防风10 g，甘草5 g。

【功效】滋肝益肾，养血活血，祛风除湿。

【主治】膝骨关节炎属肝肾阴血亏虚，风湿阻痹关节者。

【用法】每日1剂，水煎分服2次。

【加减】腹泻者，加山药15 g；腰膝酸软甚者，加补骨脂12 g，骨碎补10 g；筋骨麻木甚者，加木瓜12 g，鸡血藤15 g；肝郁甚者，加柴胡10 g，白芍30 g；胁痛甚者，加川楝子10 g；热甚者，加郁金15 g，茵陈10 g；瘀血甚者，加制乳香10 g，制没药10 g。

【方解】方中独活、秦艽重在祛风除湿；桑寄生、杜仲、续断、牛膝滋补肝肾；茯苓、炒党参、陈皮兼顾脾胃，健脾行气；肉桂温肾助阳；防风为治风之专药；川芎、赤芍、当归、白芍养血活血；海风藤行经络，和血脉，宽中理气，下湿除风；熟地黄、女贞子、墨旱莲滋补肾阴；甘草调和诸药。全方诸药配伍，谨守"痹证日久，肝肾亏损，气血不足"的病机特点，以补为主，以通为辅，共奏滋肝益肾，养血活血，祛风除湿之功，使气血得行，关节得舒，痹证得愈。

85. 吴萸四逆苓术汤

【组成】茯苓30 g，桂枝30 g，制附子（先煎90分钟）25～30 g，干姜20～30 g，生龙骨（先煎）20 g，生牡蛎（先煎）20 g，炒白术15 g，炒艾叶15 g，肉桂15 g，吴茱萸

10 g，川芎10 g，佛手10 g，炒小茴香10 g，厚朴10 g，杏仁10 g，黄柏10 g，砂仁10 g，甘草5 g。

【功效】温阳散寒，健脾利湿，通络止痛。

【主治】膝骨关节炎属阳虚寒凝，脾虚湿盛阻痹关节者。

【用法】每日1剂，水煎分服2次。

【加减】痛在上肢者，加羌活12 g，桑枝30 g，秦艽15 g；痛在下肢者，加独活12 g，牛膝15 g；腰膝酸痛者，加狗脊30 g，桑寄生15 g，淫羊藿12 g；下肢酸软者，加杜仲20 g，续断30 g，骨碎补30～40 g，威灵仙15 g。

【方解】方中制附子温阳散寒，通络止痛，为治疗骨痹之要药；吴茱萸疏泄肝气，降厥阴寒气；炒艾叶、炒小茴香、川芎、佛手加强温中疏泄，调和肝胃；茯苓、桂枝、炒白术、甘草温阳化饮，健脾利湿，助脾升清降浊；厚朴、杏仁调畅气机；肉桂引火归元；生龙骨、生牡蛎、黄柏、砂仁、甘草秘阳安神。诸药合用，共奏温阳散寒，健脾利湿，通络止痛之功。

86. 真火膝痹汤

【组成】黄芪30 g，巴戟天30 g，白术30 g，淫羊藿20 g，制附子（先煎）15 g，牛膝15 g，防风15 g，杜仲15 g，萆薢12 g，石斛12 g，茯苓10 g。

【功效】温补肝肾，温阳祛湿，散寒止痛。

【主治】膝骨关节炎属肝肾亏损，阳虚寒湿阻痹关节者。

【用法】每日1剂，水煎分服2次。第3煎外洗患处。30日为1个疗程。

【方解】方中以巴戟天、淫羊藿温阳气，散阴寒，补益肝肾，为君药。白术健脾燥湿，制附子温阳散寒止痛，两药相合则补火生土，祛湿力强；牛膝、杜仲补肝肾，壮筋骨；黄芪、防风补气祛风合白术乃玉屏风散，意能益卫气，温煦关节，抵御外寒；共为臣药。萆薢、茯苓祛湿邪；石斛养阴除痹，又能防止主药温燥伤阴；共为佐药。萆薢同时能引

药下达，是为使药。诸药相伍，内服外用，共奏温阳散寒，除湿止痛之功，标本同治，故取佳效。

87. 活血益肾止痛汤

【组成】鸡血藤20 g，威灵仙20 g，熟地黄15 g，牛膝15 g，羌活15 g，当归15 g，杜仲15 g，续断12 g，川芎10 g，赤芍10 g，三七（研末冲服）5 g，甘草5 g。

【功效】补益肝肾，祛风除湿，活血化瘀止痛。

【主治】膝骨关节炎属肝肾亏虚，风湿瘀血阻痹关节者。

【用法】每日1剂，水煎分服2次。30日为1个疗程。

【方解】方中熟地黄补血滋润，益精填髓；牛膝补肝肾，强筋骨，逐瘀通经，引血下行；羌活祛风湿，利关节；当归补血活血；杜仲、续断补肝肾，强筋骨；川芎、赤芍、三七活血化瘀止痛；鸡血藤补血活血，舒筋通络；威灵仙祛风除湿，通络止痛；甘草调和诸药。诸药合用，共奏补益肝肾，祛风除湿，活血化瘀止痛之功效。

88. 补肾固筋汤

【组成】熟地黄20 g，补骨脂20 g，枸杞子20 g，牛膝18 g，巴戟天15 g，丹参15 g，鸡血藤15 g，木瓜10 g。

【功效】补益肝肾，滋阴养血，益气行血通络。

【主治】膝骨关节炎属肝肾阴血亏虚，瘀血阻痹关节者。

【用法】每日1剂，水煎分服2次。

【方解】方中熟地黄、补骨脂为君药，熟地黄性微温、味甘，滋阴养血，补骨脂性大温，是补肾壮阳益精填髓之要药，阴阳互根互补，《灵枢·本脏篇》："血和则经脉流行，营复阴阳，筋骨劲强，关节清利矣"。巴戟天、枸杞子为臣药，《本草备要》："巴戟天辛温治风气，脚气，补肾强筋，祛风除湿"，枸杞子滋补肝肾之阴，二药温补肾阳，佐助君药补骨脂补肾助阳之功，并能祛除风寒湿邪，善治痹证。牛膝补肝肾且引血下行，消水肿；

木瓜祛寒除湿，舒筋活络，善走下肢；鸡血藤温肾强筋；丹参活血化瘀，安神消肿；共为佐使之药，活血力专而不峻，有"一味丹参，功同四物汤"之谓。全方配伍，以补益肝肾为主，兼能益气行血通络，诸药合用，补中有行，共达补肾壮骨，活血止痛之效。

【药理】现代药理学研究发现，方中补骨脂、巴戟天、牛膝能增强膝关节软骨细胞功能，促进软骨修复，加强软骨破坏区出现大量幼稚软骨细胞，减少或阻断因软骨片丢失造成的降低关节内压力，促进软骨细胞的修复。熟地黄能抗血液凝固、增强过氧化物酶的活性，降低氧化脂质，抑制血小板聚集，使红细胞与内皮细胞黏附减少。巴戟天能增强患者免疫力。木瓜具有消炎抗感染、中枢镇痛的作用。丹参具有改善微循环，降血脂，抗动脉粥样硬化的作用，丹参中的有效物质通过显著抑制白细胞的运动，阻止白细胞向病灶过度游走，促进氧化代谢产物的释放，抑制自由基反应，减少脂质过氧化物生成，促进切口愈合。牛膝的主要成分皂苷、苷元为齐墩果酸，能刺激免疫系统中血清 IgG 含量，牛膝的浓缩液有较强的抗炎消肿作用，能刺激吞噬能力以及扩张血管、改善循环，促进炎性细胞的吸收。

89. 蠲痹祛瘀化痰汤

【组成】黄芪30 g，薏苡仁30 g，鸡血藤25 g，伸筋草25 g，杜仲15 g，牛膝15 g，当归15 g，赤芍15 g，骨碎补15 g，淫羊藿15 g，威灵仙15 g，五加皮15 g，土鳖15 g，木瓜15 g，制乳香12 g，制没药12 g，独活12 g，秦艽12 g，防风12 g，红花12 g。

【功效】滋补肝肾，温经散寒，软坚散结，祛瘀化痰。

【主治】膝骨关节炎属肝肾亏虚，寒凝痰瘀互结阻痹关者者。

【用法】每日1剂，水煎分服2次。同时，用威灵仙250 g，透骨草250 g，急性子250 g，白芥子250 g，牛膝200 g，伸筋草150 g，骨碎补100 g，三棱100 g，莪术100 g，红花100 g，防风100 g，白芷100 g，麻黄75 g，皂角刺50 g（关节肿胀者，加防己100 g，五加皮100 g，泽兰100 g，刘寄奴100 g；遇冷痛甚者，加艾叶100 g，川乌100 g，草乌100 g）。将上述药物研成粗末，分装成200 g 1包的药包备用。将药包煎水先熏后洗，每次熏蒸30分钟，每日1次。10日为1个疗程。

【加减】内服方中，关节痛甚，得热痛减者，加桂枝12 g，艾叶10 g；关节肿胀，手足沉重者，加天竺黄10 g，白芥子12 g。

【方解】内服方中黄芪益气壮骨；淫羊藿、杜仲、骨碎补、牛膝补益肝肾，强筋壮骨；伸筋草、独活、秦艽、防风、桂枝、艾叶温经散寒，疏风除湿；薏苡仁、白芥子、天竺黄利气化痰，软坚散结；当归、制乳香、制没药、红花、鸡血藤活血化瘀，通络止痛。诸药合用，共奏滋补肝肾，温经散寒，软坚散结，祛瘀化痰之功。

熏洗方中透骨草、威灵仙为祛风止痛之要药；急性子、三棱、莪术活血化瘀，软坚散结，止疼痛；伸筋草、防风、白芷祛风除湿，温通经络；红花活血通经；骨碎补、牛膝补肾活血；皂角刺、白芥子祛痰开窍，利气散结。

中药熏洗药物在热力的直接作用下，透过皮肤、毛窍、腧穴等部位吸收而直达病所，可扩张血管，促进血液循环及淋巴循环，改善组织营养，缓解肌肉痉挛，减轻增生骨质对神经根和周围血管的压迫，从而达到加强组织修复能力，增强关节抗炎能力。

90. 四藤通络止痛汤

【组成】薏苡仁20 g，独活15 g，海风藤15 g，威灵仙15 g，防风15 g，鸡血藤15 g，青风藤15 g，络石藤15 g，党参12 g，当归12 g，牛膝12 g，白花蛇10 g，赤芍10 g，甘草5 g。

【功效】益气行血，祛风除湿散寒，通络止痛。

【主治】膝骨关节炎属气血运行不畅，风寒湿邪阻痹关者者。

【用法】每日1剂，水煎分服2次。

【加减】疼痛较剧者，加制川乌（先煎）5 g，制草乌（先煎）5 g。

【方解】方中以独活祛下焦风寒湿邪，蠲痹止痛；威灵仙、防风祛周身风寒湿邪；海风藤、鸡血藤、青风藤、络石藤祛风除湿，通络止痛；白花蛇搜风通络止痛；薏苡仁除湿；党参、赤芍、当归益气行血；牛膝强壮筋骨引药下行；甘草调和药性。诸药合用，共奏益气行血，祛风除湿散寒，通络止痛之功。

【药理】现代药理学研究发现，方中海风藤具有抗炎止痛作用；鸡血藤具有扩血管、抗血小板聚集作用；青风藤具有镇痛、镇静、降血压、抗炎作用；络石藤有抑菌和止血作用。

91. 补肝益肾舒筋汤

【组成】熟地黄30 g，菟丝子30 g，杜仲30 g，补骨脂30 g，枸杞子20 g，白芍20 g，当归20 g，牛膝15 g，鸡血藤15 g，桑寄生15 g，续断12 g，威灵仙12 g，忍冬藤10 g。

【功效】补益肝肾，活血止痛，消肿利湿，疏通经络。

【主治】膝骨关节炎属肝肾亏虚，瘀血水湿阻痹关节者。

【用法】每日1剂，水煎分服2次。同时，用冰片20 g，藤黄20 g，生南星20 g，土茯苓20 g，红花20 g，川芎20 g，泽兰20 g，桂枝20 g，桑枝20 g，苍术20 g，加水400 mL，微火煎50分钟，取浓汁100 mL，以4～6层纱布浸湿药液，外敷于膝关节周围，外用塑料薄膜包扎以防药液流失和挥发。每日2次（每次1剂），每次外敷30分钟。

【加减】风寒湿痹，肢体酸楚，疼痛重着，午夜痛甚，活动后减轻者，加独活12 g，桂枝10 g，秦艽15 g；湿热阻络，下肢关节有热感，遇热加重，扪之微热者，加桑枝20 g，薏苡仁30 g，黄柏5 g；气滞血瘀，疼痛固定，局部压痛明显，活动不利者，加制香附12 g，川芎10 g，三七（研末冲服）5 g；肾阳虚衰，四肢不温，小便清长者，加肉苁蓉10 g，淫羊藿12 g；肝肾阴虚内热，口苦咽干，小便短赤者，加生地黄15 g，黄精12 g。

【方解】方中熟地黄、菟丝子、杜仲、补骨脂、枸杞子、白芍、当归填精养血，补肝肾，强筋骨；以牛膝、鸡血藤、桑寄生、续断、威灵仙、忍冬藤疏通经络，兼补肝肾；藤黄、生南星、桂枝消肿止痛；土茯苓、桑枝、苍术利湿消肿；红花、川芎、泽兰活血通络。诸药合用，共奏补益肝肾，活血止痛，消肿利湿，疏通经络之功。

【药理】现代药理学研究发现，方中熟地黄、菟丝子、杜仲、补骨脂、枸杞子补肾药可改善退变过程中软骨组成及代谢，改善骨内微循环障碍，抑制滑膜炎症、氧自由基损伤、软骨细胞凋亡，调节异常的细胞因子和激素水平。

92. 补肾壮骨通络汤

【组成】牛膝30 g，熟地黄30 g，黄芪30 g，伸筋草30 g，透骨草30 g，续断20 g，香附15 g，全蝎10 g，蜈蚣2条。

【功效】补肾强骨通络，活血化瘀止痛。

【主治】膝骨关节炎属肾虚血瘀阻痹关节者。

【用法】每日1剂，水煎分服2次。同时，用防风50 g，威灵仙50 g，骨碎补50 g，乳香50 g，没药50 g，羌活50 g，独活50 g，桂枝50 g，五加皮50 g，桃仁50 g，红花50 g，鸡血藤50 g，狗脊50 g（风寒湿痹者，加艾叶30 g，川乌30 g，草乌30 g；风湿热痹者，加芒硝30 g，海桐皮30 g；瘀血闭阻者，加鸡血藤30 g，苏木30 g；肝肾亏虚者，加透骨草30 g，淫羊藿30 g）。将诸药置于大砂锅中，加水1500～2000 mL，煎沸20～30分钟，将患侧膝关节处盖上毛巾，置于盆口上方，以高于药液30 cm左右为度，熏蒸10～15分钟，待药液温度降至40 ℃左右时，将患膝放入药液中浸洗，或用两条毛巾浸药液，边洗边按摩膝关节，并做主动伸屈关节的运动至药液变凉。每日早、晚各熏洗1次。30日为1个疗程。

【加减】风寒湿痹者，加独活20 g，防己15 g，防风12 g，桂枝10 g；风湿热痹者，加薏苡仁30 g，肿节风30 g，木瓜20 g，五加皮15 g；瘀血闭阻者，加丹参30 g，地龙20 g，川芎12 g，血竭10 g；肝肾亏虚者，加桑寄生15 g，骨碎补20 g，巴戟天30 g，鹿衔草30 g。

【方解】方中牛膝、熟地黄、黄芪、桑寄生补肾强骨，扶助正气；伸筋草、透骨草祛邪气，通经络；香附、蜈蚣、全蝎活血化瘀止痛。由于本病病位在膝，故治疗时运用补肝肾，壮筋骨的药物。全方体现了补肾壮骨，活血通络的功效，再根据症状加减，效果显著。外洗方中桂枝、羌活、独活、防风、威灵仙、五加皮祛风散寒除湿；桃仁、红花、鸡血藤、乳香、没药活血通络；骨碎补、狗脊补肾壮骨。外洗方通过蒸汽和热水的特性，借助药力和热力，使药物通过皮肤作用于机体，共奏驱风、寒、湿邪于体外之效，具有疏通腠理，调和气血脉络之功效。其作用机制为：①煎煮药物时产生的大量中药离子，能够渗透皮肤，进入体内，从而发挥药物的功效。②浸浴使皮肤温度升高，导致皮肤微小血管扩张，血流加快，从而改善局部血液循环，有利于水肿的消退，并且减少炎症产物的堆积。③熏蒸能使肌肉松弛、缓解疼痛，熏蒸发汗祛风散寒，除温驱邪；温热刺激疼痛能活跃单核巨噬细胞系统吞噬功能，增强机体抵抗力，故对慢性炎症有良好的疗效。

【药理】现代药理学研究发现，方中牛膝、熟地黄、桑寄生补肾中药一方面可以纠正机体的激素失衡，以及负钙平衡；另一方面因其含有丰富的与骨相关的各种元素，具有既可抑制骨吸收，又可促进骨生成的作用。

93. 补肾通痹活血汤

【组成】熟地黄20 g，生地黄20 g，当归20 g，鸡血藤20 g，杜仲20 g，女贞子15 g，墨旱莲15 g，枸杞子15 g，川芎15 g，赤芍15 g，牛膝12 g，木瓜10 g，甘草5 g。

【功效】滋补肝肾，活血化瘀，通络止痛。

【主治】膝骨关节炎属肝肾亏虚，瘀血阻痹关节者。

【用法】每日1剂，水煎分服2次。同时，用延胡索30 g，海桐皮15 g，络石藤15 g，透骨草15 g，伸筋草15 g，苏木15 g，骨碎补15 g，红花10 g，干姜5 g，吴茱萸5 g。每日1剂，加入清水煮沸后，以蒸汽熏洗患肢膝关节处，待药液降至40 ℃时，再用其外洗患肢膝关节，每日1次。

【方解】方中以熟地黄、生地黄滋补肝肾为君。臣以女贞子、墨旱莲、杜仲、枸杞子增强补肾之功。牛膝、川芎活血化瘀通络，兼以补肾；当归、鸡血藤、赤芍既可活血化瘀，又可补肝血；木瓜舒筋活络；共为佐药。甘草调和诸药，为使药。全方共奏滋补肝肾，活血化瘀之功效。在中药内服治疗的基础上，配合中药熏洗治疗，熏洗方中海桐皮、络石藤、透骨草、伸筋草等祛风湿、止痹痛；苏木、延胡索、骨碎补、红花等活血化瘀，通经活络；干姜、吴茱萸温通经脉。外用熏洗可使药物直达病所，迅速发挥祛风除湿，活血化瘀、通经活络的作用，使实邪得祛，经络得通，通则不痛。

94. 补益肝肾活血汤

【组成】当归15 g，羌活15 g，骨碎补15 g，独活12 g，熟地黄12 g，杜仲12 g，续断12 g，鹿衔草12 g，牛膝12 g，红花10 g，制川乌（先煎）5 g，甘草3 g。

【功效】补肝益肾强骨，活血化瘀，祛风除湿止痛。

【主治】膝骨关节炎属肝肾亏虚，瘀血风湿阻痹关节者。

【用法】每日1剂，水煎分服2次。同时，用制川乌15 g，透骨草15 g，羌活10 g，红花10 g，川芎10 g，赤芍10 g，当归10 g，白芷10 g，天花粉10 g，穿心莲10 g，威灵仙10 g，独活10 g，桃仁5 g，土鳖5 g，炙麻黄5 g，乳香5 g，干姜5 g，细辛3 g，水煎取汁多熨患膝关节。

【加减】兼脾虚湿盛者，加茯苓15 g，桂枝10 g；痰阻骨节肥大者，加法半夏10 g，制南星10 g。

【方解】方中骨碎补性温味苦，入肾补骨，补中有行，行中有补，以补肾强骨，活血续伤止痛，是为君药。独活、熟地黄、杜仲、续断、鹿衔草、牛膝为臣药，助君补肝益肾。佐以当归、羌活、制川乌、红花、甘草活血化瘀，祛风除湿止痛。全方补虚兼以祛实，标本兼顾。药熨方中制川乌、威灵仙、透骨草、白芷具有祛风散寒胜湿之效；透骨

559

草引诸药入骨；羌独活祛风湿，行气活血，通络止痛。中药外熨是药物在温热的作用下直透腠理，疏通气血，改善局部微循环，达到祛风散寒，活血通络，消肿止痛目的。

【药理】现代药理学研究发现，方中熟地黄、骨碎补、杜仲、续断补肾药具有促进关节软骨细胞的增殖修复、阻止关节软骨破坏降解作用，抑制蛋白多糖的合成，从而延缓软骨退变，抑制滑膜炎性改变，同时能提高机体免疫力。当归、红花活血化瘀药不仅能够改善微循环，而且能够有效清除体内过多氧自由基。透骨草、川芎能够消除炎性致痛因子，提高非特异性免疫功能及降低末梢神经兴奋性，从而达到抗炎镇痛的作用。

95. 强筋健膝汤

【组成】熟地黄40 g，白芍30 g，山茱萸20 g，牛膝20 g，麦冬20 g，巴戟天20 g，茯苓20 g，山药20 g，肉苁蓉15 g，补骨脂15 g，徐长卿15 g，桂枝10 g，制附子（先煎）10 g，甘草5 g。

【功效】滋肾阴温肾阳，补气养血柔肝，祛风除湿止痛。

【主治】膝骨关节炎属肾阴阳不足，气血亏虚，风湿阻痹关节者。

【用法】每日1剂，水煎分服2次。同时，用生川乌30 g，生草乌30 g，生南星30 g，乳香30 g，透骨草30 g，红花30 g，牛膝20 g，冰片5 g。将诸药共研细末装布袋，用时以白醋、白酒按1∶2比例喷洒袋上浸湿敷于膝上，并以50 ℃热水袋置于药袋上不断加热。每次约30分钟。20日为1个疗程。

【加减】血瘀明显者，加桃仁12 g，红花10 g；寒盛者，加青风藤15 g，伸筋草12 g；阴虚有热者，去桂枝、制附子，加知母12 g，黄柏10 g；关节肿胀者，加苍术12 g，薏苡仁30 g。

【方解】方中熟地黄、山茱萸滋补肾阴；肉苁蓉、巴戟天温壮肾阳；以制附子、桂枝之辛热，协上药以温养真元，摄纳浮阳；麦冬滋阴敛液，使阴阳相配；牛膝引药下行；茯苓、甘草、山药补气健脾；白芍、当归养血柔肝；青风藤、徐长卿祛风止痛。诸药合

用，滋肾阴，补肾阳，共达强筋健骨之目的。外用药祛风除湿，通经活络，药物直达病所。内外相合，既扶正又祛邪，使肝肾强，筋骨健，经络通畅，气血调和，故收效显著。

96. 补肾活血芪蛭汤

【组成】黄芪30 g，熟地黄25 g，牛膝20 g，鸡血藤15 g，当归12 g，骨碎补12 g，补骨脂12 g，甘草10 g，水蛭5 g。

【功效】补益肝肾，活血逐瘀。

【主治】膝骨关节炎属肝肾亏虚，瘀血阻痹关节者。

【用法】每日1剂，水煎分服2次。30日为1个疗程。

【加减】寒盛者，加制川乌（先煎）10 g，制草乌（先煎）10 g，以散寒止痛；关节肿胀明显者，加泽兰12 g，以除湿退肿；痹久肢体拘挛者，加全蝎5 g，细辛3 g，以通络止痛。

【方解】方中熟地黄、牛膝、骨碎补、补骨脂补益肝肾，强筋壮骨；黄芪、当归补气益血；鸡血藤、水蛭活血破瘀；甘草调和诸药。诸药合用，共奏补益肝肾，活血逐瘀之功。

97. 补肾活血乌蛇汤

【组成】熟地黄20 g，黄芪20 g，鸡血藤15 g，杜仲15 g，桑寄生15 g，威灵仙15 g，山药12 g，菟丝子12 g，制何首乌12 g，牛膝12 g，鹿衔草10 g，秦艽10 g，丹参10 g，伸筋草10 g，乌梢蛇10 g，甘草5 g。

【功效】补益肝肾强骨，益气活血止痛，祛风除湿通络。

【主治】膝骨关节炎属肝肾亏虚，瘀血风湿阻痹关节者。

【用法】每日1剂，水煎分服2次。

【方解】方中以杜仲、熟地黄、山药、菟丝子、制何首乌大补肝肾，以强筋骨；以桑寄生、威灵仙、牛膝、鹿衔草、秦艽加强祛风除湿通络之功；黄芪、鸡血藤、丹参益气活血，通络止痛；伸筋草通利关节；再辅以虫类药乌梢蛇搜风通络，更增强通络止痛；甘草调和诸药。诸药合用，共奏补益肝肾强

骨，益气活血止痛，祛风除湿通络之功。

98. 补肾蠲痹行瘀汤

【组成】熟地黄30 g，补骨脂20 g，桑寄生15 g，续断15 g，白芍12 g，葛根12 g，木瓜12 g，牛膝12 g，延胡索12 g，淫羊藿10 g，制乳香10 g，制没药10 g，独活10 g，皂角刺10 g。

【功效】补肝肾，强筋骨，化寒湿，行瘀滞，止痹痛。

【主治】膝骨关节炎属肝肾亏虚，寒湿瘀血阻痹关节者。

【用法】每日1剂，水煎分服2次。

【方解】方中熟地黄、补骨脂、淫羊藿益肾温阳，填精生髓；桑寄生、续断补肾健骨；白芍、木瓜、葛根柔筋活血，缓急止痛；独活、皂角刺祛风化湿，涤痰通络；制乳香、制没药、牛膝化瘀消肿止痛；延胡索理气助血行。诸药共奏补肝肾，强筋骨，化寒湿，行瘀滞，止痹痛之效。

【药理】现代药理学研究发现，方中熟地黄、补骨脂、桑寄生、续断、淫羊藿、牛膝、制乳香、制没药补肾活血药能改善骨内血流动力学状态，促进兔关节软骨细胞DNA、胶原和蛋白多糖的合成，使软骨细胞增殖和凋亡指数随时间延长，减轻或延缓关节软骨退变的发生和发展，对已有明显退变的关节软骨难以修复，但可减缓其病变进一步加重，对发生过程中的软骨具有一定的保护作用。

99. 除湿通痹止痛汤

【组成】老鹤草30 g，茯苓20 g，桑寄生15 g，牛膝15 g，威灵仙15 g，赤芍15 g，独活12 g，羌活12 g，秦艽12 g，防风10 g。

【功效】补肝益肾，祛风除湿，散寒止痛，活血化瘀。

【主治】膝骨关节炎属肝肾亏虚，风寒湿瘀阻痹关节者。

【用法】每日1剂，水煎分服2次。

【加减】寒甚者，加制川乌（先煎）10 g，细辛3 g；气血两虚者，加人参10 g，当归12 g，白芍12 g；疼痛剧烈者，加红花10 g，地龙10 g，乌梢蛇12 g。

【方解】方中老鹤草祛风除湿，通经活络；独活、羌活祛风除湿，通痹止痛；秦艽、防风祛风除湿，通痹止痛，去除风寒湿邪；桑寄生祛风除湿；牛膝补肝益肾，强筋壮骨，活血调经；威灵仙祛风湿，通经络，止痛；赤芍活血化瘀，散瘀止痛；茯苓健脾益气，利水燥湿。全方合用，共奏祛风除湿，通痹止痛，补肝益肾，活血化瘀的功效，符合膝骨关节炎寒湿痹阻证的病机。

100. 骨痹散寒汤

【组成】荔核30 g，橘核30 g，木瓜30 g，当归20 g，秦艽20 g，豨莶草20 g，松节20 g，牛膝15 g，鹿角霜（包煎）15 g，骨碎补15 g，补骨脂15 g，细辛5 g，甘草5 g，全蝎3 g，蜈蚣2条。

【功效】补肝肾强筋骨，散寒祛湿通络，理气活血止痛。

【主治】膝骨关节炎属肝肾亏虚，气滞血瘀，寒湿阻痹关节者。

【用法】每日1剂，水煎分服2次。

【方解】方中当归补血活血；秦艽、豨莶草祛湿通络利关节；松节取类比象，以"节"入"节"，祛湿通络；四药为君共奏补血活血，祛湿通络止痛之效。全蝎、蜈蚣祛风力强，尤善通络止痛；橘核、荔核理气散结；牛膝补肾强骨，且善引药直达病所；木瓜化湿通络；六药合而为臣理气散结，通络止痛。鹿角霜、骨碎补、补骨脂三药补肝肾强筋骨；细辛入少阴肾经，善搜骨间寒湿以蠲痹止痛；四药合而为佐。甘草调和诸药以为使。全方共奏补肝肾强筋骨，散寒祛湿通络，理气活血止痛之效，所以取得好的临床疗效。

101. 骨痹痛消汤

【组成】当归15 g，川芎15 g，白芍15 g，熟地黄15 g，牛膝12 g，杜仲12 g，威灵仙12 g，独活12 g，桑寄生12 g，茯苓12 g，甘草10 g。

【功效】补益肝肾，温通经络，化瘀除湿，散寒止痛。

【主治】膝骨关节炎属肝肾亏虚，寒湿瘀血阻痹关节者。

《颈肩腰腿痛中医奇效良方全书（珍藏本）》

【用法】每日1剂，水煎分服2次。同时，另用伸筋草15 g，透骨草15 g，威灵仙15 g，当归15 g，独活10 g，防风10 g，乳香10 g，没药10 g，艾叶10 g，牛膝10 g，上药煎水1000 mL，在患膝上盖2条毛巾，趁热熏蒸，待药液温度适宜后，取毛巾蘸药液敷于患膝，每次30分钟，1日2次，每剂熏洗外敷2日。内服、外敷均10日为1个疗程。

【加减】关节肿胀者，加苍术12 g，萆薢15 g；疼痛较剧者，加制乳香10 g，制没药10 g；痛遇寒加重者，加制附子（先煎）10 g，桂枝10 g。

【方解】方中桑寄生、牛膝、熟地黄、杜仲补益肝肾，强壮筋骨，牛膝引诸药下行，直达病所；当归、川芎、白芍活血养血，化瘀止痛；独活、威灵仙祛风湿，止痹痛；苍术、茯苓健脾除湿。诸药相伍，共奏补益肝肾，温通经络，化瘀除湿，散寒止痛之效，使肝肾健，瘀血通，湿邪祛，痹痛止。

中药熏洗可借助热力将舒筋通络，祛风散寒之中药直接作用于患膝局部，渗透肌肤，直达病所，促进气血流通，改善局部血液循环，从而改善骨内微循环，降低骨内压，促进炎症吸收，缓解或消除症状。诸法合用，内外兼治，动静结合，舒筋通络，松解粘连，改善局部循环，促进炎症吸收，恢复关节功能。

102. 十五解痹汤

【组成】鸡血藤30 g，威灵仙20 g，海风藤20 g，杜仲20 g，独活18 g，制附子（先煎）15 g，苍术15 g，防风15 g，川芎15 g，透骨草15 g，续断15 g，牛膝12 g，三七10 g，晚蚕沙（包煎）10 g，甘草5 g。

【功效】补益肝肾壮骨，散寒祛风燥湿，化瘀通络止痹。

【主治】膝骨关节炎属肝肾亏虚，风寒湿瘀阻痹关节者。

【用法】每日1剂，水煎分服2次。

【方解】方中以制附子、防风、苍术散寒祛风燥湿；辅以威灵仙、独活、川芎、三七、海风藤化瘀通络止痹；以鸡血藤、晚蚕沙、透骨草、杜仲、续断、牛膝化湿通络，补肾

壮骨。甘草调和诸药。诸药合用，共奏补益肝肾壮骨，散寒祛风燥湿，化瘀通络止痹之功。

103. 补肝益肾通痹汤

【组成】鸡血藤30 g，白芍20 g，骨碎补20 g，当归15 g，狗脊15 g，牛膝15 g，独活12 g，续断12 g，木瓜12 g，鹿角胶（烊化冲服）10 g，制没药10 g，甘草5 g。

【功效】补肝益肾强骨，活血化瘀止痛，祛风除湿通痹。

【主治】膝骨关节炎属肝肾亏虚，瘀血风湿阻痹关节者。

【用法】每日1剂，水煎分服2次。30日为1个疗程。

【方解】方中狗脊、骨碎补、牛膝、续断补肝益肾，强筋壮骨；鹿角胶补肾阳，生精血，大助元气；鸡血藤、白芍、木瓜养血活血，舒筋活络；独活祛风除湿，温阳通痹，且长于祛下焦风寒湿邪，尤以腰腿关节为主；制没药、当归活血化瘀，消肿止痛；甘草健脾益气，调和诸药。全方合用，共奏补肝益肾强骨，活血化瘀止痛，祛风除湿通痹之功效。

104. 壮筋灵汤

【组成】白芍50 g，熟地黄30 g，杜仲20 g，淫羊藿20 g，骨碎补20 g，巴戟天20 g，制附子（先煎）15 g，桂枝15 g，防己15 g，独活15 g，牛膝15 g，乌梢蛇12 g，三棱10 g，莪术10 g，红花10 g，防风10 g，全蝎10 g，细辛3 g。

【功效】补益肝肾，强壮筋骨，活血化瘀，祛风散寒通络。

【主治】膝骨关节炎属肝肾亏虚，瘀血风寒阻痹关节者。

【用法】每日1剂，水煎分服2次。药渣趁热外敷患膝。

【方解】方中以杜仲、骨碎补、熟地黄、淫羊藿补肾壮骨；白芍养血柔肝；制附子、桂枝、独活、全蝎、乌梢蛇祛风散寒通络；三棱、莪术、红花活血通络。诸药合用，共奏补益肝肾，强壮筋骨，活血化瘀，祛风散

寒通络之效，正切病机，收标本兼治之全功。

105. 圣愈五苓汤

【组成】黄芪45 g，茯苓20 g，白术15 g，白芍15 g，猪苓15 g，当归12 g，熟地黄12 g，人参10 g，川芎10 g，泽泻10 g，桂枝10 g。

【功效】益气补血，活血化瘀，补肝缓急。

【主治】膝骨关节炎合并滑膜炎属气血亏虚，阴血不足，瘀血阻痹关节者。

【用法】每日1剂，水煎分服2次。

【加减】风湿热者，加知母10 g，黄柏12 g；风寒湿者，加制附子（先煎）12 g。

【方解】方中人参、黄芪活血行气，消肿止痛；白芍、熟地黄补肝柔血，缓急止痛；桂枝温经通脉，祛风胜湿，善通阳气，温化水湿；川芎、当归活血化瘀，舒筋止痛。诸药相合，共奏益气补血，活血化瘀，补肝缓急之功。

106. 柴胡龙牡芪芍汤

【组成】生龙骨（先煎）30 g，生牡蛎（先煎）30 g，白芍30 g，黄芪20 g，土茯苓20 g，延胡索20 g，川牛膝20 g，川芎15 g，木瓜15 g，续断15 g，乌梢蛇12 g，炒白术12 g，柴胡10 g，法半夏10 g，桂枝10 g，玫瑰花10 g，甘草10 g。

【功效】健脾疏肝，滋补肝肾，益气养血活血，通阳化痰蠲痹。

【主治】围绝经期女性膝骨关节炎属肝肾、气血亏虚，阳郁痰瘀互结阻痹关节者。

【用法】每日1剂，水煎分服2次。

【方解】方中柴胡、延胡索、玫瑰花调理气机，疏解肝郁，气通则血行湿运，脏腑调畅，阴阳平衡；桂枝、黄芪、炒白术健脾益气，通阳开痹；川芎、白芍养血活血；生龙骨、生牡蛎、川牛膝、续断益肾而强筋骨；法半夏、土茯苓、木瓜化痰湿；乌梢蛇通络蠲痹；甘草调和诸药。全方共奏健脾疏肝，滋补肝肾，调气活血，益气养血，通阳化痰，强筋壮骨之功，故对于肝郁气滞、脾肾亏虚、痰瘀痹阻型膝骨关节炎疗效显著。

107. 补中桂枝汤

【组成】生黄芪30 g，党参30 g，当归20 g，桂枝20 g，柴胡15 g，白术15 g，白芍15 g，独活15 g，怀牛膝15 g，淫羊藿15 g，薏苡仁15 g，生姜15 g，炙升麻10 g，陈皮10 g，海桐皮10 g，海风藤10 g，石菖蒲10 g，大枣10 g，炙甘草10 g。

【功效】补益气血，祛风散寒除湿。

【主治】围绝经期女性膝骨关节炎属气血亏虚，风寒湿邪阻痹经脉关节者。

【用法】每日1剂，水煎分服2次。

【方解】方中以黄芪、当归益气养血为君；党参、白术健脾补中；桂枝、白芍通经散寒，调和营卫为臣；配合炙升麻、柴胡以升清降浊，健运气血；独活祛风胜湿，散寒止痛；怀牛膝、海风藤、海桐皮祛风湿，通经络，止痹痛；淫羊藿补肾壮阳，祛除风湿；薏苡仁除痹健脾；陈皮、石菖蒲理气化湿和中，固护脾胃；生姜、大枣补脾益胃，调和营卫为佐；炙甘草合桂枝辛甘化阳以实卫，合白芍酸甘化阴以和营，补脾益气，调和诸药为佐使药。诸药合用，总以治本为主，标本兼顾，共奏补益气血，祛风散寒除湿之效。

108. 益肾蠲痹强骨汤

【组成】骨碎补25 g，熟地黄20 g，淫羊藿20 g，桑寄生15 g，鸡血藤15 g，扶芳藤15 g，生地黄15 g，破血丹15 g，当归12 g，徐长卿12 g，老鹳草12 g，巴戟天12 g，虎杖12 g，露蜂房10 g，地龙10 g，乌梢蛇10 g，延胡索10 g，寻骨风10 g，土鳖10 g，僵蚕10 g，蜈蚣5 g，全蝎5 g。

【功效】补益肝肾强骨，祛风除湿蠲痹，养血活血通络。

【主治】中老年膝骨关节炎并骨质疏松症属肝肾亏损，血虚血瘀，风湿阻痹关节者。

【用法】每日1剂，水煎分服2次。

【方解】方中骨碎补苦温，入肝、肾经，补肾活血；淫羊藿辛甘温，入肝、肾经，补益肝肾，祛风除湿；破血丹甘温，入肝、肾、肺经，养血补肾，强筋壮骨，祛风除湿；熟地黄甘温，入肝、肾经，滋阴补血，填精益髓；四味药入肝、肾二经，共奏补益肝肾，强筋健骨之功。寻骨风辛苦，能祛风湿、通络止痛，配合徐长卿、老鹳草以增强祛风化湿之功。由于风药多燥，根据"治风先治血"的原则，故加入生地黄、当归、鸡血藤养血之品，以缓其燥性，提高疗效，同时还可活血止痛，配合虎杖散瘀止痛。久病入络，久则成顽痹，延胡索为血中气药，气中血药，行活血行气止痛；土鳖、乌梢蛇、全蝎、蜈蚣、地龙、僵蚕、露蜂房虫类药，有"搜剔钻透驱邪"的特性，集中使用，有协同加强之功，共奏通透关节，祛风通络，散痰化瘀之效。全方标本兼顾，攻补兼施，寒热平调，使肝肾之气旺盛，气血通顺，瘀去痰散，配以桑寄生、巴戟天、扶芳藤既能补益肝肾，又能活血化瘀，通利关节，使补肾蠲痹通络的目的得以达成。

109. 壮骨健膝汤

【组成】桑寄生15 g，生地黄15 g，牛膝15 g，骨碎补12 g，杜仲12 g，独活12 g，秦艽10 g，鹿衔草10 g，肿节风10 g，土鳖10 g。

【功效】补益肝肾，强壮筋骨，祛风除湿，散寒止痛，舒筋通络。

【主治】膝骨关节炎属肝肾亏虚，风寒湿邪阻痹关节者。

【用法】每日1剂，水煎分服2次。20日为1个疗程。

【方解】方中骨碎补味苦，性温，入肝、肾经，补肾壮骨，续伤止痛；杜仲味甘微辛，性温，入肝、肾经，补益肝肾，强壮筋骨；两药共为君药，专门针对肝肾亏虚，筋骨失养证候。臣以桑寄生、独活、土鳖、秦艽，其中桑寄生既能益肝肾，强筋骨以助君药，又具祛风湿之功效，长于治疗肝肾不足之痹痛；独活性下行，善祛下肢筋骨间的风寒湿邪，止痹痛；土鳖性善走窜，破血逐瘀，活络止痛；秦艽始载于《神农本草经》"主寒热邪气、寒湿风痹、肢节痛、下水、利小便"，善于祛风湿，止痹痛、消肿；四药共祛风湿，止痹痛，针对风湿痹阻之肿痛。鹿衔草长于祛风湿、强筋骨，既可协助君药强壮筋骨，又可佐臣药加强祛除风湿的作用；肿节风清热凉血、活血消肿、祛风通络，加强臣药的除痹止痛效果；牛膝能引药到达膝腿，又协助君臣药物增强补益肝肾、祛除风湿之功效。由于方中大部分药物偏于温燥，故加入生地黄一味，既可滋肾阴，又具清热、养血之功效，一方面可制约他药的温燥，同时与君药配合赋予"阴中求阳""阴阳互补"之妙。以上诸药配合，共奏补益肝肾，强壮筋骨以治本，祛风除湿，散寒止痛，舒筋通络以治标之功，标本兼顾，契合病机特点。

第十二章　痛风性关节炎

痛风性关节炎是长期嘌呤代谢障碍，血尿酸增高引起组织损伤的一组异质性疾病，临床以高尿酸血症，急性关节炎反复发作，慢性关节炎和关节畸形，痛风石沉积，肾实质性病变和尿酸石形成为特点。根据血液中尿酸增高的原因，可分为原发性和继发性两大类。原发性痛风性关节炎是由于先天性嘌呤代谢紊乱所致；继发性痛风性关节炎是由于其他疾病，药物等引起尿酸形成增多或排出减少，形成高尿酸血症所致。其主要表现为拇趾、跖趾关节、足背、足跟、踝、指、腕等小关节红肿剧痛，昼轻夜重，反复发作，局部温度升高，皮肤暗红，压痛明显，迁延日久，致受累关节发生僵直和畸形，关节活动受限。

根据本病的临床特征，其属于中医学"痛风石""白虎历节"等范畴。中医认为，本病多是由于嗜酒厚味等饮食失宜，或脾肾不足，劳累过度，复感风寒湿热等邪气，留滞关节，痹阻经气，久之痰瘀沉积于关节周围所致，故其以拇趾、跖趾关节、足背、足跟、踝、指、腕等小关节红肿剧痛反复发作，关节畸形为主要表现。

1. 八味扶正止痛汤

【组成】西洋参15 g，当归15 g，秦艽15 g，羌活15 g，桂枝12 g，地龙10 g，制附子（先煎）5 g，僵蚕5 g。

【功效】温阳补益气血，祛风散寒除湿，舒筋活络止痛。

【主治】痛风性关节炎属阳虚气血不足，风寒湿邪阻痹经脉关节者。

【用法】每日1剂，水煎分服2次。

【加减】偏阳虚脉虚而迟者，加淫羊藿15 g，狗脊12 g；偏气虚脉虚浮者，加党参15 g，黄芪20 g；偏血虚舌淡脉虚者，加熟地黄15 g；瘀血患部有肿块，脉弦紧者，加丹参15 g；痰火患部有结石灼热，脉洪滑者，加牛膝15 g，石膏30 g，海浮石12 g；偏风疼痛部位经常变动者，加麻黄3 g，偏寒患部剧痛脉紧者，加制草乌（先煎）5 g；偏湿热患部肿甚脉缓细者，加茯苓15 g，泽泻12 g，木通10 g。

【方解】方中西洋参、当归大补气血，并兼活血之效；制附子、桂枝补火助阳，祛寒除湿，温经通阳止痛；秦艽、羌活祛风湿，舒筋活络，止痛；地龙、僵蚕祛风，通络止痛。诸药合用，共奏温阳补气血，祛风寒湿，舒筋活络止痛之功效。除此之外，再根据患者的个体差异，对其进行合理的加减治疗，增强疗效。

2. 白虎加桂枝四妙汤

【组成】石膏30 g，薏苡仁30 g，牛膝30 g，木瓜30 g，土茯苓30 g，知母15 g，苍术15 g，黄柏15 g，桂枝10 g，全蝎5 g，蜈蚣1条。

【功效】清热通络，健脾除湿。

【主治】痛风性关节炎属脾虚湿热蕴结阻痹经脉关节者。

【用法】每日1剂，水煎分服2次。15日为1个疗程。

【加减】湿热蕴结，下肢小关节红肿热痛拒按，触之局部灼热，得凉则舒，发热口渴，心烦不安者，加秦艽20 g，木防己15 g，忍冬藤30 g；瘀热阻滞，关节红肿刺痛，局部肿胀变形，屈伸不利，肌肤色紫暗，按之稍硬，病灶周围或有块瘰硬结，肌肤干燥，皮色暗瘀者，加桃仁15 g，红花12 g，赤芍30 g；痰浊阻滞，关节肿胀，甚则关节周围漫肿，局部酸麻疼痛，或见块瘰硬结不红，伴有目眩、面浮足肿、胸脘痞闷者，加胆南星15 g，法半夏12 g；病久屡发，肝肾阴虚，关节痛如被杖，局部关节变形，昼轻夜重，肌肤麻木不仁，步履艰难，筋脉拘急，屈伸不利，头晕耳鸣，颧红口干者，加山药30 g，山茱萸12 g，熟地黄15 g，桑寄生20 g。

【方解】方中石膏凉而能散，有透表解肌之力；知母清热凉血；桂枝疏风通络，解肌通络，助石膏清热透热；苍术辛苦而温，芳香而燥，直达中州，燥湿健脾；薏苡仁独入阳明，祛湿热而利筋骨；黄柏直清下焦之湿热。诸药合用，共奏清热通络、健脾除湿之功效。

3. 白虎加桂枝木瓜汤

【组成】石膏30 g，桂枝30 g，桑枝30 g，土茯苓30 g，知母10 g，木瓜10 g，苍术10 g，防风10 g，炙甘草5 g。

【功效】祛风除湿，清热通络止痛。

【主治】痛风性关节炎属湿热风邪阻痹经脉关节者。

【用法】每日1剂，水煎分服2次。15日为1个疗程。

【加减】热盛者，加忍冬藤30 g，栀子10 g；湿重者，加车前子（包煎）30 g，汉防己10 g；关节痛甚者，加地龙10 g，威灵仙30 g；痰瘀互结者，加山慈菇30 g，炮穿山甲（先煎）10 g；尿内有砂石者，加石韦30 g，冬葵子10 g。

【方解】方中知母、石膏清热泻火除烦，两者同用有协同作用；炙甘草缓急止痛，调和药性；炙甘草、与知母、石膏合用，能缓和后两者之寒；桂枝发散风寒，温通经脉而缓解疼痛；结合加入之药桑枝、威灵仙、山慈菇、炮穿山甲、汉防己、木瓜、土茯苓祛风湿，通经络，利关节，行水气；地龙凉血通络；忍冬藤清热解毒，祛风通络，凉血止痛；石韦、冬葵子利尿通淋。诸药合用，共奏祛风除湿、清热通络止痛之功。

【药理】现代药理学研究发现，方中威灵仙、山慈菇、炮穿山甲、汉防己、桂枝能消除局部炎症反应，缓解关节疼痛；车前子、地龙、山慈菇有一定的排尿酸作用。

4. 百雪土藓妙威汤

【组成】土茯苓30 g，薏苡仁30 g，威灵仙30 g，络石藤25 g，积雪草20 g，百合20 g，藓蕒草20 g，怀牛膝20 g，穿山龙20 g，苍术15 g，黄柏12 g。

【功效】清热利湿，利水消肿。

【主治】痛风性关节炎属湿热内蕴阻痹经脉关节者。

【用法】每日1剂，水煎分服2次。

【方解】方中积雪草是岭南道地药材，具有清热利湿、活血止血、清热解毒、消肿之功效。百合性甘微寒，归肺、心、胃经，《本草纲目拾遗》："消痰火，补虚损。"土茯苓性味甘淡平，归肝、胃经，清热解毒，除湿通利关节，《本草正义》："土茯苓利湿祛热，能入络，搜剔湿热之邪之蕴毒……以渗利下导为务。"此药广泛施以各种痛症，而且作用显著。藓蕒草味甘平、微苦，无毒，归肝、脾经，其功效清热解毒，化湿利水，增加尿酸排泄。络石藤味苦微寒，归心、肝、肾经，祛风通络，凉血消肿，《本草纲目》："络石（藤）气味平和，其功主筋骨关节风热痛肿。"威灵仙味咸、辛而温，归膀胱经，功善祛风湿，通络止痛。《开宝本草》：威灵仙"主诸风，宣通五脏……（治）腰膝冷痛"，《本草汇言》："宣行五脏，通利经络。"《药品化义》："灵仙其猛急，善走而不守，宣通十二经，主治风湿，痰壅滞经络中，致成痛风走注……或肿或麻木。"近代国医大师朱良春先生，治疗痛风十分推崇威灵仙止痛消肿功效。苍术性味辛苦温，归脾、胃、肝经，燥湿健脾，祛风散寒。《本草纲目》：苍术治"湿痰留饮……脾湿下流"，有学者认为对"湿热型痛风治疗可视为上品佳药"。黄柏味苦而寒，归肾、膀胱、大肠经，清热燥湿，解毒疗疮，其味苦，苦能燥湿，寒可清热，其味沉降，长于清下焦湿热。怀牛膝性味苦甘酸平，归肝、肾经，活血通经，强筋骨，《医学衷中参西录》："通利小便，此皆其力善下行之效也。"薏苡仁性味甘淡凉，归脾、胃、肾经，利水消肿，渗湿除痹。穿山龙性味苦微寒，归肝、肾经，祛风湿，活血通络。诸药合用，共奏清热利湿，利水消肿之功。

【药理】现代药理学研究发现，方中积雪草有明显的降低血尿酸的作用，也常用于急慢性肾炎、糖尿病肾病；百合含有秋水仙碱成分，用于治疗痛风，不但药效客观，而且尚未发现导致消化道的不良反应。

5. 萆薢黄柏饮

【组成】萆薢30 g，黄柏15 g，泽泻15 g，白术15 g，黄芪15 g，牛膝15 g，肿节风15 g，枳实15 g，秦艽15 g，蜈蚣1条。

【功效】健脾利湿，清热消肿，通络止痛。

【主治】痛风性关节炎属脾虚湿热蕴结阻痹经脉关节者。

【用法】每日1剂，水煎分服2次。15日为1个疗程。

【加减】痛盛者，加制乳香5 g，制没药5 g，延胡索20 g；肿盛者，加鸡矢藤15 g，薏苡仁15 g；热盛者，加生大黄5 g。

【方解】方中萆薢淡渗利湿健脾；黄柏清热燥湿，泻火解毒；泽泻、白术、薏苡仁健脾除湿；黄芪益气健脾，助萆薢利湿涤痰，脾运健旺，水湿自除；蜈蚣通络止痛；枳实行气除湿；秦艽祛风除湿，舒筋活络；牛膝引药下行，肿节风消肿止痛。全方共达健脾利湿，清热消肿，通络止痛之功。

【药理】现代药理学研究发现，方中萆薢、泽泻、薏苡仁有促进尿酸排泄的作用；秦艽能抑制尿酸生成。

6. 萆薢渗湿汤

【组成】萆薢30 g，薏苡仁15 g，滑石（包煎）15 g，黄柏15 g，牡丹皮10 g，茯苓10 g，泽泻10 g，通草5 g。

【功效】清热利湿，凉血泄浊。

【主治】痛风性关节炎属湿热蕴结阻痹经脉关节者。

【用法】每日1剂，水煎分服2次。15日为1个疗程。

【加减】湿热蕴结者，加石膏20 g，知母15 g，忍冬藤30 g；瘀热阻滞者，加生地黄10 g，赤芍12 g，延胡索15 g；痰浊阻滞者，加土茯苓20 g，白术12 g，山药15 g。

【方解】方中重用萆薢为君，泄浊解毒，通利关节；臣以黄柏清热利湿，牡丹皮凉血解毒；配合薏苡仁、茯苓、泽泻、滑石、通草健脾利水渗湿为佐使。全方在清热利湿，凉血泄浊的同时，又兼顾了脾失健运的病机，从而获得较好临床疗效。

7. 痹宁汤

【组成】黄柏20 g，苍术15 g，胆南星15 g，桂枝15 g，防己15 g，白芷15 g，川芎15 g，神曲15 g，威灵仙15 g，桃仁10 g，红花10 g，羌活10 g。

【功效】清热利湿，祛痰化瘀，通络止痛，佐以疏风。

【主治】痛风性关节炎属湿热内蕴，痰瘀互结阻痹经脉关节者。

【用法】每日1剂，水煎分服2次。

【方解】方中苍术、黄柏取二妙散之义，黄柏苦寒，寒以清热，苦以燥湿，且偏入下焦；苍术苦温，善能燥湿，《药品化义》："苍术味辛升散，性温而燥，燥可祛湿，专入脾胃，主治风寒湿痹。"二药相伍，共奏清热燥湿之效，使热祛湿除。防己善走下行，长于除湿通窍利道，能泄下焦血分湿热及疗风水，助苍术、黄柏祛除湿热之邪；胆南星专走经络，燥湿化痰，去经络骨节之痰，祛风止痛；川芎辛温升散，行气活血，为血中之气药；桃仁、红花活血祛瘀；三药共用以助化瘀生新。威灵仙善逐诸风，行气血，通行十二经络，祛百节之风湿；桂枝温通经络，能横行手臂，引胆南星、苍术诸药至痛处；白芷、羌活祛风散寒，胜湿止痛，利诸节治肢节痛，一身尽痛非此不能消；神曲下气调中，助药食运化。诸药合用，使腠理之湿热透表而去，又能将血分之湿热清利而消，兼去痰瘀之邪。

8. 补肾活血壮筋汤

【组成】熟地黄15 g，山茱萸15 g，补骨脂12 g，当归12 g，杜仲12 g，枸杞子12 g，制没药 10 g，红花 10 g，独活 10 g，肉苁蓉 10 g。

【功效】补肾壮筋，活血祛瘀，通络止痛。

【主治】痛风性关节炎属肾虚瘀血阻痹经脉关节者。

【用法】每日 1 剂，水煎分服 2 次。

【加减】血瘀者，加川芎 10 g，炒赤芍 12 g，三七（研末冲服）5 g；寒湿者，加制川乌（先煎）5 g，制附子（先煎）10 g；湿热者，加苍术 15 g，黄柏 12 g；肝肾亏虚者，加怀牛膝 15 g，狗脊 12 g。

【方解】方中熟地黄、杜仲、补骨脂、枸杞子、山茱萸、肉苁蓉均为补肾良药，既补肾阴又补肾阳，是为扶正；当归、红花、制没药相伍，祛瘀通络，活血止痛，是为治标；独活引药下行，兼止痹痛。血瘀者加川芎、炒赤芍、三七，增强活血止痛之功效；寒湿者加制川乌、制附子，祛风除湿，散寒止痛；湿热者加苍术、黄柏，清热燥湿；肝肾亏虚者加怀牛膝、狗脊，温补肝肾。全方以补肾壮筋为本，活血通络止痛，辅以加减活血、行气、除湿、散寒、清热，达到标本兼治之目的，取得良效。

9. 补肾调肝活血汤

【组成】土茯苓 30 g，萆薢 30 g，薏苡仁 30 g，威灵仙 15 g，炒杜仲 15 g，怀牛膝 15 g，酸枣仁 15 g，赤芍 15 g，川芎 15 g，炒苍术 15 g，防风 10 g，炙甘草 10 g。

【功效】调理脏腑气血，活血化瘀，利湿化浊，通经活络。

【主治】痛风性关节炎属脏腑气血不和，湿浊内蕴，瘀血阻痹经脉关节者。

【用法】每日 1 剂，水煎分服 2 次。15 日为 1 个疗程。

【方解】方中防风祛风解表，胜湿止痛止痉；土茯苓解毒除湿，通利关节；威灵仙祛风湿，通经络；萆薢利湿祛浊，祛风除湿；炒杜仲补肝肾；怀牛膝逐瘀通经，补肝肾，强筋骨；酸枣仁宁心安神养肝；赤芍清热凉血，散瘀止痛；川芎行气开郁，祛风燥湿，活血止痛；炒苍术燥湿健脾，祛风湿；薏苡

仁祛湿除痹，清热排脓；炙甘草调和诸药。诸药合用，从而达到调理脏腑气血阴阳，活血化瘀，利湿化浊，通经活络，宣痹止痛的目的。

10. 除痹定痛汤

【组成】牛膝 20 g，地龙 20 g，延胡索 20 g，薏苡仁 20 g，土茯苓 20 g，白花蛇舌草 15 g，茯苓 15 g，黄柏 10 g，砂仁 10 g，防己 10 g。

【功效】利湿化浊，清热解毒，通络止痛。

【主治】急性痛风性关节炎属湿热浊毒阻痹关节者。

【用法】每日 1 剂，水煎分服 2 次。

【方解】方中薏苡仁清热利湿泄浊，舒筋脉，缓和痉挛；土茯苓清热解毒消肿，通利关节；二者共为君药。茯苓渗泄水湿，使湿无所聚，痰无由生；砂仁行气化湿醒脾；黄柏清热燥湿；三者为臣，共助薏苡仁利湿化浊。白花蛇舌草为臣，助土茯苓共达清热解毒之效。防己善下行除湿，通窍利道；牛膝活血通络，引血下行；地龙通络止痛；延胡索活血通络止痛。诸药合用，共奏化浊解毒，通络止痛之效。

【药理】现代药理学研究发现，方中薏苡仁中所含脂肪油具有抗炎、解热、镇痛，降低毛细血管通透性，改善局部酸性环境而有利于炎症的消除和痛风石的溶解。土茯苓中所含落新妇苷有明显的利尿、镇痛作用。白花蛇舌草能刺激网状内皮细胞增生，使吞噬活跃，能提高某些酶的活性，清除氧自由基，抗氧化，从而减轻血管内皮的损伤，有利于损伤的血管内皮的修复和改善脂质嘌呤等物质的代谢，促进抗体产生，提高机体免疫力，而呈现镇痛、镇静、催眠效果。延胡索对中枢神经系统有止痛，镇静和催眠作用，其主要成分中以延胡乙素镇痛作用最强。防己通过阻断中枢性钙通道而起到中枢性镇痛作用，同时也具有外周性镇痛作用。

11. 运脾除湿益肾汤

【组成】薏苡仁 30 g，党参 20 g，猪苓

20 g，茯苓20 g，生地黄20 g，枸杞子20 g，山药20 g，杜仲20 g，牛膝20 g，苍术15 g，车前子（包煎）15 g，白术15 g，肉桂5 g。

【功效】运脾除湿，益肾化气。

【主治】痛风性关节炎属脾肾亏虚，湿浊阻痹关节者。

【用法】每日1剂，水煎分服2次。30日为1个疗程。服药期间应禁酒戒烟，饮食宜清淡，忌食豆制品，动物内脏，海鲜等高嘌呤食物。

【加减】急性发作期，湿浊化热，关节红肿热甚者，酌加忍冬藤30 g，土茯苓30 g，生石膏30 g，水牛角（先煎）30 g，白花蛇舌草20 g，黄柏12 g，萆薢12 g，茵陈12 g，地龙10 g，晚蚕沙（包煎）10 g；湿浊寒化，关节剧痛，红肿不甚者，酌加制川乌（先煎）10 g，制草乌（先煎）10 g，麻黄5 g，细辛5 g；无论寒热，凡痛剧者，酌加桃仁12 g，牡丹皮12 g，泽兰10 g，土鳖10 g，三七（研末冲服）5 g；发作间歇期，关节症状消失，以血尿酸增高为特点，伴关节畸形，痛风结节形成者，酌加威灵仙15 g，炮穿山甲（先煎）10 g，松节10 g，僵蚕10 g，蜣螂5 g；伴高血压、高脂血症者，酌加生山楂30 g，麦芽20 g，泽泻12 g；伴尿路结石者，酌加金钱草30 g，鸡内金15 g，石韦12 g；伴高血压、冠心病者，酌加丹参20 g，钩藤15 g，郁金12 g。

【方解】方中党参、茯苓健脾扶正；苍术、白术、薏苡仁健脾化湿；猪苓、车前子利小便；淡渗除湿；生地黄、枸杞子、山药补肾益精；杜仲益肾强腰，养筋活络；肉桂温阳化气，专治阳不化气所致之水湿停留；牛膝引药下行，直达病所。本病若一味泻浊排毒，则病邪至肾而不得出，必壅滞于肾，久则并发肾病及肾功能不全、尿毒症等。采用运脾除湿，益肾化气，抓住了治疗的关键，因而显效迅速，复发率低。

12. 健脾益肾泄浊汤

【组成】黄芪30 g，白术20 g，土茯苓20 g，川牛膝15 g，薏苡仁15 g，苍术12 g，丹参12 g，穿山龙12 g，虎杖12 g，威灵仙12 g，山茱萸10 g，泽泻10 g，赤芍10 g，黄连5 g。

【功效】健脾利湿化浊，益肾活血化瘀。

【主治】痛风性关节炎属脾肾亏虚，湿浊瘀血阻痹关节者。

【用法】每日1剂，水煎分服2次。

【加减】脾虚湿盛，腹胀纳差，大便稀溏者，加党参15 g，陈皮12 g，砂仁10 g；肝郁气滞，嗳气吞酸，胁肋胀痛者，加柴胡12 g，郁金12 g，香附10 g；腰膝酸软，尿频尿急，小便清长者，加狗脊15 g，杜仲12 g，淫羊藿12 g；肢体沉重，舌质紫黯，伴有瘀点或瘀斑者，加当归12 g，白芍12 g，川芎10 g；关节红肿热毒甚者，酌加生地黄12 g，茵陈15 g，蒲公英15 g，络石藤15 g，水牛角（先煎）30 g；关节痛甚者，加忍冬藤30 g，延胡索15 g，全蝎5 g，蜈蚣1条；痛甚且畏寒者，酌加细辛5 g，桂枝10 g，制川乌（先煎）10 g，制草乌（先煎）10 g；关节肿胀明显者，加僵蚕10 g，胆南星12 g，山慈菇15 g；关节僵硬及肿大畸形者，加胆南星12 g，蜣螂5 g。

【方解】方中黄芪、白术健脾补气，助气化水行，使浊邪难生；川牛膝能走能补，强腰健肾，助水湿下行；三药共为君药，统领全方，以奏健脾益肾泄浊之功。苍术性温，薏苡仁性凉，二者一阴一阳，均擅入脾经，燥脾湿，健脾气，固护中焦，调和阴阳为臣。佐以山茱萸补肾益精，培补真阴；泽泻、土茯苓利湿化浊，以降其浊。黄连苦寒清降，长于清中焦湿热郁结，泄化机体湿热浊邪，防黄芪之温燥之性，兼以佐使之用。威灵仙性善走窜，通行十二经络，与穿山龙、虎杖相配以增强祛风除湿通络之力，使湿邪无处停留，难以为害，三者共为佐使之药。使以丹参、赤芍活血化瘀，通瘀化浊，通利脉道，祛瘀生新。

【药理】现代药理学研究发现，方中泽泻、土茯苓二者均可抑制黄嘌呤氧化酶（XO）的活性，减少尿酸生成。威灵仙中的乙酸乙酯提取物具有较强的抑制XO活性及抗氧化作用，虎杖通过增强肾脏对尿酸的排泄，从而降低尿酸。

13. 痛风清消汤

【组成】薏苡仁 30 g，苍术 15 g，白术 15 g，黄柏 15 g，白豆蔻 15 g，金钱草 15 g，土茯苓 15 g，车前草 15 g，萆薢 15 g，徐长卿 15 g，山慈菇 15 g，青风藤 15 g，蒲公英 12 g，川牛膝 12 g，重楼 10 g。

【功效】健脾益气，清热化湿。

【主治】痛风性关节炎属脾气亏虚，湿热阻痹关节者。

【用法】每日 1 剂，水煎分服 2 次。

【方解】方中白术味苦甘，性微温，苍术辛苦而温，二者均入脾胃二经，共为君药，既可补气健脾，又能燥湿利水。薏苡仁性凉，味甘淡，有健脾渗湿，除痹止泻，清热排毒之功效；黄柏药性苦寒，善清下焦湿热，具有清热燥湿，泻火解毒之功；川牛膝补肝肾，强筋骨，活血化瘀，利尿通淋，引药下行；白豆蔻味辛性温，化湿行气，温中散寒；四药共为臣药，辅助二术健脾化湿，使湿邪自下焦而去。金钱草利水通淋，清热解毒，散瘀消肿；车前草有清热解毒，利尿的功效；土茯苓味甘淡性平，能祛风胜湿；萆薢味苦性平，主泌清别浊，渗利湿热，祛风除湿；徐长卿祛风止痛，活血解毒；重楼、蒲公英清热解毒，消肿止痛，利尿通淋；山慈菇、青风藤清热解毒利湿。全方诸药合用，共奏清热化湿，健脾益气之功，能明显降低血尿酸水平，消除关节红肿热痛。

14. 风痛饮

【组成】土茯苓 30 g，萆薢 20 g，秦艽 20 g，威灵仙 20 g，薏苡仁 20 g，豨莶草 15 g，川牛膝 15 g，苍术 10 g，黄柏 10 g，白术 10 g，制附子 5 g，甘草 5 g。

【功效】清热解毒，健脾化湿，祛风消浊。

【主治】痛风性关节炎属湿热内蕴，风湿浊邪阻痹关节者。

【用法】每日 1 剂，水煎分服 2 次。10 日为 1 个疗程。

【加减】热重者，加蒲公英 20 g，紫花地丁 15 g，白花蛇舌草 12 g；瘀癥甚者，加赤芍 15 g，益母草 12 g，红花 10 g；病程长伴气血不足者，加黄芪 15 g，当归 12 g；肝肾亏虚者，加杜仲 12 g，续断 15 g。

【方解】方中重用土茯苓清热解毒除湿，利关节，量大力猛，直取病所。配以豨莶草、萆薢分清祛浊，除风湿通经络；秦艽舒筋络，退肿热，蠲痹止痛，且有祛风而不燥的特点。威灵仙祛风胜湿，通经达络，《本草正义》："威灵仙以走窜消克为能事，积湿停痰血凝气滞，诸实宜之。"苍术、黄柏燥湿降火，川牛膝祛瘀通络，消散瘀滞。薏苡仁、白术、甘草健脾化湿，益气和胃，以防苦寒败胃。反佐少量制附子，用以温通，走而不守，通达四肢百骸。诸药相合，相得益彰，佐使恰当，共奏清热解毒，健脾化湿，祛风消浊之功效。

【药理】现代药理学研究发现，方中秦艽含秦艽苷，能使肾上腺皮质激素分泌增加，促使炎症消退。甘草有类激素的作用。

15. 扶脾泄浊汤

【组成】茯苓 20 g，车前子（包煎）20 g，毛冬青 20 g，党参 15 g，白术 15 g，虎杖 15 g，萆薢 15 g，青风藤 15 g，老鹳草 15 g，黄柏 10 g，鹿衔草 10 g，地龙 10 g。

【功效】健脾祛湿泄浊，清热解毒，活血通络止痛。

【主治】痛风性关节炎属脾虚湿浊内盛，热毒瘀血阻痹关节者。

【用法】每日 1 剂，水煎分服 2 次。15 日为 1 个疗程。

【方解】方中党参、白术、茯苓健脾除湿；萆薢、虎杖、车前子利尿泄浊；黄柏清热解毒燥湿；青风藤、鹿衔草、老鹳草祛湿通络止痛；地龙搜风活络；毛冬青活血利水消肿。诸药合用，共奏健脾祛湿泄浊，清热解毒，活血通络止痛之功。

【药理】现代药理学研究发现，方中泽泻、白术、车前子、茯苓能增加尿酸的排泄；毛冬青、地龙能抑制尿酸合成；青风藤、鹿衔草、老鹳草具有溶解尿酸结晶的作用，且镇痛作用显著。

16. 虎杖萆薢汤

【组成】虎杖 15 g，萆薢 15 g，车前子

（包煎）10 g，制大黄10 g，川牛膝10 g，苍术10 g，黄柏10 g，牡丹皮10 g，赤芍10 g，冬葵子10 g，泽泻10 g，栀子10 g，威灵仙10 g。

【功效】蠲痹利湿，清热凉血，活血化瘀。

【主治】痛风性关节炎属湿热内蕴，瘀血阻痹关节者。

【用法】每日1剂，水煎分服2次。

【方解】方中虎杖微苦微寒，长于清热解毒，祛风利湿，散瘀定痛；萆薢苦平，分清泌浊，利湿祛浊，祛风除痹；车前子清热利水祛痰；威灵仙通经络止痹痛；栀子增加肠蠕动，排毒通便，泄胃中邪热；大黄通达下焦，荡涤积垢；黄柏、苍术坚阴利尿；牡丹皮、赤芍清热凉血，活血通络；泽泻、冬葵子淡渗利湿，宣化湿浊。诸药合用，共奏蠲痹利湿，清热凉血，活血化瘀之效。

【药理】现代药理学研究发现，方中虎杖提取物可通过抑制急性痛风性关节炎大鼠前列腺素E2（PGE2）的合成和释放，通过促进血液循环中PGE2的灭活而使PGE2含量下降，以防治急性痛风性关节炎。萆薢与牛膝配伍可抑制炎症细胞趋化和激活、抑制炎症因子与细胞因子的合成与释放，以防治急性痛风性关节炎。威灵仙有溶解尿酸石、增加尿酸排泄、抗痛风作用。大黄所含的大黄素对黄嘌呤氧化酶有较强的竞争性抑制作用，以抑制尿酸的形成。黄柏、苍术能降低血尿酸，减轻高尿酸的肾损害。牡丹皮、赤芍减轻关节红肿疼痛。泽泻、冬葵子促进尿酸从小便中排出。

17. 清热利湿凉血汤

【组成】土茯苓30 g，薏苡仁20 g，茵陈20 g，牛膝15 g，地榆15 g，益母草15 g，丹参15 g，黄柏10 g，苍术10 g，生地黄10 g。

【功效】清热利湿，凉血活血。

【主治】急性痛风性关节炎属湿热内蕴，血热血瘀阻痹关节者。

【用法】每日1剂，水煎分服2次。

【加减】心火亢盛，关节夜间疼痛剧烈，难以入睡，舌尖红，苔黄腻，脉滑数者，加

远志10 g，合欢皮15 g，活血安神，合用共同发挥清泻心火，宁心安神作用。阳明腑实，大便不通者，加虎杖15 g，大黄5 g，泻热利湿通便。阳明热盛，口渴多汗，舌红苔黄脉洪大者，加知母12 g，玄参15 g，清热凉血，滋阴润燥，防止苦寒伤阴。关节疼痛明显者，加延胡索15 g，两面针12 g，活血行气止痛。

【方解】方中土茯苓味苦淡性平，解毒除湿，通利关节。《本草正义》中记载："土茯苓，利湿去热，能入络，搜剔湿热之蕴毒。"《本草纲目》谓土茯苓："健脾胃，强筋骨，去风湿，利关节。"薏苡仁味甘淡性凉，清热健脾，利水渗湿。《神农本草经》述薏苡仁："主筋脉拘挛，不可屈伸，风湿痹，下气。"方中重用土茯苓和薏苡仁相伍，合成清热利湿，通利关节之效，共为君药。黄柏寒寒清热燥湿，苍术辛苦健脾燥湿，两药配合加强君药清热祛湿之功。茵陈清利湿热，牛膝利水通淋，两药合用共引湿邪从小便而出。上四味共为臣药，加强君药清热利湿之功。此外，薏苡仁、苍术、牛膝合用有健脾补肾的功效。生地黄味甘苦性寒，清热凉血，地榆、丹参、益母草苦寒，凉血活血解毒。此四味共为佐药，共收凉血活血之功。

【药理】现代药理学研究发现，方中土茯苓中的黄酮类成分有明显的抗炎、镇痛作用，能抑制黄嘌呤氧化酶活性，减少尿酸生成；薏苡仁既能抑制尿酸生成，又可以促进尿酸排泄。

18. 活络止痛利湿汤

【组成】薏苡仁30 g，川牛膝30 g，忍冬藤30 g，黄柏25 g，苍术25 g，木瓜20 g，秦皮20 g，骨碎补15 g，杜仲15 g，桑寄生15 g，萆薢15 g，泽泻15 g，牛膝10 g，当归10 g，法半夏10 g，独活10 g，制川乌（先煎）5 g。

【功效】补益肝肾，清热利湿，通络止痛。

【主治】痛风性关节炎属肝肾亏虚，湿热内蕴阻痹关节者。

【用法】每日1剂，水煎分服2次。

【方解】方中骨碎补、杜仲、桑寄生合用，补肝肾、强筋骨、通络止痛，既可补虚，

又可祛邪，既能针对肝肾亏虚之本，又可治疗因风寒湿痹、痰瘀阻络所致的肢体关节疼痛、屈伸不利、肿胀等症；苍术主入脾胃，内燥脾湿，又散外湿，二药相伍，为治疗湿热痹症之要药；薏苡仁清热利湿，健脾舒筋，主治下肢湿热引起的足膝关节红肿热痛、萎软麻木之症；萆薢祛风利湿，分清泌浊，治风湿顽痹，秦皮清热燥湿除痹；泽泻利湿泻浊，有降血脂作用；当归养血活血。全方补益肝肾，清热化湿通络，消炎镇痛，降低血尿酸、血脂作用，从而达到治疗目的。

19. 急痛汤

【组成】百合30 g，土茯苓30 g，薏苡仁30 g，萆薢30 g，虎杖20 g，晚蚕沙（包煎）12 g，牛膝12 g，露蜂房10 g，桃仁10 g，红花10 g，山慈菇10 g。

【功效】清热解毒消肿，活血除湿止痛。

【主治】急性痛风性关节炎属热毒内盛，湿浊瘀血阻痹关节者。

【用法】每日1剂，水煎分服2次。7日为1个疗程。

【加减】红肿发热明显者，加柴胡12 g，半枝莲15 g，生石膏30 g；疼痛剧烈者，加细辛3 g，全蝎5 g，地龙10 g；便秘明显者，加生大黄（后下）10 g。

【方解】方中牛膝祛瘀消肿止痛；晚蚕沙祛风湿止痛；土茯苓清热解毒消肿；虎杖清热通络，祛瘀止痛；露蜂房性易走窜，通经入骨，除痹止痛；桃仁配红花活血通络，消肿止痛；薏苡仁、萆薢均能祛湿除痹；百合、山慈菇清热解毒，消肿散结。诸药合用，共奏清热解毒消肿，活血除湿止痛之效。药证合拍，直达病所，能有效缓解痛风的急性发作，疗效确切。

【药理】现代药理学研究发现，方中牛膝具有抗炎镇痛消肿作用，能提高机体免疫功能，扩张血管，改善循环；晚蚕沙有抗炎作用；桃仁、红花两药均能增加局部血流量，改善微循环及抗炎镇痛；百合、山慈菇均含少量秋水仙碱，能抑制病情发作。

20. 加减疏经活血汤

【组成】土茯苓30 g，威灵仙15 g，汉防己15 g，赤芍15 g，盐炒黄柏12 g，苍术12 g，泽泻12 g，陈皮12 g，胆南星12 g，白芥子12 g，川牛膝12 g，当归12 g，川芎12 g，山慈菇12 g，龙胆10 g，甘草5 g。

【功效】清热解毒消肿，除湿化痰散结，活血化瘀止痛。

【主治】急性痛风性关节炎属热毒内盛，痰湿瘀血阻痹关节者。

【用法】每日1剂，水煎分服2次。

【加减】疼痛剧烈者，加延胡索15 g，制乳香10 g，制没药10 g；红肿明显者，加黄芩12 g，忍冬藤30 g，浙贝母10 g；脾虚者，加党参15 g，白术12 g；血虚者，加熟地黄12 g，鸡血藤20 g；肝肾阴虚者，加生地黄15 g，枸杞子12 g；合并高血脂者，加山楂30 g，决明子15 g；合并高血压者，加钩藤15 g，菊花10 g，石决明（先煎）30 g；合并糖尿病者，加玄参15 g，知母12 g，石膏20 g；有尿路结石者，加金钱草30 g，石韦15 g，冬葵子12 g；有骨质破坏者，加补骨脂15 g，骨碎补20 g；有肾功能减退者，加黄芪15 g，杜仲15 g，续断12 g，桑寄生12 g。

【方解】方中黄柏、龙胆、山慈菇清热解毒，除湿消肿止痛；苍术、土茯苓、泽泻健脾燥湿，利尿泄浊促进尿酸排解；陈皮、胆南星清热化痰消肿散结；白芥子善除皮里筋膜间顽痰而通络止痛；牛膝引血下行，引诸药达病所；当归、赤芍、川芎活血化瘀，通络止痛；威灵仙、汉防己祛风除湿，通行经脉而镇痛；甘草调和诸药。诸药合用，共奏清热解毒消肿，除湿化痰散结，活血化瘀止痛之功。

21. 加味四妙化浊汤

【组成】土茯苓30 g，萆薢30 g，薏苡仁30 g，苍术25 g，黄柏20 g，牛膝20 g，独活20 g，防己20 g，威灵仙20 g，晚蚕沙（包煎）10 g，甘草5 g。

【功效】清热解毒，祛湿化浊，祛风通络。

【主治】痛风性关节炎属湿浊热毒内蕴，风邪内扰，关节阻痹者。

【用法】每日1剂，水煎分服2次。15日

为 1 个疗程。

【加减】热甚者，加连翘 20 g，金银花 30 g；阴伤者，加生地黄 25 g，玄参 20 g；肿痛者，加制乳香 15 g，制没药 15 g，全蝎 10 g，蜈蚣 2 条；关节周围有红斑者，加生地黄 30 g，牡丹皮 15 g，赤芍 25 g；下肢肿痛甚者，加木瓜 25 g，续断 20 g；上肢肿痛甚者，加羌活 20 g，姜黄 15 g；表证重者，加桂枝 12 g，白芍 15 g。

【方解】方中土茯苓解毒除湿利关节，萆薢祛风湿，利关节，分清浊，二药伍用祛风除湿，分清别浊、通络之力更佳；黄柏、牛膝、独活、防己、威灵仙配伍具有祛风湿，通经络，止痹痛之功；薏苡仁淡渗利湿；苍术健脾燥湿。全方共奏清热解毒，祛湿化浊，祛风通络之功，共同促使血中浊毒排泄。

22. 加味五藤饮

【组成】鸡血藤 30 g，海风藤 30 g，络石藤 30 g，青风藤 30 g，忍冬藤 30 g，赤芍 20 g，丹参 20 g，川牛膝 15 g，薏苡仁 15 g，当归 15 g，车前子（包煎）12 g。

【功效】清热利湿通脉，活血化瘀止痛。

【主治】痛风性关节炎属湿热内蕴，瘀血阻痹关节者。

【用法】每日 1 剂，水煎分服 2 次。

【加减】痛甚者，加徐长卿 15 g，延胡索 12 g；热盛者，加黄柏 12 g，知母 15 g；湿热盛者，加苍术 12 g；病程长，关节变形僵硬者，加威灵仙 15 g，僵蚕 10 g；燥热伤阴者，加玄参 15 g。

【方解】方中以鸡血藤、海风藤、络石藤、青风藤、忍冬藤为主，清热利湿，活血通脉；配薏苡仁、苍术、车前子以健脾利湿；知母以清热通痹；丹参、赤芍、当归、延胡索以活血化瘀止痛；牛膝活血引药下行。诸药合用，共奏清热利湿通脉，活血化瘀止痛之功，使经脉疏通，气血流畅，湿热得除而获良效。

23. 加味宣痹汤

【组成】石膏 60 g，滑石（包煎）30 g，薏苡仁 20 g，防己 15 g，赤小豆 15 g，杏仁

15 g，地龙 12 g，栀子 12 g，连翘 10 g，法半夏 10 g，晚蚕沙（包煎）10 g，蜈蚣 2 条。

【功效】清泄郁热，除湿化浊，通络止痛。

【主治】痛风性关节炎属热邪内盛，湿浊阻痹关节者。

【用法】每日 1 剂，水煎分服 2 次。服药期间戒酒，忌食辛辣食物及动物内脏。

【方解】方中重用石膏清泄郁热；佐连翘、栀子以助其功；防己、滑石、薏苡仁、晚蚕沙、法半夏、赤小豆除湿化浊；杏仁宣肺利气；蜈蚣、地龙通络止痛。诸药合用，共奏清泄郁热，除湿化浊，通络止痛之功，湿去热清，经络畅通，诸症皆除。

24. 健脾化湿解毒汤

【组成】薏苡仁 30 g，土茯苓 30 g，黄芪 15 g，虎杖 15 g，萆薢 15 g，生白术 12 g。

【功效】健脾化湿，清热解毒。

【主治】痛风性关节炎属脾虚湿毒内蕴阻痹关节者。

【用法】每日 1 剂，水煎分服 2 次。

【方解】方中黄芪益气健脾为君药，是健脾益气，固表利尿之要药。白术、薏苡仁健脾益气，利水祛湿为臣药，加强了君药的健脾之功。白术乃扶植脾胃，散湿除痹之要药。薏苡仁甘淡利湿，利水而不伤正，健脾而不滋腻，尤擅渗湿而舒筋脉，排脓消痈，临床常用于治疗湿滞痹痛，筋脉拘挛，水肿脚气等。佐以土茯苓、萆薢、虎杖除湿泄浊，解毒利关节。土茯苓甘淡性平，主入脾、胃两经，有助升清降浊，解毒利湿，舒经通络之功，使邪去正安，为治疗湿痹之要药，同时通经络，止痹痛。萆薢味苦甘性平，主入肾、膀胱两经，长于祛风湿，能流通脉络而利筋骨，又可降泄浊毒，通利关节。虎杖味苦微寒，主入肝、胆、肺经，具有清热解毒之功，又擅活血祛瘀，通络止痛。

25. 健脾祛瘀化痰汤

【组成】黄芪 30 g，白术 20 g，丹参 20 g，山楂 15 g，土茯苓 15 g，车前子（包煎）15 g，滑石（包煎）15 g，萆薢 15 g，桃仁 15 g，红花 15 g，地龙 15 g，陈皮 12 g，法半

夏12 g，川芎10 g，大黄5 g。

【功效】健脾补肾化痰，活血化瘀通络。

【主治】痛风性关节炎属脾肾亏虚，瘀血痰浊阻痹关节者。

【用法】每日1剂，水煎分服2次。10日为1个疗程。

【方解】方中黄芪、白术益气健脾补肾；陈皮、青皮理气健脾；土茯苓、车前子、滑石、萆薢、大黄、法半夏、山楂利水湿，泄浊毒；丹参、桃仁、红花、地龙、川芎化瘀通络，推陈出新。诸药并用，健脾补肾化痰，活血化瘀通络，使机体血尿酸的生成和排泄得到平衡，从而使关节局部病变痊愈。

【药理】现代药理学研究发现，方中陈皮、青皮能促使尿液碱化，改善体内 pH 值；土茯苓、车前子、滑石、萆薢、大黄、法半夏、山楂能加速尿酸排泄；车前子、滑石能增加尿量，促进尿素、氯化物、尿酸的排泄。

26. 健脾益肾泄浊化瘀汤

【组成】生地黄20 g，山药20 g，山茱萸20 g，丹参20 g，薏苡仁20 g，益母草20 g，茯苓15 g，土茯苓15 g，泽泻15 g，牡丹皮15 g，鸡血藤15 g，苍术15 g，泽兰15 g，白术15 g，党参15 g，牛膝15 g，桑寄生15 g，淫羊藿15 g，茵陈15 g，青皮5 g，甘草5 g。

【功效】健脾益肾，泄浊化瘀，釜底抽薪。

【主治】急性痛风性关节炎属脾肾亏虚，湿浊瘀血阻痹关节者。

【用法】每日1剂，水煎分服2次。

【方解】方中生地黄、山茱萸、山药三药为君，其中生地黄、山茱萸滋少阴，补肾水；山药性平，补肺脾肾，补而不骤，三药共奏强肾脾健之功。脾肾功能正常，则精微物质得以固摄，水液运行有度。泽泻、泽兰、薏苡仁、茵陈、茯苓、土茯苓健脾利湿，通利关节，诸药合用为臣，化湿而不燥，宣透而不峻，祛邪不伤正。牡丹皮、丹参、鸡血藤、益母草四药共伍为佐，活血化瘀、疏通经络，改善肾脏的血供及局部营养，从而改善肾脏微循环及肾小球滤过功能，促进尿酸排泄。桑寄生、淫羊藿养肾气固精，党参、苍术健

脾益气燥湿，均可提高机体免疫，四药共用为使。全方合用补肾健脾，通络止痛，清湿浊，舒筋络，标本兼治，阴阳并调，使肾强脾健，湿浊得以泄化，瘀血得以清除，从而达到澄源塞流之目的。

【药理】现代药理学研究发现，方中薏苡仁、土茯苓具有促进尿酸排泄作用；土茯苓、泽泻具有碱化尿液作用；丹参、党参、黄芪具有改善循环作用；牡丹皮、山茱萸、薏苡仁具有镇痛、消炎、解热作用；党参、黄芪、茯苓、桑寄生、淫羊藿具有提高机体免疫功能作用。

27. 健脾清热利浊汤

【组成】土茯苓40 g，黄芪30 g，薏苡仁30 g，徐长卿30 g，太子参20 g，黄柏15 g，萆薢15 g，泽泻12 g，泽兰12 g，秦艽12 g，虎杖12 g，白芍10 g，羌活10 g，独活10 g，陈皮10 g，升麻10 g，柴胡10 g，防己10 g，黄连10 g，炙甘草5 g。

【功效】健脾益胃，清热利湿。

【主治】痛风性关节炎属脾胃亏虚，湿热浊毒阻痹关节者。

【用法】每日1剂，水煎分服2次。10日为1个疗程。

【方解】方中太子参、黄芪、炙甘草补脾益胃；佐以羌活、独活、升麻、柴胡以助阳升；秦艽、防己、泽泻以渗湿邪；白芍之酸收用以和营；防其辛散之峻厉而敛之；更益黄连、黄柏、土茯苓、徐长卿、萆薢、泽兰、虎杖清热利湿，促进浊毒泄化，解除瘀结之机转，推陈致新。诸药相伍，共奏健脾益胃，清热利湿之功效。

【药理】现代药理学研究发现，方中秦艽、薏苡仁、徐长卿、防己对酸性关节炎、蛋清性关节炎有不同程度的消炎、镇痛、镇静作用，能减轻关节的肿胀；土茯苓、萆薢、泽泻合用，不仅能增加水分的排泄，对尿毒、尿酸、氯化钠的排泄也同时增加。

28. 降浊活血益肾汤

【组成】土茯苓20 g，金钱草20 g，薏苡仁20 g，车前子（包煎）15 g，山药15 g，牛

膝15 g，当归15 g，赤芍12 g，萆薢12 g，泽泻12 g，苍术12 g，木瓜12 g，防己10 g，牡丹皮10 g，桂枝10 g，山茱萸10 g。

【功效】健脾益肾，祛湿泄浊，清热解毒，活血化瘀。

【主治】痛风性关节炎属脾肾亏虚，湿浊热毒瘀血阻痹关节者。

【用法】每日1剂，水煎分服2次。

【加减】关节疼痛较剧者，加延胡索10 g，山慈菇10 g，蜈蚣5 g，以止痛；热甚者，加生石膏15 g，知母12 g，栀子10 g，以清热解毒；瘀肿较重者，加桃仁12 g，川芎10 g，红花5 g，以活血化瘀；脾肾阳虚者，加淫羊藿12 g，肉苁蓉10 g，肉桂5 g，以温补脾肾；痛风结节者，加白芥子5 g，浙贝母12 g，法半夏10 g，以消肿散结。

【方解】方中以车前子、金钱草、薏苡仁、泽泻、萆薢、防己祛湿泄浊，清热解毒；苍术、土茯苓、木瓜除湿健脾，祛风通络；牛膝、赤芍、当归、牡丹皮、桂枝活血化瘀，通络止痛；山药、山茱萸健脾益肾，补虚固本。诸药合用，共奏健脾益肾，祛湿泄浊，清热解毒，活血化瘀之功。本方标本同治，寒温并用，缓急相济，补泻兼施，切中病机，随证加减而疗效明显。

【药理】现代药理学研究发现，方中车前子、金钱草、萆薢、泽泻、防己有较强的利尿排石作用，能增加尿量，促进尿中代谢废物尿酸的排泄；牛膝、赤芍、当归、牡丹皮、桂枝、木瓜、山茱萸、防己、薏苡仁具有良好的镇痛、消炎、解热的作用。

29. 解毒祛湿凉血汤

【组成】土茯苓30 g，薏苡仁30 g，白花蛇舌草30 g，泽兰20 g，山慈菇15 g，黄柏10 g，蒲公英10 g，赤芍10 g，牡丹皮10 g，白术10 g，甘草5 g。

【功效】清热解毒祛湿，凉血活血消肿。

【主治】痛风性关节炎属湿热浊毒，血热血瘀阻痹关节者。

【用法】每日1剂，水煎分服2次。

【方解】方中土茯苓除湿解毒，通利关节；山慈菇清热解毒，化痰散结；黄柏、蒲

公英、白花蛇舌草解毒消肿；泽兰、赤芍、牡丹皮凉血活血，消肿止痛；薏苡仁、白术健脾祛湿，攻邪不伤正；甘草调和诸药。诸药合用，共奏清热解毒，凉血活血，消肿止痛之效。

【药理】现代药理学研究发现，方中土茯苓水提取物能明显地抑制二甲苯所致的耳壳及蛋清所致的小鼠足趾炎症反应，降低过分活跃的巨噬细胞活性，抑制小鼠佐剂性关节炎（AA），并有降尿酸作用。山慈菇鳞茎中含秋水仙碱，对治疗急性痛风性关节炎有特效；黄柏中的小檗碱有解热、抗炎、抗血小板凝集及提高免疫功能的作用；土茯苓、黄柏、薏苡仁均能增强血流量，促进血尿酸的排出。

30. 四妙宣痹汤

【组成】薏苡仁20 g，忍冬藤30 g，土茯苓15 g，萆薢15 g，苍术12 g，威灵仙12 g，牛膝12 g，当归12 g，黄柏10 g，玄参10 g，栀子10 g，晚蚕沙（包煎）10 g，地龙10 g，甘草5 g。

【功效】清热泻火解毒，除湿驱痰化瘀，调气血通经络。

【主治】痛风性关节炎属热毒痰湿瘀血阻痹经脉关节者。

【用法】每日1剂，水煎分服2次。

【方解】方中以黄柏、栀子、玄参为君。黄柏能清热燥湿，泻火解毒。《本草正》谓黄柏"性寒润降，去火最速"，《药品化义》谓"黄柏，味苦入骨，是以降火能自顶至踵，沦肤彻髓，无不周到"。栀子清热，泻火，凉血。朱震亨谓栀子"泻三焦火，清胃脘热，治热厥心痛，解热郁，行结气"。玄参清热凉血，滋阴降火，解毒散结。《玉楸药解》谓"玄参，清金补水，凡疮疡热痛，胸膈燥渴，溲便红涩，膀胱癃闭之证俱善"。三药组合用以清邪热，泻火毒，热毒去则热痛可解。

以苍术、土茯苓、萆薢、薏苡仁为臣。苍术燥湿健脾，祛风散寒。《珍珠囊》谓苍术"能健胃安脾，诸湿肿非此不能除"。《本草纲目》谓苍术："治湿痰留饮，或挟瘀血成窠囊。"《本草正义》谓"苍术，气味雄厚，较白术愈猛，能彻上彻下，燥湿而宣化痰饮，……

而脾家郁湿，或为膜胀，或为肿满，或为泻泄疟痢，或下流而足重胕肿，或积滞而二便不利，及湿热郁蒸，发为疮疡流注，或寒湿互结，发为阴疽酸痛，但有舌浊不渴见证，茅术（苍术）一味，最为必需之品"。土茯苓清热除湿，泄浊解毒，通利关节。主梅毒、淋浊、泄泻、筋骨挛痛、脚气、痈肿。《本草正义》谓"土茯苓，利湿去热，能入络，搜剔湿热之蕴毒。……深入百络，关节疼痛，甚至腐烂"。萆薢祛风湿，利湿浊，消肿毒。主风湿痹痛，腰膝酸痛，用于治疗湿热痹痛，尤其对腰背冷痛、下肢活动不利、麻木有缓解功效。薏苡仁利湿健脾，舒筋除痹，清热排脓。主水肿，脚气，风湿痹痛，筋脉拘挛。《药品化义》谓"薏米，味甘气和，清中浊品，能健脾阴，大益肠胃。主治脾虚泻，致成水肿，风湿盘缓，致成手足无力，不能屈伸"。四药或燥湿，或利湿，或渗湿，以除蕴结筋骨关节之湿，使热无所附翼，热化湿除而痹痛止。

以当归、地龙、威灵仙、晚蚕沙、忍冬藤为佐。举凡肿痛之所成，其经脉必有阻滞，气血必有瘀塞，方有拥堵不散，郁聚而致肿痛，非活气血、通经络而莫消其肿痛。当归补血活血，调经止痛，润燥滑肠。《本草正》谓"当归，其味甘而重，故专能补血，其气轻而辛，故又能行血，补中有动，行中有补，诚血中之气药，亦血中之圣药也。……佐之以攻则通，故能祛痛通便，利筋骨，治拘挛、瘫痪、燥、涩等证"。地龙清热定惊，通络，平喘，利尿。用于高热神昏，惊痫抽搐，关节痹痛，肢体麻木，半身不遂。威灵仙祛风除湿，通络止痛，主治风湿痹痛，肢体麻木，筋脉拘挛，屈伸不利，脚气肿痛等。《药品化义》谓威灵仙"性猛烈，善走而不守，宣通十二经络，主治风、湿、痰壅滞经络中，致成痛风走注，骨节疼痛，或肿，或麻木"。晚蚕沙祛风除湿，和胃化浊，活血通经，主治风湿痹痛，肢体不遂等。《本草再新》谓"治风湿遏伏于脾家，筋骨疼痛，皮肤发肿，腰腿疼痛"。《本草求原》谓"原蚕沙，为风湿之专药，凡风湿瘫缓固宜，即血虚不能养经者，亦宜加入滋补药中"。忍冬藤清热解

毒，通络。《医学真传》谓"夫银花之藤，乃宣通经脉之药也。通经脉而调气血，何病不宜，岂必痈毒而后用之哉"。诸药合用于本病，调气血，通经络，除痰瘀，宣通闭阻，是发挥清热利湿止痹痛的重要辅佐。

以牛膝、甘草为使。牛膝引药下行，使全方功力直达病所，《本经逢原》载"丹溪谓牛膝能引诸药下行"，《本草正义》谓"牛膝屈而能达，无微不至，逐邪者，固倚为君，养正者，亦赖以辅佐，所以痿弱痹著，骨痛痉挛诸证，皆不可一日无此也"。甘草既调和药性，也调和药味。诸药相伍，共奏清热泻火解毒，除湿驱痰化瘀，调气血通经络之功效。

---

31. 定痛扶正汤

【组成】黄芪30 g，土茯苓20 g，薏苡仁20 g，萆薢15 g，黄柏15 g，苍术15 g，泽泻15 g，当归15 g，川牛膝15 g，地龙15 g，丹参12 g，甘草5 g。

【功效】清热除湿，消肿解毒，益气活血化瘀。

【主治】痛风性关节炎属湿热浊毒内盛，气虚血瘀阻痹关节者。

【用法】每日1剂，水煎分服2次。

【加减】湿重者，加晚蚕沙（包煎）10 g，车前子（包煎）15 g；热重者，加忍冬藤30 g，蒲公英20 g；痛甚者，加制乳香10 g，制没药10 g；痛风石者，加制南星10 g，白芥子10 g；脾虚者，加山药30 g，白术12 g，党参15 g；肾虚者，加熟地黄20 g，杜仲12 g，补骨脂15 g。

【方解】方中土茯苓，味甘淡性平，清热除湿，化痰消肿解毒，与萆薢同用以利湿解毒消肿。再配以苍术、黄柏，取二妙散之义，共奏清热燥湿之效，使热祛湿除。泽泻渗利祛湿，寒可清热，张元素谓："泽泻入肾经，去旧水，养新水"。当归养血活血止痛，丹参活血化瘀，凉血消痈；地龙咸寒，散瘀通络、泄浊止痛。黄芪甘温，补气升阳益血。牛膝利水湿、补肝肾、强筋骨，补泄固本。薏苡仁味甘淡、性微寒，利水渗湿、益脾胃、除痹痛；苍术健脾以除内生之湿浊。甘草调和

诸药。诸药配伍,共奏清热除湿,消肿解毒,益气活血化瘀之功效。

【药理】现代药理学研究发现,方中黄芪能够增加肾血的流量,能够显著调节人体免疫功能,还能够对嘌呤代谢失调起到很好的调节作用,减少血尿酸的合成。

32. 健脾除湿清热汤

【组成】薏苡仁30 g,鸡血藤30 g,茯苓20 g,生石膏20 g,泽泻18 g,丹参18 g,木香18 g,知母15 g,乌梢蛇15 g,香附12 g,炒白术12 g,苍术12 g,炮穿山甲(先煎)10 g,牡丹皮10 g,延胡索10 g,黄柏10 g,桂枝5 g,甘草3 g,蜈蚣2条。

【功效】健脾除湿,泄浊化瘀,清热通络止痛。

【主治】痛风性关节炎属脾虚湿浊热毒内盛,瘀血阻痹关节者。

【用法】每日1剂,水煎分服2次。

【方解】方中白术、茯苓、薏苡仁、苍术健脾祛湿治本;治热痹非石膏不能清其热,治疗湿浊痹非桂枝不能通阳而祛湿,方中生石膏清热泻火,桂枝温经通脉;知母苦寒滋润泻三焦之火,石膏、知母配伍清热之功相互协同;牡丹皮、黄柏相伍凉血燥湿清热,使热邪无可容之地;丹参、鸡血藤、炮穿山甲通血脉化瘀滞,祛瘀生新,通经活络;茯苓、牡丹皮、泽泻三味取六味地黄丸三泻之意;泻肾中湿浊之邪,加速尿酸排泄;蜈蚣、乌梢蛇泄浊化瘀通络;香附、延胡索、木香理气止痛,取其治湿理气使气行则湿行,湿行则热无所存之意。全方共奏健脾除湿,泄浊化瘀,清热通络止痛之功。诸药合用,使脾运化功能正常,则湿浊无化生之源,肾司二便功能正常,大量湿浊之邪得以快速排泄而病告痊愈,且通过调理脾肾使脾运肾泄功能正常,则愈后病不再复发。

33. 历节汤

【组成】牛膝30 g,晚蚕沙(包煎)30 g,金钱草30 g,土茯苓30 g,薏苡仁20 g,萆薢15 g,苍术12 g,当归12 g,黄柏10 g,防己10 g,炒露蜂房10 g,炙土鳖10 g。

【功效】利湿泄浊,清热解毒,活血通络。

【主治】急性痛风性关节炎属湿浊热毒内盛,瘀血阻痹关节者。

【用法】每日1剂,水煎分服2次。

【方解】方中苍术辛苦性温,苦香燥烈,为祛风胜湿健脾之要药;黄柏苦寒沉降,有清热燥湿,解毒医疮之功;牛膝其性善下行,能活血舒筋,利尿通淋,使湿热之浊邪去之有路;薏苡仁健脾利湿,前有"上清肺热,下理脾湿"之说;四药共奏清热利湿化浊之效为君。萆薢、晚蚕沙、金钱草、土茯苓、防己,诸药合用为臣,共奏清热利湿,泄浊解毒之效,驱湿邪由小便而出,开湿浊排泄通道。苍术、薏苡仁、萆薢合土茯苓健脾利湿;炙土鳖主理血证,具有散血瘀,消坚结,消肿止痛等功效;炒露蜂房祛风止痛,当归补血活血,助炙土鳖、蜂房活血止痛而不伤正;三药共用为佐。全方予利湿泄浊,清热解毒,活血通络于一炉,标本兼治,切合病机。全方利湿泻浊不伤正,瘀去浊降除宿根,助脾运化水湿浊邪。

34. 利湿活血通络汤

【组成】独活15 g,牛膝15 g,秦艽15 g,薏苡仁15 g,猪苓15 g,茯苓15 g,海桐皮15 g,桃仁12 g,红花12 g,当归12 g,川芎12 g,赤芍12 g。

【功效】祛湿清热,活血通络。

【主治】痛风性关节炎属湿热内蕴,瘀血阻痹关节者。

【用法】每日1剂,水煎分服2次。治疗期间嘱忌酒、禁食海鲜、动物内脏、豆制品等富含嘌呤的食物,注意保暖。

【加减】寒邪偏盛者,加细辛3 g,制川乌(先煎)5 g,以祛风散寒;关节红肿痛甚者,酌加牡丹皮12 g,栀子10 g,黄柏10 g,忍冬藤30 g,以清热解毒利湿通络;病情反复,关节屈伸不利者,加炮穿山甲(先煎)10 g,土鳖10 g,地龙10 g,以活血搜风通络。

【方解】方中独活、牛膝、薏苡仁、秦艽、海桐皮除湿止痛;猪苓、茯苓渗湿利水,能有效消除关节组织间的水肿，改善关节活动；当归、赤芍、川芎、桃仁、红花活血止痛；黄柏、牡丹皮、栀子清湿热凉血解毒；加入活血搜风通络的炮穿山甲、土鳖、地龙以使全方达到祛湿清热，活血通络的功效。

35. 利湿化浊通络汤

【组成】薏苡仁30 g，木瓜30 g，土茯苓20 g，车前草20 g，赤芍20 g，萆薢15 g，苍术15 g，秦艽15 g，忍冬藤15 g，地龙15 g，丹参15 g，泽兰15 g，威灵仙15 g，山慈菇10 g，露蜂房10 g，桂枝10 g。

【功效】清热利湿化浊，活血化瘀止痛。

【主治】痛风性关节炎属湿热浊毒内蕴，瘀血阻痹关节者。

【用法】每日1剂，水煎分服2次。

【方解】方中以土茯苓、薏苡仁、车前草、萆薢、苍术清热利湿化浊毒；桂枝、木瓜、秦艽和忍冬藤舒筋通络，以止痹痛；赤芍、地龙、丹参、泽兰活血化瘀以消肿痛；山慈菇、威灵仙和露蜂房解毒消肿止痛。全方紧扣病机，共奏清热利湿化浊，活血化瘀止痛之功。

36. 利浊定痛饮

【组成】薏苡仁30 g，土茯苓30 g，虎杖15 g，萆薢15 g，苍术12 g，黄柏12 g，牛膝12 g，赤芍12 g，车前子（包煎）12 g。

【功效】清热利湿，凉血解毒，活血止痛。

【主治】痛风性关节炎属湿热浊毒内盛，血热血瘀阻痹关节者。

【用法】每日1剂，水煎分服2次。

【方解】方中以黄柏清热燥湿为君；苍术燥湿健脾为臣；牛膝补肝肾，强筋骨，活血通经，兼可引药下行，薏苡仁渗湿泄浊，导湿热于小便出，为佐药；苍术和薏苡仁配伍，强化健脾利湿之功，断湿热之源，清热利湿活血，是治疗下肢痿弱，足膝红肿，筋骨疼痛，关节屈伸不利之热痹的良方。土茯苓始载于《名医别录》，具有除湿、解毒、利关节的功效。萆薢，《本草纲目》中记载："萆薢能治阳明之湿而固下焦，故能去浊分清"，其

具有利湿祛浊之效。车前子泌别清浊，清热利湿，赤芍能清热凉血，散瘀止痛。虎杖清热解毒，与黄柏配伍，能增强清热祛湿的功效。诸药合用，共奏清热利湿，凉血解毒，活血止痛之效。

37. 健脾祛湿解毒汤

【组成】生薏苡仁30 g，炒薏苡仁30 g，金雀根30 g，益母草30 g，萆薢15 g，土茯苓15 g，虎杖15 g，晚蚕沙（包煎）15 g，鸡血藤15 g，车前草15 g，炒防己15 g，炒苍术12 g，炒白术12 g，藿香12 g，炒防风12 g，青风藤12 g，黄柏10 g，炒杏仁10 g，泽泻10 g。

【功效】健脾除湿祛风，清热解毒，活血通络。

【主治】痛风性关节炎属脾虚湿盛，风邪热毒内蕴，瘀血阻痹关节者。

【用法】每日1剂，水煎分服2次。

【加减】脾虚者，加五爪龙12 g，黄芪15 g，太子参15 g；肾气不足者，加续断15 g，桑寄生15 g，杜仲12 g；小便不畅者，加金钱草20 g，通草5 g，六一散（包煎）15 g；胃脘胀满，纳食欠馨者，加藿香梗10 g，紫苏梗10 g，厚朴12 g；湿浊热毒甚者，加炒枳实12 g，大黄10 g；痰瘀阻络，患处皮色较黯者，加山慈菇12 g，炮穿山甲（先煎）10 g，地龙10 g。

【方解】方中以炒苍术、炒白术、生薏苡仁、炒薏苡仁、藿香醒脾健脾，治本杜病之源；金雀根、萆薢、虎杖、土茯苓、晚蚕沙清热解毒，消肿止痛；防风、防己祛风湿，通经络，除湿利关节，因风能胜湿；益母草、车前草、泽泻渗利小便，使湿有出路，湿去则热孤；鸡血藤、青风藤祛风活血通络。全方共奏健脾除湿祛风，清热解毒，活血通络之功。

38. 祛痛汤

【组成】石膏45 g，秦艽30 g，知母20 g，忍冬藤20 g，当归15 g，赤芍15 g，白芍15 g，甘草15 g，防己12 g，苍术12 g，牛膝12 g，泽兰10 g。

【功效】清热祛湿，活血化瘀，通络止痛。

【主治】急性痛风性关节炎属湿热内盛，瘀血阻痹关节者。

【用法】每日 1 剂，水煎分服 2 次。治疗期间禁酒，忌食动物的内脏、瘦肉、豆类等富含嘌呤的食物。禁食辛辣油腻之品，并大量饮水。

同时，外用栀黄散（栀子 30 g，大黄 30 g，黄柏 30 g，白芷 30 g，细辛 30 g，乳香 15 g，没药 15 g，冰片 3 g）。除冰片外，其他药物共研细末拌匀，依据患病部位大小取上药适量，另加冰片粉 3 g，以米醋调成糊状，局部外敷，再用纱布绷带包扎，每日换药 1 次。

【加减】红热甚者，加大黄 15 g；痛剧者，加制川乌（先煎）10 g，制草乌（先煎）10 g，全蝎 5 g，三七（研末冲服）5 g；皮色暗红者，加紫草 12 g；痰瘀互结者，加乌梢蛇 10 g，地龙 10 g，蜈蚣 2 条。

【方解】方中以石膏、知母为主清热泻火；苍术、忍冬藤祛风除湿通络；防己利水消肿；秦艽清热利湿，助防己退肿，又兼顾化热之象；赤芍、当归凉血活血，祛瘀止痛；白芍、甘草缓急止痛，甘草又能调和诸药；牛膝引药下行。外用栀黄散中大黄、栀子、黄柏清热泻火消肿止痛；白芷、细辛温经散寒止痛；乳香、没药活血化瘀止痛；冰片芳香走窜，通窍利滞。内服方以清热祛湿为主，外敷药清热除湿、活血散瘀止痛，使药力直达病所。内外合治，共奏清热祛湿，活血化瘀，通络止痛之功。

39. 七仙骨痛汤

【组成】萆薢 30 g，茯苓 30 g，车前子（包煎）30 g，桑寄生 30 g，木瓜 15 g，生薏苡仁 15 g，炒薏苡仁 15 g，威灵仙 12 g，生蒲黄（包煎）12 g，防风 10 g，杜仲 10 g，淫羊藿 10 g，补骨脂 10 g，牛膝 10 g，山慈菇 10 g，细辛 3 g。

【功效】温阳补肾，祛风除湿化痰，活血通络。

【主治】痛风性关节炎属肾阳不足，风湿痰瘀阻痹关节者。

【用法】每日 1 剂，水煎分服 2 次。

【加减】关节红肿热痛者，加连翘 10 g，秦皮 12 g，苦参 12 g，豨莶草 15 g；瘀重结节者，加川芎 12 g，桃仁 12 g，红花 10 g。

【方解】方中萆薢、车前子、木瓜、威灵仙、山慈菇除湿化痰通络；牛膝、生蒲黄活血通络；桑寄生、杜仲、淫羊藿、补骨脂温阳补肾；茯苓、薏苡仁健脾利湿；防风祛风除湿；细辛祛风散寒，温化湿浊。诸药合用，共奏温阳补肾，祛风除湿化痰，活血通络之功效。

40. 宣痹活血汤

【组成】黄芪 30 g，鸡血藤 30 g，茯苓 15 g，延胡索 15 g，当归 12 g，黄柏 12 g，苍术 12 g，制没药 10 g，秦艽 10 g，神曲 10 g，红花 10 g，土鳖 10 g，地龙 10 g。

【功效】补益气血，祛风除湿，活血止痛。。

【主治】痛风性关节炎属气血亏虚，风湿瘀血阻痹关节者。

【用法】每日 1 剂，水煎分服 2 次。

【加减】急性期者，酌加苦参 12 g，车前子（包煎）12 g，牡丹皮 12 g，蒲公英 15 g，紫花地丁 15 g，葛根 20 g。湿邪偏盛者，加防己 12 g，萆薢 12 g，木瓜 15 g，车前子（包煎）15 g；腰膝酸软无力者，加续断 12 g，桑寄生 15 g；皮下结节或伴痛风石者，加炮穿山甲（先煎）12 g，三棱 10 g，莪术 10 g；关节久痛不已，甚至强直畸形者，加乌梢蛇 10 g，炮穿山甲（先煎）12 g；伴痛风性肾结石者，加石韦 15 g，海金沙 20 g，金钱草 30 g；痛风性肾病兼尿素氮增高者，加大黄 10 g，水肿明显者，加猪苓 10 g，泽泻 15 g；血压高者，加草决明 15 g，石决明（先煎）20 g，车前子 12 g；尿蛋白者，加金樱子 15 g，桑螵蛸 12 g；久病体虚，面色不华，神疲乏力者，加党参 15 g。

【方解】方中重用黄芪补中益气，以资气血生化之源，且黄芪有实腠理、泻阴火、解肌热之功效。当归养血活血，且为血中气药，具有血滞能通、血虚能补、血枯能润、血乱能抚之功效，其性辛温，能行气分，使气调而血和，血和则痛止。苍术、黄柏燥湿健脾，祛风除湿，泻火解毒。秦艽祛风湿，清虚热，与具有活血散瘀、行气止痛之功的延胡索合用可增其镇痛作用。制没药、红花活血止痛，消肿生肌。由于藤类药善走经络，因此选用鸡血藤通络舒筋，活血补血，专通络中之血。神曲消食化积，健脾和胃。诸药伍用，使气血得补，湿热得清，瘀血得除，则痹痛自止。急性期加苦参、车前子以清热解毒，祛风燥湿，利湿通淋，促进湿浊的排泄；加蒲公英、紫花地丁、牡丹皮以清热解毒，凉血消肿，化瘀消斑；加葛根解毒生津。

【药理】现代药理学研究发现，方中黄芪有增强机体免疫功能，减轻肾脏炎症，利尿和抑制尿蛋白作用。秦艽不仅抗炎消肿，还有镇静、镇痛、解热作用。制没药具有降血脂作用。茯苓能提高机体的免疫功能。土鳖具有调脂和抗缺氧作用，地龙具有利尿作用。葛根具有扩张冠脉改善血液循环、降压、降低血清胆固醇等作用。

41. 羌活汤

【组成】黄芩15 g，赤芍15 g，羌活12 g，当归12 g，茯苓12 g，苍术12 g，法半夏10 g，香附10 g，木香10 g，陈皮10 g，甘草5 g。

【功效】祛风清热，除湿化痰，行气止痛。

【主治】痛风性关节炎属风热痰湿阻痹关节者。

【用法】每日1剂，水煎分服2次。15日为1个疗程。

【加减】风甚者，加防风12 g；湿重者，苍术用量加至15 g；热痰者，黄芩用量加至20 g，加瓜蒌15 g，枳实12 g，竹沥10 g；偏寒者，加制川乌（先煎）10 g；上肢痛风者，加白芷10 g，威灵仙15 g；下肢痛风者，加黄柏12 g，牛膝15 g；痛甚者，加制乳香10 g；发热者，加柴胡12 g。

【方解】方中羌活走太阳经，上升发散作用强烈，故有"气雄而散"之说；苍术内化湿浊之郁，外散风湿之邪；黄芩清热燥湿；当归、赤芍活血行气；茯苓利水渗湿；法半夏燥湿化痰；香附、木香、陈皮行气止痛。

风甚加防风散风祛风；湿甚加苍术加强化湿之功；热痰加瓜蒌、枳实、竹沥清热燥湿；寒重以乌头温通经脉；上肢痛风加白芷温散结气；下肢痛风加黄柏、牛膝引血下行；痛甚加乳香舒经通脉止痛；发热者予柴胡解郁解热。诸药合用，共奏祛风清热，除湿化痰，行气止痛之功效。

【药理】现代药理学研究发现，方中黄芩具有抗炎，抗变态反应，解热利尿作用；赤芍具有解痉镇痛，抗菌解热作用，当归、茯苓、香附具有抗菌利尿镇痛作用。

42. 羌活茵陈汤

【组成】羌活15 g，茵陈15 g，葛根15 g，苍术12 g，白术12 g，苦参12 g，防风10 g，知母10 g，泽泻10 g，黄芩10 g，猪苓10 g，当归10 g，人参5 g，升麻5 g，甘草5 g。

【功效】清热祛湿，疏风宣痹，益气养血。

【主治】痛风性关节炎属气血不足，风邪湿热阻痹关节者。

【用法】每日1剂，水煎分服2次。30日为1个疗程。

【方解】方中羌活祛风胜湿，善除筋骨风湿，通利关节；茵陈清热利湿，舒达阳气；二味相配共为君药，有外散内清之妙。猪苓、泽泻利水渗湿；黄芩、苦参清热燥湿；以上4味共为臣药，清热祛湿。白术、苍术益气健脾燥湿；葛根、防风、升麻升阳，疏风散湿；人参、当归补气养血，扶正祛邪，使邪去而气血不伤；知母清热润，燥防止伤阴；甘草益气健脾，兼调和诸药，以上共为佐使。全方共奏祛湿清热，疏风止痛的功效，使湿去热清风散，则诸症自愈。

43. 清凉定痛汤

【组成】黄柏15 g，牛膝15 g，苍术15 g，薏苡仁15 g，连翘15 g，金银花15 g，丹参15 g，萆薢12 g。

【功效】清热解毒，泄浊利湿，凉血止痛。

【主治】痛风性关节炎属血热湿浊毒邪内盛，阻痹关节者。

【用法】每日1剂，水煎分服2次。

【方解】方中黄柏、牛膝、苍术、薏苡仁清热利湿；萆薢通淋泄浊；连翘清热解毒，直折三焦火势；丹参凉血解毒清心；金银花清热解毒透表外达，"搜剔湿热之蕴毒"。诸药合用，以达到清热解毒，泄浊利湿，凉血止痛之功效。

【药理】现代药理学研究发现，方中黄柏可显著抑制黄嘌呤氧化酶活性，降低痛风小鼠尿酸水平；牛膝中的牛膝总皂苷、萆薢中的萆薢总皂苷具有较强的抗炎效应。

44. 清热化浊降酸汤

【组成】金银花30 g，蒲公英30 g，土茯苓30 g，黄芪15 g，党参15 g，牛膝15 g，地龙10 g，大黄10 g，甘草5 g。

【功效】清热解毒泄浊，利尿散结消肿。

【主治】痛风性关节炎属湿热浊毒内盛阻痹关节者。

【用法】每日1剂，水煎分服2次。

【方解】方中金银花甘寒清香，性偏宣散，既能泄脏腑之热，又能清解经络之毒，且解毒而不伤阴，芳香透达而不蕴邪，配伍性寒味苦的蒲公英，以增强清热解毒、散结消肿之力，且能散滞气，利尿消肿，且久用不伤脾胃，二者共为君药。土茯苓清热解毒，通利小便；大黄清热解毒、通便泻热，二者共为臣药，使浊毒随二便泻下，清泄骨节中浊毒，用于祛除络中浊瘀而止痛。君臣药物清热解毒与泻下相互配伍，相使为用，相得益彰。黄芪补中益气，升阳固表，大补脾胃之元气，令气旺血行，瘀祛络通；党参"健脾而不燥……鼓舞清阳，振动中气而无刚燥之弊"，实为清补平补之品；地龙长于通经活络，用于多种原因引起的经络阻滞、血脉不畅、肢节不利之证，因其性寒能清热，故适宜治疗关节红肿疼痛、屈伸不利之热痹，且能清热结、利水道；以上三药共为佐药。牛膝祛风利湿、通经活血，《中药志》谓其"破血下降"；甘草"得中和之性，有调补之功"；此二者为使药。本方包括了内清、外清、清补三清之法，"内清"即清热化瘀，使痰浊、瘀热从内而解；"外清"即使邪有出路，使湿浊之邪从二便而出，此清泻之法亦是根据临床多数高尿酸血症患者有大便干结、小便黄赤、口干口苦、口中异味等邪热内结而施之；"清补"则是选择能够通荡肾气、平补清补而无滋腻之品。临床随证治之，疗效显著。

【药理】现代药理学研究发现，方中金银花、蒲公英均有较强的抗炎作用，而且蒲公英具有保护胃肠道黏膜作用；土茯苓利尿消肿，大黄有清除组织和血浆中炎性介质的作用，二者均有增加血尿酸排出的作用。四药同用，药效叠加，既能降低血尿酸，又能抗炎，而且适合长期服用。

45. 清热活血汤

【组成】土茯苓30 g，薏苡仁30 g，忍冬藤30 g，丹参15 g，车前子（包煎）15 g，牛膝15 g，黄柏12 g，苍术12 g，萆薢12 g，赤芍12 g，生地黄12 g，牡丹皮10 g，防己10 g，秦艽10 g。

【功效】清热除湿，活血止痛。

【主治】急性痛风性关节炎属湿热内盛，瘀血阻痹关节者。

【用法】每日1剂，水煎分服2次。

【方解】方中黄柏、苍术清热燥湿，泻火解毒；萆薢、薏苡仁、车前子通淋利尿，分清泄浊；赤芍、牡丹皮、丹参、牛膝活血祛瘀，通络止痛；土茯苓、防己、秦艽、忍冬藤清热利水，祛风湿止痛；生地黄以清热凉血止痛。诸药相配，共奏清热除湿，活血止痛之功。

【药理】现代药理学研究发现，方中黄柏能降低高尿酸血症小鼠血清尿酸水平，抑制小鼠肝脏黄嘌呤氧化酶活性具有抗痛风作用；土茯苓能增加尿酸盐排泄，恢复肾功能；萆薢有增加尿酸排泄，降低血尿酸的作用；薏苡仁能增加肾血流量而促进血尿酸的排泄；车前子中含利尿有效成分之一的桃叶珊瑚苷，有促进排泄尿酸作用；秦艽具有溶解尿酸结晶并解除疼痛的作用；牛膝的有效成分牛膝总皂苷能明显减轻急性炎性反应，具有明显的抗炎镇痛；赤芍具有抗发炎作用，能促进血脂代谢。

46. 清热利湿泻浊汤

【组成】土茯苓40 g，薏苡仁30 g，忍冬藤25 g，丹参20 g，萆薢15 g，泽泻15 g，黄柏15 g，当归15 g，泽兰15 g，车前子（包煎）15 g，牛膝12 g。

【功效】清热利湿，泻浊通络，化瘀止痛。

【主治】急性痛风性关节炎属湿热浊毒内盛，瘀血阻痹关节者。

【用法】每日1剂，水煎分服2次。15日为1个疗程。

【方解】方中土茯苓泻浊解毒，健脾燥湿，通利关节；萆薢分清泻浊；此二味药为君药，可使血尿酸降低，关节肿痛解除。忍冬藤、黄柏清热解毒利湿，又专主热中之热毒，故善治热痹肿痛，与牛膝合用可引诸药力到达病所，提高疗效为臣药。丹参、当归、泽兰活血化瘀，通络止痛为佐药。薏苡仁、车前子利尿泻浊，协助排泄尿酸为使药。诸药相配，共奏清热利湿，泻浊通络，化瘀止痛之功。

47. 清热利湿汤

【组成】薏苡仁30 g，茯苓皮30 g，威灵仙20 g，车前草20 g，络石藤20 g，忍冬藤20 g，蒲公英20 g，生石膏20 g，黄芪15 g，黄柏15 g，当归15 g，牛膝15 g，赤芍15 g，牡丹皮15 g，苍术12 g，防己12 g，晚蚕沙（包煎）10 g。

【功效】清热利湿祛风，凉血散瘀止痛。

【主治】痛风性关节炎属湿热风邪内盛，血热血瘀阻痹关节者。

【用法】每日1剂，水煎分服2次。

【加减】疼痛重者，加制没药10 g；浮肿者，加泽泻12 g，猪苓10 g；血尿者，加小蓟12 g，白茅根30 g；发热者，加蚤休15 g，连翘12 g；瘀血重者，加丹参15 g，路路通12 g，川芎10 g，大黄5 g。

【方解】方中黄芪健脾益气；黄柏、苍术通治上下湿气；晚蚕沙、络石藤祛风除湿，通络舒节，宣通痹阻；威灵仙祛风除湿，通络止痛；防己祛风止痛利水；忍冬藤、蒲公

英清热解毒；赤芍、牡丹皮凉血活血，散瘀止痛；车前草清热渗湿利窍，使邪有出路；当归、制没药活血通脉止痛；生石膏清热泻火；茯苓皮健脾利水消肿；牛膝活血化瘀，利尿通淋，引诸药下行。诸药合用，使热清湿利，瘀化络通，关节红肿热痛迅速缓解。

48. 清热利湿消肿汤

【组成】土茯苓30 g，威灵仙30 g，薏苡仁20 g，山慈菇15 g，萆薢15 g，车前草15 g，秦艽15 g，牛膝15 g，丹参15 g，知母12 g，黄柏12 g，甘草10 g。

【功效】清热利湿，活血化瘀，消肿通络。

【主治】急性痛风性关节炎属湿热内盛，瘀血阻痹关节者。

【用法】每日1剂，水煎分服2次。15日为1个疗程。

【方解】方中以土茯苓、山慈菇、萆薢、薏苡仁、黄柏、车前草清热利湿泻浊；秦艽、知母解毒消肿；威灵仙性善走，能通经络，祛风湿，止痛作用较强；牛膝、丹参活血通络除痹，使通则不痛，丹参还长于凉血消肿，牛膝则引药下行，朱丹溪谓："牛膝能引诸药下行，筋骨痛风在下者宜加用之"；甘草清热。诸药合用，清热利湿以祛除浊毒，活血化瘀，消肿通络以通畅气血。

49. 清热泄浊化瘀汤

【组成】土茯苓20 g，威灵仙20 g，薏苡仁20 g，黄芪15 g，忍冬藤15 g，鸡血藤15 g，白花蛇舌草15 g，当归12 g，党参12 g，车前子（包煎）12 g，石韦12 g，白术10 g，苍术10 g，法半夏10 g，陈皮10 g，大黄10 g，泽泻10 g，山慈菇10 g，红花10 g。

【功效】清热利湿，活血化瘀。

【主治】痛风性关节炎属湿热内盛，瘀血阻痹关节者。

【用法】每日1剂，水煎分服2次。

【加减】急性发作者，加生地黄15 g，知母12 g，芒硝（冲服）10 g，雷公藤（先煎50～90分钟）10 g；痛风缓解期者，加仙茅10 g，山药30 g，补骨脂20 g；痛风石者，加

炮穿山甲（先煎）10 g，赤芍10 g，金钱草40 g，蜈蚣3 g。

【方解】方中土茯苓、白术、苍术、泽泻清热利湿，解毒祛邪；红花、当归、车前子、大黄活血祛瘀，清热泄浊；威灵仙、忍冬藤通散走窜，祛瘀化湿；大黄能抑制黄嘌呤氧化酶代谢，抑制尿酸合成；威灵仙能降解尿酸，对痛风引起的疼痛具有较好的缓解效果。全方合用，共奏清热利湿，化瘀止痛之功。

50. 清热泄浊逐痰汤

【组成】土茯苓30 g，薏苡仁30 g，车前子（包煎）30 g，威灵仙30 g，萆薢15 g，苍术15 g，泽兰15 g，泽泻15 g，黄柏10 g，赤芍10 g，当归尾10 g，红花10 g。

【功效】清热化湿，逐痰通络，祛瘀止痛。

【主治】痛风性关节炎属湿热内盛，痰瘀互结阻痹关节者。

【用法】每日1剂，水煎分服2次。30日为1个疗程。

【加减】急性发作者，酌加生石膏30 g，忍冬藤30 g，大黄10 g，知母12 g，山慈菇15 g；缓解期者，酌加黄芪30 g，党参15 g，白术15 g，茯苓15 g，巴戟天10 g，淫羊藿12 g；慢性痛风性关节炎或有痛风石者，加僵蚕10 g，土鳖10 g，白芥子10 g，炮穿山甲（先煎）12 g；尿路结石者，加金钱草30～60 g，海金沙（包煎）15 g。

【方解】方中以土茯苓、苍术、萆薢、黄柏清热除湿，解毒利关节；赤芍、红花、当归尾凉血活血化瘀，推陈致新；薏苡仁、泽泻、泽兰、车前子利水渗湿泄热化浊；威灵仙辛散温通，其性走窜，通行十二经，通络止痛。诸药相伍，共同达到清热化湿，逐痰通络，祛瘀止痛之目的。急性发作期以湿热浊毒壅滞为主，本着"急则治其标"的原则，加大黄、山慈菇、生石膏、知母、忍冬藤重在清热解毒，凉血消肿，开启前后二阴，促进湿热毒邪的排出，使邪去正安。在慢性缓解阶段，以脾肾两虚突出者，酌加温肾健脾，扶正固本之品，去除湿浊内生之源，以治痛风之本。病程日久致痰瘀互阻者，非一般药品可及，故加用虫类药以搜风剔络。

51. 清热泄浊解毒汤

【组成】忍冬藤30 g，土茯苓30 g，薏苡仁30 g，威灵仙20 g，金钱草20 g，黄芪15 g，车前草15 g，牛膝15 g，杜仲15 g，萆薢12 g，丹参12 g，黄柏12 g，地龙10 g，连翘10 g，大黄10 g，山慈菇10 g。

【功效】清热化湿解毒，活血祛瘀泄浊。

【主治】痛风性关节炎属湿浊热毒内盛，瘀血阻痹关节者。

【用法】每日1剂，水煎分服2次。

【方解】方中土茯苓、忍冬藤、连翘、黄柏清热解毒；薏苡仁健胃燥湿，通利关节；萆薢、金钱草、车前草通淋利尿，分清泄浊；牛膝、地龙、威灵仙、杜仲、丹参、大黄活血祛瘀，通络止痛；黄芪益气通淋。诸药相伍，共奏清热化湿解毒，活血祛瘀泄浊之功。使湿热得以泄化，浊瘀得以清解。

【药理】现代药理学研究发现，方中土茯苓能增加尿酸盐排泄，恢复肾功能，降低血尿酸；威灵仙镇痛，溶解尿酸；丹参是黄嘌呤氧化酶的竞争性抑制剂；金钱草有降尿酸的作用；山慈菇的主要成分为秋水仙碱，是针对痛风性关节炎有效的抗炎药。

52. 清热养阴除湿汤

【组成】土茯苓20 g，半枝莲15 g，白芍15 g，金银花12 g，虎杖12 g，白鲜皮12 g，生地黄12 g，连翘10 g，桂枝5 g，制川乌（先煎）3 g。

【功效】清热解毒，化浊除湿，通络止痛。

【主治】痛风性关节炎属湿热浊毒内盛阻痹关节者。

【用法】每日1剂，水煎分服2次。禁含嘌呤过高的食物（如动物内脏、豆类、海鲜等）及禁酒和禁辛辣刺激品。第3煎泡洗患处。

【加减】热重者，加生石膏20 g，知母12 g；湿重者，加黄柏10 g，苍术12 g；痛甚者，加大黄5 g，姜黄10 g。

【方解】方中金银花、连翘、半枝莲、虎

杖清热解毒，消肿止痛共为君药。金银花、连翘辛凉之品，为疮科圣药；半枝莲辛苦寒，擅长清热解毒，"家有半枝莲，可以伴蛇眠"，解毒之力甚强；虎杖酸凉入肝，功能清热利湿，活血通络。白鲜皮气寒善行，味苦性燥，苦寒胜湿，通行经活脉络；土茯苓甘淡，利湿去热，入络搜剔湿热之蕴毒，通利关节；白芍缓中，散恶血，逐贼血，去水气，消痈肿；生地黄逐血痹；共为臣药。同时白芍、生地黄防苦寒伤阴。制川乌、桂枝温经通络止痛，利关节，以防大队清热之品苦寒太过，为佐使药。本方寒温并用，缓急相济，补泻兼施，切中病机，全方共奏清热解毒，化浊除湿，通络止痛之功。

53. 祛风定痛通络汤

【组成】青风藤60 g，薏苡仁30 g，土茯苓30 g，败酱草30 g，车前子（包煎）30 g，泽泻30 g，延胡索15 g，苍术15 g，赤芍15 g，黄柏15 g，玄参15 g，牛膝15 g，山慈菇10 g。

【功效】清热祛风除湿，活血通络定痛。

【主治】痛风性关节炎属风湿热毒内盛，瘀血阻痹关节者。

【用法】每日1剂，水煎分服2次。

【方解】方中青风藤祛风除湿通络止痛；薏苡仁、败酱草、车前子清热解毒，利湿消肿；山慈菇清热解毒，消肿止痛；黄柏、土茯苓、苍术、泽泻清热燥湿；牛膝、赤芍、玄参清热活血化瘀止痛，取"通则不痛"之义；延胡索活血止痛。诸药合用，共奏清热祛风除湿，活血通络定痛之功。

【药理】现代药理学研究发现，方中青风藤具有溶解尿酸结晶的作用；山慈菇含有秋水仙碱及其衍生物秋水仙酰胺等物质，能迅速缓解关节肿痛；黄柏、土茯苓、薏苡仁、车前子具有抗炎、解热、镇痛作用，还能增加肾血流量，增加尿量从而促进尿酸排泄，其中薏苡仁与黄柏配合时，效用有增强趋势。

54. 祛风通络熄风汤

【组成】海风藤30 g，鸡血藤30 g，丹参30 g，牛膝30 g，赤芍15 g，地龙15 g，防风15 g，当归15 g，桂枝10 g，土鳖10 g，甘草

10 g，蜈蚣2条。

【功效】祛风除湿散寒，活血化瘀，熄风镇痉。

【主治】急性痛风性关节炎属风邪内扰，寒湿瘀血阻痹关节者。

【用法】每日1剂，水煎分服2次。20日为1个疗程。

【加减】寒湿偏盛者，加制附子（先煎）10 g，细辛5 g；湿热盛者，加黄柏10 g，萆薢12 g；血瘀偏甚者，加桃仁12 g，红花10 g；痛甚者，加三七（研末冲服）5 g，延胡索15 g；肿甚者，加茯苓15 g，防己12 g；气虚者，加黄芪15 g，白术12 g。

【方解】方中海风藤、防风祛风胜湿；桂枝温化寒湿，通经活络；鸡血藤、当归、丹参、赤芍活血化瘀，疏通经络；土鳖、地龙、蜈蚣熄风镇痉，通络止痛；牛膝活血化瘀，通利血脉，引药下行；甘草调和诸药，又能缓急止痛。诸药相伍，共奏祛风除湿散寒，活血化瘀，熄风镇痉之效。

55. 祛湿通络活血汤

【组成】薏苡仁15 g，丹参15 g，土茯苓15 g，鬼箭羽15 g，当归12 g，苍术12 g，牛膝12 g，茯苓10 g，姜黄10 g，郁金10 g，制乳香10 g，黄柏10 g，皂角刺10 g，炙甘草5 g。

【功效】清热燥湿利水，活血化瘀止痛。

【主治】痛风性关节炎属湿热瘀血阻痹关节者。

【用法】每日1剂，水煎分服2次。

【方解】方中苍术、黄柏、牛膝、薏苡仁既能清热燥湿，又能利水渗湿；当归、丹参、姜黄、郁金、鬼箭羽活血行气，通经止痛，既为疏通经络之主药，又是缓解疼痛不可缺药物；制乳香、皂角刺、炙甘草、土茯苓既能消肿，又能祛风解毒。诸药相伍，共奏清热燥湿利水，活血化瘀止痛之功效。

56. 祛瘀清热汤

【组成】薏苡仁20 g，车前子（包煎）12 g，秦艽12 g，益母草12 g，白茅根12 g，当归10 g，桃仁10 g，泽兰10 g，地龙10 g，

泽泻10 g。

【功效】化瘀通络止痛，清热化湿消肿。

【主治】痛风性关节炎属湿热瘀血阻痹关节者。

【用法】每日1剂，水煎分服2次。7日为1个疗程。

【方解】方中当归、桃仁、泽兰、地龙化瘀通络，是为君药。车前子、泽泻、薏苡仁、秦艽为臣药，清热除湿消肿。佐以益母草行瘀血生新血，善活血利水；白茅根清热凉血，养阴利尿消肿。益母草、白茅根两药一走气一走血，气血并调，凉血止血，活血利水，消肿且不伤阴。现代医学认为，痛风的生化基础是高尿酸血症，持续高尿酸血症如不积极控制，一方面可引起关节炎急性和反复发作，另一方面可引起尿路结石和尿酸性肾病。此外，尿酸在体内可转化为促氧化剂，不仅刺激肾素-血管紧张素系统，还抑制内皮一氧化氮的释放，导致肾血管和其他血管的收缩，血压增高，出现动脉粥样硬化而发生冠心病和脑血管病等。因此控制血尿酸水平关系到痛风患者的预后，是此类患者治疗的基石。降尿酸西药可分为促尿酸排泄、抑制尿酸合成及促尿酸分解药三大类，方中桃仁、当归能抑制尿酸合成，薏苡仁、泽泻、车前子能促进尿酸排泄，地龙既能抑制尿酸合成，也能促进尿酸排泄，秦艽溶解尿酸且能解除尿酸疼痛。诸药合用，共奏化瘀通络止痛，清热化湿消肿之功，促进尿酸排泄，抑制尿酸合成，解除红肿热痛，故取得良好疗效。

57. 三妙消痛汤

【组成】苍术15 g，黄柏15 g，牛膝15 g，秦艽15 g，青风藤15 g，独活15 g，茯苓15 g，萆薢15 g，泽泻15 g，丹参15 g，泽兰15 g，陈皮10 g。

【功效】清热燥湿解毒，祛风除湿化痰，活血化瘀止痛。

【主治】急性痛风性关节炎属湿热内盛，风痰瘀血阻痹关节者。

【用法】每日1剂，水煎分服2次。

【加减】湿重于热，肿胀明显者，加猪苓15 g，薏苡仁20 g，车前草12 g；热重于湿，红热明显者，加牡丹皮15 g，赤芍15 g，秦皮12 g；瘀结较重，疼痛剧烈者，加延胡索15 g，徐长卿12 g；年老体弱，行动不利者，加白术15 g，当归12 g，桑寄生30 g。

【方解】方中苍术、黄柏清热燥湿，泻火解毒，为治湿热要药；配秦艽、青风藤、独活祛风除湿，通络止痛，为治痹症要药；配陈皮、茯苓、萆薢、泽泻健脾化痰，利水渗湿，使邪有出路，促进尿酸排泄；配丹参、泽兰活血利湿，化瘀止痛，以改善局部的血液循环；加牛膝引药下行，使药力直达病所。诸药合用，标本同治，共奏清热燥湿解毒，祛风除湿化痰，活血化瘀止痛之功效。

58. 三藤饮

【组成】丁公藤15 g，当归15 g，威灵仙15 g，牛膝15 g，萆薢15 g，鸡血藤30 g，青风藤30 g，延胡索15 g，炮穿山甲（先煎）10 g，制附子（先煎）10 g，桂枝10 g，桃仁10 g，苍术10 g，黄芪20 g，薏苡仁20 g，甘草5 g。

【功效】温肾健脾，祛风散寒除湿，养血活血。

【主治】痛风性关节炎属脾肾亏虚，风寒湿瘀阻痹关节者。

【用法】每日1剂，水煎分服2次。

【加减】关节红、肿、痛甚者，去制附子、桂枝，加炒黄柏10 g，赤芍12 g，全蝎5 g；关节变形，且僵硬者，加地龙10 g，土鳖10 g，松节12 g；脾胃虚弱者，加党参12 g，炒白术15 g。

【方解】方中制附子、桂枝、黄芪、薏苡仁温肾健脾渗湿，脾肾健则水谷得以化生精微，湿浊之邪不致生成；制附子与桂枝相配有温经散寒止痛之效；苍术、萆薢除湿通络；当归、桃仁、鸡血藤、延胡索、牛膝养血活血，通络止痛；炮穿山甲乃通经活络之圣药，张锡纯谓："其走窜之性无微不至，故能宣通脏腑，贯彻经络，通达关窍，凡血凝血聚为病皆能开之。"丁公藤、青风藤、威灵仙祛风通络止痛；甘草通利血脉，调和诸药。诸药相配，共奏温化寒湿，活血通络，除湿止痛之效，切中病机，疗效满意。

59. 散瘀汤

【组成】羌活15 g，独活15 g，桃仁15 g，威灵仙15 g，丹参15 g，秦艽15 g，地龙15 g，红花10 g，川芎10 g，五灵脂（包煎）10 g，牛膝10 g，三棱10 g，薏苡仁10 g，黄柏10 g。

【功效】活血化瘀通经，祛风除湿宣痹。

【主治】痛风性关节炎属瘀血风湿阻痹关节者。

【用法】每日1剂，水煎分服2次。

【方解】方中羌活辛温，疏通太阳经气，祛风湿利关节止疼痛，善治上肢痛风；独活则祛风胜湿，宣痹止痛，善治下肢痛风；桃仁、红花辛温入心肝经，活血通经；三棱、莪术入肝脾经，破血逐瘀，化积消块；川芎辛温香窜，走而不守，上至巅顶，下达血海，行气活血；牛膝苦平降泄，性善下行；黄柏苦寒沉降，清热燥泻火解毒，导邪从下焦而出；威灵仙辛温，其性走窜，宣通十二经脉；秦艽辛苦微寒，祛风除湿；地龙咸寒入肝走下，通络活血。上药配伍，共奏活血化瘀通经，祛风除湿宣痹之功效。

【药理】现代药理学研究发现，方中威灵仙、秦艽配伍使用能溶解尿酸，解除尿酸所致疼痛；薏苡仁有明显促尿酸排泄作用。

60. 芍药草乌右归汤

【组成】白芍50 g，狗脊30 g，芡实20 g，牛膝10～20 g，炙甘草10～20 g，制附子（先煎）12～15 g，制草乌（先煎）10～15 g，熟地黄12 g，菟丝子12 g，补骨脂12 g，骨碎补12 g，威灵仙12 g，杜仲10 g，鹿角霜（包煎）10 g，巴戟天10 g，肉桂5 g。

【功效】温补脾肾，散寒温经，缓急止痛。

【主治】痛风性关节炎属脾肾阳虚，寒邪阻痹关节者。

【用法】每日1剂，水煎分服2次。

【加减】便秘者，加麻仁20 g，大黄5～10 g。

【方解】方中以杜仲、巴戟天、菟丝子、狗脊、补骨脂温补脾肾，助阳化阴；鹿角霜、肉桂、制附子、芡实温肾散寒，分清泌浊；

骨碎补、熟地黄补肾育阴，阴中求阳，以求阴平阳秘；威灵仙、牛膝通络利关节；重用白芍配炙甘草酸甘化阴，缓急止痛，制草乌温经止痛，祛风除湿，三品共处，这是本方能迅速止痛的关键所在。诸药相配，共奏温补脾肾，散寒温经，缓急止痛之功效。

61. 四妙萆薢饮

【组成】萆薢20 g，玉米须20 g，薏苡仁15 g，车前子（包煎）15 g，泽泻15 g，茯苓15 g，山慈菇15 g，苍术12 g，牛膝12 g，黄柏10 g，秦艽10 g，百合10 g，连翘10 g。

【功效】清热通络，泄浊化湿。

【主治】痛风性关节炎属湿热浊毒阻痹关节者。

【用法】每日1剂，水煎分服2次。治疗期间应注意避免高嘌呤饮食如海鲜、动物内脏、豆类等，戒酒多饮水。

【加减】急性发作期红肿疼痛明显者，加金银花12 g，虎杖15 g，蜈蚣2条；慢性缓解期者，加党参15 g，白术15 g，生地黄12 g，淫羊藿12 g。

【方解】方中以黄柏、苍术、牛膝、薏苡仁、百合、连翘清热利湿；茯苓、萆薢、车前子、泽泻、玉米须利水渗湿，泄热化浊；秦艽祛风湿，舒筋络；山慈菇消肿散结。急性发作期加金银花、虎杖、蜈蚣，重在清热解毒，消肿止痛，并通过利湿泄浊法促使湿热毒邪排出。慢性缓解期，以脾肾两虚为本，故以健脾益肾，泄热化浊为治疗之法。诸药合用，共奏清热通络，泄浊化湿之功，标本同治，疗效满意。

62. 四妙泄浊汤

【组成】薏苡仁30 g，土茯苓30 g，忍冬藤30 g，萆薢15 g，虎杖15 g，威灵仙15 g，丹参15 g，苍术12 g，牛膝12 g，金钱草12 g，当归12 g，黄柏12 g，车前草10 g，制乳香10 g，大黄10 g。

【功效】清热利湿泄浊，活血祛瘀通络。

【主治】痛风性关节炎属湿热浊毒内盛，瘀血阻痹关节者。

【用法】每日1剂，水煎分服2次。

【方解】方中土茯苓、忍冬藤、黄柏、苍术、薏苡仁健胃燥湿，通利关节；萆薢分清泄浊，祛风除湿，舒经通络；牛膝、威灵仙通络止痛；制乳香、当归、丹参、大黄活血祛瘀，推陈致新；金钱草、车前草泄浊利尿。诸药相伍，共奏清热利湿泄浊，活血祛瘀通络之功，使湿热得以泄化，浊瘀结得以清除。

【药理】现代药理学研究发现，方中土茯苓能增加尿酸盐排泄，恢复肾功能；威灵仙含原白头翁素、白头翁醇、皂苷等可镇痛、溶解尿酸的成分；萆薢有增加尿酸排泄、降低血尿酸、抗炎的作用；牛膝有抗炎作用；金钱草有降尿酸的作用。

63. 四妙解毒汤

【组成】忍冬藤30 g，薏苡仁30 g，土茯苓20 g，萆薢15 g，苍术15 g，黄柏12 g，牛膝12 g，秦艽12 g，地龙10 g，连翘10 g，防己10 g，牡丹皮10 g，栀子10 g。

【功效】清热利湿，凉血解毒，通络宣痹。

【主治】痛风性关节炎属湿浊热毒内盛阻痹关节者。

【用法】每日1剂，水煎分服2次。

【加减】发热者，酌加生石膏15～60 g，知母12 g，桂枝10 g；疼痛难忍者，酌加延胡索15 g，威灵仙20 g，制乳香10 g，制没药10 g；红肿较甚者，酌加滑石（包煎）30 g，半边莲15 g，半枝莲12 g；发于下肢者，加独活12 g；发于上肢者，去牛膝，加桂枝10 g，桑枝20 g；热郁津伤者，酌加水牛角（先煎）30 g，生地黄15 g，玄参12 g，麦冬10 g；兼瘀热阻滞者，酌加桃仁12 g，红花10 g，乌梢蛇10 g，蜈蚣1条；兼肝肾亏虚者，加桑寄生15 g，枸杞子12 g；兼气血不足者，加当归12 g，党参15 g，鸡血藤30 g；兼痰浊者，加法半夏12 g，陈皮10 g。

【方解】方中以苍术、薏苡仁、防己、土茯苓利湿蠲痹；牡丹皮、忍冬藤、连翘、黄柏、栀子清热凉血解毒；秦艽、牛膝、地龙祛风活血通络。诸药合用，共奏清热利湿，凉血解毒，通络宣痹之功。

【药理】现代药理学研究发现，方中秦艽有镇痛、抗炎、退热、抗惊厥作用；苍术具有抗炎活性，有镇痛功效；黄柏能降尿酸、抑制肝脏黄嘌呤氧化酶活性，具有抗痛风作用；地龙具有抑制尿酸合成，促进尿酸排出的作用；薏苡仁、牛膝、防己有明显的抗炎作用；连翘具有抗炎和解热镇痛作用；牡丹皮所含丹皮总苷具有抗炎作用；忍冬藤具有解热抗炎作用；栀子具有抗炎作用；土茯苓水提取物具有抗炎及免疫作用，土茯苓还有利尿、解毒、镇痛等药理作用。

64. 四妙通络汤

【组成】金银花30 g，玄参30 g，山药30 g，当归15 g，生地黄15 g，白芍15 g，牛膝15 g，川芎10 g，甘草5 g。

【功效】清热利湿，活血化瘀，通络止痛。

【主治】痛风性关节炎属湿热内盛，瘀血阻痹关节者。

【用法】每日1剂，水煎分服2次。

【加减】关节疼痛且灼热明显者，加黄柏12 g，苍术15 g，以清利湿热；关节疼痛发凉者，加桂枝10 g，以温经散寒止痛；关节红肿热甚，烦渴者，加生石膏30 g，赤芍12 g，以清热凉血；伴大便干燥者，加厚朴12 g，薏苡仁30 g，以润肠通便。

【方解】方中川芎、白芍活血、祛瘀、止痛；生地黄清热凉血；牛膝活血止痛，通利关节；石膏清热泻火；薏苡仁利湿除痹；当归、金银花、玄参、甘草为外科治疗痹证之良药，专治关节红、肿、热、痛之风湿热痹。诸药相伍，共奏清热利湿，活血化瘀，通络止痛之功。标本兼治，相得益彰，临床取得良好效果。

65. 通痹祛湿解毒汤

【组成】土茯苓60 g，萆薢30 g，薏苡仁30 g，鸡血藤30 g，车前子（包煎）30 g，毛冬青20 g，泽泻20 g，泽兰20 g，白术20 g，牛膝20 g，地龙20 g，桂枝15 g，赤芍15 g，知母15 g，威灵仙15 g，羌活10 g，独活10 g，麻黄10 g。

【功效】利湿解毒，散瘀通络止痛。

【主治】急性痛风性关节炎属湿浊热毒瘀血阻痹关节者。

【用法】每日 1 剂，水煎分服 2 次。

【方解】方中桂枝、麻黄解在表之风湿；赤芍、知母和阴于里；桂枝、白术相伍兼除内外之湿，使风消湿散而不伤阴。痛风属浊瘀痹阻经脉，流注下肢关节，符合湿邪重浊趋下的特点，故利湿泄浊为重要治疗手段之一。薏苡仁、土茯苓、萆薢、毛冬青、车前子利湿清热；泽泻、牛膝、薏苡仁、地龙利水泄浊；同时牛膝、地龙、毛冬青有活血通络作用，加强泽泻等药物利水消肿之力。患者关节疼痛外由风湿阻络，内由痰瘀互结所致，故在活血通络之时，不忘祛风除湿、散寒通络，予桂枝、炙麻黄、羌活、独活祛风通络，散寒止痛。全方紧扣病机，共奏利湿解毒，散瘀通络止痛之功。

66. 通痹祛风除湿汤

【组成】赤芍15 g，薏苡仁15 g，当归15 g，忍冬藤15 g，络石藤15 g，苍术12 g，黄柏12 g，桂枝10 g，知母10 g，防己10 g，牛膝10 g，川芎10 g，地龙10 g，炙甘草5 g。

【功效】祛风除湿通络，活血化瘀止痛，清热护阴。

【主治】痛风性关节炎属风湿瘀血阻痹关节者。

【用法】每日 1 剂，水煎分服 2 次。

【加减】热毒炽盛，局部焮红肿痛，口干口苦尿赤，烦热不宁者，酌加黄连10 g，连翘10 g，淡竹叶10 g，金银花12 g，以清热解毒除烦；湿重于热，局部关节拘挛，屈伸不利者，酌加丝瓜络10 g，晚蚕沙（包煎）10 g，木瓜12 g，威灵仙15 g，海桐皮15 g，以祛风除湿通络；日久痰瘀阻络，局部红赤不甚，但肿胀刺痛明显，活动受限者，酌加桃仁10 g，红花10 g，姜黄10 g，制南星10 g，牡丹皮12 g，虎杖15 g，以化痰祛瘀通络。

【方解】方中防己、忍冬藤、络石藤、地龙为君，以祛风除湿通络；当归、川芎、赤芍、炙甘草为臣，以活血缓急止痛；知母、黄柏以清热护阴；苍术、薏苡仁以燥湿和胃；以牛膝活血祛瘀，且引诸药下行。诸药共奏

祛风除湿通络，活血化瘀止痛，清热护阴之功。

67. 痛风泻浊汤

【组成】土茯苓30 g，赤芍30 g，白芍30 g，青风藤30 g，丝瓜络15 g，大黄10 g，生甘草5 g。

【功效】凉血解毒，通腑泻浊，荡涤肠胃。

【主治】痛风性关节炎属血热浊毒内盛者。

【用法】每日 1 剂，水煎分服 2 次。

【方解】方中大黄味苦性寒，清热泻火，泄浊排毒，凉血解毒，活血止痛为君药。《神农本草经》谓其："下瘀血，血闭寒热，破癥瘕积聚，留饮宿食，荡涤肠胃，推陈致新，通利水谷，调中化食，安和五脏。"《本草新编》又谓其"止疼痛，败痈疽热毒，消肿胀，俱各如神"。《本草纲目·百病主治·痛风》："大黄泄脾胃血分湿热，酥炒炙服，治腰脚风痛。"本方用大黄主要促使肠中浊毒排出，即中医所谓邪有出路之意。土茯苓味甘淡性寒，入肝、胃经，有解毒利湿、舒经通络之功，用之为臣药。李时珍谓其"健脾胃，强筋骨，去风湿，利关节，止泄泻。治拘挛、骨痛、恶疮、痈肿。"《本草正义》："利湿去热，能入络，搜剔湿热之蕴毒。"与大黄配伍开泄前后二阴，使热毒浊毒随大小便而出，使邪去正安，同时通经络，止痹痛，标本兼顾。青风藤性微温味辛，归肝、脾经，功能祛风除湿止痛，通经络，利尿消肿，消炎止咳。如《本草纲目》："治风湿流注，历节鹤膝。"于方中通经络，逐湿散瘀，除痹痛，为佐药。赤芍味苦性微寒，能入血分，清肝火，凉血热，散瘀血，通经脉，消肿胀，有凉血活血之用。白芍药苦酸微寒，入肝、脾经，酸能收敛，苦凉泄热，而有补血敛阴，柔肝止痛之功，为治疗诸痛之要药。如《本草纲目》引陶恭言："赤者利小便下气，白者止痛散血。"本方中赤芍、白芍并同，以除血痹，破坚积，止痛，利小便，益气，除寒热癥瘕，治邪气腹痛。黄柏味苦性寒，入肾、膀胱经，有清热利湿之功，用之为佐药。《神农本草

经》谓："主五脏肠胃中结热。"《本草纲目·百病主治·痛风》谓其"除下焦湿热肿痛，下身甚者加之"。丝瓜络味甘性平，通络活血而为佐药。《本草纲目》谓："祛风化痰，凉血解毒……通经络，行血脉。"生甘草味甘性平，归心、肺、脾、胃经，功能补脾益气，和中缓急，清热解毒，调和诸药，为方中使药。《神农本草经》谓其"五脏六腑寒热邪气……解毒"。《本经别录》谓其"通经脉，利血气，解百药毒"。《本草新编》论白芍"与甘草并用，止痛实神"。甘草与芍药合用，即芍药甘草汤，有缓急止痛之功。大黄与甘草合用，即大黄甘草汤，清热解毒的功效更著，且可缓其泻下之力。另外甘草调和诸药，使诸药药力协调而起效。

【药理】现代药理学研究发现，方中大黄：①大黄的泻下作用对于清除摄入过多嘌呤食物的患者，能起预防痛风发作的作用。②降血脂的同时也有降低血尿酸的作用，大黄也有降低血尿酸的作用。③抗炎作用。大黄的消炎抗炎作用，一方面是通过抗菌抑菌作用，抑制炎性反应；另一方面是通过降低毛细血管通透性、减少渗出来实现的。其抗炎作用在痛风发作期用之更为适宜。④大黄中的大黄素对黄嘌呤氧化酶有较强的竞争性抑制作用，黄嘌呤氧化酶对次黄嘌呤、黄嘌呤都有催化作用，它在尿酸形成过程中起重要作用。大黄素可抑制黄嘌呤氧化酶的活力，也就可影响尿酸的形成。青风藤药理作用有：①镇痛作用。②镇静作用。③抗炎与免疫调节作用。白芍其药理作用有：①镇静、镇痛、抗惊厥作用。②对细胞与体液免疫有双向调节作用。③抗炎作用。④解痉止痛作用。⑤活血抗凝作用。丝瓜络具有保肝及强心利尿，降血脂作用。生甘草其药理作用：①肾上腺皮质激素样作用，包括盐皮质激素和糖皮质激素作用两方面。②对消化系统有抗消化性溃疡、解痉、保肝作用。③抗炎、抗变态反应作用，可抑制组胺释放和中性粒细胞的溶酶体释放作用。④抗病毒作用。⑤解毒作用。

68. 痛风凉血汤

【组成】金钱草30 g，益母草15 g，威灵

仙12 g，草决明12 g，黄柏12 g，白芍10 g，苍术10 g，牛膝10 g，制何首乌10 g，百合10 g，玄参10 g，生地黄10 g，牡丹皮10 g，赤芍10 g，生大黄10 g。

【功效】祛风除湿通络，清热凉血利水，活血散瘀镇痛。

【主治】痛风性关节炎属风湿水浊热邪内盛，血热血瘀阻痹关节者。

【用法】每日1剂，水煎分服2次。

【方解】方中威灵仙祛风湿，通络镇痛；生大黄泻热通肠，凉血解毒，逐瘀通经；黄柏清热燥湿，泻火解毒；牛膝除湿化浊，止痹痛；制何首乌补肾益精血；金钱草、益母草通清湿邪；白芍活血祛瘀止痛；苍术燥湿健脾，祛风湿；百合、玄参滋阴凉血，清热解毒；牡丹皮、赤芍清热凉血，活血散瘀；生地黄清热生津凉血止血；草决明清肝明目，利水通便。本方威灵仙、生大黄、白芍共为君药，三药共奏祛风湿，活血通络之效。以金钱草、益母草、黄柏、苍术、百合、玄参为臣药，清热利水祛湿。生地黄、草决明、牛膝、制何首乌、牡丹皮、赤芍共为佐使药，助君臣药活血通络祛湿。诸药相伍，共奏祛风除湿通络，清热凉血利水，活血散瘀镇痛之功，标本兼治，相得益彰。

【药理】现代药理学研究发现，方中大黄中的大黄素能抑制黄嘌呤氧化酶活性，从而影响尿酸的形成，且其泻下作用有助于尿酸的排出。百合中含有的秋水仙碱具有雌激素样作用，能抑制痛风的发生。威灵仙能促进尿酸排泄、降糖、调脂、抗动脉粥样硬化、抗血栓形成等作用。黄柏、苍术能降低尿酸，促进尿酸排泄的作用。玄参能降低高尿酸血症小鼠的尿酸。牛膝的有效成分牛膝总皂苷能明显减轻急性炎性反应，具有明显的抗炎镇痛及活血作用。金钱草具有与氢氯噻嗪相似的增强输尿管蠕动和增加尿流量的效应，且对炎性肿胀有显著的抑制和镇痛作用。益母草有显著的利尿作用，且与剂量呈正相关性，能改善微循环，使闭锁的毛细血管重新开放，恢复正常。

69. 痛风解毒利水汤

【组成】薏苡仁30 g，土茯苓30 g，鸡血

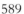

藤30g，黄芪20g，滑石（包煎）20g，当归15g，萆薢15g，车前子（包煎）15g，牛膝15g，晚蚕沙（包煎）15g，苍术10g，黄柏10g，山慈菇10g，木瓜10g。

【功效】清热解毒，利水排浊，益气健脾，行血活络止痛。

【主治】痛风性关节炎属湿热水湿浊毒内盛，气虚血行不畅阻痹关节者。

【用法】每日1剂，水煎分服2次。

【加减】热毒较盛者，加蒲公英20g，紫花地丁15g；肿痛较甚者，加地龙12g，土鳖10g；兼有津液耗伤者，加生地黄15g，玄参12g；大便稀溏者，加茯苓15g，白术12g；小便赤痛者，加石韦12g，海金沙（包煎）20g；大便干燥者，加大黄10g。

【方解】方中土茯苓、山慈菇清热凉血解毒，利湿散结消肿；苍术、薏苡仁燥湿健脾和胃，使脾胃之气得以运化，并具有驱风散寒止痛之功；黄柏清热燥湿，泻火解毒，使湿热得以分离；萆薢分清泌浊，利湿除痹；车前子、滑石清热利水通淋，使湿浊与热毒从尿中排出体外；牛膝补益肝肾，强壮筋骨，利水通淋，引热下行；黄芪补中益气，以资气血生化之源；当归补血活血，行气止痛，牛膝、黄芪、当归与车前子、滑石相伍，更有强肾活血利尿之功，增强排出湿浊与热毒之效；当归、鸡血藤行血补血，舒筋活络，通络止痛；木瓜、晚蚕沙和胃化湿，舒筋活络，祛风止痛；生甘草调和诸药，缓急止痛。全方共收清热解毒，利水排浊，益气健脾，行血活络，祛风止痛之功效。

70. 痛风降酸溶石汤

【组成】金钱草150g，忍冬藤100g，土茯苓60g，赤芍60g，黄芪50g，金银花30g，石膏30g，水牛角（先煎）30g，薏苡仁30g，车前子（包煎）30g，黄柏20g，萆薢20g，牛膝20g，鸡内金20g，鹅不食草20g，鱼脑石20g，地龙（先煎30分钟）15g，牡丹皮15g，生地黄15g，秦艽15g，防己10g，山慈菇10g，酒制大黄10g。

【功效】清热利湿解毒，凉血利水消肿，溶石排石止痛。

【主治】痛风性关节炎属湿热水浊毒邪内盛，结石阻痹关节者。

【用法】每日1剂，水煎4次，每次约30分钟，兑在一起，总量约1500mL，分3次服。第4次药渣加芒硝100g，食醋250mL，再煎2000mL药水泡手泡脚，温度50℃，时间30～40分钟，1日2次。

【方解】方中黄柏、金银花、忍冬藤清热解毒；土茯苓、萆薢、防己清热利湿，祛风通络止痛；薏苡仁、车前子渗湿利水；赤芍、牡丹皮、水牛角凉血消肿；牛膝能引药下行；地龙活血通络；石膏、酒制大黄能清热泻火；重用金钱草治疗酸性痛风，清热化石，溶石止痛，为治疗结石症之要药；鹅不食草利湿排石；鱼脑石功专化石消炎，解毒排石；鸡内金有软化结石的功能；黄芪健脾运湿，生地黄滋阴清热，两味药既可扶正又可防苦燥之药，耗气伤阴。诸药相伍，共奏清热利湿解毒，凉血利水消肿，溶石排石止痛之功。

【药理】现代药理学研究发现，方中黄柏、秦艽对尿酸钠所导致的关节炎有显著的抗炎镇痛作用；黄芪、防己、薏苡仁能抑制酸原酶活性，维持结缔组织结构与功能；地龙能抑制尿酸生成；土茯苓、萆薢能降低血尿酸；车前子、薏苡仁能促进尿酸从小便中排出；牛膝、赤芍、大黄能改善血液流变学；石膏有清热碱化尿液的作用；山慈菇含秋水仙碱成分，能有效地缓解痛风的发作。

71. 痛风灵汤

【组成】土茯苓30g，薏苡仁30g，穿山龙30g，牛膝30g，威灵仙20g，萆薢20g，白花蛇舌草20g，党参15g，茯苓15g，秦艽15g，苍术15g，虎杖15g，泽兰15g，僵蚕10g，地龙10g，黄柏10g，陈皮10g，泽泻10g，车前子（包煎）10g。

【功效】健脾清热祛湿，祛瘀化浊通络。

【主治】痛风性关节炎属脾虚湿热内盛，瘀血浊毒阻痹关节者。

【用法】每日1剂，水煎分服2次。

【方解】方中土茯苓、萆薢、车前子、白花蛇舌草、泽泻、虎杖、黄柏清热祛湿；苍术、薏苡仁、茯苓、党参、陈皮健脾祛湿；

僵蚕、地龙、泽兰、牛膝祛瘀化浊通络；威灵仙、秦艽、穿山龙祛湿通络。诸药相伍，共奏健脾清热祛湿，祛瘀化浊通络之功。

72. 痛风利湿汤

【组成】土茯苓30 g，忍冬藤30 g，薏苡仁20 g，黄芪15 g，车前子（包煎）15 g，白术12 g，黄柏12 g，赤芍12 g，秦艽10 g，延胡索10 g，白芥子10 g，牛膝10 g，防己10 g，蝼蛄3只。

【功效】清热利湿，化痰除浊。

【主治】痛风性关节炎属湿热痰浊阻痹关节者。

【用法】每日1剂，水煎分服2次。药渣煎水熏洗患处。

【加减】痛剧者，加全蝎5 g，炮穿山甲（先煎）10 g；关节红肿重者，加连翘12 g；肾结石者，加金钱草30 g；久病入络者，加乌梢蛇12 g，红花10 g。

【方解】方中黄芪、白术、防己健脾祛湿；土茯苓、薏苡仁、车前子、蝼蛄利湿泄浊；秦艽、赤芍、忍冬藤、黄柏、延胡索清热排浊，活血通络；白芥子利气散结，搜络中风痰；牛膝补肝肾，壮筋骨，引药下行。诸药合用，使正气充盛，湿热痰浊得去，经络通畅。药渣煎水熏洗患处，直达病所，具有行气活血，清热除湿，祛风通络的功效。气血得行，"通则不痛"。

73. 痛风解毒汤

【组成】土茯苓60 g，延胡索30 g，车前草30 g，炒酸枣仁30 g，秦皮15 g，苍术15 g，黄柏15 g，炒莱菔子10 g，甘草10 g，制川乌（先煎）5 g，生姜3片，大枣5枚。

【功效】清热解毒，利湿消肿，活血定痛。

【主治】痛风性关节炎属湿热毒邪内盛，瘀血阻痹关节者。

【用法】每日1剂，水煎分服2次。15日为1个疗程。

【加减】上肢重者，加羌活15 g，威灵仙30 g，以祛风止痛；下肢重者，加独活12 g，牛膝15 g，以祛湿止痛；疼痛剧烈者，加制

草乌（先煎）5 g，制乳香5 g，制没药5 g，蜈蚣2条，以散寒化瘀定痛；灼热肿痛者，加忍冬藤100 g，石膏30 g，以清热通络；关节肿大畸形者，加桃仁12 g，白芥子10 g，以活血化瘀散结。

【方解】方中土茯苓、秦皮、车前草清热解毒，利湿消肿，促进血尿酸排泄为君；苍术、黄柏、延胡索清热解毒，活血燥湿为臣；制川乌、炒酸枣仁抗炎消肿，止痛安神为佐；炒莱菔子、甘草理气健脾，和胃缓急为使。全方共奏清热解毒，利湿消肿，活血定痛之效。

74. 痛风利水汤

【组成】五加皮30 g，半枫荷30 g，薏苡仁30 g，木瓜20 g，防己15 g，牛膝15 g，甘草5 g。

【功效】祛风除湿，利水消肿止痛。

【主治】痛风性关节炎属风寒水浊内盛阻痹关节者。

【用法】每日1剂，水煎分服2次。

【加减】热痹者，加秦艽12 g，豨莶草15 g，宽筋藤15 g；风寒湿痹者，加海风藤15 g，千斤拔15 g，白花蛇10 g；关节痛甚者，加入地金牛12 g；身热者，加钩藤12 g，青天葵15 g。

【方解】方中重用五加皮，本品辛能散风，苦能燥湿，温能祛寒，所以有祛风湿，止痹痛的功效，为君药。重用之，实为本方之妙。若应用常量，其效亦微。虽重用其量，据临床观察亦无明显的毒副作用。半枫荷、木瓜助五加皮祛风除湿，且兼有强筋健骨作用，为臣药。取薏苡仁、防己利水消肿止痛，以除关节肿痛之苦。更以牛膝载药下行，直达病所，强筋健骨，通利关节，皆为佐药。甘草为使，缓急止痛，调和诸药。各药相合，祛风湿，利关节，强筋骨，止痹痛。

【药理】现代药理学研究发现，方中五加皮所含的挥发油4-甲基水杨醛具有抗炎、镇痛、解热作用；薏苡仁、防己均有抗炎、镇痛、解热的作用。

75. 痛风活血汤

【组成】土茯苓30 g，当归30 g，忍冬藤

30 g，薏苡仁30 g，泽兰15 g，泽泻15 g，萆薢15 g，半枝莲15 g，防己15 g，苍术12 g，酒大黄10 g，露蜂房10 g，黄柏10 g。

【功效】利湿解毒，活血泄浊。

【主治】痛风性关节炎属湿毒浊邪内盛，瘀血阻痹关节者。

【用法】每日1剂，水煎分服2次。

【加减】疼痛甚者，加延胡索15 g，全蝎5 g，蜈蚣1条；结节者，加炮穿山甲（先煎）10 g，牡蛎15 g。

【方解】方中酒大黄、露蜂房、半枝莲以攻毒泄浊；苍术、黄柏、土茯苓、防己以利湿解毒；泽泻、泽兰共用活血利湿。诸药相伍，共奏利湿解毒，活血泄浊之功。

【药理】现代药理学研究发现，方中酒大黄、泽泻、泽兰能增加肾脏血流量，有利于尿酸盐的排泄；当归、白芍具有明显的抗炎、镇痛作用。诸药合用能迅速达到镇痛、抗炎、降低血尿酸的作用。

76. 痛风消痹汤

【组成】水牛角（先煎）30 g，土茯苓30 g，生地黄30 g，薏苡仁30 g，金银花20 g，赤芍15 g，玄参15 g，萆薢15 g，牡丹皮10 g，黄柏10 g，地龙10 g，甘草5 g。

【功效】清热利湿解毒，化瘀消肿止痛。

【主治】痛风性关节炎属湿热毒邪内盛，瘀血阻痹关节者。

【用法】每日1剂，水煎分服2次。7日为1个疗程。

【方解】方中水牛角、生地黄、赤芍、牡丹皮、玄参均为苦寒之品，清热解毒，使火平热降，毒解邪宁；土茯苓与萆薢配伍解毒除湿，祛风除痹，以通利关节；金银花甘寒，助清热解毒，疏散风热；黄柏清热燥湿，泻火解毒；地龙在清热基础上增强活血化瘀，通络止痛之功；薏苡仁利水消肿，渗湿除痹，助升清降浊；甘草缓急止痛，调和诸药。诸药合用，标本兼治，共奏清热利湿，化瘀消肿止痛之效。

77. 痛风消汤

【组成】薏苡仁30 g，土茯苓30 g，忍冬藤20 g，黄柏15 g，泽泻15 g，车前子（包煎）15 g，泽兰15 g，当归15 g，牛膝15 g，苍术12 g，萆薢12 g，威灵仙12 g，生地黄10 g，甘草5 g。

【功效】清热除湿解毒。

【主治】急性痛风性关节炎属湿热毒邪内盛阻痹关节者。

【用法】每日1剂，水煎分服2次。同时，另用大黄、黄柏、黄芩、青黛、虎杖、大青叶、白芷、生地黄、牡丹皮各等份共研为末，开水及蜂蜜冲调，待凉后敷于患处。

【方解】方中苍术辛苦而温，为燥湿健脾之主药；薏苡仁祛湿热而利筋骨；黄柏清下焦之湿热。"邪之所凑，其气必虚"，故以牛膝补肝肾，强筋骨，并有引药下行之功效。土茯苓、萆薢、泽泻、车前子、忍冬藤、威灵仙加强清热除湿；泽兰、当归、生地黄清血中之热。诸药合用，共奏清热除湿，消肿止痛之功。中药外敷方有清热解毒，散瘀消肿作用。

【药理】现代药理学研究发现，方中车前子、萆薢、土茯苓有排尿酸作用；威灵仙可解除尿酸性疼痛，故用于治疗急性痛风性关节炎取得佳效。

78. 土苓萆薢饮

【组成】土茯苓45 g，萆薢45 g，薏苡仁15 g，泽兰15 g，泽泻15 g，当归12 g，红花10 g，桃仁10 g。

【功效】降泄浊毒，化瘀活血，通络止痛。

【主治】痛风性关节炎属浊毒内盛，瘀血阻痹关节者。

【用法】每日1剂，水煎分服2次。

【加减】湿浊重者，加苍术12 g，晚蚕沙（包煎）10 g；血瘀甚者，加土鳖10 g，赤芍12 g；痹甚痛剧者，加地龙10 g，全蝎5 g，蜈蚣2条；关节漫肿，结节质软者，加僵蚕12 g，白芥子10 g。

【方解】方中以土茯苓、萆薢为主药，土茯苓升清降浊，萆薢分清泌浊，合用有除湿、解毒、利关节之功；泽兰活血利水；薏苡仁、泽泻健脾除湿；当归养血活血；桃仁、红花活血化瘀。诸药相配，共奏降泄浊毒、化瘀活血、通络止痛之效，切中病机，故疗效满意。

79. 温经通络化痰汤

【组成】威灵仙15 g，牛膝15 g，苍术15 g，泽泻15 g，土茯苓15 g，制川乌（先煎）10 g，制草乌（先煎）10 g，白芥子10 g，黄柏10 g，萆薢10 g，甘草5 g，蜈蚣2条。

【功效】祛风除湿化痰，温经通络止痛。

【主治】急性痛风性关节炎属风湿寒痰内盛阻痹关节者。

【用法】每日1剂，水煎分服2次。

【方解】方中制川乌、制草乌辛苦热，有毒，归心、肝、肾、脾经，祛风除湿，温经止痛，二药相合，对急性痛风性关节炎发作期关节红、肿、痛具有较好的缓解作用，为君药。威灵仙辛咸温，归膀胱经，祛风湿，通络止痛；白芥子辛温，入肺、胃经，温肺豁痰利气，散结通络止痛；蜈蚣辛温有毒，归肝经，熄风止痉，攻毒散结，通络止痛；三药相配，温经通络止痛，为臣药。牛膝苦酸平，归肝、肾经，补肝肾，强筋骨，逐瘀通经，引血下行；苍术辛苦温，归脾、胃、肝经，燥湿健脾，祛风散寒，明目；黄柏苦寒，归肾、膀胱经，清热燥湿，泻火除蒸，解毒疗疮；土茯苓甘淡平，归肝、胃经，除湿解毒，通利关节；泽泻甘寒，归肾、膀胱经，利小便，清湿热；五味药共为佐药。使以甘草益脾和中，协调诸药。诸药合用，共奏祛风除湿化痰，温经通络止痛之功效。

【药理】现代药理学研究发现，方中制川乌含多种生物碱，主要是乌头碱、异乌头碱、次乌头碱有镇痛、镇静、局部麻痹作用，对动物实验性关节炎有消炎作用。威灵仙有镇痛、抗利尿、降血糖、降血压、利胆等作用。牛膝对关节炎有较明显抑制作用，也有促进炎性肿胀消退的明显作用。泽泻有显著利尿作用，能增加尿量、尿素与氯化物的排泄。

80. 痹证Ⅰ号汤

【组成】土茯苓60 g，萆薢30 g，薏苡仁20 g，忍冬藤20 g，连翘20 g，滑石（包煎）18 g，苍术15 g，黄柏15 g，牡丹皮15 g，防己15 g，鸡血藤15 g，金钱草15 g，地龙15 g，虎杖15 g，牛膝10 g，秦艽10 g。

【功效】清热利湿，活血通络，消肿止痛。

【主治】痛风性关节炎属湿热内盛，瘀血阻痹关节者。

【用法】每日1剂，水煎分服2次。

【加减】血瘀痛甚者，加土鳖10 g，五灵脂（包煎）12 g；久痛不已者，加全蝎5 g，水蛭10 g；关节肿痛甚者，加木瓜12 g，五灵脂（包煎）12 g，白芥子10 g，水蛭10 g，豨莶草15 g；热盛者，加生石膏30 g，寒水石20 g；热灼伤阴者，加白芍20 g，生地黄15 g，玄参12 g。

【方解】方中苍术、黄柏清热燥湿为主药；薏苡仁渗湿利痹为辅药；牛膝通利经脉，引药下行，为佐使药。忍冬藤、连翘清热解毒，消肿散结；防己、金钱草、牡丹皮、滑石渗湿泄热，利水通淋；地龙清热通络，利水消肿；鸡血藤、虎杖、秦艽补血活血，解毒通络，祛风除湿，主治风湿痹痛；土茯苓甘淡平，清热解毒，除湿通络；萆薢苦平，利湿浊，祛风湿，善走下焦，利湿去浊，故为治小便浑浊的要药。诸药合之，清热利湿，活血通络，消肿止痛。

81. 化瘀消痹汤

【组成】土茯苓60 g，萆薢30 g，金钱草20 g，海金沙（包煎）20 g，桃仁15 g，红花15 g，茯苓15 g，五加皮15 g，法半夏10 g，当归10 g，鸡内金10 g，川芎10 g，陈皮5 g，甘草5 g。

【功效】活血化瘀，化痰通络，泄热通淋，消石化浊。

【主治】痛风性关节炎属瘀血痰浊热毒阻痹关节者。

【用法】每日1剂，水煎分服2次。

【加减】痛风结节者，加白芥子10 g，胆南星12 g；肿痛甚者，加防己15 g，滑石（包煎）18 g；痛甚血瘀者，加土鳖10 g，五灵脂（包煎）12 g；久痛不已者，加地龙15 g，全蝎3 g，水蛭5 g；久病体虚者，酌加黄芪15 g，桑寄生15 g，淫羊藿15 g，骨碎补15 g，鸡血藤20 g。

【方解】方中桃仁、红花、当归、川芎活血祛瘀为主药；茯苓、陈皮、法半夏、甘草化痰通络为辅药；加入五加皮、金钱草、海金沙、鸡内金利水消肿，泄热通淋，消石化浊；土茯苓甘淡平，清热解毒，除湿通络；萆薢苦平，利湿浊，祛风湿，善走下焦，利湿去浊。诸药合之活血化瘀，化痰通络，泄热通淋，消石化浊。

82. 乌头白虎汤

【组成】生石膏30 g，薏苡仁30 g，白芍15 g，牛膝15 g，当归12 g，制川乌（先煎）10 g，知母10 g，桂枝10 g，甘草5 g。

【功效】祛风散寒，化湿活血。

【主治】痛风性关节炎属风寒湿热夹杂阻痹关节者。

【用法】每日1剂，水煎分服2次。

【加减】热重者，石膏用量加至60 g，加忍冬藤30 g，桑枝20 g；便秘者，加生大黄20 g；湿重者，加防己15 g，苍术12 g；偏寒者，加制附子（先煎）10 g，细辛5 g；脾胃虚者，酌加白术12 g，鸡内金10 g，炒谷芽15 g，麦芽15 g；气虚者，加黄芪15 g，党参12 g；夹瘀者，加桃仁12 g，炮穿山甲（先煎）10 g。

【方解】方中制川乌能通行十二经而善祛风散寒，然其性大燥有毒，其剽悍之气易伤阴血；石膏大寒能解肌清热止痛，为治热痹之要药，然其阴寒之性易伤阳气，气虚体弱者不可常投。二药同用，互相制约，并去其偏胜，共奏祛风解肌通痹之效。再佐其他祛风、化湿、活血通经之品，观其寒热之偏胜而适当调配，收到满意疗效。

83. 泄浊化瘀痛风汤

【组成】萆薢30 g，土茯苓30 g，威灵仙30 g，薏苡仁20 g，虎杖20 g，苍术15 g，牛膝15 g，泽兰15 g，泽泻15 g，秦艽15 g，秦皮15 g，络石藤15 g，黄柏12 g，车前子（包煎）10 g，制南星10 g。

【功效】清热解毒，利湿化浊，化瘀通络止痛。

【主治】痛风性关节炎属湿热浊毒内盛，瘀血阻痹关节者。

【用法】每日1剂，水煎分服2次。

【加减】关节剧痛者，加五灵脂（包煎）12 g，蒲黄（包煎）12 g，制乳香10 g，制没药10 g，以化瘀定痛；痛风反复发作，关节僵硬变形者，酌加水蛭10 g，土鳖10 g，炮穿山甲（先煎）10 g，白花蛇10 g，全蝎5 g，蜈蚣1条，以透骨搜风，散瘀止痛，通经活络；大便秘结者，加大黄10 g，以通腑泻浊，兼活血祛瘀，解毒清热利湿；合并泌尿系结石者，加金钱草20 g，海金沙（包煎）30 g，以清热利湿，通淋排石；脾虚形体肥胖，痰湿偏盛，头身困重者，加陈皮10 g，茯苓12 g，白术15 g，石菖蒲20 g，以培土渗湿，化湿和胃；阳虚形体浮肿者，加桂枝12 g，甘草10 g，以甘温助阳，化气行水；发热重，关节红肿者，加石膏30 g，以泄热；气血亏虚，肝肾亏损者，酌加当归12 g，肉苁蓉10 g，白芍15 g，熟地黄15 g，枸杞子15 g，以补肝肾，益精血，营筋骨，利关节，扶正祛邪。

【方解】方中萆薢、土茯苓解毒除湿，疏利关节，分清泄浊；威灵仙祛风湿，通络止痛，辛散宣导，"宣通十二经络，积湿停痰，血凝气滞，诸实宜之"，疏通痹阻之经络，畅行凝滞之气血，对改善关节肿痛确有殊功，与清热除湿及活血之品配伍，则奏效更佳，三者共为主药。苍术、薏苡仁健脾燥湿，渗湿除痹，《神农本草经》谓"薏苡仁主筋急拘挛，不可屈伸，风湿痹"。黄柏苦寒质燥，性主沉降，其清热燥湿作用尤长于治下焦湿热证；牛膝补肝肾，强筋骨，活血祛瘀，引药下行；虎杖入肝经血分，活血祛瘀，通经止痛，兼能解毒，清利湿热，《名医别录》谓其"主通利月水，破留血癥结"；泽兰活血利水；泽泻、车前子清湿热而利水；制南星具有除痰通络祛风之功，辛开走动，专主经络，能搜剔深入经隧骨骱之痰瘀，使痰祛瘀消；络石藤祛风通络，消肿止痛；秦艽祛风止痛，舒筋通络，且能清利湿热；秦皮清热解毒燥湿。诸药相伍，共奏清热解毒，利湿化浊，化瘀通络止痛之功效。

【药理】现代药理学研究发现，方中薏苡仁能解热、消炎、镇痛，抗骨质疏松，提高机体免疫力。秦皮有抗炎、镇痛，促进尿酸排泄作用。

84. 五藤逍遥汤

【组成】鸡血藤30 g，桑枝20 g，青风藤20 g，牛膝20 g，茯苓20 g，络石藤15 g，海风藤15 g，忍冬藤15 g，秦艽15 g，白花蛇舌草15 g，白鲜皮15 g，炒白术12 g，半枝莲12 g，连翘10 g，知母10 g，木香10 g，细辛3 g，甘草5 g。

【功效】清热解毒通经，益气健脾利湿，养血活血止痛。

【主治】痛风性关节炎属湿浊热毒内盛，血行不畅阻痹关节者。

【用法】每日1剂，水煎分服2次。

【方解】方中海风藤、青风藤、忍冬藤、络石藤为君药，功在清热解毒，藤类药物又可通经入络，治疗痛风引起的诸关节疼痛。白花蛇舌草、白鲜皮、半枝莲、连翘能增强君药清热解毒之功，为臣药。知母性寒，滋阴补肾；秦艽清虚热，用于湿热痹证；鸡血藤性温，能温通经络而止痹痛，痛风具有风邪的特征，"四肢百节走痛"，又能养血活血，正所谓"治风先治血，血行风自灭"的治风要诀，共为臣药。白术、茯苓、木香益气健脾利湿，为佐药。从经络循行理论分析，痛风好发于第一趾关节内侧，正是足太阴脾经所经之处，脾健则经络运行通畅，湿邪难以滞留；脾虚则经气不利，湿邪易于滞留而发病。桑枝通利关节、偏走上肢，牛膝补肝肾、强筋骨，利水消肿，引药下行。细辛祛风通络止痛，甘草调和诸药，俱为使药。诸药合用，共奏清热解毒通经，益气健脾利湿，养血活血止痛之功。

85. 五味消毒饮

【组成】金银花15 g，野菊花15 g，威灵仙15 g，车前子（包煎）12 g，蒲公英10 g，紫花地丁10 g，紫背天葵10 g。

【功效】清热解毒，散结消肿止痛。

【主治】急性痛风性关节炎属热毒内盛阻痹关节者。

【用法】每日1剂，水煎分服2次。

【方解】方中金银花、野菊花，功擅清热解毒散结，金银花入肺胃，解中上焦之热毒，野菊花入肝经，专清肝胆之火，二药相配，善清气分热结；蒲公英、紫花地丁均具清热解毒之功，为痈疮疔毒之要药；蒲公英兼能利水通淋，泻下焦之湿热，与紫花地丁相配，善清血分之热结；紫花天葵能入三焦，善除三焦之火。五药合用，气血同清，三焦同治，兼能开三焦热结，利湿消肿。而加用车前子清利湿热；威灵仙祛风除湿，通经活络，善治痛风顽痹。诸药配合成方，共奏清热解毒，散结消肿止痛之功。

86. 化湿祛浊汤

【组成】土茯苓30 g，薏苡仁30 g，萆薢20 g，丹参15 g，泽泻15 g，肉苁蓉12 g，白术15 g，泽兰15 g。

【功效】健脾补气除湿，解毒泄浊，活血通络止痛。

【主治】痛风性关节炎属脾虚生湿，浊毒内盛，瘀血阻痹关节者。

【用法】每日1剂，水煎分服2次。

【加减】寒邪偏盛，肢体关节疼痛剧烈，拘缩屈伸不利，局部皮肤温度降低或自觉有寒冷感者，酌加姜黄10 g，桂枝10 g，威灵仙15 g，细辛5 g，以温通经络，祛风燥湿止痛；热毒炽盛，湿热蕴结，关节红肿热痛，皮肤温度明显升高，伴有发热、汗出者，酌加忍冬藤30 g，金钱草15 g，车前子（包煎）15 g，牡丹皮12 g，防己12 g，以清热解毒、消肿止痛，痹证日久，瘀血阻滞较重，关节刺痛明显，活动不利，皮肤表面紫暗或有瘀斑者，酌加全蝎5 g，水蛭10 g，蜈蚣1条，以求攻伐，剔除日久痼结于四末的浊瘀，从而达到通络破血，消瘀止痛之功效。

【方解】李东垣在《脾胃论》中认为，脾胃元气是人之本，"内伤脾胃，百病由生"，为从源头上减少湿浊的形成，故方中重用白术、薏苡仁健脾补气兼以除湿。"湿邪居上，浊邪居下"，湿与浊邪同为津液聚集而来，湿清而浊重，积湿日久则浊邪内生，故用土茯苓、萆薢除湿解毒祛浊，通利关节，泽泻增强祛湿之功，《药品化义》谓本品"除湿热，通淋浊……透三焦蓄热停水"。《丹溪心法》中提及"彼痛风……热血得汗浊凝涩作痛"，故用丹参、泽兰活血通络止痛，推陈致新。肾为胃之关，"关门不利……聚水生病"，因此治疗痛风，除泄浊化瘀外，亦不可忽略"调补肾阳"，而方中用肉苁蓉调补肾阳，可达到更好的效果。全方配伍精湛，针对主因，兼顾脾肾，泻中寓补，共奏健脾补气除湿，解毒泄浊，活血通络止痛之效。

87. 消风止痛汤

【组成】土茯苓30 g，鸡血藤30 g，忍冬藤30 g，桑枝30 g，虎杖30 g，萆薢20 g，青风藤15 g，赤芍15 g，威灵仙12 g，豨莶草12 g，山慈菇10 g，黄柏10 g，苍术10 g，伸筋草10 g，百合10 g，枳壳10 g。

【功效】清热利湿，祛风除痹，活血消瘀，散结止痛。

【主治】痛风性关节炎属湿热风邪内盛，瘀血阻痹关节者。

【用法】每日1剂，水煎分服2次。7日为1个疗程。

【加减】疼痛剧烈者，加蕲蛇10 g，晚蚕沙（包煎）12 g；热重者，加知母12 g，生石膏30 g；肿甚者，加络石藤15 g，皂角刺12 g；无汗者，加羌活12 g，细辛5 g；汗多者，加黄芪15 g，炙甘草10 g；兼痰饮者，加法半夏12 g，陈皮10 g。

【方解】方中土茯苓、萆薢、鸡血藤、忍冬藤、青风藤、虎杖清热利湿，祛风除痹；桑枝、威灵仙、伸筋草、豨莶草祛风湿，利关节；赤芍、山慈菇消瘀散结，活血止痛；苍术燥湿健脾；黄柏清热燥湿，泻火除烦；百合养阴润肺，清心安神；枳壳行气宽胸，宽中除胀。临证加减，使湿浊之邪从内出外，使已失去正常功能的肢体、关节渐渐恢复功能，并能缓解由于病痛所致的不良情绪。

88. 消痛汤

【组成】炒杜仲30 g，忍冬藤30 g，白术

30 g，百合25 g，威灵仙20 g，生地黄15 g，金钱草15 g，车前草15 g，土茯苓15 g，萆薢15 g，伸筋草15 g，牛膝12 g，薏苡仁12 g，防己10 g，苍术10 g，黄柏10 g，牡丹皮10 g，白豆蔻10 g，生甘草5 g。

【功效】健脾补肾，清利湿热化浊，祛风除痹止痛。

【主治】痛风性关节炎属脾肾亏虚，湿热浊毒内盛阻痹关节者。

【用法】每日1剂，水煎分服2次。

【加减】高热不退者，加生石膏30 g，知母15 g；关节肿痛不消者，加桑枝30 g，赤芍12 g；湿盛纳呆者，加苍术12 g，砂仁10 g。

【方解】方中重用杜仲、白术、生地黄，三药同用，健脾补肾，恢复肾之气化及脾运化水湿之功；白术健脾除湿；金钱草、萆薢、防己、土茯苓清利湿热化浊；牡丹皮、黄柏养阴清热；威灵仙、伸筋草、忍冬藤祛风除痹止痛；百合养阴清热，《本经》谓其虽曰甘平，然古今主治，皆以清热泄降为义。诸药合用，共奏清热利湿泄浊，补肾健脾止痛之效。

【药理】现代药理学研究发现，方中杜仲能兴奋垂体-肾上腺皮质系统，增强肾上腺皮质功能；白术中的多种成分共同作用，能显著抑制急性炎症反应；金钱草、萆薢、防己、土茯苓能促进尿酸的排泄，降低尿酸的沉积。诸药合用，能有效缓解痛风性关节炎的关节疼痛及降低血尿酸水平。

89. 泄浊除痹汤

【组成】土茯苓30 g，薏苡仁20 g，威灵仙15 g，萆薢12 g，生蒲黄（包煎）12 g，木瓜12 g，山慈菇10 g，泽泻10 g，泽兰10 g，王不留行10 g，牛膝10 g，车前子（包煎）10 g。

【功效】泄浊解毒，活血祛瘀，通络止痛。

【主治】痛风性关节炎属浊毒内盛，瘀血阻痹关节者。

【用法】每日1剂，水煎分服2次。

【方解】方中土茯苓泄浊解毒，健胃燥湿，通利关节；萆薢分清泄浊，可使尿酸降

低，解除关节肿痛；威灵仙、木瓜通络止痛，溶解尿酸；泽兰、王不留行、牛膝、生蒲黄活血祛瘀，推陈致新；薏苡仁、泽泻、车前子、山慈菇泄浊利尿，排泄尿酸。诸药相伍，共奏泄浊解毒，活血祛瘀，通络止痛之功效，使浊毒得以泄化，瘀结得以清除。

90. 泄浊定痛汤

【组成】忍冬藤 30 g，车前子（包煎）30 g，土茯苓 20 g，虎杖 15 g，独活 12 g，威灵仙 12 g，生大黄（后下）10 g，龙胆 10 g。

【功效】泄浊通腑解毒，清热利湿，凉血祛瘀定痛。

【主治】急性痛风性关节炎属湿热浊毒内盛，血热血瘀阻痹关节者。

【用法】每日 1 剂，水煎分服 2 次。

【加减】痛剧者，加川芎 10 g，蜈蚣 2 条；热甚者，加黄芩 10 g，牡丹皮 12 g；关节肿胀明显者，加海桐皮 15 g；便秘甚者，加玄明粉（冲服）10 g，决明子 15 g；小便不利者，加萆薢 12 g，泽泻 10 g。

【方解】方中生大黄攻积导滞，泻火解毒；土茯苓利湿解毒，通利关节；龙胆、忍冬藤泻火清热，活血通络；虎杖降泻湿热，凉血祛瘀；车前子清热利尿；威灵仙、独活辛散祛风，通络止痛。诸药相伍，共奏泄浊通腑解毒，清热利湿，凉血祛瘀定痛之功效。

91. 泄浊化瘀汤

【组成】制何首乌 30 g，土茯苓 30 g，威灵仙 30 g，薏苡仁 30 g，泽兰 15 g，泽泻 15 g，车前子（包煎）15 g，赤芍 15 g，萆薢 15 g，苍术 12 g，桃仁 12 g，红花 10 g，知母 10 g，黄柏 10 g。

【功效】解毒燥湿化浊，活血化瘀，调益脾肾。

【主治】痛风性关节炎属脾肾不调，湿热浊毒内盛，瘀血阻痹关节者。

【用法】每日 1 剂，水煎分服 2 次。

【加减】急性发作关节红肿热痛者，加虎杖 20 g，忍冬藤 30 g；慢性痛风性关节炎关节肿胀，或伴痛风石者，加炒白芥子 10 g，皂角刺 15 g。

【方解】方中制何首乌、薏苡仁、苍术补肾填精，健脾燥湿；土茯苓、威灵仙、萆薢、知母、黄柏解毒化浊，通利关节；泽兰、泽泻、赤芍、桃仁、红花、车前子活血化瘀，利水泻下。诸药相伍，共奏泄浊扬清，宣通气化，化瘀通络，调益脾肾之功能。通过泄浊化瘀，以排泄和降低尿酸，改善人体内环境，促进血液循环。调益脾肾，又可以恢复和激发机体整体的功能，达到和减少尿酸生成的效果。

92. 益气祛湿汤

【组成】炙黄芪 30 g，丹参 15 g，防己 12 g，生白术 12 g，茯苓 12 g，泽泻 12 g，桂枝 10 g，秦皮 10 g，大腹皮 10 g，姜黄 10 g，五味子 10 g，山慈菇 10 g，生甘草 5 g。

【功效】益气燥湿利水，祛风化痰散结，行气活血化瘀。

【主治】痛风性关节炎属气虚水湿痰瘀阻痹关节者。

【用法】每日 1 剂，水煎分服 2 次。

【加减】水肿甚者，加车前子（包煎）15 g，薏苡仁 30 g；瘀血重者，加蒲黄（包煎）12 g，川芎 10 g，鸡血藤 15 g；湿热重者，酌加黄柏 10 g，苍术 12 g，苦参 12 g，知母 12 g，虎杖 15 g，夏枯草 15 g；乏力明显者，加党参 15 g，山药 30 g；上肢颈项肩背疼痛偏寒湿者，加桑枝 30 g，羌活 12 g；腰背疼痛者，加杜仲 12 g，菟丝子 15 g；关节僵硬、拘挛者，加白芍 20 g，海桐皮 15 g，木瓜 12 g；夜尿增多、尿中有泡沫者，加芡实 12 g，金樱子 12 g，桑螵蛸 15 g，五倍子 10 g；有痛风石者，加白花蛇舌草 30 g。

【方解】方中防己、白术燥湿利水；黄芪益气行水；甘草调和营卫；茯苓淡渗利水；桂枝温阳行水；泽泻淡渗利水；秦皮、大腹皮两药寒温并用，加强燥湿利水之功；丹参、姜黄两药寒温并行，加强行气活血之功；山慈菇加强祛风化痰散结之功；五味子宁心敛肺滋肾，以防利水太过而伤正，辛温太过而伤阴。诸药相伍，共奏益气燥湿利水，祛风化痰散结，行气活血化瘀之功效。

【药理】现代药理学研究发现，方中黄芪

中的黄芪多糖具有免疫调节及改善肾功能的作用；防己中的盐酸青藤碱具有抗炎、抗变态反应、镇痛的作用；秦皮中的秦皮甲素和秦皮苷有一定的利尿作用；姜黄中的挥发油具有抗炎杀菌、降尿酸、降血脂及抗动脉粥样硬化等作用；丹参中的丹参醇提物能促进尿酸排泄，具有显著降低小鼠血清尿酸的作用；桂枝中的挥发油具有抗炎、镇痛、利尿作用；茯苓中的茯苓素和茯苓多糖具有利尿、免疫调节、镇静作用。

93. 宣痹祛风汤

【组成】牛膝20 g，泽泻20 g，赤小豆18 g，栀子18 g，滑石（包煎）18 g，防己15 g，薏苡仁15 g，连翘15 g，玄参15 g，桑枝12 g，晚蚕沙（包煎）10 g。

【功效】清热利湿，祛风除湿，补益肝肾。

【主治】痛风性关节炎属肝肾亏虚，湿热内盛，风湿阻痹关节者。

【用法】每日1剂，水煎分服2次。15日为1个疗程。

【方解】方中防己、晚蚕沙、薏苡仁、赤小豆祛风除湿，疏利经络；连翘、栀子、滑石清热利湿；桑枝活血通络；牛膝补肝肾，强筋骨，通血脉，利关节，与泽泻合用利尿通淋。诸药合用，共奏清热利湿，祛风除湿，补益肝肾之效。

【药理】现代药理学研究发现，方中薏苡仁、泽泻有降低血尿酸作用，可增加对尿毒、尿酸的排泄。

94. 术柏痛风汤

【组成】薏苡仁30 g，苍术20 g，黄柏20 g，当归20 g，防风20 g，伸筋草20 g，牛膝15 g，金银花15 g，连翘15 g，土茯苓15 g，防己15 g，青风藤15 g，威灵仙15 g，木瓜15 g，桃仁15 g，红花15 g，赤芍15 g，枇杷叶15 g，陈皮15 g，葛花10 g，高良姜10 g，白扁豆10 g，川芎10 g，独活10 g。

【功效】清热解毒化湿，活血化瘀通络，化浊宣痹止痛。

【主治】痛风性关节炎属湿热浊毒内盛，瘀血阻痹关节者。

【用法】每日1剂，水煎分服2次。15日为1个疗程。

【方解】方中苍术燥湿，黄柏清热为主药；金银花、连翘解毒；薏苡仁、土茯苓、防己淡渗利湿；葛花、高良姜、枇杷叶、白扁豆、木瓜解酒化浊；桃仁、红花、赤芍、川芎、当归活血养血为辅药；陈皮健脾益胃防祛风除湿之品碍胃而为佐药；伸筋草、牛膝、防风、青风藤、威灵仙、独活引药至病所而为使药。诸药合奏清热解毒化湿，活血化瘀通络，化浊宣痹止痛之功效。

95. 祛风化瘀利湿汤

【组成】虎杖30 g，萆薢30 g，鬼箭羽30 g，威灵仙15 g，制大黄10 g。

【功效】祛风化湿，活血化瘀通络。

【主治】痛风性关节炎属风湿瘀血阻痹关节者。

【用法】每日1剂，水煎分服2次。

【方解】方中威灵仙味辛咸，性温有毒，入膀胱经，功专祛风湿，通经络，消痰涎，散癖积，用于治疗痛风、顽痹、腰膝冷痛；制大黄味苦性寒，归胃、脾、大肠、肝、心包经，解毒消痈，行瘀通经，清热除湿；虎杖味苦性平，归肝、胆、肺经，功专祛风利湿，破瘀通经；萆薢味苦性平，归脾、肾、肝经，气微降泄，有利湿浊、祛风湿作用；鬼箭羽气微，味微苦涩，性寒，入厥阴经，破血通经，散瘀止痛。

【药理】现代药理学研究发现，方中威灵仙对离体兔肠平滑肌有明显的抗组胺作用；鬼箭羽具有降血糖、调血脂及延缓动脉粥样硬化等作用；其水溶性部分可提高小鼠耐氧能力，对垂体后叶素所引起的急性心肌缺血大鼠有保护作用，可抗心律失常，并具有镇静、降压等作用。

96. 茵陈五苓汤

【组成】土茯苓 30～60 g，黄芪 20～30 g，茯苓 15～30 g，猪苓 15～30 g，泽泻15～30 g，茵陈 15～30 g，萆薢 15～30 g，滑石（包煎）15～30 g，丹参15～30 g，茅根

15～30 g，牛膝 15～20 g，延胡索 12～15 g，防己 10～15 g。

【功效】利湿泄浊，清热解毒，消肿散结，通络止痛。

【主治】痛风性关节炎属湿热浊毒内盛，阻痹关节者。

【用法】每日 1 剂，水煎分服 2 次。

【方解】方中重用土茯苓，缘其病因湿郁化热，浊聚成毒而成，非大剂解毒清热，不足以挫其势；重用茯苓、猪苓、泽泻、茵陈、萆薢、滑石、茅根旨在利尿除湿，助脾转输，使湿热痰浊之邪从小便而出；防己利水消肿，兼能止痛，用之能加强诸药的作用，本病病程较长，湿浊凝聚，病久入络，血行必然受阻，因此加入丹参、牛膝、延胡索养血活血，散瘀通络。黄芪一以健脾益气，促进脾运，利湿行水，二则补气行血，以助血行，散瘀通脉。如此组方，全方共奏利湿泄浊，清热解毒，消肿散结，通络止痛之功，与本病之病因病机甚是合拍，所以效果良好。

97. 银山丹汤

【组成】丹参 30 g，泽泻 30 g，山慈菇 30 g，金钱草 30 g，虎杖 15 g，海桐皮 15 g，大黄 10 g，制乳香 10 g，制没药 10 g，红景天 5 g。

【功效】清热利湿解毒，化瘀祛浊，散结化痰，消肿止痛。

【主治】急性痛风性关节炎属湿热浊毒内盛，痰瘀互结阻痹关节者。

【用法】每日 1 剂，水煎分服 2 次。

【方解】方中山慈菇性甘微辛凉，清热解毒，化痰散结；丹参性苦微寒，活血调经，祛瘀止痛；泽泻性甘淡寒，利水渗湿，泄热通淋；金钱草性凉微苦，利水通淋，清热解毒，散瘀消肿；四味共为君药。臣药五味：虎杖性微苦微寒，清热解毒，祛风利湿，散瘀定痛；海桐皮性平苦辛，祛风湿，通经络；大黄性苦寒，清湿热、祛瘀解毒；制乳香性辛苦温，调气活血定痛；制没药性苦辛平，散血去瘀，消肿定痛；以上五药为臣药，助君药加强清热利湿，化瘀止痛之功。红景天性甘苦平，益气活血通脉，为佐药。诸药合

用，共奏清热利湿，化瘀祛浊，消肿止痛之功。诸药相伍，相得益彰，使湿去热退，血瘀得行，浊邪得泄，肿胀得消，疼痛得止。

98. 抗酸汤

【组成】车前子（包煎）30～50 g，土茯苓 30～50 g，蜂蜜 30～50 g，萆薢 15～30 g，丹参 15～30 g，黄芪 15～30 g，山药 15～30 g，豨莶草 15～30 g，寻骨风 15～30 g，苍术 10～30 g，黄柏 10～30 g，川芎 10～30 g，当归 10～30 g，延胡索 10～30 g，秦艽 10～30 g，威灵仙 10～30 g，红花 5～15 g。

【功效】清热解毒消肿，祛风利湿燥湿，活血化瘀，理气止痛。

【主治】痛风性关节炎属热毒内盛，风湿瘀血阻痹关节者。

【用法】每日 1 剂，水煎分服 2 次。

【方解】方中车前子清热解毒，利尿排酸，为本方主药，需重用方可见效；蜂蜜营养丰富，有解毒止痛之功，《本草纲目》谓蜂蜜能"和营卫，润脏腑，通三焦，调脾胃……其入药之功有五：清热也；补中也；解毒也；润燥也；止痛也"。苍术、黄柏清热燥湿，相须为用；秦艽、威灵仙、豨莶草、寻骨风祛风除湿，通络止痛；延胡索理气止痛；当归、川芎、红花、丹参活血化瘀；土茯苓、萆薢利湿消肿，排酸止痛；黄芪、山药健脾益气。诸药合用，使正复邪去，经通脉顺，故收奇效。

99. 止痛如神解毒汤

【组成】老鹳草 30 g，当归 20 g，皂角刺 20 g，秦艽 15 g，防风 15 g，黄柏 15 g，苍术 15 g，萆薢 15 g，薏苡仁 15 g，泽泻 15 g，桃仁 10 g，大黄 10 g，槟榔 10 g，炮穿山甲（先煎）5 g，甘草 5 g。

【功效】清热解毒，健脾燥湿，理气活血，通络止痛。

【主治】急性痛风性关节炎属湿热毒邪内盛，瘀血阻痹关节者。

【用法】每日 1 剂，水煎分服 2 次。

【方解】方中黄柏清热燥湿解毒；苍术、薏苡仁健脾祛湿；萆薢、泽泻清湿热，祛浊

邪；秦艽、防风疏散风邪，使毒热透解于外；当归、桃仁、皂角刺、炮穿山甲活血通络，消肿止痛；老鹤草祛风湿，通经络，解热毒；槟榔理气疏壅；大黄清热解毒，活血化瘀，使湿热毒邪从二便而出；甘草解毒，调和诸药。诸药合用，共奏清热解毒，健脾燥湿，理气活血，通络止痛之功效。

【药理】现代药理学研究发现，方中秦艽、防风、大黄、黄柏具有抗炎、解热、镇痛作用；当归、桃仁、炮穿山甲有扩张血管，改善微循环作用；苍术具有镇静作用；萆薢有促尿酸排出，降低血尿酸的作用。

100. 独活寄生三妙汤

【组成】独活12 g，桑寄生12 g，牛膝12 g，秦艽12 g，茯苓12 g，威灵仙12 g，生地黄12 g，苍术12 g，党参12 g，防风10 g，当归10 g，赤芍10 g，白芍10 g，川芎10 g，黄柏10 g，甘草5 g。

【功效】补益肝肾，燥湿祛风止痛，养血活血。

【主治】痛风性关节炎属肝肾亏虚，血虚血瘀，风湿阻痹关者。

【用法】每日1剂，水煎分服2次。同时，用红花15 g，桃仁15 g，川乌15 g，草乌15 g，生乳香15 g，生没药15 g，赤芍12 g，细辛5 g。每日1剂，水煎泡洗痛处。10日为1个疗程。

【方解】方中独活、秦艽、防风、威灵仙胜湿祛风止痛；党参、茯苓、甘草、苍术健脾燥湿；桑寄生、生地黄、牛膝补益肝肾；当归、赤芍、白芍、川芎养血活血；黄柏清热利湿，共奏标本兼治之效。外用方活血化瘀，软坚散结，祛风止痛，以治标为主，迅速止痛。内外合用，取"急则治其标，缓则治其本"之义，故收效甚佳。

101. 桃红四物解毒汤

【组成】生地黄30 g，白芍30 g，黄柏20 g，苍术20 g，牛膝20 g，青天葵20 g，金银花20 g，薏苡仁20 g，土茯苓20 g，赤芍15 g，泽泻15 g，桃仁10 g，红花10 g，延胡索10 g，蒲公英10 g。

【功效】清热利湿解毒，化瘀消肿止痛。

【主治】急性痛风关节炎属湿热毒邪内盛，瘀血阻痹关节者。

【用法】每日1剂，水煎分服2次。7日为1个疗程。

【方解】方中桃仁、红花、延胡索活血祛瘀，延胡索兼理气止痛；白芍、生地黄补益肝肾，缓急止痛；金银花、蒲公英、青天葵清热解毒；赤芍、泽泻活血清热利尿；土茯苓有利尿酸之功能；黄柏味苦、性寒，苦以燥湿，寒以胜热，且祛下焦湿热；湿自脾来，故以苍术燥湿健脾，使湿邪祛除不易再生；牛膝祛风湿，补肝肾，引药下行；薏苡仁利湿舒筋，主治湿热下注之症。诸药合用，共奏清热利湿解毒，化瘀消肿止痛之功。

【药理】现代药理学研究发现，方中延胡索有明显的镇痛作用；生地黄具有抗炎及扩张肾血管的作用，能清除尿蛋白，恢复肾功能；黄柏、苍术具有明显消炎作用，能增强白细胞的吞噬能力；牛膝的有效成分牛膝总皂苷能明显减轻急性炎性反应，具有明显的抗炎镇痛及活血作用；黄柏、薏苡仁均能增加血流量及促进血尿酸排泄。

102. 痛风活血利湿汤

【组成】土茯苓45 g，萆薢30 g，薏苡仁30 g，威灵仙30 g，赤芍30 g，延胡索20 g，桃仁20 g，地龙20 g，泽兰20 g，泽泻20 g，秦艽15 g，炙僵蚕15 g，露蜂房15 g。

【功效】清热解毒利湿，活血化瘀，消肿止痛。

【主治】急性痛风性关节炎属湿热毒邪内盛，瘀血阻痹关节者。

【用法】每日1剂，水煎分服2次。

【方解】方中以土茯苓、萆薢、薏苡仁、泽泻清热解毒利湿；地龙、威灵仙、秦艽祛风通络除湿；泽兰、赤芍、桃仁、炙僵蚕、露蜂房、延胡索活血化瘀，消肿止痛。诸药合用，共奏清热解毒利湿，活血化瘀，消肿止痛之功。

【药理】现代药理学研究发现，方中威灵仙、萆薢、泽泻有促进尿酸排泄，降糖、降血脂、抗血小板凝集等作用；薏苡仁能增加尿酸的排泄；土茯苓、萆薢能够降低血尿酸；秦艽具有溶解尿酸结晶并解除疼痛的作用；泽兰、桃仁、地龙能抑制尿酸的合成。

103. 清热利湿止痛汤

【组成】萆薢20 g，忍冬藤20 g，连翘20 g，赤芍15 g，牡丹皮15 g，地龙15 g，泽泻15 g，车前子（包煎）15 g，黄柏12 g，栀子10 g。

【功效】清热利湿，降泻浊毒，凉血化瘀止痛。

【主治】急性痛风性关节炎属湿热浊毒内盛，血热血瘀阻痹关节者。

【用法】每日1剂，水煎分服2次。第3煎药液熏洗患处。10日为1个疗程。

【加减】上肢痛甚者，加羌活12 g，桑枝20 g；下肢痛甚者，加独活12 g，牛膝15 g；伤津口干者，加生地黄15 g，沙参12 g；皮下结节者，加白芥子12 g，皂角刺15 g，炮穿山甲（先煎）10 g；关节痛剧者，加制乳香10 g，制没药10 g，蜈蚣2条；体虚乏力者，加黄芪15 g，白术12 g。

【方解】方中黄柏、萆薢清热利湿，降泻浊毒；忍冬藤、地龙清热通络利关节；赤芍、牡丹皮清热凉血，化瘀止痛；栀子、连翘清热泻火解毒；车前子、泽泻助黄柏、萆薢利湿排毒消肿。诸药合用，共奏清热利湿，降泻浊毒，凉血化瘀止痛之功。配合局部熏洗，内外并用，使湿热得清，肿消痛愈，关节通利，尿酸下降，得获良效。

104. 痛风化瘀汤

【组成】土茯苓50 g，白茅根50 g，薏苡仁30 g，泽兰30 g，车前子（包煎）20 g，萆薢20 g，泽泻20 g，忍冬藤20 g，防己15 g，当归15 g，山慈菇15 g，延胡索12 g，制乳香10 g，制没药10 g，甘草10 g，蜈蚣2条。

【功效】清热通络，祛风除湿，泻浊化瘀。

【主治】急性痛风性关节炎属湿热浊毒内盛，风邪内扰，瘀血阻痹关节者。

【用法】每日1剂，水煎分服2次。

【加减】红肿热痛甚者，加水牛角（先煎）50 g，牡丹皮20 g；皮下结节者，加制南星10 g，白芥子12 g，以化痰散结；关节久痛不已，甚至强直畸形者，加全蝎5 g，乌梢蛇10 g，炮穿山甲（先煎）12 g，以搜风剔邪，通痹止痛；痰核破溃者，加黄芪20 g，以补气托毒，排毒生肌；下肢痛甚者，加独活15 g，木瓜12 g，以通达下肢关节；上肢痛甚者，加羌活15 g，威灵仙12 g，姜黄10 g，以疏通上肢经络；热甚伤津者，加生地黄15 g，玄参15 g，麦冬12 g，以滋阴清热生津；发热口渴者，加生石膏30～60 g，以清热止渴除烦。

【方解】方中土茯苓泻浊解毒，健脾燥湿，通利关节；萆薢分清泻浊，可使血尿酸降低，关节肿痛解除；威灵仙、蜈蚣走而不守，引药力直达病所，通经达络止痛，溶解尿酸；忍冬藤清热解毒，又专走络中之热毒，故善治热痹肿痛，善走经络，与牛膝、黄柏合用可引诸药药力到达病所提高疗效；泽兰、桃仁、红花、当归活血化瘀，推陈致新；薏苡仁、泽泻、车前子泻浊利尿，排泄尿酸，每使浊毒得以泄化，瘀结得以清除；山慈菇软坚化石；制乳香、制没药散瘀消肿止痛。诸药合用，共奏清热通络，祛风除湿，泻浊化瘀之功。

105. 清热祛湿解毒汤

【组成】生石膏30 g，忍冬藤30 g，薏苡仁30 g，土茯苓30 g，络石藤15 g，知母12 g，苍术12 g，黄柏12 g，乌梢蛇10 g，桂枝10 g，砂仁10 g，全蝎5 g，甘草5 g。

【功效】清热祛湿解毒，祛风利水通络。

【主治】痛风性关节炎属湿热水浊毒邪内盛阻痹关节者。

【用法】每日1剂，水煎分服2次。

【方解】方中生石膏清解阳明气分之热而除烦；知母助石膏清肺胃之热，且润燥以滋阴；桂枝、苍术通阳祛风湿，利关节以止痛；砂仁化湿行气；薏苡仁利水消肿健脾；黄柏清热燥湿，泻火解毒；乌梢蛇、全蝎、忍冬藤、络石藤祛风通络，除湿解毒；甘草益胃护津，调和诸药；土茯苓性味甘平，解毒祛湿，通利关节。诸药合用，共奏清热祛湿，活血行气，通络止痛之功。

106. 泄浊化瘀治痹汤

【组成】土茯苓30 g，薏苡仁30 g，萆薢30 g，蓖草30 g，威灵仙15 g，泽兰15 g，虎杖15 g，晚蚕沙（包煎）15 g，牛膝15 g，骨碎补15 g，当归12 g，桃仁12 g，地龙10 g，红花10 g。

【功效】清热祛湿解毒，活血化瘀泄浊。

【主治】痛风性关节炎属湿热浊毒邪内盛，瘀血阻痹关节者。

【用法】每日1剂，水煎分服2次。

【加减】发热口渴者，加知母15 g，生石膏30 g，栀子10 g；关节肿大者，加姜黄10 g；邪热伤阴，低热口干，五心烦热者，加青蒿12 g，秦艽15 g；湿重者，加车前子（包煎）15 g，防己10 g；关节痛甚者，加延胡索15 g，地龙10 g。

【方解】方中土茯苓、萆薢、薏苡仁、车前子除湿解毒，泄浊化瘀；威灵仙、晚蚕沙、虎杖清湿热，通经络，消骨肿；当归、桃仁、红花、泽兰活血化瘀而定瘀痛。全方通过泄浊化瘀之法，调整体内升清降浊的代谢机制，既可抑制尿酸生成，排泄多余尿酸，使浊毒得以清泄，又可活血利关节。

107. 补肾痛风汤

【组成】黄芪30 g，薏苡仁20 g，生地黄15 g，威灵仙15 g，当归12 g，白术12 g，防己12 g，泽泻12 g，川芎10 g。

【功效】补肾泄浊，利湿化瘀。

【主治】痛风性关节炎属肾虚湿浊内盛，瘀阻关节者。

【用法】每日1剂，水煎分服2次。20日为1个疗程。

【加减】关节疼痛甚者，加忍冬藤30 g；结石者，加金钱草30 g，海金沙（先煎）20 g，鸡内金12 g；肾功能受损者，加熟地黄15 g，山茱萸12 g。

【方解】方中川芎活血止痛，行气开郁，祛风燥湿；黄芪健脾补气益血；生地黄清热凉血，养阴生津；当归补血活血，润肠通便；威灵仙活血通络止痛，祛风除湿利水；防己

祛风除湿，利水消肿止痛；泽泻、薏苡仁利水渗湿泄浊。全方共奏补肾泄浊，利湿化瘀之功，使尿酸得降，诸证皆愈。

【药理】现代药理学研究发现，方中川芎具有抗血小板聚集，改善微循环，扩张小动脉，增加肾小球过率，促进血尿酸排泄作用；黄芪能增加肾小球血流量，对免疫机制具有明显的调节作用，能纠正嘌呤代谢失调，减少血尿酸的合成；生地黄有抗炎、抗过敏作用，能促进肾上腺皮质激素合成，提高机体免疫力；当归能抑制血尿酸合成；威灵仙有碱化尿液，加速尿酸排泄抗痛风作用；泽泻、薏苡仁、防己能增加尿酸排泄。

108. 蚕沙四妙汤

【组成】薏苡仁30 g，牛膝15 g，地龙15 g，萆薢15 g，威灵仙15 g，丝瓜络15 g，晚蚕沙（包煎）10 g，黄柏10 g，苍术10 g，知母10 g，泽泻10 g。

【功效】清热燥湿，泄浊消肿，活血化瘀通络。

【主治】痛风性关节炎属湿热浊毒内盛，瘀血阻痹关节者。

【用法】每日1剂，水煎分服2次。

【加减】湿热蕴结，触之局部灼热疼痛剧烈者，加秦艽12 g，豨莶草15 g，以祛风湿、利关节、解毒、通络止痛，退虚热、清湿热；年老体虚者，加黄芪15 g，白术12 g，以补气健脾、托毒生肌、燥湿消肿；血瘀内阻、关节拘挛者，加丹参15 g，以活血化瘀通络。

【方解】方中晚蚕沙为主药，能祛风湿，和胃化湿，《本草求原》指出："原蚕沙，为风湿之专药，凡风湿瘫缓固宜，即血虚不能养经络者，亦宜加入滋补药中。"黄柏苦寒清热燥湿，泻火解毒，除骨蒸；苍术辛、苦、温，燥湿健脾，祛风散寒；牛膝、地龙活血化瘀通络，引血下行，促进泄浊化湿改善红肿、疼痛；泽泻甘淡性寒，长于利水，泄浊消肿；萆薢泄降浊毒，通利关节，宣通化气。诸药合用，共奏清热燥湿，泄浊消肿，活血化瘀通络之功，能排泄降低尿酸改善人体内环境，促进血液循环，达到抑制和减少尿酸生成效果。

109. 二金利湿泄浊汤

【组成】海金沙（包煎）30 g，金钱草30 g，薏苡仁30 g，赤小豆30 g，滑石（包煎）20 g，金银花15 g，土茯苓15 g，玄参12 g，牡丹皮12 g，牛膝12 g，党参12 g，土大黄10 g，红花10 g，甘草5 g。

【功效】解毒清热利湿，泄浊活血化瘀，通经活络止痛。

【主治】急性痛风性关节炎属湿热浊毒内盛，瘀血阻痹关节者。

【用法】每日1剂，水煎分服2次。

【方解】方中金银花有"祛风除湿，散热疗痹"之效，此药也是祛瘀生新之良品，在《本草正义》中谓其"补中有动，动中有补"；海金沙在《本草纲目》中谓其能"治湿热肿满"，利湿祛浊，二者清利兼施。玄参、牡丹皮助金银花清热解毒，同时可以活血化瘀，推陈出新；土大黄、土茯苓助海金沙通腑泄浊；金钱草、滑石助海金沙逐所拔之毒，使邪有出路，有助于尿酸排出；红花、牛膝活血，引药下行；赤小豆、薏苡仁利湿消肿，清热排脓；党参健脾，补益护中，佐诸清热解毒之品以防苦寒败胃；甘草缓急和中。诸药合用，共奏解毒清热利湿，泄浊活血化瘀，通经活络止痛之功。使浊热得除，脉络得通，红肿渐消，疼痛自止。

110. 葛蚕木瓜汤

【组成】葛根25 g，木瓜20 g，薏苡仁15 g，海风藤15 g，晚蚕沙（包煎）12 g，当归12 g，牛膝12 g，桂枝10 g，独活10 g，土鳖10 g，秦艽10 g，三七（研末冲服）5 g。

【功效】清热利湿，活血化瘀，消肿止痛。

【主治】痛风性关节炎属湿热瘀血阻痹关节者。

【用法】每日1剂，水煎分服2次。7日为1个疗程。

【加减】红肿热痛明显者，加石膏20 g，知母12 g；久病反复发作者，加党参15 g，黄芪15 g，杜仲12 g，续断12 g。

【方解】方中葛根为君药，祛风胜湿，活血通经，芳香醒脾及解毒，是治疗急慢性痛风性关节炎及预防痛风发作的良药。葛根治疗痛风的机制可能与减少嘌呤合成，促进嘌呤分解和嘌呤排泄，使尿酸生成减少等有关。晚蚕沙、木瓜、薏苡仁为臣药，助君药以清热利湿，除加强君药功能外，且能使湿热浊毒从小便而下，邪有出路，使尿酸排泄有道；土鳖、当归、三七、桂枝、独活、海风藤为佐药，能通络消肿止痛，活血化瘀；牛膝有抗炎、镇痛、利尿作用，可引药下行，直达病所。诸药合用，清热解毒泻火，清利湿热，通利经络，活血祛瘀，消肿止痛，药性较平和，适合长期服用且无毒副作用，以控制血尿酸，减少并发症。

111. 化湿通痹汤

【组成】土茯苓20～30 g，黄柏10～15 g，威灵仙10～15 g，萆薢10～15 g，牛膝10～15 g，炒苍术10～12 g，防己10～12 g，秦艽5～10 g，独活5～10 g，山慈菇5～10 g。

【功效】健脾燥湿，祛风利湿，清热解毒，通络止痛。

【主治】急性痛风性关节炎属热毒湿浊内盛阻痹关节者。

【用法】每日1剂，水煎分服2次。7日为1个疗程。

【加减】寒邪偏盛，痛处不移，得温痛减者，加细辛3～5 g，制草乌（先煎）5～10 g，以温经散寒；热邪偏盛，发热、口渴，苔黄者，加蒲公英12～15 g，紫花地丁15～20 g；瘀血偏盛者，加桃仁10～12 g，红花5～10 g。

【方解】方中苍术健脾燥湿，祛风除湿，黄柏清热燥湿，取"二妙"之意为君。以秦艽、威灵仙、防己、独活祛风湿，通经络，清湿热，止痹痛为臣。萆薢利湿去浊，祛风除痹；山慈菇清热解毒，消肿散结；土茯苓清热解毒，除湿，利关节；牛膝活血通经，补肝肾，强筋骨，利尿通淋，引诸药下行；共为佐使。诸药合用，共奏健脾燥湿，祛风利湿，清热解毒，通络止痛之功效。

【药理】现代药理学研究发现，方中萆薢

中的萆薢总皂苷能降低血清胆固醇；山慈菇其含有秋水仙碱及其衍生物，能迅速降低血中尿酸的浓度；土茯苓能促进尿酸排泄。本方既可抑制尿酸生成，控制机体血清尿酸盐浓度，又能增加尿酸排泄。

112. 黄牛伏虎汤

【组成】土茯苓30 g，薏苡仁30 g，毛冬青30 g，忍冬藤30 g，白芍20 g，黄柏15 g，牛膝15 g，玄参15 g，当归12 g，制没药10 g，防己10 g。

【功效】清热利湿，活血通络，舒筋止痛。

【主治】痛风性关节炎属湿热瘀血阻痹关节者。

【用法】每日1剂，水煎分服2次。15日为1个疗程。

【加减】下肢小关节红肿热痛拒按，触之局部灼热，得凉则舒，伴发热口渴，心烦不安，舌红苔黄腻，脉滑数属湿热蕴结者，加秦艽30 g，防己15 g，苍术20 g。关节红肿刺痛，局部肿胀变形，屈伸不利，肌肤色紫暗，按之稍硬，病灶周围或有血块瘀硬结，肌肤干燥，皮色暗黧，舌质紫暗或有瘀斑，舌苔薄黄，脉细涩属瘀热阻滞，加赤芍30 g，桃仁15 g，红花15 g，地龙15 g，土鳖10 g。关节肿胀，甚则关节周围漫肿，局部酸麻疼痛，或见血块瘀硬结不红，伴有目眩，面浮足肿，胸院痞闷，舌胖质黯苔白腻，脉缓或弦滑属痰浊阻滞者，加胆南星15 g，法半夏12 g。病久屡发，关节痛如被杖，局部关节变形，昼轻夜重，肌肤麻木不仁，步履艰难，筋脉拘急，屈伸不利，头晕耳鸣，颧红口干，舌红少苔，脉弦细或细数属肝肾阴虚者，加山药30 g，熟地黄30 g，山茱萸15 g，桑寄生15 g。

【方解】方中忍冬藤、黄柏、薏苡仁、土茯苓清热利湿；毛冬青、玄参、当归、制没药活血通络；牛膝、防己、白芍舒筋通络止痛。诸药合用，共奏清热利湿，活血通络，舒筋止痛之功效。

113. 健脾泄浊汤

【组成】薏苡仁30 g，萆薢30 g，苍术15 g，牛膝15 g，秦皮15 g，虎杖15 g，威灵仙15 g，独活12 g，山慈菇12 g，茯苓12 g，黄柏10 g。

【功效】健脾利湿泻浊，祛风通络止痛。

【主治】痛风性关节炎属脾虚湿浊内盛，风邪内扰阻痹关节者。

【用法】每日1剂，水煎分服2次。15日为1个疗程。

【加减】痛剧者，加桑枝30 g，木瓜12 g；血瘀明显者，加桃仁12 g，赤芍10 g；热盛者，加黄芩10 g，牡丹皮12 g；关节僵硬麻痹者，加鸡血藤15 g，乌梢蛇10 g，炮穿山甲（先煎）10 g。

【方解】方中薏苡仁健脾利湿，性质平和，渗湿而不伤阴，补而不腻；苍术苦温香燥，健脾利湿；黄柏长于清利下焦湿热，与苍术相伍除湿清热；土茯苓、山慈菇、萆薢、秦皮、虎杖通利泻浊；牛膝强筋骨，补肝肾，利水通淋，引药下行；威灵仙、独活辛散祛风，通络止痛。各药相合，共奏健脾利湿，祛风通络止痛之功。全方药中病机，辨证辨病相结合，疗效满意。

【药理】现代药理学研究发现，方中山慈菇含秋水仙碱成分，能有效地缓解痛风的发作；土茯苓、山慈菇、萆薢、秦皮、虎杖能增加尿酸的排出。

114. 三消蠲痹汤

【组成】薏苡仁20 g，山药20 g，丹参20 g，荷叶15 g，佩兰15 g，茯苓15 g，萆薢15 g，白茅根15 g，地龙15 g，川芎12 g，苍术12 g，牛膝10 g，黄连5 g。

【功效】祛湿泄浊，清热解毒，活血通络。

【主治】痛风性关节炎属湿热浊毒内盛，瘀血阻痹关节者。

【用法】每日1剂，水煎分服2次。

【加减】红肿热痛甚者，加金银花15 g，黄柏12 g；肿甚者，加泽泻12 g，车前子（包煎）15 g；痛甚者，加延胡索15 g，制乳香10 g，制没药10 g；气虚者，加黄芪15 g，白术12 g。

【方解】方中荷叶、佩兰、薏苡仁畅上、

中、下三焦之湿，同时配合山药、茯苓、苍术健脾燥湿，泽泻、萆薢利水渗湿，分清泌浊，牛膝补肝肾、强筋骨、通血脉、利关节，与泽泻合用有利水渗湿之效，黄连清热燥湿解毒，丹参、白茅根清热凉血解毒，地龙、川芎活血通络，行气止痛。诸药合用，共奏祛湿泄浊，清热解毒，活血通络之功，使湿浊化，热毒清，瘀结散。

115. 芍药草乌茯苓汤

【组成】白芍50 g，土茯苓30 g，车前草30 g，萆薢30 g，茯苓20 g，炙甘草 10～20 g，制草乌（先煎）10～12 g，牛膝 10～20 g，威灵仙15 g，白术10 g，红花10 g，桃仁10 g，泽兰10 g。

【功效】缓急止痛，祛风温经，清热利湿，活血通络。

【主治】痛风性关节炎属湿热内蕴，风寒瘀血阻痹关者。

【用法】每日 1 剂，水煎分服 2 次。

【加减】热重者，加白花蛇舌草30 g，黄柏10 g，蒲公英20 g；湿重者，加炒薏苡仁20 g，苍术12 g；便秘者，加麻仁20 g，大黄5～10 g。

【方解】方中重用白芍、炙甘草酸甘化阴，缓急止痛，加上制草乌祛风除湿、温经止痛，三品共处，互为益彰，止痛效果较好。土茯苓、萆薢、车前草清热利湿，分消蕴结之湿热，茯苓、白术利湿燥湿，又能健脾，促进湿邪排泄。桃仁、红花、泽兰活血通络，促进关节气血运行。威灵仙、牛膝祛湿通络，疏利关节。诸药合用，共奏缓急止痛，祛风温经，清热利湿，活血通络之功。

116. 舒络止痛汤

【组成】忍冬藤15 g，豨莶草15 g，威灵仙15 g，薏苡仁15 g，土茯苓15 g，牛膝12 g，泽兰12 g，苍术12 g，秦艽10 g，淫羊藿10 g，黄柏10 g，车前草10 g，滑石（包煎）10 g，桂皮5 g。

【功效】清热利湿宣痹，活血通络止痛。

【主治】痛风性关节炎属湿热内盛，瘀血阻痹关者。

【用法】每日 1 剂，水煎分服 2 次。

【加减】关节肿甚并有痛风石者，威灵仙、薏苡仁用量各加至20 g，加姜黄10 g；关节畸形者，加炮穿山甲（先煎）10 g，浙贝母10 g；关节痛剧，夜间尤甚者，加丹参15 g，生地黄12 g，制没药10 g，土鳖10 g；上肢关节痹痛者，威灵仙用量加至 20 g，加羌活12 g；下肢痹痛甚者，牛膝用量加至15 g，加独活12 g，木瓜12 g，防己10 g；小便不利者，车前草用量加至20 g，滑石用量加至15 g，加萆薢12 g；发热恶风者，秦艽用量加至15 g，加防风10 g；热象明显者，忍冬藤用量加至20 g。

【方解】方中秦艽、威灵仙祛风除湿，并可解除尿酸性疼痛；淫羊藿、牛膝祛风除湿，强健筋骨，同时还具有增强免疫功能。忍冬藤、豨莶草通络止痛；泽兰活血化瘀，利水消肿；黄柏清热燥湿；苍术健脾燥湿；薏苡仁健脾利湿，清热疗痹；土茯苓解毒消肿，除湿活络。因痹症湿气较盛时"方利其小便"，小便得利，则里湿去，阳气通，湿痹亦除，故加滑石、车前草渗湿利尿；以辛温之桂皮，助方中诸药起到通阳清热利湿，活络化瘀宣痹之功。

117. 四妙石龙汤

【组成】生石膏40 g，薏苡仁20 g，车前子（包煎）20 g，忍冬藤15 g，苍术12 g，黄柏10 g，山慈菇10 g，地龙10 g，甘草5 g。

【功效】清热解毒，化湿利水，通络止痛。

【主治】痛风性关节炎属湿热水浊毒邪内盛阻痹关节者。

【用法】每日 1 剂，水煎分服 2 次。

【加减】痛甚者，加延胡索15 g，川楝子12 g，以行气止痛；热甚者，加知母12 g，以增强清泄湿热作用；肿胀明显者，加丹参15 g，以增强凉血化瘀消肿作用。

【方解】方中黄柏、苍术、忍冬藤、薏苡仁清热化湿；车前子淡渗利湿；生石膏清热泻火；山慈菇清热软坚散结；地龙清热利水，通络止痛；甘草调和诸药。诸药合用，共奏清热解毒，化湿利水，通络止痛作用。

【药理】现代药理学研究发现，方中薏苡仁、山慈菇、地龙均具有抑制尿酸生成，促使尿酸排泄作用；生石膏有碱化尿液的作用，从而促使尿酸排泄。

118. 四藤通络汤

【组成】忍冬藤15 g，鸡血藤15 g，海风藤15 g，络石藤15 g，威灵仙12 g，全当归12 g，秦艽10 g，五加皮10 g，防己10 g，独活10 g，牛膝10 g，甘草5 g。

【功效】祛风利湿，通络止痛。

【主治】痛风性关节炎属风湿阻痹关节者。

【用法】每日1剂，水煎分服2次。治疗期间禁饮酒，禁食如动物内脏、鱼子、蛋黄、脑等富含嘌呤和核酸的食物。

【加减】局部红痛明显者，加生石膏30 g，知母12 g；局部肿胀较甚者，加泽泻15 g，车前子（包煎）12 g；关节畸形者，加炮穿山甲（先煎）10 g，盐蜈蚣5 g。

【方解】方中以忍冬藤、鸡血藤、海风藤、络石藤、秦艽、威灵仙祛湿，通络止痛为主药；防己、五加皮祛风利湿为辅药；独活、牛膝祛风通络、兼走下肢，当归养血和营，甘草调和诸药为佐使。诸药合用，共奏祛风利湿，通络止痛之功。

119. 痛风利湿泄浊汤

【组成】金钱草30 g，威灵仙20 g，萆薢15 g，苍术15 g，牛膝15 g，土茯苓15 g，独活15 g，薏苡仁15 g，忍冬藤15 g，葛根15 g，鸡血藤15 g，知母12 g，黄柏10 g。

【功效】清热利湿泄浊，祛风通利关节。

【主治】痛风性关节炎属湿热浊毒内盛，风邪内扰经脉关节者。

【用法】每日1剂，水煎分服2次。

【方解】方中萆薢分清泄浊，祛风湿，善治风湿顽痹；土茯苓泄浊解毒，健胃燥湿，通利关节，与萆薢配之善除湿热之邪，通利关节，缓解局部疼痛。威灵仙通络止痛；金钱草清热利湿消石；薏苡仁祛湿清热通痹，引药下行，牛膝补肝肾，强筋骨，二者配伍补泻兼施，健脾利湿，使湿热因势利导，有

下行之机。诸药合用，共奏湿热浊毒内盛，风邪内扰经脉关节之功效。

【药理】现代药理学研究发现，方中萆薢主要含有甾体类化合物，是其主要的有效物质基础，具有降尿酸、抗炎镇痛作用；威灵仙具有溶解尿酸、抗菌、抗炎、镇痛作用；金钱草中的酚胺物质具有抗炎作用；独活通过抑制环氧化酶，具有抗炎、镇痛作用；黄柏能降低血尿酸水平；并能有效抑制黄嘌呤氧化酶活性；具有抗痛风作用。

120. 痛风利湿宣痹汤

【组成】薏苡仁30 g，牛膝30 g，车前子（包煎）20 g，滑石（包煎）20 g，海风藤15 g，青风藤15 g，秦艽15 g，威灵仙15 g，苍术12 g，黄柏10 g，泽泻10 g，桂枝5 g。

【功效】清热利湿泄浊，通经宣痹止痛。

【主治】痛风性关节炎属湿热浊毒内盛阻痹关节者。

【用法】每日1剂，水煎分服2次。7日为1个疗程。

【加减】关节肿甚并有痛风石者，加姜黄10 g；关节畸形者，加炮穿山甲（先煎）10 g，浙贝母12 g；关节痛剧，夜间尤甚者，加丹参20 g，生地黄15 g，制没药10 g，土鳖10 g；上肢关节痹痛者，加羌活12 g；下肢痹痛甚者，加独活12 g，木瓜12 g，防己10 g；小便不利者，加萆薢12 g；初起发热恶风重者，加防风12 g。

【方解】方中以黄柏、苍术、牛膝、薏苡仁为主，李杲谓："黄柏、苍术乃治痿蹙要药"，黄柏清热燥湿，苍术燥湿健脾；牛膝补肝肾，强筋骨，活血通经，可引药下行，同时牛膝还具有增强免疫的功能；薏苡仁渗湿泄浊，导湿热从小便出；此共为君药，清热燥湿。秦艽祛风除湿；威灵仙辛散温通，取其性走而不守，可通四肢十二经络，与清热药配伍，却无温热之弊，并可解除尿酸性疼痛；青风藤、海风藤祛风湿，通经络，4药为臣药，加强清热利湿泄浊，止痹痛之功效。因痹症湿气较盛时"方利其小便"，小便得利，则里湿去，阳气通，湿痹亦除，故加滑石、车前子、泽泻为使药，以加强渗湿利尿

之效，使湿邪从小便而出。佐以辛温之桂枝，通阳利湿，活络宣痹。全方共奏清热利湿泄浊，通经宣痹止痛之效。

121. 宣痹通络止痛汤

【组成】黄芪30 g，鸡血藤30 g，延胡索15 g，当归12 g，苍术12 g，黄柏10 g，红花10 g，神曲10 g，制没药10 g，秦艽10 g。

【功效】补益气血，清热祛风除湿，活血化瘀止痛。

【主治】急性痛风性关节炎属气血亏虚，湿热瘀血阻痹关节者。

【用法】每日1剂，水煎分服2次。10日为1个疗程。

【加减】急性期关节红肿热痛明显者，酌加蒲公英15 g，紫花地丁15 g，牡丹皮12 g，苦参12 g，车前子（包煎）10 g，以清热解毒，凉血消肿，利湿排浊；在慢性期者，酌加土鳖10 g，地龙10 g，以破血逐瘀，通经活络；病在下肢者，加牛膝15 g；病在上肢者，加威灵仙15 g，桑枝20 g；兼阴津耗伤者，加生地黄15 g，玄参12 g；大便干燥者，加大黄10 g；大便稀溏者，加茯苓15 g，木香10 g；小便黄赤或有尿痛者，加石韦12 g，海金沙（包煎）15 g；湿邪偏盛者，加防己15 g，木瓜15 g，萆薢12 g，车前子（包煎）10 g；腰膝酸软无力者，加续断15 g，桑寄生12 g；皮下结节或伴痛风石者，加炮穿山甲（先煎）10 g，三棱10 g，莪术10 g；关节久痛不已，甚至强直畸形者，加乌梢蛇10 g，炮穿山甲（先煎）10 g；伴痛风性肾结石者，加石韦12 g，海金沙（包煎）15 g，金钱草20 g；痛风性肾病兼尿素氮增高者，加大黄10 g；水肿明显者，加猪苓15 g，泽泻12 g；血压高者，加草决明12 g，石决明（先煎）15 g，车前子（包煎）10 g；尿蛋白高者，加金樱子15 g，桑螵蛸12 g；久病体虚，面色不华，神疲乏力者，加党参15 g。

【方解】方中黄芪补中益气，以资气血生化之源，且黄芪有实腠理，泻阴火，解肌热之功效。当归养血活血，且为血中气药，具有血滞能通，血虚能补，血枯能润，血乱能抚之功效，其性辛温，能行气分，使气调而

血和，血和则痛止。苍术、黄柏燥湿健脾，祛风除湿，泻火解毒；秦艽祛风湿，清虚热，不仅抗炎消肿，还能镇静、镇痛、解热，与具有活血散瘀、行气止痛之功的延胡索合用，增其镇痛作用；制没药、红花活血止痛，消肿生肌；由于藤类药善走经络，因此选用鸡血藤通络舒筋，活血补血，专通络中之血；神曲消食化积，健脾和胃。诸药伍用，共奏补益气血，清热祛风除湿，活血化瘀止痛之功。使气血得补，湿热得清，瘀血得除，则痹痛自止。

【药理】现代药理学研究发现，方中黄芪有增强机体免疫功能，并可减轻肾脏炎症，能利尿和抑制尿蛋白，因此对肾脏排泄湿浊的能力有积极的促进作用。制没药具有降血脂作用。

122. 宣痹止痛汤

【组成】薏苡仁30 g，丹参20 g，山茱萸18 g，威灵仙15 g，土茯苓15 g，车前子（包煎）15 g，独活15 g，白术12 g，细辛3 g。

【功效】健脾补肾，除湿利水降浊，祛风通络止痛。

【主治】痛风性关节炎属脾肾亏虚，风湿水浊毒邪阻痹关节者。

【用法】每日1剂，水煎分服2次。15日为1个疗程。

【加减】寒湿痹者，加制川乌（先煎）10 g，桂枝10 g；湿热痹阻者，加败酱草15 g，苍术12 g；痰瘀痹阻者，加桃仁12 g，制南星10 g，红花10 g。

【方解】方中白术、山茱萸健脾补肾，利水降浊；丹参活血，提高关节部血流量，防止尿酸沉积；车前子利水渗湿；薏苡仁健脾渗湿，增加尿酸排泄；威灵仙通络止痛，主治风、湿、痰壅滞筋络中致痛风走注；土茯苓泄浊解毒除湿，利关节；独活祛风胜湿止痛；细辛祛风止痛。全方共奏健脾补肾，除湿利水降浊，祛风通络止痛之功。

【药理】现代药理学研究发现，方中土茯苓、薏苡仁、车前子有促进血尿酸排泄作用；威灵仙、独活、细辛有镇痛作用。全方具有增加尿酸排泄，溶解尿酸及抗炎镇痛，减少

复发的作用。

123. 痛风化痰汤

【组成】土茯苓30 g，薏苡仁30 g，车前草30 g，萆薢15 g，牛膝15 g，虎杖15 g，赤芍15 g，鸡血藤15 g，延胡索15 g，白芥子15 g，苍术12 g，黄柏12 g，威灵仙12 g，僵蚕10 g，露蜂房5 g。

【功效】清热祛湿，化痰泄浊，祛瘀通络。

【主治】痛风性关节炎属湿热痰浊瘀血阻痹关节者。

【用法】每日1剂，水煎分服2次。15日为1个疗程。

【方解】方中土茯苓甘淡，除湿解毒，通利关节，为君药。车前草清热祛湿；薏苡仁、苍术健脾除湿，且能除痹；萆薢利湿去浊；黄柏、虎杖清热燥湿；共为臣药。赤芍清热凉血，散瘀止痛；延胡索活血止痛；白芥子祛痰散结，通络止痛；威灵仙祛湿通络；鸡血藤行血补血，舒筋活络；僵蚕、露蜂房破结开瘀，消痰软坚；合为佐药。牛膝活血通络，引诸药至肢体远端关节，为佐使之用。诸药合用则湿热去，痰浊消，瘀血散。全方具有清热祛湿，化痰泄浊，祛瘀通络之功效。

124. 痛风消浊宣痹汤

【组成】忍冬藤15～25 g，土茯苓15～25 g，白蒺藜10～20 g，威灵仙10～20 g，萆薢10～15 g，王不留行10～15 g，苍术10～15 g，生大黄5～10 g，白芥子5～10 g。

【功效】清利湿热，化痰活血降浊，宣痹止痛。

【主治】痛风性关节炎属湿热痰浊瘀血阻痹关节者。

【用法】每日1剂，水煎分服2次。

【方解】方中忍冬藤清热解毒，舒筋活络，散瘀止痛，为治热痹之要药。《本草纲目》谓忍冬藤治"一切风湿痛及肿毒"。白蒺藜散结行瘀。萆薢分清化浊，祛风除湿，疗疮解毒，《药品化义》谓其："治疮疡恶厉，湿瘀肌腠，营卫不得相行，致筋脉拘挛，手足不便，以此渗脾湿，能令血脉调和也"。土

茯苓除湿解毒，健脾化湿，强筋骨。生大黄攻积导滞，凉血解毒。《本草易读》谓其："能泻热行瘀，决壅开塞，通经脉，消痈疽而排脓血。"威灵仙、苍术祛风除湿。王不留行活血通络，消肿敛疮。白芥子能温化寒湿，化痰利气散结，通络止痛。诸药合用，共奏清利湿热，化痰活血降浊，宣痹止痛之效。

【药理】现代药理学研究发现，方中生大黄中的大黄素对黄嘌呤氧化酶有较强的竞争性抑制作用，而黄嘌呤氧化酶在尿酸形成过程中起着重要作用，因而生大黄可影响尿酸形成，而且大黄的泻下和利尿作用，能帮助尿酸的排泄。王不留行则有镇痛止痛的作用；白芥子能促进微循环；威灵仙有溶解尿酸；增加尿酸排泄等作用。

125. 滋肾健脾利湿汤

【组成】薏苡仁30 g，土茯苓30 g，晚蚕沙（包煎）30 g，焦山楂30 g，女贞子15 g，墨旱莲15 g，黄柏15 g，牛膝15 g，石韦15 g，秦皮15 g，延胡索15 g，知母10 g。

【功效】滋肾健脾，清热利湿，活血解毒。

【主治】痛风性关节炎属肝肾阴虚，湿热内盛，瘀血阻痹关节者。

【用法】每日1剂，水煎分服2次。

【方解】方中以女贞子、墨旱莲为君药，补肝肾之阴，充养先天之精；黄柏、牛膝、薏苡仁健脾利水渗湿，兼清湿热，脾运得健，津液畅达，可导湿热从小便而解；重用"风湿专药"晚蚕沙化湿和胃，亦可缓解湿痹之疼痛；配合"利小便通水道"之石韦以及秦皮清热燥湿、利水，其效颇佳；知母善清热润燥，《神农本草经》："知母除邪气，肢体浮肿，补不足，益气"；土茯苓善除湿，通利关节，《本草纲目》谓其"健脾胃，强筋骨，祛风湿，利关节"；焦山楂活血消积散瘀，促进浊邪外出；延胡索功擅活血，专治一身上下诸痛。诸药合用，共奏滋肾健脾，清热利湿，活血解毒之功效。

126. 温散豁痰逐瘀汤

【组成】苍术30 g，薏苡仁20 g，厚朴

15 g，萆薢15 g，威灵仙15 g，白芥子15 g，莪术15 g，山慈菇15 g，炙麻黄10 g，三七（研末冲服）5 g，细辛3 g。

【功效】利湿化浊，豁痰散结，活血逐瘀。

【主治】痛风性关节炎属湿浊内盛，痰瘀互结阻痹关节者。

【用法】每日1剂，水煎分服2次。

【方解】方中苍术、厚朴利湿浊，祛风湿；白芥子、山慈菇、薏苡仁豁痰散结；莪术、威灵仙活血逐瘀，温经通络；辅以炙麻黄温散寒邪。诸药相伍，共奏利湿化浊，豁痰散结，活血逐瘀之功效。

第十二章 痛风性关节炎

《颈肩腰腿痛中医奇效良方全书（珍藏本）》

第十三章　跟痛症

跟痛症是指患者因长期站立工作或长期从事奔跑、跳跃等；或因扁平足、足弓塌陷致足跟部疼痛，行走困难的症候。临床表现为站立或行走时，足跟下面疼痛，疼痛可沿跟骨内侧向前扩展至足底，尤其是早晨起床以后或休息后开始，行走时疼痛更明显，活动一段时间后疼痛反而减轻，压痛点在跟骨负重点稍前方的足底腱膜处，X线可见跟骨底有骨刺形成。临床一般可分三类：①跟后痛，主要有跟腱滑膜囊炎、跟腱止点撕裂伤、痹证性跟痛症。②跟下痛，主要有足底腱膜炎、跟骨下滑膜囊炎、跟骨下脂肪垫炎、跟骨骨髓为。③跟骨骨痛，如跟骨骨骺炎、跟骨骨髓炎、骨结核，偶见良性肿瘤或恶性肿瘤。

《诸病源候论》谓足跟痛为"脚根颓"。书云："脚根颓者脚跟忽痛，不得着也，世俗呼为脚根颓。"《丹溪心法》及后世医家都谓之"足跟痛"。足跟部为肾经之所主，足少阴肾经起于足下趾，斜行足心，至内踝后，下入足跟。足跟处乃阴阳二跷发源之所，阳跷脉、阴跷脉均起于足跟，阳跷脉、阴跷脉各主人体左右之阴阳，肾为人体阴阳之根本，藏精主骨生髓，因此足跟痛与人体肾阴、肾阳的虚损密切相关，是跟痛症多发于中、老年人的原因所在。在肾虚的基础上可挟有寒湿或湿热。足居下，而多受湿，肾虚正气不足，寒湿之邪，乘虚外侵，凝滞于下，湿郁成热，湿热相搏，致经脉郁滞，瘀血内阻，其痛作矣或局部有所损伤，亦可致瘀血内阻。故跟痛症其病，以肾虚为本，瘀滞为标，外邪多为寒湿凝聚。中医对跟痛症的辨治，早期宜化瘀消肿止痛，中、后期宜舒筋活血，行气止痛，或补益肝肾。

1. 五川灵仙汤

【组成】威灵仙30 g，透骨草30 g，鸡血藤30 g，川牛膝30 g，续断30 g，川芎20 g，制川乌20 g，川椒20 g，木瓜20 g，延胡索20 g，制乳香20 g，制没药20 g，芒硝（另包）50 g，食醋250 mL。

【功效】补益肝肾，祛风散寒，活血散瘀。

【主治】跟痛症属肝肾亏虚，风寒瘀血阻痹经脉者。

【用法】将前12味药物放锅内，加冷水3000 mL左右，浸泡1小时后煎沸半小时，过滤取汁，倒入盆内，加入芒硝、食醋搅匀。先用热气熏蒸，待水温不烫时浸洗患足。水温下降时可再加温，每次熏洗1小时左右。每日2次。1剂药可用2日。

【方解】方中制川乌、川椒、威灵仙、透骨草、鸡血藤祛风散寒，通经活络；延胡索、川芎、制乳香、制没药活血散瘀，行气舒筋；木瓜、续断、川牛膝补益肝肾，强健筋骨；芒硝软坚化结，消肿止痛；食醋含醋离子，有较强的渗透作用，可助活血化瘀，具软坚散结之力。诸药煎汤熏洗，药物作用于局部，渗透肌肤，直达病所，促进气血流通，改善局部血液运行，软化骨刺。

2. 骨刺汤

【组成】羌活15 g，透骨草15 g，秦艽15 g，桂枝15 g，威灵仙15 g，花椒15 g，杜仲10 g，制川乌（先煎）10 g，赤芍10 g，牛膝10 g。

【功效】补益肝肾，温经散寒，祛风除湿，通络止痛。

【主治】跟痛症属肝肾亏虚，风寒湿邪阻痹经脉者。

【用法】每日1剂，水煎分服2次。7日为1个疗程。药渣装布袋让患者趁热踩于患足足跟下15分钟以上。

【加减】劳损瘀血者，加丹参15 g，红花10 g，当归12 g，与黄酒20 mL同煎；风寒湿痹者，加木瓜12 g，海风藤15 g，加白酒20 mL同煎；肝肾亏虚者，加丹参20 g，鸡血藤15 g，与食醋20 mL同煎。

【方解】方中牛膝、杜仲补肝肾，强筋骨为君；羌活、秦艽、透骨草祛风逐寒，除湿通络镇痛为臣；桂枝、花椒、威灵仙温经散寒，除湿蠲痹，消肿止痛，制川乌通络止痛，赤芍活血化瘀，共为佐。劳损瘀血者加丹参、红花、当归以增强活血化瘀之功，黄酒可促进渗透；风寒湿痹者加木瓜、海风藤、白酒可增强祛风散寒，温经通络的功效；肝肾亏虚者加丹参、鸡血藤补益肝肾，壮筋养血，食醋是取其味酸柔筋之效，使骨刺软而疼痛自止。药渣装布袋趁热踩于患足足跟下，通过温热对局部的刺激，使血管扩张，促进血液及淋巴循环，改善局部或全身的组织营养、代谢，调节全身神经、肌肉、器官功能。

3. 补肾通络伸筋汤

【组成】骨碎补30 g，淫羊藿30 g，瓜蒌30 g，皂角刺30 g，牛膝30 g，杜仲30 g，鸡血藤30 g，伸筋草40 g，透骨草40 g，制乳香20 g。

【功效】补益肝肾，祛风除湿，散瘀定痛。

【主治】跟痛症属肝肾亏虚，风湿瘀血阻痹经脉者。

【用法】将诸药装入布袋内加水2000 mL煎煮15～20分钟，煮沸后，将患处暴露进行熏蒸，待药液温度降至50 ℃左右时，患足进行浸洗，每次30分钟左右，每日1次。15日为1个疗程。

【加减】寒邪偏重者，加桂枝30 g，艾叶20 g，威灵仙15 g；湿邪偏重者，加金银花30 g，苍术20 g；足部肌肉萎缩者，加补骨脂20 g，川芎15 g，千年健30 g。

【方解】方中运用具有补肝肾，强筋骨，祛风湿之淫羊藿、骨碎补、杜仲为主药；辅以行气活血，散瘀定痛的乳香、牛膝、鸡血藤；助以祛风除湿，舒筋活络之伸筋草、透骨草；软坚散结之瓜蒌、皂角刺为基本方，临床辨证加减运用。且瓜蒌、皂角刺又可滋养皮肤，防止皮肤燥裂之功。中药熏洗具有"内病外治、由表透里，舒筋通络，温经散寒"之功。

4. 活血散寒止痛汤

【组成】羌活30 g，独活30 g，细辛30 g，威灵仙30 g，川芎30 g，制川乌30 g，白芷20 g，红花20 g，伸筋草20 g，桂枝20 g，牛膝20 g。

【功效】散寒祛风胜湿，活血祛瘀止痛。

【主治】跟痛症属风寒湿瘀阻痹经脉者。

【用法】诸药煎水加入白酒20 mL浸泡足跟。

【方解】方中以独活、威灵仙祛风胜湿通络止痛；羌活、细辛、桂枝散寒祛湿止痛；白芷散寒止痛消肿；红花、川芎、牛膝均为活血祛瘀药，有通络祛风止痛之功效；制川乌止痛效果好，有温经散寒的功效；伸筋草祛风除湿，舒筋活络。诸药合用，共奏祛风除湿，温经通络，止痛之功效。

5. 当归白芍乌草汤

【组成】白芍30～60 g，当归30 g，丹参30 g，黄芪30 g，淫羊藿30 g，川牛膝30 g，鸡血藤15 g，延胡索15 g，威灵仙15 g，木瓜15 g，五灵脂（包煎）10 g，制川乌（先煎）10 g，制草乌（先煎）10 g。

【功效】补益肝肾，益气养血，活血化瘀，祛风除湿散寒。

【主治】跟痛症属肝肾、气血亏虚，风寒湿瘀阻痹经脉者。

【用法】每日1剂，水煎分服2次。药渣再煎水熏洗患足。

【方解】方中白芍性寒味酸，气厚味薄，升而微降，归肝脾经，具有解痉镇痛、滋阴补血、敛阴柔肝而缓急止痛，且能软坚散结而有软化骨刺之功；黄芪性微温，归脾肝经，具有益气固表，补气升阳之效，脾为后天之本，脾之功能正常，能促进其他脏腑恢复功能；威灵仙、木瓜、制川乌、制草乌祛风除湿，温经散寒，疏通经络；丹参、延胡索、鸡血藤、五灵脂活血化瘀，行气止痛；淫羊藿、牛膝、当归、黄芪补益肝肾，益气养血。诸药合用，共达补益肝肾，益气养血，活血化瘀，舒筋通络止痛之效。同时上药熏洗，药物直接渗入，加强局部舒筋通络，温经止痛。所以内服外洗，药见奇功。

6. 海桐皮汤

【组成】海桐皮12 g，透骨草10 g，伸筋草10 g，当归10 g，红花10 g，苏木10 g，威灵仙10 g，五加皮5 g，羌活5 g，独活5 g，白芷5 g，花椒3 g。

【功效】温经通络，行气活血，祛湿散寒。

【主治】跟痛症属寒湿瘀血阻痹经脉者。

【用法】将上药1剂放火上煎沸30分钟，趁热将药液和药渣倒入盆内，先利用药液蒸汽熏蒸足跟部位，待药温适宜（以不烫手为度）时将足跟浸于药液，用手或毛巾（浸透药液）擦洗足跟部。每日早、晚各1次，每次30分钟。

【方解】方中海桐皮、透骨草、伸筋草、独活、威灵仙、五加皮祛风除湿，舒筋通络，通痹止痛；当归、红花、苏木活血祛瘀，消肿止痛；白芷祛风解表；花椒温经止痛。诸药并用，通过皮肤的吸收作用，药物的直接作用，熏洗产生的热力作用，从而达到温经通络，行气活血，祛湿散寒，补虚泻实，协调阴阳，标本兼治的效果。

7. 活血补益肝肾汤

【组成】白芍60～100 g，晚蚕沙（包煎）30 g，熟地黄20 g，川芎20 g，杜仲12 g，麻黄5 g，琥珀（研末冲服）3 g，甘草10 g。

【功效】滋补肝肾固本，活血散瘀止痛。

【主治】跟痛症属肝肾亏虚，瘀血阻痹经脉者。

【用法】每日1剂，水煎分服2次。15日为1个疗程。药渣加水1000 mL，煮沸后稍晾凉，趁温每晚浸泡患处20～30分钟。

【加减】血瘀明显者，加制乳香20 g，制没药20 g；肥胖者，加白术12 g，茯苓15 g；体虚者，加当归15 g，黄芪30 g。

【方解】方中麻黄通络活血，晚蚕沙、琥珀活血止痛，二药合用治疗瘀血引起的疼痛，疗效甚佳；白芍、川芎、甘草行血中之气；杜仲、熟地黄滋补肝肾，以利生化气血，调和阴阳。诸药合用活血散瘀止痛，同时软化跟骨骨刺，改善血流循环，减轻水肿，从而达到止痛效果。

8. 活血化瘀舒筋汤

【组成】木瓜30 g，赤芍15 g，莪术15 g，制乳香10 g，制没药10 g，红花10 g，苏木10 g，桂枝10 g，土鳖10 g，制川乌（先煎）10 g，细辛5 g。

【功效】活血化瘀，舒筋通络。

【主治】跟痛症属瘀血阻痹经脉者。

【用法】每日1剂，水煎分服2次。药渣加柳枝200 g，槐枝200 g，桑枝200 g，花椒枝200 g，桃枝200 g，丝瓜络100 g，煎水熏洗浸泡患足，每次30～50分钟，每日2次。

【加减】跟骨骨刺或劳损外伤者，加透骨草15 g，姜黄10 g；跟腱或滑膜炎者，加虎杖12 g，威灵仙15 g；年迈肾亏者，加补骨脂15 g，狗脊20 g。

【方解】方中以制乳香、制没药、红花、赤芍行气活血，化瘀通络；土鳖、莪术、苏木破瘀除积通脉；制川乌、细辛温经通络镇痛；桂枝、木瓜、透骨草舒筋活络通痹；虎杖、威灵仙利湿解热镇痛；狗脊、补骨脂益肾壮骨。其药渣配合柳枝、槐枝、桑枝、花椒枝、桃枝及丝瓜络煎水熏洗，行气活血，破瘀消积，温经除痹，消除疼痛。内服药促进血液循环，调整机体功能；外治药使其药物成分直达病所，充分发挥生物透皮技术功效，增强局部代谢功能，达到对病对症治疗的协同作用，加速解除临床症状。

9. 强壮筋骨活络汤

【组成】五加皮30 g，薏苡仁30 g，牛膝20 g，丹参20 g，木瓜15 g，淫羊藿15 g，人地金牛15 g，当归12 g，白芍12 g，骨碎补12 g，川芎10 g，制乳香10 g，制没药10 g，甘草5 g。

【功效】补养肝肾温督，强壮筋骨，活络通痹，除湿止痛。

【主治】跟痛症属肝肾亏虚，湿浊瘀血阻痹经脉者。

【用法】每日1剂，水煎分服2次。同时，另用当归20 g，川芎20 g，制乳香20 g，制没药20 g，伸筋藤20 g，生川乌30 g，生草乌30 g，樟脑（后下）15 g，路路通15 g，花椒50 g。将上药放入大瓦锅中加适量清水煮沸30分钟，将患足置于锅口并用布盖患足先熏，后将药液倒入搪瓷脸盆，加入少许白酒当引药，用毛巾蘸药液热敷外洗患足，药液水温降低时继续加热热敷外洗，每次20～30分钟，每日3次，每剂中药可用3日。注意避免烫伤患足。

【方解】方中五加皮、骨碎补、淫羊藿、牛膝温肝肾强督填精，强壮筋骨，治风寒湿痹、筋骨挛急、骨痹痛，足底筋骨得以润泽营养，逐渐恢复足底功能平衡、消除疼痛。薏苡仁、木瓜健脾和胃，平肝补肺，祛湿舒筋，治湿痹止痛。入地金牛、制乳香、制没药、丹参祛风通络，调气活血，消肿定痛，散血祛瘀，治风湿骨痛、劳扑损伤、筋骨痹痛。当归、川芎、白芍、甘草补血行气，祛风湿，缓筋止痛，治寒痹筋挛、跌扑损伤。上药合用，共奏补养肝肾温督，强壮筋骨，活络通痹，除湿止痛之功。

熏洗外用方中当归、川芎活血止痹痛；生川乌、生草乌祛风寒止痹痛；制乳香、制没药、花椒温通血脉，祛寒止痛；路路通、伸筋藤舒筋活络，强壮筋骨；樟脑芳香走窜，散瘀止痛，既使药力直入肌肤病所，又使病邪从病所祛除。通过熏洗患足，使药力由玄府直达病所，既可活血通络，祛邪外出，又可缓解疼痛，减轻症状，改善功能，可谓标本兼治。

10. 三生消瘀汤

【组成】赤芍35 g，生半夏25 g，生草乌25 g，泽兰25 g，生天南星20 g，紫荆皮20 g。

【功效】散寒祛痰，软坚散结，活血祛瘀。

【主治】跟痛症属寒痰瘀血阻痹经脉者。

【用法】将上药加水2000 mL，浸泡1～2小时，煮沸30～40分钟，倒入搪瓷盆内，加芒硝50 g搅匀（水温控制在48 ℃左右）外洗患处，每次30～45分钟，早、晚各1次，每2日1剂。

【方解】方中生天南星散结消肿，生半夏祛风散瘀，生草乌治腰脚冷痛，三药有镇静止痛、解毒消肿之作用；赤芍行瘀止痛，泽兰活血祛瘀，行水消肿，紫荆皮活血通经，消肿解毒，芒硝软坚散结，消肿止痛。诸药通过外洗，药物直接作用于局部，渗透肌肤直达病灶可改善局部血液循环，软化骨刺，促进炎症代谢产物吸收，从而缓解或消除症状，达到标本兼治的目的。

11. 三藤二仙汤

【组成】首乌藤50 g，淫羊藿50 g，络石藤30 g，忍冬藤30 g，威灵仙30 g，牛膝30 g，赤芍30 g。

【功效】补肾强骨，祛风除湿，活血消肿。

【主治】跟痛症属肾虚风湿瘀血阻痹经脉者。

【用法】将上药捣碎，用开水2000 mL，煮沸5～10分钟，待凉至40 ℃时熏洗患足，每次30分钟，每日2次，7日为1个疗程，1剂洗2次。

【方解】方中首乌藤《本草从新》谓其补中气，行经络，通血脉，治劳伤，具有祛风通络、活血消肿、镇痛、抗炎、抗菌作用。络石藤祛风通络，活血消肿，镇痛，促进血液循环。忍冬藤通经络，消风热而止痹痛。淫羊藿补肾壮阳，搜风止痛，祛风除湿，强筋骨。威灵仙辛散善行，疏通十二经，既可祛在经之风，又可化在里之湿，通经达络。赤芍活血化瘀，缓急止痛。牛膝活血通络，活血祛瘀，滋补肝肾，强筋骨，引血下行。诸药合用，共奏祛风通络，活血消肿，补肾强筋骨，舒筋活络，行经络、通血脉之效。

12. 透骨草汤

【组成】透骨草30 g，入地金牛30 g，续断15 g，延胡索15 g，牛膝15 g，红花15 g，鸡血藤15 g，五加皮15 g，防己10 g，木瓜10 g，威灵仙10 g。

【功效】补益肝肾，活血化瘀，祛风温经通络。

【主治】跟痛症属肝肾亏虚，瘀血风寒阻痹经脉骨节者。

【用法】将诸药水煎20分钟左右，取汁先熏，待可浸泡时加食醋200 g。每次使用前煮沸，每剂可反复使用2日，每日2次，10日为1个疗程。

【方解】方中红花主治血瘀诸症，配续断、牛膝、鸡血藤补益肝肾，活血补血，强筋壮骨。以木瓜、五加皮、透骨草、防己、威灵仙祛风通络活血，共奏泄浊致新之效。延胡索、入地金牛活血祛风，行气止痛。上述药液熏洗以药力与热力共奏于患足，活血化瘀，温经通络。诸药合用，共奏补益肝肾，活血化瘀，祛风温经通络之功效。

【药理】现代药理学研究发现，方中续断、牛膝有镇痛和促进组织再生作用；鸡血藤对关节炎有显著疗效；透骨草主要成分水杨酸甲酯具有解热、消肿、镇痛、抗风湿作用；防己、威灵仙有抗炎镇痛作用，防己且有抗过敏及松弛肌肉之功能；入地金牛有局部及全身麻醉作用；延胡索所含生物碱成分能产生类吗啡的效果，二药合用能产生较强的解痉镇痛作用。药汁熏洗使药液温度作用患足，能使局部的血管扩张，改善微循环。

13. 跟痛熏洗汤

【组成】伸筋草30 g，透骨草30 g，昆布30 g，海藻30 g，苏木20 g，制乳香20 g，制没药20 g，木瓜20 g，桂枝20 g，川芎20 g，五加皮20 g，牛膝20 g，防风20 g。

【功效】活血化瘀，软坚散结，散寒除湿。

【主治】跟痛症属瘀血寒湿阻痹经脉骨节者。

【用法】上方加水2000 mL，浸泡30分

钟，煎沸约10分钟后，将药液滤入盆内，先熏后洗，待药液温度不烫皮肤时，将足跟浸在药液中，若药液温度下降，可加温后再洗，每次浸洗约30分钟，每日2次。每剂药连煎2次，药液可连用2日，每5剂为1个疗程。

【方解】方中苏木、牛膝、制乳香、制没药、川芎活血化瘀；昆布、海藻软坚散结；桂枝温经通络，散寒除湿。诸药合用，切中病机，共奏活血化瘀，软坚散结，散寒除湿之功效。

14. 逍遥加味汤

【组成】龙骨（先煎）30 g，当归15 g，白芍15 g，白术15 g，茯苓15 g，狗脊15 g，柴胡12 g，桂枝12 g，薄荷5 g，炙甘草10 g。

【功效】补益肝肾，养血活血，温散寒湿，祛风除湿。

【主治】跟痛症属肝肾阴血亏虚，风寒湿邪阻痹经脉者。

【用法】每日1剂，水煎分服2次。

【加减】气虚者，加黄芪25～30 g，党参15 g；腰痛者，加杜仲15 g，巴戟天12 g；血瘀甚者，加丹参15 g，红花10 g；胁胀痛者，加香附12 g，郁金10 g。

【方解】方中当归、白芍养血活血，柔肝止痛；白术、茯苓健脾益气渗湿；当归、白术甘温散寒湿，桂枝通阳化气，助其温散之力；狗脊苦甘温，补益肝肾，补阴益阳，兼祛风湿，通血脉；柴胡、薄荷疏散郁滞之气机，振奋虚弱之肝气；炙甘草甘缓补中，益气健脾，助当归、白芍补血；桂枝、白芍、炙甘草调和营卫，营卫和则脉通也。诸药合用，补益肝肾，强健筋骨，使阴血得养，肝木条达，寒湿去除，筋挛得舒，故痛症悉除。

【药理】现代药理学研究发现，方中当归有镇静止痛扩血管作用；白芍有镇痛、扩血管和抗惊厥作用；白芍配甘草能治中枢性和末梢性肌痉挛以及痉挛引起的疼痛，对平滑肌、骨骼肌引起的疼痛止痛效果明显；柴胡有解热镇痛和中枢镇静作用；薄荷中的薄荷油能抑制平滑肌收缩，对抗乙酰胆碱而呈现解痉作用。

15. 益肾通络强骨汤

【组成】熟地黄30 g，紫河车10 g，骨碎补10 g，桑寄生10 g，牛膝10 g，续断10 g。

【功效】补肝肾，强筋骨，通血脉。

【主治】跟痛症属肝肾亏虚，血脉不畅者。

【用法】每日1剂，水煎分服2次。10日为1个疗程。

【加减】气虚者，加黄芪30 g；痛剧者，加炮穿山甲（先煎）10 g；寒凝者，加制川乌（先煎）10 g；痰湿者，加白芥子10 g，苍术12 g；血虚者，加鸡血藤15 g，当归12 g；便秘者，加桃仁10 g；失眠者，加首乌藤15 g；纳少者，加生山楂30 g。

【方解】方中以熟地黄、紫河车养血补精，固本复元；骨碎补、桑寄生滋补肝肾，活血祛湿；牛膝、续断补肝肾，强筋骨，化瘀血，兼引血下行。诸药合用，共奏补肝肾，强筋骨，通血脉之功。

16. 益肾活血强骨汤

【组成】黄芪20 g，熟地黄20 g，山茱萸15 g，枸杞子15 g，白芍15 g，菟丝子15 g，巴戟天15 g，当归15 g，牡丹皮15 g，木瓜12 g，秦艽12 g，桂枝10 g，羌活10 g，红花10 g，炙甘草5 g。

【功效】补肾气，强筋骨，祛瘀血，通络止痛。

【主治】跟痛症属肾气亏虚，瘀血阻痹者。

【用法】每日1剂，水煎分服2次。10日为1个疗程。

【方解】方中熟地黄、山茱萸、枸杞子、菟丝子、巴戟天补肾气，壮筋骨；以黄芪、当归、牡丹皮壮气血，凉血，通利脉络，行痹而疗痛；羌活、桂枝、木瓜、秦艽、红花祛瘀活络而止痛；白芍、甘草舒筋而定痛。诸药配伍，共收补肾气，强筋骨，祛瘀血，通络止痛之效。

17. 补肾通络缓急汤

【组成】白芍30 g，巴戟天20 g，肉苁蓉20 g，枸杞子20 g，木瓜15 g，威灵仙15 g，当归12 g，鸡血藤12 g，熟地黄12 g，牛膝12 g，桂枝10 g，香附10 g，甘草5 g。

【功效】补益肝肾，补血养血，祛风通络，缓急止痛。

【主治】跟痛症属肝肾阴血亏虚，筋脉失养，风邪内扰者。

【用法】每日1剂，水煎分服2次。同时，用威灵仙30 g，生草乌20 g，生川乌20 g，伸筋草15 g，透骨草15 g，三棱15 g，莪术15 g，苏木10 g，鸡血藤10 g，防风10 g，木瓜10 g，泽兰10 g，加水3000 mL，煎沸10分钟后，放入陈醋100 g，再煎5分钟后，倒入木制盆内熏患足，待水温降到不烫手时，将患足浸入药液中浸泡。在熏洗过程中，边熏洗边按摩推拿足跟，对压痛点重点推拿揉按。每日熏洗2次，每剂用3日。再次熏洗时，只需将药液煎沸，按上述方法再用。

【方解】方中巴戟天、枸杞子、肉苁蓉、牛膝补益肝肾，强筋骨；白芍、木瓜、甘草柔肝缓急止痛；威灵仙、桂枝祛风通络止痛；当归、熟地黄、鸡血藤、枸杞子补血养血；香附行气止痛。诸药合用，共奏补益肝肾，养血通络，行气止痛之功效。配合具有活血化瘀，祛风止痛，软化骨刺之功效的中药热熏洗及手法按摩，能使足跟处血管扩张，血运和新陈代谢增强，从而改善局部微循环，消除或减轻局部软组织水肿及无菌性炎症，松解周围软组织的粘连，使疼痛缓解，以至消失。

18. 舒筋活血散寒汤

【组成】伸筋草30 g，透骨草30 g，山楂30 g，桑枝30 g，桂枝20 g，乌梢蛇15 g，乌梅15 g，制川乌10 g，制草乌10 g，赤芍10 g，艾叶10 g，桃仁10 g，红花10 g。

【功效】舒筋活血化瘀，散风通络，软坚散寒止痛。

【主治】跟痛症属瘀血风寒阻痹经脉骨节者。

【用法】将诸药以水1000 mL，煮沸5分钟，趁热熏洗患足，每次30分钟，1日2次，5次为1个疗程。1剂药可熏洗2日。

颈肩腰腿痛中医奇效良方全书（珍藏本）

【加减】伴骨质增生者，山楂用量加至45 g，乌梅用量加至30 g，加皂角刺12 g，鸡血藤15 g。

【方解】方中制川乌、制草乌均系大毒之品，以温经祛风，散寒止痛；桃仁、红花、赤芍活血化瘀止痛；取乌梢蛇、伸筋草、透骨草以加强药力渗透，直达痛所；大剂量山楂、乌梅酸甘化阴，软化骨刺，通络止痛。诸药合用，共奏舒筋活血化瘀，散风通络，软坚散寒止痛之功，以达到"通则不痛"之目的。

19. 祛风散寒止痛汤

【组成】透骨草20 g，桂枝20 g，益母草20 g，麻黄15 g，防风15 g，当归15 g，红花15 g，牛膝15 g，木瓜15 g，威灵仙15 g。

【功效】祛风散寒，除湿止痛，活血化瘀，温经通络。

【主治】跟痛症属风寒湿瘀阻痹经脉骨节者。

【用法】将上述药物放在沙锅中，加水4000 mL，用文火煎沸30分钟后，放在患足下熏蒸，足上面用布盖严，以减少热气消散，待水温降至不烫伤皮肤时，将药液倒入脸盆中泡洗患足。每次30～45分钟，每日1次，15日为1个疗程。

【方解】方中透骨草祛风除湿，舒筋活血止痛；辅以桂枝温经止痛；麻黄、防风祛湿止痛，消肿活络；当归、红花、益母草和营化瘀，通络活血，行气止痛；牛膝引血下行直达病灶；威灵仙、木瓜除湿舒筋，通络止痛。诸药合用，共奏祛风散寒，除湿止痛，活血化瘀，温经通络，通利关节之功效，切中病机，故而佳效。

20. 跟痛消汤

【组成】白术60 g，威灵仙60 g，桂枝50 g，续断30 g，桑寄生30 g，乳香30 g，没药30 g，木瓜30 g，鸡血藤30 g，石菖蒲30 g，透骨草30 g，川芎30 g，乌梅30 g，红花20 g。

【功效】补益肝肾，活血化瘀，祛风散寒，通经活络。

【主治】跟痛症属肝肾亏虚，瘀血风寒阻痹经脉骨节者。

【用法】将诸药加入米醋1000 mL，浸泡30分钟，再加入冷水2500 mL，煮沸30～40分钟，倒入盆内，用大毛巾覆盖患足，先用热气熏蒸患处，待水温不烫时再浸泡患足，边泡边用小锤轻轻锤击患部2分钟，拭干后以拇指用力按摩患处1分钟左右，水温下降时可再加热，重复熏蒸泡洗患足两次。每次熏洗时间30分钟，每日1次，1剂药可用3日。

【方解】方中白术补土制水，《本草纲目》谓白术主"风寒湿痹"，合桂枝散寒通络，祛除肾和膀胱经凝滞之寒邪；续断、桑寄生、鸡血藤、木瓜补肝肾益气血，强筋骨；威灵仙、透骨草、石菖蒲祛风散寒，通经活络；川芎、乳香、没药、红花活血散瘀，行气舒筋；乌梅、米醋软坚散结，消肿止痛；其中食醋含醋离子，有较强的渗透作用，可助活血化瘀，软坚散结之力。中药汤剂熏洗患处，药物更易经皮吸收，作用于足跟局部，可使足跟部毛细血管扩张，局部血液循环加快，增加局部组织血流灌注，改善微循环，加速新陈代谢，有利于组织修复，软化骨刺，促进炎症吸收。

21. 滋阴活血汤

【组成】当归15 g，熟地黄15 g，川芎15 g，山药15 g，牡丹皮15 g，泽泻15 g，茯苓15 g，山茱萸12 g。

【功效】滋补肝肾，活血消瘀。

【主治】跟痛症属肝肾亏虚，瘀血阻痹经脉骨节者。

【用法】每日1剂，水煎分服2次。30日为1个疗程。

【加减】瘀血阻滞，肌肉关节痛者，加木瓜15 g；阴虚火旺，耳鸣、失眠者，加合欢皮20 g，首乌藤30 g；痰浊内盛，头晕者，加天麻10 g，杜仲15 g；骨折、外伤引起者，加苏木12 g，红花10 g，三七（研末冲服）5 g。

【方解】方中当归活血补血；川芎活血行气，祛风止痛，是治疗跌仆肿痛之要药；熟地黄补血生精，滋肾养肝；山药补脾胃，益肺气，强肾固精；山茱萸补肝肾，强身体；

痹经脉骨节者。

牡丹皮散瘀消肿，活血凉血；泽泻利水除湿，宁心安神。诸药合用，共奏滋补肝肾，活血消瘀之功。

22. 补肾温阳散寒汤

【组成】红花30 g，三棱30 g，莪术30 g，羌活30 g，独活30 g，秦艽30 g，牛膝30 g，透骨草30 g，伸筋草30 g，姜黄30 g，鸡血藤30 g，苏木25 g，威灵仙15 g，细辛15 g，制川乌15 g，制草乌15 g，川芎15 g。

【功效】补肾温阳散寒，活血通络止痛为法。

【主治】跟痛症属肾虚寒凝血瘀阻痹经脉骨节者。

【用法】将诸药物加水3000 mL煎煮至沸后30分钟，取其药汁；药渣再加水2000 mL煎煮至沸后25分钟，取其药汁；合并2次药汁趁热先熏洗患足，待不烫时用毛巾外敷，并把足入药液内浸泡20分钟，每晚1次，每剂药用4日。

【加减】足跟发冷者，加马钱子10 g，没药15 g。

【方解】方中制川乌、制草乌温补肾阳，散寒止痛；红花、鸡血藤、姜黄、苏木、三棱、莪术、川芎能行气破瘀散结；羌活、透骨草、伸筋草、独活、威灵仙、细辛祛风除湿。以上药物相互协同，共煎后趁热熏洗患足，能改善足部皮肤毛孔通透性，改善足部血液循环，起到疏通活络，化瘀散寒，通行气血，消肿止痛等作用。

第十四章 不明诊断腰腿痛症

颈、肩、腰、腿痛常由慢性软组织劳损、风湿寒、软组织急性损伤等原因所致，临床主要表现为发病位置疼痛、肿胀、活动不便等，给患者的生活质量造成严重影响。常见的颈、肩、腰、腿疾病包括颈椎病、颈椎骨质增生、肩关节周围炎、类风湿关节炎、腰椎间盘突出、腰椎骨质增生、强直性脊柱炎、膝骨关节炎及痛风性关节炎等。但实际生活之中，不少患者虽然主要表现为颈、肩、腰、腿疼痛，但临床客观检查却没有明确的疾病诊断者，则将其归纳为本范畴择方施治。

颈、肩、腰、腿痛属于中医学"痛证""痹证"范畴，尽管导致的具体原因诸多，但概括起来不外"不通则痛"与"不荣则痛"两大方面，其治之良方，亦必辨证选择。

1. 通痹筋骨汤

【组成】黄芪30 g，桑寄生30 g，络石藤30 g，骨碎补20 g，杜仲12 g，当归12 g，秦艽12 g，威灵仙12 g，巴戟天12 g，牛膝12 g，黄柏10 g，独活10 g，乌梢蛇10 g，白芍10 g，全蝎5 g。

【功效】补肝肾强筋骨，益气养血活血，祛风湿通经络。

【主治】腰、腿痛属肝肾亏损，气虚血瘀，风湿阻痹经脉骨节者。

【用法】每日1剂，水煎分服2次。15日为1个疗程。

【方解】方中杜仲、巴戟天、桑寄生、骨碎补、牛膝补肝肾，强筋骨，且巴戟天、桑寄生还有祛风湿之功，骨碎补、牛膝有活血之用；独活、威灵仙、秦艽、络石藤、黄柏、全蝎、乌梢蛇祛风湿，通经络；黄芪、当归、白芍益气养血活血。诸药合用，共奏补肝肾，

强筋骨，祛风湿，通经络之功。

【药理】现代药理学研究发现，方中杜仲、巴戟天、桑寄生、骨碎补、怀牛膝补肝肾药具有调节免疫作用，能消除或缓解炎症；独活、秦艽、络石藤有镇痛消炎作用；全蝎、乌梢蛇虫类药有明显镇痛消炎作用；当归活血药能扩张血管、改善微循环。

2. 下痹痛宁汤

【组成】延胡索15 g，生白术15 g，千年健15 g，制附子（先煎）12 g，嫩松枝12 g，木防己12 g，杜仲12 g，炮穿山甲（先煎）10 g，土鳖10 g，桂枝10 g，地龙10 g，川牛膝10 g，川芎10 g，甘草5 g。

【功效】祛风散寒，除湿化瘀。

【主治】腰、腿痛属风寒湿瘀阻痹经脉骨节者。

【用法】每日1剂，水煎分服2次。服药期间忌食萝卜及酸物，治疗后长期忌食公鸡、鲤鱼、猪头肉及动物血等食物。

【加减】寒重者，制附子用量加至15 g，桂枝用量加至12 g；湿重者，木防己用量加至15 g，生白术用量加至20 g；痛甚者，延胡索用量加至20 g，制附子用量加至15 g；腰痛甚者，炮穿山甲、杜仲用量各加至15 g；腿痛甚者，川牛膝用量加至15 g，地龙用量加至12 g；痛久者，千年健用量加至20 g，杜仲用量加至15 g。

【方解】方中桂枝、制附子、防己祛风散寒除湿，是历代治痹之良药，相伍应用，功效益彰；炮穿山甲、土鳖、地龙皆穿山遁地之物，能活血化瘀，搜风除湿，尤以行经络通闭之力最著；川芎、延胡索皆血中之气药，气之与血行止相依，欲行血必先行其气，以

起前导后推之功，且延胡索止痛效佳；杜仲、川牛膝、千年健、松枝既能壮腰膝，强筋骨，祛风湿，又有行经引经之效，使药力速达于腰、腿之间；生白术补气健脾，祛湿蠲痹；甘草调和诸药，兼防燥烈太过而伤胃。全方以通络开闭为目的，以祛风、散寒、除湿、化瘀，佐以强壮腰膝，虚实兼顾，故获效满意。

3. 益肾活络汤

【组成】熟地黄30 g，续断30 g，黄芪30 g，炒杜仲15 g，当归15 g，丹参15 g，木瓜15 g，独活15 g，牛膝15 g，制乳香10 g，制没药10 g，全蝎5 g，甘草5 g。

【功效】补益肝肾，祛瘀通络，祛风除湿。

【主治】腰、腿痛属肝肾亏虚，瘀血风湿阻痹经脉骨节者。

【用法】每日1剂，水煎分服2次。药渣乘热装入布袋，热敷病变相应部位。

【加减】疼痛剧，寒邪盛者，加制川乌（先煎）10 g，肉桂10 g，细辛5 g；酸重甚，湿邪盛者，去熟地黄，加薏苡仁20 g，苍术15 g，白芥子10 g；麻木甚者，加鸡血藤15 g，乌梢蛇10 g，蜈蚣2条；肾虚显者，加鹿角霜（包煎）12 g，补骨脂15 g，狗脊15 g。

【方解】方中重用熟地黄、续断、炒杜仲、牛膝补肝肾，壮筋骨为主药；辅用当归、丹参、制乳香、制没药祛瘀通络；独活、木瓜祛风除湿；佐黄芪益气行血，全蝎搜剔通络，并随证加减，内服、外敷并行。吴师机谓："外治之理，即内治之理；外治之药，亦即内治之药，所异者法耳。"用药渣热敷病变相应部位，即可起到热疗作用，使气血得热则行，并使毛孔宣畅，利邪外出。腰部又是经络、腧穴密布之处，热敷使药之余味，通过腧穴、经络传导直达病所。内外合治，共奏补益肝肾，祛瘀通络，祛风除湿之功。

4. 祛风活血消痛汤

【组成】桑寄生30 g，威灵仙15 g，伸筋草15 g，鸡血藤15 g，牛膝15 g，当归12 g，白芍15 g，制川乌（先煎）10 g，制草乌（先煎）10 g，木瓜10 g，制乳香5 g，制没药5 g，甘草5 g。

【功效】补肾养血，祛风散寒，活血化瘀，缓急止痛。

【主治】腰、腿痛属肾虚血亏，筋脉挛急，风寒瘀血阻痹骨节经络者。

【用法】每日1剂，水煎分服2次。药渣热敷患处。

【加减】伤筋痛有定处，如锥刺，日轻夜重，或伤处肿胀，动作不能者，加泽兰10 g，台乌10 g，土鳖5 g，三七（研末冲服）5 g，以增强行气活血，通络消肿之功。寒湿冷痛重着，常反复发作，静卧痛不减，与天气变化有关，遇寒则剧，得温痛减，患肢发凉或肿胀者，加独活10 g，苍术12 g，细辛5 g，蜈蚣（研末冲服）2条，以增强祛风散寒，除湿通络之力。湿热痛处有热感，遇热则剧，入夜尤甚，四肢困重或膝关节灼热肿胀者，加知母12 g，黄柏10 g，晚蚕沙（包煎）10 g，薏苡仁30 g，以增强清热利湿除痹的作用。骨痹疼痛逐渐加重，或突然出现，早晨起床或久坐后起立时疼痛较重，适当活动后稍能缓解，或关节肿大变形，功能活动受限明显者，加土鳖10 g，杜仲12 g，血竭（研末冲服）1 g，三七（研末冲服）5 g，以加强固本破血，逐瘀生新之力。阳虚反复发作，遇劳则甚，形寒肢冷，易感冒，喜按喜揉者，加熟地黄15 g，狗脊15 g，仙茅12 g，杜仲12 g，以增强补肾壮骨强筋作用。阴虚疼痛午后加重，喜凉恶热，心烦失眠，颧赤口干，五心烦热者，加枸杞子30 g，女贞子30 g，秦艽12 g，龙齿（先煎）10 g，以增强滋养肝肾，清退虚热，镇静安神之力。

【方解】方中制川乌、制草乌、威灵仙祛风散寒，软坚散结；当归、白芍、制乳香、制没药、桑寄生、牛膝均能补肾养血，活血化瘀；伸筋草、鸡血藤、木瓜具有舒筋通络作用；白芍、甘草合用能够缓急止痛。诸药合用，既能祛风活血通络镇痛，以治其标，又能养血柔筋补肾壮骨以治其本。综观全方，具有消除炎症，解除压迫病灶，使局部气血运行畅通，达到通而不痛的目的，为腰腿痛的主症而设，是动中之静。临床用药时，灵活变通，酌情加减，方能药到痛消，为兼症而设，是静中之动。

5. 参附独活汤

【组成】独活15 g，狗脊15 g，炒杜仲15 g，制附子（先煎）10 g，鹿角胶（烊化冲服）10 g，苍术10 g，防风10 g，乌梢蛇10 g，白芥子10 g，红参（另煎冲服）5 g，细辛5 g，全蝎（研末冲服）3 g。

【功效】益气助阳补肾，祛风散寒除湿。

【主治】慢性腰、腿痛属气虚肾阳不足，风寒湿邪阻痹经脉者。

【用法】每日1剂，水煎分服2次。

【加减】阳虚甚者，加仙茅10 g，淫羊藿12 g；湿重者，加防己12 g，茯苓15 g；兼瘀者，加桃仁12 g，红花10 g；疼痛重者，加制乳香10 g，制没药10 g；肢麻甚者，加鸡血藤20 g。

【方解】方中红参、制附子益气助阳，有促进血液循环，抗缺氧作用；杜仲、鹿角胶补肾壮阳；独活、狗脊、苍术、防风、细辛祛风散寒除湿；白芥子、乌梢蛇、全蝎通络止痛。全方重在益气助阳补肾，祛风散寒除湿，通络止痛，随症加减，标本兼顾虚实同治相得益彰。

6. 健脾化湿止痛汤

【组成】白术50 g，薏苡仁30 g，木瓜30 g，芡实20 g，山药20 g，萆薢20 g，防己15 g，泽泻15 g，牛膝12 g，伸筋草12 g，红花10 g，白芥子10 g，茯苓10 g，肉桂5 g。

【功效】健脾化湿利水，祛风除湿化瘀。

【主治】腰、腿痛属脾虚风湿瘀血阻痹经脉者。

【用法】每日1剂，水煎分服2次。

【加减】寒甚者，加制川乌（先煎）5 g，制草乌（先煎）5 g；风甚者，加防风12 g，乌梢蛇10 g，蜈蚣1条；肾虚者，加杜仲12 g，熟地黄12 g；痛甚者，加制乳香10 g，制没药10 g。

【方解】方中重用白术健脾化湿；芡实健脾以祛湿；茯苓健脾利水渗湿；牛膝、防己引药下行，祛风除湿，通经络；再佐以红花

辛散温通，祛瘀血，气血通畅，筋骨关节得以濡养；白芥子祛痰，萆薢为利足之品；加少量肉桂引药直入骨中。诸药合用，共奏健脾化湿，祛风化瘀之效。

【药理】现代药理学研究发现，方中红花能扩张血管，降低血液黏度和血小板及红细胞凝集性，从而改善微循环，恢复骨关节供血；白术、薏苡仁、茯苓、山药健脾利湿，可使椎管内组织间非炎性水肿消除；牛膝、伸筋草、防己祛风湿药有明显的抗炎、镇痛作用。

7. 地龙化瘀汤

【组成】续断15 g，杜仲12 g，全当归12 g，地龙10 g，独活10 g，制大黄10 g，制香附10 g，川芎10 g，桃仁10 g，生甘草5 g。

【功效】补益肝肾，活血化瘀，理气止痛。

【主治】腰、腿痛属肝肾亏虚，气滞血瘀者。

【用法】每日1剂，水煎分服2次。

【加减】疼痛剧烈者，酌加灵磁石（先煎）30 g，制川乌（先煎）10 g，制草乌（先煎）10 g，制乳香10 g，制没药10 g，土鳖10 g，蜈蚣5 g，全蝎5 g，三七（研末冲服）5 g；伴肌肉紧张者，加葛根30 g，木瓜12 g；伴腿麻胀抽痛者，酌加络石藤20 g，忍冬藤20 g，牛膝12 g，炮穿山甲（先煎）10 g，天麻10 g，蕲蛇10 g，五灵脂（包煎）10 g，蜈蚣5 g，全蝎5 g；兼外感风寒者，酌加伸筋草15 g，威灵仙15 g，羌活12 g，秦艽12 g，荆芥10 g，防风10 g，桂枝10 g，蕲蛇10 g；体质素虚，肝肾亏损者，酌加黄芪15 g，狗脊15 g，桑寄生15 g，党参12 g，太子参12 g。

【方解】方中以制大黄、桃仁活血化瘀；当归、香附、川芎活血和血，理气止痛；地龙咸寒降泄，通络解痉；续断、杜仲补益肝肾强筋骨，通血脉；独活辛苦温，入膀胱、肾二经，取其通经活络作用，为引经药。全方合用，共奏活血化瘀，理气止痛之效。

8. 地乌蠲痹汤

【组成】生地黄60 g，晚蚕沙（包煎）

15 g，秦艽15 g，豨莶草15 g，五加皮15 g，威灵仙12 g，牛膝12 g，制川乌（先煎）10 g，独活10 g，乌梢蛇10 g。

【功效】补益肝肾，滋阴活血，温经散寒化湿，通络除痹止痛。

【主治】腰、腿痛属肝肾阴血亏虚，寒湿阻痹经脉者。

【用法】每日1剂，水煎分服2次。7日为1个疗程。

【加减】风偏盛者，加防风12 g，桂枝10 g；寒偏盛者，加细辛5 g，制乳香10 g，制没药10 g；湿偏盛者，加薏苡仁20 g，茯苓15 g，苍术12 g；热偏盛者，加知母10 g，黄柏12 g。

【方解】方中大剂量生地黄为君药。生地黄具有滋阴润络，凉血清营，补益肝肾之功，《本草经》有"逐血痹，除寒热积聚，除痹"的记载，本方用意有三：①生地黄甘寒，入肝肾经，滋养阴血，补益肝肾，得酸平之牛膝，辛温之五加皮协助，共同发挥补益肝肾，扶助正气的作用；②风寒湿三痹中寒痹和湿痹均需辛温或燥烈之品方可消除，然辛温燥烈之品无不有伤阴耗血之弊，制川乌、晚蚕沙、威灵仙、独活便是此类药物，得大剂量生地黄，可缓和它们的燥烈之性，双向调节；③根据《本经》记载生地黄有除痹作用，生者尤良，风寒湿三痹中行痹需以散风为主，佐以祛寒理湿，但古有"治风先治血，血行风自灭"的理论，更需以补血之剂，血不足者痹着不行，生地黄补血养血，补养充足，自然流通洋溢而痹行。制川乌辛温有毒，善入经络，在其所有作用中，温经散寒祛痹止痛之功为最著，与生地黄相配，各具其功，相得益彰。威灵仙窜走十二经络，祛风除湿，通络止痛，益以独活、乌梢蛇祛风除湿止痛之力尤强。牛膝酸平，五加皮辛温，二药均有强筋骨，补虚损之效，可助生地黄补益肝肾，扶助正气。豨莶草强筋骨，祛风湿；晚蚕沙和胃化湿；秦艽祛风除湿而不燥，为风中之润剂。诸药合用，共奏补益肝肾，滋阴活血，温经散寒化湿，通络除痹止痛之效。

9. 杜仲通络饮

【组成】杜仲30 g，川牛膝20 g，续断

20 g，丹参15 g，延胡索12 g，秦艽12 g，土鳖10 g，防己10 g，川芎10 g，红花10 g，炮穿山甲（先煎）10 g，地龙10 g，乌梢蛇10 g，细辛5 g，全蝎5 g，蜈蚣2条。

【功效】补肾活血，通络止痛。

【主治】腰、腿痛属肾虚血瘀阻痹经脉者。

【用法】每日1剂，水煎分服2次。

【加减】湿热者，加黄柏10 g，苍术12 g；阳虚者，加台乌药12 g，桂枝10 g；血瘀者，加制乳香10 g，制没药10 g。

【方解】方中以杜仲、续断补肾为君，待肾气充实疼痛自会减轻；以土鳖、红花、丹参、川芎活血通络镇痛；细辛、秦艽、防己、乌梢蛇、蜈蚣、全蝎、炮穿山甲以辛香苦温入络搜邪，通络止痛。全方具有补肾活血，通络止痛功效。

【药理】现代药理学研究发现，方中杜仲、细辛、秦艽、川芎均有镇痛作用；防己有松弛肌肉紧张，镇痛作用；全蝎、蜈蚣、乌梢蛇具有中枢神经镇痛作用。

10. 防己黄芪加味汤

【组成】黄芪25 g，熟地黄15 g，白术15 g，当归12 g，川牛膝12 g，续断12 g，威灵仙12 g，防己10 g，桂枝10 g，川芎10 g，木瓜10 g，炙甘草5 g，生姜3片，大枣5枚。

【功效】益气补血，补益肾肝，除寒胜湿。

【主治】腰、腿痛属气血、肝肾亏虚，风湿阻痹经脉者。

【用法】每日1剂，水煎分服2次。

【加减】腰膝酸痛无力，反复发作者，加炒杜仲15 g，补肝益肾；血瘀甚者，加三七（研末冲服）5 g，活血化瘀；气滞甚者，加香附12 g，以通行十二经脉；屈伸不利，冷风顽痹者，加秦艽12 g，细辛5 g，以治气血凝滞，腰腿拘紧，筋骨挛痛。

【方解】方中防己、白术祛风湿，黄芪益气固表，健脾补虚。人之一身以血为本，血少则不能荣百骸，故合熟地黄、当归以补血养荣。用川芎之辛温以散寒邪，寒邪去则当归、熟地黄补血方能有效。又因风寒湿三气

杂至导致"痹病"，肝肾两虚，故佐以桂枝辛甘能入血，温经达络，解散营分风寒。木瓜疏肝和脾，续断、杜仲益肾肝，为除寒胜湿之品。香附通行十二经脉，川牛膝、威灵仙行气疏风，引诸药下行各达其病所。甘草、生姜、大枣调和营卫，以顾表虚。全方共奏益气补血，补益肾肝，除寒胜湿之功。

11. 活络通痹利湿汤

【组成】鸡血藤30 g，晚蚕沙（包煎）20 g，忍冬藤15 g，青风藤15 g，海风藤15 g，木瓜15 g，威灵仙12 g，枸杞子12 g，当归12 g，牛膝12 g，制川乌（先煎）10 g，制何首乌10 g，海桐皮10 g，红花10 g，防己10 g，防风10 g，桂枝10 g。

【功效】益肾养血，祛风利湿，化瘀止痛，活络通痹。

【主治】腰、腿痛属肾虚血亏，风湿瘀血阻痹经脉者。

【用法】每日1剂，水煎分服2次。

【加减】干性坐骨神经痛，症见左腿或右腿从坐骨部位痛连小腿，动则痛重，活动受限，遇冷加重者，去忍冬藤，加制草乌（先煎）5 g；棘韧带损伤，症见局部肿胀，动则痛重，触摸痛轻喜热者，加薏苡仁30 g，三七（研末冲服）5 g，制乳香10 g，制没药10 g；腰腿骨性退变，如骨质增生、腰脊劳损、受寒引起的腰腿痛、麻、酸、胀，活动受限者，加淫羊藿15 g，熟地黄12 g，制何首乌12 g，狗脊10 g；膝关节炎，症见两膝及脚踝疼痛，动则痛重，无肿胀，阴雨天症状加重，腰腿部重着无力者，加制草乌（先煎）5 g，薏苡仁30 g，独活12 g，桑寄生18 g。

【方解】方中用鸡血藤、忍冬藤、青风藤、海风藤藤类药通络，活血化瘀，除湿消肿；佐以制何首乌、枸杞子添精益肾；当归、红花补血活血；防风、防己祛风利湿；桂枝散寒，调和营卫；木瓜通痹强筋；威灵仙温通经络，除湿镇痛；晚蚕沙祛风湿，治腰腿痹痛。故诸药合用，具有益肾养血，祛风利湿，化瘀止痛，活络通痹之功而取得满意疗效。

12. 活络效灵血藤汤

【组成】丹参20 g，鸡血藤20 g，白芍15 g，熟地黄15 g，牛膝12 g，当归12 g，骨碎补12 g，杜仲12 g，制乳香10 g，制没药10 g，龙眼肉10 g，土鳖10 g，木瓜10 g，丝瓜络10 g，蜈蚣1条。

【功效】养血活血化瘀，补肾壮腰，疏通经络止痛。

【主治】腰、腿痛属肾亏血虚血瘀，经脉失养阻滞不畅者。

【用法】每日1剂，水煎分服2次。

【加减】寒湿腰腿部冷痛重着，转侧不利，逐渐加重，静卧痛减，阴雨天加重，苔白腻，脉沉迟者，加秦艽15 g，姜黄10 g，五加皮12 g，以散寒行湿，温经通络；湿热腰腿部疼痛，痛处伴热感，喜凉怕热，热天及雨后痛重，活动后或可减轻，小便短赤，苔黄腻，脉濡数或弦数者，去熟地黄、龙眼肉，加苍术12 g，黄柏10 g，以清热利湿，舒筋止痛；兼肝肾阴虚，腰腿疼痛伴心烦失眠，口燥咽干，面色潮红，手足心热，舌红少苔，脉弦细数者，加生地黄20 g，枸杞子15 g，女贞子12 g，以滋补肝肾之阴；兼气虚腰腿疼痛，伴气短乏力，语声低微，食少便溏者，加黄芪15 g，白术12 g，山药20 g，以健脾益气；兼肾阳虚，腰腿部冷痛，少腹拘急，面色㿠白，手足不温，少气乏力，舌淡、脉沉细者，加肉桂10 g，锁阳12 g，以温补肾阳；兼肾精亏，腰腿疼软无力，喜揉喜按，动则汗出，遇劳更甚，卧则减轻，反复发作，脉沉弱无力者，加菟丝子15 g，山茱萸10 g，补骨脂12 g，以补益肾精。

【方解】方中以当归、丹参、制乳香、制没药疏通经络，活血行气为君药；以鸡血藤、桂圆肉、熟地黄、白芍养血活血，活血行气为臣药，使血活而正气不伤；土鳖、蜈蚣、骨碎补为佐药，助君药疏络止痛；腰为肾府，杜仲亦为佐药，补肾壮腰；牛膝、丝瓜络引经药，为使药。临床运用当辨血瘀气滞之主次，以调节主辅药物剂量，兼寒湿辅以温经散寒，乃散寒以"通"，兼湿热辅以苦寒之品清热燥湿，清热以"通"。久病多虚、久病入络，又当结合体质辨虚之在阴、在阳、在气、在血分别予以补之，此乃补虚扶正以"通"。所谓不通则痛，不荣则痛。通则不痛，荣则不痛。

13. 活血镇痛汤

【组成】丹参30 g，熟地黄30 g，木瓜25 g，党参20 g，女贞子15 g，赤芍15 g，制何首乌15 g，补骨脂15 g，川牛膝12 g，淫羊藿10 g，制乳香10 g，三七10 g，巴戟天10 g，白术10 g，杜仲10 g，土鳖10 g，续断10 g。

【功效】养阴补血，活血镇痛。

【主治】腰、腿痛属阴血亏虚，瘀血阻痹经脉者。

【用法】每日1剂，水煎分服2次。

【方解】方中续断补肝肾，调血脉，续筋骨；补骨脂止痛纳气，补脾健胃；制何首乌祛风解毒，滋阴养血；熟地黄温经散寒，养阴补血；土鳖消癥散痞，续骨破瘀；杜仲治腰肌酸痛，补益肝肾；赤芍清热凉血，散瘀止痛；制乳香活血止痛，消肿行气；淫羊藿除风湿，消肿清热；白术健脾益气，燥水利湿；党参补中益气，养血生津；巴戟天强筋骨，祛风湿；丹参止痛凉血消痈；川牛膝通利关节，通经祛瘀；女贞子补肾滋阴；木瓜舒筋活络；三七散瘀止痛，定痛消肿。诸药联用共奏活血镇痛，养阴补血等功效。

14. 宽海效灵乌蛇汤

【组成】宽筋藤30 g，海风藤30 g，白芍25 g，丝瓜络15 g，木瓜15 g，威灵仙15 g，地龙15 g，秦艽12 g，制川乌（先煎）10 g，制草乌（先煎）10 g，乌梢蛇10 g，白花蛇10 g，甘草5 g。

【功效】祛风散寒，除湿蠲痹，活血化瘀止痛。

【主治】急慢性腰、腿痛属风寒湿瘀阻经脉者。

【用法】每日1剂，水煎分服2次。10日为1个疗程。

【加减】腰肌扭伤者，加三七（研末冲服）5 g，路路通12 g；腰椎间盘突出或腰椎退行性改变者，加桑寄生15 g，狗脊12 g，杜

仲10 g；瘀血化热者，加黄柏10 g，地骨皮15 g；腰痛伴大便秘结者，加大黄（后下）10 g；伴关节肿胀者，加薏苡仁20 g，黄柏10 g，苍术12 g；四肢乏力，纳差者，加党参15 g，茯苓20 g，黄芪30 g。

【方解】方中宽筋藤、木瓜、威灵仙、秦艽、丝瓜络、地龙活血通络，化瘀止痛；制川乌、制草乌温经散寒；以甘草、白芍和营止痛；海风藤祛风除湿；白花蛇、乌梢蛇祛风通络。诸药共奏祛风散寒，除湿蠲痹，活血化瘀止痛之功效。

【药理】现代药理学研究发现，方中制川乌、制草乌有明显的镇痛效应，其镇痛作用部位主要在中枢神经系统。

15. 麻附细辛乳没汤

【组成】桑寄生20 g，淫羊藿15 g，制附子（先煎）15 g，狗脊15 g，杜仲15 g，牛膝15 g，威灵仙15 g，续断12 g，制乳香10 g，制没药10 g，甘草10 g，麻黄5 g，细辛3 g。

【功效】补肾助阳，散寒止痛，强筋壮骨，活血通络。

【主治】腰、腿痛属阳虚寒盛，瘀血阻痹经脉者。

【用法】每日1剂，水煎分服2次。

【方解】方中以麻黄解表散寒；制附子补火助阳，散寒止痛；细辛祛风散寒止痛；淫羊藿补肾壮阳，祛风除湿；狗脊、杜仲、续断、桑寄生补肝益肾，强筋壮骨；牛膝补肝肾，强腰膝，活血通经；威灵仙祛风湿，通经止痛；制乳香、制没药活血通经止痛；甘草缓急止痛，调和诸药。全方标本兼顾，共奏补肾助阳，散寒止痛，强筋壮骨，活血通络之功。

16. 活络效灵加味汤

【组成】威灵仙30 g，薏苡仁30 g，丹参20 g，鸡血藤20 g，牛膝20 g，徐长卿20 g，透骨草20 g，赤芍20 g，当归15 g，独活15 g，木瓜15 g，苍术15 g，制乳香10 g，制没药10 g，土鳖10 g，全蝎（研末冲服）10 g，甘草5 g，蜈蚣（研末冲服）2条。

【功效】活血化瘀，除湿散寒，舒经通络

《颈肩腰腿痛中医奇效良方全书（珍藏本）》

止痛。

【主治】腰、腿痛属瘀血寒湿阻痹经脉者。

【用法】每日 1 剂，水煎分服 2 次。

【加减】病程较长，反复发作，并见头昏、耳鸣或老年体弱兼肝肾不足者，加枸杞子15 g，续断15 g，杜仲12 g，以补益肝肾；腰膝觉凉，苔薄白者，加桂枝10 g，细辛5 g，以温经散寒止痛。

【方解】方中制乳香、制没药、赤芍、当归、丹参活血化瘀，通络止痛；鸡血藤散瘀行血，生血通络，舒筋止痛；牛膝、独活、透骨草、木瓜舒经（筋）利痹，强壮筋骨，通络止痛并引药下行；威灵仙通行十二经，软化骨刺；徐长卿散寒止痛；薏苡仁、苍术除湿止痛；土鳖、全蝎、蜈蚣搜风通络，熄风止痉。诸药相伍，共奏活血化瘀，除湿散寒，舒经通络止痛之功。

17. 补肾壮腰汤

【组成】当归25 g，熟地黄25 g，鸡血藤20 g，淫羊藿20 g，杜仲20 g，续断20 g，狗脊20 g，独活15 g，桑寄生15 g，五加皮15 g，牛膝15 g，威灵仙12 g，炙甘草10 g。

【功效】补肾养肝，强筋健骨，祛风除湿，活血通络。

【主治】慢性腰、腿痛属肝肾亏虚，风湿瘀血阻痹经脉者。

【用法】每日 1 剂，水煎分服 2 次。

【方解】方中当归、熟地黄补血养阴，填精益髓；淫羊藿、杜仲、续断、狗脊补肝肾，强筋骨，壮腰脊；上药共用为君。独活、威灵仙、桑寄生、五加皮祛风湿，舒经络，止痹痛，为臣药。佐以鸡血藤、牛膝补血活血，通络止痛。炙甘草为使，缓急止痛，调和诸药。诸药相伍，共奏补肾养肝，强筋健骨，祛风除湿，活血通络之功。

18. 大将逐瘀汤

【组成】大黄30 g，生姜30 g，槟榔15 g。

【功效】荡涤凝瘀败血，行气消积通络。

【主治】急性外伤性腰、腿痛属凝滞瘀阻败血者。

【用法】每日 1 剂，水煎分服 2 次。

【加减】局部瘀血肿痛严重者，加丹参20 g，当归15 g，制乳香15 g，制没药15 g；合并腹胀、大小便不利者，加枳壳15 g，厚朴12 g，木通10 g，车前子（包煎）10 g；下肢牵掣疼痛严重者，加黄芪50 g，木瓜15 g，地龙12 g，牛膝10 g。

【方解】方中重用大黄味苦气寒入血分，荡涤凝瘀败血，活血通经通便；槟榔行气消积，与大黄相配则使瘀血去，经络通；为防大黄苦寒损伤脾胃，用生姜辛温佐制大黄。局部瘀血肿痛明显则加用活络效灵丹，当归补血活血，丹参活血祛瘀，制乳香、制没药行气活血，舒筋活络止痛。腹胀、大小便不通或不利加用枳壳、厚朴通腑消积，散满除胀。木通、车前子通利小便。下肢掣痛严重加用黄芪、地龙、木瓜、牛膝益气通经。

19. 益气通络温经汤

【组成】黄芪20 g，桑寄生15 g，白芍15 g，鸡血藤12 g，当归12 g，木瓜12 g，威灵仙12 g，独活10 g，羌活10 g，杜仲10 g，牛膝10 g，全蝎5 g，细辛5 g，制川乌（先煎）5 g，桂枝5 g，甘草5 g。

【功效】益气温经，驱风通络，和营止痛。

【主治】慢性腰、腿痛属阳气亏虚，风寒凝滞经脉者。

【用法】每日 1 剂，水煎分服 2 次。

【方解】方中黄芪性温微苦，入脾、肺经，健脾益气，温中升阳；桂枝性温味苦，入肝经，温经通络，和营卫；白芍性凉甘平，入肝肾心经，养血活血，柔肝养筋；羌活辛苦而温，散风寒而胜湿邪，入足少阴肾经，走筋骨，以驱除在里之邪，专治邪犯筋脉之肢体疼痛、关节不利之痹；独活辛苦而温，祛风湿，止痹痛；细辛发散阴经风寒，搜剔筋骨风湿并止痛；杜仲味甘，微辛而气温，入肝肾经，甘温补肝肾之阳，微辛和畅气血之滞，气血无滞则筋脉舒畅，肝肾阳复则筋骨自健；牛膝味苦兼甘，善下行，通而能补，乃补益肝肾，通利关节的要药；桑寄生味甘苦而气平偏温，入肝肾经，甘补肝血而荣筋脉，温补肾阳而胜风寒，味苦以燥湿邪，补肝肾，祛风湿；当归养血活血；威灵仙辛咸温，具辛散温通咸软之性，能祛风湿，通经络而止痹痛，专治肢体麻木，筋骨酸痛；鸡血藤甘苦而气温，功能补血活血，用以血虚筋脉失荣而致的腰膝酸软、肢体麻木；全蝎辛温，入足厥阴肝经，辛能散能行，通经络而驱肝风，经络通则肢体清宁；木瓜味酸温入厥阴肝经，祛筋脉之湿而舒筋活络；制川乌大辛大热，具纯阳之性，功专助阳气，能大补命门真火，逐除风寒湿邪；甘草性和而缓，能调和诸药，同时与白芍相伍，益津化阴以缓筋脉之急，又能滋养气血。诸药合用，共奏益气温经，驱风通络，和营止痛之功能。

20. 补肾活血化瘀汤

【组成】丹参30 g，当归30 g，杜仲30 g，续断20 g，巴戟天20 g，制乳香10 g，制没药10 g，淫羊藿10 g，土鳖10 g。

【功效】活血化瘀通络，补肾壮骨强筋。

【主治】顽固性腰、腿痛属肾虚瘀血阻痹经脉者。

【用法】每日 1 剂，水煎分服 2 次。同时，另用细辛20 g，制草乌20 g，肉桂10 g，辣椒5 g，共研成细末，放入锅中炒热，加适量油、糖和酒调和用纱布包裹，趁热在疼痛处上下来回推动，待温度适当后敷于痛点，5日为 1 个疗程。

【加减】气虚腰痛乏力者，加黄芪15 g，党参15 g，白术12 g；肾阳虚腰膝酸冷者，加鹿角胶（烊化冲服）12 g，制附子（先煎）10 g，制川乌（先煎）10 g，细辛3 g；肾阴虚，舌干、脉细数者，加枸杞子15 g，桑椹子15 g，山茱萸12 g，熟地黄12 g；风湿者，加独活12 g，羌活12 g，苍术12 g，乌梢蛇10 g；痛甚者，加延胡索15 g，三七（研末冲服）5 g，全蝎3 g。

【方解】本方由《医学衷中参西录》活络效灵丹的制乳香、制没药、丹参、当归活血化瘀通经络；加杜仲、续断、巴戟天、淫羊藿补肾壮筋骨；土鳖增强破血通经络作用。《医学衷中参西录》："活络效灵丹治气血凝滞祛癥瘕瘕，心腹疼痛，腿疼臂痛，内外疮疡，

一切积聚，经络湮瘀。"诸药合用，具有活血、化瘀、通络、补肾壮筋骨之功。本方药用量较重是通过临床经验积累而得，瘀滞日久之经络犹泥沙淤积之河道，涓涓细流无济于事，非洪水汹涌不足以推动。但须因人制宜，随症加减。外敷药细辛、草乌、肉桂、辣椒主要功效为温经散寒，通络止痛，增强局部血液循环，有较好的止痛作用。

21. 身痛逐瘀参藤汤

【组成】当归30 g，鸡血藤20 g，党参20 g，川芎15 g，制香附15 g，牛膝15 g，地龙15 g，秦艽10 g，桃仁10 g，红花10 g，羌活10 g，制没药10 g，炒五灵脂（包煎）10 g，胖大海5 g，甘草5 g。

【功效】活血行气，祛瘀通络。

【主治】腰、腿痛属气滞血虚血瘀阻痹经脉者。

【用法】每日 1 剂，水煎分服 2 次。

【加减】气血严重不足者，加黄芪30 g，枸杞子15 g，熟地黄15 g，炒白芍12 g；肾气不足者，加炒杜仲15 g，炒巴戟天15 g，炒续断15 g，骨碎补12 g；畏寒怕冷者，加桂枝10 g，肉桂10 g，炒菟丝子15 g，淫羊藿12 g；心烦口苦者，加炒黄柏12 g，炒栀子10 g，茵陈10 g。

【方解】方中身痛逐瘀汤具有活血行气，祛瘀通络，利痹止痛功效，是补气、活血、祛瘀、通络的要方。加入党参则力专行走，周行全身，大补元气而疗痿废；加入鸡血藤攻补兼施，既补血又活血，祛瘀与养血同施，活血而无耗血之虑，补血又无滞血之忧，苦而不燥，温而不烈；加入胖大海意在清肠通便，将脏腑及经络中瘀阻排出体外，使经络更加通畅无阻。随症加减，可起到温经止痛，祛寒除湿，活血化瘀，通经活络，补肝强肾的作用。

22. 逐痰通络汤

【组成】丹参15 g，牛膝15 g，全当归12 g，金雀根12 g，牛蒡子10 g，僵蚕10 g，白芥子10 g，地龙10 g，泽漆10 g，制南星10 g，甘草10 g。

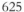

【功效】豁痰散结消肿，活血化瘀止痛，利水祛风解痉。

【主治】腰、腿痛属风痰水湿蕴结，瘀血阻痹经脉者。

【用法】每日1剂，水煎分服2次。

【加减】气血亏虚，酸痛尤著者，加黄芪30 g；肌肉痉挛、抽痛明显者，加伸筋草15 g，木瓜12 g；肢体麻木不仁者，加全蝎5 g，蜈蚣2条。

【方解】方中牛蒡子、僵蚕为经典药对，功擅豁痰散结消肿，通十二经络；配以白芥子化痰理气，以去除皮里膜外之气血凝滞聚积之痰；加以泽漆、金雀根，化痰消瘀，利水祛风；更用制南星以加强本方化痰解痉之功；同时以丹参、当归、牛膝、地龙活血化瘀通络强腰。诸药合用，共奏豁痰散结消肿，活血化瘀止痛，利水祛风解痉之功效。全方重在逐痰利水，通络消肿，以期使神经根水肿消失，腰腿痛缓解。

【药理】现代药理学研究发现，本方能够改善全血低切黏度、红细胞聚集指数等血液流变学的状态，降低神经根局部炎症介质水平，从而达到对腰椎间盘突出物利水、消炎的作用。

23. 舒筋活血止痛汤

【组成】续断15 g，牛膝15 g，五加皮15 g，羌活15 g，防风15 g，荆芥15 g，杜仲15 g，当归12 g，独活12 g，青皮10 g，红花10 g，枳壳10 g，甘草5 g。

【功效】补益肝肾，舒筋活络，搜风除湿，养血止痛。

【主治】腰、腿痛属肝肾亏虚，血虚不荣，风湿阻痹经脉者。

【用法】每日1剂，水煎分服2次。

【加减】痛甚者，加制乳香12 g，制没药12 g，细辛3 g；疼痛放射至关节者，加制川乌（先煎）10 g，延胡索15 g，威灵仙20 g；肌肉痉挛者，加木瓜15 g，白芍20 g，甘草10 g；腰部酸软无力者，加黄芪30 g，补骨脂15 g，山茱萸12 g；肢体麻木者，加桂枝10 g，天麻12 g，蜈蚣2条。

【方解】方中红花消瘀热，重用则通经，

轻用则养血，行瘀血；当归养血活血，生血补心；杜仲、续断接骨续筋，滋补肝肾阴阳，强筋壮骨；独活善于祛除下焦与筋骨之邪，治新久之痹证；羌活发汗解表，散风寒燥湿，善于搜剔筋骨风湿而舒筋、蠲痹、镇痛；防风、五加皮、荆芥祛风胜湿清热，消瘀通络止痛；枳壳、青皮行气化湿，平肝止痛；牛膝补肾气，强筋祛瘀，引诸药共达下焦。更有痛甚者，辅以药对制乳香、制没药，前者活血，后者散血，合用活血散瘀，行气舒筋，伍以细辛发散脏腑风寒，借制乳香、制没药疏通之性，温通血脉，理气散瘀，疏通经络，缓解疼痛。诸药合用，补益肝肾，舒筋活络，搜风除痹，养血止痛，使经络通，风湿除，关节利，筋肉疼痛自解。

【药理】现代药理学研究发现，方中红花、五加皮、独活能促进血流畅通，避免血管狭窄，防止血栓形成；续断能提高机体免疫力，消除炎症反应；当归、牛膝能降低神经对外周信号的敏感反应，调节肌肉舒缩功能，减轻腰椎不稳、腰椎小关节紊乱所致的疼痛等症状。各药协同能促进局部血液循环，缓解肌肉紧张，松弛关节，减少水肿及粘连，促进局部代谢及炎性物质吸收、消散，有效缓解疼痛，改善患者腰腿功能。

24. 通痹补益肝肾汤

【组成】黄芪30 g，络石藤30 g，桑寄生30 g，骨碎补20 g，威灵仙15 g，牛膝15 g，白芍12 g，当归12 g，杜仲10 g，巴戟天10 g，黄柏10 g，独活10 g，乌梢蛇10 g，秦艽10 g，全蝎5 g。

【功效】补益肝肾、气血，祛风湿，通经络。

【主治】腰、腿痛属肝肾气血亏虚，风湿阻痹经脉者。

【用法】每日1剂，水煎分服2次。15日为1个疗程。

【加减】疼痛较剧者，加制川乌（先煎）10 g，制草乌（先煎）10 g；瘀血重者，加炮穿山甲（先煎）12 g，土鳖10 g。

【方解】方中杜仲、巴戟天、桑寄生、骨碎补、牛膝补肝肾，强筋骨，且巴戟天、桑寄生还有祛风湿之功，骨碎补、牛膝有活血之用；独活、威灵仙、秦艽、络石藤、黄柏、全蝎、乌梢蛇祛风湿，通经络；黄芪、当归、白芍益气养血活血。诸药合用，共奏补益肝肾气血，强筋骨，祛风湿，通经络之功。

25. 温经活血通络汤

【组成】当归15 g，丹参15 g，牛膝10 g，续断10 g，秦艽10 g，桂枝10 g，制川乌（先煎）10 g，制草乌（先煎）10 g，土鳖10 g，独活10 g，制乳香10 g，制没药10 g，生姜10 g，乌梢蛇10 g，全蝎5 g，蜣螂2只。。

【功效】活血化瘀止痛，益肾散寒胜湿。

【主治】腰、腿痛属肾虚瘀血寒湿阻痹经脉者。

【用法】每日1剂，水煎分服2次。

【加减】肝肾亏损者，加杜仲15 g，狗脊15 g，桑寄生12 g；血瘀者，加桃仁12 g，红花10 g；湿热蕴结者，去桂枝；风寒甚者，加防风12 g；疼痛剧烈者，加蜈蚣2条。

【方解】方中当归、丹参、红花、制乳香、制没药活血化瘀止痛；续断、牛膝益肾气壮筋骨；制川乌、制草乌、秦艽胜湿散寒止痛；桂枝温经通络；配以虫类药全蝎、蜈蚣、土鳖、乌梢蛇活血祛风，破瘀止痛，效用更强。诸药同用，病邪祛除，经络疏通，疼痛自除。

26. 乌头汤加减

【组成】黄芪30 g，当归20 g，木瓜15 g，地骨皮15 g，白芍15 g，制川乌（先煎）12 g，制草乌（先煎）12 g，蜜炙麻黄12 g，炙甘草12 g，牛膝10 g，细辛5 g。

【功效】温经散寒除湿，活血化瘀止痛。

【主治】腰、腿痛属寒湿瘀血阻痹经脉骨节者。

【用法】每日1剂，水煎分服2次。

【加减】腰膝酸软者，加杜仲12 g，桑寄生15 g；麻木明显者，加鸡血藤30 g，制乳香10 g，制没药10 g；化热舌红苔黄腻者，蜜炙麻黄、制川乌、制草乌用量分别减至8 g，加黄柏12 g，大黄10 g，枳壳10 g，茯苓15 g。

【方解】方中制川乌、制草乌驱寒除湿止

痛；蜜炙麻黄散寒通阳；白芍、甘草缓急止痛；黄芪温分肉，蜜炙麻黄之辛散太过；痛证多有经络痹阻，故于方中加当归、牛膝、鸡血藤、制乳香、制没药之类通络止痛；细辛、木瓜以散寒逐湿。诸药合用，共奏温经散寒除湿，活血化瘀止痛之功。

27. 仙鳖效灵汤

【组成】骨碎补20 g，丹参15 g，威灵仙15 g，当归12 g，制乳香10 g，制没药10 g，土鳖10 g。

【功效】活血化瘀，补肾强骨，祛风除湿，通络止痛。

【主治】腰、腿痛属肾虚瘀血风湿阻痹经脉骨节者。

【用法】每日1剂，水煎分服2次。15日为1个疗程。

【加减】湿热者，加苍术12 g，黄柏12 g，薏苡仁20 g；寒湿者，加制附子（先煎）10 g，威灵仙15 g，细辛5 g；肾虚者，加仙茅10 g，补骨脂12 g，菟丝子12 g，杜仲12 g；气虚者，加防己12 g，白术15 g，黄芪20 g；痛甚者，加制川乌（先煎）10 g，蜈蚣1条。

【方解】方中当归活血养血；丹参助当归活血祛瘀，并补养血分，通络止痛，兼以养血；配伍制乳香、制没药以增强活血行气，消肿定痛之效；威灵仙祛风除湿，通络止痛；土鳖散瘀止痛；骨碎补补肾强骨，续伤止痛。诸药合用，共奏活血化瘀，补肾强骨，祛风除湿，通络止痛之功效。

28. 阳和止痛汤

【组成】熟地黄30 g，鹿角胶（烊化冲服）15 g，牛膝15 g，制附子（先煎）12 g，干姜10 g，桂枝10 g，麻黄10 g，白芥子10 g，制乳香10 g，砂仁10 g，炙甘草10 g，蜈蚣2条。

【功效】补肾生精壮骨，祛寒除湿，散结通络止痛。

【主治】腰、腿痛属肾虚精亏，寒湿痰浊阻痹经脉骨节者。

【用法】每日1剂，水煎分服2次。

【加减】痛甚者，加制草乌（先煎）10 g；

第十四章 不明诊断腰腿痛症

《颈肩腰腿痛中医奇效良方全书》（珍藏本）

627

湿重者，加海桐皮15 g，薏苡仁30 g；偏热者，加忍冬藤20 g，地龙15 g；麻木胀痛者，加炮穿山甲（先煎）10 g，天麻12 g；兼阴虚者，加生地黄20 g。

【方解】方中熟地黄、鹿角胶、牛膝补肾生精壮骨；制附子、干姜、桂枝、麻黄温阳祛寒除湿；白芥子、制乳香、蜈蚣辛温利气散结、通络止痛；砂仁、甘草醒脾和胃，固护中焦。诸药合用，共奏补肾生精壮骨，祛寒除湿，散结通络止痛之功。切中病机，疗效颇佳。

29. 腰痛愈汤

【组成】牛膝15 g，秦艽12 g，威灵仙12 g，当归12 g，桑寄生12 g，续断12 g，杜仲12 g，生地黄12 g，熟地黄12 g，黄芪12 g，川芎10 g，独活10 g，防风10 g，防己10 g，木瓜10 g，桂枝10 g，地龙10 g，陈皮10 g，制川乌（先煎）5 g，细辛5 g，制乳香5 g，制没药5 g。

【功效】补益肝肾，散寒祛风止痛，养血活血。

【主治】腰、腿痛属肝肾亏虚，风寒瘀血阻痹经脉骨节者。

【用法】每日1剂，水煎分服2次。

【方解】方中桑寄生、熟地黄、杜仲、续断、牛膝补肝肾，强筋骨，以治其本虚；独活、细辛、制川乌、桂枝散寒祛风止痛；威灵仙、防风、防己、秦艽、木瓜祛风湿，通络止痛；川芎、制乳香、制没药、陈皮、黄芪行气止痛，使经络通畅；生地黄、当归养血活血。诸药合用，祛邪扶正，标本兼顾，使风、寒、湿邪去，经脉畅，气血和，肝肾强而痹痛除。

【药理】现代药理学研究发现，方中川芎、当归、制乳香、制没药、牛膝活血药能改善微循环，扩张毛细血管，消除神经根炎症、水肿。秦艽、独活、防风、威灵仙抗风湿药则有镇痛和消炎作用，并有一定的抗组胺作用，能抑制炎症物质的渗出。杜仲、桑寄生、续断、黄芪能双向调节机体免疫，促进机体正常的抗体生成，使过于亢进的免疫性炎症反应得以缓解。

30. 益气舒筋汤

【组成】黄芪60 g，独活15 g，赤芍15 g，白芍15 g，川芎15 g，牛膝15 g，伸筋草15 g，杜仲15 g，骨碎补15 g，制乳香10 g，香附10 g，甘草10 g。

【功效】益气活血，舒筋止痛，补肾固本。

【主治】腰、腿痛属肾亏气虚血瘀阻痹经脉骨节者。

【用法】每日1剂，水煎分服2次。

【方解】方中重用黄芪以大补脾胃之气，气不虚则推动有力，血脉流畅，筋脉得养；赤芍、川芎、制乳香以活血化瘀，舒筋止痛；香附行气止痛，以达"气行则血行"之效，同时防止黄芪的补滞之过；杜仲以补益肾气，强腰壮骨；独活、牛膝、伸筋草引药直达病所；白芍配甘草以缓急止痛，兼以调和诸药。诸药同用，共奏益气活血，舒筋止痛，补肾固本之功效，与因虚致瘀，筋脉失养之腰腿痛的病机颇为合拍，故疗效显著。

【药理】现代药理学研究发现，方中黄芪能改善微循环，增加毛细血管抵抗力；当归、红花有显著的抗血栓、抗血小板凝聚作用；桑寄生能增强人体免疫力，具有明显的消炎、抗渗出的作用。

31. 祛风除湿通经汤

【组成】黄芪30 g，独活30 g，白芍30 g，威灵仙20 g，当归20 g，炒白术15 g，桂枝10 g，制川乌（先煎）10 g，制附子（先煎）10 g，细辛5 g，炙甘草5 g。

【功效】益气养血，散寒除湿，温经通络。

【主治】腰、腿痛属气血亏虚，寒湿阻痹经脉骨节者。

【用法】每日1剂，水煎分服2次。7日为1个疗程。

【方解】方中制附子、独活温里散寒而逐冷湿，突出本方祛湿散寒的特点，为君药；细辛、桂枝、制川乌、威灵仙加强君药的温经通络，散寒止痛之功，为臣药；黄芪、白术、当归、白芍益气养血，敛阴缓急，防止君药臣药化燥伤阴，益气以助疏经通络，为佐药；炙甘草调和诸药，合白芍为芍药甘草汤，又能缓急止痛，为使药。全方紧扣病机，散寒除湿，温经通络。

32. 治痹益肾壮督汤

【组成】伸筋草30 g，透骨草30 g，地龙25 g，牛膝20 g，秦艽15 g，独活15 g，威灵仙15 g，熟地黄15 g，淫羊藿15 g，骨碎补15 g，土鳖15 g，防风12 g，桂枝10 g，补骨脂10 g，细辛3 g。

【功效】益肾壮督，祛风散寒除湿，祛瘀活血通络。

【主治】腰、腿痛属肾督亏虚，风寒湿瘀阻痹经脉骨节者。

【用法】每日1剂，水煎分服2次。10日为1个疗程。

【加减】腰痛甚者，加狗脊15 g，续断15 g，杜仲12 g；单侧式双侧下肢放射痛者，加白芍20 g，赤芍15 g，延胡索15 g，甘草10 g；肢麻者，加防风12 g，鸡血藤20 g；病程较长，腰部顽痛遇冷加重者，加制附子（先煎）12 g，细辛3 g。

【方解】方中熟地黄、牛膝、补骨脂、骨碎补、淫羊藿补益肾精血，温壮肾督阳气，阴充阳旺自可祛邪外出。秦艽、防风、独活、威灵仙、伸筋草、透骨草祛风散湿通络；桂枝、细辛祛风散寒通络；土鳖、地龙祛瘀活血通络，邪气一去，络脉疏通，痹痛自可缓解。本方通过益肾壮督，提高机体抗病能力，使正胜邪祛；通过益肾壮督，使祛风散寒湿、活血通络之药力加强、持久，药效得以延长，充分提高了治疗效果。

【药理】现代药理学研究发现，方中秦艽、防风、独活、桂枝、细辛均有抗炎镇痛作用；熟地黄、补骨脂、淫羊藿、骨碎补均可提高免疫力；补骨脂、淫羊藿均有性激素作用。

33. 补肾益肝活血汤

【组成】黄芪20 g，狗脊20 g，鸡血藤20 g，羌活15 g，延胡索15 g，威灵仙15 g，白芍15 g，熟地黄12 g，当归12 g，续断12 g，

杜仲12 g，牛膝12 g，独活10 g，防风10 g，白芷10 g，红花10 g，川芎10 g，制附子（先煎）10 g，炙甘草10 g，通草5 g，细辛5 g。

【功效】补肾益肝，补气活血，祛风胜湿止痛。

【主治】腰、腿痛属肝肾亏虚，气虚血瘀阻痹经脉骨节者。

【用法】每日1剂，水煎分服2次。

【方解】方中续断、杜仲、牛膝、狗脊补肾益肝，强筋健骨；黄芪、当归、红花、川芎、鸡血藤、白芍、熟地黄补气养血，活血祛瘀；独活、羌活、制附子、防风、延胡索、白芷、威灵仙、细辛祛风驱寒，胜湿止痛；白芍配甘草柔肝缓急，舒筋止痛。诸药合用，共奏补肾益肝，补气活血，祛风胜湿止痛之功效。

34. 祛风除湿散寒汤

【组成】当归15 g，牛膝15 g，豨莶草15 g，威灵仙15 g，茯苓15 g，猪苓15 g，苍术12 g，独活12 g，防风10 g，桂枝10 g，白术10 g，秦艽10 g，甘草5 g。

【功效】祛风除湿，散寒通络止痛。

【主治】腰、腿痛属风寒湿邪阻痹经脉骨节者。

【用法】每日1剂，水煎分服2次。

【加减】寒甚者，加制附子（先煎）10 g，肉桂5 g；风甚者，加蜈蚣2条；湿甚者，加薏苡仁25 g；夹瘀者，加三七（研末冲服）5 g，丹参15 g。

【方解】方中独活祛风湿，尤长于祛下肢之风湿；防风散风寒，舒利关节；茯苓、猪苓利水渗湿，使湿邪由小便而出；白术、苍术燥湿健脾；桂枝温经散寒；牛膝祛风湿，引药下行；威灵仙、秦艽、豨莶草祛风湿，通络止痛；当归活血通络；甘草调和诸药。诸药合用，共奏祛风除湿，散寒通络之功。

35. 祛风除湿活血散

【组成】青风藤30 g，秦艽30 g，制乳香30 g，制没药30 g，当归20 g，川芎15 g，红花15 g，炮穿山甲15 g，制川乌15 g，透骨草15 g，防风15 g，五加皮15 g，威灵仙15 g，

细辛10 g。

【功效】温经散寒，祛风胜湿，活血祛瘀，舒筋通络止痛。

【主治】腰、腿痛属风寒湿瘀阻痹经脉骨节者。

【用法】将上药共研粗末，置锅中，以白酒适量，炒热为度，事先缝制好约20 cm×10 cm大小粗棉布袋，内置薄棉夹层，将药趁热摊匀布袋中，即敷患处，上放置热水袋保持温度。每日1次，每次持续约40分钟。1剂药用2～3日。15次为1个疗程。

【加减】腰痛者，加桑寄生20 g，杜仲15 g，续断15 g，以温补肾气；受凉史明确者，加肉桂15 g，小茴香30 g，以温阳散寒；关节肿胀者，加萆薢15 g，防己20 g，以利水消肿；肌肤不仁者，加海桐皮20 g，秦艽30 g，以逐风通络；关节僵直变形者，加土鳖10 g，全蝎10 g，乌梢蛇20 g，以搜风通络；病程日久者，加黄芪30 g，熟地黄20 g，以扶正补气养血。

【方解】方中制川乌、细辛温经散寒止痛；川芎、制乳香、制没药、红花活血祛瘀；炮穿山甲性专行散，能通经络而达病所；威灵仙、五加皮祛风湿，强筋骨而止痛；防风、透骨草、青风藤祛风湿，通经络。诸药合用，共奏温经散寒，祛风胜湿，活血祛瘀，舒筋通络止痛之功。通过加热温熨患处，使皮肤毛孔、毛细血管扩张，加快血液循环，有利药物有效成分渗透和吸收，药效可直达患处。

【药理】现代药理学研究发现，方中细辛、防风内含挥发油，能解除血管痉挛，具有镇静止痛的作用；秦艽有抗炎症作用；川芎含有油状生物碱、阿魏酸等，能麻痹中枢神经，具有镇痛、镇静的作用；制乳香、制没药内含挥发油，能止痛、镇静。

36. 祛风除湿止痛汤

【组成】黄芪30 g，当归（酒洗）30 g，防风（酒炒）20 g，羌活20 g，独活20 g，熟地黄20 g，桑寄生（酒炒）20 g，杜仲（酒炒）20 g，菟丝子（酒炒）20 g，女贞子20 g，牛膝（盐炒）15 g，狗脊15 g，补骨脂（盐炒）12 g，骨碎补12 g，桂枝12 g，白芍

（酒炒）12 g，制附子（先煎）12 g，威灵仙（酒炒）10 g，秦艽10 g，苍术10 g，人参5 g，甘草5 g。

【功效】滋补肝肾，祛风除湿，散寒止痛，养血活血舒筋。

【主治】腰、腿痛属肝肾亏虚，血虚血瘀，风寒湿邪阻痹经脉骨节者。

【用法】每日1剂，水浓煎取1000 mL，每次服200 mL，每日3次。余药液加黄酒50 mL，稍加热擦洗患处，每次30分钟，早、晚各1次。

【加减】偏肾阳虚者，加巴戟天（酒炒）20 g，枸杞子（酒炒）15 g，山茱萸12 g，鹿茸（酒炒）5 g，肉桂5 g；疼痛较剧，肢体活动受限，关节屈伸不利者，加海风藤15 g，伸筋草12 g，木瓜10 g，木防己10 g，木香5 g；血瘀者，加丹参（酒炒）20 g，红花12 g，三七（研末冲服）5 g。

【方解】方中以防风、独活、羌活、秦艽、威灵仙、狗脊、苍术祛风除湿止痛；桂枝、制附子温散寒邪，通利血脉止痛；桑寄生、牛膝、杜仲、熟地黄、菟丝子、补骨脂、骨碎补、女贞子滋补肝肾，强筋壮骨止痛；当归、白芍、牛膝、黄酒养血活血，舒筋止痛；黄芪、人参、甘草益气缓急，消肿止痛，增强肌力。诸药合用，共奏祛风除湿，消肿止痛，滋补肝肾，强筋壮骨，温阳通痹，开利关节，活血化瘀，行气生肌之功。方剂汤液与黄酒混合加热擦洗患处，经皮肤渗透原理，药物直接到达病变部位，使药物作用具有更集中，见效快，疗效突出等优点。

37. 健腰止痛汤

【组成】炒杜仲30 g，狗脊15 g，威灵仙15 g，五加皮15 g，熟地黄12 g，续断12 g，羌活10 g，独活10 g，延胡索10 g，麻黄5 g，炙甘草5 g，蜈蚣2条。

【功效】补益肝肾，强筋壮骨，祛风散寒，通络止痛。

【主治】腰、腿痛属肝肾亏虚，风寒阻痹经脉骨节者。

【用法】每日1剂，水煎分服2次。

【加减】疼痛较剧，遇寒加重，畏寒者，

加制附子（先煎）12 g，小茴香10 g，胡芦巴10 g，痛处有重着感、痛麻重并存者，加牛膝15 g，苍术15 g，白术12 g，防己12 g；潮热、盗汗者，加龟甲（先煎）15 g，桑寄生12 g，黄柏10 g；腰膝酸软、神疲乏力、疼痛喜按、怕冷者，加仙茅10 g，淫羊藿12 g，补骨脂15 g，骨碎补15 g。

【方解】方中杜仲、熟地黄、续断、狗脊、五加皮补益肝肾，强筋壮骨；威灵仙、羌活、独活、蜈蚣、麻黄祛风活血通络，散寒止痛。全方补而不腻，辛温通络而不伤阴，共奏补益肝肾，强筋壮骨，祛风散寒，通络止痛之功。

38. 骶化寒湿汤

【组成】狗脊25 g，巴戟天20 g，杜仲20 g，龟甲胶（烊化冲服）20 g，鹿角胶（烊化冲服）20 g，威灵仙15 g，续断15 g，骨碎补15 g，熟地黄15 g，山茱萸12 g，独活12 g，白术12 g，茯苓12 g，炮穿山甲（先煎）10 g，羌活10 g，肉苁蓉10 g，制附子（先煎）10 g，甘草5 g，大枣8枚。

【功效】补肝肾，强腰膝，祛寒湿，活血通经。

【主治】腰、腿痛属肝肾亏虚，寒湿瘀血阻痹经脉骨节者。

【用法】每日1剂，水煎分服2次。

【方解】方中狗脊、续断、杜仲、山茱萸补肝肾，强腰膝，通血脉，兼除湿；巴戟天、肉苁蓉补肾阳；威灵仙、炮穿山甲通经络；骨碎补活血通肾；熟地黄、龟甲胶、鹿角胶补血生精，滋养肝肾；制附子温助肾阳；羌活、独活祛风湿；茯苓、甘草、大枣益肝补脾和胃。诸药合用，共奏补肝肾，强腰膝，祛寒湿，活血通经之功，先天和后天得以充养，寒湿除，疼痛消。

39. 芍药甘草汤加味

【组成】白芍30 g，威灵仙15 g，当归12 g，地龙10 g，甘草10 g，血竭5 g。

【功效】养血柔筋，熄风止痉。

【主治】颈、肩、腰、腿痛属阴血亏虚，筋脉挛急者。

【用法】每日1剂，水煎分服2次。

【加减】寒重者，加制附子（先煎）10 g，桂枝10 g，细辛5 g；湿重者，加薏苡仁30 g，茯苓15 g，木瓜12 g；湿热者，加黄柏12 g；阴虚者，酌加天冬10 g，枸杞子12 g，石斛12 g，龟甲（先煎）15 g；气虚者，加黄芪15 g，党参12 g；血虚者，加鸡血藤15 g，制何首乌12 g，鹿角胶（烊化冲服）12 g；瘀血痛剧者，酌加制乳香10 g，制没药10 g，红花10 g，桃仁12 g，苏木12 g；颈肩痛者，酌加葛根20 g，羌活12 g，姜黄10 g，白芷10 g；腰痛者，加续断15 g，桑寄生15 g，杜仲12 g；腿痛者，加牛膝15 g，淫羊藿12 g，独活10 g。

【方解】方中白芍味酸，得木之气最纯；甘草味甘，得土之气最厚，二药合用，有酸甘化阴之妙，药性守而不走，阴液得复，筋脉得养，挛急可止；威灵仙药性辛温，加强了柔筋缓急止痛作用，同时取其温通走窜的功效，达到祛寒、除湿、通络的目的。当归补血活血，血竭被誉为活血圣药，活血散瘀止痛。地龙善通经络，走窜之力最速，内而脏腑，外而经络，无处不至，为搜风止痉之药。全方敛而不守、行而不燥、阴阳兼顾，诸药合用，酸甘化阴，养血柔筋，熄风止痉，效果颇佳。

40. 速效宽筋镇痛散

【组成】丹参50 g，雪莲花40 g，宽筋藤30 g，制川乌30 g，制草乌30 g，海风藤30 g，威灵仙30 g，牛膝30 g，红花30 g，独活30 g，伸筋草30 g，透骨草30 g，血竭30 g，川芎20 g，延胡索20 g，制乳香20 g，制没药20 g，炮穿山甲20 g，追地风20 g，土鳖20 g，冰片20 g，蜈蚣10条。

【功效】风除湿通络，活血化瘀，行气止痛。

【主治】颈、肩、腰、腿痛属风寒湿邪痹阻，气滞血瘀经脉者。

【用法】将以上诸药（除血竭、冰片外）共研为细末，过100目筛，后将血竭、冰片研粉混入上药装瓶备用。治疗时首选疼痛敏感部，洗净擦干局部皮肤，将药物适量均匀摊于伤湿止痛膏上，止痛膏周边各留1 cm不摊药，以贴皮肤固定用。48 小时更换药物 1次，7 日为 1 个疗程。用药期间同时用热水袋局部外敷，每日 3 次，每次 1 小时。

【方解】方中宽筋藤、伸筋草、透骨草、海风藤、炮穿山甲、威灵仙、独活、雪莲花等祛风除湿通络；丹参、川芎、延胡索、制乳香、制没药、土鳖、红花、血竭等活血祛瘀，行气止痛；牛膝通经舒筋、利关节。用药期间局部热敷，可使血管扩张，血流加速，通透性增加，有利药物的渗透。诸药合用，共达祛风除湿通络，活血化瘀，行气止痛之功，以达消除临床症状，恢复功能之目的。

41. 益肾痛痹汤

【组成】黄芪15 g，牛膝 12 g，延胡索 12 g，丹参 12 g，熟地黄 12 g，羌活 10 g，独活 10 g，桑寄生 10 g，杜仲 10 g，陈皮 10 g，秦艽 10 g，伸筋草 10 g，防风 10 g，藁本 10 g，蔓荆子 10 g，肉桂 5 g，木通 5 g，甘草 5 g。

【功效】补益肝肾，祛风除湿，通痹止痛。

【主治】颈、肩、腰、腿痛属肝肾亏虚，风寒湿邪阻痹经脉骨者。

【用法】每日 1 剂，水煎分服 2 次。20 日为 1 个疗程。

【加减】下肢关节屈伸不利者，加鸡血藤 15 g；剧痛者，加细辛 5 g；夜尿多者，加狗脊 12 g；气滞血瘀者，加红花 10 g，制没药 12 g；寒湿严重者，加细辛 5 g，制附子 10 g；骨质增生者，加狗脊 15 g，补骨脂 12 g；椎间盘突出者，加泽兰 10 g，三七（研末冲服）5 g，全蝎 5 g。

【方解】方中黄芪益气通痹养血，羌活祛除上部风湿，独活不仅祛风止痛还能祛下部风湿，相互配合则能形成舒利关节、散周身风湿的功效；木通、防风与藁本重在祛风湿；细辛能够发散阴经风寒；伸筋草和秦艽则能除风舒筋；肉桂温经通脉散寒的同时还能止痛；蔓荆子则能祛风止痛；丹参有活血祛瘀之效；牛膝、桑寄生与杜仲既能祛风湿，还能补肝肾；熟地黄养血的同时还能活血；陈皮和延胡索则能行气止痛；甘草调和诸药，

诸药合，标本兼顾，祛邪扶正，共奏通痹止痛，补益肝肾，祛风除湿之效。

42. 蠲痹温阳汤

【组成】黄芪 30 g，羌活 20 g，杜仲 20 g，补骨脂 15 g，当归 12 g，威灵仙 12 g，骨碎补 12 g，海桐皮 12 g，赤芍 10 g，姜黄 10 g，桂枝 10 g，鹿衔草 10 g，防己 10 g，甘草 5 g，生姜 3 片。

【功效】益气活血，补肾温阳，祛风通络止痛。

【主治】颈、肩、腰、腿痛属肾阳气亏虚，风寒瘀血阻痹经脉者。

【用法】每日 1 剂，水煎分服 2 次。

【方解】方中重用黄芪补中益气；羌活散寒祛湿，利关节止痛，以治上半身疼痛；当归补血活血，通经活络；赤芍化瘀止痛；威灵仙祛风湿、通络止痛而有软化骨刺之功效；防己、海桐皮祛风止痛；姜黄活血行气，通经止痛，主治气滞瘀血痛，风寒痹痛；桂枝辛甘温，具有温经通脉，助阳化气之功，用于治疗患肢发凉麻木；杜仲、补骨脂补肾，缓解记忆力下降、肾脉弱等症状；鹿衔草、骨碎补续筋强骨，治疗退行性病变；甘草具有调和诸药，抗炎止痛之功。全方具有祛风通络止痛，益气活血，补肾温阳的功效。

43. 五虎地黄汤

【组成】熟地黄 25 g，黄芪 15 g，丹参 15 g，山茱萸 12 g，山药 12 g，地龙 10 g，茜草 10 g，降香 10 g，泽泻 10 g，茯苓 10 g，牡丹皮 10 g。

【功效】滋补肾阴清热，凉血活血化瘀。

【主治】颈、肩、腰、腿痛属肾阴亏虚，瘀血郁久化热者。

【用法】每日 1 剂，水煎分服 2 次。

【加减】气虚重者，黄芪用量加至 30 g；血瘀重者，加桃仁 12 g，红花 10 g；口干者，加天花粉 15 g；拘紧者，加葛根 25 g，白芍 20 g，木瓜 12 g；气滞重者，加橘核（先煎）20 g，荔枝核（先煎）20 g；虚火上攻者，加露蜂房 12 g；小便不利者，加白茅根 20 g；心烦者，加栀子 10 g。

【方解】方中"地黄汤"是指六味地黄（熟地黄、山茱萸、山药、泽泻、茯苓、牡丹皮）汤，滋补肾阴而清虚热。"五虎"则是黄芪、地龙、茜草、丹参、降香。黄芪补气而活血，地龙有活血通络之功，善于通利络中瘀血，丹参、茜草活血化瘀，又能凉血，制约黄芪之燥性，降香化瘀同时又能理气，使气机通畅。五药相配化瘀同时又能行血、凉血、理气，加强活血化瘀之功，与地黄汤合用，又能滋肾阴，祛瘀血，脉道通利，故治疗瘀热型颈肩腰腿痛效果良好。

44. 二乌白芥散

【组成】生白芥子4份，生川乌1份，生草乌1份，威灵仙0.5份，防风0.5份，荆芥0.5份，金银花0.5份，肉桂0.5份，当归0.5份，白及0.5份，乌药0.5份。

【功效】温经通络，散寒利湿，活血化瘀，舒筋止痛。

【主治】颈、肩、腰、腿痛痛属风寒湿邪入里，阻滞经络气血者。

【用法】将以上药物烘干粉碎，过120目筛，充分混合拌匀而制成散剂，装塑料袋内密封备用。每袋重25 g。治疗时首先选定治疗部位即压痛敏感部位，洗净擦干局部皮肤。将该散剂25 g倒入碗内或茶杯内，用凉水或温水约20 mL调成稀糊状（稀而不流为佳），匀摊于长24 cm、宽12 cm的白色棉布的一端，将另一端折叠上去压平，即成布夹药垫。将布夹药垫贴敷于治疗部位上。待局部出现温热舒适感或出现轻微烧灼刺痛感后15～30分钟取下。贴敷完毕，应将用过之药弃去，并把布洗净、凉干，下次贴敷时还可再用。该疗法隔日1次，20次为1个疗程，疗程间隔7～15日。使用中患者局部皮肤有过敏症状如红斑、丘疹、水泡、瘙痒等，应立即停药，并外用脱敏消炎药可缓解。

【方解】方中生川乌、生草乌温经散寒，搜风剔邪，行气活血，散瘀止痛；威灵仙祛风除湿，走窜通络，软坚散结；防风引诸药入骨，配荆芥驱风解表，疏利关节；金银花清热解毒，消肿止痛；肉桂温中补阳，透达筋骨；当归养血活血，益气润燥，和营通痹；

白及消肿生肌；乌药顺气止痛，散寒温肾；白芥子具有祛痰利气，散结消肿，温煦气血的作用，其药性辛温透烈，使用后局部有温热之感，皮肤潮红，有利于改善局部血液循环，消除充血、水肿等无菌性炎症，促进配伍诸药充分吸收。贴敷患处可使有效成分由表及里、快速渗透到体内病灶进而温经通络、散寒利湿、活血化瘀、舒筋止痛缓解和治愈颈肩腰腿痛病症改善和恢复肢体关节功能活动。

45. 桂枝芍药知母汤

【组成】白术30 g，生姜30 g，桂枝20 g，知母20 g，白芍15 g，制附子（先煎）15 g，防风15 g，麻黄10 g，甘草10 g。

【功效】补肾健脾养肝，祛风除湿散寒，通络止痛。

【主治】颈、肩、腰、腿痛属肝脾肾不足，风寒湿邪阻络者。

【用法】每日1剂，水煎分服3次。7日为1个疗程。

【加减】颈椎、肩关节病变为主者，酌加鸡血藤20 g，威灵仙20 g，葛根30 g，桑枝30 g；腰椎病变为主者，酌加鸡血藤20 g，威灵仙20 g，桑寄生30 g，杜仲30 g；膝关节病变为主者，加鸡血藤20 g，威灵仙20 g，独活20 g，牛膝15 g；颈椎、腰椎病变兼见者，加鸡血藤20 g，威灵仙20 g，独活20 g，杜仲30 g。

【方解】方中以制附子、桂枝补肾，白术、甘草健脾，知母、白芍养肝以治本；以防风、麻黄、桂枝祛风散寒；白术、防风祛风除湿；制附子、生姜温经散寒止痛以治标。又以知母、白芍养阴，防阳药过热；生姜、甘草和胃调中；加鸡血藤行血补血，舒筋活络。诸药合用，补肾健脾养肝，祛风除湿散寒，通络止痛。

46. 骨痛宁散

【组成】制川乌10 g，制草乌10 g，白芍10 g，威灵仙10 g，栀子10 g，胡椒10 g，白芷10 g，天南星5 g，牙皂5 g，细辛5 g，生乳香5 g，葛根5 g，黄柏5 g，枳实5 g，防风

5 g，生地黄5 g，生没药5 g。

【功效】软坚散结，消肿止痛，活血化瘀，通利经脉。

【主治】颈、肩、腰、腿痛属气血瘀滞，风寒湿邪阻痹经络者。

【用法】将以上诸药共研为细末，分每包30 g密封备用。用时加适量白酒和凡士林50 g调匀成稠糊状，亦可加热调成膏状，涂在20 cm×20 cm大小的纱布上，置于局部疼痛处，外用一次性软塑料薄膜袋包裹，防止药液外漏，用胶布固定，每次8～12小时。时间过长易出水泡，甚至导致皮肤过敏，一般小水泡不必处理，可自愈，水泡大者可以局部消毒后放出泡液，外涂紫药水即可。每日1次，2～3次为1个疗程，每个疗程间隔3～4日。

【方解】方中以制草乌、制川乌、天南星大辛大热之品为君，祛风逐湿，温经通络，散寒止痛，三药对病程较长，局部疼痛固定不移者，有缓解疼痛、减轻局部痉挛、松解肌肉粘连、恢复肢体活动的作用。以生乳香、生没药、白芍活血祛瘀之品为臣，活血通络，祛风活血，消肿散瘀，化瘀止痛，其中生乳香、生没药行气活血，散结通滞，消肿止痛，加强止痛之功。生栀子消肿理气，利用白胡椒、白芷、细辛辛香走窜之性，既可助活血祛瘀药增强活血通络止痛之功，又能引导全方药力由皮肤表面渗透于肌肉、筋脉，以疗伤止痛。佐使之药为防风、黄柏、生地黄有防止制草乌、制川乌、天南星等大辛大热之品刺激皮肤的作用。白芷、葛根具有走窜扩张局部血管的作用，增加活血化瘀药物的功效。诸药合用，共奏软坚散结，消肿止痛，活血化瘀，通利经脉之功。

【药理】现代药理学研究发现，本方具有明显的扩张局部血管、改善局部血液循环、促进局部新陈代谢、缓解神经根水肿、明显止痛、缓解局部肌肉痉挛的作用，有益于疾病的恢复。